医事法制と医療事故

医事法制と医療事故

三藤邦彦著

信山社

武見太郎先生に捧ぐ

はしがき――序　章

一　はじめに

概して、書物のはしがきは、言い訳になりやすい傾向がある。したがって、簡潔な方がよいというのが、私の持論である。しかし、後で述べるように、武見医師会における医事法制展開の軌跡とでもいった方が望ましい性格を持つ書物の場合には、むしろ、書物刊行の経緯を説明するとともに、現在の医事法制をめぐる諸課題にも――それらにいかに取り組んでいくべきかに関する構想をも含めて――触れておいた方がよいように思われる。このはしがきは、こうした考えで書いたので、内容が長くなったし、しかも重みを感じとって欲しいという気持まで起したために、序章といういかめしい言葉を冒頭におくことになってしまった。このことを、はじめにお断りしておきたい。

二　医事法研究の始まり――武見太郎先生と私

さて、私が医療に関する法律問題に係わるようになったのは、四〇年以上も前のことである。昭和三三年、兼子一先生（当時、東京大学法学部教授を退官、弁護士となる）から「日本医師会の武見太郎会長の下で医事法の勉強をしてみないか」とのお話があり、それをお受けしたのが始まりである。そして、武見先生が引退されるまでの二十数年間、もっぱら日本医師会で勉強させていただき、引退された後も、亡くなられるまで武見先生のおそばで医療制度の共同研究をさせていただいた。そして、武見先生を失った時点で、私の医事法制の研究も打ち切る決心をした。しかし、私は、この決意を簡単に覆してしまった。というのは、昔なじみの羽田春兎、村瀬敏郎の両先生が、日本医師会の会長・副会長になられ、誘惑されたからである。そこで、またまた医師会での勉強に参加することになり、医師会の医療政策会議の委員を務めたり、厚生省の中医協の委員になったりした。こうした過程を振り返ってみると、私の本業ともいうべき民法研究と並んで、長い間、医事法制の勉強もしていたことになるが、二兎を追った当然の結果として、いずれについても、十分な成果を挙げることはできなかった。ただ、武見会長時代の日本医師会では、医療責任論、医療基本法論、医師法・医療法・健康保険法などを軸とする医療関係諸法の立法論、解釈論、厚生省のいわゆる通達行政批判、医療事故の防止対策と賠償対策、定款の改正論と解釈論、会員の地位安定のための年金制度の確立、会員に対する裁定制度の整備、下部医師会との結合の強化、政治連盟の樹立、世界医師会関係の諸事業、医科学大辞典の編纂など、多岐にわたる医事法制関連事項をすべて一任されていただけに、すさまじさと楽しさとの交錯した雰囲気で仕事を続けることができた。その長い間、私は、年中無休の武見会長に一週間に一度はお会いして直接指示を受けることにしていたので、先生にお会いした回数という点では、群を抜いているのではないか、と自負している。しかも、その間——一度だけ叱られそうになった記憶があるが——叱り好きの先生との定評にもかかわらず、叱られたことはなかった。

三　武見医師会における医事法制展開の軌跡

ところで、こう見てくると、私の医事法制研究の道は、とりもなおさず、武見医師会における医事法制展開の軌跡と呼ばせてもらってもよいような気がしている。そこで、書物の内容を鮮明にしたいという願いも込めて——しかも亡くなられてから二〇年も経っていることでもあるので——「武見医師会における医事法制展開の軌跡」という表現を本書の副題とした方がよいかなとも思ったが、やはり、武見先生個人に捧げたいという気持が強いので、その気持をそのまま献辞とさせていただいた次第である。

本書は、上述の経過を踏まえつつ、私が「軌跡」として残しておいてもいいかなと感じた諸論稿を抜き出して、項目を設定して組み立てたものである。項目の組み立ては次のとおりである。

まず第一に、毎年のように、武見先生から医療の基本問題、とりわけ医療責任に関する問題提起があり、私たちは委員会を組んで検討したうえで諮問に答えるという形式で、日本医師会雑誌、国民医療年鑑などに論稿を発表し続けてきたので、そのなかで私の担当した部分をまとめて載せることにした。この部分は、当時、私がもっとも力を入れた領域である。そして、私自身は、今もなお、当時の考えは活力を持っている、と思っている。第二に、それ以外の、具体的な医事法制に関する論稿で、現在でも読んでいただく価値があると判断したものについては、医師法・医療法・医療保険法の三項目を基準として整理して載せることにした。第三に、医療事故をめぐる諸問題については、医師側の研究者と共同で各分野における事故防止、事故処理を長い間検討してきたし、現在も大きな役割を果たしている医師賠償責任保険を創設し運用してきたし、判例も、古くなったものも多いが、検討した流れはそれなりの価値をもっていると思われるので、これも、思い切って第二部として収録することとした。第四に、長い間の厚生省との交渉文書、諸制度確立の際の資料、下部医師会とのやり取りの資料なども膨大な量のものが手許にあるが、それらは全てカットすることにした。

なお、お断りしておかなければならないのは、その当時に書いたものをそのまま載せることとし、内容には一切手を加えていないという点である。その後の法律改正などにも配慮していない。ただ、そうしたこの書物の古さを補う意味もこめて、最近の医事法制論の流れに対する私の感想を後で述べることにしたい。

四　武見先生のすばらしさ

ここで、以上のように組み立てて目を通した私自らが感じたことを述べておこう。

それは、武見先生の非凡さである。私の医事法制に関する作業の過程を振り返ってみると、その流れの基本には、武見先生の医学ないし自然科学と医の倫理を限りなく尊重された姿勢が、常に支えとして存在していたといえる。人はしばしば武見先生のことを喧嘩太郎と呼び、医師とりわけ開業医の経済的利益の代弁者として扱った。しかし、その見方は皮相である。その闘争目的は、たゆまなく蓄積された科学と倫理の実現、貫徹にあった。このことは、私に指示された研究テーマの柱が医療責任論であったことからも明らかである。それゆえにまた、素晴らしい医療の未来に対する予測論も、展開しえたのであろう。医学と医倫理の充実発展のために粉骨砕身し、それを阻害する官僚政治に正面から立ち向かっていったというのがその真の姿であろう。こうした基本姿勢の具体化として、たとえば、日本医師会の学術団体としての実態の整備、プロフェッションとしての医師の地位の向上、地域医療の展開、保健投資としての健保制度の確立、医療総体の根底に横たわる医療資源の開発と配分の議論などが、次から次へと繰り出されたのであり、そこから、非凡な人、武見太郎の実像を汲み取ることができるといえよう。ちなみに、今もなお私が感嘆しているのは、医師賠償責任保険を導入する際に武見会長が提示された仕組みの柱である。武見会長は、「日本医師会A会員（正会員）のみを対象とし、しかもA会員は強制加入」を柱とした制度を構築するという構想を貫徹し、他の案を受け付けなかった。この構想には反対も多く、私も、制度に弾力性がなくなるのではないかとの危惧から、疑問を感じていたのであるが、制度を実施してみて、その見解の素晴らしさを思い知らされた。この制度は、A会員に関する事故についての有責、無責の判定を高度な能力を備えた第三者機関に委ねること、A会員が結束して事に当たることに特色があり、保険金として支払われる資金の負担はA会員が覚悟せよという考えであり、事故を起こした医師の救済には第二次的な意味しか与えていないのである。換言すれば、この構想は、医師会員、患者は勿論のこと、誰がみても納得せざるを得ない明快なものなのである。そして、それがまた、突極において医師の地位の真の安定につながるのである。最近の、経済的効率性を前面に押し出し、それ自体が目的であるかのような感じすら与える国を軸とする医療経済論は、正しいものはなにかの議論を忘れているようにみえるが、少なくとも、その効率性中心の議論に引き込まれて同じレベルでの論争を繰り返してきた医師側の基本姿勢については、上述の医師賠償責任保険制度に盛り込まれたような姿勢への質的転換が、すなわち国の姑息な政策論にこだわらないスケールの大きい構想の主張が必要な時機にきているように感じるのは、私だけであろうか。

五　今後の課題——とくにインフォームド・コンセント論と医療経済論について

ここで、先に触れたが、この書物の古さを補う意味で、最近の医事法制論の流れにたいする私の感想を述べておきたい。といっても、武見医師会から今日まで長い時間を経過しているので、その間に医事法制に関するさまざまな課題が続々と登場し、それをめぐる議論が繰り広げられているが、私は、こうした変化に対する本格的な勉強をしていないので——何かいわずにおれないような気持になって、自分の考えを開陳しておこうとしたものの——粗雑な感想を披露するにとどまらざるをえない。

さて、現在の医事法制論に関連して、私の言いたいことは、一応ふたつに分かれる。ひとつは、医事法制そのものについての問題点であり、いまひとつは、医事法制論の前提となる医療そのものと医療環境のありかた論、なかんずく、医療経済論をめぐる問題点とである。

(1)　前者の、医事法制自体の領域での流れのなかでは、なんといっても、インフォームド・コンセント論、すなわち「説明と承諾」ないし患者の「自己決定権」に関する議論の台頭が目につく。おびただしい数の、それも法律家の手に成る著書、論文が出ている。これらの議論をどのように整理し把握すべきか。私の忌憚のない感想を述べておこう。法律家は、あるいはその内容の類型化の必要を強調し、あるいは判例を紹介しつつ医師の責任追及の根拠とする。たしかに、すくなくとも、わが国の自由開業医制のもとでは、医師と患者との間に、共同体的つながりから生じる温さは存在していたとしても、専門家としての医師が弱者である患者の悩みを救おうとする関係である以上、そこでは医師の指導性と患者の従順さとが支配的であり、患者の主体性などということは問題にならなかったといえよう。加えて、近時の医学、医術の目覚しい進歩に伴う医療の展開は、医師と患者の古いつながり方を破壊したが、それに代わるつながり方を生み出そうとする努力を伴わなかった。したがって、患者の主体性への配慮は脇におかれたままであった。医療の原点であり医療の支えとなるはずの人間らしさを見失っていたといえようか。そうした状況の下で——

—医療事故の法的処理が契機となって——患者の主体性を尊重しようとする「説明と同意」ないし患者の自己決定権の考えがアメリカから導入され、それに共鳴する傾向が急速な広がりをみせたのは、当然ともいえよう。日本医師会もこの流れに乗り遅れないように、というよりもむしろ、その考え方を医師会流に翻訳することによって機先を制すべく、「説明と同意」の問題を採り上げた（日本医師会生命倫理懇談会「説明と同意」についての報告・一九九〇年）。ただ、この医師会のインフォームド・コンセント論は、医師と患者との説明、同意の関係を、医師も受け入れやすい形で平易に説いてはいるが、その分かりやすすぎる解説は、医師と患者との説明、同意の関係を、医師も受け入れやすい形で平易に説いてはいるが、医師と患者の関係の実態を把握し、その改善を図ろうとする迫力に欠けているように思われる。この日本医師会の見解を始めとして、先に述べたように、おびただしい数の文献がでているが、それらに目をとおして、まず感じたのは——私の勉強不足かとも思うが——インフォームド・コンセントと自己決定権との関係がはっきりしないという点である（ただし、それらの法については、樋口範雄「患者の自己決定権」岩波講座、現代の法14所収、参照）。しかし、私には両者の関係をはっきりさせる余裕もないので後者が前者の上位概念かとも思われるが不問にしたままで議論を進めよう（以下、「説明と同意」と言う言葉だけを使うこととする）。問題の核心は、概念の解説、その普及にあるのではなく、アメリカ流の「説明と同意」論が医師と患者のつなぎにどれだけの役割を演じうるかという点にある。医師側の論稿には、医療の実践者なるがゆえに、「説明と同意」をひとり歩きさせていないで、現実にどう対応すべきか、その難しさ、悩みを投げかけているものも目にとまるが、法律家側の論稿は、概して「説明と同意」を採り上げた判例の紹介、それを梃子としながらの議論の展開という形のものが多く、その議論は、医師の説明、患者の同意はそれぞれ当然の義務だと簡単に解しているようであり、私には、十分に医療の実態を把握しないままの観念論の傾向が強いように思われる。換言すれば、医師は、日常診療の心構え、姿勢の問題として捉えるのに対して、法律家は、とりわけ医療事故責任の法的処理などのときに働く患者の権利、医師の義務と捉える傾向が強い。したがってまた、議論がかみ合わないことにもなろう。この点、私は、「説明と同意」の尊重を強調することは、誤りではないし、医療の根底に横たわる患者の有する重要な権利の掘り起こしといってよく、その役割を積極的に評価したいが、ただ、法律家の「説明と同意」論の前提には、医師と患者とのつながりの形成過程に「商品取引を対象とする契約法理」をかぶせて患者を保護しようとする発想が横たわっているような気がしてならない。そして、もしそうだとすると、人と人のつながりはすべて対等独立の人格者間の契約として形式的に処理という図式が働くことになり、現実の医師と患者のつながりの実態から遊離した論理をかぶせたということになろう。なぜなら、専門知識を持つ――迷いながらも、診断、治療についての態度決定をせざるをえない立場にある――医師と、なやみの救いを求める――判断力の弱っている人も多い――弱者たる患者（ないしは、その家族）との会話のあり方、その重要性は、ケースによってさまざまなのであり、「説明と同意」の有無だけを基準として、当該医療行為の当否を決し得るケースは、むしろ少ないのではないかと推測されるのであるから。したがって、「説明と同意」を既存の契約概念の一環として扱うことには躊躇を感じる。私は、むしろプロフェッションすなわち専門的職業なるがゆえに医業に対して厳しく要求される「医の倫理」の一こまとして「説明と同意」を位置づけた方が良いのではないか、と考える。そして、さらに、医業は、プロフェッションなるがゆえに、医の倫理――少なくとも、専門的職業の根幹を形成している倫理――がそのまま事故の法的処理の際の法源となると解してはどうであろうか（法と法律とを区別し、個々の事件におけるその事案に即した裁判官の法的判断こそが法であり、法は、制定法も含めて、慣習、判例、学説、条理（医業では医の倫理）などを素材、すなわち法源として創造されるとする見解、換言すれば、法律も法を創り出す材料たる法源に過ぎないとする見解を採ることになる（来栖三郎『法とフィクション』東京大学出版会、二三頁以下、参照）。かくて医療においては、法と道徳の差違などを論じることもまた不要となる。そこで、法的視点からも、最も大切なのは、医の倫理を広くかつ深くたえず検討して、医師の間に浸透させることだということになる。その倫理の内容は、既存の、医師の心構えを謳った宣言文などではなく、日常の診療において、患者の悩みを取り除くために採るべき具体的行動の指針を意味するものでなければならない。こうした具体的倫理規範が職場ごとに形成され、かつ実践されるべきであろう。そして、それがとりもなおさず法源として働くことになると解すべきである。要するに、医師と患者をつなぐのは、商品取引を前提とする契約法理ではなく、人の悩みを救う職業たるプロフェッションに特有の倫理ではないか。なお、もうひとつ、医師と患者の関係に契約法理を適用することの不都合さを示す問題を指摘しておこう。それは、医療事故の法的処理に当たって、医師の責任を、不法行為責任ではなく契約責任としてとらえるべきだとする見解を強く支える結果になるという点である。この契約責任として医師の事故責任の法的処理をしようとする考えは危険を孕んでいる。なぜなら、当該事件の事実関係が法律の規定の前提とする事実関係と異なっていても、契約なるがゆえに安易に既存の「契約法」の諸規定を適用しようとするからである。まず大切なのは、法律上、当該医療の実態を前提とした規定が存在するか否かである。もし、当該事件と同じ事実関係を前提とした規定が存在しないならば、無理に法律の規定を適用すべきではなく、寧ろ、前述の、法律の規定以外の法源を用いて法の創造をなすべきなのである（従来は、法律の規定だけを視野においたために、あたかも法律の規定から全ての回答が引き出されるかのような形式が採られてきたのであり、その意味で、法律の運用に当たっても、多くの文化、学問の領域で進歩の原動力となったフィクション――正しいことの実現のために、任意に現実から離脱するという、いわば回り道の思考過程を採る論理で、嘘とは違う、たとえば「神」とか「自由意志」などは、理論上のフィクションであり、「無記名債権ハ之ヲ動産ト看ナス」（民法第八六条）などというのは、実務上のフィクションである――が、大きな役割を演じてきたといえよう）。だから、医療事故についても、当該医療の実態に即した法的処理をなすべきであり、事故を起こした医師は専門家としての資質に欠けるという点に力点をおき、契約責任ではなく不法行為責任を負うと解する方が実態にそくしているように思われるのである（契約責任よりも不法行為責任の方が重いという見解を前提とする）。ともあれ、医師と患者のつながりのどういう側面が問題になっているかを見極めることが大切なのである。弱者保護のために対等の論理を持ち込む「説明と同意」がどれだけ医療に生かされるかを注目したい。

以上の「説明と同意」論のほか、私が気にしている問題としては、カルテの開示請求、個人情報保護などの問題がある。私は、カルテは、本来、医師の医療行為に不可欠の独自の資料たるべきものであり、医療を受けている患者に法律上の開示請求を認めたとして、果たして現実に使われるであろうか。紛争になっている場合を除いて、どういう場合に開示請求を法律上認めなければならないのかを吟味した上で、取り扱いを決めるべきだと考える。また、最近出現した消費者契約法は、医師、患者のつながりにも適用されることになっているが、果して患者は消費者であろうか。法律の規定する消費者概念の定義づけに抵触しないと抗弁してみても、法の常識を超えて消費者概念を乱用した立法といわざるをえないような気がしている。しかも、奇妙なことに、この立法に対する法学者からの批判が乏しい。なぜであろうか。さらに株式会社の医療への参入促進論に対しては、こうした議論をする前に、あまり論じられていない団体に関する本質論、そのなかでの株式会社という組織の役割についての検討の成果をきかせてほしいとの感じが強い。株式会社の実態は多様化しているし、株主と経営者の関係すら十分には解明されていないのではないか。団体法の本質を追求した研究が少なすぎるので現状では実りある「団体のあり方論」を展開するのは無理なように思われる。さらに、目を転ずれば、臓器移植、遺伝子などの、医学、科学の進歩に伴う難問への対応に迫られているが、これらについては、私は感想を述べる能力すら持ちあわせていない。以上で、医事法制そのものの諸課題をめぐる感想は終わる。

(2) つぎに医療環境をめぐる問題も多いが、ここでは、医療経済を俎上に載せたい。医事法制自体のあり方論にもまして気がかりなのが私の専門外のとりわけ医療経済論の展開内容である。私は、従来、専門外の事項について意見を述べることに臆病であったが、社会科学の基礎は「常識」であるし、曖昧な「市場原理」「規制緩和」という概念を振りかざして、長い間の判例集積の成果である借地借家に関する法をいとも簡単に抹殺した——しかもそれに対する批判も少ない——傾向などを眺めていると、平然と責任を感じないで人間生活を侵害しているような感じさえするので、むしろ素人からの経済学批判が必要ではないか、と考えるようになった。そこで、乱暴な経済学批判を述べておくことにした次第である。

さて、最近の経済論を眺めると、アダム・スミスの市場原理論の現代版が主流で、国の政策もこの思想を前面に押し出し、その原則に活力を注入するために、できるだけ規制を緩和すべしとの方向を採っているようにみえる。ただし、医療経済は、社会保障制度が働いているので、一応、市場原理の枠外とされてはいる。しかし、たとえば、経営主体として株式会社を導入すべしといったような、いろいろの圧力が加えられ、市場原理とのつながりは強まっている。こうした状況をどのように評価し、対処すべきであろうか。たとえば、医療保険の診療報酬だけをみても、制度の本質をえぐるような「創造の理論」の展開はなく、毎年、普通人には理解できない点数表いじりがくりかえされているだけである。これだけ効率の悪い理論、実務は少ないのではなかろうか。にもかかわらず、長い間支配的であり続けた、経済こそが社会生活の支柱であり、経済こそがあらゆる問題解決の糸口であるとの考えの切り替えはなされていない。極論すれば、始めに支出可能な医療費の総枠を決め、しかる後に、それに対応する医療のあり方を決めるのであり、医療のあるべき姿を描き、それに基づき医療費の額を決定するのではない。まずは、こうした経済第一主義のあり方を切り替えるべきではないか。なぜなら、第二次大戦後実行された経済第一主義の政策は成功し、市民生活の基盤は安定し、市民はお金で始まるのではない文化社会の出現を求めているのであるから。それなのに、これに気づかず、気づいていたとしても、そのことの重大さを意識せず、社会の実態の変化を正面から直視することなく、経済全体の現状の正確な把握も提示しないままで、あいもかわらず効率性を軸とする観念的な予測論に専念しているのが経済論の流れのように思われるのである。今や、社会生活の実態、市民生活のあり方の質的転換に着目すべきであり、経済論を出発点とすべきではなく、市民の生活総体ひいては社会の文化全般のあり方論から始める時機が到来している、といわざるをえない。

以上に加えて、私は、現在の経済論の内容、とりわけ医療経済にとっても無視しえなくなっている市場原理論自体に対して、疑問を感じている。その理由を述べておこう。市場原理論は、資本主義の初期に展開したアダム・スミスの見解、すなわち、人間を、その欲望は無限で、自然のなかから自己の欲望充足に必要な財貨を獲得することにのみ関心を持つところの、いわゆる、「経済人」という概念でとらえ、それを前提として、市場価格以外の何ものによっても統制されない経済であり、しかも、その動きは、究極にはいわゆる「見えざる手」によって支えられているとする見解の現代版といってよいのであろうか。換言すれば、資本主義の展開にともなって生じた諸矛盾を修正するためにいろいろの規制が行われたが、もはやそれらの規制は必要でなく、むしろ妨げになるにいたったので、それらを除去し、本来の市場の競争力に委ねるべきだと主張しているのであろう。しかし、私には、スミスの見解は、その当時の経済の実態をそのまま反映したものではなく、フィクションを加えて、あるべき姿を描いたもののような感じがする。すなわち、市場取引の主体とされる「経済人」は明らかにフィクションであるし、土地、労働などを商品として扱うのもそうだし、取引の際の「自由意志」もまたフィクションである。といっても、フィクションは決して幼稚な議論ではない。正しい目的実現のために、一旦任意に現実を離れて回り道をする論理形式であり（したがって、嘘言とは異なるし、架空のものともいえないのであり、むしろ虚構が現実を逆照射するとされる。なお、フィクション論については、来栖三郎・前掲書参照）、自然科学、社会科学の多くの領域では勿論のこと広く文化創造にあたって、大きな役割を演じてきた。そして、社会科学上の抽象的概念や原理などは――検証が不可能で、提唱者の価値判断を払拭できないから――フィクションの要素をふくまざるをえないということになろう。市場原理も、その例に漏れないのではなかろうか。もし、こうした考えが認められるならば、まずは市場原理のフィクション性を認識した上で、それが現在の経済論の支柱としての役割を果しうるかどうかを吟味しなければならない。だが、そうした作業は行われていないように思われる。そして、それでは市場原理と社会的共通資本との関係等も解明できないのではなかろうか。以上が、私が疑問を感じる理由である。更に経済論批判をもうひとつ付け加えれば、現在の経済論は、数式を用いたモデルによる理論化の方法を乱用気味に多用しているが、この方式では、質の問題の解明は無理なのではないか。常識かもしれないが、振り返れば自然科学では、夙にニュートンの理論から量子力学への大転換が行われたのに、経済学では、ニュートン、カントなどと同列のスミスの理論が今もなお活躍していること自体が奇妙という感じすらしないでもない。

六　終わりに

序章の終わりに、この書物の内容、校正、出版を支えて下さった方々のことを記しておきたい。まず、武見先生の下で私が仕事をしていた間、日本医師会の法制部の職員として、私の仕事の下ごしらえ、読みづらい私の原稿の清書などの全作業をしてくれた河上紘子さんがいる。河上さんは、学習院大学で私のゼミに参加し、卒業後、医師会へ勤めてくれた。とりわけ、本書に載せた判例年鑑は、河上さんの手になるものといってよい。次に、磯本典章さんであるが、大学、大学院の学生として一緒に勉強し、博士第一号を授与する際には、私も論文審査にたずさわったし、その後も、今日まで一緒に研究を続け、最近は、契約法の流れを把握するために共同で判例研究をしている間柄である。そして、私のために多くの時間を割いて、この書物の校正を一手に引き受けて、厳密にして下さった。また、袖山貴さんは、信山社を担って活躍中であるが、私が非常勤講師として法政大学で担当していたゼミの一員であり、また、来栖先生の「契約法」の編集にもたずさわり先生とも仲良しであるが、今回は、私の「医事法制」という難物の出版を心良くひきうけてくれた。さらに、名前は挙げないが、一緒に勉強した数多くの医師、法律家達に感謝したい。

なお、日本医師会雑誌、国民医療年鑑などに掲載した論稿の転載を了承してくださった日本医師会にもお礼を申しあげたい。

（平成一五年一月）

目　次

第三章　医　療　法 …… 217

第二部　医療事故

23

24

『医事法制と医療事故』〈初出一覧〉

第一部　医事法制

第一章　医事法制の基本問題

1　医療基本法はいかにあるべきか
——厚生省案の批判ならびに日本医師会の基本構想——……〔昭和四七年版国民医療年鑑、一九七二年、春秋社〕
2　医療責任の総合的考察
……………〔医事法・社会立法委員会報告昭和五一年度・昭和五二年度、昭和五三年、日本医師会（八〇巻二号）〕
3　プロフェッショナル・フリーダムと法　…………〔医事法・社会立法委員会報告（昭和五五・五六年度）、昭和五七年〕
4　自由開業医の法的責任
………〔武見記念生存科学研究基金・武見太郎記念論文集編集委員会編　武見太郎の人と学問、平成元年三月年、丸善〕
5　健康権……………………………………………〔医科学大辞典、一九八三年、講談社〕
6　ヒューマンライト…………………………………〔医科学大辞典、一九八三年、講談社〕

第二章　医師法

7　医師法……………………………………………〔医科学大辞典、一九八三年、講談社〕
8　医師免許…………………………………………〔医科学大辞典、一九八三年、講談社〕
9　応召義務…………………………………………〔医科学大辞典、一九八三年、講談社〕
10・守秘義務…………………………………………〔医科学大辞典、一九八三年、講談社〕

11 インフォームドコンセントとわが国の医療（対談）……〔看護技術三五巻一一号、一四三三号一九八九年七増、メヂカルフレンド社〕
12 医師年金制度……〔医科学大辞典、一九八三年、講談社〕
13 あん摩などに関する法律……〔医科学大辞典、一九八三年、講談社〕
14 柔道整復師法……〔医科学大辞典、一九八三年、講談社〕

第三章 医療法

15 制度論からとらえた国民医療のあり方についての一試論……〔平成元年度日本医師会医療政策会議報告付論、平成二年三月〕
16 医療の協同化と法律……〔産婦人科の世界二六巻五号、一九七四年〕
17 安全の法律的側面……〔第三回日本医師会病院学会記録、日本医師会雑誌七六巻二号、一九八三年〕

第四章 医療保険

18 開設者と管理者……〔医科学大辞典、一九八三年、講談社〕
19 共済組合……〔医科学大辞典、一九八三年、講談社〕
20 保険原理と医療制度（武見太郎の人と学問・一部・保険）……〔医科学大辞典、一九八三年、講談社〕
21 医療保険統合一本化の制度論考察……〔第二三回全国医師国民健康保険連絡協議会特別講演録、昭和六〇年〕
22 「医療に関する社会保障」の諸制度の法的構造とその立法論的考察―とくに健保法を中心として……〔昭和四八年版国民医療年鑑、一九七三年、春秋社〕

第二部　医療事故

第一章　医療事故と法的処理

1　医療事故における医学的判断と法律的判断……………〔東京都医師会雑誌二二巻三号、昭和四四年〕
2　医療に関する慣行と法律……………………………〔第七三回九州医師会医学会特別講演集昭和四九年〕
3　病院における医療事故………………………………〔全日本病院六六号一九七七年、全日本病院協会〕
4　産婦人科の医療事故と賠償責任
――「医学上の水準」と「法の創造」――……………〔日本医師会雑誌七三巻三号、昭和五〇年〕
5　医療事故における医師の責任について
……………〔日本医師会編纂・日本医師会医学講座・昭和四五年別冊・医療と法律、金原出版、昭和四五年〕
6　医療事故に関する紛争の法的処理……………………〔小児科臨床別冊二九巻五号、昭和五一年〕
7　耳鼻咽喉科を中心とした医事紛争の問題点――法の側面から――
……………〔㈳日本耳鼻咽喉科学会医事問題調査特別委員会編・医事紛争とその問題点II、昭和五三年〕
8　医事紛争防止対策―法の立場から―…………………〔日本医師会医学講座昭和五四年刊、別冊、金原出版〕
9　過失責任主義と無過失責任主義………………………〔医科学大辞典、一九八三年、講談社〕
10　債務不履行責任と不法行為責任……………………〔医科学大辞典、一九八三年、講談社〕
11　科学と法―鑑定のあり方論に関連して―……………〔学習大学院法学研究部四〇周年記念部報、一九九一年〕
12　医療事故の法的処理に関する基礎理論………………〔昭和四八年版国民医療年鑑、一九七三年、春秋社〕
13　外妊手術の際の卵管不切除……………………………〔医事判例百選・別冊ジュリ五〇号、一九七六年〕

第二章　判例解説と判例年鑑

14 昭和四五年版判例年鑑……（昭和四五年版国民医療年鑑、一九七〇年、春秋社）
15 昭和四六年版判例年鑑……（昭和四六年版国民医療年鑑、一九七一年、春秋社）
16 昭和四七年版判例年鑑……（昭和四五年版～五六年版国民医療年鑑、一九七二年、春秋社）
17 昭和四八年版判例年鑑……（昭和四八年版国民医療年鑑、一九七三年、春秋社）
18 昭和四九年版判例年鑑……（昭和四九年版国民医療年鑑、一九七四年、春秋社）
19 昭和五〇年版判例年鑑……（昭和五〇年版国民医療年鑑、一九七五年、春秋社）
20 昭和五一年版判例年鑑……（昭和五一年版国民医療年鑑、一九七六年、春秋社）
21 昭和五二年版判例年鑑……（昭和五二年版国民医療年鑑、一九七七年、春秋社）
22 昭和五三年版判例年鑑……（昭和五三年版国民医療年鑑、一九七八年、春秋社）
23 昭和五四年版判例年鑑……（昭和五四年版国民医療年鑑、一九七九年、春秋社）
24 昭和五五年版判例年鑑……（昭和五五年版国民医療年鑑、一九八〇年、春秋社）
25 昭和五六年版判例年鑑……（昭和五六年版国民医療年鑑、一九八一年、春秋社）

医療法制と医療事故

第一部　医事法制

第一章　医事法制の基本問題

1　医療基本法はいかにあるべきか
——厚生省案の批判ならびに日本医師会の基本構想——

一　概　説

最近、政府から医療基本法案が提出され、基本法問題がクローズ・アップされている。

ここで、この問題に関する従来の経緯を述べ、二—(i)〜二—(vii)の資料の概要を説明して、今後、この問題を考えていくための参考資料としたい。

日本医師会では、すでに昭和四一年、医療基本法制定の必要なことを適確にとらえた武見会長の指示によって、日本医師会法制委員会でその検討に着手したことは、周知のとおりである。そして、その成果は、法制委員会の昭和四三年三月答申の「医療基本法」(第一草案)として、ひとまず纏められたのであった。その内容については、すでに本年鑑昭和四五年版二〇一頁以下に掲載ずみであるが、作成に当っては、その当時、「会長を中心とし、日本医師会によって打ち出されている一連の基本構想、即ち、医療内容の発展に即応するように医学教育制度、医療関係者に関する制度、医療施設に関する制度、社会保険制度、社会保障制度などを根本的に改革することによって、国民医療を充実し、国民福祉の増進を計るべきだとする構想の内容について、これを詳細に検討した上で、この構想の正しさを確認し、これを法文化するという方向をとった」のであり、「医療の現実を認識することから出発し、いかにしてそれを発展させていくべきかを考え、その在るべき医療の中で客観的に在るべき医師の位置づけをし、そのような科学的認識に基礎づけられた政策の実施を政府にせまることこそが、医師の責務であるし、このような主張に基づく施策が実施され、法制度が整備されれば、自から、真の意味での医師の基本権——主体性も確保されることになる」のであって、「医師の権利だけを問題とせず、広い視野に立って国民医療の充実という観点から草案を作成する」という考え方を基礎においたのであった。ただ、この第一草案自身が断っているように、個別的な諸問題の、より以上の突っ込んだ検討が必要であるし、注文の組み立て方は、一応、既存の基本法に倣ったという点にも再検討の必要があり、このような点を考慮しつつ、法制委員会としては検討を進めて今日に至ったのである（その後の法制委員会の作業については、本年鑑昭和四五年版・昭和四六年版を参照）。

このように、日本医師会によって先鞭をつけられた基本法の問題は、その後、各種団体によっても検討され始めてはいたが、これといって注目すべき内容を盛り込んだものは出現することなく、その動きは停滞していたといってよい。

このような経緯を辿ったのち、昨年度の「保険医辞退」を契機として総理大臣・厚生大臣と武見会長との間に一二項目についての合意が行なわれた際に、そのなかに、「医療基本法の制定」という一項が盛り込まれるに至った。ここでもまた、武見会長のイニシアティブによって、基本法制定が日程に上ることになったのであり、政府としても、漸くにして重い腰を上げざるをえなくなったといえよう。そして、このような政府の消極的姿勢は、その後の政府案の内容にも大きな影響を及ぼしたといえよう。

とにもかくにも、政府は、今年一月になって「医療基本法案要綱」（事務局試案）」（以下、「厚生省要綱試案」と略称する）なるものを公表するに至った。

その内容は二―(i)に掲げたとおりであるが、一瞥しただけで、この厚生省案は、本会の主張に促されて、やむをえず立案したという感が強く、その内容は、極めて抽象的かつ曖昧であり（第一章の法原則の曖昧さを見よ）、積極性に乏しく、未来への展望を欠いており、一見、本会の第一草案に倣っているようにみえながら、その基本的発想において大きな隔りがあり、致命的欠陥を持つ、と感じられた。そして、基本的欠陥として、直ちに、次のような点が指摘できた。すなわち、第一に、厚生省案は、医療の主体は国ないし政府であるとの前提の下に、そこで決定された施策実現のために、地方公共団体を通じて末端機関たる医療関係者を義務づけようとしているようにみえる。すなわち、その根底には、単純な医療国営思想がひそんでいると解されてもやむをえないであろう（第三章の国民医療基本計画・都道府県医療計画の策定手続に関する規定の仕方を見よ）。そして、そうだとすれば、それは、民主主義国家における基本法たりえない。民主主義国家における基本法は、医療のあるべき姿を確定し、その中における奉仕者としての国ないし政府の役割を位置づけた上で、その役割を果すべく、国ないし政府自身を義務づける旨を国民に誓約するものでなければならないのである。より具体的にいえば、医療ないし医業経営の主体は医師であり、それは地域社会を場として行なわれるという大前提を明確にした上で、この医療の自主性を尊重しつつ医療環境整備の奉仕者としての国の立場を明らかにすることこそが、基本法の中心課題なのである。

この、医療とは何か、医療の主体は誰かの問いに正面から答えないかぎり、真の基本法は成立しえない。

第二に、厚生省案は、医療の本質を明らかにしていないために、そこに掲げる基本施策も単なる羅列に終っており、統一的・有機的把握に欠けている（第二章を見よ）。とくに指摘すべきは、医療の基本問題である医療保険制度が基本施策からはずされている点である。医療保険制度に関しては、「医療に関する社会保障」なる概念の下に第四章で付け加えて規定はしているが、この組み立ては、医療保険制度を旧態依然たる社会保障制度の中に埋没させたままで手を触れないという姿勢を明確に示している。そして、このように医療の充実・発展を阻害する最大要因の除去に正面から取り組もうとしない医療基本法なるものの無意味なことはいうまでもない。真の基本法たるためには、まずもって、医療のあるべき姿との関係で医療保険制度のあるべき姿を明確にし、これを基本施策の中に織り込むべきであり、次いで、それとの関連で社会保障制度の変革を考慮されるべきである。

なお、付言すれば、第五章「関連制度」、第六章「医療関係者の緊急確保（附則）」についても、医療基本法の内容とすべき事項かどうか、甚だ疑問である。

とにかく、政府は空文に帰している既存の諸基本法の方式にとらわれることなく、真の基本法を確立するために根本的に再検討すべきである。

そして、以上のような「厚生省要綱試案」の基本的欠陥を鋭く指摘し、その発想・構成の根本的再検討を示唆したのが、二―(ii)に掲げた武見会長の「医療基本法について」（その一）である。ここで会長は、「厚生省要綱試案」の掲げる各条項を丁寧に批判し、時代遅れの官僚統制の発想を前提とする基本法では、国民医療を充実し、基本的人権を守ることはできないとしつつ、「医療」に関する基本概念の欠如を指摘している。この論稿は、「厚生省要綱試案」の基本発想・構成の根本的再検討の必要性を強く示唆したものにほかならない。

会長は、このような批判を加えつつ、他方、日本医師会独自の医療基本法案要綱検討委員会（以下、「日本医師会検討委員会」と略称する）を作り、そこで詳細に検討・批判を行なうよう諮問した（本年二月）。そこで、「日本医師会検討委員会」は、急拠、検討にとりかかり、一応の成案をえて会長に答申した。これが二―(iii)に掲げた「医療基本法案要綱検討委員会答申」である。そこでも、「医療は医学の社会的適用である」という「包括医療」の原則、「地域医療」の原則などを踏まえて、「厚生省要綱試案」が詳細に検討され、「厚生省要綱試案」は、やはり官僚統制強化法に終っているとして、各条項についての問題点の指摘がなされている。

ただ、この答申案作成の段階では、「厚生省要綱試案」に対する批判に重点が置かれたために、発想・構成を変革するとして、どのようなものにすべきか、という点についての新しい提案は、将来に持ち越されたといえよう。

このような状況のもとで、武見会長により「厚生省要綱試案」批判の第二弾が放たれた。二―(iv)に掲げた「医療基本法について」（その二）である。ここでは、基本法の前提となるべき「医療」の姿がどういうものであるべきかが明瞭に描き出されている。「厚生省要綱試案」の根本的再検討をより強く示唆したものといえよう。このような、日本医師会の強い批判は、厚生省案にも影響を与えずにはおかなかった。「厚生省要綱試案」は、少しずつ修正されるに至った。とはいっても、基本的構想を切り換えたのではなく、問題となりそうな条項を手なおししたり、削除したりするに止まり（たとえば、二—(i)の第二章第一の３の公的医療機関に重点を置く表現の削除、第四章の削除など）、会長構想で指摘された医療の基本的理念などについては、突っ込んだ検討を加えないままで、極めて曖昧な形で「前文」におり込んだにすぎなかった。この段階での「厚生省要綱試案」の修正結果は二—(v)に掲げた「厚生省要綱試案修正案」（以下、「厚生省修正案」と略称）にみられるとおりである。

このような厚生省案のもたつきに対して、会長から、従来よりも一歩進めて、あるべき基本法の姿を浮き彫りにした提案がなされた。これが二—(vi)に掲げた「医療基本法案要綱（案）に対する日本医師会の考え方」（日医ニュース二五五号、日本医師会雑誌六七巻９号一二八二頁〜）である。ここで会長は、従来提示されてきた基本法に盛り込むべき医療の姿を制度的に組み立て、基本法そのものについてのあるべき姿を提示されたのであった。

厚生省は、この構想に押されてか、修正案を再修正するに至った。すなわち「前文」をさらに修正した。これが、政府によって第六八国会に提出された医療基本法案である。しかし、より突っ込んで「医療」の基本理念を探究し、その基本的組立てを転換しない以上、真の基本法たりえない。結果としては、前文は、ますます不明瞭となり、各条項は抽象化し、無内容なものとならざるをえない。政府の医療基本法案は、まさに、このようなものとなってしまっている、といえよう。この法案は、二—(vii)に掲げた、その内容を、二—(i)、二—(v)の法案と対比されたい。このような基本法案が国会で審査未了となったのは当然ともいえよう。

以上のような厚生省案の経緯は、それとして、「日本医師会検討委員会」では、その後も会長を中心として、基本法はいかにあるべきかの検討を続けている。その作業の現在までの過程を紹介しておこう。委員会では、医療基本法の作成に当って、何よりもまず、その前提条件として、医療のあるべき姿、すなわち、福祉国家におけるその理想像が確定されなければならないとし、まず、理想像確定のためのファクターとして、次の諸概念を採り上げた。すなわち、①　人間（受胎から死亡までの健康保持・疾病治療などの問題）②　自然環境　③　社会環境　④　医師―Specialist, Generalist　⑤　基礎医学再編成→Life Science　⑥医学（拡大）⑦　パラメディカル　⑧　倫理　⑨　教育　⑩　機器　⑪　施設　⑫　適用　⑬　評価　⑭　情報　⑮　経済（拡大）⑯　政治、の諸概念が採り上げられた。そして、その諸概念をどのように把握すればよいか、また、諸概念をどのように組立てるべきかを検討しつつある。たとえば、組み立てに関する試案としては、本年鑑七一頁に掲げる図のような提案もなされている。

以上のような検討を一段と進めていけば、医療のあるべき姿が浮き彫りにされ、ついで、そのうちのどの範囲が基本法に汲み入れられるべきかを確定したときに、真の基本法が生まれるであろう。

以上、日本医師会における厚生省案の批判、並びに基本法はいかにあるべきかについての作業経過を述べてきたが、終りに、そこから汲みとられる基本姿勢を要約しておこう。一言にしていえば、今回の厚生省案は、政策基本法として出発した、といえよう。そして、このような基本法が、いかに実り少ないものであるかは、既存の一連の基本法によって実証されているところである。政策法ならば、政策法としての立場から、実現可能な政策についての具体的提案が明確に法案の中におり込まれなければならないはずであるが、提案内容は、極めて抽象的で曖昧であり、基本法としての迫力に欠けているといわざるをえない。このことは、医療基本法案も含めて、諸基本法に共通する。このような基本法は、主観的意図はともあれ、基本法の作成自体がすぐれて政策的であることを物語っていることになる。それは、無政策な政府の一種の気休めであり、基本法の出現によって現状が改善されるような錯覚を人に与える役割を果している点において、すぐれて政策的なのである、そして政策法という観点からみれば、第六八国会に政府の基本法案と並んで提出された三野党共同提案の「医療保障基本法案」の方が、むしろ政府案よりもすぐれているともいえよう。政府案が諸方面から、日本医師会の「医療基本法」（第一草案）のつまみ食いと評される所以である（たとえ

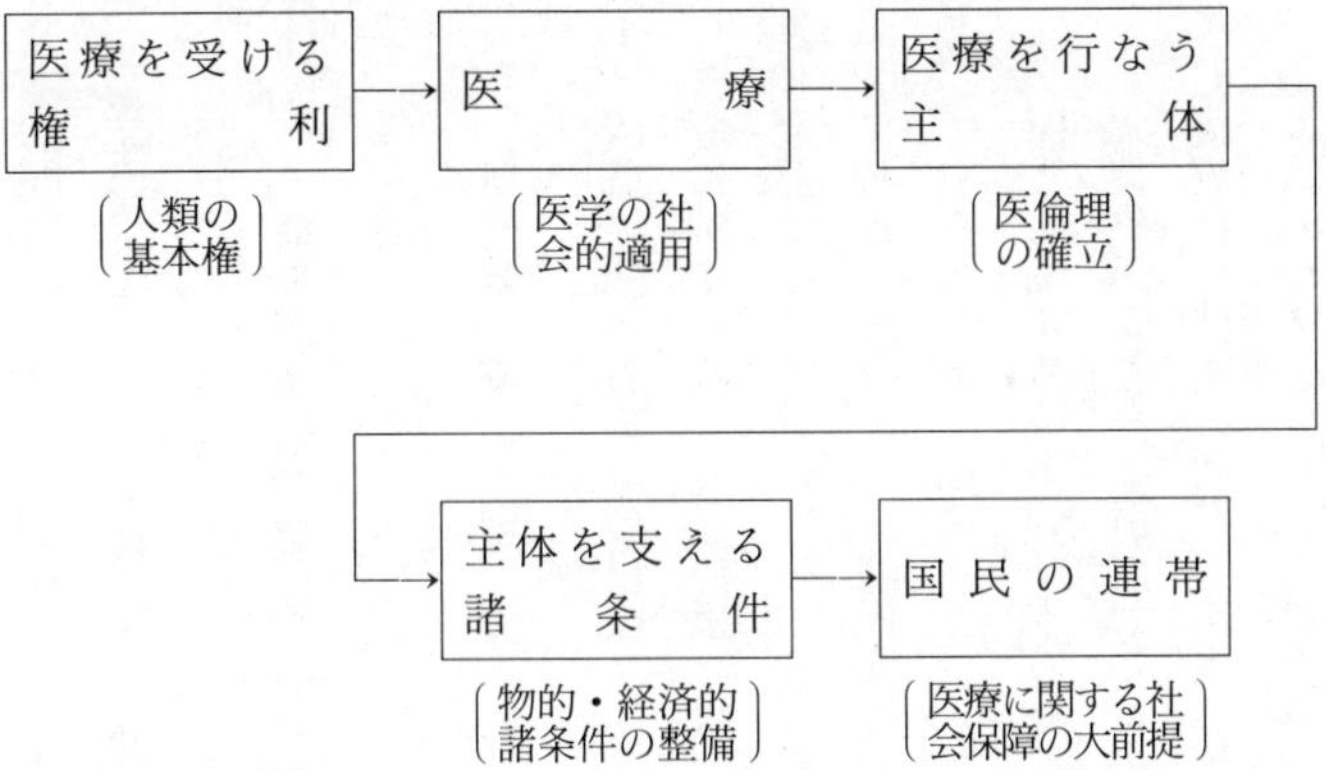

ば、川上武「医療基本法とその問題点」ジュリスト五〇三号など参照)。

しかし、政府案・三野党案のいずれも、政策法の前提条件を固めないで、いきなり政策法として出発した限りにおいて、それは真の意味での政策基本法たりえないし、のみならず、いわれなき国家統制法に堕する危険を包蔵しているといえよう。重要なことは、何よりもまず、政策設定のための基礎条件を抽出し、確定することである。医療についていえば、医療とは何かを広い視野から議論し尽して確定することであり、そして、その基本原則を法として宣言することである。このような宣言こそが、真の基本法に外ならない。医療基本法は、とりもなおさず人類普遍の「医療憲章」でなければならないのである。このような視点に立つとき、医療基本法の組立てとしては、国民の医療を受ける基本権の確立ということを出発点とし、そのための医療とは何かを問い(この点については、医療は医学の社会的適用である、ということが出発点となろう)、その医療の担い手である医師、並びにその他の医療関係者のあるべき姿を把え、ついで、その活動を保障する諸条件を確定し、その諸条件確保のための国民―人類の連帯を採り上げるという組立てが考えられよう。このような組立てによって、集約的に医療の基本原則を宣言すべきである。

以上の組立てを簡単に図示すれば、次のとおりである。

そして、このような基本法が出現したときに、初めて、それを前提として、生きた政策基本法も出現しうるのである。

卓抜した構想力と迫力とをもって、先頭に立って論陣を張っておられる武見会長に、心から敬意を表するとともに、以上のような基本姿勢をとることを政府に対して強力に要請したい。と同時に、われわれもまた、ここにみられるような基本的問題の検討・論争こそが、個別的な問題の解決にも、実は、不可欠のものであることを銘記しておきたい。

二　「厚生省案」と「日本医師会の諸論稿」

二―(i)　「医療基本法案要綱（厚生省試案）」（昭和四七年一月）

第一章　総　則

第1　医療に関する政策の目標

医療に関する政策の目標は、医療が国民の生命と健康の基盤であることに鑑み、医療に関する学問及び技術の進歩発展並びにそれに即応する医療関係者の養成確保、医療施設の整備等に必要な施策を講ずることにより、わが国における医療が常に国民福祉の向上の要請に答えることができることを目途として、医療の普及向上を図ることにあるものとする。

第2　医療に関する政策の基本方針

（包括医療・最新医療の原則）

1　医療は、健康の増進、疾病の予防、治療及びリハビリテーションを含み、かつ学問及び技術の最新の成果を取り入れたものでなければならない。

（医療需要即応の原則）

2　医療は、年齢構成、生活環境、産業構造その他の社会経済諸事情の変動に伴う疾病構造の変化に即応して供給されなければならない。

（医療の機会均等の原則）

3　すべて国民はひとしく必要な医療を受ける機会を与えられなければならない。

（人間関係尊重の原則）

4　医療は、医療を行なう者と医療を受ける者との人格的な交流を基盤として行なわなければならない。

（自主性尊重の原則）

5　医療は、国民一人一人自らの健康に対する自覚を基盤として、国民の健康の保持増進の努力を容易にするように行なわれなければならない。

第3　国の責務

国は、医療に関する基本的かつ総合的な施策を確定し、及びこれを実施しなければならない。

第4　地方公共団体の責務

地方公共団体は、国の施策に準じて施策を講ずるとともに、当該地域の医療需要に即応した施策を策定し、及びこれを実施しなければならない。

第5　国民の責務

国民は、進んで健康に関する正しい知識を身につけ、自らの健康の保持増進に努めなければならない。

第6　医療関係者の責務

（医の倫理・生涯教育）

医療関係者は、医の倫理に則って、医療を行なうとともに、学問及び技術の進歩に即応して常に研さんを重ねるよう努めなければならない。

第7　医薬品または医療用具の製造業者等の責務

（製造業者等の責務）

医薬品または医療用具の製造業者または販売業者は、優良かつ安全な医薬品又は医療用具を開発し、供給するように努めなければならない。

第二章　国民医療に関する基本施策

第1　国の基本施策

国は、医療に関する政策の基本方針に則り、第一章第一の目標を達成するため、次に掲げる事項につき、その政策全般にわたり、必要な施策を総合的に講じなければならない。

（研究体制の整備）

1　医療に関する学問及び技術の進歩の向上のため、医療技術の研究開発に対する助成、研究施設の整備、研究者の養成・確保等を図ること。この場合、原因不明の疾病又は治療方法の確立していない疾病に関する研究並びに公害による疾病または環境汚染及び生活環境因子の健康への影響等に関する研究を推進するよう配慮すること。

（医療関係者の養成確保等）

2　医療関係者の養成・確保及び資質の向上のため、医療関係者の教育制度の充実、生涯教育体制の整備、養成施設の整備、医療関係者の処遇の改善等を図るとともに、医療需要の変化並びに学問及び技術の進歩に即応するように医療関係者の資格及びその役割を定めること。

（医療施設及び医療情報処理体制の体系的整備）

3　医療需要の変化並びに学問及び技術の進歩に即応するように医療施設の種類及び機能を定めるとともに、医療施設が相互に機能上有機的連携を保つように、医療施設の整備、公的医療施設の機能づけ、病院の病床及び検査設備の開放、共同利用施設の導入等を推進すること。この場合、医療施設体系の中核としての役割を果すための国立医療施設の整備に留意すること。
4　がんその他の成人病に対する医療、小児医療、救急医療等を行なう専門医療施設の整備及びこれらの医療に関する専門技術者の養成等を促進すること。
5　医療に関する情報処理体制を整備するため、情報処理に関する研究開発の促進、情報処理施設の整備等を図ること。
（健康管理体制の整備）
6　健康教育の充実、衛生思想の普及を図ること。
7　健康管理体制強化のため、国民の健康状態に即した健康の保持増進に関する指導体制の確立、性、年齢、地域及び職域の特性等に応じた健康診断基準の策定、健康増進施設の整備等を図ること。
（リハビリテーション体制の整備）
8　リハビリテーション体制強化のため、専門技術者の養成確保、リハビリテーション施設の体系的整備等を図ること。
（へき地等の医療確保）
9　へき地における医療及び休日夜間等における医療を確保するため、医療機関の整備、医療機関相互の連けい体制の強化、機動力及び通信施設の効果的活用等を図ること。
（医薬品及び医療用具の安全性の確保等）
10　医薬品及び医療用具の安全性の確保及び品質向上を図るため、研究開発の推進、監視体制の強化、医学、薬学の進歩に応じた医薬品及び医療用具の再評価等を行なうこと。
11　医薬品産業等の育成及び流通過程合理化の促進を図ること。

（医薬分業の推進）
12　医薬関係者の密接な連携のもとに、医薬分業の基盤の整備等を図り、医薬分業を推進すること。
（医薬過誤の防止等）
13　医薬過誤の防止及び医事紛争の適正な処理等を図ること。
（国際間の医療協力）
14　国際間の医療協力及び情報交換の推進を図るため、医療関係者の海外派遣、海外からの研修生の受け入れ等を推進すること。
（その他の事項）
15　前各号に掲げるもののほか、医療の普及向上に必要な事項。
第2　地方公共団体の施策
地方公共団体は、第一に掲げる事項のうち、当該地方公共団対に該当するものについて生活環境、産業構造等地域の特性を考慮しつつ国の施策に準じた施策を講ずるものとする。

第三章　国民医療基本計画及び国民医療審議会等

第1　国民医療基本計画
（計画の策定）
1　厚生大臣は、第二章第一に掲げる施策を実施するため、国民医療審議会の意見を聞いて、国民医療基本計画を策定する。
（計画の内容）
2　国民医療基本計画は、第二章第一に掲げる事項について大綱を定めるものとする。

（計画の公表等）
３　厚生大臣は、国民医療基本計画を策定または改訂したときは、国民の健康と医療の現状に関する報告を添えて国会に提出するとともに、その要旨を公表しなければならない。

第２　都道府県医療計画
（計画の策定）
１　都道府県知事は、国民医療基本計画に基づき、都道府県医療審議会の意見を聞いて、都道府県医療計画を策定する。
（計画の内容）
２　都道府県医療計画は、生活環境、産業構造等地域の特性を考慮しつつ、国民医療基本計画に定める事項のうち当該都道府県に該当する事項について定めるものとするほか、地域医療協議会に関する事項について定めるものとする。
（地域医療協議会）
３　２に規定する地域医療協議会は、都道府県医療計画において定める地域ごとに都道府県知事が設置するものとする。
４　地域医療協議会は、都道府県医療計画の策定について、都道府県知事に意見を述べるとともに、都道府県医療計画の実施について、協議することを任務とする。
５　地域医療協議会の委員は、当該地域内の市町村長、医療関係団体等の意見を聞いて医師その他学識経験者、保健所長等のうちから都道府県知事が任命する。
（計画に関する協議）
６　都道府県知事は、都道府県医療計画を定めようとするとき、あらかじめ厚生大臣に協議しなければならない。

（計画に関する調整）

7　厚生大臣（地方医務局長）は、二以上の都道府県医療計画の策定、都道府県の区域をこえる診療圏を有する専門医療施設の整備等に関し、調整する必要があるときは、これを調整することができる。

（計画の公表等）

8　都道府県知事は、都道府県医療計画を策定又は改訂したときは、都道府県民の健康及び医療の現状に関する報告を添えて議会に提出するとともに、その要旨を公表しなければならない。

（計画の実施）

9　都道府県及び市町村は、都道府県医療計画に基づいて、必要な施策を講じなければならないものとし、国はこれに協力するものとする。

第3　計画の改訂

国民医療基本計画および都道府県医療計画は、五年を経過するごとに再検討し、必要があると認めるときはそれぞれ国民医療審議会又は都道府県医療審議会に付し、改訂するものとする。ただし、この期間内においても改訂することができる。

第4　国民医療審議会

（設　置）

1　国民医療審議会は、内閣総理大臣の所轄に属し、国民医療基本計画その他医療制度に関する基本的事項につき、調査、審議及び勧告を行なうものとする。

（組　織）

2　国民医療審議会の委員は学識経験者をもって構成する。

第5　都道府県医療審議会

都道府県医療審議会は、都道府県知事の所轄に属し、権限、組織等は国民医療審議会に準ずるものとする。

第６　財政措置等

国又は地方公共団体は、国民医療基本計画又は都道府県医療計画に基づいて行なう事業の実施に関し、必要な法制上、財政上、税制上、金融上又は行政組織上の措置を講ずるように努めなければならない。

第四章　医療に関する社会保障

第１　医療に関する社会保障の目標

医療に関する社会保障は、すべての国民が生活の不安なしに必要な医療を受ける機会を確保することを目標とする。

第２　医療に関する社会保障の体系

医療に関する社会保障の体系は、社会保険制度を中核とし、これに医療に関する公的扶助その他の公費負担制度等の諸制度を適切に組み合わせることによって整備されなければならない。

第３　医療に関する社会保険制度の企画運営

医療に関する社会保険制度は、医療に関する政策の基本方針を尊重し、国民の連帯意識を基調として給付および負担の公表を期しうるよう、企画運営されなければならない。

第４　医療に関する公費負担制度の企画運営

医療に関する公費負担制度は、乳幼児、老齢者、心身障害児（者）等及び伝染性疾病、結核、精神病その他公共的社会的に対処することを適当とする疾病を対象とし、医療に関する政策の基本方針を尊重して企画運営されなければならない。

第五章　関連制度

第1　福祉と医療との総合的推進

妊産婦、乳幼児、老齢者、心身障害児（者）等に対する福祉の施策は、これらの者に対する医療の施策との緊密な連携のもとに企画運営されなければならない。

第2　その他の関連諸制度

公害防止、生活環境の整備、産業衛生、学校教育、住宅建設、税制、金融制度その他医療に関連する諸制度は、医療に関する政策の基本方針を考慮して企画運営されなければならない。

第3　関係行政機関の長に対する意見陳述

厚生大臣は、医療に関する政策の基本方針を実現するため必要があると認めるときは、大蔵大臣、文部大臣、建設大臣、労働大臣、環境庁長官その他の関係行政機関の長に意見を述べることができる。

第六章　医療関係者の緊急確保（附則）

国は、次に掲げる医療関係者を緊急に確保するため、昭和　年度を初年度とする五箇年計画を策定し、これに基づき、養成の強化充実、給与処遇の改善等に関する措置を講ずるものとする。

1　医　師
2　歯科医師
3　薬剤師
4　看護婦
5　（以下略）

二―(ii)　「医療基本法について」（その一）

日本医師会会長　武　見　太　郎

私たちが前から話に聞いておりました医療基本法の草案というものが今度厚生省から発表されました（十一頁から十九頁までの厚生省試案を参照）。それについて少し考えてみたいと思います。

基本概念の欠如

総括的に申しまして私は、これは基本法じゃなくて医療計画法というふうな名前をつけたほうが正しいのじゃないかと思うのであります。基本法にいうよりははるかにくわしいものが出ております。

総則といたしまして、第一が医療に関する政策の目標、第二が医療に関する政策の基本方針ということでありまして、五つの原則を並べております。包括医療・最新医療の原則、医療需要即応の原則、医療の機会均等の原則、人間関係尊重の原則、自主性尊重の原則というふうなものが五つ書かれております。第三が国の責務、第四は地方公共団体の責務、第五が国民の責務、第六が医療関係者の責務、第七が医薬品または医療用具の製造業者等の責務ということになっております。これが第一章ですが、この第一章についてまず考えてみたいと思います。

医療に関する政策目標というものがありますが、これは考えてみますと私がいままで日本医師会が一〇年間に言ってきた中で、最近二年間くらいに言ったことは大体網羅されているように思います。ところが、基本法というものを考えるときに、どういうことから考えたらいいのかということを考えるのが私は基本法だと思うのですが、医療行政の基本理念といったほうがいいかとも思うのですが、どうも医療基本法というよりは行政の基本的な姿勢というふうなものがうかがわれまして、非常に官僚的な臭気フンプンたるもののような感じを受けます。医療政策の目標というものをやります前に、「医療」というものをもっと突っ込んで考えておかないと、私は基本法としては足りえないものがあるように思います。私は「医療」というのは「医学の社会的適用」であるということを言っておりますが、これは大体、世界で公認されている定義だと思います。この政策目標を考えます前に「医療」という概念が歴史的に相当変遷しております。

「医療概念の変遷」のあとをたどってみますと、医療という問題を現代の基本法の中でうたいますときには、よほど慎重な用意が必要だと思うのであります。医療関係者の養成確保とか医療施設の整備等に必要な……というふうな、まるで医療法の総論みたいなことが医療基本法ということになっております。私は医療基本法は現在ございますような医療法の総論であるというふうな考え方は少し間違っているのじゃないかと思うのですが、全体としてみまして、現行医療法の総論というふうに、これははなはだ失礼ですがいわなければならないと思います。また、「医療の普及向上」に医療政策の目標があるということをいっておりますが、これは普及向上ということが一体何につながるのかということも考えてみる必要があると思います。医療と申しますものは、結局いまの医療はいまの人と未来の人につながる医療であります。

医療における「時間」概念

いまの医療が正しく行なわれれば、これはその次の世代の人々の幸福とつながります。いまの医療が間違ったり、あるいは放射線技術の問題、いろいろな薬の問題等によりまして、染色体に影響を及ぼすようなことがもしあるとすれば、これはたいへんなことになります。そういう点で、現在の医療は未来の医療とつながるというような時間的観念というものがこの基本法の中にはないように思います。それは医療概念の歴史的な変遷というものをたどってまいりますと、この医療における時間観念と申しますものがはっきりと浮かんでくると思います。それから、人間にはジエネレーションというものがございますから、そのジェネレーションのどこにぶつかればどうするかというふうな問題も私は考えてほしいと思うのであります。

最新医療とは？

医療に関する政策の基本方針（十一頁の二(i)第2の1参照）というものの中の包括医療ということは、コンプレヘンシブ・メディシンという立場に立っておりますから、これはいろんな分野が入ってくるのでありますが、最新医療の原則というふうなことになってまいりますと、少し私は問題があると思うのです。包括医療という問題と最新医療という問題とは少し違っております。

医療需要の世論と社会的ニード

次に医療需要即応の原則というのがありますが、これは一体ソーシャル・デマンドなのか、ソーシャル・ニードなのか私にはわからないのであります。ソーシャル・デマンドであるとすれば、それは非常に問題がありまして、ソーシャル・ニードというものを情報化するにはどうするかということで、あとで情報の部分が出ておりますが、そこでもこちらでも少し検討の必要があるように思います。医療需要ということは法律家あるいは保険者団体あるいは政治家が使っておりますが、過去の医療の需要という形が使われているのが日本の現実であります。古典的医学の医療需要という問題が現在の保険者や政治の場において強く叫ばれているのでありますが、これはバイオメディシンの段階におきますところのソーシャル・ニードというものになってまいりますと、非常な違いが出てくるはずであります。そういう点で医療需要というもの、あるいは包括医療体制というものを、こういうふうな形で古典的な医学の立場にかえって考えるということについては、未来に通ずるものが私は欠けているように思います。

医療の機会均等の背後にあるもの

次に医療の機会均等の原則というものがございますが、私は医療は機会均等でなければならないと思います。しかし、それは原則としては機会均等でありますが、どんな外国の進歩した国にまいりましても機会均等という問題は、むしろ逆に生命の尊重というものに徹するということばで医療の機会均等を考えるべきものでありまして、こういう考え方は物を分け与えるという、医療を物質扱いした考え方で医療の機会均等ということがいわれるのは間違いだと思うのであります。生命尊重の本義に徹するという原則を医療の場面にもってまいりますと、機会均等以上に私は医療の本質につながるものがあると思うのであります。一人一人の生命を無限に尊重するということこそ私は医療の基本でなければならないと思うのでありますが、その生命を無限に尊重するという基本的態度がこの基本法には打ち出されておりません。

人間関係尊重と官僚の規制

人間関係尊重の原則というのがございますが、医療における人間関係というものは、医療概念の変遷とともに変わってまいりまして、昔、医は仁術であるといわれました封建制度の時代における医師と人間との関係、バイオメディシンの時代における医師と人間との関係、あるいは古典的医学の時代における医師と人間との関係というものを考えてまいりますと、ここに人格的な交流を基盤として行なわれなければならないということをいっておりますが、私は今日の民主主義の時代に、人格的な交流というのは一体どういうことをいっているのだかわからないのであります。人格的な交流という問題の説明は非常に倫理的でありまして、むしろ私に医師の倫理というものを近代化して考えていかなければならない時代に、こういうふうな封建的な修身くさいものをもってくるのは非常に問題があると思います。

自主性の尊重と基本的人権

次に自主性尊重の原則という、たいへんおもしろいことばが使われているのでありますが、「医療は国民一人一人のみずからの健康に対する自覚を基盤として国民の健康保持増進の努力を容易にするように行なわれなければならない」ということが自主性尊重の原則だそうであります。医療の自主性というものは患者に自主性があっていいのか、医者に自主性があっていいのか、あるいは監督官庁の厚生省に自主性があるのかというふうなことを考えてみますと、疾病の治療にあたりましては私は自主性ということばは通用しないだろうと思います。このときには指導的な立場に立つものは医師でなければなりません。また、健康時の健康擁護体制と申しますものは、健康管理者が主体性をもつということが必要であります。この医療における主体性という問題なら話はわかるのでありますが、自主性の原則などということは医療の中では言うべきじゃないと思います。こういう点で、大事なところをみますと、医療を物質扱いしているというのが、この基本法の根本的な精神のように思います。

国の責務と官僚統制

それから国の責務という第三から第七までは、全部の関係者の責務ということでございます。国は責任をもつということでありまして、それをずっと見てまいりますと、まことにけっこう至極のことで、地方公共団体が責任をもってくれる、ところが自分も責任をもつ、医療関係者も責任をもつ、薬屋さんも責任をもつし、医療器具屋さんも責任をもつということになってまいりまして、責任の羅列でありますが、さっきの医療の主体性というものを考えてみれば、おのずから責任はきまってくるはずでありまして、こういうふうな羅列的な責任体制というものは、むしろ私は医療の混乱をきたす最大の原因にならないかということを考えるわけであります。

国の責任と申しますものは、社会保障制度における医療については国が最終責任をもたなければならないと思いますす。また、医師の場合には「医の倫理・生涯教育」とありますが、これは話が少しおかしくなってくるので、医師に医療の主体性を認めるということになってまいりますと、医の倫理とか生涯教育とかいう問題でなくて、むしろ自発的にこういうことがさるべきものでありまして、基本法できめるということはおかしいのであります。専門職業というものは自主性に問題を解決していき、自分の努力は自分でするのでありまして、基本法でこういうものをうたうということは、専門の職業を認めていない証拠であると私は思うのであります。

また、国民の責務といっておりますが、これはよく保険官僚が自己負担を強要するときに並べる文句でありますが、私は国が責任をもつ、地方公共団体も責任をもつが、おまえさんもお金を出しなさいよということが裏に隠れているように思います。また、医薬品とか医療器具の製造者の責任というものは、これはこういう形で出てくるような責任と私は種類が違うと思うのです。責任の種類から申しますと、この五種類の責任——国の責任、地方の責任、国民の責任、医療関係者の責任、医薬品または医療用具の製造業者の責任があり、この医療関係者の責任の中だけだってたくさんあります。この責任の羅列というものは、究極においてだれも責任を負わないのだということを私はいつも痛感しておりますから、そういうふうに解釈しなければならないと思います。

基本施策と予算要求

第二章といたしまして、国民医療に関する基本施策ということがいわれております。これは第一章のことをするために研究体制の整備ということをうたっております。この研究体制の整備というものの中に、医療技術の研究開発に対する助成とか研究施設の整備、研究者の養成・確保というふうな、非常に佐藤総理大臣の施政方針演説にあるような網羅主義的なことが出ております。原因不明の疾病とか治療の確立してないものとか、公害によるもの、環境汚染、生活環境因子の影響というふうなものまで配慮することなんて書いてありますが、これは医学の研究を勉強したことのない人、あるいはアドミニストレーティブ・メディシンというものを勉強したことのない人が羅列的にものをもってくるとこういうふうになるということだろうと思うのであります。

また、医療関係者の養成・確保というふうなことをいっておりますが、このごろのような医科大学の増設というようりは乱設が非常に安易に行なわれておりますのを見ますと、私には医療関係者の養成・確保など、どうもこれは予算要求の一つの手段としてお守り本尊みたいな形で出しているように思われます。むしろこういう問題は政府の責任で医師の養成をするとかいうことをはっきり言ってくれるのならいい、そして看護婦の養成も国の責任でやりましょうというふうなことをいわれることがいいのでありまして、医療関係者の養成・確保なんていいますけれども、生涯教育体制の整備とか養成施設の整備とか、だれがやるということは一つもいっていないのであります。だれがどういうときにやるのかをいわなければ、基本法の意味がありません。そういう点で医療関係者の養成・確保なんていうものはふざけきったもので、最初に国の責任とか、責任の羅列という問題を私は鋭く批判をいたしましたが、それがもうここでボロを出しているわけであります。

また、医療施設および医療情報処理体制の体系的整備ということをうたっております。これは国会のほうをながめたりいろいろいたしますと、この次の情報化時代のことを考えてこういうことをいったんだろうと思いますけれども、医療需要の変化といっておりますが、このデマンドの変化という問題はマスコミの虚像の影響が非常にあります。その中でソーシャル・ニードというものの変化というものを選び出すということは、この情報処理の中でポジティブ・チョイスという非常に大事な問題があります。医療施設の機能の有機的な連携ということがいわれておりますが、これは病院・診療所の機能分化とか何とかいってきたことをここでまことしやかにいったものでありまして、いろいろな問題をここでいっておりますが、こういうことは私は実際にはやれないことを並べているのじゃないかと思います。

それから、ガンその他の成人病に対する医療、小児医療、救急医療等を行なう専門医療施設の整備というふうなこと、これも全部予算要求のときの一つの項目が基礎的な一つの問題になってきているわけです。基本施策というものは予算要求のときの項目からずらっと並べられているということだろうと思います。

それから医療情報の処理問題でございますが、これは非常に難しい問題がございまして、医療情報という問題あるいは医学情報という問題を分けてどう取り扱うか、合併してどう取り扱うかと非常に問題が難しいのであります。こういう問題について、まだ基本的な施策をどうするかという段階にはきていないように私は思います。

健康教育の充実、衛生思想の普及ということがいわれておりますが、これもだれがやるかということは一切抜けております。健康管理体制ということ、私が鈴木前大臣との話し合いでやかましく言いまして、それからこれは、はやりことばになったんでありますが、この健康管理体制というものと情報という問題とは非常に緊密な連絡があります。この健康管理という問題の中で医療情報というものが大きなウェートをもたなければならないのでありまして、そういうふうなものが医療情報という問題と離れて、また、健康時の健康管理というふうな問題もございまして、そう簡単にはいかないことが出ております。それからリハビリテーション体制の整備の問題が出ております。僻地の問題が出ております。

医薬品および医療用具の安全性の確保と品質向上をはかるため、研究開発、監視体制の強化ということがいわれておりますが、これは全部厚生省の医療関係の予算要求の項目がずらっと並べられているにすぎません。それから医薬品産業等の育成および流通過程合理化、これも厚生省がやってやりきれないで手をやいている問題であります。

現実無視の分業論

医薬分業の推進という問題を医薬関係者の密接な連携のもとに医薬分業の基盤の整備等をはかり、医薬分業を推進することなんて書いてありますが、このように私は現実ばなれしたことをいうのが基本法じゃないと思うのです。私自身医薬分業は推進していいことだと思っておりますが、医薬分業を推進いたしますためには非常に多くの用意がいります。失礼でございますが、薬剤師会も幾つかに分断されておりまして、基本的な分業推進の立場は理解されていないようであります。私は率直に申しますならば、郵便局と同じような薬局を国がつくれということがいちばんはっきりした医薬分業なんでありますが、この分業なんてこともこれはお経の文句みたいにあっちのいうこと、こっちの御注文をずらっと並べて、予算要求のときの項目を並べたということなんです。

今度は医療過誤の防止、および医事紛争の適正な処理なんてことを書いてありますが、これもふざけきった話なんです。これは、一体医療基本法にこういうものが載っていいか悪いかということがありますが、同じウェートで国際間の医療協力なんていう問題がまたポツンと出てまいります。そして、その他の事項のところに前各号に掲げるもののほか、医療の普及向上に必要な事項なんてことも書いてあります。

いま私が申し上げましたのは全部で項目が一五あるわけなんでありますが、これが国の基本施策だそうであります。これは大蔵省に予算を出すときの施策でありまして、医療基本法の中の基本事項とは全然違ったものであります。

次に地方公共団体の施策、これは国の責務と地方公共団体の責務と医師の責務、患者の責務なんて分けまして、それをもってきているんでありますが、これは健康および疾病の地域性というところから地方の責務というものは分かれてくるんでありまして、これはたいへんな間違いだと思います。

第三章で国民医療基本計画というものの策定は、厚生大臣が審議会の意見を聞いてやるということをいっておりますが、いまの政府がもっております審議会に対して、国民が全面的な信頼感をもっていないという事実、ことに専門審議会の存在が非常にいいかげんである、大学の教授がぐうたらである、そういうものを集めて政府がカンニング・ペーパーを渡してそこにもっていくような国民医療審議会、あるいはまったく第二政府のような総評さんや、その他の関係団体、日経連、独占資本の代表等を入れてこういうものをつくっても意味がないんで、基本法の中にこれを入れましたことは、全部予算獲得のための手段にしかすぎないように私は思います。

それから都道府県医療計画なんていっておりますけれども、これは中央統制が非常に強すぎて、実際中央の下請を地方がするということになっておりまして、医療と申しますものは中央の下請を地方がやるんじゃだめなんでありまして、地方からものが集積してきて健康と疾病の地域性という問題から発してきて、そして、そのパターンが幾つかに分かれまして、そのもっとも中枢になるのは国であっていいわけですが、この地域性という問題を認めていない政府がこういうことをやっているのは私はおかしいと思うのです。
計画の改訂とか国民医療審議会とか医療に関する社会保障なんていっておりますが、これは実にお笑いぐさで、一九世紀の社会保険思想をまったく脱却していないんであります。一世紀たってもまだ一九世紀の社会保険思想でこれからの基本を考えようということだと思います。
その他附則として医療関係者の緊急確保なんていうのは、これはソーシャル・デマンドにこたえただけだろうと思うのです。また、関連制度なんてことをいっておりますけれども、これは母子保健の問題とかいろいろな問題がありますが、こういうものを一々入れなければ基本法ができないようでは、私は医療の基本法はないと思います。今度のこれは厚生省の医療に対する頭脳の貧困と、組織的な知識というものと、近代医学の理解がまったくないということを露骨に示したものだと思います。

（昭和四七年二月六日放送、日本短波放送「特別医学講座」日本医師会雑誌六七巻四号）

二―(iii)　「医療基本法案要綱検討委員会」答申

昭和四七年二月一〇日

日本医師会長　武見太郎殿

貴職諮問による厚生省事務局試案「医療基本法案要綱」につきましては、二回にわたる審議において、鋭意検討いたしました結果、次の通りまとまりましたので、ここに答申いたします。

医療基本法案要綱検討委員会
委員長　高島　克己
委　員　勝沼　晴雄

委員　外山　敏夫
委員　倉田　正一
委員　江見　康一
委員　山口　正民
委員　弓倉　藤楠
委員　成田　至
委員　松元　壮雄
委員　亀卦川　守

厚生省の「医療基本法案要綱」に関する検討

一　基本的視点

(1)　基本法は医療の憲法であり、それを制定することによって、医療関係諸制度の改善が約束されるという前向きのものでなければならない。

(2)　基本法を制定する姿勢は、国民医療の未来像と医療の構造的特性の理解に立ち、地域社会を基盤とした医師と地域住民の信頼関係を中心にしなければならない。医療は医学の社会的適用であり、したがって基本法は生命尊重の理念に立ち、医療における医師の主体性をうたうべきである。

(3)　基本法は医療行政基本法ではなく、医療基本法でなければならない。このことから基本法における官僚統制強化のための計画は、断乎、これを排除しなければならない。

二　厚生省の「医療基本案要綱」の欠陥

I　第一章　「総則」について

(1)　第一「医療に関する政策の目標」について
医療行政の政策目標をうたっているのみで、医療に関する基本理念を欠いている。

(2)　第二「医療に関する政策の基本方針」について
総括―第二に掲げる諸原則は医療概念の歴史的変遷を踏まえなければ正しく理解できない。

ⓐ　包括医療の原則をうたっているが、地域医療の定着がなければその具体化は困難である。

ⓑ「医療需要」の意味は医療の need であり、医学の立場から考えられるべきである。

ⓒ「人格的交流」という表現の意味は明らかではない。

ⓓ「自主性」の意味が明らかでないので削除すべきである。

(3)　第三ないし第七の諸「責務」について責務の羅列は無責任に通じる。
「国の責務」「地方公共団体の責務」の規定は抽象的で無内容である。

「国民の責務」は不要である。

「医療関係者の責務」―医の倫理、生涯教育は医療関係者の主体性において解決されるべきである。

「医薬品または医療用具の製造業者等の責務」は基本法で論ずべきでない。

II　第二章「国民医療に関する基本施策」について

(1)　各項目は予算獲得のための手段にすぎない。
(2)　例えば、第一の一二の「医薬分業」に関する規定のように現実離れの実施不可能な規定がある。
(3)　第一の三にある「医療施設体系の中核としての役割を果すための国立医療施設の整備」とあるが、これらは地域医療体系の中でその役割を位置づけるべきである。

Ⅲ　第三章「国民医療基本計画及び国民医療審議会等」について
官僚統制の意図の下に、国、都道府県、市町村へと押しつけの姿であり、本来あるべき地域医療からの積み上げを認めることはできない。
Ⅳ　国民医療審議会は、学術専門団体である日本医師会の合意がなければ成立するものではない。
第四章「医療に関する社会保障」について
(1)　第一章から第三章に述べられた医療の基本と社会保障の関係が明らかでない。
(2)　社会保障基盤の歴史的変遷に対応する姿勢が見当たらない。
Ⅴ　第五章「関連制度」について
地域医療の体系の中で検討すべきである。
Ⅵ　第六章「医療関係者の緊急確保（附則）」について
削除すべきである。

三　医療基本法のあり方

(1)　大綱を浮き彫りにすることが重要で、あまり瑣末にわたるべきではない。
(2)　地域における医療活動の自主性を尊重し、それを行政に反映させなければならない。したがって学術専門団体である日本医師会との合意が必要である。
(3)　厚生行政については国から地方への権限の移譲を考慮するとともに、医療における公私の機能分担を明確にしなければならない。
(4)　地域医療、包括医療の概念を確立し、地域における医師および医師会の役割りを尊重しなければならない。
(5)　地域保健に必要な調査・企画ならびに調整を行う機構（たとえば地域保健調査会）を樹立すべきである。

(6) 医学・医術の進歩が国民の健康と福祉に速かに反映する体制を確保する必要がある。

(7) 医療の円滑な発展のためには医療経済の裏づけが必要である。そのためには、健康価値の認識、社会保障制度による再分配機能の強化、社会経済構造の変化に対応する弾力性を組み込まねばならない。その場合、保険者の責務にふれる必要がある。

二―(iv)「医療基本法について」(その二)

日本医師会長　武見太郎

医療の憲法制定で合意

昨年の保険医総辞退の際に、その収拾にあたりまして、厚生大臣、総理大臣と私との間で、医療基本法を作ろうということに意見の一致をみました。医療基本法と申しますものは、現在において医療をどう考えるかという、医療の憲法ともなるべきもので、これが新しい秩序を作る上に、一番大切であるということについて、三者の意見がまったく一致したわけであります。そして、これをもとにして、考えていかなければならないのであります。

そこでまず、厚生省が役所の原案をまとめまして、これが第一次案、第二次案と出されております。総理大臣、厚生大臣と私どもとが約束いたしましたのは、民主主義に近代国家のなかで、医療をどのように考えてゆこうかということと、また過去の、古典的な医学の段階でなく、将来の医学に関しても、その思想をとり入れてゆこうという考え方で出てきたわけですが、出てまいりました医療基本法の原案を見ますと、現行の医師法、医療法、あるいはまた、健康保険法等の諸制度、あるいは医療福祉に関する法律等に一切触れることなしに、その間を縫って、あたりさわりのない基本法というものが、描き出されているわけであります。

つまり、今度の医療基本法というものでありますと、まず第一に、皆さん方の生活と直接つながらないといけませんが、たとえば最近では、筋萎縮症、重症のジストロフィーとか、あるいはまた、スモン病であるとか、原因不明の病気がでてきております。そして、それが子供である場合には、莫大な医療費がかかって親が半額を負担しなければならないという問題がありますが、そういうふうな新しい病気、奇病、難病というふうなものに対しまして、福祉国家におきましては、まず、患者の救済を第一義としなければならないのが、医療の本旨であると思います。ところが、そういうことは、今度の基本法のなかにはみじんも形が出ていないのでありまして、既存の法律を認めながら、「基本法」という標題を使ったところに、私は問題があると思います。

私は、水銀中毒の問題にいたしましても、あるいは水俣病の問題にいたしましても、年来、日本医師会を代表いたしまして、患者の救済を第一義と考えろということを強く主張してきたのでありますが、これがなかなか思うようにいっておりません。とにかく、原因がわからなければ、あるいは、責任が明らかでなければ補償ができないということでは、それは生命に対する福祉国家の姿勢ではないと、私は信じております。

生命尊重の理念欠いた原案

そういう点で、医療基本法をどのように考えるかということになりますと、医療基本法ができたら、それに基づいて、今までの古い帝国主義時代の残渣、封建主義時代の残渣というふうな古い法律を抜かして、新しいものにこしらえてゆく基本法でなければならないわけであります。今までの法律にさしさわりのない基本法なら、新しい基本法と称するにはあたらないというのが、私の見解であります。

それについて、ここで少し具体的な説明をしたいと思います。まず、医療の問題で大事なのは、生命の尊重ということでありましてこれは基本的人権として、今の憲法に明示されているところであります。基本的人権というもの、生命の尊重というものが、今回の基本法には、一言半句もうたわれておりません。これを場所をかえて考えてみますと、いまの医師法、医療法、あるいは健康保険法が、必ずしもこの生命の尊重ということに徹しているかどうかと申しますと、これは法律によっていない新しい病気に対しては徹していない点があるわけであります。医療の憲法を作りますからには、そういうものを全部入れなければなりません。

医療諸制度改善の基本理念というものは、いわば医療の憲法でありますから、これが出来ましたならば、それを基にして、古い健康保険法、つまり百年前のドイツ立法をまねしたようなものや、その他の諸制度も改革いたさなければなりませんが、そういうものを、どうやって改革するかという基本理念が出ていないわけであります。

それから、医学も、昔の医学は病気になったときの医学でありましたが、今は、健康時の健康擁護ということでありまして、憲法二五条に規定されました、文化的な生活を営む上の医学の問題というものは、いわゆるpositive healthの問題として考えられておりますが、そういう問題はこんどの医療基本法のなかには入っていないわけであります。

医療には医療の構造

その次の問題は、国民医療の未来像というものを考えないで、現在の病院、診療所、あるいは保健所というふうなものをつなぎ合わせて考えているということであります。これは、百年前の医療制度の延長が、いまも出来ているということでありまして、もはやこれらをそのまま延長してはいけない情勢になっております。したがってここでも未来像というものを明確にうち建てる必要があります。それをうち建てますには、まず、医療の構造的な理解というものを示さなければなりません。医療には医療の構造があります。こういうものを考えないで、その当時の好き勝手なことで作っていきますと、医療というものは、曲げられた医療になります。医療というものは、医学をその中心において考えるものでありますから、医療の主体というものは、お医者さんになければ、これは誰にもできないことであります。医者がいなければ医療というものはないのでありますが、そういう点が一つも考えられておりません。私は、民主主義のなかで、「もっとも責任をもつのは誰か」ということが明確になることが、民主主義の徹底だと思いますが、これでは主体性の確立というものを欠くことによって、かえって混乱が予想されるのであります。

また、私が非常に心配いたしますことは、国民生活と医療というものを、どういうふうに結んで考えるかという問題であります。国民生活と医療というものを結んで考えますときに、最近では包括的な医療体制というものを地域ごとに考えてゆこうという考え方が、出てきております。また、現在、医療に対する要求がたくさん出ております。その要求は一種の社会的な要求でありますが、必ずしも実際に社会的な必要さというものを代表しているのではないわけであります。私は、この要求というものは、要求として根拠はあると思いますが、その要求を満たすのに、どういう必要さからくるかということを考えなければならないと思います。また、必要さというものは専門的な計画におきましては、必ず要求よりも先行しなければなりません。国民の声として要求されます前に、学問的な根拠に立ちまして、社会的なニードを充足してゆくということにより、むしろ、この要求の出る方向づけというものを指導することが、学問の世界であります。医学の世界におきましては、医学的に正しい方向を見つけまして、それを実践していくことによって、その要求というものを、むしろ素朴な要求から専門的な路線に乗り込ませるということが、非常に必要な手段だと思います。

古いものを改めるのが基本

それからまた、工業化学もどんどん盛んになりましたし、また、情報化社会というふうなものが出てきております。こういうことになってまいりますと、先ほど申しあげましたように、工業化による公害というようなものも出てまいります。そういたしますと、公害基本法というようなものもありますけれども、何だかわからない病気は、公害かどうかわからなければ、誰も責任をもって治療してやらないということでは困るわけであります。とにかく、疑わしくても、公害病であるかどうかがわからなくとも、原因不明の奇病というふうなものが出てまいりますならば、その原因は、社会的にも、学術的にも、追求するのは時間のかかる仕事であります。工業化の段階におきましては、そういうような危害が国民に加わらないということを、前もって計画をする必要がありますが、今日では、患者救済ということが後まわしになりまして、その対策を前もって考えるということが何もなされていないわけです。

また、情報化社会というものになってまいりますと、いろいろな情報がたくさんまいりまして、そのなかから選択して、どういうふうな包括的な医療をたててゆくかということが、また非常に大きな問題になってまいります。こういうふうなことになってまいりますと、医療の基本法というものは、工業化社会から情報化社会への移行というものに対して、どう対処するかという態度が明確に出てきてほしいと思うのでありますが、工業化社会から、脱工業化社会への転換というふうなものに対して、医療基本法というものは、何も示していないわけであります。

公害基本法が、まったくのザル法であって、つまり公害基本法があっても、公害は思う存分にでてきたということを考えてきますと、過去の法律を新しくするために基本法を考え、新しい法律を作り、新しい学問と、新しい国民生活とを創造してゆこうというときにあたりまして、私たちは、この基本という文字について、もっと深刻に考えなければならないと思うのです。

医療の基本と申しますものは、とにかく、基本的人権、人命の尊重というものに徹しまして、健康時の健康擁護と、怪しき疾病でありましても、これは問題があるとなれば、患者の救済を何事にも先がけて検討する、また、それらに対しての予防策も徹底的に行なうということが根底になければならないのであります。しかし、これは医療の主体がきまっていないとできないことであります。そういう点で、私たちは、この基本というものの考え方は、古いものを改める基本であることこそ、基本法であると信ずるのであります。

Ⅰ　医療の憲法
１　生命の尊重…基本的人権
２　医療諸制度改善の基本理念
３　医学の発展
Ⅱ　国民医療の未来像
医療の構造的理解
医療の主体性の確立
Ⅲ　国民生活と医療
SOCIAL DEMAND と SOCIAL NEED 包括的医療
工業化、情報化社会の医療

（健康増進時代。昭和四七年三月五日放送、日医ニュース№二五三）

二―(v)「医療基本法案要綱（厚生省修正案）」（昭和四七年四月）

（前文）

医療は、生命の尊厳という崇高な理念に根ざし、その目的は、健康で幸福な生活という人類共通の念願を実現し、もって、わが国の繁栄と人類社会の進歩に寄与することにある。したがって、われら国民は、将来にわたり、すべての国民が医学医術の進歩発展及び自然的社会的条件の変化に即応した医療を享受する機会を得られるよう、医療に関する諸制度を整備することがわれらの当然の使命であるとともに、国の重要な責務である、と確信する。

ここにおいて、国は、生命の尊厳と医療の歴史的変遷を深く理解し、医師、歯科医師、その他の医療従事者の主体的努力を尊重しつつ、健康の増進からリハビリテーションに至るまでの包括的な国民の健康管理体制の確立に関する施策を総合的かつ計画的に推進しなければならない。

ここに、医療の向うべきみちを明らかにし、医療に関する政策の目標を示すため、この法律を制定する。

第一章　総　則

第1　医療に関する政策の目標

医療に関する政策の目標は、医学医術の進歩発展並びにそれに即応する医師、歯科医師その他の医療従事者（以下「医療従事者」という。）の養成及び確保、医療施設の整備等に必要な施策を講ずることにより、医療の普及向上を図り、もって、国民福祉の向上に資することにあるものとする。

第2　医療に関する政策の理念

（医療のあり方）

1　医療は、生命の尊厳を旨とし医療従事者がその職責に応じ、医学を基盤として行なうものでなければならない。

（医療の範囲）

2　医療は、治療のみならず、健康の増進、疾病の予防及びリハビリテーションを含むものでなければならない。

（必要即応の原則）

3　医療は、年齢構成、生活環境、産業構造その他の自然的社会的条件を考慮して供給されなければならない。

（医療の機会均等の原則）

4　すべて国民は、ひとしく必要な医療を受ける機会を与えられなければならない。

（人間関係尊重の原則）

5　医療は、医療を行なう者と医療を受ける者との相互の信頼関係に基づいて行なわれなければならない。

第３　国の責務
国は、医療に関する政策の理念に照し、医療に関する基本的かつ、総合的な施策を策定し、及びこれを実施しなければならない。
第４　地方公共団体の責務
地方公共団体は、当該地域の医療需要に即応した施策を策定し、及びこれを実施しなければならない。
第５　医療従事者の責務（医の倫理・生涯教育）
医療従事者は、医療の担い手としてその職責の重大性を自覚するとともに、医学医術の進歩発展に即応するように常に研さんを重ねることに努めなければならない。
第６　医薬品の製造業者等の責務
医療品又は医療用具の製造業者又は販売業者は、優良かつ安全な医薬品又は医療用具を開発し、供給するように努めなければならない。
第７　使用者の責務
使用者は、職域特性を考慮して被用者の健康増進に努めなければならない。

第二章　医療に関する基本施策

第１　国の基本施策
国は、医療に関する政策の理念に照し、第一章第１の目標を達成するため、次に掲げる事項につき、その政策全般にわたり、必要な施策を総合的に講じなければならない。
（研究の推進）
１　医療に関する研究及び医療技術の開発の推進を図ること。

（医療従事者の確保等）

2　医療従事者の確保及び資質の向上を図ること。

（医療施設の体系的整備等）

3　各種医療施設の役割を明確にするとともに、その体系的整備及び機能連携の強化（医療従事者の生涯教育体制及び医療に関する情報処理体制の整備を含む。）を図ること。

（健康管理体制の整備）

4　生活環境の健全化、健康教育の充実、保健指導体制の確立、疾病予防体制の強化等健康管理体制の整備を図ること。

（へき地医療の確保等）

5　へき地医療の確保並びにリハビリテーション体制及び救急医療体制の整備を図ること。

（医薬分業の推進）

6　医薬分業の推進を図ること。

（医薬品等の安全性の確保等）

7　医薬品及び医療用具の開発の促進、安全性の確保及び品質の向上を図るとともに、これらに係る産業の育成を図ること。

（国際間の医療協力）

8　国際間の医療協力及び情報交換の推進を図ること。

第2　地方公共団体の施策

地方公共団体は、第1に掲げる事項のうち、当該地方公共団体に該当するものについて、生活環境、産業構造等地域の特性を考慮しつつ、必要な施策を講ずるものとする。

第3　財政措置等

国及び地方公共団体は、第1及び第2の施策を実施するために必要な法制上、財政上及び金融上の措置を講じるように努めなければならない。

第三章　医療基本計画及び医療計画審議会等

第1　医療基本計画

（計画の策定）

1　厚生大臣は、第二章第1に掲げる施策を実施するため、医療計画審議会の意見を聞いて、医療基本計画の案を策定し、閣議の決定を求めなければならない。

（計画の公表等）

2　厚生大臣は、医療基本計画の策定又は改訂につき閣議の決定があったときは、遅滞なくその要旨を公表しなければならない。

第2　都道府県医療計画

（計画の策定）

1　都道府県知事は、当該都道府県において講じようとする医療に関する施策について、都道府県医療計画審議会の意見を聞いて、都道府県医療計画を策定しなければならない。

（計画に関する助言等）

2　厚生大臣は、必要に応じ、都道府県知事に対し、都道府県医療計画に関して、技術的な助言又は勧告をすることができる。

第3　計画の改訂

医療基本計画及び都道府県医療計画は、少なくとも五年を経過するごとに再検討し、必要があると認めるときは、それぞれ医療計画審議会又は都府県医療計画審議会に付し、改訂する。

第4　医療計画審議会及び都道府県医療計画審議会

1　医療計画審議会は、厚生大臣の所轄に属し、学識経験者をもって構成する。

2　都道府県医療計画審議会は、都道府県知事の所轄に属し、組織等は、医療計画審議会に準ずる。

第5　地域医療協議会

1　都道府県は、必要があると認めるときは、地域医療協議会を設置することができる。

地域医療協議会を設置する地域は、住民の医療を確保するために最も適当と認められる地域でなければならない。

2　地域医療協議会は、当該地域内の市町村長、医師その他の学識経験者及び関係行政機関の職員をもって構成し、当該地域住民の医療の確保に関する具体的施策の策定、都道府県医療計画の実施等について協議することを任務とする。

二―(vi)「医療基本法案要綱（案）に対する日本医師会の考え方」

日本医師会長　武見太郎

「第一章　総則」について

医療は医学の社会的適用である――この事実は医療の基本的な態度として打ち出されなければならない。これについて厚生省原案は何ら医療を定義づける具体的な方式をとっていない。

医療は医学教育と密接な関係をもつものであり、医学教育は医療に先行するものである。医療基本法を考える場合には、当然医学教育の先行をどのようにとらえるかが大切であるが、要綱（案）はこの問題について全く触れていない。

医学教育と医療制度は不可分のものであることは世界的に実証されているが、日本においては文部・厚生両省にまたがっているために、この問題に触れられないことは、医療基本法としての価値を半減するものである。

医師不在では、医療は成立しないものである。医師のいないところに医療があってはならないことは、古今東西を通じての通則である。この事実を率直に医療基本法が認めていないところに重大な問題を含んでいる。医療における医師の主体性をどのような形で具体化するかが基本法の生命線である。この生命線があいまいとしている限りは医療基本法は存在の理由を失うのであろう。

本要綱（案）は、現行医療制度及び医療保険制度について何ら革新的な意義を示すものでなく、その間隙をぬって最大公約数をしるしたにすぎないものである。したがって、無用の長物と化することは当然である。「医療従事者」ということばを使ってあるが、ある場所では「医療を行なう者」という表現を用いている。医療の主体は医師であるから、「医師及び医療従事者」とすべきが当然である。次に「医療を行なう者」と称する表現ははたして医師をさすのか、保険者をさすのか全く意味不明である。

人間関係尊重の原則をうたった中で、医師と国民との人間関係の重大さを指摘しないで「医療を行なう者」という表現で医師をあらわしたことは、常識をはずれたものである。

社会医療の概念が何ら規定されていないことも時代離れの感を免れない。

必要即応の原則について。医療の必要性について需要供給の表現でこれをあらわしたことは、医療の物質化であり、医療の本質に即した表現とは言いがたい。

基本法はいたずらに医療に対する国民の要求を盛り上がらせ、社会的なニードと無関係にデマンドを増大するおそれがある。今日において必要なものは、ニードの測定とそれに対応する医療の施策であり、デマンドに対応するものではない。この点について全く理解を欠いている。

国の責任としてあげている箇条は、食糧、教育、その他のものと全くかわりがなく、医療の特殊性が全然うたわれていない。このようなことで国の責務として医療を取り上げることは大きなあやまりである。

地方公共団体の責務あるいは医療従事者の責務（医の倫理・生涯教育）等に至っては支離滅裂である。医療従事者の責務として他の場所には「医師及び医療従事者」といっていながら、ここでは医療従事者の中に「医療のにない手として」として医師を表現している。何ゆえに率直に医師の責務を出し得ないのであろうか。また、医の倫理と称しているが、医療従事者全般を医の倫理とすべきではなく、医師のみが医の倫理に対して重大な責任をもつべきである。

要するに、医療従事者の表現は、医療における医師の主体性を否定し、医の倫理を否定するものであり、基本法の重大欠陥である。

医薬品製造業者の責務に至っては、むしろ基本法より除外すべきである。

「第二章　医療に関する基本施策」について

国の基本施策として八項目があげられている。しかし、その中で国の基本施策に参画すべき医師の位置づけが全くされていない。過去において医療行政が効率的に運ばなかったこと、また、公害疾患等の発見がおくれたことは、医療の施策が大学一辺倒に依存していたものによることを反省すべきである。また、研究面においても、医学の研究はすべての自然科学の協力をまつものであるが、それらの点について何らの言及もされていない。研究成果の普及について、その費用は全く国費で行なわれるべきものであるが、その点について完全に逃げをはっている。ここにおいて医療従事者の確保及び施設の向上を述べているけれども、それに対する財政的裏づけに対しては一言半句も述べていない。すでに救急医療体制等においても全国医師の協力を求めながら、その協力に対して何らの財政的措置が施されていないで、医師の慈善行為として救急医療が維持されていることを知るべきである。このような不合理な基本法については全く反対せざるを得ない。

医療従事者の確保等の条項は削除すべきであり、医師の養成について具体的にその方途を確立することこそ、医療の基本的問題である。この点が全く抜けている。

医薬分業の問題が論じられているけれども、ヨーロッパ百年の歴史がまさに終ろうとしているときに、これを日本の医療基本法として取り上げることは愚の骨頂である。本来薬剤師は医師の命により調剤するものであるが、医薬分業を行なった場合、薬剤師が処方箋を批判し、好ましからざる影響を患者に与える例は今日まで枚挙にいとまがない。これらの事実を知らないで欧米模倣が日本文化の行くべき道であるかのごとき印象を国民に与えることは大きな間違いである。

財政措置について論じているけれども、過去において何らの実績を示さずに、基本法においてのみこれを述べていることは医師の信頼を得るものではない。

「第三章　医療基本計画及び医療計画審議会等」について

社会保障制度審議会、あるいは医療審議会等の既存審議会が日本の医療の発展というよりはむしろ足を引っ張るほうに回った多くの実績を考えるならば、日本の医療の基本計画を審議会等において決定することは非常な危険がある。ことに、医師にあらざる保険者団体あるいは労働組合あるいは社会目的を異にする団体等から多数出さしめて民主主義の仮想のもとにこのような審議会をつくることは大きな間違いである。現実を無視し、美辞麗句を連ねて国民を欺瞞することは許されない。

以上の理由により医療基本法案要綱（案）に対し、日本医師会は、全面的反対の態度を表明するものである。すみやかに根本的に是正し、医療の本質を明確にするとともに医師の責任、養成、研修について、さらに地域的展開についての具体的施行法則を考えるべきである。

以上の理由によって、本要綱（案）は日本の知性を代表するものでないことを明らかにして反対するものである。

医療基本法への構想

武見私案

(1) 医療の定義と内容
1 医学との関連
2 医療の進歩と発展―社会開発との関連
(2) 医学教育と医療
1 フィードバックの導入
2 生涯教育と創造性
(3) 医療における医師の位置付け
1 医師倫理を中心として
(4) 医師の社会的機能
(5) 国民医療の形態と機能
1 国民医療における分化と総合
2 国民医療の地域展開―地域包括医療
3 医療施設の配分
(6) 医療責任論―技術責任と経済責任
1 中央政府
2 地方自治体
（1・2共通）
イ 普及に関する責任
ロ 施設の開設、維持、経営責任
ハ 監督責任

3　医師会―地域医療における学術責任
地域保健活動の責任（学校保健、産業保健等）地域医療の計画と評価の責任
（日医ニュース№二二五、日本医師会雑誌六七巻九号）

二―(vii)　医療基本法案

（第六八国会提出政府案）

目次

前　文

医療の目的は、健康な生活の享受という国民共通の念願にこたえることにある。

医療は、生命の尊重を旨とし、医学に基づき、及び医療のにない手と医療を受ける者との信頼関係に立って行なわれるものである。また、医療は、医師及び歯科医師が中心となって行なうものであり、それゆえ、医師及び歯科医師の職責は極めて重大である。

われらは、すべての国民が医学医術の進歩発展及び社会的経済的条件の変化に即応して、単に治療のみならず、健

康の増進及び疾病の予防のための措置並びにリハビリテーションを含む適切な医療を受ける機会を与えられなければならないと考える。

したがって、われらは、国民の健康を保護するための環境の整備と並行して、医学医術に関する研究開発の推進、医師等の人材の確保、医療施設の体系的整備等医療供給体制の総合的かつ計画的な整備を図ることが国の重要な責務であると確信する。

ここに、医療に関する国の責務その他基本的な事項を明らかにし、その政策の目標を示すため、この法律を制定する。

第一章　総　則

（医療に関する政策の目標）

第1条　医療に関する政策の目標は、医学医術の進歩発展、医師及び歯科医師並びに薬剤師、看護婦その他の医療従事者の養成及び確保、医療施設の整備等に必要な施策を講ずることにより、医療の普及向上を図り、もって、国民福祉の増進に資することにあるものとする。

（国の施策）

第2条　国は、前条の目標を達成するため、次に掲げる事項につき、その政策全般にわたり、必要な施策を総合的に講じなければならない。

1　医療に関する研究及び技術の開発の推進を図ること。

2　医師及び歯科医師並びに薬剤師、看護婦その他の医療従事者の養成及び確保並びに資質の向上を図ること。

3　各種医療施設の役割を明確にし、あわせてその体系的整備及び機能連携の強化を図ること。

4　健康教育の充実、保健指導体制の確立等健康の増進及び疾病の予防のための体制の整備を図ること。

５　医薬分業の推進を図ること。
６　医薬品及び医療用具の安全性の確保及び品質の向上を図ること。
７　前各号に掲げるもののほか、医療の普及向上に必要な事項。

（地方公共団体の施策）
第３条　地方公共団体は、国の施策に準ずる施策を講ずるほか、当該地域の自然的社会的条件に応じた医療の確保のため必要なその他の施策を講ずるものとする。

（財政措置等）
第４条　政府は、第２条の施策を実施するため必要な法制上、財政上及び金融上の措置を講ずるように努めなければならない。

第二章　医療計画等

（医療計画）
第５条　厚生大臣は、第２条の規定により国が講じようとする施策の大綱についての計画（以下「医療計画」という。）の案を作成し、閣議の決定を求めなければならない。
２　厚生大臣は、少なくとも五年ごとに医療計画に再検討を加え、必要があると認めるときは、これを変更する案を作成し、閣議の決定を求めなければならない。
３　厚生大臣は、医療計画の案又は医療計画を変更する案を作成しようとするときは、あらかじめ、関係行政機関の長に協議するとともに、医療計画審議会の意見をきかなければならない。
４　厚生大臣は、第１項又は第２項の規定による閣議の決定があったときは、遅滞なく、医療計画の要旨を公表しなければならない。

（都道府県医療計画）
第6条　都道府県知事は、第3条の規定により都道府県が講じようとする施策の大綱についての計画（以下「都道府県医療計画」という。）を作成するものとする。
2　都道府県医療計画においては、必要に応じ、自然的社会的条件を勘案して区分する地域ごとに実施すべき医療に関する施策についての計画を定めることができる。
3　都道府県知事は、少なくとも五年ごとに都道府県医療計画に再検討を加え、必要があると認めるときは、これを変更するものとする。
4　都道府県知事は、都道府県医療計画を作成し、又は変更しようとするときは、都道府県医療計画審議会の意見をきかなければならない。

第三章　医療計画審議会等

（医療計画審議会）
第7条　厚生省に、附属機関として、医療計画審議会を置く。
2　医療計画審議会は、第5条第3項に規定する事項その他法令の規定によりその権限に属させられた事項を処理する。
第8条　医療計画審議会は、委員七人以内で組織する。
2　委員は、前条第2項に規定する事項に関し学識経験のある者のうちから、厚生大臣が任命する。
3　委員は、非常勤とする。
4　前三項に定めるもののほか、医療計画審議会の組織及び運営に関し必要な事項は、政令で定める。
（都道府県医療計画審議会）

第9条　第6条第4項に規定する事項その他法令の規定によりその権限に属させられた事項を処理させるため、都道府県に、都道府県医療計画審議会を置く。
2　都道府県医療計画審議会の組織及び運営に関して必要な事項は、当該都道府県の条例で定める。
（地域医療協議会）
第10条　都道府県は、都道府県医療計画の実施その他地域の住民の医療の確保について協議させるため、第6条第2項に規定する地域ごとに、地域医療協議会を設置することができる。
2　地域医療協議会の組織及び運営に関し必要な事項は、当該都道府県の条例で定める。

附　則

（施行期日）
1　この法律は、公布の日から施行する。ただし、附則第3項及び第5項の規定は、昭和四八年一月一日から施行する。
（医療法の一部改正）
2　医療法（昭和二三年法律第二〇五号）の一部を次のように改正する。
第7条の2第3項中「医療機関整備審議会」を「都道府県医療計画審議会」に改める。

第32条第2項及び第3項を削る。

第36条を次のように改める。

第36条　削除
第45条第2項及び第55条第4項中「医療機関整備審議会」を「都道府県医療計画審議会」に改める。
3　医療法の一部を次のように改正する。

第7条の2第四項中「医療審議会」を「医療計画審議会」に改める。
第32条を次のように改める。
第32条　削除
第38条中「医療審議会」を「医療計画審議会」に改める。

（厚生省設置法の一部改正）

4　厚生省設置法（昭和二四年法律第一五一号）の一部を次のように改正する。
第二九条第一項の表中

医療審議会	厚生大臣の諮問に応じて、医療機関の整備及び診療報酬に関する重要事項を調査審議すること

を

医療審議会	厚生大臣の諮問に応じて、医療機関の整備及び診療報酬に関する重要事項を調査審議すること。
医療計画審議会	医療基本法（昭和四七年法律第　　号）第七条第二項に規定する事項を行うこと。

に改める。

5　厚生省設置法の一部を次のように改正する。
第二九条第一項の表中医療審議会の項を削る。

理　由

医療が国民の健康の保持増進に果すべき重要な使命にかんがみ、医療の普及向上を図るため、医療に関する政策の目標を示すとともに、これを実現するために講ずべき施策の基本を定める必要がある。これが、この法律案を提出する理由である。

2　医療責任の総合的考察

はじめに

日本医師会医事法社会立法委員会は、昭和五一年度の初めに、武見会長から、二年に亘って、「医療責任」全般について検討するよう命じられたが、その際、会長は、医療責任の問題は、現在、医学医療の発展に伴い、単なる個々の医師と患者との間の個人的責任の問題としてとらえるべきではない時期にきており、また、法律的責任のみならず広く道義的責任も含めて論じなければならないのであり、このような視点から、医療の領域全般に亘って――落ちこぼれのないように――責任論を展開するよう指示された。

この会長の指示は、的確に医療責任の問題点をとらえたものといえよう。昭和四〇年代になって公害問題を契機とする企業責任論とパラレルに台頭したいわゆる医療責任論を振り返ってみると、それは、当初従来の医師の姿勢、医療制度を告発しその責任を問うという形で展開された。とりわけ医療事故による被害に対する医師の責任追及の場において、その主張は先鋭化した。したがって、医師側もまた、これに応戦せざるをえず、不合理な過度の責任追及を排除すべく、多彩な議論を展開していった。そして、当初は混沌としていた責任論も、とりわけ医学的判断を法律的判断に反映させるべしとする――日本医師会医師賠償責任保険に代表されるような――見解に基づく実践的活動が次第に法曹界にも浸透し、着実にその成果を示しはじめるとともに、一応安定期に入ろうとしているように思われる。

こうして、われわれは、今やあらためて、医療責任全般を冷静に洞察しなければならない時期が到来したことを知る。たしかに、従来の医療責任論の対象がもっぱら「医療事故紛争における法的責任」に限局されていたことはやむをえなかったし、それはそれなりの成果を挙げたし、当然のことながら、今後も、その問題を等閑に付してはならないといえよう。しかし、ある意味で、きわめて取り組みやすいこの医療事故の法的責任にのみ眼を向け、医療責任総体の本質を問うことを怠ることは、問題を矮小化し、議論が空転する恐れなしとしない。今後の医療事故紛争の展望、そのための責任法理の確立のためには総合的かつ有機的に医療責任とは何かを問いなおしつつ、その中で医療事故の法的責任を位置づけなければならないといえよう。

このように、医療責任全般を論じることは医療事故における責任論にとっても必要なのであるが、それは総合的医療責任論を展開することの一つの効用にすぎない。医療事故から眼を転じても、医療責任を論じなければならない領域はきわめて多いのである。ところが、医療の全領域に亘る総合的責任論は皆無といってもいい現状である。医学の飛躍的発展、医療概念の著しい拡大に直面しながら、それを円滑に動かすためのシステム化論ないしはシステム化の起動力たるべき総合的責任論としては——医師、法曹、政治家、官僚を見わたしても——極論すれば、一人、武見会長の諸論文（たとえば国民医療年鑑掲載の諸論稿を見よ）が生彩を放っているにすぎない。生死の問題、医療機器の問題、病院・診療所における責任配分、地域医療における責任配分、より広く健康環境形成における責任問題、医療経済における責任問題などを有機的にとらえつつ、責任論を通じてどの範囲でどのような内容のルール作りをなすべきか、またそのルールは法律の形をとるべきか否かなどを検討することは、当面の急務であるにもかかわらず、ただ「医療責任」という言葉だけが無内容のままで、時にはヒステリックにくり返されているにすぎないように思われる。まことに奇妙な現象といわざるをえない。では、このような現象は何に由来するのか。われわれには、このような現象の背後には——たとえ社会から遊離して形骸化していようとも——法律に定められた責任のみが責任であるとの安易な——無責任な——考え方が横たわっているように思われる。この点では、社会の動きに対応する責任体制の変革から逃避しようとする政治家・官僚群も、論理の飛躍を無視していきなり相手の法的責任を追及しようとするいわゆる医療告発団体も、共通性を持っているといえよう。そしてこうした思考の究極にあるものは、基本的人権ならびに民主主義体制に対する無感覚である。

このようにみてくると、総合的な医療責任論を展開することは、重大な意味を持つといえよう。しかし、この問題の解明がきわめて困難な作業であることもまた否定できない。個々の医療問題について責任論を確立することが——医療は本来的に、機械的なルールの設定になじまない性質を持っているゆえに——困難であるのみならず、そもそも責任とは何かということ自体も、あらためて考えると、必ずしも明らかとはいえないからである。

本委員会は、この課題に答えるために、次のような方法を採った。すなわち、一方では、医師の法的責任が問題化しつつある具体的事項をとりあげて論じつつ、その具体例の検討をとおして医療責任の本質に迫るという作業を行うとともに、他方では、責任とは何かを問い、その基本原理を探り、最終的に両者を統一するという方法を採った。責任本質論のほか、この二年間で採り上げた具体的事項は多岐に亘るが、医療事故責任は勿論、安楽死を中心とする生死の問題、医療の細分化と責任の問題、薬品・医療機器などの責任問題、医師とパラメディカルとの責任配分、救急医療・休日夜間診療の問題、予防接種の問題、医業経営の責任の問題、教育責任の問題、健康環境と責任の問題、行政責任の問題などである。そしてこうした作業の結果をまとめ上げたものが本報告書であるが、医療責任の総合的考察に関する総論の部分は、委員会の検討を参考としつつ法制部がまとめることとなった次第である。

一　「責任」の概念とその機能

(1)　責任概念の曖昧さとその定義づけ

(イ)　まず法の世界の中で責任概念が明確な内容をもって、しかも頻繁に用いられるのは、違法行為に対する法律的制裁を扱う民事責任・刑事責任の領域においてである。とりわけ法律的制裁を課せられるべき——非難されるべき——心理状態いかんに重点をおく刑事責任の領域においては、非難の根拠をめぐって——社会的責任論が道義的責任論かというような形で――責任論が盛んに論じられる。これに対して、民事責任の領域においては、制裁というよりも、むしろ公平の観点から損害を誰が塡補すべきかが中心問題とされ、制裁的側面はそれほど問題とされなくなっているが、慰藉料にみられるように、制裁的要素を不問に付することはできないし、また制裁概念を不利益処分をも含む広義のものに解するならば、そこでも、やはり違法行為に対する制裁、すなわち責任が問題となることに変りはないといえよう。

ところが、驚くべきことに、法の他の領域においては――一見、盛んに論じられそうに思われるにもかかわらず――責任概念は余り姿を現わさないのである。勿論、それには理由がある。法の領域では、一般に当為ないし規範とその実現の保障としての責任は分化し、当為ないし規範が前面に押し出され、その実現の保障は国家権力に委ねられ吸収されているからである。たとえば、借金債務という義務の「引当て」すなわち責任は、国家権力による強制執行秩序に委ねられているが如きである。

しかし、少なくとも機能的にみるかぎり――後述するように――責任論は実定法規範の活力源ともいうべき役割を果すものであり、両者は密接不可分であるから、民事責任・刑事責任以外の法領域においても、責任論が展開されなければならないはずである。にもかかわらず、法哲学の議論の中においてすら「責任」論が正面からとり上げられていないのは、法律家が実定法秩序に安住し、その活力源の考察を怠っている証拠といわざるをえないように思われる。

(ロ)　では、法の世界の外では、責任概念はどのように用いられているであろうか。ここでもまた、責任概念は、多用されるにもかかわらず、その内容は明確でない。「俺が責任をもってやる」「このような結果はお前の責任だ」というように用いられ、あるいは、道義的責任を、政治的責任を、ないしは法律的責任を負う、或は負えというように用いられる。しかし、その使い方は曖昧である。

(ハ)　以上のように、法的責任の概念は勿論のこと、責任概念自体も不明確であるが、責任概念については、その社会における用い方からみて、次のように解することができよう。すなわち、「俺が責任をもってやる」という場合の責任概念は、自ら為すべきだと判断した行為の「引受け」を意味し、「このような結果はお前の責任だ」という場合の責任概念は、相手が為すべきだと判断した行為をしなかったことに対する「非難」を意味する、といえよう。そして、「引受け」も「非難」も、その共通項として、為すべきだと判断される行為の実現の担保という意味を持っているといえよう。

一応、このように責任概念を定義した上で、それがどのような社会的機能を果しているかをみることにしよう。

(2)　社会規範と未分化の段階における「責任」の役割―「ルール作り」の起動力

社会生活において、人間の行動は社会化されざるをえない。換言すれば、人間相互の間の利害の衝突・調整がたえずくり返される。そして、この力関係の衝突・調整の場で、責任論が重要な役割を演じるのである。すなわち、或る行為についての「引受け」と「非難」が論じられながら、次第に社会的な正当性の信念と制裁に支えられ価値基準が定着し、そこから一般的抽象的な社会規範が定立されることになるのである。そしてこのような現象は、その社会における文化現象の一形態といえよう。そうだとすると、社会規範と未分化の段階における責任論は、社会規範というルールづくりの起動力であり、分化の根源であるといえよう。

(3)　社会規範の重要性―とくに、法と道徳の関係について

ところで、上述の社会規範は計画的意識的に、かつ技術的に国家権力によって定立された法律であることを必要としない。それは、慣習法の形体をとることもあるが、あるいは宗教規範ないし道徳規範の形体をとることもあり、また各種規範が重畳的に出現することもある。そして、それぞれの規範には、それに対応する社会統制すなわち責任が結合しているのである。人は、しばしば、法と道徳を区別し、外面性ないし統制と内面性ないし良心をその区別の指標とする。この議論自体は不当ではない。しかし、道徳規範も、それを社会的機能の面からとらえれば、一つの社会

規範であることに変わりはないのである。それゆえに、独自の社会統制手段が働くことになるのである。本来、法の生成経過からいえば、成文法規範の前に、前述の起動力としての責任論が契機となって、まず慣習法が形成されるが、慣習法規範の段階ではとりわけ法と道徳の融合状態が顕著であり、それが成文法規範と道徳規範とに分化するともいえよう。

つぎに、道徳規範と法規範のそれぞれについて、そこでの責任論を眺めることにしよう。

(4) 社会規範と分化した「責任」の役割—社会統制作用

(イ) 「動的責任」と「静的責任」

前述したように、責任概念は、本来社会のルールづくりの起動力として機能する。これに対して社会規範が確立すると、責任概念は、当為に対する制裁、すなわち社会統制手段として定着する。便宜上前者の、規範と未分化の段階で機能する責任概念を「動的責任」と呼び、後者の、規範の確立に対応し分化した責任概念を「静的責任」と呼ぶことにしよう。

(ロ) 道徳的責任

道徳的責任という概念は、勿論、「動的責任」論の場でも用いられる。しかし、実は、その段階では、なにが道徳的責任なのか、あるいはなにが法的責任なのかは明瞭でないのである。道徳的責任は、「静的責任」論の場においてはじめて明確な形をとるに至る。すなわち、一定の道徳規範が確立し、社会における行動基準、すなわち価値が鮮明となったときに、その違反に対する制裁としての道徳責任もまた、はじめて明確な形をとることになる。ただ、ここでは、規範の正当性が良心に支えられるのに対応して、制裁も、違反に対しては無関心、嘲笑、叱責、排斥などの形をとり、遵守に対しては是認・賞賛などの形をとることになる。そして、この点で、定型的な外的制裁の形をとる法的責任と異なる。

(ハ)　法的責任

何が法規範かは争われているところであるが、一応、計画的意識的に、しかも技術的に権力機構によって作出された社会規範と解しておこう。この意味での法の他の社会規範に対する特色は、それが原則として、外形的制裁を伴う社会統制の技術として現われるところにある。従ってここでは、制裁すなわち責任は、客観化する。換言すれば、行為の正当性は合法性に吸収される。従ってまた、最初に述べたように、ここでは、当為が前面に押し出され、それに対応する責任論は、背後に押しやられる。これが――制裁の態様、その選択がとりわけ問題になる違法行為に対する民事責任・刑事責任の領域を除いては――一般の法規範をめぐる責任論の展開しない理由といえよう。

(5)　法規範ないし法秩序の空洞化と「静的責任」の役割の限界

言語的技術により作出された法規範ないしその総体としての法秩序は、安定性をもつが、他方社会の変化への対応力を失う可能性をはらんでいるといえる。特に、現在のように社会の動きがはやく、価値基準が流動し多様化する社会では、空洞化する可能性が強い。そして、このような現象を生じた場合には、社会統制手段としての静的責任装置もまた、マイナスに作用することになる。すなわち、一方では、法規範ないし法秩序だけを視野の下に置くかぎり、安定した責任体制が存在するのであり、そこには社会の動きへの対応を促す契機は存しない。他方、法秩序の空洞化を批判しようとする場合にも、静的責任装置の強さに誘惑されて、責任追及の主張を一挙にこれを結びつけようとするか、さもなければ、法秩序・静的責任装置を一挙に破壊しようとする。こうして、社会の動きに対応しない法秩序、それに伴う静的責任装置は、一方では責任無感覚症を、他方では責任過敏症を生み出し、活力を喪失するに至るのである。

(6)　法秩序の活力源としての「動的責任論」

このようにみてくると、法秩序は、たえず社会の動きに対応しうるように活力が与えられなければならないことがわかる。またそれは換言すれば安定した法秩序にたえず正義が注入されなければならないということになる。そうだとすれば、われわれは再び、前述の動的責任論に立ち返らなければならないことになる。正義とは何かはまた動的責任の領域での議論を出発点とするといえよう。そこには、価値をめぐる論争が展開されることになるが、それは、力と力とのぶつかり合う対立抗争の場であり、その緊張関係がいささかも緩められてはならない。まさに主体的責任論が展開されなければならないのである。なぜならば、新しい法規範は、力と力の均衡状態が形成され安定したときに、それに対応する形で生み出されるのであるから。ただ、主体的に責任論を展開するに当って二つのことが問題となる。一つは、われわれは何をもって正義ないし価値選択の尺度とするかである。この点については、基本的人権と科学の成果との尊重こそが原則的基準と言わなければならない、といえよう。

もう一つは、主体的責任論の場は力と力のぶつかり合う場だとすれば、それは法の支配を否定し、無秩序を肯定することにならないかという問題である。この点については、主体的責任論には、たえず民主主義機構ないし法の支配のフィードバックが働いていなければならないのである。その枠をこえた行為が許されないことは当然であるといえよう。ただ、くり返して言うが緊張を緩めた議論は主体的責任論とはならないのである。

こうして、いわゆる「動的責任」の場で主体的責任論が展開され、それが法の安定適用の作業をとおして新しい法規範に結実するのである。したがって、動的責任論の展開こそが、法秩序の活力源であるといえよう。

(7)　動的責任論による社会連帯・信頼関係の確立

なお動的責任論は、法秩序の活力源として機能するだけではない。その主体的責任論の展開をもってはじめて、対抗関係の中から信頼関係が、ひいてはまた、社会連帯の意識が生み出され確立するのである。

(8)「動的責任」と「静的責任」の相関関係

以上述べてきたように、責任とは、民事責任・刑事責任というような、いわゆる法的責任のみではない。このような定着した社会規範に対応する制裁を静的責任と呼ぶならば、それの起動力、活力源としての役割を演じるところの責任、すなわち、動的責任と呼ぶべき責任が対置されなければならない。そして責任を論じるにあたっては、まず両者を区別することが必要である。しかし、両者の密接な関係もまた認識する必要がある。動的責任論の展開が静的責任に結実し、空洞化した静的責任は再び動的責任論によって活力を与えられるという相関関係が両者の間には存在するのである。

最近事故責任が契機となり、さかんに論じられている企業責任・医療責任に関する議論をみると、事故責任のみに目を向け過ぎているかないしは安易な体制批判に陥っているかのいずれかであるために議論が行きづまってきているように思われる。ここで述べた二つの責任の区別、その相関関係を前提として眺めるならば、これの問題についての展望も開けるように思われる。政治責任の問題もまた然りである。ただし、本稿では、医療責任の問題に限定して論を進めることにしよう。

二　医療責任論

(1) 医師と患者の信頼関係破壊の現状

医師と患者の信頼関係が破壊されていることがしばしば主張される。客観的にも、その傾向が強いといえよう。それではその原因はどこにあるか。信頼関係を破壊している社会的条件としては、次のようなものが挙げられよう。

(i) 政治集団による医療問題の悪用
(ii) マスコミの無責任報道
(iii) 医療制度の欠陥

(iv) 社会保障ないし社会福祉の政策の貧困

(v) 健康教育の欠如

(vi) 医療の科学性に対する裁判官の認識不足

などが挙げられる。とりわけ(i)(ii)などは、不信をかき立たせる最大要因となっているといえよう。各項目毎に説明を加えれば

(i) 「政治集団による医療問題の悪用」

最近の集団訴訟にみられるように、患者のためというよりも、患者の医師に対する不信をかきたたせる政治闘争に悪用せんとする政治集団の存在があげられる。国民医療の崩壊につながるこれらの動きに対しては、医学の科学性、その基本にある生命の尊厳への倫理によって強力に対抗しなければならない。

(ii) 「マスコミの無責任報道」

マスコミもまた(i)の動きに悪のりし、医療の本質を無視した非科学的・迎合的報道をくり返して患者の医療不信をかき立たせている。

(iii) 「医療制度の欠陥」

つぎに、不信を招く原因が個々の医師にあるというよりも、むしろ、医療制度の欠陥に帰せられるべきものが挙げられる。たとえば、救急医療・休日夜間診療に関して患者の措置が遅れたことなどに対する批判がこれに属する。ジャーナリズムは、これを「たらい廻し」と称して医師側を批判するが、この問題などは、救急医療・休日夜間診療に対する行政上の制度の不備を示す典型例といえよう。

(iv) 「社会保障ないし社会福祉の政策の貧困」

また、実は社会保障ないし社会福祉に対する国家政策の貧困に原因があるのに、それが医療に対する不信として現われる場合がある。たとえば、医師の技術を正当に評価しないままで、医療の内容までコントロールしようとする旧

態依然たる健保制度が医師と患者の信頼関係の阻止要因となっている。

(v)「健康教育の欠如」

さらに、患者側の医療に対する理解のなさ、その健康教育の欠如が医療への不信を招いているものがある。医学がいかに発展しても、未知の領域は残るし未知であることを認識しうること自体が医学の成果といえよう。しかも、現実の医療に際しては、患者側の個体差が大きな役割を演じる。患者側が医学・医療は万能であるはずと考えるとき、ズレを生じる。この傾向は極めて強い。

(vi)「医療の科学性に対する裁判官の認識不足」

(v)と関連するが、医療事故をめぐる訴訟において、(iv)に指摘したと同様の、医学・医療に対する裁判官の認識不足が、ややもすれば医師に不当な責任を負わせる傾向に走り、その判断が患者側に影響して不信を生じることになる。

以上掲げたような要因が信頼関係を破壊しているとすれば、これらを除去することが信頼関係を回復する途だということになる。そして、これら要因除去のためには、一で述べた責任論を前提として、一方で現行制度の不備を抉りつつ、他方、人権尊重と医学発展の成果を踏まえつつ主体的責任論を展開していくことが必要となろう。

以下、この観点から、医療責任に関する重要な問題を取り上げて論じることにしよう。

(2) 医師の責任と患者の責任―とくに契約責任法理に対する批判

(イ) 医師と患者との関係をどのようにつかまえるかを検討するにあたっては、それが法律上のどの契約類型に属するかを探すことから始めるべきではなくて、まず診療の実体に眼を注ぐべきである。法律は一定の事実を前提として作られており、その前提とする事実がない以上、適用すべきではないのであるから。

(ロ) 診療の実体に眼を向けそのあるべき姿を見ると、そこには、健康という目的に向っての両者の結合関係が存在しなければならない。商品取引法が前提とする主体と客体との分離は存在しない。診療においては、客体即ち主体なのである。より具体的に述べれば、まず患者は信頼した医師を選択し、医師はその健康のために援助の手を差しのべる。医師はまず患者を見つめ、会話をし、つづいて打診・触診・聴診を行い、さらに、薬品その他の医療機器を用いつつ治療にあたる。この診療過程を通じて、医師と患者との間には絶えずコミュニケーションが行われているのであり、医師は、患者の協力と医学に基づきながら、患者を客観化して判断しては実践としての治療に移るという作業をくり返しているのである。医師を支えているものは科学と愛に基づく使命感であり、患者を支えているものは、そのような医師に対する信頼感である。かくて、両者の間にはいやおうなしに、情緒的結合を伴う協力関係が生じてくるのである。診療においては、このような情緒的結合関係こそが肝要なのであり、これを破壊するような要因は極力除去されなければならないといえよう（なお、エントラルゴ著・榎本稔訳『医師と患者』参照）。

(ハ)　このような視点から眺めるとき、こうした実体に、商品取引を前提とする既存の契約法理を無雑作に押しかぶせて、こと足れりとすることはできないのである。契約法理が強調されるようになった理由としては、二つのことが挙げられる。一つは、不法行為責任を理由に賠償責任を追及する場合には、患者側が医師の過失の立証責任を負うが、契約違反を理由とすれば医師側が無過失を立証する責任を負うことになり、したがって患者側に有利であるという考え方である。

しかし、この見解は挙証責任ということが実際どういう形で問題となるのかも検討せず、不法行為責任と契約責任との関係についても解明しないままで、安易に設定されたものであった。したがって、最近は批判が強い。ところで、もう一つの理由は、患者の自己決定権を尊重しようとする考え方である。すなわち、患者の自己決定権を契約法理によって根拠づけようとする考え方である。しかし、この過度な自己決定権の主張は、医師と患者との信頼関係を破壊することになろう。診療の実体を直視するとき、患者の自己決定権を働かせるべき場合はきわめて少ない、といわざるをえない。

(ニ)　以上から窺われるように、医師と患者との間に既存の契約法理を無雑作にかぶせた場合、さらにその法理論は空転し、実体とのギャップをますます広めていく危険性が強い。では、どう考えるべきか、この点、医師と患者との関係全体を法律で覆わんとする考え方に根本的に問題があるように思われる。両者の間で生じた問題に応じてその法的処理を考えていけば足りるであろう。すなわち、医療事故が問題となった場合には、注意義務の基準をどこにおくべきかをめぐっての責任論の展開に重点をおくべきである。不法行為責任か契約責任かも適用条文をめぐって問題にはなるが、それは、第二次的問題であり、当該ケースの事実に即して決定していけば足りると考える。そして、このように、法律論の出る範囲を限定することこそが、却って主体的責任論を喚起し、医師と患者の信頼関係の回復にもつながるといえよう。

(ホ)　ところで、医療事故紛争においては、注意義務の基準の設定が中心問題となるとして、その責任論は、どのように展開されるべきであろうか。法的基準を設ける際のファクターとして挙げられるのは――責任論一般について述べたと同様に――まず第一に臨床医学の水準であり、第二に、医師と患者双方の協力の度合、換言すれば誠意である。第一のファクターが尊重されなければならないことは当然であり、この考え方は裁判所にも浸透しつつあるといえるが、第二のファクターもまた重要である。第一のファクターのみを重視すれば、それは機械的水準論に堕するであろう。また、第二のファクターのうち患者の協力度を無視することもまた診療の実体からみて許されないのである(以上の考え方については、国民医療年鑑所収の医療事故に関する三藤の諸論文参照)。

(3)　医師と他の医療関係者の責任配分

(イ)　「医療の発展・多様化に対応するその協同化・機能分化と責任の未分化」

言うまでもなく、医学あるいはそれに関連する技術の急速な発展、それに呼応する包括医療の考え方の展開によって、医療は急速に機能分化・協同化の方向に進んでいるといえるが、それに対応して、当然、また各種医療関係者が出現し、かつそれぞれが医師からの相対的独立化の方向をたどっているといえる。そしてこういった機能面での現象を組織面からとらえた場合には、旧来の縦割り組織から横割り組織への転換ということになるし、当然、各医療従事者間での権限分化という形で問題となる。ところが、にもかかわらず、この権限分化に対応するはずの責任の分化については、従来触れられていないのではないか、と考える。この点、医療補助者の側は、一方では独立性を強調しつつ、他方ではなるべく責任はとらないという姿勢・主張をとる傾向があり、医師側もまたその医療における中心的役割、すなわち、その主体性を強調しながら責任の所在はあまり明確にしたくないというような姿勢・主張をとる傾向があるために、責任分化の問題は、漠然とした形のままで放置されているように思われる。

(ロ)「国民医療の担い手としての責任」に関する現行法の組み立てとその欠陥

この現行法の組み立てを見ると、第一点として、出発点の医業概念、並びにそれに続く看護概念が明確でないという点があげられる。それらの概念の内容は不明確と言わざるを得ない。まず医師法第一条は「医療」という概念を使いながら、一七条では、医師でなければ「医業」をしてはならないという表現で使っていて、用語が一貫していない。この一七条の規定は古い時代からの規定なので、医療自身と医業経営を区別しないままで、両方をひっくるめて医師でなければやれないという定め方をしたのではないかと一応推測されるが、とにかくこの「医業」という概念ははっきりしない。ついで、看護概念であるが、これは「療養上の世話」ないしは「診療の補助」と言っているだけでやはり内容不明確といわざるをえない。

医師法にしても保健婦助産婦看護婦法にしても、とにかく医業を医師以外の者がやったら処罰するぞ、診療の補助を看護婦以外の者がやったら処罰するぞ、ということだけを言おうとする法律なので、「医業」ないし「看護」という概念に積極的内容を盛り込んでいくという姿勢がそこには存在していない、といえる。

第二点として、診療補助者相互間の関係のとらえ方にも問題がある。診療補助者に関する法律としては、最初に保健婦助産婦看護婦法ができたという法律の由来が影響していると思われるが、まず看護婦の業務範囲を決めておいて、そこから理学療法士・作業療法士とか、視能訓練士とか、臨床検査技師・衛生検査技師などというものの機能を流し医師（医師法１条、17条―
業務独占→
↓
「診療補助者」―
（医療法15条―管理者責任）→薬剤師（薬剤師法１条、19条、13条、医師の例外を除き業務独占）

- 看護婦
  （保健婦助産婦看護婦法５条、31条、32条、37条、業務独占、一定範囲で主治の医師の指示）
- 理学療法士・作業療法士
  （理学療法士及び作業療法士法２条、15条、看護婦の業務独占の例外、医師の指示ないし具体的指示）
- 視能訓練士
  （視能訓練士法２条、17条、18条、看護婦の業務独占の例外、医師の具体的指示）
- 臨床検査技師・衛生検査技師
  （臨床検査技師、衛生検査技師等に関する法律２条、20条の２、一定範囲で看護婦の業務独占の例外、医師の指導監督・具体的指示）
- 診療放射線技師・診療エックス線技師
  （診療放射線技師及び診療エックス線技師法２条、24条、26条、業務独占、医師の具体的指示）
- （栄養士）
  （栄養士法１条）

出す、すなわち看護婦業務の独占の例外として流し出すという形式をとっているという点から現在の医療の実情に合わない組み立てをしているという印象を免れない。

第三点として、こういう診療補助者と医師との関係がまた不明確である。保健婦助産婦看護婦法では、「診療の補助」「主治医の指示」という表現を使っており、他の法律では「医師の指示」あるいは「医師の具体的指示」という表現を、あるいは医師の「指導監督」という表現を使っており、一体こういう表現にどういう差異があるのか、ということが不明確である。

第四点として、特に各医療従事者の業務範囲についての規定をみると、とりわけ看護婦の業務範囲が、法律上きわめて不明確である。

最後に第五点として、これは医療法上の問題になるが、医療法の病院長の管理責任については、人的管理の面では一五条で訓示規定が置かれているが、管理者の権限に関する規定がゼロで、かつ責任についても明確な規定はなくて、一五条の訓示規定にとどまるという点にも問題がある。

以上のように見てくると、「国民医療の担い手としての責任」に関する現行法の組み立てはいろいろの点で問題を含んでいるといわざるをえないのであり、とりわけ看護業務の概念範囲か不明確であるということがいえる。

(ハ) 責任体制確立への途

以上の問題をふまえて、それではどのように今後、医療関係者の責任体制を確立していくかどうかということが問題となるが、この点については、やはり医療概念を現在の医療の実態に合うように確定した上で、医師の総括責任のもとに各診療補助者が分担責任を負うということを明確にしていくという観点からの法律体系の編成・整備が必要だと思われる。ただこの場合注意しなければいけないのは、法律がこの責任配分領域にどの程度まで乗り出していくべきか、干渉すべきかという点である。むしろ法律が乗り出すのは、医学界での責任配分が、すなわち分担責任と総括責任との配分に関する慣行が相当固まらない限りは、乗り出すべきではないように思われる。従って、まず医学界の方で、医学的観点から分担責任ないし総括責任の関係を明確にしていただくということがどうしても必要だということになる（なお、以上の詳細については、三藤「病院における医療事故と病院管理との関連について」日本医師会雑誌第六七巻第一〇号、三藤「病院内安全システムとその法的側面」日本医師会雑誌第七六巻第二号参照）。

(4)　医学の発展と責任―とくに安楽死について

(イ)　医学の急速な発展は、当然のことながら医療責任論に大きな影響を及ぼさざるをえない。

まず、医学の発展に伴い、人工妊娠中絶、人工臓器、臓器移植、安楽死などの生命の阻止・進長・停止に関する諸問題、それをめぐる責任論があらためて検討されなければならない段階にきている。

また、医学の発達に伴う医療の細分化は、医師相互間の責任配分の検討を促し、医薬品・医療機器の急速な進歩も医師と他の医療関係者との新しい責任配分を促している。さらに、医学の発展に伴う医師の生涯教育の重要性も、自己責任の確立という観点から強調されなければならないであろう。このように、医学の発展に伴う責任問題は数多いが、ここでは、代表例として、最近、盛んに論じられている安楽死の問題だけをとり上げておくことにする（医学の発展に伴う生命への支配力の増大に対する議論の詳細については、日本医師会医事法社会立法委員会昭和四八年度研究報告「医療におけるヒューマンライト」に詳しく論じられている）。

(ロ)　安楽死と責任

まず、昭和四八年度の日本医師会医事法社会立法委員会の研究報告で論じたところを紹介しよう。

『従来から安楽死の当否は時折り問題とされた。例えば、しばしば引用される裁判例によれば、脳溢血で倒れた父親が全身不随となり、「殺してくれ」と叫びながら悶え苦しむのに堪えられず、医師からも施す術はないと告げられたので、殺虫剤を飲ませて殺害したという場合に、裁判所は、

(1)　病者が現代医学の知識と技術からみて不治の病に冒され、しかもその死が目前に迫っていること。

(2) 病者の苦痛が甚しく、何人も真にこれを見るに忍びない程度のものなること。
(3) もっぱら病者の死苦の緩和の目的でなされたこと。
(4) 病者の意識がなお明瞭であって、意思を表明できる場合には、本人の真摯な嘱託又は承諾のあること。
(5) 医師の手によることを本則とし、これによりえない場合には医師によりえない首肯するに足る特別な事情があること。
(6) その方法が倫理的にも妥当なものとして認容しうるものなること。
以上、六つの要件が安楽死の是認される要件であるとし、本件では、(5)、(6)の要件を充していないので是認できない、と判決している（名古屋高判昭三七年一二月二二日）。

この判決の掲げた要件は、一般論として是認できるし、この事件は医師が実施したケースではないが、医師が行う場合にも妥当する、と解してよい。ただ、医師は、実際には、こういう場面に直面した場合に、積極的な方法をとることは避けるのが一般であり、よく指摘されるように、鎮痛剤の量を増加するとか、今まで行なっていた治療を停止するとかの方法をとることが多いので、問題とはなりにくいであろう。そして、その限りでは安楽死の問題をとりたてて論じることはないようにみえる。なるほど治療――生命の保持・健康の回復をことと する医師がそれに反する行為をなしうるかは大問題であるが、死期の迫った人がなるべく苦しまない死を望む権利をもつことは否定できないのであるから、にもかかわらず、最近、安楽死の問題が盛んに論じられはじめたのはなぜであろうか。それは、一言でいえば「望みなき患者」の増大によるといえよう（「望みなき患者（?）の治療」法律時報五三二号）。老齢人口の著しい増加、公害などによる重症患者の出現などに加えて、医学の目ざましい発展もまた、生命の延長、望みなき患者を作り出す原因となっている。医学は、一方で危篤の患者の生命の延長を可能にしながら、他方、それをどこで切断するかに苦しんでいるのである。そして、こうした望みなき患者の増加に安楽死の議論が結びついて論じられているのである。従って、従来の安楽死の議論とは異なる要素を含むものとして把えながら、積極的に議論しておく必要がある。問題がこのような形でとりあげられている以上、それは医療のあり方、ヒューマン・ライトに密接にかかわることになるし、早晩、社会的論議の対象とならざるをえない、と推測されるのである。

次のような点が問題となるであろう。

まず回復の望みがないこと、死期の迫っていることの判断は医師に委ねられるとして、患者の希望があったとしても医師自身の判断で不作為をも含めて生命の停止行為を行うことができるかが問題となる。この問題については、まず、単に回復の望みがないというだけでは許されないと考えられるが、死期が迫ったと判断しても、なおかつ、生命の停止行為が医師だけの判断ではなすべきではないように思われる。医師は、本来の健康の回復という目的に徹底すべきであり、それに背反する行為は、社会的承認がない以上はなすべきではあるまい。

第二に、患者の意思が問題となる。死期が迫り苦しんでいる患者の意思を問題処理のかなめとすることが果して妥当であろうか、また、患者が判断能力を喪失している場合に、近親者の意思がこれに代替しうるであろうか。これらの意思を条件とすることは、極論すれば、人権尊重のための論理を整えるための気休めにすぎない、ともいえよう。しかし、だからといって、患者ないし近親者の意思を無視することはできない。これに代りうるものはないのであるから。

第三に、以上述べたところから、医師に決定権がなく、患者の自己決定権も気休めだとすると、結局、安楽死は否定されざるをえないのか、ということになる。この点については、医師の死期近しの判断と患者側の意思に加えて、生命停止についての社会的承認が必要なように思われる。法律上の手続としていうならば、医師側・患者側に第三者を加えた判定機関による、ということになる。ただし、法的統制を加えるべき問題かどうかは、凡ゆる角度から論じられた上で判断されるべきであることはいうまでもない』

ところで以上の議論は、現在でも大体において妥当するが、若干、修正を要するように思われる。

その後の安楽死論をみると（阿南『安楽死』（弘文堂）など安楽死に関する文献は多い）、医学の発展に対応してその内容に変化を生じているように思われる。元来、安楽死論は、死期の迫った患者の苦痛を除去するということと結びついて論じられてきたが、この点はペインクリニックの発達によって解消しつつあり、議論の重点は、むしろ同じく医学の発展によって生じる植物人間の状態からの脱却のために積極治療の中止を要求した場合の問題に移行しているようである。簡単にいえば、人工装置取りはずしの要求であるが、この要求は——老齢人口の増加と関係が深いが——いわゆる尊厳死の思想を根拠に living will（医辞遺言）によりその実現を図ろうとする運動に発展している。

living will とは、肉体的・精神的に回復の見込みがない場合には、人工装置などにより無理に生かしておかないことを依頼する旨の宣言書であるが、アメリカの各州では、この宣言書の合法化の動きも強いようである。そこで、本稿では、この living will に関する検討を加えておきたい。この問題についてもまた、医学の発展に伴う新しい問題として、まず動的責任論が展開されるべきであるが、やはり living will の法的効力をいきなり論じるべきではなく、医学ならびに臨床の実体に重点をおいて検討する必要がある。そして、現在の医学は、生のみでなく死をも扱う科学でもあるとするならば、やはり、回復の可能性、人工装置取りはずしの判断は医師に委ねざるをえないように思われる。その判断は相対的にはだれの判断よりも適正だといえよう。家族の同意という要件は勿論のこと、living will は、医師の人工装置取りはずしの責任が問われた場合にその責任を阻却するためのファクターとしては、意味をもつが、それ以上の意味をもたないと解すべきであろう。living will とか家族の意見に強い法的効力を認めることは、生死の問題であるのに形式的意見を尊重しすぎるきらいがあるし、かつ、科学を無視した濫用に通じる恐れがあり、にわかに賛成しがたいのである。

そして、このように考えると、この問題の立法化を急ぐこともまた疑問である。ただ、立法化するとすれば、人工装置取りはずしの判定にあたっては、複数の医師の判定を要件とすべきかと思われるし、また医師が、態度決定にあたって予め責任問題を明らかにすることを望む場合の——たとえばカレン事件にみられるアメリカの裁判所の宣言的判決のような——手段を定めるべきではないかと考える。

ともあれ、立法化問題もまた基本的人権とは何かを問いつつ、それを死に関する医学の一環としてとらえた上で法的処理を考えなければいけないことだけは確かである。

(5) 医療概念の拡大と責任―とくに「医療資源の開発と配分」からみた救急医療・健康環境問題について

(イ) 現在における医療は、他と隔絶した医師と患者との関係ではない。それは地域を中心とした包括医療でなければならない。そして、このような医療概念の拡大と医学の発達とは相関関係にある。その点では、(4)で言及した諸問題も、また医療概念の拡大に関する問題として採り上げることができるし、他方、これから述べる問題もまた、(4)の問題としてとらえることもできるであろう。しかし、ここでは、特に地域医療に関する医療概念の拡大に対象を限定した上で論じることにした。

(ロ) 医療資源の開発・配分と責任

ところで、地域医療の理想像は、それが適正な医療資源の開発と配分の場として機能することにあるが、これをどのように制度化すべきかについては、本委員会の昭和四九年度報告「地域医療における医療権の確立」で詳細に論じたところである。そこでは、医療権概念を中心に論じたが、責任論の観点からとらえても、その報告内容がそのまま妥当する。すなわち、地域医療の理想像と対比すると、『既存の諸法律制度は、医療法や健康保険法をはじめとする社会保障関係法は勿論のこと、福祉に関する諸法もすべて再編成を余儀なくされることになる。理想像との遊離は、解釈技術によって埋められるべくもない。理想像からみれば、これらの法律は、ヒューマン・ライトを前提とせず、むしろ、あるべき医療を阻害し、医療資源の食いつぶしに奉仕していることになろう。

それでは、理想像に対応する法律制度はいかにあるべきか。それはまず第一に、ヒューマン・ライトを基点として立法されなければならない。第二に、常に拡大発展する地域医療を受け入れることができるような柔軟な制度でなければならない。第三に、それは、現実に展開していく医療の反映として構築されるべきであり、いわば、上からの規制によって、その展開を抑えるものであってはならない。

このような観点に立つとき、医療資源の開発と配分に関する基本立法としては、① 資源の開発と配分の理想像の実現に適合する地域の設定、② 各地域ごとに適正な資源の開発を行ないうるセンターを設立すること、③ 資源の配分の計画機構を設けること、などが挙げられよう。』

したがってより個別的に問題を眺めると、病院・診療所については、それは『地域医療における技術集積ユニットであり、そのつなぎとして設定される情報センター・技術センター・資材センターなど各種センターを媒介としつつ、資源配分の観点から機能分化すべきものとされる。そして診療所はファースト・スクリーニングを行なうと同時に、単一技術をもつものとして観念される。そして、この見解によれば、現行医療法は抜本的改正を必要とすることになる。

すなわち、まず、① 病院・診療所の定義が変更されなければならない。総合病院の概念も同様である。そして、② 公的医療機関の特殊規制が抹殺されることになる。③ 技術の発展に対する診療科名の再編成が必要となる（武見「診療科名」日本医師会雑誌七一巻一二号）。さらに、④ 新しく、資源配分計画に基づいて当然出現するであろうオープンシステムが明文化されなければならない。オープンシステムにおいては、利用する医師と病院との法律関係が問題となるが、とりわけ、資源配分計画にもとづくオープン病院の利用権を保障すべきである。⑤ 技術集積ユニットとしての病院相互間、病院と各種センター・診療所との間の連携に関しては情報科学が決定的重要性をもつことになるが、病院・診療所に対する依頼権、オープン病院の場合の利用権、病院の各種センター利用権が保障され、病院相互の機能が明確に規制されていなければならない。また、この領域では、カルテなどの情報が流れることになるので患者の秘密保持も要求される。そして、⑥ このように病院・診療所の機能が明確化されれば、相互の責任領域も自ずから明らかとなり、その疾病に応じうる技術を備えていない病院・診療所は、そのかぎりで、診療を拒否する権利をもつことになる（医師法第一九条一項参照）。⑦ 経営主体の問題については、昭和四三年度報告書の提案が現在でもそのまま妥当するといえよう。すなわち、公的医療機関については、前述のように、地域医療公社への切り換えということになるが、医療法人については、医療ならびに医業経営の自律性を原則として、医業経営の主体は、医師もしくは医師が経営権をもつ新しい意味での医療法人に限るべきである。非医師は、出資者としてのみ医業経営に関与できるものとすべきであり、この観点からの新しい医療法人組織が確立されなければならないと考える。』

また、地域保健活動については、『それは健康増進を目的とする創造的活動である。この創造力も医学の著しい発達によってはじめて与えられたものであり、その発達に応じて拡大していくべきものである。したがってまた、地域保健活動も医療資源の開発と配分の一環として把えられなければならない。保健活動の領域は、学校保健をはじめとして老人保健・母子保健など多岐にわたるが、それら保健活動の創造性を阻害しているのが、縦割行政である。一連の社会保険、社会福祉、公的扶助、公衆衛生などに関する法律を人間の一生にあてはめると、人間一生の健康は各法律、ないしはその定める所轄官庁によって切り苛まれているともいえよう。この縦割行政を廃止し、一生の健康管理に適するように組み換えて統一的な福祉立法の実現を図ることが必要である。』

なお、地域保健活動に関する具体的諸問題、予防接種、健康診断、医師の生涯研修、住民の健康教育、情報管理などについては、四九年度の報告を参照されたい（昭和五〇年版国民医療年鑑三三二頁以下）。

(ハ)　救急医療と責任

地域医療のなかでの重要問題の一つである休日・夜間診療や救急医療について、やはり昭和四九年度報告で詳細に検討したところであるが、救急医療については、新たに労働者団体からの条例制定請求運動などが起り、まさに、動的責任論の強力な展開を必要とする適例と思われるので、改めて論じておこう。

『昭和五二年二月から総評、自治労などを中心とする諸団体が「大阪府緊急医療の確立に関する基本条例案」なるものを作成し、大阪府において条例制定直接請求運動を開始した（地方公共団体の議員及び長の選挙権を有する者は、その総数の1／50以上の者の連署を以って、条例の制定を請求できることになっている――地方自治法七四条）。

この案を見ると、実現可能かどうかは不問に附して、ただ法文化しさえすれば足りるとの姿勢が明らかに看取できる。救急医療と休日夜間診療とを緊急医療という曖昧な概念で包摂しつつ、一方では、「いつでも、どこでも、だれでも適確・良好な医療を受ける」ことのできるようにすべき大阪府の行政責任と、それに協力すべき医師・医療機関の義務を、他方では、住民意思の反映と医療労働者の地位の保障をうたい上げている。法律をつくれば実体も伴うはずと考えるのは官僚的発想であるが、この案は、実現できないことを知りながら法律をつくろうとしているといわざるをえず、無責任の極致ともいえよう。

したがって、このような運動が住民の共感を呼ぶことはありえない。それは、住民に迎合し、その意思を引きよせようとするあせりの現われといえよう。その意味で、基本的には批判するに値しない。ただ、その内容に黙過しえない点があるので、その点だけを批判しておこう。

(i)　それは、行政への医師の協力義務を定めている点である。この協力義務は、一見単なる理念にすぎないようにみえる。しかし、そうではない。この条例案に盛り込まれるべき大阪府の責任が、そのまま医師の責任となる。現に、医療情報センターへの報告義務が定められているのである。では、果して、地方公共団体の条例で、このような義務づけが可能なのであろうか。否定すべきである。その理由を以下に述べよう。

(ii)　地方公共団体の条例制定権には、「法令に違反しない限りにおいて」という制約がある（憲法九五条、地方自治法一四条）。ところが、この条例案は、「法令に違反する」と解釈せざるをえない。まず問題となるのは、救急病院等を定める省令との関係である。この省令は、省令なるがゆえに、きわめて控え目な規定の仕方になっており、医師を義務づけることはできないとの立場を示している（法律上、医師が医療に従事することを強制されるのは、集団災害が発生し、災害救助法の定めによって知事から従事命令が出た場合に限られる——災害救助法二四条）。ところがこの条例案は、いわば省令を乗り越えて、協力義務の存在を前提としつつ、救急指定医療機関を知事の指導監督下におき、告示の取消をも定め、さらに上述のような報告義務を負わせている。このことは、省令違反と解さざるをえない。

(iii)　さらに、この条例案と医師法一九条の応招義務との関係も問題となる。この案は医師の応招義務から医師の協力義務を引き出すという考え方をとった形跡がないでもない。しかし、救急医療制度の存在など考えていない個別的な診療の場における応招義務を救急制度論の中に持ち込むことはできない。応招義務自体、時代とともにその内容は変化している。応招義務違反が処罰の対象とされた旧い時代においても、自信がないから専門の人に診療してもらえと忠告して診療しなかった医師が免責されている件があるが（大判昭三年三月二日）、やがて、本来、医師の自覚にまつべく、少くとも罰則をもって応招義務を強制すべきではないとの考えから罰則は削除され、さらに、近時の医学のめざましい発展に伴う専門の分化は専門外の診察をしないことこそ医師の正しい責任のとり方と解釈されるべき時代となっている。このような医学、医療の実態は、そのまま法の解釈にも反映させなければならないのである（この点、厚生省通達は、患者の了解があれば専門外は応じなくてもいいとするが「了解があれば」はじめから「正当の理由」の有無は問題とならないはずである）。また、住民の利益を守りつつ医師の基本権ともいうべき「休養して教育を受ける権利」を確保するため、地方医師会の努力により――市町村の協力をえながら――休日・夜間診療体制が広汎に確立している。そして、これが確立している以上、個別的な応招義務は問題とならなくなっているといえよう（厚生省通達も同説）。ましてや、条例案のように、地方公共団体による救急体制の完備を唱えるのならば、個々の医師の応招義務は完全に吸収されてしまうはずなのである。にもかかわらず、条例案が、この変革されるべき医師の地位にふれていないのは、なぜであろうか。その理由が医師法の応招義務をそのまま存続せしめつつ、条例案の協力義務によって一段とそれを強化する意図であるとするならば、それはまた法令違反の条例となる。法律で定められた義務を条例で強化することは許されない。

いずれにせよ、条例案は法令違反として無効と解すべきことになる。

(iv)　もう一歩つっこんで検討すると、この条例案のような協力義務を課することはそもそも憲法の保障する基本的人権たる職業の自由を侵害するといってよい。なるほど、憲法二二条は職業選択の自由と表現しているのであり、条例案は選択にはふれていないから、憲法に抵触しないようにみえる。

しかし、憲法の職業選択の自由は、職業決定の自由だけでなく、また職業を行う自由をも含むと解すべきである。また、憲法は「公共の福祉に反しないかぎり、……自由を有する」と定めており、条例案は公共の福祉に合するから自由を制限できるといえそうでもある。しかし、たとえ公共の福祉に合するとしても法律でなく条例で制限しうると解すべきではないし、そもそも「公共の福祉」概念は安易に用いるべきものではない。この点を端的に示しているのは薬局の適正配置に関する薬事法の規定を職業選択の自由との関係で違憲とした最高裁大法廷の昭和五〇年四月三〇日の判決（民集二九巻四号五七二頁）である。この判決は職業決定の自由を制限するためには「重要な公共の利益のために必要かつ合理的措置であることを要する」とし、薬局の適配はそれに該当しないとしている。ただこの条例案は正面から医師の適配を定めているわけではなく、職業決定の自由にふれていないので、制限はより簡単にできるという反論があるかもしれないが、救急医療体制の中で医師がその行為を義務づけられることは職業決定の自由の制限にもまさる重大な制限といわざるをえない。従って、住民側によほどの必要性が、生じないかぎり、「公共の福祉」の名により制限することはできないと解すべきである。このことは、いわゆるたらい回しと称せられるものの実体が多様であり、住民への健康教育不徹底、自己防衛感覚の欠如、などがその原因となっているケースも多く、医師にのみ原因を帰することができないという現状をみれば明らかであろう。

以上のように問題点を指摘できるが、この条例制定請求運動とは別に、国への請願運動も行なわれているが、ここでは地方公共団体の責任よりも国の責任をクローズ・アップし、したがって条例案ではなくて、緊急措置法の制定を国に要請することになる。そして医師の協力はその自覚にまつべきものとの考えを打ち出してはいるが、医学・医療の実体を無視して法律を先行させようとしている無責任さを共通している。

以上、主として法律論によって批判したが、法律論には限界がある。救急医療に問題を限定し、そこで法律論のみを云々することは問題を矮小化するのみならず、運動にまき込まれる危険すらある。救急医療全般につながる問題であり、いずれの運動もこれを手掛かりにしていわゆる「医療の社会化」を唱え、大衆を誘引しながら、無責任な統制医療の実現をねらっているのである。

基本的に対決する姿勢を崩さないことこそが肝要である。

だからといって、日本医師会並びに地方医師会が、この問題を避けているわけではない。救急医療のあるべき姿は武見会長の「救急医療を考える」（日本医師会雑誌七六巻六号）、「安心できる救急医療」（日医ニュース三五九号）で端的に提示され、そこでは、実際にできないことを立法化しようとする傾向の無責任さが鋭く指摘されている。

なお、附言すれば、現在のように、救急医療が歪曲された形で問題になった最大の責任は、あくまで、行政機関にある。従来、地方医師会は地方自治体との交渉を経ながら整備を図ってきたのではあるが、当面、協力を間接的に承認することになりかねないところの、救急医療をめぐる賠償責任の問題、医師の地位の保障などに関する地方自治体への要求はこれを抑制せざるをえない。むしろ、国、地方自治体と一線を画し、彼等がどのような対策を打ち出すかを厳しく監視しなければならない段階にあるといえよう』（日本医師会雑誌七七巻八号九九六頁参照）。

(二)　健康環境の形成と責任

最後に地域医療における重要問題として取り上げなければならない問題として、健康環境の形成の問題がある。武見会長が鋭く指摘されているように、健康概念は、単に形態的健康を意味するにとどまらず、遺伝的健康・機能的健康をも包摂する概念である。そして、こうした健康のためには、地域におけるより良い健康環境の形成が不可欠の条件となる。したがって、新しく健康環境の形成をめぐる動的責任論が展開されなければならないのである。では、いかなる価値基準を根底において論ずべきであろうか。次の諸点を基盤におくべきであろう。まず、第一に、健康環境は、その自然環境・文化環境の両面から考察されなければならないし、両環境の相関関係も検討されなければならない。第二に、環境論の究極のねらいは生命の尊厳を支柱とする生存秩序の形成にあることはいうまでもないが、進歩のめざましい生態学を中心とするライフサイエンスの成果を吸収した環境科学を確立し、それを基点として責任論を展開すべきである。第三に、その場合、環境回復の自然力、自然浄化力の重要性を無視することは許されない。第四に、健康環境形成の作業は、あくまで医療資源の開発の一環として位置づけられるべきである。

以上のような基本姿勢に立脚した動的責任論が展開されるべきである。そして、そうだとすると、健康環境に関する現行制度の内容は貧困であるといわざるをえない。公害に関する諸制度は、企業による環境汚染の防止と事後処理をこととしており、そこには積極的に地域の健康環境を形成していくという思想は皆無である。現在、盛んに論じられているいわゆる環境アセスメント制度もその限界を破るようなものではない。また、これもまた盛んに提唱されているいわゆる環境権論も、真の意味での健康環境形成に役立つものではない。これまた、住民参加により、司法の手をかりて企業責任・それに関する行政責任を追及するための手段としての性格が強く、積極的に健康環境を形成していくという役割を果すことはできない。

なお、附言すれば、地域の健康環境と並んで重要な産業における労働環境についても、同様のことがいえよう。企業並びに労働組合の科学性の欠如がその環境形成の大きな障害となっている。ここでも、生命・健康の尊重を中心に科学の成果を反映しうるシステムの確立が望まれる。

このようにみてくると、どうしても地域社会における健康環境形成のための、医学をはじめとする諸科学の成果を結集した環境科学を確立しつつ、それを基盤とする動的責任論を展開し、そこから真の意味での健康環境アセスメント制度を創造することの必要性が明らかとなろう。

(6)　社会保障・福祉と責任―医療資源の開発・配分の観点からの再編成

(イ)　この領域は、医療に関する分野のうちで、最も制度化になじみやすい領域である。なぜなら、それは経済と密接不可分であるから。そして、それだけに、医学の発展・医療概念の拡大を無視した安易な制度化が横行しやすいし、まさにそれゆえに、絶えず、強力な動的責任論を展開しつつ、その変革を迫ることが必要なのである。そして、ここでもまた動的責任論展開の梃子は、生命の尊厳と科学の優先という点に求められなければならない。換言すれば、これら諸制度もまた、医療資源の開発と配分の一環として位置づけなければならないのである。ここでは、社会保障に関する健康保険制度と福祉諸立法とを取り上げ、その現行制度と理想型とを対比し、どのように動的責任論を展開すべきかの参考に供することとする（これらの点については、日本医師会医事法社会立法委員会昭和四八年度報告、昭和五〇年度報告参照）。

(ロ)　健康保険制度

理想型と対比しつつ、現行健保制度の基本的欠陥を要約すると、次のとおりである。まずそこには、医療の基本理念である人権感覚が欠如しており、地域医療・包括医療の概念も存在していない。そして、国民の連帯性を基調とする社会保障制度でなければならないのに、労務管理と未分化の私企業的保険となっており、官僚支配と癒着し、そこから医療・保険への従属を生み出している。また、いわゆる縦割り財政を基本構造としており、所得再分配が行われる仕組みになっていない。したがってまた、被保険者は、機会均等に多様な給付を受けうるよう位置づけられなければならないのに、被保険者の間に不公平を生じ、また給付を制限されている。医師もまた、本来その責任を果すべき地位を与えられなければならないのに、二重指定制、報酬の不適正などによって被保険者との信頼関係が築き難い立場に立たされている。

視点を変えて、法構造をみても、『現行法は、やはり保険者中心の構成をとっているといわざるをえない。健保組合は、被保険者を組合員として一つの団体を構成する。その意味では被保険者は団体の構成員である。そして、健保組合はその事業として、構成員たる被保険者に療養の給付その他の事業を行う。他方、保険医療機関は、健保組合の療養給付の担当者として把えられる。

このように、健保組合という団体を中心とし、その団体活動という形で保険が行われるという構成をとっている。そして、そこに、企業に依拠した社会政策立法、企業の労務管理立法としての健保法の生い立ちを指摘することができる。そして、このような構成は、健保法のあるべき姿と著しく遊離している、といえる。健保法は、まさに医療に関する社会保障法であるべきであり、そうだとすれば、医療の担い手と受ける者との関係を中心とすべきであり、組合は、その費用の支払担当者にすぎない、と解すべきである。このように、組合を位置づけるならば、法律上、組合は人間集団として構成されるべきではなくて、一種の財団――基金として構成されるべきである。そして、基金として構成するならば、被保険者は組合の構成員ではありえず、医師もまた組合の構成員ではなく、社会保障の一翼を担うものとして、療養の給付を行うということになる。そして、組合は社会保障上の基金にすぎない以上、企業の労務管理の肩代りはできないことになり、さらに、その資金を国が吸い上げうることにもなろう。ともあれ、現行健保法上の組合は、組合員を構成員とする独立の事業主体として把えられている点に根本的欠陥がある。』

以上のように、現行健保制度には、致命的な欠陥がある。医療資源の開発・配分の見地から組み立てられるべき真の社会保障制度への変革を迫るための強力な動的責任論の展開が望まれる。

(ハ)　福祉立法

現行の社会福祉諸法をみると、そこには、形式の画一性、内容の停滞性、手続の硬直性、基本理念の欠如などの欠陥があり、『結論として、現行福祉法は、「法律」により押しつけられた「弱者救済型」の立法といわざるをえない。そして、このような法律主導型の立法は、福祉の充実・発展を阻止するものといえよう。』したがって、ここでも、新しい福祉立法のための動的責任論が展開されなければならないが、そこでの基本理念としては次の諸点が挙げられよう。

『(a)　「生命の尊厳」の倫理

この倫理こそが福祉の出発点である。

(b)　未来を志向する生存秩序の把握

生存秩序の科学的考察をなさないままで福祉を考えることはできない。動物――人間にとっては資源――の生存秩序も含めて、未来に向っての生存秩序の動向を把握しつつ福祉を考える必要がある。

(c)　諸資源の開発と配分

生活資源のみならず、医療資源、文化資源など、諸々の資源が科学技術の発達によってどのように展開するか、それをどのように配分すべきかを(ロ)と対して検討する必要がある。

(d)　連帯性と自己責任の確立

弱者救済に焦点を合わせ福祉を論ずることは、他の福祉を無視し、あるいは弱者を弱者として封じ込める結果になりかねない。むしろ、連帯と自己責任の意識を確立するための基盤づくりこそが真の福祉となる。

(e)　「生存条件の改善」としての福祉

結論として、国民全体の、ないし全人類の生存条件の改善こそが新しい福祉ということになる。』したがって、これら基本理念に立脚して、『たとえば、老人福祉について、「病態老人」と「健康態老人」との指標を設定するというように各領域における福祉指標を設定しつつ、』それに対応しうる立法を促進しなければならない。

なお、『以上のような構想の下に、新しい福祉立法を考える場合に重要なことは、福祉に対する法律の役割がいかにあるべきかを吟味することである。新しい福祉の理念実現のためには、法律による統制はできるだけ抑制されるべきであろう。ただし、技術の発達によるマイナスの副次作用発生の防止などに関しては、むしろ、法律が先取りして防止にあたるべきである。』

三　結び——有機的医療責任論の確立と立法化の必要——

以上、責任概念を明らかにし、動的責任論が起動力となって法に結実して静的責任となり、その活力源として再び動的責任論が働くという見解を立て、その見解を前提として医療責任の諸問題を検討してきた。その結果として、現行の医療関係法ならびにその静的責任体制は、医学医療の進展に対応できておらず、活力源としての動的責任論による強力な刺激を必要とすることが明らかとなった。本報告書に本委員会の従来の一連の研究報告、とくに昭和四八年度「医療におけるヒューマンライト」、昭和四九年度「地域医療における医療権の確立」、昭和五〇年度「福祉立法」の研究結果を加えるとき、このことは一層明らかとなる。

そして、各問題について、科学に基礎をおく人権を基本的支柱として、そこからより具体的な価値を抽出しつつ、それに基づいて動的責任論を展開し、法がどこまで関与すべきかを明らかにすることもできた、と考える。

こうして、医療責任の全体像は、ほぼ把握できたように思われるが、われわれに残された課題は、第一に、これら医療責任の諸問題を有機的に統合することであり、第二に、それを踏まえて、新しい統一的立法の図式を完成することであろう。

ともあれ、医療責任全体について、誠実に動的責任論を展開し、それを立法・司法・行政の各領域に滲透させる努力をしていくことこそが真の責任体制確立の途であるし、また、連帯性・信頼関係樹立の途にも通じる、といえよう。

3　プロフェッショナル・フリーダムと法

一　市民的自由とその法的保障

(1)　消極的自由（〜からの自由）確立の系譜

いわゆる市民的自由の確立は封建制社会の解体、資本制社会の誕生に対応する。経済外的強制、身分階層制が支配した封建的共同体の枠組は、生産力の増大、商品交換原理の滲透につれて次第に崩れていき、遂には完全に崩壊する。そこに新しく出現した社会では、共同体の枠の解体の結果として、個人は個人として社会に投げ出され、人と人を結ぶ絆は商品交換の原理ということになり、その原理が社会全体に普遍化することになる。こうして経済的には資本制社会が、政治的には、いわゆる市民革命による近代国家が誕生する。

ところで、この近代社会成立期において、新しい社会を維持・発展させていくための最大の支柱とされたものは、いうまでもなく、商品交換原理の確立である。この原理が確立されないと、社会が封建体制へ逆行する恐れがあるからである。そこで商品交換原理の確立のための前提条件の整備こそが不可欠の社会的要請となる。では、商品交換原理を支える前提条件とは何か、それは、第一に人格の平等であり、第二に私的所有の確立であり、第三に契約の自由である。そこで、近代国家は、近代社会を支えていくための根幹として、自由・平等・所有の不可侵を憲法で天賦の自然権として強力に保障するという姿勢をとったのである。しかも、この基礎条件さえ確立するならば、それ以上に国家権力が介入することは商品交換原理の円滑な動きに対する障害となると考えられたが故に、国家はいわゆる夜警国家として位置づけられ、したがって国家と市民社会、国民と市民という二元的構成が浮き彫りにされたのである。

こうした自由確立の制度的系譜をみると、近代社会初期に強調された自由は、～からの自由すなわち消極的自由であり、したがってまた、その自由は形式的な性格が強かったといえよう。

(2) 市民的自由ないし人権の形式性と公共の福祉による制限

近代社会成立期にとり上げられた自由・平等などの概念は――商品交換が本来、質を量に還元するという性格を持っていることもあって――すぐれて形式的性格の強いものであった。そこでは、実質的な自由、実質的な平等への配慮は存在しえなかった。そして間もなく資本主義体制の矛盾が顕在化してくるが、当然のことながら、形式的な自由・平等の概念はそうした矛盾を処理する能力を備えていないばかりでなく、社会総資本の再生産運動にとっては却って障害となると感じられるに至った。そこで自由権も天賦の自然権ではなく、むしろ社会から個人に信託されたものであり、社会の利益に反するところに権利はないという考え方が強まり、「公共の福祉」の名の下に自由を制限するに至った。そして、この「公共の福祉」による自由制限の思想が最も強調されたのは全体主義国家においてであったが、第二次大戦により全体主義国家が崩壊したのちも、この「公共の福祉」思想は――控え目になったとはいえ――相変らず自由制限のイデオロギーとして君臨し続けているのである。わが国の財産権の行使や自由を制限する諸法律をみよ、いかに公共の福祉という概念が多用されていることか。

(3) 「自由」再生の思想

上述のような「公共の福祉」概念による自由ないし権利の制限は、社会の前進に対応する能力に欠けるといわざるをえない。「公共の福祉」概念が標的とする「自由」の概念自体が無内容な形式的な性格のものである以上、「公共の福祉」概念もまた、その内容は曖昧で把え難いといわざるをえないのである。公共の福祉概念を強調することは、それにより社会が改善されたのかの如き錯覚に人を陥らせる危険性すらある。こうした事態の下では、これまた当然のことながら、「自由」に対する再吟味が執拗に叫ばれることにならざるをえない。

たとえば、ハロルド・ラスキが「自由とは、人間が最善の自己となる機会を持つような雰囲気を熱心に維持することを意味する。したがって、自由は権利の所産である。……権利がなければ自由はありえない。というのは、権利がなければ、人々は人格の要求とは無関係な法律の従属物になってしまうからである」「社会における制度の運営が、社会の成員に対して創造の希望にあふれた気分、つまり、彼が人生の意義と精神の高揚を感じうる目的の達成に向って彼を駆り立てていくような気分、を与える場合、彼は自由なのである」と主張し、またエーリッヒ・フロムが積極的自由「～への自由」を強調し、「正気の社会」すなわち「誰も他人の目的のための手段ではなく、常にしかも例外なしに自分自身が目的であるような社会」で「生産的に生きる」ことこそが肝要であり、「消極的自由（「～からの自由」）から積極的な自由へと進むことができない限り、結局、人は自由から逃れようとするほかはない」として「自由からの逃避」に警告を発しているが、これらの主張は、「形式的自由→公共の福祉による制限」の図式が社会の動きに対応できず、自由とは何かを再吟味した上で、その保障を、したがってまた真の公共性とは何かを問い直さなければならないことを示唆しているものといえよう（ラスキ、フロムの思想は、野村博「自由の探究」より引用した）。

(4)　「市民的自由と公共性」に関する法的課題（～への自由）

以上述べたところから「市民的自由と公共性」に関する法的課題も自ら明らかとなる。従来、この問題に関する法的取扱いは、「形式的自由→公共の福祉による制限」の図式のくり返しに終っており、それを一歩も出ていないといえよう。そして、この図式のくり返しは法律学の停滞性を示しているといえよう。現在必要なことは、上述の自由の再生の思想にみられるような自由の再吟味を行ない、法律が積極的自由をいかに保障しうるかを検討することである。そして、この作業に成功するならば、そこではまた、真の意味での公共の福祉が確立することにもなるであろう。

二　医師におけるプロフェッショナル・フリーダムと法的保障

(1)　市民的自由とプロフェッショナル・フリーダムとの差異

医師は市民であると同時に、プロフェッションの担い手でもある。したがって、一で述べた市民的自由に関する考察とは別に、すなわちプロフェッションの担い手という角度から、その自由性を採り上げなければならない。そして、その際、注意すべきことは、一で述べた市民的自由の基本には商品交換——企業の原理が横たわっているのに対して、プロフェッションにおいては近代社会の成立期において、その専門的技能を軸に囲い込みによる特技が付与され、商品交換原理から遮断されつつその特殊技能集団としての自由性と公共性とが確立されたのであり、そこに、プロフェッショナル・フリーダムは市民的自由との異質性があるという点である。

このことを念頭に置きながら、以下、医業を中心に、プロフェッショナル・フリーダムについて検討しよう。

(2)　古典的なプロフェッションの消極性・形式性と法

沿革的にみれば、まず聖職者、弁護士、医師の三者がプロフェッションとしての地位を獲得する。その時期における三大プロフェッションを古典的プロフェッションと呼ぶことにしよう。

さて、この古典的プロフェッションについては、「科学（ないし高度の知識）に裏づけられ一定の基礎理論をもつ特殊の技能を、特殊な教育訓練によって習得し、個々の依頼者からの具体的要求に応じて奉仕活動を行うという形で公共のために尽す職業である」と定義づけられる。そして、「科学の習得・駆使」と「公共性」が要求される点では、現代でも変りはない。

この二点は、プロフェッションに関する不変の原理である。しかし、「個別的な要求に応じて奉仕活動を行う」という点は、現代のプロフェッションの理解としては十分とはいい難い。それは、古典期におけるプロフェッションの特徴である。かつては、プロフェッションは、一対一の関係で個別的な依頼に応じて悩みの解決に奉仕するのをこととした。その限りにおいて、それは、消極的な機能を果すに過ぎず、いわば、「待ち」の姿勢を採ったといえよう。ところで、前述したように、古典的プロフェッションは、企業原理から遮断された特殊の技能集団として一般の市民にはない特権が付与された。具体的にいえば、ライセンス制、業務独占、依頼者のプライバシーの侵入の容認などの諸特権である。そして、さらに、この特権に伴なう義務として、開放性（患者を選択する自由の制限ないし応招義務）、依頼者の秘密保持、自己宣伝の制限などが挙げられた。そして、これらの特権ないし義務を検討すると、それらは、古典的プロフェッションにおける「待ち」の姿勢の確保を目的とするものに過ぎない。換言すれば、プロフェッションの機能が消極的であったのに対応して、特権や義務も、形式的性格が強く、積極的・実質的にプロフェッションとしての地位の確保を図るものではなかったといえよう。そして、この特権・義務は、そのままプロフェッションの倫理の支柱となったし、また、国家法（とくに医師法）の中に盛り込まれることになる。したがって、そこでの倫理は、個別的な患者に対する倫理感が中心とならざるを得なかったし、国家法もまた、プロフェッションの形式的自由の確保とそれに伴なう義務づけをしたにとどまった。

(3)　古典的プロフェッションに対する企業原理の侵入と法の侵害

上述のように、古典的プロフェッションにおいては、その機能が消極的なるがゆえに、その地位の保障もまた、形式的であったといえる。したがってまた、それは外からの侵害に対しては無力であった。たとえば、日本についてみれば、一九二〇年代に顕在化した社会不安を鎮静化する手段として、医業が安易に利用された。すなわち、企業を軸として労使関係の安定を図りつつ社会不安を除去するために健康保険制度が採用され、医師は、その枠の中にくみ込まれてしまった。と同時に、それに伴って商品交換原理もまた遠慮なく侵入を始めたのである。このことはプロフェッション性を無視した重大な侵犯行為、外的要因によるプロフェッショナル・フリーダムの制約ないしはプロフェッション性の解体であるが、かかることが簡単に実現されたということは、古典的プロフェッションの「待ち」の姿勢の無力さを物語るものといえよう。そして、その後も、この自由の法的統制ないしプロフェッション性の解体作業は、次第に強化された。なお、付言すれば、日本において、医療事故に関する紛争が顕在化したのは一九六〇年代に入ってからであるが、その時点では、まだ、古典的プロフェッション観が支配的であった。そして、この領域でもまた、このプロフェッション観は無力であった。プロフェッション性は、紛争の相手方のみならず、裁判官によって、たやすく無視された。

(4) 現代プロフェッションの積極性・創造性と法のあり方
――「特権から職権へ」「統制法からサービス法へ」――

古典的プロフェッションにあっては、その「待ち」の姿勢のゆえに、形式的自由しか獲得できず、したがってまた、その自由は、外的要因によって、簡単に崩されるものでしかあり得なかった。そして、古典的プロフェッションの立場を固執する限り、プロフェッションは、他の職業、とくに企業活動の中に呑み込まれて崩壊する恐れがあるといえよう。しかし、発展する医学・医療を習得・駆使することによって公共活動をなさねばならないということは、不変の原理であり、そのためには、医業のプロフェッション性を確固不動のものたらしめなければならないことは当然である。では、いかにして、現代におけるプロフェッション性を再編成すべきであろうか。そのためには、何よりもまず、プロフェッション自らが、「待ち」の姿勢にとどまることなく、積極的創造的活動をなす姿勢をとることが必要である。この姿勢の転換なくして、医学の目覚しい成果を現実の医療の場で実現することはできないともいえよう。現在の医療は、もはや個別的な疾病治療にとどまり得ない。それは医学の社会的適用である以上、地域医療こそがプロフェッション活動の基点でなければならない。医療資源の開発と配分の問題まで含めて地域医療はいかにあるべきかを考え実践していくことこそが、プロフェッションの中心的役割をなす。さらにまた、既存の経済的条件の改善のみを目的とする社会保障の考え方を止揚して、生存に対するよりよき条件の提供という医療福祉の考え方に立脚しつつ、関連諸制度を変革し、生存の諸環境を改善していく担い手であるという自覚が必要である。
要するに、「待ち」の姿勢では、プロフェッション性は、維持し得べくもないのである。ところで、古典的プロフェッションにおいて高らかに主張された特権は、その形式性のゆえに脆さを持っていた。現代におけるプロフェッションは、上述のような機能を果すものである以上、その実質的機能に即した地位の確保が必要である。地域医療の場における諸活動こそが重要な役割であるとすれば、その諸活動をなし得る地位が保障されなければならない。この地位は――特権に対して――医療の職権と呼ぶべきであるが、たとえば、地域住民に対する健康教育、医師自らが生涯教育を受けることなども職権の一つであり、かかる職権は、いわゆる特権の内容には盛り込まれていなかったものである。

勿論、既存の特権を軽視するものではない。特権の確保が必要であることは現在でも変りはない。しかし、特権を維持するためには、職権による裏打ちが必要であり、また、特権ないしそれに伴なう義務のうち職権の登場によって修正すべきものは――徒らに特権に固執することなく――修正する必要がある。たとえば、医師の応招義務などは、地域における包括医療体制が完備すれば、発展的に解消すべきものなのである。かくて、プロフェッションとしての倫理も、プロフェッションに対する法のあり方も変革されざるをえない。倫理についてみれば、古典的プロフェッションにおいては、個別的医療における医師対患者の交りの場における倫理がその中心課題となっていた。しかし、現代プロフェッションにおいては、そこにとどまることは許されない。地域医療の場における活動を軸として換言すれば、前述の職権を支柱として、地域住民の健康に対する自己責任をも包含した倫理体系が確立されなければならない。また、経済条件の改善を第一義とする既存の社会保障の考え方を止揚した医療福祉の視点こそが、この倫理体系の根幹とならなければならないのである。

また法のあり方についてみれば、法は、従来、医学の進歩・医療の発展を無視しつつ、無雑作に統制を強化し、それによって古典的プロフェッションを侵害し、そのまま居座っている。法は、かかる統制の根拠をプロフェッションの公共性に求めるが、そこでは真の公共性とは何かが検討されてない。というよりもむしろ、法自らが、公共性に名を借りて、老朽化した自己を弁護しているに過ぎない。まさに、公共性概念の濫用である。福祉医療の視点に立ちつつ、進歩した医学の成果を地域医療の場で実現することこそが、真の公共性に合致するのである。したがって、法もまた、新しい倫理体系を踏まえつつ、再編成されなければならない。それは、地域医療の担い手としての医師の職権を確保するものでなければならない。換言すれば、法はプロフェッションに対して実質的自由を保障するサービス法でなければならないのである。

三　真のプロフェッション性確立への途

(1) 現代プロフェッションとしての自覚の必要

以上述べたところから明らかなように、もはや古典的プロフェッションにとどまることは許されない。積極的・創造的な新しい倫理体系に裏打ちされたプロフェッション性の自覚と主張が必要なのである。にもかかわらず、依然として古典的プロフェッションの立場を固執しつづけている医師も多い。しかし、そういう姿勢に対しては、老朽化した法に対する批判がそのまま当て嵌る。古典的プロフェッション観に固執する限り、プロフェッション性は崩壊の一途を辿るであろう。新しいプロフェッション観に立脚した権力に対する権利主張こそが、真のプロフェッショナル・フリーダムを築き、医師のプロフェッション性を確固不動のものとする最善の途なのである。すでに述べたところと重複するきらいはあるが、以下に、より具体的に権利主張のあり方を述べ、それをとおして、プロフェッショナル・フリーダムの役割の重要性を強調しておきたい。

(2) 真のプロフェッション性獲得のための方法論

(i) 医師側諸提案の統一的把握の必要

従来、医師側からの権利主張として挙げられるものは次のような点である。

①　まず健保法関係では療養担当規則の廃止が強力に主張され、また、二重指定制による統制、換言すれば、契約自由の否定としての歪曲された附合契約関係の設定が、究極においては、医師と患者の信頼関係を破壊している点が指摘され、これとの関連で、指導・監査制度の不当性も指摘されているし、診療報酬についても、一物二価の不当性、出来高払い方式に対する批判への再批判、技術料中心の診療報酬体系の確立、適正な報酬額決定機関の設置、現行審査制度の不当性などが主張されており、さらに財政面については、財政調整の実現、一部負担金制度そのものへの疑問、一部負担金の保険者徴収責任などが指摘されている。

②　つぎに医師法・医療法ならびに地域医療の領域では、医師法に関しては、応招義務の問題、医療法に関しては、公的医療機関の問題なども採り上げられているが、まさにこの両法制では、カバーできていない問題すなわち地域医療活動に関連する主張が中心となっており、救急医療、学校保健、予防接種、僻地医療などの地域医療活動における地位の保障の問題、地域医療における医師の供給過剰の問題、病床規制問題、物的設備の配置問題、公立民営機関増加の問題など、一言でいうならば、地域医療における医療権の確立ないし医療資源の開発と配分の問題が中心課題となっている。

③　税制問題については、所得税に関しては、五段階制における制限額のスライド制の導入、所得税の負担軽減のための一人法人制導入の主張があり、また地域医療活動に関する報酬に対する非課税の主張もあり、医療法人についての相続税問題の指摘もある。

④　医療事故についても、患者の自己決定権論への批判があり、また、保険者が事故責任を負うべきだとの主張、医事審判所設置構想などもある。

ところで、これに諸提案は、いわゆる合意四原則の獲得をはじめとする従来の日本医師会の実践の成果を評価し、現在展開しつつあるバイオエシックスを軸とする理論闘争を支持しているものと解されるが、バイオエシックスを中心とする基本理念と諸提案との関連を必ずしも明瞭にとらえていないように思われる。そして、このままで、一方で基本理念を繰り返し、他方で諸提案を主張しても、それは、単なるエゴイズムと誤解され、真の「権利保護」獲得に逆作用を及ぼす恐れすらなしとしない。

では、諸提案が生きた提案にするためにはどうすべきか。それには、諸々の主張が噴出せざるを得ない原因いかんを問うことから始めなければならない。その原因を問うとき、諸提案は、有機的に関連づけられ、その統一的把握が可能となるであろう。

まず、①の健保法に関する諸提案が主張されざるをえない原因を見よう。その原因は、旧態依然たる健保制度と現実との著しい遊離、すなわち、すべて現行健保制度の構造的欠陥にあるといえる。日本医師会が繰り返し主張してきたように、この制度は労働組合なき時代の労務管理思想と未分化のままの金銭によってのみ人をつなぐ私企業的保険原理とを社会保障に転用したものであり、医師と患者（被保険者）との信頼関係の形成、したがってまた福祉医療の発展には無感覚である。換言すれば、医学医療への理解は零である。さらに一歩突っ込んでみれば、この制度は行政権力による支配構造の巧妙さを問わず語りに明らかにしているといえよう。すなわち、金銭により人をつなぎ、その支配を目的とする故に被保険者が保険者たる健保組合という団体の構成員となり、その組合が療養の給付その他の事業を行う医療事業経営者となり、医師は組合事業の担当者に過ぎないという奇妙な構成をとり、その構成によって一方では、医師と患者（被保険者）との間を離間させながら、他方において、健保組合を梃子として、企業ひいては労働組合と癒着し、その癒着を維持するために財政上の縦割り行政を固執し、それらのバランスを絶えず考慮しているといえよう。そして、このような権力支配の構造の下では、権力者は正面に姿を現わしはしない。換言すれば、自ら責任をとる体制は採らない。しわ寄せを受けるのは、その網の中にとり込まれた被保険者と医師である。被保険者は、保険料と一部負担金の二重取り、給付格差などのしわ寄せを受け、医師はプロフェッション性を侵犯されつつ、しかもプロフェッションとしての責任を強要され、かくて生じる両者間の摩擦に対しては、健保組合は、弱者の味方としての、また、行政権力は調停者としてのそれぞれ演技することになる。

以上述べたような健保法の権力支配構造こそが、前述の諸提案を噴出させる共通の原因となっているといえよう。

ただ、ここで強調しておきたいのは、かかる支配構造の中に医師が組み込まれてしまった責任の一半は、この支配構造確立の時期に活躍した医師を代表する政治家にあるという点である。支配構造への組み込みの柱となったのは、いわゆる二重指定制であるが、保険医療機関の指定が公法上の契約だとするならば、その契約当事者としての地位を明確にしておかなければならないことは自明の理である。しかも、契約条件を一方側がつくり、相手側はそれを一括してのむかのまないかの自由しか持たない――労働者の就業規則、電気・ガス供給契約など、今日、広汎に行われている――いわゆる附合契約の形式をとらざるをえない場合には、当然に、条件を押しつける側への監督強化なり、条件を押しつけられる側の権利保護が配慮されなければならないはずである。にもかかわらず、当時の医師政治家は、何らの考慮も払わず、喜んで、権利保護零の網の中に組み込まれることに賛同したのである。このことを、未来を担う者は、肝に銘じておかなければならない。ともあれ、日本医師会という医師集団が、医師の権利保護零の法制度下で、全力を挙げて、支配権力に抵抗し、今日まで次第に医師の地位を強化してきたという成果に自信をもつとともに、さらに、諸提案を生かすために、その共通項である健保制度の構造的欠陥を完全に除外する仕事に取り組まなければならない。

なお、②の医師法、医療法ないし地域医療に関する諸提案についても、かかる諸提案が出される原因は、この領域における法制度の不備にある。現行医師法は古典的プロフェッションとしての医師像を前提とし、その積極的活動、すなわち真の医療権を保障するものではないし、医療法は、主として、物的施設取締法としての性格をもつに止まるのであり、両法には現在の地域医療を軸とする医学の社会的適用としての医療に対応しうる力はない。そして、この法制度の不在こそが地域医療に奉仕する医師の権利保護に関する上述の諸提案のなされる最大の原因といえよう。また③の税制問題に関する提案は、行政権力が公共性の名の下に、既に述べたように、統制にのみ腐心し、真の公共性とは何かを不問に付していることに対する抗議といえよう。さらに、④の事故責任に関する諸提案も、健保法によりプロフェッション性を侵害され、医師法、医療法のような不備な法制度の下で、しかも患者に対しては全力投球せざるをえないという医師の不満の表明といえよう。

以上のように、諸提案のなされる最大の原因は、国民医療を担当する医師に対する権利保護を全く無視している現行制度の不備ということに帰着する。そして、この原因を共通項として諸提案は有機的にかつ統一的に把握しうることになる。

そこで、次に、この原因をいかにして除去していくかを検討しなければならない。この原因を除去していくことこそが諸提案の実現に直結することになるのであるから。

(ii)　基礎理論の構築とその実践

(イ)　個別的ないし羅列的修正主義の危険性

ここでまず、諸提案を統一的に把握せず、基礎理論を構築しないままで、個別的に、ないしは羅列的に要求し実現しようとする方法の危険性を指摘しておきたい。当面の課題の解決を急ぐあまりに、理論による基礎づくりをすることなく、生のままの声をぶつけようとする人も多い。さらには、当面の課題を解決すればよいとして理論を軽視する人もある。しかし、現代は、強大さを誇る行政権力すらが、理論的支持なくしては、その構造を支えきれない時代になっているのである。理論の裏付けなき修正要求は、単なるエゴイズムとの烙印を押されてはね返されるだけである。現在の社会で、権力に抵抗し目的を達成しうる武器は、磨かれた理論に支えられた実践のみである。われわれの要求を実現できるかどうかは、この点の自覚があるかどうかにかかっているといっても過言ではない。なるほど、行政権力は強大なるが故に、個別的要求に対しては寛容さを示すこともある。しかし、それは、あくまで権力構造の基本に抵触しない限りでの寛容さであり、修正要求を呑み込むことによって権力は一段と強大になる。換言すれば、要求する側は、要求を容れられることによって権力支配の中に組み込まれ自縄自縛に陥るのである。そして、この修正要求を許容する場合の権力側の路線は、現在では、定着しているといえよう。その図式は、行政権力と要求提出者との間に媒体を置くという図式である。この媒体の役割を演じるのが、いわゆる政治家である。彼等は——意識するとしないとにかかわらず——自己を、——一方では要求提出者サイドの利益代表として、他方では行政権力より優位に立つ権力者として振舞いながら、実は、行政権力の強大さの前に或は屈服し、或はそれと癒着しつつ修正要求者を行政権力に売り渡す役割を演じるのである。このような役割を演ずることなく、客観性のある理論を基礎として、国民の福祉のために正面から行政権力に迫るのが真の政治家であろう。ここに、修正主義の無意味さ、危険性を示す具体例を挙げてみよう。たとえば、上述の健保法に関する諸提案、すなわち、診療報酬の増額、二重指定の廃止、療養担当規則の廃止、指導・監査の問題などを——統一的に把握し、理論的支柱を構築しないで——個別的に或は羅列的にぶつけてみても、医師のエゴイズムを理由にはね返されるだけであり、念仏を唱えたに等しい結果となることは明らかである。また、地域医療に関する例を挙げるならば、地方医師会が、休日夜間診療ないしは救急医療体制はいかにあるべきかを検討する際に、専ら、地方自治体といかに提携するか、そこでの医師の地位の保障をいかにすべきかに重点を置く傾向が強いかと思われるが、地域医療を総体としていかに構築すべきか、医療資源の開発と配分をいかにすべきかの理論を持たないままで、提携の仕方のみに腐心するならば、公共の名の下に、財政上の援助をちらつかせる行政権力機構に組み込まれ——健保の場合と同様に——医師の努力の成果は行政権力に吸い上げられてしまうことになろう。そして、地域医療は歪曲され、究極においては、地域住民の信頼を失うことになろう。さらに税制問題についても、医療事故問題についても、同様のことがいえる。いわゆる一人法人の提案があるが、この提案は個別的修正主義の危険性を多分にはらんでいる。なぜなら、この提案は既存の税制を肯定しつつ、そのレールに乗って税の軽減を図ろうとする発想であり、税が医療の本質を歪めている傾向に拍車をかけるものであり、論理の立て方が逆になっているからである。税の軽減は、やはり、真の医療の公共性とは何かについての行政権力との理論闘争によって獲得するのが正道である。行政権力の公共性理論は多くの弱点を持っているのであるから。医療事故問題についても、医事審判所の設置の提案があるが、事故責任の問題も医療制度全体の一環として把握する必要がある。日本医師会が自力で確立した医師賠償責任保険制度が会員の協力の下に着実に成果を挙げ、医療事故をめぐる紛争が鎮静化しつつあるが故に、行政権力は反応を示していないが、かりに医療事故が激増するような事態を想定すると――その時には、行政権力はこのような審判所の設置が不可能であると考えていても――この提案には反応するであろう。なぜなら、この提案は、医師と患者の紛争の原因には触れないで、紛争そのものの処理を委ねようとする提案であり、行政権力の基本構造に触れる提案ではないからである。また、このような提案はいわゆる被害者団体などからも提案される可能性の強いものである。したがってかりに実現しても医師の権利保護とはかけ離れたものとなるし、極論すれば、健保制度で抑圧された医師のプロフェッショナル・フリーダムは、この制度によって完全に喪失することになろう。

以上から明らかなように、個別的ないし羅列的修正主義では、われわれの目的を達成することはできないのである。

(ロ)　基礎理論の組立てとその中での諸提案の位置づけ

前述のように、諸提案を真に生かすためには、それら支柱となる基礎理論が必要不可欠である。では、その理論はどのように構築されるべきか。およそ理論が理論としての妥当性を主張しうるためには、ひとまず主観的諸条件を捨象して客観的に事象を把えなければならない。そうでなければ、説得力のある理論にはなりえない。

①　健保制度の理想像

(a)　まず、その原点に「生命」概念及び「人類性」の概念を置くべきである。

健保制度が生命を対象とし人類性の確立を目的としなければならないということは不変の原理である。ところが、奇妙なことに、現行健保制度にはこの点が全く見当らない。しかし、今や、生命概念を原点とする制度を構築しなければ、現実に対応しえない段階になっているのである。医師自身も、ともすれば、無関心になりがちなように思われるが、最近のライフサイエンス（生命科学）の目覚ましい展開によって、人類は幸福になるか破滅に陥るかの岐路に立っているといっても過言ではない。遺伝子に関する分子生物学や生態学のすさまじいばかりの進歩が、「生命」「人類性」の問題を正面に登場させたのであり、人類は好むと好まないとに拘らず、正面からこれを取り扱わざるをえない状況に追い込まれているのである。すべての科学は、閉鎖的・古典的な枠組の編成替えを強いられており、自然科学と社会科学という区別すらも止揚して――医学のみならず、物理学も化学も、さらには、経済学・法律学・政治学なども含めて――凡ゆる領域から総合的に、生命問題に取り組まざるをえない段階になっており、諸科学の基礎であり、そして、科学の成果を実生活に定着させるための哲学・倫理学もまた、あらためて生命と人類性の問題の問い直しをせざるをえない段階に達しているのである。従来の哲学・倫理学は、これまた、不思議なことに生命を原点としているといえず、倫理は倫理として観念的に孤立した形で論じられていたに過ぎない。この生命・人類性を原点に置き、人類全体の名において問いなおされた倫理体系がいわゆるバイオエシックス（生命倫理）なのである。とにかく、この生命ないし人類性への科学と倫理の両面からの取り組みが遅れれば遅れるだけ人類の幸福は遠ざかっていくであろう。このような状況を認識するならば、そうでなくても生命問題の現実的処理に奉仕すべき健保制度が、生命ないし人類性の概念を原点に据えざるをえないことは明らかであろう。

(b)　生命・人類性の概念を原点に置くとき、第二命題として、これらに関する科学ないし技術の成果とそれを人類の福祉に役立たせるための倫理とが、とりわけ生命ないし人類性に関して中心的役割を果す医学・医療の成果とそこでの倫理が、十分に吸収できるような仕組みの健保制度でなければならないということになる。従来の医学・医療の目覚しい発展がどれだけ人類に貢献してきたかは多言を要しないが、その貢献を阻害する要因は断乎として排除されなければならない。いかなる理由をつけても、阻害することは許されない。

(c)　第二命題の、医学・医療の成果の吸収が十分に行われかつバイオエシックスが確立されるためには第三命題として、医学・医療に関する自由が最高度に保障されていなければならない。この自由なくして成果を挙げ吸収することはできない。なお、ここで注意すべきことは、その自由の二面性である。学問ないしは技術についての専門的自由によって挙げられた成果を現実に生かすためには、その担い手の社会的自由もまた保障されていなければならないのである。

と同時に、これらの専門的自由と社会的自由を保障される側もまた、自由の内容を主体的に確立しなければならない。

繰り返し述べてきたように、自由はもはや過去における古典的自由すなわち「〜からの自由」であってはならない。古典的自由はその内容の空虚さの故に、公共性の名による制限思想の前にもろくも崩れ去ったのである。われわれは自由を自己の責任を果すための積極的活動の源泉として把え、自らの力でその内容を豊かにしていかなければならない。これこそがプロフェッショナル・フリーダムである。それは空虚なうたい文句ではないのである。より具体的に述べよう。現在における自由はもはや「〜からの自由」ではありえない。それは「〜への自由」であり、「理性の支配」を意味する。すなわち科学的な論理とそれを実社会に生かすための倫理とを兼ね備えた理性によって、人類の進歩と安定の調和に向けて行動し、それに対する障害を排除していくための自由なのである。要するに、自らが絶えずその内容を豊かにしていかないかぎり、現代社会においては自由を維持することはできないのである。

(d)　いわゆる医療の特殊性と公共性も、以上のような諸命題を前提として把えなければならない。医業は生命・人類性の問題に正面から取り組み、その使命達成のためには充実した学問・技術と倫理を必要とし、さらにそのためには自由が不可欠であるという点で、他の職種では考えられない特殊性をもつのであり、また、こうした活動をすること自体が公共性に合致するのである。現行制度はこの特殊性を全く無視しているし、自由を保障することこそが公共性に合致するにもかかわらずこの概念を逆用し、自由制限の理由づけに用いているといえよう。

(e)　(a)ないし(d)で述べた事項がその活力を発揮する場が整備されなければならない。そしてこのシステムを形成し、かつそれを有利に機能させるという仕事は医学・医療の力だけではなしえない。形成・機能の両面に対する経済の関与は不可欠であるし、他の関連諸科学の成果も結集されなければならない。現行健保制度は(a)〜(d)を無視し、統制経済だけで場をつくり、そこへ医療をはめ込んでいるのであり、論理が倒錯しているのである。

(f)　最後に保険制度は、このシステム、とくにその経済的側面を支えるものとして位置づけられることになる。こうした保険制度こそが生命・人類性を原点に据えたいわゆるバイオインシュアランスなのである。そこでは、行政権力は真の公共性に奉仕するサービス機関であり、組合は、たかだか会計事務担当者たるにすぎない。医師と患者の関係が中心となり、両者の間に真の信頼関係が形成されることになる。

②　以上は健保法について論じたが、①で述べた基礎理論は、健保法以外の諸法制、すなわち医師法・医療法・地域医療関係法・税法・事故責任などを支える理論としても、そのまま妥当する。というよりもむしろ、この理論を軸としてすべての医療に関する諸制度は有機的に統一され、新しい医療秩序の形成が可能となるのである。

③　(i)で紹介した諸提案は、ことごとくに、この基礎理論の中で位置づけることができるし、そうしたときに、はじめて有機的に統一され、躍動することになる。

(ハ)　理論から実践へ

諸提案を支える基礎理論を構築したとして、次に問題になるのは、それをいかにして実現するかである。この実践の基本的姿勢は、基礎理論を軸とする抵抗体制によって自らの力で闘いとるという姿勢でなければならない。権利は与えられるものではなく勝ちとるものである。権利が法律によって始めて与えられると考えるべきではない。社会的な諸利益をめぐる主張がぶつかり価値の選択をめぐる闘いが行われ、その結果として均衡状態が生れたときに、それを基盤として、はじめて法律上の権利義務関係が定まるのである。その意味では、権利は法律の前にあり、流動しているといえる。それを安定した権利へと高めるものは力である。では、その力とは何か。現在の民主主義社会における力は文化価値の選択をめぐる斗いに勝つ力であり、それは正しい理論とそこからほとばしる迫力以外のものではありえない。これが、くり返し、理論の充実を強調してきたゆえんである。したがってまた、義務を負わされているから権利を与えろと主張することは疑問である。この主張はその前提において、行政権力による義務づけを承認しつつ自力で勝ちとるべき権利の付与を他人に懇願していることになる。義務の問題は、権利闘争の過程において、自己責任の問題として論じるべきなのである。

なお、以上が現行健保制度をはじめとする既存の諸制度を崩しつつ理想像を築いていくための基本姿勢であるが、それは、現実に採るべき手段が一つということではない。当然のことながら、実践の手段は多様である。日本医師会が従来から多様な行動を展開していることは周知のとおりであり、健保組合の不当な行為には強く抗議し、或いは不当な通達行政には撤回・修正を要求し、小手先細工の行政当局の改正案を批判し、或いは保険医総辞退を断行するなど、それぞれの段階に対応した実践行動を行っている。しかし、こうした実践行動の多様さは、基礎理論を原点におき、それと結びつけながら行動している点で、先に述べた個別的ないし羅列的修正主義とは本質が異なる。この実践行動に関する理論の枠組こそが抵抗体制の柱であり、この枠組からはずれた実践行動は、たとえその要求内容に変りがなくても抵抗体制を弱める結果となる。

四　むすびにかえて

医業におけるプロフェッショナル・フリーダムは、まさに科学・技術の論理とそれを支える倫理の両輪をかみ合わせていく軸であり、その意味で創造的自由でなければならない。したがって、その自由が発揮されることこそが公共性に合致するゆえんであり、法もまたこれを保障するものでなくてはならない。しかも、このような法的保障を獲得する原動力もまた、創造的自由である。創造的自由は、まさに勇気であり、権力への抵抗を意味する。そして、その姿勢の放棄は自由からの逃避となる。

なお、これまで述べてきたことは、二〇数年の長きに亙り、比類なき英知と勇気をもって、理論の構築とその実践に邁進された武見会長の思想を法的側面から組み立てたものにほかならない。そして、見解の相違はあるにせよ、こうした思想を原点にすえないならば、早晩、医師のプロフェッション性は消え去るであろうことを警告して、むすびにかえたい。

㈲　本稿は、日本医師会の医事法社会立法委員会の昭和五五・五六年度の報告書である「医師におけるH・Dと法」の「第五部プロフェッショナル・フリーダムと法」の総論として、私が担当執筆したものである。

4 自由開業医の法的責任

本稿は、昭和五六年度の日本医師会医事法社会立法委員会の研究報告「医師における自由と法」第二部「自由開業医の法的責任」のうちの総論の部分で、私が執筆を担当した部分である。そして、こうした報告書の一部を抜き出して自分の名で転載することには強いためらいを感じる。しかし本稿は、二十数年間にわたり、武見先生に毎週のようにお会いして薫陶を受け続けた私にとっては、当時先生に捧げるために全力投球をしたつもりのものであるし、また昭和五七年三月に、最後の報告として提出したときの先生のお姿やお話は、いまもなお私の心に刻み込まれており、記念論文集に掲載させていただくのに最もふさわしいものだとの考えを捨てることができなかった。そこで、日本医師会の許しをえて転載することにしたのであるが、上記の委員会のメンバーの方々にも、私の気持をお汲み取り下さるようお願いするしだいである。なおその後、法律制度だけをみても、老人保健法の出現、健康保険法の改正、医療法の大改正、精神衛生法から精神保健法への移行など、多くの変化が生じているし、その速度は早い。したがって、昭和五七年以降の状勢の変化を踏まえたうえでの、議論を追加したかった。しかし、時間的余裕がなく、勉強が足らないので――どうしても必要と思われる箇所で、法律の規定が改正されたことを指摘した程度で――補充作業を断念したことも、おことわりしておきたい。

一 本稿の課題

わが国独特の、しかも明治以降、国民医療のうちで大きな役割を果たしてきた自由開業医は、荒波にもまれつつも、とにかく、現在まで、その基本的特色である自己資本と自己経営と自己技能の三位一体性を維持しつつ、自由開業医として存続してきたし、とくに昭和三〇年代以降の日本医師会を中心とする権力への抵抗運動によって、かえって確固たる自由性を身につけたともいえよう。

だが、しかし、自由開業医の存在を突き崩そうとする力も依然として強く働いている。もし、自由開業医の存在理由を明確にしつつ正しい理論に支えられた勇気ある実践を継続しないならば、自由開業医の基盤は近い将来崩壊するであろう。以下に、主として、法的統制との関係で自由開業医を捉え、①明治以降の自由開業医に対する法的統制の系譜、②現在における自由開業医の法的地位の全体像、③今後の展望を述べ、自由開業医が伝統を継承しつつ自己の地位を正しく認識し行動するための参考に供したい。

二　自由開業医に対する法的統制の系譜

(1)　自由開業医の誕生と旧医師法

自由開業医の特色は、自己資本による自己経営で自己の技能を用いて医療活動を行うという点にある。すなわち資本と経営と技能とが分離していないところの、いわば独立自営の形態をとっているという点にある。そして、わが国の明治時代における国民医療は、この自由開業医を軸として展開されたが、このような現象は欧米諸国には見出しがたいという点が注目される。なぜに、わが国で欧米先進諸国にみられない特殊形態たる自由開業医制が開花し定着したのか、その原因の解明は今後の課題であるが、推測するに、近代社会初期における欧米先進諸国の資本の蓄積は、当初から医療の領域にまで影響し――キリスト教思想の影響もあって――医師の技能と医業の資本ないし経営とを分離した形態を主流たらしめたのに対して、わが国の明治時代は、なお資本の蓄積が遅れ、医療の領域にまでは資本の論理が及ばず、地域共同体内部で自然発生的に出現した自由開業医制がそのまま定着したように思われる。もちろん明治政府は、早くから医療面を重視し、医学教育の充実による医師の養成をはかるが、現実の医療は自由開業医に依拠せざるをえず、したがって、これを温存せざるをえなかったといえよう。以下、明治初年から旧医師法制定までの医療に対する明治政府の対応を概観してみよう。

わが国における医師の資格・業務に関する近代的法制の端緒は、明治七年に発布された医制にさかのぼる。江戸時代においては、漢方医が主流であったといわれるが、明治政府は、明治元年、はやくも西洋医術の長所を採用すべきことを宣明し、近代医学教育の態勢を整えていった。

明治五年には「学制」を発布し教育制度の確立をはかるとともに、文部省に医務課をおき、「医制」制定の準備が始められ、明治七年、太政官の指令にもとづき、文部省より、東京、京都、大阪の三府に「医制」七六カ条が達せられた。「医制」の内容は、文部省の統轄下に衛生行政機構を整備すること、西洋医学にもとづく医学教育ならびに医師に関する制度を確立すること、加えて、薬剤師ないしは薬事に関する制度をも確立すること、などであり、衛生全般にわたって制度化をはかったものといえるが、その主眼は、医学教育および医師に関する制度の整備にあったといえよう。医学教育に関しては、医学校、その教員資格などについての詳細な規定をおき、また医師に関しては、「医師ハ医学卒業ノ証書及ヒ内科外科眼科産科等専門ノ科目二箇年以上実験ノ証書ヲ所持スル者ヲ検シ免状ヲ与ヘテ開業ヲ許ス」（医制第三七条）と定めて、開業免許制度を採用するとともに、その業務について、業務独占、診察料の確保、患者死亡などの届出義務、医倫理に反する医師の処分などに関する規定をおいている。

この医制は、いきなり全面的に施行することはできなかったので、緊急のものから順次実施に移すこととされたが、医師の開業免許制に関しては、各府県単位での開業試験制度が普及し、明治一二年には、全国的に統一された「医師試験規則」が内務省から出され、医師の業務に関しては、明治一五年、「医師医業ニ関スル犯罪及不正ノ行政処分」（太政官布告第三九号）なる取締規則が出された。さらに明治一六年には、「医師免許規則」（太政官布告第三五号）ならびに「医術開業試験規則」（太政官布告第三四号）が制定され、原則として「医師ハ医術開業試験ヲ受ケ内務卿ヨリ開業免状ヲ得タル者トス」（医師免許規則第一条）と定められ、医師開業免許制度は一段と整備された。その後、しだいに医師の数も増加し医師団体も生まれてきたのに対応して、医師ないしその団体を法律で規定すべきではないかがさかんに論じられたのち出現したのが、明治三九年制定の旧医師法である（従来、医科の一部として取り扱われてきた歯科を独立させ、医師法とならんで歯科医師法が制定された）。この法律は、「医師タラムトスル者ハ左ノ資格ヲ有シ内務大臣ノ免許ヲ受クルコトヲ要ス

①　帝国大学医科大学医学科又ハ官立、公立若ハ文部大臣ノ指定シタル私立医学専門学校医学科ヲ卒業シタル者

②　医師試験ニ合格シタル者

③　外国医学校ヲ卒業シ又ハ外国ニ於テ医師免許ヲ得タル者ニシテ命令ノ規定ニ該当スル者

医師試験ハ中学校若ハ修業年限四箇年以上ノ高等女学校ノ卒業者又ハ之ト同等以上ノ学力ヲ有スル者ニシテ医学専門学校ヲ卒業シ若ハ外国医学校ニ於テ四箇年以上ノ医学課程ヲ修了シタル者ニ非サレハ之ヲ受クルコトヲ得ス」（医師法第一条）と定め、従来の開業免許制を廃止して身分免許制を採用し、その欠格条件も整備し、医師の業務については、無診療治療などの禁止、カルテの記載・保存義務、広告制限などの規定をおいた。以上の経緯をみると、明治初年から旧医師法成立までの法律制度には、自由開業医を統制しようとする傾向はみられず、むしろ、そのプロフェッション性が旧医師法により国家法のレベルで明確に承認されたといえよう。もちろん、旧医師法は、開業医のみを対象とした法律ではなく、医師の身分法として勤務医にも適用される法律として、前述の資本・経営・技能のうちの技能だけを対象としている。しかし、だからといって、三者の分離を意図したものではない。旧医師法はライセンス制を採用し業務独占の特権を医師に与えるとともに、その特権に伴う患者に対する最小限度の義務を課することをその内容とし、医師の資質の向上をはかるとともに医師に対する規制は最小限度にとどめ、できるだけ自由に技能を発揮せしめようとしているのであり、そこに、いわゆるプロフェッションに対する法律の伝統的な——諸外国の法制にも共通した——姿勢をみることができる。なお、注目すべきは、旧医師法の自由開業医の集団への対応である。この点、旧医師法は、医師団体につき、「医師ハ医師会ヲ設立スルコトヲ得」（医師法第八条）、「医師会ハ医事衛生ニ関シ

官庁ノ諮問ニ応ジ又ハ建議ヲ為スコトヲ得」（同法第九条）とし、別に医師会規則を設け、任意設立、官公立病院の勤務医を除く強制加入の郡市医師会、郡市医師会で構成される道府県医師会の組織などについて定めている。ここにも――自由開業医集団を国家政策の中に取り込もうとする意図はあるにせよ――自由開業医制を否定しようとする傾向はみられないといえよう。

かくて、旧医師法制定の段階においては、自由開業医は無傷のままで国家法の承認をえたといえる。

ところでこの自由開業医が明治時代に大きな役割を果たしたことは、すでに武見会長が鋭く指摘されているところであるが、それはなぜか、当時の自由開業医の立場、すなわち古典的なプロフェッションの立場は、奉仕活動に対する報酬というようなプロフェッションの経済性には無関心である。医制が「医師タル者ハ……相当ノ診察料ヲ受クヘシ」（医制（改正）第二一条）と定めているのは、むしろ、奉仕活動に対する対価の要求が当然視されていなかったことを示すものといえよう。それは、資本主義の経済法則、企業原理の枠外におかれたといってもよかろう。したがってまた、古典的プロフェッションは、採算を度外視した奉仕精神に徹するとき、見事な成果をあげることができた、といえるのではあるまいか。

(2) 自由開業医に対する法的統制――太平洋戦争終了まで――

明治時代にわが国医療の担い手として一応定着した自由開業医の形態は、その後も着実に根を下していったといってよい。その資本・経営の側面は、当然のことながらしだいに企業原理の影響を受けることになるが、そのこと自体は、自由開業医の自己資本の充実に資することになったし、自己経営の基本をゆるがすようなことはなかったといえよう。しかし、大正時代から昭和の初期にわたって、企業原理の影響により、資本・経営と技能が分離した形態、たとえば会社形態による病院経営の可能性がしだいに認識されるに至り、そうした形態の出現によって自由開業医の社会的役割の重要さが相対的に低下していく要因が形成された。と同時に、この資本・経営と技能との切り離しの考え方の影響の下に、自由開業医そのものについても、技能と物的設備とを切り離して、後者を規制するという現象が生み出されたのである。そして、このような実態を反映しているのが昭和八年制定の診療所取締規則である。医療施設に関する規制は、従来は都道府県に任されていたが、昭和八年に至り、医師法の委任にもとづくという形式で診療所取締規則が制定されるに至った。この規則は形式的には医師法に従属する形式をとり、かつ診療所中心の組立てをしている限りにおいて、現行医療法と異なるが、その内容は、現行医療法の原型といって差し支えないものとなっている。すなわち、同規則は、「診療所ト称スルハ公衆又ハ特定多数人ノ為医業ヲ為ス場所ヲ謂ヒ病院ト称スルハ診療所ニシテ患者十人以上ノ収容施設ヲ有スルモノヲ謂フ」としつつ、「医師」または「公共団体」が「病院ニ非ザル診療所」を開設するためには地方長官への届出で足りるが、「医師ニ非ザル者」が「病院ニ非ザル診療所」を開設する場合と、病院の開設については、地方長官の許可を要件とし（同規則六条以下）、さらに「診療所ノ開設者医師ニ非ザルトキハ医師ヲシテ其ノ診療所ヲ管理セシムベシ」（一五条）とし、診療所の構造・設備に関する規制をしている（二一条以下）。したがって、この診療所取締規則は、開設者すなわち医師という前提をとらず、非医師も開設者となりうるという前提に立ちつつ、しかも、物的設備を技能から切り離して取り締るという構成をとっているのであり、医業における資本・経営と技能との分離を前提として――公的医療機関の形態を自由開業医形態と並列させただけでなく――非医師による医業経営の存在を容認したのに加えて、自由開業医の経営的側面にも関係する物的施設のみを、その技能から切り離して統制したということができる。

このような企業原理の影響、診療所取締規則の出現とならんで、自由開業医形態へ影響を与えたのは、国家の社会政策立法たる健康保険法の登場である。健康保険法は、資本主義の矛盾が顕在化し社会不安が深刻化した大正時代後半に、社会政策立法として大正一一年に制定され、大正一五年から施行されたものである。この初期の健康保険法は、被保険者を「工場法ノ適用ヲ受クル工場又ハ鉱業法ノ適用ヲ受クル事業場若ハ工業ニ使用セラルル者」に限定し、また、その対象となる保険事故についても業務上・業務外の区別をしておらず、さらに家族給付を問題としていないなどの点で現行健康保険法とは異なっているだけでなく、とくに療養の給付に関しては、保険者たる政府ないし健康保険組合が保険者として給付をなす旨を定めただけで、その担当者については何らの規定を設けていないのである。そして、この点については、政府と日本医師会との間に診療契約ならびに覚書を取り交し、(ⅰ)日本医師会が被保険者の診療を引き受けるものとし、そのために日本医師会が私立診療所の医師につき診療担当者を定め、(ⅱ)診療の範囲は、診療、薬剤または治療材料の支給、処置、手術その他の治療にわたるものとし、(ⅲ)診療報酬については、「政府カ本契約ニ依リ日本医師会ノ引請ケタル診療ニ対シ支払フ毎月分ノ報酬額ハ金七円四拾弐銭六厘七毛ノ十二分ノ一ニ相当スル金額ニ其ノ月初日現在ニ於ケル被保険者総数ヲ乗シテ得タル額ヨリ政府ニ於テ診療ヲ委託シタル官公立病院及薬剤師ニ支払フヘキ其ノ月分ノ報酬額ヲ控除シタル額トス

前項ノ官公立病院又ハ薬剤師ニ支払フヘキ報酬ノ額ハ政府ノ定メタル方法ニ依リ算定スルモノトス

政府ハ日本医師会ニ支払フヘキ毎月分ノ報酬ヲ第一項ニ依リ計算ヲ了シタル後遅滞ナク日本医師会ニ支払フモノトス」とし、これを日本医師会が診療担当医に分配することとし、(ⅳ)その他、診療担当者に対する規制も、この契約書・覚書の中に盛り込まれた。したがって、初期の段階での自由開業医の健保体制への組み込みは極めて控え目な形をとっていたといえるし、自由開業医に大きな影響を与えるものとはいえなかった。しかし間もなく、乱受診の傾向ありとの理由で診療制限が強化されてくる。すなわち昭和三年には健康保険診療方針が定められ、財政的側面からの自由開業医の技能面への制約が法制化するに至った。なお、社会福祉の領域においては、昭和四年に「救護法」が出現するが、ここでは医療は市町村長の指定した医師が行うとされ、やはり自由開業医を国家政策の中に組み込もうとする萌芽がみられる。さらに、この時代に官製医師会を整備し、それを媒介として自由開業医を国家体制の中に取り込むという傾向も強まってくる。すなわち、大正八年の医師法改正、医師会令の制定により、郡市区医師会ならびに、それを会員とする道府県医師会の設立が義務づけられ、公立の医療施設に勤務する医師も加入を義務づけられ、さらに大正一二年の改正で道府県医師会を会員とする日本医師会が任意設立の形で法制化されたのである。

このようにみてくると、この時代は、自由開業医の社会的役割がしだいに認識されるとともに、その基盤にしだいに企業原理が侵入し、控え目ながら、国家の法的統制が加えられていった時代ということになろう。

ところで、昭和一〇年代に入ると、周知のように社会全体が戦時統制政策によって塗りつぶされることになるのであり、自由開業医もまた、正面からその影響を受けることになる。まず、医師法関係についてみれば、昭和一二年、日華事変勃発後、国防力増強のため国民の体力向上が一段と強調されるとともに、医療制度も全般にわたり抜本的変革を行うことが強く要請されるようになった。そして、昭和一七年、「国民医療ノ適正ヲ期シ国民体力ノ向上ヲ図ルヲ」（国民医療法第一条）目的として、従来の医師法、歯科医師法など各種の医事法令を一つの体系に統合した国民医療法が制定された。

国民医療法は、医師、歯科医師、保健婦、助産婦および看護婦を「医療関係者」と称し、これらすべてをこの法律で扱っているが（ただし、保健婦、助産婦、看護婦については、法律自体に規定をおかず、命令で規定している。同法第二七条）、医師については、新たに、大学・医学専門学校の卒業者も医師試験合格者も、ともに一年以上診療の修練を経ることを免許の要件として加え（国民医療法施行令第一条）、自由に標榜できる「診療科名」の制度に加えて、科名専門標榜の許可制度すなわち専門医の認定制度を創設し（同法第一三条、一四条、同法施行令第六条、同法施行規則第二六条。ただし、この制度は実際には動かないままで終わった）、従来、施行規則に定められていた応招義務、診断書交付義務などを法律自体で定めている（業務に関する規定の内容は、ほぼ現行医師法と同様となったが、厚生大臣の指定業務への従事命令などの定めがある。同法第二二条）。また、医師の報酬については、厚生大臣は医師会の定めによらしめる命令を発することができる（同法施行令第一七条、同法施行規則第六二条）などの定めがある。さらに、医療施設に関しては、従来の診療所取締規則で病院を診療所の一種としていた定義を改め、患者一〇人以上の収容施設をもつものを病院、病院でないものを診療所とよぶこととし、開設をすべて許可制とし、管理に関する取締規定を整備した（同法第二一条、同法施行規則第三九条以下）。つぎに、社会保険の領域においては、やはり日華事変の勃発を契機として、農漁村への医療の普及の必要に迫られ、昭和一三年に国民健康保険法が制定された。この国民健康保険法では、市町村ごとの普通国民健康保険組合が保険を担当することとし、その地域内の世帯主を組合員とし、組合員とその世帯に属する者を被保険者として療養の給付などを行う建前がとられたが、診療担当者については正面から規定することなく、診療は組合と契約した医師が行うという形式がとられた（旧国民健康保険法第五〇条参照）。

そして、この国民健康保険法の創設と並行して、被用者保険制度の拡大がはかられた。すなわち、従来健康保険法の適用外とされた給料生活者などを対象とする職員健康保険法と、船員の特殊事情を考慮した船員保険法とが昭和一四年に制定され、昭和一五年には「政府職員共済組合令」も制定されたし、健康保険法も、被保険者と同一の世帯に属する者へ適用範囲を拡大することとなった。こうして、社会保険制度は整備されてきた。さらに、昭和一七年の健保法改正で職員保険制度は健康保険制度に吸収されたが、注目すべきは、この改正で、保険医について強制指定制度が採用されたことである。医師は、正当の事由なく指定を拒否できないこととなった。それに伴い診療報酬額についても、職員保険制度が採用した、点数定額式が健保法でも採用され、従来の人頭式報酬制は廃止され、診療報酬の決定権限は厚生大臣とされるとともに、厚生大臣が一点単価、点数表を定めるにあたっては、日本医師会の意見をきくこととされ（もっとも、昭和一九年、中央社会保険医療協議会の前身である社会保険診療報酬算定協議会が実現し、その意見をきくことで、日本医師会の意見に代えられることとなった）、診療方針についても、健康保険医療養担当規程が整備された。そして、国民健康保険法、船員保険法も健康保険法同様の強制指定制度を採用するに至った。かくて、自由開業医は社会保険の領域でも明確に法的強制の中に組み込まれ、その自由性を否定されることになった。従来の医師会との団体委任契約はその重要な目的を失い、全面的に改訂され、診療報酬の請求および審査に関する事務のみが医師会に残されるだけとなった。

なお、医師会に関する法的統制も、国民医療法によって強化されたことはいうまでもない。すなわち、国民医療法は、医師会を「医療及保健指導ノ改良発達ヲ図リ国民体力ノ向上ニ関スル国策ニ協力スルヲ以テ目的トスル」（同法

第一六条）、団体として捉え、法制上は、郡市区医師会制を廃止し、すべての医師の道府県医師会への加入を義務づけ、かつ道府県医師会のみならず、それを会員として構成される日本医師会も強制設立団体とし、これら医師会の組織について詳細な規定を設け（昭和一七年医師会及び歯科医師会令参照）、その公法人としての性格を明確にしている。

以上のように、自由開業医ならびにその集団たる医師会は、戦時統制立法たる国民医療法により国家の医療行政組織の中に組み込まれただけでなく、社会政策の面からも社会保険機構に組み込まれ、資本・経営・技能の全面にわたって自由性を否定されるに至ったのである。

(3) 自由開業医に対する法的統制——太平洋戦争後、いわゆる「二重指定制」の導入まで——

上述の戦時統制立法による自由開業医への法的統制は、太平洋戦争終了後の民主主義体制確立の際に払拭されるはずのものであった。ところが奇妙なことに、医療の領域においては、この戦時統制立法が居坐っただけでなく、一段と強化される傾向を辿った。その最大要因は、従来の古典的自由に安住しつつ、その非社会性の故に——主観的意図はどうであれ——行政権力のなすに任せた医師集団、とくに自由開業医集団の抵抗力の欠如にあったといえよう。

まず、太平洋戦争後、医事法制は——連合軍総司令部の指導のもとに——全般的な改革を迫られた。そして、昭和二三年、新しく医師法、歯科医師法、保健婦助産婦看護婦法、医療法などが制定され、戦時立法としての色彩の強かった国民医療法は廃止された。また、強制設立、強制加入であった各医師会は解散され（昭和二二年医師会及び日本医療団の解散等に関する法律）、それぞれ独立の民法による公益法人として再出発することになった。新医師法の基本姿勢は、戦時統制色を一掃し民主的制度たらしめんとした点にあるが、具体的特色としては、医師の資質向上をはかるため、医師免許を受けるには、必ず、医師国家試験に合格しなければならないとし、その受験資格を文部大臣の認定した大学の卒業者で一年以上の実地修練を経たものに限定したこと、新しく名称独占の規定をおき（医師法第一八条）、応招義務、証明文書交付義務違反（医師法第一九条）のばあいの罰則を廃止したこと、厚生大臣の医療や診療報酬への干渉権限を廃止したこと、医道審議会を新設したこと（医師法第二五条）、などに加えて、医師のいわば身分法としての性格を徹底させ、その活動場所である病院・診療所に関する法制（医療法）を切り離して並置させたこと、前述のように医師会を任意設立、任意加入の団体に切りかえたこと、医業と歯科医業との分離を明確にしたこと、などがあげられよう。なお、こうして成立した新医師法は、その後、昭和二四年の改正では、制限的な形ではあるが、厚生大臣の医師に対する指示権を認め（医師法第二四条の二）、昭和二六年の改正では医薬分業に関する規定を設け（同法第二二条）、昭和四三年の改正では、従来の実地修練（インターン）制度を現行の臨床研修制度に切りかえる（同法第一六条の二）など、数次の改正を経て今日に至っているが、基本的組立てはそのまま維持されている。

こうして、医師法だけをながめると、戦時統制色がはらわれたようにみえるが、実は、医師法の内容自体は旧医師法、国民医療法、新医師法の三者で異なっているわけではない。古典的プロフェッションの特権ないし義務を定めている点で共通しているのであり、むしろ問題は、古典的プロフェッションの地位の保障に依然として止まっているという点にある。しかし、より問題となるのは、昭和二三年に登場した医療法である。先に述べたように、医師法の身分法としての性格の徹底は、病院・診療所という活動場所を技能から切り離すこととなり、この物的施設のみを対象とする法的統制が医療法という独立の法として出現することとなった。医療法は、従来と異なり、医師法と完全に袂を分かち、独立の物的施設統制法として病院に重点をおきつつ、従来より病床基準を引き上げ、その管理の整備をはかり、総合病院制度、公的医療機関の制度を新設し、さらに、昭和二五年の改正で医療法人制度を設けている。この医療法で問題となるのは、第一に、この物的施設法が自由開業医重点の医療政策を転換し、自由開業医の地位の低下を導いたという点である。自由開業医を中心におくことなく、資本・経営と技能との分離を前提に、病院中心主義・公的医療機関拡充主義がとられているのである。第二に、自由開業医自体が――本来、一体として捉えない限りプロフェッションとしての技能を十分発揮できないはずの――資本・経営と技能とを切り離して考えざるをえなくなったという点である。さらに第三に、この医療法による物的施設の整備が、その後の社会福祉立法ならびに社会保険諸立法における機関指定制の原点となっている点である。この法律による病院・診療所という物的施設の整備を基点として、これに機関概念を被せて法的統制の下に組み入れ、それに引きずられた形で自由開業医自身も組み込まれるということになったのである。

さらに、社会保険・社会福祉の領域に目を転ずれば、上述のような機関概念による医療行政機構への自由開業医の組み込み体制の確立が注目される。

社会保険の領域では、昭和二二年、業務上の傷病を対象とする労働者災害補償保険法が健康保険法から独立し、昭和二三年の健康保険法改正では、戦時中の保険医の強制指定制が同意条件付指定制に改められ、さらに、官製の日本医師会が解散したために、従来これに委嘱していた診療報酬事務の肩代り機関として、社会保険診療報酬支払基金法が制定され、昭和二五年には、診療報酬・保険医の指導に関する事項を審議するための現行社会保険医療協議会が誕生し、診療方針についても全面的改訂を加えた健康保険医療養担当規程が制定された。また、昭和二三年、社会保障制度審議会も創設され、昭和二五年、二六年には「社会保障制度に関する勧告」が出され、現実にも社会保険の内容の充実がはかられるが、間もなく、保険財政の悪化から政治的・社会的問題に発展したのち、昭和三二年に健康保険法の改正が行われ、その際、いわゆる機関指定制が採用されたのである。国民健康保険法もまた、ほぼ、健康保険法に対応して改正されていき、昭和三三年には新国民健康保険法が――機関指定方式を申し出方式に改めた点などで健康保険法と異なる点はあるが――誕生した。さらに昭和二八年の日雇労働者健康保険法、昭和二三年の国家公務員共済組合法をはじめとする一連の共済組合法などの制定によって、社会保障の体制は整備された。しかし、こうした形式の整備は、自由開業医からみれば、医療行政の中に強く組み込まれたことを意味する。この組み込みの梃子となったのは機関概念であるが、機関概念によってどのように組み込まれていったかを、社会福祉の領域も含めてながめておこう。そもそも、医療機関という概念は、国民医療の場で中心的役割を演じる活動単位としての病院・診療所を意味する概念として、法律を離れたところでも用いられるが、法律制度上も、やはり病院・診療所を意味する概念として用いられている。医療法は、正面から医療機関とは病院・診療所を意味する、と定義づけてはいないが、公的医療機関とは「都道府県、市町村その他厚生大臣の定める者の開設する病院又は診療所をいう」（医療法第三一条）と定義し、ついで医療機関整備のために医療機関整備審議会をおくというような定め方をしているところからみて（同法第三二条、なお、その後の改正でこの規定は削除された）、医療機関とは同法の定める病院・診療所を医療行政の角度から捉えた概念として用いているといってよい。そして、この病院・診療所すなわち医療機関という考え方は、福祉医療ないしは医療保険に関する諸制度が採用している指定医療機関制度の中ではっきりと示されることになる。すなわち、福祉医療の領域では、生活保護法、身体障害者福祉法、児童福祉法、母子保健法の諸法が、それぞれ、医療扶助のための医療、更生医療、育成医療と療育・養育医療を担当させるために、厚生大臣ないし都道府県知事が病院・診療所の開設者の同意をえて担当医療機関を指定することとし（生活保護法第四九条以下、身体障害者福祉法第一九条以下、児童福祉法第二〇条以下、同法第二一条の九、母子保健法第二〇条以下）、医療保険の領域では、健康保険法が開設者の申請した病院・診療所を都道府県知事が保険医療機関として指定するとし（健康保険法第四三条の三）、国民健康保険法もまた、開設者からの申し出が都道府県知事により受理された病院・診療所が療養取扱機関となる旨を定める（同法第三七条）、このほか、結核予防法、原子爆弾被爆者の医療等に関する法律なども指定医療機関制度を採用する（結核予防法第三六条以下、原子爆弾被爆者の医療等に関する法律第一〇条以下、なお、のちに出現する公害健康被害補償法も、健保法、国保法、生活保護法における指定医療機関ないし療養取扱機関をもって公害医療機関とする旨を定め、さらに「救急病院等を定める省令」も、開設者から都道府県知事に対して救急業務に協力する旨の申し出のあった病院・診療所を救急医療を担当する医療機関とする旨を定める）。そして、それぞれの医療機関について、診療方針、診療報酬を定める規則がおかれている。

こうみてくると、指定医療機関制度は——福祉医療の領域では、開設者の同意をえて指定、医療保険の領域では、開設者の申し出を受けて指定ないし申し出の受理という規定の仕方の差異はあるが、いずれにせよ——医療機関概念を梃子として、医療行政の中に病院・診療所を組み込む役割を果たしているものといえよう。

ところで、このように、医療行政の角度から、あるいは、医療行政機関の一環として病院・診療所を捉え、それに医療機関概念を被せるという構成には疑問がある。その理由は、つぎのとおりである。すなわち、医療法は、一方では、病院・診療所を「場所」として定義しながら（同法第一条）、他方において、それを医療行政の角度から捉えるときには、一個の活動単位として捉えようとしているようであり、そこに矛盾がある。そして、この矛盾は、前述の諸法律の採用する、指定医療機関制度において顕在化する。指定医療機関となるのは病院・診療所であるが、「場所」であるはずの病院・診療所が、法的主体として医療を担当し、診療報酬の支払を受け、取締りの対象とされることになっているのであるから、この点で、法律構成に無理があるといわざるをえないのである。しかし、基本的に問題なのは、こうした法律構成の背後にある医療行政観である。病院と診療所を形式的な大きさだけを基準に区別しながら、しかもこれを一括して諸々の医療機関概念を被せ、行政機構の中に組み込むことによって医療を切りきざむとともに、プロフェッションとしての主体的活動のための手段として医師の支配下にならなければならないはずの物的施設を収奪することを通して医師を規制し、したがってまた、医師のプロフェッション性を崩していく結果となるような発想は、医療行政の名に値しないであろう。

以上から、太平洋戦争終了後昭和三〇年の初めにかけて――民主主義体制の確立に伴う戦時統制立法廃止の趨勢にもかかわらず――自由開業医は、医療法によりその技能と物的施設とを切断され、さらに物的施設に引きずられる形で医療行政機構に組み込まれることにより、経営・資本の側面の自由性を、ひいては技能の面の自由性を一段と制約されるに至ったのである。

三　武見理論による自由開業医の再生――法的統制の形骸化――

いままで、自由開業医に対する法的統制の経緯を辿ってきたが、こうした法的統制は、とりわけ太平洋戦争後における目覚しい医学医療の発展に対応しつつその成果を国民医療に反映していこうとするものではありえなかった。したがって、自由開業医の組み込みなどによる医療行政の体制が形式的に整備されると、かえって法的統制の現実からの遊離が顕在化したともいえる。そして、こうした法的統制の根本的欠陥を指摘しつつ、不当な法的統制に抵抗することによって国民医療の中へ医学医療の発展を吸収しうるような法創造活動を行い、法的統制を形骸化していったのが武見理論である。ここ二十数年にわたって、官製医師会から脱却した日本医師会が、武見会長の理論と実践力を軸にし学術団体としての性格を鮮明にしながら、医療の領域全般にわたって法創造活動を行い不当な法的統制を形骸化することによって、自由開業医の体制を立て直し、国民医療の発展のために果たした役割は偉大である。現在でも、医師法・医療法・健康保険法の三法を柱とする法的統制の形式は以前と変りはないが、これらの法律に対する武見会長の理論・実践両面での批判活動の成果を要約しておこう。

まず、医師法の領域では、医療とは医学の社会的適用であるとの定義づけを出発点とし、現代の医療は包括的医療であり、地域医療でなければならず、そのような医療を実現するためには新しい「生命」中心の医学の論理と倫理に立脚しなければならず、さらには、その論理と倫理を展開するための軸としてのプロフェッショナル・フリーダムが確保されなければならない、したがってまた、医師の法的地位についても、古典的な特権よりは職権の保障がなされなければならない、とされる。そして、こうした新しい視点による職権論は、現行医師法の無力さを浮き彫りにしている。

つぎに、医療法に関連する領域においては、地域社会における医療資源の開発と配分に関する理論が中心となる。医療が地域医療でなければならないとして、地域社会ごとにその資源の開発と配分を組み立てなければならないという構想は卓抜である。医療法に関する問題に限定するが、そこでは病院・診療所という平板的な区別は無意味となり、病院は技術集積単位として捉えられることになり、公的・私的の区別は止揚され、有機的に連動する存在となる。また伝統的自由開業医は、重大なプライマリー・ケアの担当者として新しく存在理由を獲得し、しかも、自由開業医が高度の医療を活用するために医師会病院設立の必要性が強調される。また、この医療資源の開発と配分の主体はあくまで地域の医師集団であり、行政権力はこれに対するサービス提供者の地位におかれる。こうした構想によれば、学校保健も産業保健も、救急医療、休日夜間診療なども地域医療の配分計画の一環として位置づけなければならず、個別的に断片的に処理することは意味をなさないことになる。このようにみてくると、この構想は、生命概念を中心におきつつ、地域医療の中で自由開業医に活力を与え、従来の物的統制法たる医療法を抹殺して、後見的サービス法に転化させようとするものである。したがって、この構想こそは、自由開業医の理論的支柱といっても過言ではない。

最後に、健康保険法に関しては、とりわけ、制限診療の撤廃、合意四原則の獲得をはじめとして、目覚しい実践活動が展開されたことはいうまでもないが、理論としては、既存の健康保険法の構造的欠陥――社会政策との癒着、財貨中心の診療報酬算定方式の不当性、機関概念による統制強化、医師の権利保護規定の欠如など――を指摘しつつ、組合制度を廃止し、保健投資による給付実現のための基金法として再編成することにより、真のプロフェッショナル・フリーダムが発揮できるようにし、そこから、医師と市民との信頼関係・連帯を築き上げるべきである、とされる。ここにもまた、生命概念を中心とする医療とそれを支える経済とのつながりが、見事に捉えられている。

こうみてくると、武見理論の原点は、「生命」ないし「生存」の概念を中心に据えた医学の論理と倫理の有機的展開ということになる。そして、以上のような理論にもとづいた数々の実践活動が成果をあげてきたことは、改めていうまでもない。

四　現在における医師の法的地位――医事法制全般にわたって――

上述のような武見理論による実践活動は、自由開業医に活力を与え、法的統制を形骸化してきたといえる。しかし、現在でも法的統制の形式は存続しているし、もし、自由開業医ないしその集団たる医師会が理論の構築と実践を怠るならば、法的統制は容易に息を吹きかえすであろう。そこで、形骸化しているにせよ、現在どのような法的統制が医師に加えられているか、医事法制全般をながめたばあいの医師の法的地位はどうなっているかを説明し、今後の自由開業医の理論・実践の参考に供することとしたい。なお以下の叙述は主として、三藤「医師法」医科学大事典（講談社）所収によっている。

以下、医師に関する現行法制を——医師の立場からみて——医療活動自体に対する規制と医療施設の管理、運営に対する規制とに分けて概観するとともに、加えて医療事故に関する責任法理、生命倫理（バイオエシックス）に関する責任法理の問題などを一瞥し、そこから医師の法的地位の全体像を明らかにしておこう。

(1)　医療活動自体に対する規制

①　医師法　本法の目的は、医師の資質を高水準におくとともに、医師に対する規制は必要な最小限度にとどめ、できるだけ自由にその技能を発揮させて、国民が適正な医療を享受しうるようにすることにあるなどと説かれている。本法は全四三カ条よりなり、第一章総則では、医師の任務は「医療及び保健指導を掌ることによって公衆衛生の向上及び増進に寄与し、もって国民の健康な生活を確保する」（同法第一条）にあるとし、第二章以下に免許、試験、臨床研修、業務、審議会および医師試験委員、罰則を定めている。その内容を概観すると、まず医師免許について、国家試験の合格を要件とするとともにその欠格事由、取消処分などを定め（同法第二条以下）、ついで医師国家試験（同法第九条以下）、臨床研修（同法第一六条の二）についての定めをおき、業務については、医業独占（同法第一七条）、名称独占（同法第一八条）を定めるとともに、応招義務、証明文書（診断書、検案書、出生証明書、死産証明書）の交付義務（同法第一九条）、無診察治療や無診察で証明文書や処方箋を交付することの禁止（同法第二〇条）、異常死体などの届出義務（同法第二一条）、処方箋交付義務（同法第二二条）、療養方法などの指導義務（同法第二三条）、診療録（カルテ）の記載・保存義務（同法第二四条）などを定め、加えて厚生大臣の医師に対する指示権（同法第二四条の二）を定め、さらに医師の行政処分、医道の向上に関する重要事項を調査審議するための厚生大臣の諮問機関たる医道審議会

と医師試験委員に関する規定をおいている（同法第二五条、第二七条、第三〇条）。

ここでは、業務に関する規定のうち、「医師でなければ、医業をなしてはならない」と定める医業独占の規定（同法第一七条）について、とくに検討しておこう。ここに「医業」とは――利益をはかることを目的としているかどうかを問わず――反覆継続の意思をもって医行為をなすことを意味し、「医行為」とは「人の疾病の治癒を目的とし、且つ現代医学の立場から是認されている方法によって診療治療（手術投薬等）をなすことを謂う」（たとえば、小松簡判所昭和三四年一月三一日）とか、「当該行為を行うにあたり、医師の医学的判断及び技術をもってするのでなければ人体に危害を及ぼすおそれのある一切の行為である」『医療法・医師法解』、改訂一三版三五五頁、医学通信社）などと定義されている。しかし、本条の目的は、医師以外の者が診断、治療を行うことによって人体に危害を及ぼすことを禁止することにあり（違反に対する罰則については、医師法第三一条参照）、したがって、この規定に関するケースで問題となったのは、非医師が業としてなした行為が医行為に当たるか否かである（なお、関連して、医業類似行為に当たるか否かも問題となるが、この点についてはあん摩マッサージ指圧師、はり師、きゅう師等に関する法律を参照されたい）。したがってまた、この規定の解釈から――医師側からみて納得のいくような――医業ないし医療についての積極的定義が引き出されることを期待するのは無理だといえよう。医師としては――非医師の行為を監視することは必要であるが――なによりもまず、前述したこの規定の医業・医行為の定義づけなどにこだわることなく、現代医療は医学の社会的適用にほかならないという見地から――その包括性、地域社会性などを考慮しつつ――医療内容を充実させていくことをみずからの中心課題とすべきであり、その過程で非医師の行為をも吟味するという姿勢をとるべきであろう（たとえば、血圧測定を非医師が業とすることについては、医業に当たるから許されないとする古い行政解釈があるが「昭和二三年八月一二日、医第三一〇号」、その後の医学・医療の発展を考えれば、診断行為と結びつかないかぎり、血圧測定自体は、事情によっては、非医師が行っても差支えないと解しうるのであり、ケースごとにその実態を見きわめ、医学・医療の発展を考慮しながら本条違反かどうかを判断する姿勢が肝要である）。なお、医師法第一七条の役割が以上のようなものであるならば、しばしば医師側から提案される医業経営の自律性の主張、すなわち医療のみならずその経営権も医師が独占すべきであるという考え方の根拠として、本条を引合いに出すことは疑問である。むしろ、その主張の正当性の根拠は、プロフェッションとしての医業経営は医師が担当してこそ真の公共性に合致するという点に求めるべきであろう。

② **社会保険関係**　現在では、ほとんどの医師は、一連の医療保険、すなわち被用者を対象とする健康保険（一般民間被用者を対象とする健康保険のみならず、日雇労働者健康保険、船員保険、国家公務員共済組合などの共済組合の行う療養の給付を含む）とその適用のない市町村の住民を対象とする国民健康保険にもとづく診療に従事しているが、そのためには都道府県知事の登録を受けて保険医ないし国民健康保険医たる資格を備えなければならないし、保険医ないし国民健康保険医として「保険医療機関及び保険医療養担当規則」に定める新療方針の拘束を受ける（健康保険法第四三条の二、第四三条の六、第四三条の七、国民健康保険法第三八条、第四〇条、第四〇条の二、第四一条）。さらに診療に従事している健保の保健医療機関ないし国保の療養取扱機関が公害医療機関として機能するばあいには、公害健康被害補償法の定める診療方針の拘束を受ける（同法第二二条）。そのほか労働者の業務上の災害、自動車事故などによる負傷、疾病を扱うばあいも多いが、こうしたばあいの医師と患者との関係を円滑に処理していくために——医師に対する法律上の規制はなくとも——現実には、医師自身が労働者災害補償保険ないし自動車損害賠償責任保険の内容、それらと医療保険との関係などについての十分な知識を備えていることが要求される。

③ **公衆衛生関係**　医師は、法定伝染病、結核、性病、住血吸虫病、らいの患者を診断したばあいには、患者への指示義務や保健所長ないし都道府県知事への届出義務を負っている（伝染病予防法第三条、結核予防法第二二条、性病予防法第六条、第七条、寄生虫病予防法第一条の二、らい予防法第四条）。

なお、食品中毒患者を診断したばあいにも、届出義務が課せられている（食品衛生法第二七条）。

④ **薬事関係**　医師の調剤権に関しては、法律上は、患者側がとくに医師から薬剤の交付を受けることを希望する

旨を申し出たばあいと、医師法第二一条により医師の処方箋交付義務がはずされているばあいについて――薬剤師の業務独占の例外として――医師の調剤権が認められている（薬剤師法第一九条）。

なお、麻薬、覚せい剤などの取扱についても取締規定がある（麻薬取締法第二七条、覚せい剤取締法第一九条、第二〇条）。また輸血に関しては、医師法第二四条の二にもとづく告示として「輸血に関し医師又は歯科医師の準拠すべき基準」（昭和二七年厚生省告示第一三八号）があり、さらに採血及び供血あっせん業取締法は、業として人体から採血することは医師法第一七条の医業に該当するとし（同法第一四条）、「血液製剤等の原料たる血液又は輸血のため血液を得る目的で、人体から採血しようとする者は、厚生省令で定められた方法で健康診断をしなければならない」（同法第一三条）などの規制をしている。

⑤　**臓器移植関係など**　医師の行う治療内容に法律が干渉している例はないが、ただ、臓器移植に関しては、提供者側の立場への配慮が必要であり、現在のところ、移植すべき角膜および腎臓を死体から摘出する際の医師の義務が法律で定められている（角膜及び腎臓の移植に関する法律）。なお、優生手術、人工妊娠中絶については、優生保護法による制約があり（なお、刑法第二一四条に、医師に堕胎罪についての規定がある）、精神障害者の医療については、とくに保護義務者に医師への協力義務、医師の指示に従う義務が課せられている（旧精神衛生法――現行の精神保健法――第二二条）。

⑥　**他の医療従事者との関係**　医師と他の医療関係者との業務分担ないし責任配分が問題となるが、この点に関する法律の組立てをみると、まず、医師法が医師の医業独占を定め（同法第一七条）、ついで保健婦助産婦看護婦法が、保健婦の「保健指導」の業務の独占（同法第二条、第二九条）、助産婦の「助産又は妊婦・じょく婦若しくは新生児の保健指導」業務の独占（同法第三条、第三〇条）、看護婦および準看護婦の「傷病者若しくはじょく婦に対する療養上の世話又は診療の補助」の業務の独占（同法第五条、第六条、第三一条、第三二条）を定めるとともに、これら医療関係者に一定の範囲で医師の指示を受ける義務を負わせ（同法第三五条、第三七条、第三八条）、さらに、臨床検査技師、

衛生検査技師等に関する法律、理学療法士及び作業療法士法、視能訓練士法は、これら医療関係者は医師の指導監督ないし指示のもとにその業務を行うものであり、一定の範囲で——看護婦の業務独占の例外として——「診療の補助」業務を行うことができる旨を定める（臨床検査技師、衛生検査技師等に関する法律第二条、第二〇条の二、理学療法士及び作業療法士法第二条、第一五条、視能訓練士法第二条、第一七条、第一八条）。また、薬剤師法は、薬剤師は、医師の処方箋による調剤業務を行うものであり、医師を除き業務独占である旨を定め（同法第一九条、第二三条、第二四条）、診療放射線技師法も、これら技師は医師の指示のもとにその業務を行うものであり、医師を除き業務独占である旨を定める（同法第二条、第二四条）。以上の法律の組立てからすれば、医療関係者は、それぞれ独立の責任を分担してはいるが、医師はその指導監督、指示、処方箋などについて重大な責任を負っており、いわば総括責任者としての地位にあるといえよう。

⑦ **地域医療関係**　医師は、地域医療の担い手としても、その活動領域を拡大しつつあり、法律制度上は、地域医療の中核は保健所との建前がとられてはいるが（保健所法参照）、実際には、地域の医師たちが、医師会病院設立などの自主的活動を行うとともに、地域医療行政に協力することによって地域医療は成り立っているといえよう。まず医師は、市町村長（ないし都道府県知事）が行うべき「予防接種」「休日・夜間診療ないし救急医療」「母子保健」「老人保健」などの整備に協力しているが、こうした業務に協力する医師の法的地位については、予防接種法が、市町村長、都道府県知事は予防接種をその実施に協力する旨を承諾した医師により行うと規定したうえで（予防接種法施行規則第四条）、その実施方法に関して詳細な規制をしている（予防接種実施規則）ほかは、法律では定められていない（なお、救急医療については、昭和三九年厚生省令第八号「救急病院等を定める省令」があり、「救急医療対策の整備事業について」の昭和五二年医発六九二号の厚生省通達が出されている。またその後、老人保健法が出現したが、ここでは触れていない）。しかし現実には、地区医師会が窓口となって市町村長との間に各種業務への協力に関する契約が締結され、その契約で医師の法的地位を定めているという方式が普及し慣行化している。したがって、医師としては、その契約内

容を知るとともに――行政権力に取り込まれて医療が歪曲されることのないよう――たえずその内容適正化の努力をする必要がある。

さらに、地域医療の一環として医師が担当するものに、学校医・産業医の業務があり、その職務執行についての準則は法律で定められているが（学校保健法第一六条、同法施行規則第二三条、労働安全衛生法第一三条、労働安全衛生規則第一四条、第一五条）、医師の法的地位は、予防接種などのばあいと同様に、依頼者との契約で定められることになる。なお、保健所長、精神衛生鑑定医（現行の精神保健指定医）、監察医など、法律でとくに定められた資格で、医師が地域医療行政に従事しているばあいもある（保健所法施行令第四条、旧精神衛生法――現行の精神保健法――第一八条、死体解剖保存法第八条）。

最後に、災害救助法により、都道府県知事は災害発生の際にとくに必要と認めるときは、医師を救助業務に従事させることができる（同法二四条）。

⑧ **守秘義務など**　以上のような医療活動を行うにあたって、医師は、その業務上知りえた人の秘密を守る義務を負い（一般規定は刑法第一三四条であるが、性病予防法第二九条のように特則が設けられているばあいもある）、また、訴訟で証人となっても、職務上知りえた他人の秘密に関する事実については原則として証言を拒むことができることになっている（民事訴訟法第二八一条、刑事訴訟法第一四九条）。

(2)　医療施設の管理・運営に関する規則

① **医療法**　まず、医療法は医療施設の運営主体を「開設者」概念で捉え（開設者となりうるのは、権利主体たる自然人、法人のいずれかであるが、医療法は、とくに医業を目的とする法人として「医療法人」を設けている）、病院開設と非医師の診療所開設については、都道府県知事の許可制を（同法第七条、なお営利を目的とするばあいには不許可処分をなしうる）、医師の診療所開設については都道府県知事への届出制を（同法第八条）採用し、病院・診療所には管理者とし

ての医師を必ずおかなければならないとしつつ、管理者の監督義務を定め（同法第一〇条、第一一条、第一五条など）かつ、病院・診療所の構造設備についての基準を設け（同法第二〇条以下）、さらに広告制限の規定をおいている（同法第六九条、第七〇条）。なお、医療法は、病院・診療所に「医療機関」の概念を被せ、さらに、いわゆる公的医療機関を私的医療機関と対置させつつ、前者を操作することによって——私的医療機関に間接的影響を与えつつ——医療機関の整備をはかっている（医療法第七条の二、第三一条以下。なおその後の改正で、医療法には、いわゆる地域医療計画に関する諸規定が盛り込まれている）。

② **医薬品関係**　医療施設と関連して、医薬品については、病院・診療所の調剤所は薬局の名称を付しても差支えないが（薬事法第七条、同法施行規則第九条）、薬事法による薬局規則の適用はない（薬事法第二条第五項）、毒薬、劇薬の購入にあたっても、一般人のばあいと異なり、医師や病院・診療所の開設者は、「その身分に関する公務所の証明書の提示」をするだけでよいとされているが（薬事法第四六条）、麻薬については、法定の「麻薬施用者」が診療に従事する病院・診療所（「麻薬診療施設」という）の開設者でなければ購入、所持できないし、二人以上の麻薬施用者が診療に従事するばあいには、開設者は、「麻薬管理者」をおかなければならないことになっているし（麻薬取締法第二条、第二六条、第二八条、第三三条）、覚せい剤については、「覚せい剤施用機関」として指定を受けた病院・診療所の開設者でないと購入・所持できないし、開設者は購入・管理を管理者に委ねなければならないことになっている（覚せい剤取締法第二条以下、第一四条、第一六条、第一七条など）。

③ **社会保険・社会福祉の領域における医療機関制**　ところで、医業は医療法にもとづき開設された病院・診療所を単位として、医療保険その他の諸制度の中へ組み込まれる建前がとられている。すなわち医療保険の領域では、健康保険法が、開設者の申請した病院・診療所を都道府県知事が保険医療機関として指定し、その機関が——日雇労働者健康保険なお、（現在では、日雇労働者健康保険法は廃止され健康保険法に吸収されている）、船員保険、国家公務員共済組合などの共済組合の行う保険給付を含めて——法律の定めに従って療養の給付を担当するとともに（健康保険法

第四三条の三、第四三条の四、保険医療機関及び保険医療養担当規則）、保険者（健保組合）から診療報酬（厚生大臣の定める算定方式によって算定した療養に要する費用の額から被保険者の支払う一部負担金を控除した額、健保法第四三条の九）の支払を受けることとし、保険医療機関以外の病院・診療所で受けた医療については、例外的に療養費払いを認める（健保法第四四条の二）組立てをしており、国民健康保険法もまた、開設者からの申し出が都道府県知事により受理された病院・診療所が療養取扱機関となり、健保法と同時に、療養の給付を行い、保険者（市町村、国民健康保険組合か）診療報酬を受けることとし、例外的に療養費払いを認めるという組立てをしている（国民健康保険法第三七条、第四〇条、第四五条、第五四条。なお、老人医療費については、現在では老人保健法が定めている）。

この医療保険との関連で問題となるのは労働者災害補償保険、自動車損害賠償責任保険のばあいである。前者については、労働者の業務上災害に対する療養の給付は政府の労働福祉事業として設置された病院・診療所または都道府県労働基準局長が指定した病院・診療所が担当するが、療養の給付が困難なばあいのほか労働者に相当の理由があれば療養費払いが行われる（労働者災害補償保険法第一三条、同法施行規則第一一条）。これに対して自動車損害賠償保障法の定める自動車損害賠償責任保険は、法制度のうえでは、病院・診療所と直接結びつかない。この保険は自動車事故の加害者が被害者に支払うべき損害賠償金を保険金によって塡補するのが目的であり、したがって、その算定の中に被害者が治療に要した医療費が含まれるというだけであって、病院・診療所が保険金の支払を直接請求できるわけではない。

つぎに、社会福祉の領域においては、生活保護法、身体障害者福祉法、児童福祉法、母子保健法が、それぞれ、医療扶助のための医療、更生医療、育成医療と療育、養育医療を担当させるために指定医療機関制度を採用し、厚生大臣ないし都道府県知事が病院・診療所の開設者の同意をえて担当医療機関を指定することとし、それぞれの医療担当規程を定めて、新療方針ないし診療報酬は原則として国保ないし健保の例によると定めている（生活保護法第一九条以下、身体障害者福祉法第一九条以下、児童福祉法第二〇条以下、同法第二一条の九、母子保健法第二〇条以下）。

また、特殊の医療を必要とする分野では、結核予防法、原子爆弾被爆者の医療等に関する法律が指定医療機関制度を採用しており（結核予防法第三六条以下、原子爆弾被爆者の医療等に関する法律第九条以下、なお戦傷病者特別援護法第一二条以下参照）、公害健康被害補償法は、公害医療機関とならない旨を申し出たものを除き、健保法の保険医療機関、国保法の療養取扱機関、生活保護法の指定医療機関を公害医療機関とする方式を採用しているし（公害健康被害補償法第一九条以下）、旧精神衛生法は、都道府県知事が設置者の同意をえて、精神病院またはそれ以外の病院に設けられた精神病室を「都道府県が設置する精神病院に代る施設として指定することができる」旨を定め（旧精神衛生法第五条――現行の精神保健法第五条、なお、旧精神衛生法は精神病院の管理者の諸義務を定める、同法第二六条の二、第二九条の三、第二九条の五、第三三条、第三四条、第三六条、第三八条、第三九条、第四〇条――現行精神保健法も参照）、この指定病院が、また、麻薬取締法による「麻薬中毒者医療施設」ともなる（麻薬取締法第五八条の八、同法施行規則第一七条）。なお、救急病院等を定める省令（昭和三九年厚生省令第八号）は、一定の条件をみたした病院・診療所で、開設者から都道府県知事に対して救急義務に協力する旨の申し出のあったものを「消防法」第二条第九項に規定する救急隊により搬送される傷病者に関する医療を担当する医療機関とする旨を定める。

④　税制など　そのほか病院・診療所の開設者に対する法律上の特典としては、開設者には、医療金融公庫から医療施設の設置、整備または運営に必要な長期資金を低利で借りる途がひらかれていること（医療金融公庫法参照）、医業を営む個人・医療法人には、いわゆる社会保険診療（先に述べた健康保険法、旧日雇労働者健康保険法、船員保険法、各種共済組合法、国民健康保険法、戦傷病者特別援護法、身体障害者福祉法、母子保健法、児童福祉法、原子爆弾被爆者の医療等に関する法律にもとづく各種給付と、生活保護法、旧精神衛生法（現行の精神保健法）、結核予防法、麻薬取締法にもとづく医療をいう、なお現在では老人保健法による医療を含む）による、収入につき税法上の措置があること（租税特別措置法第二六条、第六七条、第六七条の二、地方税法第七二条の一四、第七二条の一七、第七三条の四、なお第三四八条）などがあげられよう。

⑤ **労働法関係**　なお、医業に特有の問題ではないが、開設者とその病院・診療所に勤務する医師その他の医療関係者、使用者と労働者との関係にあり、したがって、労働基準法をはじめ、労使関係を規律する諸法律が適用されることはいうまでもない。

(3) **医療行政への関与**

医療行政へ医師の意見を反映させるために、いろいろの審議会などの構成メンバーに医師が加えられている例は多い。たとえば、医道審議会および医療関係者審議会の委員の中には日本医師会長が含まれており（医道審議会令第二条、医療関係者審議会令第三条）、医療審議会、社会保障制度審議会の委員の中には医師が、社会保険審議会の委員の中には医療関係の経験者が、また社会保険医療協議会の委員の中には医師を代表する委員が加えられている（医療法施行令第五条の四、第五条の一一、社会保障制度審議会設置法第五条、社会保険審議会及び社会保険医療協議会法第三条、第一五条）。

(4) **医療事故に対する法的責任**

(1)〜(3)では諸法律制度の中での医師の地位を問題としたが、医師の法的地位は、医療に関する明文の法律規定だけで定まるわけではない。とりわけ問題となるのは医療事故に対する医師の法的責任である。そこで、この問題についても、ここで要点だけを述べておこう。現在のところ医療事故の医師の法的責任を定めた特別の法律があるわけではなく、民事責任・刑事責任に関する一般法理の一環として、すなわち、民事上は過失によって他人に損害を与えたことを理由とする賠償責任（不法行為責任、民法七〇九条）ないしは診療契約上の債務不履行を理由とする賠償責任（債務不履行責任）の問題として、また刑事上は業務上の過失によって人を死傷させた者に対する処罰（業務上過失致死傷罪、刑法第二一一条）の問題として、取り扱われる（(1)、(2)で述べた諸法制が医療事故と無関係というわけではなく、医師法の定める応招義務、療養指導義務、診断書交付義務、カルテ保存義務とか、医療関係者に関する諸法律の責任配分規程などは、医療事故に関連してしばしば問題となるが、それらは医師が注意義務を尽くしたかどうかを判断する要素として働くことになる)。そして、そうだとすると、とくにこの領域では、どのような医療事故について責任を負わなければならないのかという医師の法的地位について――従来の裁判例を整理し類型化することから裁判所の動向を推測することはできるとしても――前もって予測することは困難だということになる。なぜならば事故責任でもっとも問題となる過失論に問題をかぎっても、過失の有無の判定は、個々の訴訟事件について、裁判官が医療水準・医倫理その他の要素を考慮しつつ過失判定のための合理的基準を設定し、当該医師がその基準に達する注意を怠らなかったかどうかという形でなされるのであり、形式的に、当該事件に法律の規定を適用して判決するというような機械的処理とは程遠い取扱が行われているのであるから(個々の事件ごとに注意義務についての法創造が行われているといってよい)。それでは、医療事故に関する法的地位については、医師は成行きにまかせるほかないのであろうか。そうではない。予測が困難なだけに、かえって医師みずからがなすべきことも多いといえよう。本来、責任法理は――医師のばあいにかぎらないが――他人任せにしながら予測可能性を要求すべき問題ではなくて、まずは医師みずからの手で形成し確立していかなければならない問題である。すなわち、医師は、医療事故の紛争処理に目を向ける前に、医療事故の防止を目標とする医療水準ならびにそれに伴うべき医倫理の確立・習得に努め、またその角度から裁判例を含む法律家の見解を批判していくという作業を行うべきである。この作業を怠っているあいだは、医師の責任法理は確立されないし、この作業こそが医師の法的地位を安定させる唯一の途であるといっても過言ではない。すなわち、不幸にして医療事故が発生したばあいにも、医療水準・医倫理に即した迫力ある主張を正面から展開し、法律家の判断に反映させる努力をすることによって、はじめて医師の法的地位が確保されることになるのである。要するに、訴訟においてはもちろん、和解(示談)をなすばあいにおいても、医療水準・医倫理を法律的判断に反映させる努力がなされるべきである。

医師側が――過失論に正面から取り組まないで――事故防止の関係では萎縮診療の姿勢をとりまた紛争に際しては、

「自分に過失はないが金は支払う」というような姿勢をとることは、みずからプロフェッション性を放棄するだけでなく、長期的には医療のあり方をゆがめ、ひいては、正しい医師と患者の信頼関係を喪失させることにもなろう。ただ、以上のような基本姿勢の実践を医師個人にのみ要求することは無理といえよう。基本姿勢の実践のあり方は、むしろ医師会・学会などの医師集団によって検討されなければならない。すでに、昭和四八年発足の日本医師会医師賠償責任保険は、まさに、このような基本姿勢を実現する手段として機能を発揮しているので、この制度を軸としてこれを充実させていくという方向がとられるべきであろう。

これまで医師側からの働きかけの必要を述べたが、法律家側からの協力が必要なことはいうまでもない。法律家もまた――たとえば鑑定制度の活用などにより――医療水準・医倫理を正しく法律的判断に反映させるよう努めなければならない。この点、裁判例の動向をみると、現在では、医療事故の裁判では、医療水準いかんを重視しつつ判断する傾向が顕著になっているといえよう。法律家の医療事故の処理の仕方のうちで問題となるのは、医師側の責任を診療契約における債務不履行として組み立てる考え方である。この考え方はかなり有力に唱えられているし、この契約法理と結びついた形で、医師の説明義務と患者の自己決定権などをとりあげる考え方もあるようである。しかし、健康という目的に向かって医師と患者とが結びついていくという診療の実態をみると、そのうえに商品取引を前提とする既存の契約法理を無造作に被せることは疑問である。医療事故責任の処理に関するかぎりでは、注意義務の基準をどこに求めるかに重点をおくべきであり、強いて契約法理にはめ込む必要はないように思われる。そして、医師の説明義務ないし患者の自己決定権もまた、この注意義務の基準設定に際しての、一要素として考慮すべきであり、説明義務や自己決定権だけを一人歩きさせることは、極力、避けるべきであろう。たとえば、裁判所が、医師の治療上の過失が認められないのに被害者救済を重視し、ひとまず、安易に医療の実態から遊離した説明義務を設定し、その義務違反として医師に賠償責任を肯定しておき、続いて、説明義務違反にすぎないからという理由で賠償額を減額するといったような法的処理をすることは――それが、双方に対する調停的機能を果たす意味はあっても――避けるべきであろう。

以上、過失論を中心に医療事故責任を述べたが、責任を問われるのは、診療を担当した医師にかぎらない。とくに賠償責任については、使用者たる開設者も管理者などの中間監督者も、いわゆる使用者責任を問われる可能性が大きいし、そのばあいに、判例の流れからみて、診療担当者の責任が肯定されれば、使用者責任も免れることはむずかしい、と考えておくべきである（民法第七一五条参照、なお、担当医を指導監督する立場にある医師はその指示内容につきその者自身の責任を問われるばあいも多い）。このほか開設者・管理者は、物的施設の管理上の欠陥についてもきびしい責任を課せられている（民法第七一七条参照）。また、看護婦などの、医師以外の医療関係者の起こした事故については、開設者から直接指導監督する立場にある医師に至るまでの使用者責任が問題となるほか、二九九頁の「他の医療従事者との関係」の項で述べた法制度との関係で、他の医療関係者に対する医師の指示の内容が問題となり、診療の総括責任者としての医師自身の責任も問われる可能性がある。

なお、予防接種事故、医薬品の副作用による事故については、行政上の被害者救済制度が存在するが（予防接種法第一六条以下、医薬品副作用被害救済基金法）、これら制度が働いても、医師が損害賠償責任を免れるということにはならない。

(5) 生命倫理（バイオエシックス）と法的責任

生命科学（ライフサイエンス）の発展は、医学が生命を操作できる範囲を拡大しつつある。そして、医師は、好むと好まざるとにかかわらず、人工授精、試験官ベビー、遺伝子の組替、人工臓器、臓器移植、安楽死などの諸問題に正面から取り組まざるをえない立場におかれ（6　ヒューマンライト参照）、植物人間の人工装置のとりはずしの例にみられるように——一般の医療事故の法的責任とは異質の——生命操作に関する法的責任が問われるに至っている。この点、難問であり、法律上の議論が熟していないので、問題提起にとどめるをえないが、ただ、ここでもまた、(4)

で述べたと同様に法的責任をいきなり論ずべきではなく、なによりもまず、生命操作の諸問題に関する生命倫理を——医師のみならず人類全体の生命倫理を内容とする倫理を、医師側から提唱し社会的承認をうるという形で——確立することが肝要であることを強調しておきたい。こうした新しい倫理の確立と関連させないで、いきなり法的責任を問題とし、医師が生命操作をなしうる根拠を、医療を受ける側の意思によるべきだ、いや第三者的判定機関の決定によるべきだというようなことを論じても、議論はすすまないであろう。

五　自由開業医の理想像とそれを支える医師法制

(1)　自由開業医の理想像

以上述べてきたように、伝統ある自由開業医は、自己資本・自己経営のもとで自己の技能を発揮するという、いわば三位一体の活動の仕方で、明治以降のわが国の医療に大きな役割を果たしてきたし、その三位一体性はいまもなお崩されてはいない。しかし医療法・健保法などによる法的統制の強化により、その自由性はしだいに否定されて今日に至っている。しかも、もはや過去への復帰は許されない。自由開業医自身が現代への適応能力を備え新しい活力を自らの中に注入しない限り、自由開業医は形骸化するであろう。では自由開業医の理想像をどこに求めるべきか。この点については、二九五頁で述べた武見理論がそのまま妥当するが、その理想像は生命ないし生存概念を中心におき、医学の論理と倫理を実現するための創造的自由を駆使し、その確保に向けて絶えず努力する姿であるということに尽きよう。そして、そうした姿勢を前提とするとき、自己資本・自己経営・自己技能の三位一体性の主張も社会的承認をうることになろう。プロフェッションとしての正しい自由性発揮のためには三位一体性が不可欠の条件なのであるから、これに反して理想像を欠いた安易な三位一体性の主張は、社会に受け入れられはしない。

(2) 医事法制の理想像

それでは、自由開業医の医事法制として、自由開業医が既存の法的統制を打破し、自己の理想像の支えとして構築すべき医事法制はどういうものであるべきか、この点については、武見理論を法的に組み立てればよい。

①基本的概念　まず、医事法制の基本理念として、「生命」ないし「生存」の概念をおくべきである。既存の法制度は、資本制社会における企業原理の決定的影響を受けた結果、財貨中心の組立てとなっており、プロフェッションに妥当する法律の仕組みをいまだ考案していないのである。ところが、医学・医療の目覚しい発展の結果、自然科学のみならず社会科学も哲学も、生命ないし生存の概念と正面から取り組まざるをえなくなっており、法律制度もまた、根本的な発想の転換を強いられているといえよう。

②「生命」概念中心の生存基本法の枠組

(i) 医師法に対応する領域では、生命科学の成果を吸収し生命倫理確立の梃子であるプロフェッショナル・フリーダムを保障すること、より具体的には、医師の職権（教育権、学習権、地域施設の利用権など）と医療を受ける権利（受診の機会均等など）を保障すること。

なお、倫理体系確立などの手続についてのイニシアティブは医師集団たる医師会にあるが、住民の参加が必要となろう。

(ii) 医療法に対応する領域では、生命体の特性を中心におく医療需要を予測しつつ、それに対応する目標を設定して医療資源の開発と配分を行いうるような場を設定すべきである。かくて、すでに二九五頁で述べたように、病院・診療所などの区別はなくなり、物的設備の統制法たる医療法は姿を消し、医療サービス供給法の出現となる。そして、医療資源の開発と配分について中心的役割を果たすのはプロフェッション自体ということになる。自由開業医は集団として物的手段を充足され、その技能を十分に発揮できることになる。ただし、地域住民側にも価値選択の自由が保障されなければならない。

(iii)　健保法に対応する領域では、やはり生命概念中心の保健投資による給付の実現という構成となり、その給付の対価としての支払基金を設定することになる。

こうして、社会政策立法たる健保法から、医師と国民とを直結する真の連帯法が形成されることとなる。そして、ここでもまた、適正な医療給付、診療報酬に関する権限はプロフェッション団体に帰することになる。

(iv)　以上、あるべき医事法制の基本的な枠組を示したが、そうだとすると、地域におけるプロフェッション団体、具体的にいえば、都道府県医師会、郡市区医師会ならびにその構成員の役割が極めて重要となる。自由開業医の理想像を支える法律制度を構築しようとすれば、やはり信頼して権限を付与しうる実力と責任体制を備えた医師集団の存在が不可欠である。

したがってまた、自由開業医にとっては、地域の医師会をそのような集団として評価されるものに育てていくことが最大の急務ともいえよう。もはや自由開業医といえども、団結なくしては自由を勝ち取ることはできないのであり、その団結の仕方が問題なのである。

六　むすびにかえて

以上述べてきたところを一言でいうならば、従来の国家権力による自由開業医に対する法的統制は、国家権力の自己抑制、すなわち国家権力への法的統制へ転換されなければならない。それによって自由開業医の創造的自由は保障され、生命概念を媒介とする医師と患者の信頼関係を創造し人間性を確立する途がひらかれるのであり、それこそが真の公共性に合致するゆえんでもある。

ただこの途をひらく主体は、とりわけ地域医師会ならびにその構成メンバーである。そして、その成否は、自由開業医ならびにその集団が、武見理論の根底に秘められた人間性と自由に対する情熱をどこまで継承しうるかにかかっているように思われる。

5　健康権 (right to health, 〔独〕 Recht zur Gesundheit, 〔仏〕 droit vers la santé)

一　健康権の提唱

一九七〇年代に入ってから、日本の医事法研究者によって、健康権という法概念樹立の必要性が唱えられている。その理由とするところは、いわゆる公害が社会的規模での健康破壊を招来したこと、健康のための医療技術の発展が――薬害にみられるような――健康被害を生みだすというわば自己矛盾の現象を出現させたこと、医学・医療の発達・普及が自然淘汰にある種の歯止めをかけることになり――〈としより問題〉とか重症心身障害児問題にみられるように――健康でない生命の存在を顕在化させたこと、以上のような諸事情が契機となって、健康価値に対する自覚と主張とが急速に生長したという状況を考えるとき、従来は生命ないし生存の概念の一内容と解されていたにすぎない〈健康〉という概念を別個独立の概念として把握しつつ、法律上も、生存権から独立した健康権という権利を定着させる努力をなすべきではないか、ということにある。

二　健康権の権利性とその役割

ところで、上に述べたところからもうかがわれるように、健康権という権利は、国の制定した法律によって正面から保障されているわけではない。なるほど、憲法第二五条は、〈すべて国民は、健康で文化的な最低限度の生活を営む権利を有する〉と定めており、この規定が健康権の根拠だと解することもできよう。しかし、健康権そのものは、むしろ、憲法第一三条の〈すべて国民は、個人として尊重される。生命、自由及び幸福追求に対する国民の権利については、公共の福祉に反しない限り、立法その他の国政の上で、最大の尊重を必要とする〉との規定に基礎をおきつつ主張されるべき――制定法に先在するところの――自然権としての性格をもつ基本的人権の一つと解すべきである、とされる。したがってまた、健康権は、すぐれて個人的な権利であるし、あくまで個人の意思を基点とする健康価値の主張を内容とするものでなければならない、ということになる。そこで、このような、制定法によって明確に保障されていない価値の主張を、法的権利として承認してよいのかが問題となる。とくに医師はこの点に疑問を感じるかもしれない。しかしおよそ一つの価値の主張が正義の実現に向けられているかぎり、その主張に――程度の差はあれ――権利性を承認すべきであり、ここでの健康権も――それが科学の成果を吸収しつつ基本的人権の充実をはかるものである以上――正義の実現を志向するものとして権利性を承認すべきだ、と考える。なぜなら、そもそも、制定法上の権利は、社会における諸価値の要求が――その内容を充実させながら社会的承認を得て――しだいにその権利性を強めていくという過程を経て制定法の中に組込まれたものなのであり、したがってまた、制定法に先在する権利の主張こそが制定法上の権利の保障の不備を補う活力源としての役割をはたすことにもなるのであるから。そして、このように権利の動きをとらえるならば、制定法上の権利しか眼中におかない権利論のほうが不当だともいえよう。

では、健康権の権利性はいちおう承認されるとして、この概念は、今後、どのような役割をはたすことになるのであろうか。現在のところ、その内容は明確とはいいがたいし、したがってその権利性も弱いといわざるをえないが、この健康権は、まず医療制度ないし医療行政の欠陥に対する改善要求の場でその機能を発揮しうるであろう。すなわち、改善要求の内容を盛込んだ健康権を梃子としてその確立を行政権力にぶっつけるという形をとるとき、それは有効に機能し、みずからもまた権利性を高めうることになろう。現に、健康権概念の提唱者も、従来の警察法的な――したがって消極的な――性格の強い医療行政を国民の健康に奉仕する積極行政へ転換させる手段として健康権を確立することが必要であることを強調している（たとえば、下山瑛二《健康権と国の法的責任》岩波書店、参照）。つぎに、健康権は、医師と患者とのあいだの信頼関係形成の場においても有用である。この両者のあいだで健康権がとりあげられるとき、医療の具体的内容が健康価値と結びついて論じられることになり、健康権の内容も豊かになるであろう。ただ、注意すべきは、このように健康権概念を有効に働かせながらその権利性を定着させるためには、とりわけこれら当事者間の紛争処理の場——たとえば裁判——で、具体的事実に即して健康価値を論じ、その成果を健康権の内容に盛込んでいくという姿勢を堅持することが必要だという点である。このような積重ねの姿勢をとることなく、声高に健康権という言葉を唱えただけでは——提唱者が自戒しているように——その権利性は高められないままで終わるであろう（以上の解説にあたっては、主として、唄孝一「健康権についての一試論」、公衆衛生三七巻一号所収を参考にした）。

三　医療権との対比

健康権を論じるとき、医師側から提唱された〈医療権〉と対比することが必要である。医療権の概念は、健康権の提唱とほぼ同じ時期に、当時の日本医師会会長武見太郎によって提唱されたものであり、それは、〈生存権・健康権を基点として生じる医療の必要性に応えて、医学のみならず、ライフサイエンスなどの諸科学の成果を媒介としつつ、生存のマクロ秩序とミクロ秩序との回復、人体の自然回復機能及び代償機能の養護と促進を図ることに向けられた諸要件の総体であり、その内容は科学の発達・福祉の展開に対応して、医療資源の開発と配分の場において常に拡大する。そして、受診権の機会均等の要求・医師の学習権・健康教育権・共同施設利用権などもその中に含まれる〉と定義される（日本医師会医事法社会立法委員会昭和四九年度報告「地域医療における医療権の確立」、国民医療年鑑昭和五〇年版三二五頁以下参照）。そして、この定義からも明らかなように、医療権は、医療行政の不備に対抗して、医療に関する諸要求を——医師側からのみならず患者側からの要求も含めて——医療行政に反映させるための梃子としての役割をはたさんとするものである。したがって、それは、その法的性質において健康権と同じといえるし、また、その内容においても健康権と重なり合う部分が多いといえよう。そこで、とりわけ医療行政に対しては、医療権は主として医学的見地から、健康権は主として基本的人権の見地から、その主張をぶっつけることになり、両者あいまって効用を発揮することができるであろう。これに対して、医師と患者とが対立する場では、医療権と健康権とが衝突するばあいを生じることになろう。この衝突の克服は、具体的なケースごとの、医療ないし健康の価値をめぐる真摯な論争の集積をまつほかないであろうが、これが達成されないあいだは、両権利ともに完全な権利性を獲得することはできない、とえいよう。医師としては、健康権の展開を見守りつつ、たえず医療権の内容を充実させていくことが必要である。

6　ヒューマンライト（human rights,〔独〕Menschenrechte,〔仏〕droits de l'homme）

一　ヒューマンライトの意義

ヒューマンライトすなわち〈人権〉を法律上の概念としてとらえるならば、法律とくに憲法の保障するいわゆる基本的人権（自由権、財産権、社会権など）を中心にその内容が論じられることになるのはいうまでもない。しかし、わが国でヒューマンライトという言葉が登場するのは、むしろ法律と離れたところにおいてであろう。すなわち法律家でない人々が、いろいろの領域で問題となる基本的な社会生活上の諸利益を、人間が人間として当然に有すべき権利として主張しようとする際に、ヒューマンライトという言葉が用いられ論じられているように思われる。この点、医学・医療の領域を眺めると、めざましい進歩をとげつつある医学・医術とその社会的適用としての医療においては、たえず生命ないし生存の尊厳を原点に据えてあるべき姿を描かざるをえないがゆえに、いろいろの角度からヒューマンライトが論じられざるをえないし、現に医師によるヒューマンライト論が強力に展開されているといえよう。最近、生命科学の驚くべき発展に対応して生命倫理（バイオエシックス）確立の必要が強調されているが、こうした議論もまた、ヒューマンライト論の一環といえよう（医学・医療の領域においてヒューマンライト論を展開すべき必要性を鋭く指摘したものとしては、たとえば武見太郎「高福祉社会とヒューマンライト」日本医師会編昭和四八年版国民医療年鑑所収、同「生命の尊厳と医療」日本医師会雑誌七一巻一号所収、などがある）。

ところで、こうした医師による――法律を離れたところでの――ヒューマンライト論の効用については、法律に根拠をおかない議論なるがゆえにおのずから限界があり、医師の自己規律のための倫理規範の設定などには有用であっても、その主張の制度的保障には役立たない、と考える人がいるかもしれない。しかし、そうではない。むしろ、医師によるヒューマンライト論こそが、医療における法律上の人権の確立のためにも、決定的に重要な役割を果たすのである。そもそも権利は法律によって与えられるものではない。価値実現のための要求がみずからの力で社会的承認を獲得したときに、はじめて法律上の権利にたかめられるのである。したがって、なによりもまず医療の場で、あるべき医療の姿との関係で、ヒューマンライト論が展開されなければならないし、それが法律上の基本的人権の一内容に繰込まれるように強力に主張されなければならないのである。もし医師がこのような論議を怠るならば、医療における人権の制度的保障はいつまでも確立しえないし、他方、法律上の基本的人権規定も活力をもちえない、といえよう。

以上のような考え方を前提として、つぎに、まず法律上の基本的人権論を紹介し、ついで、医療におけるヒューマンライト論展開のための素材を提供しておくこととしたい。なお、以下の叙述は、主として昭和四八年度の日本医師会医事法社会立法委員会研究報告〈医療におけるヒューマンライト〉(日本医師会編昭和四九年版国民医療年鑑所収)によったが、それは筆者が執筆を担当した部分であることをお断りしておく。

二　法律上の基本的人権

周知のように、わが国の憲法は、いわゆる基本的人権を強力に保障している。しかし、憲法もまたひとつの法律である以上、その保障の仕方に歴史的制約が伴っていることは否定できない。元来、基本的人権の保障は、近代市民社会の成立期において、その要請にもとづき、自然法思想——権利は天賦自然の神聖なものであり、それは、国家ないし法律に先存する、との考え方——を支えとして、近代国家によって宣明されたものである。そして、その内容の根幹をなすものは、自由・平等・所有権の不可侵であり、それらは、なによりもまず、国家権力からの侵害に対する国民の諸利益の保障という形をとって現れる。

しかし、こうした保障の仕方は、その思想的支柱となった自然法思想とともに、すぐれて抽象的・形式的なものであったことは否定できない。したがって、近代社会の進展に伴い貧富の格差などの社会的諸矛盾が顕在化してきても、これに対処することはできなかった。そもそも、そのような問題を処理する能力を持合わせていなかったといえよう。そこで、二〇世紀に入ると、社会的矛盾をおさえ、資本主義経済を安定させることを目的とする法律概念として、いわゆる〈公共の福祉〉の概念が登場することになる。すなわち、自然法思想にかわって、権利は、社会から信託されたものであり、社会の福祉に適合するように行使されるべく、社会の利益に反するときには制限されるという考え方が台頭し、〈公共の福祉〉の名のもとに、国家ないし法律が基本的人権を制限することが正当づけられるに至った（この考えが極端に強調されると、ナチスの民族共同体の理論などと結合することになる）。わが国の憲法も、こうした発展過程に立脚しつつ、基本的人権をとらえている、といえる。基本的人権につき、〈国民は、すべての基本的人権の享有を妨げられない。この憲法が国民に保障する基本的人権は、侵すことのできない永久の権利として、現在及び将来の国民に与えられる〉（同法一一条）としながら、〈国民は、これを濫用してはならないのであって、常に公共の福祉のためにこれを利用する責任を負う〉（同法第一二条）と定め、あるいは、〈財産権は、これを侵してはならない〉と規定しながら、〈財産権の内容は、公共の福祉に適合するように、法律でこれを定める〉（同法二九条）と規定する。したがって、この〈公共の福祉〉概念についてもまた、それは、従来の基本的人権の保障に関する考え方にとってかわるものではなく、あくまで、その修正原理としてとらえられていること、そのかぎりにおいて、もっぱら、国家権力対国民の関係において機能するものとしてとらえられていることになるし、さらに、その概念はきわめて一般的・抽象的であり、それゆえに、その内容いかんがつねに問題とならざるをえないことなどが指摘されよう。

なお、現行憲法は、このように、伝統的な基本的人権の考え方の修正原理として、公共の福祉の概念を導入しただけではない。加えて、基本的人権の内容そのものを拡大している点が注目される。すでに述べたように、従来、基本的人権は国家権力からの自由、すなわち自由権を中心にとらえられてきたのであるが、現行憲法は、その内容として、いわゆる〈社会権〉を盛込むに至った。すなわち、〈すべて国民は、健康で文化的な最低限度の生活を営む権利を有する。国は、すべての生活部面について、社会福祉、社会保障及び公衆衛生の向上及び増進に努めなければならない〉として〈生存権〉の規定をおき（同法二五条）、さらに教育を受ける権利、勤労の権利（同法二六条、二七条）を定めるに至った。これらの規定は、国家は、国民の自由を保障するだけの自由国家ではなくて、国民に人間に値する生活をさせる責任をもつ社会国家であるべきだとの理念を表明したものであり、自由権を実質的に裏づけようとするものにほかならない、と説かれている。ただ、ここでもまた、これらの諸規定は、単なるプログラム規定にすぎないかどうか単なるプログラム規定ではないとすれば、たとえば、〈健康で文化的な最低限度の生活〉とはなにか、などがつねに問われざるをえないのである（たとえば、典型的な例として、朝日訴訟と呼ばれている最高裁判所昭和四二年五月二四日判決（民集二一巻五号一〇四三頁）がある。本判決は、生活保護基準の適否に関して、憲法二五条一項は、すべての国民が健康で文化的な最低限度の生活を営みうるように国政を運営すべきことを国の責務として宣言したにとどまり、直接個々の国民に対して具体的権利を賦与したものではない、具体的権利としては、憲法の規定の趣旨を実現するために制定された生活保護法によって、はじめて与えられるというべきである、そして保護基準は健康で文化的な最低限度の生活を維持するにたりるものでなければならないが、なにが健康で文化的な最低限度の生活であるかの認定判断は、いちおう、厚生大臣の合目的的な裁量に任されている、と判示している。また、堀木訴訟と呼ばれる最高裁判所昭和五七年七月七日判決（民集三六巻七号一二三五頁）は、公的年金相互間の併給調整の当否が争われた事件に関連して、やはり、憲法二五条一項、二項を国の責務を宣言した規定としつつ、この規定の趣旨にこたえて具体的にどのような立法措置を講じるかの選択決定は、立法府の広い裁量に委ねられている、と判示している）。

以上のようにみてくると、わが憲法は、伝統的な自由権の保障を基本的人権の基調としつつ、それに新しく社会権を盛込み、これらを〈公共の福祉〉の概念により制約するという形をとっている、といえよう。そして、その人権のとらえ方には、おのずから一定の限界があることが明らかとなる。それは、国家による市民生活への干渉を極力排除せんとする自由権を基調とするために、国家による市民生活の保障に関する社会権は副次的な地位におかれざるをえない。したがって、当然のことながら、社会権の前提にあるべき市民生活の理想像は描かれていない。そこで用いられている公共の福祉概念もまた市民の自由権と国家権力との調整機能をこととするものであり、市民の福祉に直結する概念ではない。なるほど、人権を法律ないし権利の観点からとらえる以上、それは一般的・抽象的なとらえ方とならざるをえないし、しかも、憲法という最上位の法規範においては、もっぱら、国家対国民の関係として規定されることにならざるをえないであろう。しかしそうだとしても、憲法の人権に関する規定から、市民生活のあるべき姿、その保障のあり方を引出すことができないことにかわりはない。したがって、社会の変遷に応じて、たえず、生命の尊厳を基本としながら、市民生活の理想像とその保障のあり方を確定し、それを憲法の人権規定の内容として盛込んでいく努力がなされなければならない。このような裏付けのない憲法の人権規定は、活力をもちえない、といえよう。

なお、付言すれば、憲法の基本的人権の規定にその具体的内容を盛込んでいくための方策として、各種基本法を制定していく方向が考えられる。そして、実際に、農業基本法をはじめとする各種基本法が、国家の施策のあり方を示すものとしてあいついで出現した。これら諸基本法は、各分野における市民生活のあるべき姿を前提としつつ、各分野における市民生活の保障に重点をおくべきはずのものであり、人権の内容に触れるはずのものであった。しかし、実際には、前提作業としての理想像の確立に目を向けず、当面必要と判断された諸施策の羅列に終わっているものが多い。したがってまた、これら基本法は、一般に急激な社会の変動に対応できず、その意図した役割を果たしえないでいるのが現状である。医療に関しても、昭和四七年に厚生省が〈医療基本法案要綱〉を提示したが、やはり、従来の諸基本法の欠陥を克服しておらず、鋭い批判を受け、法制化されなかった（厚生省案をめぐる議論については、日本医師会編・昭和四七年版国民医療年鑑参照）。

三　医療におけるヒューマンライト

I　新しい人権のとらえ方

以上、法律上の人権に関する考え方の推移を辿ったが、そこから、現在、人権をどのようにとらえるべきかもおのずから明らかとなる。人権を考察するにあたっては、法律の規定を出発点とすべきではない。むしろ、法律の規定に盛込むべき内容を、新しい視点から確立していくべきである。すなわち、あらゆる学問を動員して、生命の尊厳を出発点としつつ、現在の高福祉社会における市民の生活のあり方を確定し、その実現の方策を検討しつつ、法律がとりあげるべき範囲をも明らかにすべきである。そしてこのことは、医療の領域において人権を考えるばあいにも、そのまま妥当する。ここでも、生命の尊厳を基本として、あらゆる周辺科学・哲学の助けを借りつつ、高福祉社会における医療のあり方を確定し、その実現の方策を検討すべきである。より具体的にいえば、この人権と関連づけながら、高度の医学の発達に伴う医倫理の確立、包括医療の実現、健保制度の抜本改正による新しい医療保障体制の確立などの諸問題が論じられなければならないのである。そして、この作業のなかから、法の対象としてとりあげるべきものを抽出し、それを盛込んだ医療基本法を制定すべきである。こうして、医療基本法も、また、人権を前提とした真の基本法たりうるのである。

以上のような作業をしないかぎり、医療における人権を強調してもそれは空転するおそれがある。そうした議論と明確に区別する意味において、上述の観点からとらえた人権をヒューマンライトと呼ぶことにしよう。

II　新しい権利概念――健康権・医療権など――の設定による〈基本的人権〉の補完

市民生活の諸領域において、社会の変遷に伴い、新しく侵害が問題になりつつある各種の生活上の利益を守るため、法律に定められていないにもかかわらず、新しい権利概念を創出し、それによって、生活上の諸利益を確保しようとする傾向が最近強まりつつある。たとえば、日照権・眺望権・環境権などであるが、医療に関しては、〈健康権〉とか〈医療権〉という概念が提唱されつつある。

われわれは、このような権利概念の出現を、法律に根拠がないとの理由で片付けることはできない。これらの権利概念の主張は大きな意味をもっている。それは、各種基本法以上に憲法の基本的人権の規定と直結し、かつその補完を目的とする。そして、すでに指摘したように、憲法の人権規定が抽象的であるだけに、具体的問題の処理にあたっては法源性を獲得しうる可能性をもっているように思われる。したがって、やはり、このような権利概念設定の当否が正面から問われるべきであろう。というよりもむしろ、われわれもまた、このような新しい権利創出の可能性を探究すべきである。

健康権・医療権の具体的内容・その役割についての詳細は、〈健康権〉の項目を参照されたいが、たとえば、健康権という概念の設定は、新しい視点から具体的内容を盛込んだ人権概念を創出し、これを憲法の人権規定へとつないでいくという方向を示しているのである。したがってそこでは、権利は、健康のあるべき姿を前提として、健康の保持という現実の生活そのもののなかから生成されていくということになり、したがってまた、その権利を主張すべき相手方も、国家に限定されないということになる。また、生活そのもののなかから生成される権利としてとらえる以上、それが法的権利として認知されうるか否か、換言すれば、法源性を取得しうるか否かは、医学上・道徳上などの価値判断を吸収しつつ決定されなければならないことになるのであり、したがって、健康概念の確立のためには、周辺諸科学の成果が動員されなければならないことになる。

要するに、この健康権概念の提唱は、人権に対する新しい考え方を示すものといえよう。

III　問題の提起――医学による生命支配とヒューマンライト――

医療におけるヒューマンライトは、上述のように、いろいろの角度から検討されなければならないが、ここでは考察の対象を、医学が高度の発展に伴い人間の死活を左右できるようになりつつある現在、このような医学の成果が現実の医療にあたってどのように使われるべきであるか、の問題に限定してみよう。

遺伝子の組換えをはじめとする生命科学のめざましい進歩とその成果を取入れた医学・医療の展開が、急速に生命支配を可能にしつつあることは周知のとおりであるが、そうだとすると、それに対応する生命倫理（バイオエシックス）、ひいてはヒューマンライトの検討・確立は、人類にとっての急務ともいえよう。しかし、現在のところ、この問題に関するヒューマンライト論は、ここで紹介しうるほど熟しているとはいえないし、筆者自身の見解も固まってはいない。そこで、以下、問題を提起し、今後のヒューマンライト論展開のための素材を提供しておくことにする。

① 生命の阻止——人工妊娠中絶

人工妊娠中絶は、胎児の生命力をつみとることになる。したがって、それは、単純に医学上の問題として処理されるべきではない。それが生を排斥する作用を果たす以上は、生命の尊重・家族の結合・種の保存などの観点から、換言すれば、倫理的・宗教的ないしは政策的観点などからの評価をたえず受けなければならない。実際、胎児の生命抹殺の問題は、古くからいろいろの観点から論じられてきたし、それらを評価の集約として正面から法律がこれをコントロールするに至ったのである。が、しかもなお、その改正論議が跡を絶たないのである。法律上のコントロールとしては、刑法上の堕胎禁止（同法第二一二条以下）とその修正規範としての優生保護法（同法第一四条）があげられるが、母性ならびに胎児のヒューマンライトを中心におきながら、とくに優生保護法とそれをめぐる改正論議を一瞥しよう。周知のように、堕胎禁止の価値規範の確立は、生命を尊重しようとするキリスト教的宗教観によるところが多く、その後、思想の背景は変化したけれども、その思想自身は初期の近代国家にも受継がれ、刑法上、堕胎を禁止するという法規制として定着したといえよう。しかし、その価値規範——無差別な生命力の尊重——はその結果として、不良の子孫を生みだし、また胎児のために現在生存している母性の生命を害するという弊害を生み出す。この弊害は、家族生活の破壊をもたらし、ひいては国家・社会の存立にも影響をおよぼすことになる。かくて、この価値規範は、その弊害を除去するために修正されざるをえない。この修正規範として現れたのが、まさに優生保護法にほかならない。

このことは同法第一条に〈この法律は、優生上の見地から不良な子孫の出生を防止するとともに、母性の生命健康を保護することを目的とする〉とあり、また、それを受けて同法第一四条が優生学上・医学上・倫理上中絶もやむをえないと考えられるばあいだけを制限的に中絶事由として認めているところから明らかである。

そして、優生保護法の内容が以上のようなものであるとすれば、一部宗教家・政治家などによって唱えられている優生保護法改正論は、時代錯誤のきらいがあるように思われる。それはもっぱら、ルーズに行われている妊娠中絶を法改正によってきびしくコントロールすべきであるという点に向けられており、その理由として、第一に胎児の生命の尊重、第二に性のモラルの荒廃の防止、第三に人口減少の阻止があげられている。しかし、この改正論の第一の理由づけ、胎児の生命の尊重という点については、優生保護法は、堕胎禁止の規範を抹殺するものではなく、あくまで、それを尊重しながら、母性の尊重などやむをえないばあいに、控えめに、一定の範囲で中絶を認めているにすぎないのであって、改正の理由とはなりえない。したがって、また、第二、第三の改正理由としてあげる性のモラルの荒廃、人口の減少も、それが優生保護法の欠陥から生まれてくるとはいえない。ただ、問題となるのは、第一四条の中絶事由の認定手続きであり、その手続きのルーズさが中絶の横行につながるのだといわれるかもしれない。しかし、この点についても、現行の都道府県医師会の指定する医師の判定に委ねるという建前そのものが不当とはいえないであろう。したがって、問題は、優生保護法にあるのではない。もし、中絶が横行し、そこから性のモラルが荒廃しており、人口減少のおそれがあるというならば、それはむしろ、優生保護法の基盤である堕胎禁止の倫理規範そのものの危機を意味するものであり、この価値規範をどのように再生し確立しうるかということ、換言すれば、それが、優生保護法の真の基盤たりうるかということこそが論じられなければならない。しかも、それは、法だけの問題でもなければ、医学だけの問題でもない。政治的・社会的諸条件の整備を前提とする価値体系の確立、その規範の社会化の問題である。したがって、宗教的・政治家こそが、まさに、みずからの責任において正面から取組まなければならない問題といえよう。

したがって、以上の改正論議は〈産まない自由〉を主張しつつ改正論議を批判する見解に対する再批判としては妥当しても、優生保護法批判としては説得力に欠ける、といえよう（改正問題についての医師の代表的見解については、松浦編「優生保護法改正問題」昭和四五年版国民医療年鑑参照）。

以上は、優生保護法をめぐる改正論議のなかにはそれほどの意味をもちえないものがあることを指摘したが、だからといって、優生保護法の検討を等閑に付してよいというわけではない。優生保護法に限定することなく、広い視野から、（第一）性交→（第二）妊娠→（第三）出産の経過を一体としてとらえて、家族問題・人口問題などを考慮しながら、どの点にどのような社会統制をなすべきかを検討しつつ、その一環として、現行優生保護法の内容を再検討することは必要である。そして、このような視点にたつとき、（第一）の性交の領域においては、性交と生殖との分離が可能な時代であるがゆえに、かえって、そこでの子供の尊重——家族の尊重の倫理規範の確立が必要であり、（第二）の妊娠の領域では、母性の保護、不良な子孫出産の阻止など、的確な医学的判断が活動しうるような条件を整備する必要があり、（第三）の出産後については、とりわけ子供の保護についての国家政策の確立が必要となるといえよう。そして、いうまでもなく、優生保護法は第二の領域における規制であり、医学的判断が適正に活動しうる道を開くことこそがこの法律の重要課題となる。

そこで、さしあたり、現行法第一四条一項四号〈妊娠の継続又は分娩が身体的又は経済的理由により母体の健康を著しく害するおそれのあるもの〉という規定を再検討するべきである。〈身体的理由により〉母体の健康をいちじるしく害するおそれがあるという趣旨も、〈経済的理由により母体の健康を著しく害するおそれのある〉という趣旨も、必ずしも明瞭ではない。したがって、第一四条の規定を解説するばあいにも、優生保護法は、適法な中絶理由として、優生学上・医学上・倫理上の理由を認め、経済的理由をやや加味しているものであるといったようなあいまいな説明となっているのである。

さらに、同じく第一四条の一項の規定する〈本人及び配偶者の同意〉の要件を再検討すべきである。第一四条一項が掲げる中絶事由をみると——四号については上述のように問題があるが——いずれも、同意の有無を問わず、客観的にみて中絶が妥当と思われるものである。しかし、だからといって、本人の同意を不要とすることはできない。やはり、本人については、その同意を必要とせざるをえない。ただ、配偶者の同意まで要件とするべきかどうかについては、問題である。ここに掲げる事由がなくても、配偶者と本人との合意による中絶を認めるというのなら格別、ここに掲げる事由だけについていえば、他の治療行為と区別して、とくに配偶者の同意までも要件とする必要はないように思われる。

さらに、医学上、第一子については中絶を避けたほうがよいといわれているようであり、もしそうだとすれば、先に述べた〈産まない自由〉の思想が強くなることは、家族結合の弛緩につながることをも考慮すれば、既婚婦人の第一子については極力中絶を避けるべきである、という趣旨の道徳規定を優生保護法の中に織込むようなことも考慮されるべきであろうか。

② 生命の創造――人工授精

自然的性結合によらないで、人為的に精子と卵子を結合させて生命を創造するいわゆる人工授精は、その成功例はかなり古いといわれるが、実際に普及したのは二〇世紀に入ってからである。この人工授精は夫の精液を人為的に妻の体内に導入する同種授精（artificial insemination by the husband, AIH）と第三者の提供する精液を用いる異種授精（artificial insemination by a donor, AID）とに区別されるが、この人工授精は、医療による生命創造―生殖の管理を物語るものである。

この人工授精についても、それが生命の創造である以上、それが社会的に是認されるかどうかが問われなければならない。ただ、人工授精は、妊娠中絶のように生命力をつみとったり、安楽死のように生命を停止するばあいとは異なり生命を創造するものであるし、加えて婚姻から生じる諸問題の処理をできるだけ当事者に委ねようとする考え方が支配しているためであろうか、その当否は、正面から問題とされていない。立法の要請も強くはない。しかし、それはやはり、夫婦と親子との関係――家族の結合――の基本に触れる問題を含んでいる。とりわけ、ＡＩＤが問題となるが、法律論に問題を限れば、ＡＩＤ、とりわけ夫の同意を得ないＡＩＤは、姦通か否か、それは離婚原因となりうるか、が問題となるし、それから生まれた子供は嫡出推定を受けるかどうかが問題となる（民法第七七二条参照）。そして夫の同意を得ていない以上、姦通と解するか否かはともかく、離婚原因となりうるし、生まれた子供は推定されない嫡出子として扱われる、というように解釈されている。そして、さらに、これを行う医師についても、夫の同意の確認が重要な問題となるし、さらに、秘密の厳守が要求されるであろう。

したがって、やはり、この問題も、法律問題として、あるいは倫理問題として、正面からとらえる必要があるように思われる。たしかに、現在では、婚姻は、両性の結合が中心目的と観念されている。しかし、現在でも、結婚をひとつの社会制度たらしめているのが子供であることにかわりはない。たとえ夫の同意があるばあいであっても、ＡＩＤを是認することは、この婚姻制度の基礎の弱化をもたらす結果になるであろう。したがって、かりに、法律がそこまで介入すべきではないとしても、なぜに第三者の精液による子供を創造しなければならないのか、子供はだれのものか、子供のヒューマンライトとの関係で論じられなければならないであろう。

なお、最近、新しく体外受精の方法が出現し、注目されている（いわゆる試験管ベビーの問題である）。したがって今後は、この体外受精の問題も含めて、以上のような角度から吟味することが必要である。

③　生命の停止——安楽死

従来から安楽死の当否はときおり問題とされた。たとえば、しばしば引用される裁判例によれば、脳溢血で倒れた父親が全身不随となり、〈殺してくれ〉と叫びながら悶え苦しむのにたえられず、医師からも施す術はないと告げられたので、殺虫剤を飲ませて殺害したというばあいに、裁判所は、(a)病者が現代医学の知識と技術からみと不治の病におかされ、しかもその死が目前に迫っていること、(b)病者の苦痛がはなはだしく、何人も真にこれを見るに忍びない程度のものなること、(c)もっぱら病者の死苦の緩和の目的でなされたこと、(d)病者の意識がなお明瞭であって、意思を表明できるばあいには、本人の真摯な嘱託または承諾のあること、(e)医師の手によることを本則とし、これによりえないばあいには医師によりえない首肯するにたる特別な事情があること、(f)その方法が倫理的にも妥当なものとして認容しうるものなること、以上、六つの要件が安楽死の是認される要件であるとし、本件では(e)、(f)の要件を満たしていないので是認できない、と判示している（名古屋高判昭和三七年一二月二二日）。

この判決の掲げた要件は、一般論として是認できるし、この事件は医師が実施したケースではないが、医師が行うばあいにも妥当する、と解してよい。ただ、医師は、実際には、こういう場面に直面したばあいに、積極的な方法をとることは避けるのが一般であり、よく指摘されるように、鎮痛薬の量を増加するとか、いままで行っていた治療を停止するとかの方法をとることが多いので、問題とはなりにくいであろう。そして、そのかぎりでは、安楽死の問題をとりたてて論じることはないようにみえる。なるほど治療――生命の保持・健康の回復――をこととする医師がそれに反する行為をなしうるかは大問題であるが、死期の迫った人がなるべく苦しまない死を望む権利をもつことは否定できないのであるから。

にもかかわらず、安楽死の問題が盛んに論じられはじめたのはなぜであろうか。それは、一言でいえば〈望みなき患者〉の増大によるといえよう。老齢人口のいちじるしい増加、公害などによる重症患者の出現などに加えて、医学のめざましい発展もまた、生命の延長、望みなき患者をつくり出す原因となっている。医学は、一方で危篤の患者の生命の延長を可能にしながら、他方、それをどこで切断するかに苦しんでいるのである。そして、こうした望みなき患者の増加に安楽死の議論が結びついて論じられているのである。したがって、従来の安楽死の議論とは異なる要素を含むものとしてとらえながら、積極的に議論しておく必要がある。問題がこのような形でとりあげられている以上、それは医療のあり方、ヒューマンライトに密接にかかわることになるし、社会的論議の対象となるざるをえないのであるから。

つぎのような点が問題となるであろう。

まず、回復の望みがないこと、死期の迫っていることの判断は医師に委ねられるとして、患者の希望があったとしても医師自身の判断で不作為をも含めて生命の停止行為を行うことはできないのかが問題となる。この問題については、まず、単に回復の望みがないというだけでは許されないと考えられるが、死期が迫ったと判断しても、なおかつ、生命の停止行為は医師だけの判断ではなすべきではないように思われる。医師は、本来の健康の回復という目的に徹底すべきであり、それに背反する行為は、社会的承認がない以上はなすべきではあるまい。

第二に、患者の意思が問題となる。死期が迫り苦しんでいる患者の意思を問題処理のかなめとすることがはたして妥当であろうか。また、患者が判断能力を喪失しているばあいに、近親者の意思がこれに代替しうるであろうか。これらの意思を条件とすることは、極論すれば、人権尊重のための論理を整えるための気休めにすぎない、ともいえよう。しかし、だからといって、患者ないし近親者の意思を無視することはできない。これにかわりうるものはないのであるから。

第三に、以上述べたところから、医師に決定権がなく、患者の自己決定権も気休めだとすると、結局、安楽死は否定されざるをえないのか、ということになる。この点については、医師の死期近しの判断と患者側の意思に加えて、生命停止についての社会的承認が必要なように思われる。法律上の手続きとしていうならば、医師側・患者側に第三者を加えた判定機関による、ということになる。ただし、法的統制を加えるべき問題かどうかは、あらゆる角度から論じられたうえで判断されるべきであることはいうまでもない。

ところで、以上述べたところは数年前の筆者の考えであり——現在でもだいたいにおいて妥当するように思われるが——その後の安楽死論をみると、医学の発展に対応してその内容に変化を生じているようなので、若干の議論を補っておきたい。元来、安楽死論は、死期の迫った患者の苦痛を除去するということと結びついて論じられてきたが、この点はペインクリニックの発達によって解消しつつあり、議論の重点は、むしろ同じく医学の発展によって生じる〈植物人間〉の状態からの脱却のために積極的治療の中止を要求したばあいの問題に移行しているようである。簡単にいえば、人工装置取外しの要求であるが、この要求は——老齢人口の増加と関係が深いが——いわゆる尊厳死の思想を根拠に living will によりその実現をはかろうとする運動に発展している。

living will とは、肉体的・精神的に回復の見込みがないばあいには、人工装置などによりむりに生かしておかないことを依頼する旨の宣言書であるが、アメリカの各州では、この宣言書の合法化の動きも強いようである。そこで、この living will に関する検討を加えておきたい。この問題についてもまた、医学の発展に伴う新しい問題として、まず動的責任論が展開されるべきであるが、やはり、living will の法的効力をいきなり論じるべきではなく、医学ならびに臨床の実態に重点をおいて検討する必要がある。そして、現在の医学は、生のみでなく死をも扱う科学であるとするならば、やはり、回復の可能性、人工装置取外しの判断は医師に委ねざるをえないように思われる。その判断は相対的にはだれの判断よりも適正だといえよう。家族の同意という要件はもちろんのこと、living will は、医師の人工装置取外しの責任が問われたばあいにその責任を阻却するためのファクターとしては意味をもつが、それ以上の意味をもたないと解すべきであろう。living will とか家族の意見に強い法的効力を認めることは、生死の問題であるのに形式的意見を尊重しすぎるきらいがあるし、かつ、科学を無視した濫用に通じるおそれがあり、にわかに賛成しがたいのである。

そして、このように考えると、この問題の立法化を急ぐこともまた疑問である。ただ、立法化するとすれば、人工装置取外しの判定にあたっては、複数の医師の判定を要件とすべきかと思われるし、また医師が、態度決定にあたってあらかじめ責任問題を明らかにすることを望むばあいの——たとえばカレン事件などにみられるアメリカの裁判所の宣言的判決のような——手段を定めるべきではないかと考える。

ともあれ、立法化を論じる際にも、基本的人権とはなにかを問いつつ、それを死に関する医学の一環としてとらえたうえで法的処理を考えなければいけないことだけは確かである（なお、〈安楽死〉の項目を参照されたい）。

④　生命の延長——人工臓器

人工臓器の発達もめざましいものがある。そのなかには、まず第一に、〈すでに半永久的に生体用に内臓されていて、目的の臓器の機能を十分に果たしているもの、そしてほとんど生体の一部と化しているもので、人工血管、人工頭蓋などがあり（さらに人工弁、人工気管、人工食道、あるいは人工の手や足など）〉、第二に、〈長時間にわたり、目的の臓器の機能の代行は可能であるが、いまだその装置は大型で体外にあり、近い将来に小型化され、生体への内蔵化が目ざされているもので、人工心臓や人工肺、あるいは人工腎臓などがあり〉、第三に、〈その目的とする臓器の機能の部分的、あるいは一時的な代行に成功しており、将来、長時間の完全代行を目的とした研究が行われているもので、人工肝臓や人工血液などがあり〉、第四に、〈目的とする臓器の機能が複雑なために、最近ようやくその研究が始められたものであり、人工子宮などがある〉といわれる（渥美《人工臓器》岩波新書）。なお、人工心臓については、昭和五七年一二月、アメリカで半永久的な置換えをねらった体内への埋込みが行われるに至った。

これら人工臓器の利用については、それが医療行為としての否みを生じないかぎりは問題を生じない（ただし③で述べたように、死期にある患者の生命を延長するために利用することは、安楽死との関係で、問題を生じる）。生命の延長に奉仕する以上、医学外からの評価の必要はないからである。したがって、ここでは、問題は、もっぱら医療行為としての当否にしぼられることになる。このばあい、証された危険の範囲といっても、人工の器具を身体と結合させる以上は、それだけの慎重さが要求されることは当然であり、すくなくとも、実施者があらかじめ広く医学的評価を得る道が開かれていなければならない、と思われる。また患者に対する説明義務が尽くされなければならないことも当然である。さらに、人工臓器特有の問題として、医療担当者の分化に伴う責任配分が問題となるし、またその装置の故障から生じた諸問題についての責任をどう扱うかの問題がある。現行法でも、たとえば、装置自体の欠陥が原因であれば、製造物責任ないし瑕疵担保責任が問われることになり、メーカーないし病院の責任ということになろうが、以上の責任の所在を明確にしておく必要がある。なお数少ない臓器による治療を受ける者の優先順位の決定方法も問題となろう。

このようにみてくると、人工臓器の利用については、以上のような問題点を検討して立法しておくことが望ましいように思われる。

⑤　生命の転換——臓器移植

臓器移植はヒューマンライトの視点からとりあげるばあい、これを二つに区別すべきであろう。一つは、腎臓移植のように提供者は自己の臓器を失うが、さしあたり生命に危険はないというものであり、他の一つは、心臓移植のように提供者の死を前提として行われるものである。

前者においては、提供者への侵襲が行われる点が問題となる。それだけに危険が大きいときは避けるべきであるし、そうでないと判断されるときにも十分説明義務を尽くすべきであろう。そして提供するか否かは、あくまで、提供者の決定に委ねるべきであり、他を救うという道徳的理由によりこれをすすめるべきではない。

とくに問題となるのは後者のばあいである。ここでは、提供者の死が前提となる。しかし、心臓はなるべく早く移植すべきだとされる。そこで、死期の判定が問題とならざるをえないし、なるべく早く移植するために、死期を早めに設定しようとする。それと結びついて、脳波の停止を死のメルクマールとする見解が主張される。あるいはまた、目的により、死亡の時期をずらしてよい、とする死を相対化する見解などが主張される。しかし、この点については性急な議論は危険である。現在でもなお脳幹脳波の測定方法は完成していないといわれるし、臨床的には、心停止・呼吸停止・諸反射の完全喪失によらざるをえない。しかも死の判定は、そもそも医学固有の守備範囲ではないとも解される。それはひとつの社会的評価でもある。その点からいえば、移植にあたっての死の判定は医師だけが決すべきではなく、社会的承認を必要とするように思われる。

そして死の相対性を論ずるならば、そのレベルで論ずべきであるし、また、そのレベルでの相対理論は、あながち不当とはいえないように思われる。なお、ここでは提供者の承諾は原則として問題となりえず、もっぱら遺族の承諾が問題となるが、③で述べたと同様に、遺族の意思に（あらかじめ提供者が承諾していたときには、その意思ということになる）決定的重要性を認めることはできない。

したがって、ここでも社会的承認を得る段階のひとつのファクターとして働くにとどまる、と解すべきであろう（角膜移植に関する法律は遺族の同意でたりるとするが、そこでは妥当しても、心臓移植のばあいには妥当しないであろう）。

以上、提供者側の問題を述べたが、受け手に関しては、もっぱら医療行為の面での当否が問題となる。そして、ここでも人工臓器のばあいと同様に、医療担当者があらかじめ医学的評価を得る道を開くべきであろう。

⑥問題の整理

以上、医学による生命の管理・支配に関係の深い諸問題を考察した結果として、つぎのような問題点が浮かび上がってくる。すなわち、(a)医学が生命を管理・支配する力をもっていても、とくに①、③のように生命を阻止する方向で働こうとするばあいには社会的承認を必要とすべきではないか、(b)社会的承認を必要とするとして、その方式いかん、(c)医療を受ける者の自己決定権、ないし近親者の〈意思尊重〉は、人権尊重の建前を維持するための気休めではないか、だからといってそれを無視できるか、などの問題である。

①～⑤で述べた各項目についても、十分の検討がなされていないし、ここで取上げた以外にも、胎児の染色体診断の問題、遺伝子工学による人類改造の問題、人体実験の問題、コンピューターによる医療システム化の問題などがヒューマンライトとの関係で取上げられなければならないであろう。

ここでは、問題を提起したにとどまるが、いずれも生命の尊厳にかかわる問題であるだけに、医学、法律学以外の周辺諸科学や哲学、宗教などを結集しての総合的検討が望まれる。

第二章　医師法

7　医　師　法 (medical practitioners law,〔独〕medizinische Praktiker Recht,〔仏〕loi sur les médecins praticiens)

一　沿　革

わが国における医師の資格・業務に関する近代的法制の端緒は、明治七年に発布された医制にさかのぼる。江戸時代においては、漢方医が主流であったといわれるが、明治政府は、明治元年、はやくも、西洋医術の長所を採用すべきことを宣明し、近代医学教育の態勢を整えていった。

明治五年には〈学制〉を発布し教育制度の確立をはかるとともに、文部省に医務課をおき、〈医制〉制定の準備が始められ、明治七年、太政官の指令にもとづき、文部省より、東京、京都、大阪の三府に〈医制〉七六カ条が達せられた。〈医制〉の内容は、文部省の統轄下に衛生行政機構を整備すること、西洋医学にもとづく医学教育ならびに医師に関する制度を確立すること、加えて、薬剤師ないしは薬事に関する制度をも確立すること、などであり、衛生全般にわたって制度化をはかったものといえるが、その主眼は、医学教育および医師に関する制度の整備にあったといえよう。医学教育に関しては、医学校、その教員資格などについての詳細な規定をおき、また医師に関しては、〈医師ハ医学卒業ノ証書及ヒ内科外科眼科産科等専門ノ科目二箇年以上実験ノ証書ヲ所持スル者ヲ検シ免状ヲ与ヘテ開業ヲ許ス〉（医制三七条）と定めて、開業免許制度を採用するとともに、その業務について、業務独占、診察料の確保、患者死亡などの届出義務、医倫理に反する医師の処分などに関する規定をおいている。

この医制は、いきなり全面的に施行することはできなかったので、緊急のものから順次実施に移すこととされたが、医師の開業免許制に関しては、各府県単位での開業試験制度が普及し、明治一二年には、全国的に統一された〈医師試験規則〉が内務省から出され、医師の業務に関しては、明治一五年、〈医師医業ニ関スル犯罪及不正ノ行政処分〉（太政官布告第三九号）なる取締規則が出された。さらに明治一六年には、〈医師免許規則〉（太政官布告第三五号）ならびに〈医術開業試験規則〉（太政官布達第三四号）が制定され、原則として〈医師ハ医術開業試験ヲ受ケ内務卿ヨリ開業免状ヲ得タル者トス〉（医師免許規則一条）と定められ、医師開業免許制度は一段と整備された。その後、しだいに医師の数も増加し医師団体も生まれたきたのに対応して、医師ないしその団体を法律で規定すべきではないかがさかんに論じられたのち出現したのが、明治三九年制定の（旧）医師法である（従来、医科の一部として取扱われてきた歯科を独立させ、医師法と並んで歯科医師法が制定された）。この法律は、〈医師タラムトスル者ハ左ノ資格ヲ有シ内務大臣ノ免許ヲ受クルコトヲ要ス

① 帝国大学医科大学医学科又ハ官立、公立若ハ文部大臣ノ指定シタル私立医学専門学校医学科ヲ卒業シタル者

② 医師試験ニ合格シタル者

③ 外国医学校ヲ卒業シ又ハ外国ニ於テ医師免許ヲ得タル者ニシテ命令ノ規定ニ該当スル者

医師試験ハ中学校若ハ修業年限四箇年以上ノ高等女学校ノ卒業者又ハ之ト同等以上ノ学力ヲ有スル者ニシテ医学専門学校ヲ卒業シ若ハ外国医学校ニ於テ四箇年以上ノ医学過程ヲ修了シタル者ニ非サレハ之ヲ受クルコトヲ得ス〉と定め（医師法第一条）、従来の開業免許制を廃止して身分免許制を採用し、その欠格条件も整備し、医師の業務については、無診察治療などの禁止、カルテの記載・保存義務、公告制限などの規定をおき、加えて、医師団体につき、〈医師ハ

医師会ヲ設立スルコトヲ得〉（医師法八条）、〈医師会ハ医事衛生ニ関シ官庁ノ諮問ニ応ジ又ハ建議ヲ為スコトヲ得〉（同法九条）とし、別に医師会規則を設け、任意設立、官公立病院の勤務医を除く強制加入の郡市医師会、郡市医師会で構成される道府県医師会の組織などについて定めている。そして、この（旧）医師会は――数次にわたり部分的改正はなされたが――昭和一七年の国民医療法誕生までの長いあいだ、医師に関する基本法として機能したのである。なお、医療施設に対する監督、取締まりは、依然として、都道府県に任されていたが、昭和八年に至り、ようやく、医師法の委任にもとづくという形式で〈診療所取締規則〉が制定され、〈公衆又ハ特定多数人ノ為医業ヲ為ス場所〉を診療所、〈診療所ニシテ患者十人以上ノ収容施設ヲ有スルモノ〉を病院と称し、その開設、管理などに関する全国的かつ統一的な規制が行われることとなった。昭和一二年、日華事変勃発後、国防力増強のため国民の体力向上が一段と強調されるとともに、医療制度も全般にわたり抜本的変革を行うことが強く要請されるようになった。そして、昭和一七年、〈国民医療ノ適正ヲ期シ国民体力ノ向上ヲ図ルヲ以テ〉目的として（国民医療法一条）、従来の医師法、歯科医師法等各種の医事法令を一つの体系に統合した国民医療法が制定された。

国民医療法は、医師、歯科医師、保健婦、助産婦および看護婦を〈医療関係者〉と称し、これらすべてをこの法律で扱っているが（ただし、保健婦、助産婦、看護婦については、法律自体に規定をおかず、命令で規定している、同法第二七条）、医師については、新たに、大学・医学専門学校の卒業者も医師試験合格者も、ともに一年以上診療の修練を経ることを免許の要件として加え（国民医療法施行令一条）、自由に標榜できる〈診療科名〉の制度に加えて、科名専門標榜の許可制度すなわち専門医の認定制度を創設し（同法一三条、一四条、同法施行令六条、同法施行規則二六条、ただし、この制度は実際には動かないままで終わった）、従来、施行規則に定められていた応招義務、診断書交付義務などを法律自体で定めている（業務に関する規定の内容は、ほぼ現行医師法と同様となったが、厚生大臣の指定義務への従事命令などの定めがある、同法二二条）。また、医師の報酬については、厚生大臣は医師会の定めによらしめる命令を発することができる（同法施行令一七条、同法施行規則六二条）などの定めがある。さらに、同法は、医師会に対する統制を強化した。すなわち医師会については、すでに大正八年の医師法改正、医師会令の制定により、郡市区医師会ならびに、それを会員とする道府県医師会の設立が義務づけられ、公立の医療施設に勤務する医師も加入を義務づけられ、さらに大正一二年の改正で道府県医師会を会員とする日本医師会が任意設立の形で法制化され、その後の改正を経て医師会の役割がしだいに拡充されていたが、国民医療法は、医師会を〈医療及保健指導ノ改良発達ヲ図リ国民体力ノ向上ニ関スル国策ニ協力スルヲ以テ目的トスル〉団体としてとらえ（同法一六条）、法制上は、郡市医師会制を廃止し、すべての医師の道府県医師会への加入を義務づけ、かつ道府県医師会のみならず、それを会員として構成される日本医師会も強制設立団体とし、これら医師会の組織について詳細な規則を設け（昭和一七年医師会及歯科医師会令参照）、その公法人としての性格を明確にしている。そのほか国民医療法は、国策にそって医療機関の分布是正をはかるべく、日本医療団を設けている（同法二九条以下）。なお、医療施設に関しては、従来の病院を診療所の一種としていた定義を改め、患者十人以上の収容施設をもつものを病院、病院でないものを診療所と呼ぶこととし、開設をすべて許可制とし、管理に関する取締規定を整備している（同法二一条、同法施行規則三九条以下）。

以上のような経過をたどったのち、太平洋戦争後、医事法制は――連合軍総司令部の指導のもとに――全般的な改革を迫られた。そして、昭和二三年、新しく医師法、歯科医師法、保健婦助産婦看護婦法、医療法などが制定され、戦時立法としての色彩の強かった国民医療法は廃止された。また、強制設立、強制加入であった各医師会は解散され（昭和二二年医師会、歯科医師会及び日本医療団の解散等に関する法律）、それぞれ独立の民法による公益社団法人として再出発することになった。新医師法の基本姿勢は、戦時統制色を一掃し民主的制度たらしめんとした点にあるが、具体的特色としては、医師の資質向上をはかるため、医師免許を受けるには、必ず、医師国家試験に合格しなければならないとし、その受験資格を文部大臣の認定した大学の卒業者で一年以上の実地修練を経たものに限定したこと、新しく名称独占の規定をおき（医師法一八条）、応招義務、証明文書交付義務（医師法一九条）違反のばあいの罰則を廃止したこと、厚生大臣の医療や診療報酬への干渉権限を廃止したこと、医道審議会を新設したこと（医師法二五条）、などに加えて、医師のいわば身分法としての性格を徹底させ、その活動場所である病院・診療所に関する法制（医療法）を切離して並置させたこと（医療法では、病院に重点をおきつつ病床基準の引上げ、その管理の整備をはかり、総合病院制度、公的医療機関の制度などを新設し、広告制限に関する規定も医療法におかれることになった。なお、昭和二五年の改正で、医療法人制度が設けられた）、前述のように医師会を任意設立、任意加入の団体に切りかえたこと、医業と歯科医業との分離を明確にしたこと、などがあげられよう。こうして成立した新医師法は、その後、昭和二四年の改正では、制限的な形ではあるが、厚生大臣の医師に対する指示権を認め（医師法二四条の二）、昭和二六年の改正では医薬分業に関する規定を設け（同法二二条）、昭和四三年の改正では、従来の実地修練（インターン）制度を現行の臨床研修制度に切りかえる（同法一六条の二）など、数次の改正を経て今日に至っているが、基本的組立てはそのまま維持されている。

二　本法の内容

本法の目的は、医師の資質を高水準におくとともに、医師に対する規制は必要な最小限度にとどめ、できるだけ自由にその技能を発揮させて、国民が適正な医療を享受しうるようにするにあるなどと説かれている。本法は、全四三カ条よりなり、第一章総則では、医師の任務は〈医療及び保健指導を掌ることによって公衆衛生の向上及び増進に寄与し、もって国民の健康な生活を確保する〉にあるとし（同法一条）、第二章以下に、免許、試験、臨床研修、業務、審議会および医師試験委員、罰則を定めている。その内容を概観すると、まず医師免許について、国家試験の合格を要件とするとともにその欠格事由、取消処分などを定め（同法二条以下）、ついで医師国家試験（同法九条以下）、臨床研修（同法一六条の二）についての定めをおき、業務については、医業独占（同法一七条）、名称独占（同法一八条）を定めるとともに、応招義務、証書文書（診断書、検案書、出生証明書、死産証明書）の交付義務（同法一九条）、無診察治療や無診察で証明文書や処方箋を交付することの禁止（同法二〇条）、異常死体などの届出義務（同法二一条）、処方箋交付義務（同法二二条）、療養方法などの指導義務（同法二三条）、診療録（カルテ）の記載・保存義務（同法二四条）などを定め、加えて厚生大臣の医師に対する指示権（同法二四条の二）を定め、さらに医師の行政処分、医道の向上に関する重要事項を調査審議するための厚生大臣の諮問機関たる医道審議会と医師試験委員に関する規定をおいている（同法二五条、二七条、三〇条）。

ここでは、業務に関する規定のうち、〈医師でなければ、医業をなしてはならない〉と定める医業独占の規定（同法一七条）の解説だけにとどめる。ここに〈医業〉とは――利益をはかることを目的としているかどうかを問わず――反覆継続の意思をもって医行為をなすことを意味し、〈医行為〉とは〈人の疾病の治癒を目的とし、且つ現代医学の立場から是認されている方法によって診察治療（手術投薬等）をなすことを謂う〉（たとえば、小松簡判昭和三四年一月三一日）とか、〈当該行為を行うにあたり、医師の医学的判断及び技術をもってするのでなければ人体に危害を及ぼすおそれのある一切の行為である〉（《医療法・医師法解》改訂一三版、三五五頁医学通信社）などと定義されている。しかし、本条の目的は医師以外の者が診断、治療を行うことによって人体に危害をおよぼすことを禁止することにあり（違反に対する罰則については、医師法三一条参照）、したがって、この規定に関するケースで問題となったのは、非医師が業としてなした行為が医行為に当たるか否かである（なお、関連して、医業類似行為に当たるか否かも問題となるが、この点についてはあん摩マッサージ指圧師、はり師、きゅう師等に関する法律、医業類似行為の項目を参照されたい）。したがってまた、この規定の解釈から――医師側からみて納得のいくような――医業ないし医療についての積極的定義が引出されることを期待するのは無理だといえよう。医師としては――非医師の行為を監視することは必要であるが――なによりもまず、前述したこの規定の医業・医行為の定義づけなどにこだわることなく、現行医療は医学の社会的適用にほかならないという見地から――その包括制、地域社会性などを考慮しつつ――医療内容を充実させていくことをみずからの中心課題とすべきであり、その過程で非医師の行為をも吟味するという姿勢をとるべきであろう（たとえば、血圧測定を非医師が業とすることについては、医業に当たるから許されないとする古い行政解釈があるが（昭和二三年八月一二日、医第三一〇号）、その後の医学・医療の発展を考えれば、診断行為と結びつかないかぎり、血圧測定自体は、事情によっては、非医師が行っても差支えないと解しうるのであり、ケースごとにその実態を見きわめ、医学・医療の発展を考慮しながら本条違反かどうかを判断する姿勢が肝要である）。なお、医師法一七条の役割が以上のようなものであるならば、しばしば医師側から提案される医業経営の自律性の主張、すなわち医療のみならずその経営権も医師が独占すべきであるという考え方の根拠として、本条を引合いに出すことは疑問である。むしろ、その主張の正当性の根拠は、プロフェッションとしての医業経営は医師が担当してこそ真の公共性に合致するという点に求めるべきであろう。

三　医事法制全体の中での医師の法的地位

医師法は、医師の身分、業務に関する法律といわれるが、医師の法的地位は、この法律だけで規律されているわけではなく、その他の医事関係諸法規、その他の法律によって規律されているところも多い。そこで、医師に関する現行法制を――医師の立場からみて――医療活動自体に対する規制と医療施設の管理、運営に対する規制とに分けて概観するとともに、加えて医療事故に関する責任法理、生命倫理（バイオエシックス）に関する責任法理の問題などを一瞥し、そこから医師の法的地位の全体像を明らかにしておこう（いちいち断らないが、以下に列挙する事項の内容については、本事典の該当項目を参照されたい）。

(1)　医療活動自体に対する規制

(a)　現在では、ほとんどの医師は、一連の医療保険、すなわち被用者を対象とする健康保険（一般民間被用者を対象とする健康保険のみならず、日雇労働者健康保険、船員保険、国家公務員共済組合などの共済組合の行う療養の給付を含む）とその適用のない市町村の住民を対象とする国民健康保険にもとづく診療に従事しているが、そのためには都道府県知事の登録を受けて保険医ないし国民健康保険医たる資格を備えなければならないし、保険医ないし国民健康保険医として〈保健医療機関及び保険医療養担当規則〉に定める診療方針の拘束を受ける（健康保健法四三条ノ二、四三条ノ六、四三条ノ七、国民健康保健法三八条、四〇条、四一条）。さらに診療に従事している健保の保健医療機関ないし国保の療養取扱機関が公害医療機関として機能するばあいには、公害健康被害補償法の定める診療方針の拘束を受ける（同法二二条）。そのほか労働者の業務上の災害、自動車事故などによる負傷、疾病を扱うばあいも多いが、こうしたばあいの医師と患者との関係を円滑に処理していくために——医師に対する法律上の規制はなくても——現実には、医師自身が労働者災害補償保険ないし自動車損害賠償責任保険の内容、それらと医療保険との関係などについての十分な知識を備えていることが要求される。

(b)　また医師は、法定伝染病、結核、性病、トラホーム、住血吸虫病、らいの患者を診断したばあいには、患者への指示義務や保健所長ないし都道府県知事への届出義務を負っている（伝染病予防法三条、結核予防法二二条、性病予防法六条、七条、トラホーム予防法一条、寄生虫予防法一条ノ二、らい予防法四条）。なお、食品中毒患者を診断したばあいにも、届出義務が課せられている（食品衛生法二七条）。

(c)　医師の調剤権に関しては、法律上は、患者側がとくに医師から薬剤の交付を受けることを希望する旨を申し出たばあいと、医師法第二二条により医師の処方箋交付義務がはずされているばあいについて——薬剤師の業務独占の例外として——医師の調剤権が認められている（薬剤師法一九条）。

なお、麻薬、覚せい剤などの取扱いについても取締規定がある（麻薬取締法二七条、覚せい剤取締法一九条、二〇条）。また輸血に関しては、医師法二四条の二にもとづく告示として〈輸血に関し医師又は歯科医師の準拠すべき基準〉（昭和二七年厚生省告示第一三八号）があり、さらに採血及び供血あっせん業取締法は、業として人体から採血することは医師法一七条の医業に該当するとし（同法一四条）、〈血液製剤等の原料たる血液又は輸血のため血液を得る目的で、人体から採血しようとする者は、厚生省令で定められた方法で健康診断をしなければならない〉（同法一三条）などの規制をしている。

(d)　医師の行う治療内容に法律が干渉している例はないが、ただ、臓器移植に関しては、提供者側の立場への配慮が必要であり、現在のところ、移植すべき角膜および腎臓を死体から摘出する際の医師の義務が法律で定められている（角膜及び腎臓の移植に関する法律）。なお、優生手術、人工妊娠中絶については、優生保護法による制約があり（なお、刑法二一四条に、医師の堕胎罪についての規定がある）、精神障害者の医療については、とくに保護義務者に医師への協力義務、医師の指示に従う義務が課せられている（精神衛生法二二条）。

(e)　医師と他の医療関係者との業務分担ないし責任配分が問題となるが、この点に関する法律の組立てをみると、まず、医師法が医師の医業独占を定め（同法一七条）、ついで保健婦助産婦看護婦法が、保健婦の〈保健指導〉の業務の独占（同法二条、二九条）、助産婦の〈助産又は妊婦・じょく婦若しくは新生児の保健指導〉業務の独占（同法三条、三〇条）、看護婦および准看護婦の〈傷病者若しくはじょく婦に対する療養上の世話又は診療の補助〉の業務の独占（同法五条、六条、三一条、三二条）を定めるとともに、これら医療関係者に一定の範囲で医師の指示を受ける義務を負わせ（同法三五条、三七条、三八条）、さらに、臨床検査技師、衛生検査技師等に関する法律、理学療法士及び作業療法士法、視能訓練士法は、これら医療関係者は医師の指導監督ないし指示のもとにその業務を行うものであり、一定の範囲で――看護婦の業務独占の例外として――〈診療の補助〉業務を行うことができる旨を定める（臨床検査技師、衛生検査技師等に関する法律二条、二〇条の二、理学療法士及び作業療法士法二条、一五条、視能訓練士法二条、一七条、一八条）。また、薬剤師法は、薬剤師は、医師の処方箋による調剤業務を行うものであり、医師を除き業務独占である旨を定め（同法一九条、二三条、二四条）、診療放射線技師及び診療エックス線技師法も、これら技師は医師の指示のもとにその業務を行うものであり、医師を除き業務独占である旨を定める（同法二条、二四条）。以上の法律の組立てからすれば、医療関係者は、それぞれ独立の責任を分担してはいるが、医師はその指導監督、指示、処方箋などについて重大な責任を負っており、いわば総括責任者としての地位にあるといえよう。

(f)　医師は、地域医療の担い手としても、その活動領域を拡大しつつあり、法律制度上は、地域医療の中核は保健所との建前がとられてはいるが（保健所法参照）、実際には、地域の医師たちが、医師会病院設立などの自主的活動を行うとともに、地域医療行政に協力することによって、地域医療は成立っているといえよう。まず医師は、市町村長（ないし都道府県知事）が行うべき〈予防接種〉〈休日・夜間診療ないし救急医療〉〈母子保健〉〈老人保健〉などの整備に協力しているが、こうした業務に協力する医師の法的地位については、予防接種法が、市町村長、都道府県知事は予防接種をその実施に協力する旨を承諾した医師により行うと規定したうえで（予防接種法施行規則四条）、その実施方法に関して詳細な規制をしている（予防接種実施規則）ほかは、法律では定められていない（なお、救急医療については、昭和三九年厚生省令第八号〈救急病院等を定める省令〉があり、〈救急医療対策の整備事業について〉の昭和五二年医発六九二号の厚生省通達が出されている）。しかし、現実には、地区医師会が窓口となって市町村長との間に各種業務への協力に関する契約が締結され、その契約で医師の法的地位を定めているという方式が普及し慣行化している。したがって、医師としては、その契約内容を知るとともに――行政権力に取込まれて医療が歪曲されることのないよう――たえずその内容適正化の努力をする必要がある。

さらに、地域医療の一環として医師が担当するものに、学校医・産業医の業務があり、その職務執行についての準則は法律で定められているが（学校保健法一六条、同法施行規則二三条、労働安全衛生法一三条、労働安全衛生規則一四条、一五条）、医師の法的地位は、予防接種などのばあいと同様に、依頼者との契約で定められることになる。なお、保健所長、精神衛生鑑定医、監察医など、法律でとくに定められた資格で、医師が地域医療行政に従事しているばあいもある（保健所法施行令四条、精神衛生法一八条、死体解剖保存法八条）。

最後に、災害救助法により、都道府県知事は災害発生の際にとくに必要と認めるときは、医師を救助業務に従事させることができる（同法二四条）。

(g)　以上のような医療活動を行うにあたって、医師は、その業務上知りえた人の秘密を守る義務を負い（一般規定は刑法一三四条であるが性病予防法二九条のように特則が設けられているばあいもある)、また。訴訟で証人となっても、職務上知りえた他人の秘密に関する事実については原則として証言を拒むことができることになっている(民事訴訟法二八一条、刑事訴訟法一四九条)。

(2)　**医療施設の管理、運営に対する規制**

(a)　まず、医療法は医療施設の運営主体を〈開設者〉概念でとらえ(開設者となりうるのは、権利主体たる自然人、法人のいずれかであるが、医療法は、とくに医業を目的とする法人として〈医療法人〉を設けている)、病院開設と非医師の診療所開設については、都道府県知事の許可制を(同法七条、なお営利を目的とするばあいには不許可処分をなしうる)、医師の診療所開設については都道府県知事への届出制を(同法八条)採用し、病院・診療所には管理者として医師を必ずおかなければならないとしつつ、管理者の監督義務を定め(同法一〇条、一一条、一五条など)かつ、病院・診療所の構造設備についての基準を設け(同法二〇条以下)、さらに広告制限の規定をおいている(同法六九条、七〇条)。なお、医療法は、病院・診療所に〈医療機関〉の概念をかぶせ、さらに、いわゆる公的医療機関を私的医療機関と対置させつつ、前者を操作することによって――私的医療機関に間接的影響を与えつつ――医療機関の整備をはかっている(医療法七条の二、三一条以下)。

(b)　医療施設と関連して、医薬品については、病院・診療所の調剤所は薬局の名称を付しても差支えないが(薬事法七条、同法施行規則九条)、薬事法による薬局規制の適用はない(薬事法第二条五項)。毒薬、劇薬の購入にあたっても、一般人のばあいと異なり、医師や病院・診療所の開設者は、〈その身分に関する公務所の証明書の提示〉をするだけでよいとされているが(薬事法四六条)、麻薬については、法定の〈麻薬施用者〉が診療に従事する病院・診療所(〈麻薬診療施設〉という)の開設者でなければ購入、所持できないし、二人以上の麻薬施用者が診療に従事するばあいには、開設者は、〈麻薬管理者〉をおかなければならないことになっているし(麻薬取締法二条、二六条、二八条、三三条)、覚せい剤については、〈覚せい剤施用機関〉として指定を受けた病院・診療所の開設者でないと購入・所持できないし、開設者は購入・管理を管理者に委ねなければならないことになっている(覚せい剤取締法二条以下、一四条、一六条、一七条など)。

(c)　ところで、医業は医療法にもとづき開設された病院・診療所を単位として、医療保険その他の諸制度の中へ組込まれる建前がとられている。すなわち、医療保険の領域では、健康保険法が、開設者の申請した病院・診療所を都道府県知事が保険医療機関として指定し、その機関が――日雇労働者健康保険、船員保険、国家公務員共済組合などの共済組合の行う保険給付を含めて――法律の定めに従って療養の給付を担当するとともに(健康保険法四三条ノ三、四三条ノ四、保険医療機関及び保険医療担当規則)、保険者(健保組合)から診療報酬(厚生大臣の定める算定方法によって算定した療養に要する費用の額から被保険者の支払う一部負担金を控除した額、健保法四三条ノ九)の支払いを受けることとし、保険医療機関以外の病院・診療所で受けた医療については、例外的に療養費払を認める(健保法四四条)組立てをしており、国民健康保険法もまた、開設者から申し出が都道府県知事により受理された病院・診療所が療養取扱機関となり、健保法と同様に、療養の給付を行い、保険者(市町村、国民健康保険組合)から診療報酬を受けることとし、例外的に療養払いを認めるという組立てをしている(国民健康保険法三七条、四〇条、四五条、五四条、なお、老人医療費の支給については、老人福祉法一〇条の二参照)。

この医療保険との関連で問題となるのは労働者災害補償保険、自動車損害賠償責任保険のばあいである。前者については、労働者の業務上災害に対する療養の給付は政府の労働福祉事業として設置された病院・診療所または都道府県労働基準局長が指定した病院・診療所が担当するが、療養の給付が困難なばあいのほか労働者に相当の理由があれば療養費払いが行われる(労働者災害補償保険法一三条、同法施行規則一一条)。これに対して自動車損害賠償保障法の定める自動車損害賠償責任保険は、法制度のうえでは、病院・診療所と直接結びつかない。この保険は自動車事故の加害者が被害者に支払うべき損害賠償金を保険金によって補填するのが目的であり、したがって、その算定の中に被害者が治療に要した医療費が含まれるというだけであって、病院・診療所が保険金の支払いを直接請求できるわけではない。

つぎに、社会福祉の領域においては、生活保護法、身体障害者福祉法、児童福祉法、母子保健法が、それぞれ、医療扶助のための医療、更生医療、育成医療と療育、養育医療を担当させるために指定医療機関制度を採用し、厚生大臣ないし都道府県知事が病院・診療所の開設者の同意を得て担当医療機関を指定することとし、それぞれの医療担当規程を定めて、診療方針ないし診療報酬は原則として国保ないし健保の例によると定めている（生活保護法四九条以下、身体障害者福祉法一九条以下、児童福祉法二〇条以下・同法二一条の九、母子保健法二〇条以下）。

また、特殊の医療を必要とする分野では、結核予防法、原子爆弾被爆者の医療等に関する法律が指定医療機関制度を採用しており（結核予防法三六条以下、原子爆弾被爆者の医療等に関する法律九条以下、なお戦傷病者特別援護法第一二条以下参照）、公害健康被害補償法は、公害医療機関とならない旨を申し出たものを除き、健保法の保険医療機関、国保法の療養取扱機関、生活保護法の指定医療機関を公害医療機関とする方式を採用しているし（公害健康被害補償法一九条以下）、精神衛生法は、都道府県知事が設置者の同意を得て、精神病院またはそれ以外の病院に設けられた精神病室を〈都道府県が設置する精神病院に代る施設として指定することができる〉旨を定め（精神衛生法五条、なお、同法は精神病院の管理者の諸義務を定める。同法二六条の二、二九条の三、三三条、三四条、三六条、三八条、三九条、四〇条）、この指定病院が、また、麻薬取締法による〈麻薬中毒者医療施設〉ともなる（麻薬取締法五八条の八、同法施行規則一七条）。なお、救急病院等を定める省令（昭和三九年厚生省令八号）は、一定の条件をみたした病院・診療所で、開設者から都道府県知事に対して救急業務に協力する旨の申し出のあったものを〈消防法〉二条九項に規定する救急隊により搬送される傷病者に関する医療を担当する医療機関とする旨を定める。

(d)　そのほか、病院・診療所の開設者に対する法律上の特典としては、開設者には、医療金融公庫から医療施設の設置、整備または運営に必要な長期資金を低利で借りる途がひらかれていること（医療金融公庫法参照）、医業を営む個人・医療法人には、いわゆる社会保険診療（c)で述べた健康保険法、日雇労働者健康保険法、船員保険法、各種共済組合法、国民健康保険法、戦傷病者特別援護法、身体障害者福祉法、母子保健法、児童福祉法、原子爆弾被爆者の医療等に関する法律にもとづく各種給付と、生活保護法、精神衛生法、結核予防法、麻薬取締法にもとづく医療をいう）による収入につき税法上の優遇措置があること（租税特別措置法二六条、六七条、六七条の二、地方税法七二条の一四、七二条の一七、七三条の四、第三四八条）などがあげられよう。

(e)　なお、医業に特有の問題ではないが、開設者とその病院・診療所に勤務する医師その他の医療関係者とは、使用者と労働者との関係にあり、したがって、労働基準法をはじめ、労使関係を規律する諸法律が適用されることはいうまでもない。

(3)　医療行政への関与

医療行政へ医師の意見を反映させるために、いろいろの審議会などの構成メンバーに医師が加えられている例は多い。たとえば、医道審議会および医療関係者審議会の委員の中には日本医師会長が含まれており（医道審議会令二条、医療関係者審議会令三条）、医療審議会、社会保障制度審議会の委員の中には医師が、社会保険審議会の委員の中には医療関係の経験者が、また社会保険医療協議会の委員の中には医師を代表する委員が加えられている（医療審議会令二条、社会保障制度審議会設置法五条、社会保険審議会及び社会保険医療協議会法三条、一五条）。

(4)　医療事故に対する法的責任

(1)〜(3)では諸法律制度の中での医師の地位を問題としたが、医師の法的地位は、医療に関する明文の法律規定だけで定まるわけではない。とりわけ問題となるのは医療事故に対する医師の法的責任である。そこで、この問題についても、ここで要点だけを述べておこう。現在のところ医療事故の医師の法的責任を定めた特別の法律があるわけではなく、民事責任・刑事責任に関する一般法理の一環として、すなわち、民事上は過失によって他人に損害を与えたことを理由とする賠償責任（不法行為責任、民法七〇九条）ないしは診療契約上の債務不履行を理由とする賠償責任（債務不履行責任）の問題として、また刑事上は業務上の過失によって人を死傷した者に対する処罰（業務上過失致死傷罪、刑法二一一条）の問題として、取扱われる(1)(2)で述べた諸法制が医療事故と無関係というわけではなく、医師法の定める応招義務、療養指導義務、診断書交付義務、カルテ保存義務とか、医療関係者に関する諸法律の責任配分規定などは、医療事故に関連してしばしば問題となるが、それらは医師が注意義務を尽くしたかどうかを判断する要素として働くことになる)。そして、そうだとすると、とくにこの領域では、どのような医療事故について責任を負わなければならないのかという医師の法的地位について——従来の裁判例を整理し類型化することから裁判所の動向を推測することはできるとしても——前もって予測することは困難だということになる。なぜならば、事故責任でもっとも問題となる過失論に問題を限っても、過失の有無の判定は個々の訴訟事件について、裁判官が医療水準・医倫理その他の要素を考慮しつつ過失判定のための合理的基準を設定し、当該医師がその基準に達する注意を怠らなかったかどうかという形でなされるのであり、形式的に、当該事件に法律の規定を適用して判決するというような機械的処理とは程遠い取扱いが行われているのであるから（個々の事件ごとに注意義務について法創造が行われているといってよい）。それでは、医療事故に関する法的地位については、医師は成行きにまかせるほかないのであろうか。そうではない。予測が困難なだけに、かえって医師みずからがなすべきことも多いといえよう。本来、責任法理は——医師のばあいにかぎらないが——他人任せにしながら予測可能性を要求すべき問題ではなくて、まずは医師みずからの手で形成し確立していかなければならない問題である。すなわち、医師は、医療事故の紛争処理に目を向ける前に、医療事故の防止を目標とする医療水準ならびにそれに伴うべき医倫理の確立・習得に努め、またその角度から裁判例を含む法律家の見解を批判していくという作業を行うべきである。この作業を怠っているあいだは、医師の責任法理は確立されないし、この作業こそが医師の法的地位を安定させる唯一の途であるといっても過言ではない。すなわち、不幸にして医療事故が発生したばあいにも、医療水準・医倫理に即した迫力ある主張を正面から展開し、法律家の判断に反映させる努力をすることによって、はじめて医師の法的地位が確保されることになるのである。要するに、訴訟においてはもちろん、和解（示談）をなすばあいにおいても、医療水準・医倫理を法律的判断に反映させる努力がなされるべきである。

医師側が――過失論に正面から取組まないで――事故防止の関係では萎縮診療の姿勢をとり、また、紛争にさいしては、〈自分に過失はないが金は支払う〉というような姿勢をとることは、みずからプロフェッション性を放棄するだけでなく、長期的には医療のあり方をゆがめ、ひいては正しい医師と患者の信頼関係を喪失させていることにもなろう。ただ、以上のような基本姿勢の実践を医師個人にのみ要求することは無理といえよう。基本姿勢の実践のあり方は、むしろ医師会・学会などの医師集団によって検討されなければならない。すでに、昭和四八年発足の日本医師会医師賠償責任保険は、まさに、このような基本姿勢を実現する手段としての機能を発揮しているので、この制度を軸としてこれを充実させていくという方向がとられるべきであろう。

これまで医師側からの働きかけの必要を述べたが、法律家側からの協力が必要なことはいうまでもない。法律家もまた――たとえば鑑定制度の活用などにより――医療水準・医倫理を正しく法律的判断に反映させるよう努めなければならない。この点、裁判例の動向をみると、現在では、医療事故の裁判では、医療水準いかんを重視しつつ判断する傾向が顕著になっているといえよう。法律家の医療事故の処理の仕方のうちで問題となるのは、医師側の責任を診療契約における債務不履行として取立てる考え方である。この考え方はかなり有力に唱えられているし、この契約法理と結びついた形で、医師の説明義務と患者の自己決定権などをとりあげる考え方もあるようである。しかし、健康という目的に向かって医師と患者とが結びついていくという診療の実態をみると、そのうえに商品取引を前提とする既存の契約法理を無造作にかぶせることは疑問である。医療事故責任の処理に関するかぎりでは注意義務の基準をどこに求めるかに重点をおくべきであり、強いて契約法理にはめこむ必要はないように思われる。そして、医師の説明義務ないし患者の自己決定権もまた、この注意義務の基準設定にさいしての一要素として考慮すべきであり、説明義務や自己決定権だけを一人歩きさせることは、極力、避けるべきであろう。たとえば、裁判所が、医師の治療上の過失が認められないのに被害者救済を重視し、安易に医療の実態から遊離した説明義務を設定し、その義務違反として医師に賠償責任を肯定しつつ、他方において説明義務違反にすぎないからという理由で賠償額を減額する判決をするといったような法的処理をすることは——それが、双方に対する調停的機能を果たす意味はあっても——避けるべきであろう。

以上、過失論を中心に医療事故責任を述べたが、責任を問われるのは、診療を担当した医師に限らない。とくに賠償責任については、使用者たる開設者も、管理者などの中間監督者も、いわゆる使用者責任を問われる可能性が大きいし、そのばあいに、判例の流れからみて、診療担当者の責任が肯定されれば、使用者責任も免れることはむずかしい、と考えておくべきである（民法七一五条参照、なお、担当医を指導監督する立場にある医師はその指示内容につきその者自身の責任を問われるばあいも多い）。このほか開設者・管理者は、物的施設の管理上の欠如についてもきびしい責任を課せられている（民法七一七条参照）。また、看護婦などの、医師以外の医療関係者の起こした事故については、開設者から直接指導監督する立場にある医師に至るまでの使用者責任が問題となるほか、(1)の(e)で述べた法制度との関係で、他の医療関係者に対する医師の指示の内容が問題となり、診療の総括責任者としての医師自身の責任も問われる可能性がある。

なお、予防接種事故、医薬品の副作用による事故については、行政上の被害者救済制度が存在するが（予防接種法一六条以下、医薬品副作用被害救済基金法）、これら制度が働いても医師が損害賠償責任を免れるということにはならない。

(5) 生命倫理（バイオエシックス）と法的責任

生命科学（ライフサイエンス）の発展は、医学が生命を操作できる範囲を拡大しつつある。そして、医師は、好むと好まざるとにかかわらず、人工受精、試験管ベビー、遺伝子の組換え、人工臓器、臓器移植(1)の(d)参照)、安楽死などの諸問題に正面から取組まざるをえない立場におかれ、植物人間の人工装置のとりはずしの例にみられるように——一般の医療事故の法的責任とは異質の——生命操作に関する法的責任が問われるに至っている。この点、難問であり、法律上の議論が熟していないので、問題提起にとどめざるをえないが、ただ、ここでもまた、(4)で述べたと同様に法的責任をいきなり論ずべきではなく、なによりもまず、生命操作の諸問題に関する生命倫理を——医師のみならず人類全体の生命倫理を内容とする倫理を、医師側から提唱し社会的承認を得るという形で——確立することが肝要であることを強調しておきたい。こうした新しい倫理の確立と関連させないで、いきなり法的責任を問題とし、医師が生命操作をなしうる根拠を、医療を受ける側の意思によるべきだ、いや第三者的判定機関の決定によるべきだというようなことを論じても、議論は進まないであろう。

四　医師法の役割と今後の課題

医師法の内容につづいて、医師の法的地位の全体像をながめたところで、再び医師法に帰って、その役割を述べることにしよう。〈医師法の沿革〉からも明らかなように、明治初年の医制以降、今日まで、医師法の基本的内容は不変であるといってよい。ライセンス制を採用し業務独占の特権を医師に与えるとともに、その特権に伴う患者に対する最小限度の義務を課するというのがその内容であり、その特色は、すでに述べたように、医師の資質の向上をはかるとともに医師に対する規制は最小限度にとどめ、できるだけ自由に技能を発揮せしめるという点にある。そして、そこにわれわれは、いわゆるプロフェッションに対する法律の伝統的な——諸外国の法制にも共通した——姿勢をみることができる。伝統的なプロフェッション観では、プロフェッションを、科学（ないし高度の知識）に裏づけられ一定の基礎理論をもつ特殊の技能を、特殊な教育・訓練によって習得し、個々の依頼者からの具体的要求に応じて奉仕活動を行うという形で公共のために尽くす職業であるというように定義づけられ、ライセンス制、業務独占、依頼者のプライバシーへの侵入の容認、などの諸特権が保障されるとともに、こうした特権に伴い、開放性、依頼者の秘密保持、自己宣伝の制限などが義務づけられるとされるが（石村善助《現代のプロフェッション》至誠堂参照）、医師法は、このいわば古典的なプロフェッションとしての医師の立場を法制化したものといえよう。ところで、こうした古典的なプロフェッションの立場は、奉仕活動に対する報酬というようなプロフェッションの経済性には無関心である（医師が〈医師タル者ハ……相当ノ診察料ヲ受クヘシ（医制（改正）二一条〉と定めているのは、むしろ、奉仕活動に対する対価の要求が当然視されていなかったことをしめすものといえよう）。それは、資本主義の経済法則、企業原理の枠外におかれたといってもよかろう。したがってまた、古典的プロフェッションは、採算を度外視した奉仕精神に徹するとき――明治初期の自由開業医の活動にみられるように――見事な成果をあげることができた。しかし、他面において、古典的プロフェッションは、依頼者の要求に応じて活動するといういわば〈待ち〉の姿勢をその特色としており、法側面での特権の保障、義務づけも、この〈待ち〉の姿勢の形式的保障を目的とするにすぎなかったがゆえに、企業原理などの侵入によるプロフェッション性の実質的侵害に対しては無力であった。一九二〇年代に顕在化した社会不安を鎮静化する手段として医療保険法が採用されたが、これは企業原理によるプロフェッション性浸食への引金になったといえよう。初期の医療保険法においては、旧医師法によりプロフェッション団体として公認された日本医師会と保険者との団体契約による形式がとられており、プロフェッション団体がプロフェッション性を守る砦になっていたといえるが、太平洋戦争の時代には統制が強化され、昭和一七年、保険医の統制指定制が採用され、診療方針・診療報酬も法定され、国民医療法によって行政機構に組込まれた医師会は診療に対する指導と報酬請求・審査の事務のみを担当することとなり、さらに太平洋戦争後は、昭和二三年、保険医強制指定制が同意条件付指定制に改められるとともに、法制上は姿を消した医師会にかわるものとして社会保険診療報酬支払基金が創設され、ついで、昭和三二年には、従来の個人指定制を、現行の申請にもとづく機関指定制に切換え、しかも、保険医登録制をとるという方式の、いわゆる二重指定制が導入され、保険医療機関、保険医ともに法定の診察方針・診療報酬額に拘束されることとなったのである。そして、こうした流れをみると、そこから、医学の社会的適用としての医療のあり方、その主体としてのプロフェッションのあり方に対する配慮をしないままで、もっぱら財政的理由などの外部的要因によって簡単に企業原理を導入しつつプロフェッション性を制限し歪曲してきた傾向を汲取ることができよう。こうした傾向は、健保以外の領域においてもみられるのであり、たとえば、国民医療法は、戦争遂行のためにプロフェッション団体たる医師会を行政機構に組込むことによってプロフェッションを統制したし、昭和二三年制定の医療法もまた、プロフェッションのあり方を検討することなく病院中心の医療施設取締体制を形成することによって、プロフェッション活動の手段を主体から切離し、ひいては、医療機関指定制の地盤を整備したといえよう。

以上述べたような無頓着なプロフェッション性への実質的侵害が行われているにもかかわらず、医師法は、その形式的性格のゆえに、平然として姿をかえることなく存続しているのである。

このようにみてくると、医師は、あらためて現代におけるプロフェッションのあり方を再吟味し、それを基礎とした医師法の、ひいては医事法制全体の再編成を迫らなければならないといえよう。古典的プロフェッションの〈待ち〉の姿勢に固執していれば、プロフェッション性は崩壊の一途をたどるであろう。医学・医術を習得・駆使して公共活動を行うことはプロフェッション不変の原理であり、現代プロフェッションとしては、〈待ち〉の姿勢を積極的創造活動を行う姿勢に切換えることが要請される。より具体的にいえば、医師は、医学のめざましい発展を吸収するとともに、それに対応する倫理を確立し、その倫理に立脚しつつ習得した医術を駆使して——医療資源の開発と配分の問題まで含めて——地域医療の担い手として活動するという姿勢が望まれる。しかも、こうした活動の軸となるのはプロフェッション団体である以上、医師会もまた、それにふさわしい性格を備えなければならない。すでに、日本医師会を中心とした医師会活動は、そうした姿勢のもとに着々と成果をあげているが、もしも医師ないし医師会がこうした認識を欠くならば、プロフェッション性を維持することはできないであろう。そして、こうした現代のプロフェッションないしプロフェッション団体としての自覚・実践を前提として、医師側から提案されるべき医師法をはじめとする医事法制の再編成の内容を考えるならば、それはつぎのようなものになろう。すなわち、医事法制の基本に〈生命〉概念をおき、医学・医術の発展の成果の吸収と生命倫理確立のためのプロフェッショナルフリーダムの保障を基本原則とすべきである。このように、企業のばあいと明確に区別した理念・原則を設定し、プロフェッションの特性を発揮しうるように配慮することこそが、国民・人類の福祉につながるのであり、公共性に合致するといえよう。この基本理念ないし基本原則に照らして、医師法は、医師の実質的役割に即した地位を保障する法、すなわち地域医療に従事する医師の職権に関する法でなければならないし、医療法は、〈生命〉概念を基点とする医療資源の開発と配分を支える法に、健保法をはじめとする医療保険関係法は、〈生命〉概念を中心とする保健投資に関する基金法でなければならない、ということになろう。

8　医師免許（medical license,〔独〕Arztdiplom,〔仏〕autorisation d'exercer la médecine）

一　医師免許

医師になろうとする者は厚生大臣の免許を受けなければならないが、この免許を受けるためには、医師国家試験に合格していなければならない（医師法第二条）。

二　欠格条件

さらに、つぎのような欠格条件があれば、免許を受けることができない。すなわち、まず、未成年者、禁治産者、準禁治産者、耳の聞こえない者、口のきけない者、目の見えない者は絶対に免許は与えられない（絶対的欠格条件――医師法三条）。つぎに、①精神病者または麻薬、大麻、あへんの中毒者、②罰金以上の刑に処せられた者（なお、執行猶予期間中の者も、これに該当するが、刑に処せられない猶予期間を経過すれば、該当しないことになる）、③その他、医事に関し犯罪または不正行為のあった者、については免許が与えられないことがある（相対的欠格条件――医師法四条）。

三　免許申請の手続き

医師免許を受けようとする者は、一定の書式の申請書（登録免許税の領収書またはその税額に相当する収入印紙をはらなければならない）に、厚生省令で定められた書類、すなわち、①医師国家試験の合格証書の写し（ただし、申請書に国家試験の施行年月、受験地、受験番号を記載したばあいには不要である）、②戸籍謄本または戸籍抄本、③耳の聞こえない者、口のきけない者、目の見えない者、精神病者または麻薬、大麻、あへんの中毒者であるかないかに関する医師の診断書を添えて、住所地の都道府県知事を経由して、厚生大臣に提出しなければならない（医師法施行令一条、医師法施行規則一条）。

四　医籍への登録

厚生大臣による免許の付与は、医籍への登録によってなされる。医籍とは、医師の身分を公証するもので、厚生省に備えられている。医籍に登録する事項は、①登録番号および登録年月日、②本籍地都道府県名、氏名、生年月日および性別、③医師国家試験合格の年月、④免許の取消しまたは医業の停止処分に関する事項、などである（医師法五条、医師法施行令二条）。

五　医師免許証の交付

免許が与えられたときは、医師免許証が交付されることになる（医師法六条。なお、免許証は、医師たる身分を証明する文書にすぎないから、たとえ免許証を入手しなかったり、紛失しても、医籍への登録があれば、医師として医業をなす資格をもつし、逆に免許証を所持していても、医師免許が取消され、医籍が抹消されているようなばあいには、医業を行うことはできない）。

六　医師の届出義務

なお、医師免許を受けた者は、毎年一二月三一日現在において、氏名、住所、医療に従事する場所、従事する診療所名などの事項を、法律で定められた書式により、翌年一月一五日までに住所地の都道府県知事経由で厚生大臣に届け出なければならないことになっている（医師法六条、医師法施行規則六条）。

七　医籍の登録事項の変更、登録の抹消

医籍へ登録された本籍地、氏名などに変更を生じたばあいには、三〇日以内に、申請書によって医籍の訂正を申請しなければならない（医師法施行令三条、医師法施行規則三条）。また、登録を抹消したいときにも、同様に、申請書を提出しなければならない。そして、医師が死亡したときには、戸籍法による届出義務者は、三〇日以内に登録の抹消を申請しなければならないことになっている（医師法施行令四条）。

八　免許証の書換交付、再交付、返納

医師は免許証の記載事項に変更を生じたときは、その書換交付を申請することができる（医師法施行令五条、医師法施行規則四条）。また、免許証を失ったり、毀損したときは、その再交付を申請することができる（医師法施行令六条、医師法施行規則五条）。ただし、この免許証の書換交付、再交付の申請は義務づけられてはいない。なお、医籍の登録の抹消の申請にあたっては、免許証を返納しなければならない（医師法施行令七条）。

九　免許の取消しと再免許

医師免許を与えられたのちも、上述の絶対的欠格条件に該当することになれば、厚生大臣によって免許は取消されるし、相対的欠格条件に該当することになったばあい、そうでなくても、医師としての品位を損するような行為があったようなばあいには、厚生大臣によって免許を取消されることがありうる（免許取消しに至らないまでも、期間を定めた医業の停止を命じられるばあいもある）。

もっとも、厚生大臣が以上の免許取消処分をするにあたっては、あらかじめ、医道審議会の意見をきかなければな

らないし、処分対象に弁明の機会が与えられなければならないことになっている（厚生大臣または都道府県知事は、あらかじめ、書面で、弁明をなすべき日時、場所、処分事由を通知しなければならず、通知を受けた者は、代理人を出頭させ、かつ自己に有利な証拠を提出することができるし、弁明に聴取した者は、聴取書を作成し保存するとともに、報告書を作成し、処分決定についての意見を厚生大臣に述べなければならないことになっている。医師法七条）。なお、医師免許の取消処分や医業の停止処分を受けると、その旨が医籍に登録され、取消処分のばあいには、五日以内に免許証を返納しなければならない（医師法施行令二条、七条）。免許取消処分を受けた者も、欠格条件が消滅したときには、新しく免許申請ができることはいうまでもないが、いわゆる相対的欠格条件に該当するとして、または、医師としての品位を損したとして免許を取消された者については、疾病がなおり、または改悛の情が顕著であれば――たとえ当事者からの申請がなくても――厚生大臣が再免許を与えることができることになっている（医師法七条、医師法施行規則二条。ただし、実際には本人の意思が斟酌されることになろう）。

9　応招義務　(duty to respond to the call of patient, 〔独〕Plficht zu respondieren das Ptientsverlangen, 〔仏〕obligation de répondre aux demande du patient)

現在の社会では〈契約の自由〉が原則であるが、労働契約や借地借家契約のように、法律によって契約内容が制限されているばあいもあるし、また、たとえば、〈一般電気事業者は、正当の事由がなければ、……電気の供給を拒んではならない〉(電気事業法一八条)というように、法律によって契約の締結が強制されているばあいもある。そして、医師と患者の間の診療契約も、その公共性から、医師側がこの締結を強制されているばあいである。すなわち、法律(医師法一九条一項)で〈診療に従事する医師は、診察治療の求があった場合には、正当な事由がなければ、これを拒んではならない〉とされている。このことを一般に医師の〈応招義務〉と呼んでいる。診察、治療を拒みうる〈正当な事由〉とはなにかが問題となるが、厚生省の解釈によれば、正当な事由があるばあいとは、①医師自身が病気のばあい、②休日・夜間診療所などが整備されている地域で、休日、夜間など通常の診療時間外に来院した患者に対して、休日・夜間診療所にいくよう指示するばあい(ただし、応急措置を施さなければ生命、身体に重大な影響をおよぼすおそれがある場合を除く)、③その他社会通念上妥当と認められる場合に限られ、単なる軽度の疲労などは正当な理由とならないとされる。そして、この応招義務に違反しても罰則はないが、ただ、違反行為を繰返すようなばあいには〈医師としての品位を損するような行為〉として免許の取消し、医業の停止などの処分の対象とされる可能性はある(医師法七条第二項)。

ところで、この応招義務が実際に問題になるのは、いわゆる〈患者のたらい回し〉のばあいであるが、一般論としては、休日・夜間診療ないしは救急医療についての地域としての医療体制が整備すればするほど、医師法上の個別的な応招義務は問題とならなくなると解すべきであろう。

なお、付言すれば、地域における休日・夜間診療、救急医療の真の整備のためには、休日・夜間診療、救急医療もその地域における医療資源の開発と配分の全体の枠組みの一環としてとらえなければならないのであり、したがってまた、地方自治体主導型ではなく、地域医療の中心的存在である地域医師会を中心として、地方自治体がこれに協力するという、医師会主導型の整備が望ましいといえよう。

10　守秘義務 (duty to keep a secret,〔独〕Pflicht Zubewahren ein Geheimnis,〔仏〕obligation de garder un secret)

一　医師が守秘義務を負う理由

周知のように、現在では、市民の私生活上の秘密は——正面からこれをとらえた法律制度はなくても——プライバシーの権利（ないしは人格権）として法的保護の対象とされている。すなわちプライバシーの権利とは〈私生活をみだりに公開されない法的保障ないし権利〉であり、市民は、一般人の感受性を基準とすれば公開を欲しないであろうような私生活上のことがらを公開されたばあいには——たとえそれが社会的評価の低下につながり名誉毀損になるというばあいでなくても——プライバシーの権利の侵害として公開者に対して民事上の損害賠償責任を問いうるとされる（たとえば、三島由起夫の小説《宴のあと》に関する東京地方裁判所昭和三九年九月二八日判決参照）。そして、医師もまた、社会の一員として——とくに患者との関係で——こうしたプライバシー尊重の義務を負っていることはいうまでもない。しかし、医師のばあいには、これだけではない。医師は——上述のプライバシー論が登場する以前から、これとは別に——医師なるがゆえに患者の秘密を守らなければならず、もし違反すれば刑事責任を問われる、というきびしい法的義務を負わされている。すなわち、医師は——〈薬剤師、薬種商、産婆、弁護士、弁護人、公証人〉などとともに——〈故ナク其業務上取扱ヒタルコトニ付キ知得タル人ノ秘密ヲ漏泄シタルトキハ〉六ヵ月以下の懲役または二万円以下の罰金に処せられることになっている（刑法一三四条、なお罰金等臨時措置法四条参照）。そこで、とくに医師にこのような守秘義務が課せられるのはなぜかが問題となるが、その理由は、やはり医業のプロフェッション性に求められるといえよう。医業がいわゆるプロフェッションであり——古典的三大プロフェッションたる聖職者、弁護士、医師に共通しているように――人生の悩みの治癒・回復を目的とする専門職である以上、依頼者へのサービス提供にさいしてその内面に深く立入らざるをえず、したがって、プライバシーへの侵入をプロフェッションの特権として承認せざるをえないが、そうだとすると、この特権に呼応して守秘義務を負わざるをえないといえよう。なぜなら、もし特権の濫用、プライバシーへの侵入の結果の暴露が放置されるならば、患者は安んじて医師に治療を委ねることができなくなり、それがひいては国民医療全体に対する阻害要因ともなりかねないからである。そして、このようにみてくると、医師にきびしい守秘義務が課せられたのは、患者の秘密の保護もさることながら、それが公の秩序に関すると考えられたからだといえよう（プロフェッションとはなにかについては、〈医師法〉の項目の〈医師法の役割と今後の課題〉の箇所、〈プロフェッション〉の項目を参照されたい）。

なお、プロフェッション性をもつ他の職業のなかにも、同様の主旨から、守秘義務を課せられているものが見受けられる。前述の、医師と並んで刑法に定められているもの以外では、弁理士が刑法一三四条と同様の内容の守秘義務を課せられ（弁理士法二二条）、税理士、公認会計士も――刑法が依頼者の秘密に対象を限っているのに対して――広く〈業務上知りえた秘密〉一般について守秘義務を課せられ（税理士法三八条、六〇条、公認会計士法二七条、五二条）、司法書士も、取扱った事件について知りえた〈事実〉をもらしてはならない義務を課せられている（司法書士法一一条、二三条）。また、弁護士、公証人には、医師と同じく刑法一三四条が適用されるにもかかわらず、弁護士法は、重ねて、弁護士は〈職務上知りえた秘密〉一般についてこれを保持する権利を有し義務を負うと定め、公証人法も、公証人は取扱った〈事件〉自体をもらしてはならないと定めている（弁護士法二三条、公証人法四条、ただし、いずれも罰則はない）。

二　医師の刑法上の守秘義務の内容

医師の刑法上の守秘義務の内容の詳細は〈秘密漏泄罪〉の項目にゆずることとし、ここでは、刑法一三四条がどの範囲で働くかだけを述べれば、第一に、医師の守秘義務の対象となる秘密は、医師が診断にさいして知りえた患者自身の秘密に限定され、第二に、漏らしたことに正当の理由があれば免責され、第三に、患者から告訴されなければ問題にならない、ということになる。このうち、とくに問題となる第二点について、より具体的に説明しておこう。患者の秘密をもらしても〈正当の理由〉があるとして免責されるばあいとしては、まず、①法令によって医師に届出義務が課せられているばあいがあげられるし（たとえば、伝染病予防法三条、性病予防法六条、七条、結核予防法二二条、らい予防法四条参照）、②医師が正当な業務行為の一環として秘密をもらすばあい、たとえば、治療に必要な範囲で補助者たる看護婦に患者の秘密をもらすとか、産業医が労働者の健康診断の結果を事業者に報告し（労働安全衛生法一三条、六六条参照）、生命保険会社の嘱託医が健康診断の結果を保険会社の当局者に報告し、入学・入社の際の健康診断を担当した嘱託医が学校・会社の当局者にその結果を報告するなどのばあいもあげられよう（なお、刑法第三五条参照）。さらに、③患者本人の承諾を得ていれば、その秘密をもらしても、承諾が〈正当の理由〉となるから問題はない（なお、上述の正当な業務行為として掲げた諸例については、受診者側の承諾があったとみなして、それを〈正当の理由〉の根拠とする考え方もある）。これに反して、④たとえ学術研究発表の目的であっても、患者の氏名も含めて治療内容をそのまま公表することは〈正当の理由〉とはなりえない。⑤とくに問題になるのは、患者の秘密を守ることによって第三者の利益が害されるばあいである。医師は、こうしたケースにしばしば直面するであろうが、理論的には、患者と第三者の利益の大小とか、第三者の利益を守る手段は秘密をもらすという方法以外にないかなどを考慮しながら、〈正当の理由〉の有無が決せられるということになる。最後に、⑥訴訟との関係では、医療過誤を理由に患者から訴えられたばあいに、訴訟上の防御の目的で患者の秘密をもらすことはさしつかえない。問題となるのは、医師が患者に関する訴訟の証人とされたばあいである。この点、法律が民事裁判、刑事裁判を問わず、医師の刑法上の守秘義務を考慮して、医師は守秘義務違反となるような証言を拒むことができると定めているところからみれば（民事訴訟法二八一条、刑事訴訟法一四九条）、医師は証言するしないの自由を有し、したがって証言しても刑法上の守秘義務違反とはならないと解すべきことになろう。しかし、このような考え方に対しては——より以上に刑法上の守秘義務を重視し、医師が証言拒絶権を行使することもなく証言したばあいにも、やはり、その内容が刑法上の守秘義務に抵触するかどうかを別途判断すべきだという考え方も有力であり、この考え方をとれば、医師は安易に証言してはならない、ということになる（なお、医師が鑑定を命じられたばあいにも同様の問題を生じる。民事訴訟法三〇一条、刑事訴訟法一七一条）。

なお、医師に課せられている守秘義務は、ばあいによっては、医師以外の医療従事者にも課せらるべきである。従来、この点に関する立法の検討がはたして十分になされたか疑問であるが、現在のところ、臨床検査技師と衛生検査技師、理学療法士と作業療法士、視能訓練士については、医師と同様の守秘義務が定められている（臨床検査技師、衛生検査技師等に関する法律一九条、二一条、理学療法士および作業療法士法一六条、二一条、視能訓練士法一九条、二一条）。

三　公衆衛生行政への関与者としての医師の守秘義務

当然のことながら、医師は、公衆衛生行政へ関与することになるが、そこでは、一方で、すでに述べたような種々の届出義務を課せられるとともに、他方で、刑法が定めているより以上の守秘義務を課せられているばあいがある。たとえば、性病・らい病に関する医師の守秘義務については、刑法よりも刑が重く、患者の告訴がなくても処罰されることになっているし（性病予防法二九条、らい予防法二六条）、精神衛生鑑定医、精神病院の管理者についても、精神衛生法にもとづく職務の執行に関して知りえた人の秘密に関しての責任は重くなっている（精神衛生法五〇条の二、なお、麻薬取締法五八条の一八、七〇条）。なお、公衆衛生関係では、医師以外の医療従事者、事務担当者、各種委員会の委員などにも、きびしい守秘義務が課せられている例が多い（精神衛生法五〇条の二、麻薬取締法五八条の一八、七〇条、優生保護法二七条、三三条、性病予防法二九条、結核予防法六二条、らい予防法二六条、なお、労働安全衛生法一〇四条、一一九条)。

四　医師の秘密に対する守秘義務

きびしい守秘義務が課せられているのはプロフェッションだけではない。守秘義務の課せられる理由は異なるが、公権力の行使者にはきびしい守秘義務が課せられているばあいが多い(公務員法一〇〇条、一〇九条参照)。そこで公権力との関係で〈医師自身の秘密〉が守秘義務の対象となるばあいをあげておこう。まず、医療法によれば、厚生大臣、都道府県知事、市長は医療監視員をおき病院・診療所への立入検査をさせることができるが(医療法二五条、二六条)、医療監視員や関係公務員は——個人の秘密だけでなく——医師の業務上の秘密に関しても守秘義務を負う(同法七三条、なお結核予防法六二条参照)。また、社会保険診療報酬支払基金法によれば、基金の審査委員や幹事は診療報酬請求書の審査に関して知りえた医師の業務上の秘密に関して守秘義務を負う(社会保険診療報酬支払基金法二三条の二、なお、国民健康保険法一二一条参照)。そのほか、公権力を行使する者が負う守秘義務のうちで、その対象が医師の秘密に限定されているわけではないが、医師にも関係があるものとしては、税法上の調査に関する事務に従事する者の守秘義務(所得税法二四三条、法人税法一六三条、相続税法七二条など)、統計法上の指定統計調査に関する事務に従事する者の守秘義務(統計法一九条の二)、公正取引委員会関係者の事業者の秘密に関する守秘義務(独占禁止法三九条、九三条)、民事調停委員の守秘義務(民事調停法三八条)などがあげられる。

11 インフォームド・コンセントとわが国の医療

□インフォームド・コンセントと説明義務

水野 きょうはインフォームド・コンセントについていろいろお伺いしたいと思います。先生は今インフォームド・コンセントをどういうふうに受け止めておられますか。

三藤 インフォームド・コンセントをめぐる議論が目立ってきたのは比較的最近のことです。私が特に医療事故について研究していた数年前までのところでは、インフォームド・コンセントを中心に議論しないで、むしろ診療契約とは何かを問い、構成を重視して患者の自己決定が強調されていましたね。

医師と患者の関係を契約だと把える考え方は、インフォームド・コンセントの議論がアメリカの影響を受けて強調され始める前からありました。契約と考えるねらいの一つは、医療事故訴訟の時に、契約の組み立ていくほうが、契約関係を不問にして責任を問うより患者側に有利な答えが出るということから生まれたものです。そのねらいとするところには一理あると思います。

もう一つのねらいは、患者の主体性を契約構成から引き出そうとすることです。

まず第六のねらいについては、契約と構成すること自体が大きな問題をもっていると思います。現在の民法で、契約のルールを仕組むために前提となるのは何かというと、商品取引です。これを念頭に置いて契約法を組み立てるのです。ですから、その枠組みを医療事故の責任を問う時に使うことに無理があります。契約と構成すれば有利になれうように見えても、実はそうはならないというのが私の考えですが、私のような考えは有力になってきていると思います。

第二のねらいは、患者の主体性の問題です。私が当時考えていたのは、診療契約をてこにして説明義務と自己決定を導入するべきではなく、プロフェッションとしての医師の固有の義務として説明義務を押さえたようがよいのではないかということです。患者の主体性、自己決定を引き出すために「説明義務」と「同意」ということが盛んに言われていますが、医師と患者の関係を「説明義務」と「同意」を中心においてとらえても、医療の実態とかみ合わないのではないかという感じが強かったのです。むしろ「説明義務」に重点をおき「説明義務」はプロフェッションとしての固有の義務であるとして、そのあり方を問うべきではないかと考えるのです。きわめて弱い立場にある患者側の「同意」に力点をおくことには疑問を感じます。「同意」の要求は気休めにすぎないといえないでしょうか。

ただし、「同意」が重要な意味をもつことを否定するものではありません。現在では生命自体についてのコントロールが医療の場で行われうるにすぎないといえないでしょうか。その場合に、生存に関してマイナスに働く治療をとる時は、遺族あるいは周辺の人の同意だけではだめで、患者の同意が必要となります。しかし、ここでは患者の同意だけではだめで、社会的承認が必要であり、そのための機構を一つ組み立てないとだめだというように考えてきました。

水野　基本的に日本では、インフォームド・コンセントの概念は診療過誤裁判から出てきたわけですか。

三藤　インフォームド・コンセントの概念はアメリカから導入されたと思うのですが、「説明義務」という点をめぐって争われた医療事故訴訟は、その前からありました。

私がその当時関係した事件をあげますと、乳がんの患者で右乳房を切除する手術の際に乳腺症の左乳房も摘出してしまったという事件の判決が昭和四六年にありました。昭和四八年には患者・家族がはっきり同意していないのに舌がんの手術をやってしまったという事件の判例もあり、眼科の方で患者から解していた以上の深部まで手術をして問題になった事件の判例が昭和五一年にあり、さらに、昭和五二年には副鼻腔炎の手術の際に局麻の危険性の説明不十分を問題にした事件の判決が出ています。このように四〇年代の後半から五〇年代の初めにかけて裁判例が多く出たのです。その当時、説明義務をてこにして賠償責任を認めるという裁判例が数件出たので、最近のインフォームド・コンセントについての議論を見ると、これらの事件と結びつけていることが多いですね。しかし、これらの裁判例はアメリカから入ってきたインフォームド・コンセントの議論とは必ずしも結びつかないように思うのです。

水野　告知義務と言われたころですね。

三藤　そうです。裁判官が医師の義務違反過失の有無を判断するにあたって説明義務に力を入れて、医師に責任を負わせるというわけですから、説明義務だけでなくその周辺の諸要素も含めて、ケースごとの判断の当否を吟味しなければなりません。

判決というのは、一つ一つの事件ごとに法をつくっているともいえるので、こちらの事件をインフォームド・コンセントの理論と無差別に結びつけることは疑問です。

水野　そもそもインフォームド・コンセントの概念は、やはりニュールンベルグ裁判からヘルシンキ宣言を経て出ているわけです。つまり、薬の問題とか、人体実験の問題から発想されているということです。

三藤　ドイツでは社会的な基盤もありますから自己決定権みたいな発想で出てくる。ところがアメリカですと、今度は契約構成の問題になってくる。

ところで、最近インフォームド・コンセントはアメリカでは医療事故訴訟でまず登場した。そこで認知された。それが一般化して、倫理的なルールとして確立してきている。だから日本に導入するとした場合に医療のどの領域であてはめうるのかを見きわめなければならないと思います。まず問題になりそうなのは、生命をコントロールする治療の領域ですが、上述のように、そこでは同意までで、患者の自己決定だけではまだ足りないのではないでしょうか。

個々のケースについて判断も医師の判断だけではだめです。一方、家族、患者の「同意がある」という気休めという意味しか持たないので、医療の領域をこえた判定機関が必要ではないかと思います。

水野　倫理委員会ですか。

三藤　いいえ、いわゆる院内の倫理委員会ではだめな気がします。たとえば、宣言判決すなわち生命装置をとめてもよろしいというような判決を事前にもらったうえでやるというぐらいに考えても問題はないと思います。インフォームド・コンセント論があてはまりそうな二番目の領域は手術とか検査の場合です。法律的なレベルで手術、検査の時に必ず事前の診断結果を説明して、治療方法内容を説明して、その効果がどうか、やらなかったらどうなるか、ほかに治療の方法としてどのようなものがあるかというところまで全部説明したうえで、患者がよしと言った時にやりなさいと。この議論には、単純にいいですねと言い難いところがあります。

そこの領域は法律レベルの責任としては専ら説明義務、具体的には説明の内容、仕方を問題とすべきで「同意」を対置する必要はないと思います。このインフォームド・コンセントの妥当領域については、勉強不十分で、詳細な研究も行われているのに大まかなことしか言えませんが、私には上に述べた二つの領域以外の診療のところでは、倫理規範としても、インフォームド・コンセントを原則として打ち出すのには躊躇を感じます。むしろ医師と患者の間の信頼関係形成の不可欠の要素として、医師側の分かりやすい議意をもった説明の必要性を強調すべきではないかと思います。

□アメリカのインフォームド・コンセント

水野　アメリカの医者とか、日本人でアメリカで開業している医師たちの話を聞くと、とにかくアメリカでは人口で日本の数十倍弁護士がいる関係で、なりたての弁護士は結局、診療過誤のあたりが飯の種になっている。したがって、われわれは診療過誤の標的になっているという受け止め方をしている医師が大部分です。

最近のアメリカの診療過誤の裁判をみますと、受付の女性とか看護婦が訴えられる傾向にあります。医者はディフェンス・メディスンでプロテクトしているから、その辺をねらおうと、そういうことが事実だとすれば、日本の感覚から言えばやや行き過ぎではないかと思います。つまり、インフォームド・コンセントの概念を日本に導入する場合には、医者と患者の人間関係という枠組みの中で新しい考え方を打ち出していかないと定着しないないかということです。ただ、インフォームド・コンセントにはいろんな部分があって、たとえば薬のテストとか、慢性疾患の管理をやる場合とか、ターミナルケアの領域ではある程度患者の同意も要るのではないかと思うのです。しかし、診療部分の全体にわたってインフォームド・コンセントが要るというのは余り日本的ではないし、それをやると日本では定着しないと私は見ています。

ただ、現在の日本で急いでやらなければいけないと思うのは、投与した薬の説明です。

三藤　そうですね。説明しないですね。説明義務は必要だと思います。契約構成して、患者の同意がないとやれないと決めてみても何も進みませんし、また法律の方から考えても、そこからは何も引き出せない気がする。必要なのは、医師が患者に説明して内容をわからせる、そこまでは絶対に必要だと思います。

水野　アメリカの医者もそう言います。『医者からもらった薬がわかる本』というのがベストセラーになるなんてお前の国はおかしいんじゃないか」と言われるのです。言われてみると、確かにそうです。まだ日本の医療の世界には、封建的といいますか、昔風というのか、「この薬何ですか」と聞いたら「俺が信用できないのならよその病院へ行け」という医者がいますからね。

ところで、私は、診療過誤の裁判が多くなるのは、人権意識の向上の結果だとは思いますが、他方、裁判例が増えるというのは社会の健全性に問題があるという感じがします。もう少し日本的インフォームド・コンセントというのを考えないといけないと思うのです。今、多くの法律学者が言っているのは、アメリカでやっているものを日本に導入したらどうだという意見が多い。

三藤　周辺の人の意見を私も読んでみたのですが、なかなか元気がいいですね。ただ、医療の実態をどう考えているのか。たとえば私はこうだと思うのです。医療、治療の過程というのは、まず相対したところから入って、顔を見たり、問診をしたり、対話しながら、医者の方も試行錯誤しながら進めているわけです。今後これを入れてみて効かなかったらこれというふうに……。その流れをどういうふうに考えているのかということです。そこのところで私が気にかかるのは、契約構成と考えるときの法律家の方の契約を自分の方は全然反省しないで医療の方へ押しつけ過ぎているような感じがするのです。

なお、ついでに申しますと、逆に法律が医療にのめりこみすぎているところもあるように思います。医療事故訴訟ですが、医療水準を重視して、それで過失があるかどうか判断しなければいけないという考えがだいぶ強くなってきた結果、素人が読んでもわからないような内容の裁判例が多くなってきているような感じがします。というのは、医療水準の方へのめり込み過ぎて、医学的に高度の知識がないと判決がわからないといったことが生じているからです。

水野　判決そのものを読んで、医学の分野に関係している人はわかっても、原告にわかるのかということですね。まず原告にわからない判決というのはどうかなという気がしています。

三藤　それに裁判には倫理的な要素ということが入りませんとね。科学的過ぎても困るのです。確かに、インフォームド・コンセントの考え方は診療に関する一般原則にすることは、法律的論理によって、医師と患者との倫理的つながりを弱める恐れもあります。つまり、インフォームド・コンセントを持ち出さないで、医師と患者の、治すことに向かっての共同作業、信頼関係を築くための一つの要素ととらえておきたいと思います。

□医者と患者の人間関係

水野　全く賛成です。私個人の感覚から考えると、やはり行き過ぎなのですね。それから医師会が私に非常に強調するのは、医者も反省しなければいけないけれども、要するに「インフォームド・コンセント」という言葉を使いたくないというのです。それならどういう言葉がいいのかというと、「説明と同意」だと言うのです。その範囲でひとつ理解してくれと、医師会としてそこまでとにかくやらなければいけないと思っている。すると具体的にどういう話が出てくるかというと、一つは先ほども話の出た薬に関すると、つまりもう少し丁寧に説明しなさいという問題です。それからもう一つはがんの告知とか、ダブルブラインドというものを診療を受けに来た人にやっていいのかといった問題です。これは慈恵の阿部正和学長などが特におっしゃるのですが、患者はみんな自分の病気を治してもらおうと思って来ている。その患者にプラシーボを与えて、それで医者として責任が果たしたといえるのかと。確かにそうなんです。阿部学長に、それならどうするのですかと聞いたら、全部ボランティアでやるべきだと言うのです。

もう一つは、それのちょうど中間的な考え方、つまり慢性疾患の治療についてです。これは患者の方の事情、都合も考えた指導が必要なわけです。そういうことがあるから慢性疾患管理料というのが健康保険の点数で認められているのだという意見もあるぐらいです。今日本で一番考えなければいけないことは、たぶん医者―患者関係をどうやって確立するかという問題にくるのではないかと思っています。そういう方向にもっていくことが日本的解決方法ではないかというふうに私は思っています。そういう意味で余り契約だ契約だと言わないほうがいい。

現状で議論すれば医者と患者の人間関係とインフォームド・コンセントについて私は、実はこういうふうな考え方をしているんです。医者と患者というのは恐らく縦の関係です。縦社会的な要素です。多分に医者のほうが強いという関係でしょうね。それに対してインフォームド・コンセントというのは全く横の関係です。そこで、ただ縦と横とだけ線を引けば十文字のものになるけれども、それを全部つないで、それの面積によっていろいろ変わってくるのではないかと考えています。

その面積の中で患者側の問題の1つは、知識としての患者学です。たとえばヨーロッパ人と日本人を比べると、日本人の医学知識は変な知識が多いのです。もう少し医学に対してオーソドックスなものを知識として持たなければいけないのではないか。それがないと、私が今言いました頂点をつないだものの面積が広がらないと思います。

もう一つは、医者側がどれだけ患者を理解したうえで説明をしてくれるか、その両方がうまくマッチして初めて日本的インフォームド・コンセントは完成に近づくと思うのです。

三藤　私も考えていたのですが、契約構成が生きるためには、前提として対等の関係がなければならない。したがって確かに患者学がいるんですね。学際的な研究が盛んになりましたから、医学と法律が交流するのはいいのですが、その交わり方を反省しなければいけない時期がきているようにも思います。というのは、特に法律の方で申しますと、法律のあり方は、反省しない、医療の方へ土足で入り込むとしますと、医師側の方は浮き足立って、医療を攪乱するだけになってしまう。腰を落ち着けて、医師が説明義務を十分尽くすように支えるにはどうすればいいのかを考えてあげなければいけないし、患者についても、知識をもつにはどうすればいいのかを考えるというように、両者の間がうまくいく環境づくりをしなければいけないのではないでしょうか。

水野　今の先生のご指摘というのは、まさに今はやりのインター・ディシプリナリーとかインテグレートとかいうことです。それは法律の世界と医学の世界でもやはりあると思います。

それから、患者の方に対しても、違った意味の医者と患者の人間関係というのはあると思います。いくらインフォームド・コンセントといっても、老人痴呆にインフォームド・コンセントはできるかと言われたら、全くお手上げです。あるいは植物状態になっている人にインフォームド・コンセントができるのか。必ず出てくるのは家族です。ところが、家族というのが絶対かどうかといえば私は非常に疑問をもっています。たとえば臓器移植の議論の時、臓器を提供するという人は、生前に自分は提供してもよろしいと言っていた人以外は、たとえ家族が賛成してもやるべきではないと思うのです。ところが、これは少数意見なんです。本当は一番重要なのは本人の意思ではないかと思います。家族というのは、いい加減なつながりしかないケースも結構おりますし、あまり信用できないと思うのです。

□死者の人格権

三藤　私も賛成です。死者の人格があると思います。死者の人格権を認めるという考えは成り立ちます。

水野　厚生省が例の脳死のペーパーを出すときに意見を求められたから私が言ったのはまさにそれなんです。提供するというのは本人以外はだめだということにしないとだめではないかと。

そこで、医者と患者の人間関係ですが、日本の医療の現場を見ると、余りにも医者の方が一方的だという感じはもっています。医者というのは〝俺が偉い〟と思い過ぎているのではないかと感じます。そこのところをもう少しブレーキをかけていただくということが新しい医者と患者の人間関係になるのではないかと思います。

もう一つは、病気を診るのではなくて、病人を診ていただきたいということです。死者に人格があることと同じように、病人だって、むろん生きているわけだから当然人格はあるわけです。そういう幅広い考え方をするようにしてほしい。

私たちがどうしても納得できないことが医療の中でいくつかあるのです。そのうちの一つは、もうがんの末期で、もってあと2〜3か月だという人に何で副作用の強い抗がん剤を投与するのかということです。それはもうやめてもうらべきではないかと…。効くならいいですが、副作用だけが出てほとんど効果がないですね。

それから、今日本の医療では、余りにも問診がないですね。とになく、そこにデータが横たわっているという診療をして、受けた方はみんな本当はフラストレーションがある。だから病院の門を出るときに満足感をもって出る人はほとんどいない。その辺は、お医者さんの側も考えていただきたいという感じはするのです。

三藤　先生のお考えに通じると思いますが、インフォームド・コンセントの働く場所を、あれこれ検討するということが必要なのです。その時には、いろいろのタイプの現実の医療の実態を土台にして、この場合はどうか、この場合はどうかというのを整理していくことになるという感じです。

水野　あと必要なのは手術でしょう。薬をのむのと手術と、基本的には同じだという意見があります。

三藤　私も家族が病気をして、病院へ連れていった時、いきなり入院、手術と言われた経験があります。私は断わって帰ったんですが、お医者さんを相手にして断わるというのはなかなか難しいです。

素人は、できることなら手術などしたくないという考えをもっているのですから、十分に説明してもらわないと困

ります ね。

水野　もう一つは、〝俺に任せろ〟という時代は終わったということです。

三藤　そうですね。相手によく説明して、了解を得ながらやるというのが本当に権威ある医者でしょうね。

水野　アメリカの医者が言うのですが、口で説明して、その後で紙に書いたのを出して、読んでください、サインをしてくださいと。中には、すごい医者になると、弁護士もサインしてくださいと言うそうです。そこまで来ている。しかし、そういうことが余り意味があるとは思えないのです。ただ、インフォームド・コンセントをする場合に、パンフレットを利用するとか、そういうことは必要ではないかと思います。確かに口で言われるより書き物になっている方が後から読んでわかるし、プラスもありますからね。日本では、診療過誤の裁判を見ていますと、医者と患者の人間関係が悪かった人が訴えられるのです。医者と患者の人間関係がうまくいっていたのは多少のミスがあっても日本では余り訴えていないんじゃないですか。

三藤　ウマが合うという言葉がありますが、結局、医者と患者の関係でも、ウマが合うというか、そういう形になるように医者の方が仕向けないと、患者の方は弱いですからね。

□日本的解決方法

水野　私がアメリカの話を聞いて、びっくりしたのは、金持が死ぬと、必ず弁護士から電話がかかってきて、受けた医療の中で、何か不満はなかったかと遺族に聞いてくるというのです。一つでもあると、すぐ飛んで来て必ず訴えよう、これぐらい取れるという話になる。それは社会的に非常に問題になっています。

ヨーロッパへ行っていつも思うことなんですが、それぞれの国にはそれぞれいい面とマイナス面と両方あるのです。いいところだけを取って日本にもって帰ってきて、こいつを日本に当てはめろと言う人が多いんですが、実際それは無理です。たとえばスウェーデンの制度はそれなりに立派だと思って評価しているけれども、あれを日本にもってきてやれるのかというと、まず人口が違う。さらに月給の60％の税金を取って黙っているかというと、黙っているはずないですよ。やはり、日本的解決法というのものが日本にはある。最終的には医者と患者の人間関係の中に包括できるような仕組を考えないといけないと思います。

三藤　結局、法律レベルまで上げざるを得ない問題と、倫理のところでとめておく問題と、それも控えたほうがいい問題があると思います。一度倫理の基準みたいなのを決めますと、それはいくら法律でないといっても、それはそれで一つの規範なのですから、混乱につながる恐れがあるように思います。

水野　日程的に言うと、恐らく来年の初めぐらいに医師会のインフォームド・コンセントに対して検討したものが出てくると思うのです。それが出てくると、たぶん、厚生省の中に懇談会ができて、ここでの検討結果が出るまでに1年は少なくともかかるでしょうね。だから今からいえば、多分1年半ぐらい後でないとこの問題に対する方向は生まれないと思うのです。

三藤　特に医師会サイドからは、出しにくいところがあるでしょうが、それだけに意味はありますね。今までお話したように、不勉強の現在では、「インフォームド・コンセント」解体論といった感じの立場ですが。

水野　ただ、医師会の説明によると、同意というのは選択ではないという見解です。ところが、インフォームド・コンセントというのは、最終的に自分が選択して治療を受けるということでしょう。しかし、それでは患者に判断力があるのかという話になった時には非常にややこしいことになると思うのです。医者と患者というのは、診療を受ける場合においては完全に二人三脚でないといけない現在のように双方に力の差があってはだめなんです。

三藤　私もそうだと思います。真の共同作業であるためには、一面対抗関係がないといけない。対抗でありながらの共同でないといけない。医師と患者との関係でその環境がどれだけ整うかですね。

□看護婦媒介の重要性

三藤　患者に対する説明についてですが、かかりつけの医師とか看護婦が媒介になりませんか。患者は、医者に聞きづらくても看護婦には話しやすい。看護婦が媒介するということも大切ではないでしょうか。

水野　本来なら医者がフランクな気分になって、医者が医者を紹介するようにすればいいでしょうね。

それから、日本では医者というのは看護婦を自分の助手ぐらいにしか思っていない。看護というのが独立した業務であるという意識が非常に少ないのが日本の医者の欠点です。ヨーロッパでは看護業務というのは独立しています。たとえば入院している間に、あなたは退院されたらこういう生活をしなさいというのは全部教えてくれる。ところが、日本ではまだまだその意識が低い。なぜかというと、そんなことを言ったら、要らんことを言うなと医者にしかられるというのですね。それで1週間後外来に来てくださいと言う。

ところが、退院する人間にしてみたら、今度は病院ではなくて自分の家だから生活に対してどうやったらいいかという不安があるわけです。インフォームド・コンセントの中にはそういうものもあると思うのです。あなたはもうよくなってこれから退院されるというときのインフォームド・コンセントもあるのではないかというふうに実は考えています。

三藤　いい医者に手術してもらっても、後の看護体制が患者には決定的ですものね。

水野　随分前ですが、退院した人に「あなたは病院で満足でしたか、不満足でしたか」、「満足だ」という人は満足の理由を書いてくれというアンケートを一〇〇人ぐらいの人からとったことがあるのです。「満足だ」と答えた人は、ほとんど「看護婦がよかった」と書いていた。一人「主治医がよかった」というのがいた。これは不思議だというので調べましたら、その患者は医者だったんです（笑）。そのことでわかるように、医療の本当のところとはなかなか患者ではわからないところもあるのです。

もう一つ、インフォームド・コンセントに入るかどうかは別ですが、ただ言いさえすればいいというものではないと思います。たとえばがんの末期の患者に、お前はがんの末期だというのは言ってもいいと思うけれども、言う以上は、たとえばホスピスがあるとかなんとか受け皿をちゃんと考えて言うのでないといけない。

もう一つは、あなたは手遅れのがんですということは言ってもいいけれども、あとどのぐらい生きるということは言うべきではないと思います。これは聖隷ホスピスの原義雄先生が言っていましたが、私のところへもう何百人と来たけれども、どこかの病院で、あなたはあと3か月ですよとか、2か月ですよとか言われて、みんな言われたよりも長く生きるというんですよ。少なくとも聖隷ホスピスへ来た人は、私はその理由がよくわからないし、自分もがんの内科をやっていたからがんについては多少知っているんですが、なぜこんなに違うかというのは、個人差が一つと、ホスピスへ来て安心感があるということによって寿命が延長されているということのようです。

私は本当の意味で説明ができるドクターというのは相当な腕ではないかと思うのです。いろんな相手によって全部説明を変え、相手の状態に応じて一番的確なことを説明できるというのは、そう簡単にいかないと思います。しかし、そういうことは今の医学教育の中では何にもやっていない。もし説明のうまいドクターが出てきたら、これは一つの才能といってもいいという感じをもつのです。しかし、少なくとも先進国の中では日本の医者が一番説明しないことは確かですね。これは健康保険の弊害もあるのです。しかし、もう一つ言いたいことは、点数表の中でこういうインフォームド・コンセントみたいなものは評価して加味しないといけないと思います。

三藤　説明というのは、特にプロフェッションの場合には、その人の技術の一つですからね。ただ、患者との信頼関係をつくるのは、説明も大切ですが、言わないで行動で示すということも大切なんですね。そして、このプロフェッションとしての技術に対する評価は、日本の場合は低いですね。それは弁護士についても同様です。

水野　アメリカの弁護士、医師というのはもっとそうでしょう。パーティーで会って「きょうは頭が痛くて」と言ったら、「君、それはアスピリンを飲めばいいよ」と言われて、次の日に25ドル請求がきたという話です（笑）。そういう国と日本みたいな国とは確かに違う。日本では無形ものは余り評価しないという傾向は確かにありますが、そういうことは改善していかなければいけない。

三藤　インフォームド・コンセント解体論でなく、その形式を中心におくとしたとしても、基本的には、先生もお話されたように医師と患者のつながりの中の一コマとしてとらえてその役割を吟味していくということになると思うのです。そして、およそ医療の分野だけで処理できなくて、法律レベルまで上げる問題と、倫理基準にとどめるものとそこまでいかないものとをふるいにかけたほうがよいのではないかという感じです。

水野　アメリカのインフォームド・コンセントというのは医者と患者が和やかに話をして行われるようなムードのものではなくて、患者が権利として勝ち取った意識が強いのです。

一方、日本でそんなに人権意識を振り回さなければならないのかなあという気はしますが…。

人権と利己主義というのは違うということが日本ではなかなか理解されないのです。人権と利己主義とを同視するみたいになっているのですね。いずれにしても、これはひとつ日本的に上手に解決しなければいけないということですね。

三藤　そうですね。病の克服に向けて医師と患者とが共通の考えに立てるような環境づくりも大切なんですね。今の診療報酬もその一つでしょうし、患者学もそうでしょうが、そういうのを周囲から整えてあげないとなかなかインフォームド・コンセントにはいきませんね。一般論としていきなり押しつけるような理論ではないでしょう。

水野　やはりうまいことやらなければいけないということなんでしょうね。しかし放っておけないということなんですね。

どうもいろいろありがとうございました。

12　医師年金制度（annuity for medical practitioners,〔独〕jährliche Rente für medizinische Praktiker,〔仏〕annuité pour les praticiens médicaux, 日本医師会年金制度）

わが国の医療は、いわゆる自由開業医制によって支えられている。したがって国民医療の充実のためには、自由開業医がそのプロフェッション性を十二分に発揮しうるよう、その地位の安定をはかることが必要である。ところが現実には、この点に関する公的制度は（医療の高度の公共的性格にもかかわらず）存在していない。そこで、プロフェッション団体たる日本医師会が、自力で医師の地位の安定、福祉向上のために創設したのが、医師年金制度である。この制度は、安んじて医療に専念できるように、全国的規模での医師の連帯により、老後の生活安定、家族の生活安定などをはかることを目的とするものである。

一　基本的仕組み

この制度へ加入した日本医師会会員（加入資格は、満五六歳未満の日本医師会会員である。日本医師会年金規程第七条）は、基本掛金ならびに加算料金を日本医師会に払い込んでいくが（日本医師会年金規程第一〇条）、その会計は他と区別され、この醵出金によって形成される年金基金の管理・運用については――信託方式と生命保険方式の結合という高度に近代化された効率的な方式が利用されており――、日本医師会は、信託銀行と信託契約を、生命保険会社と年金保険契約をそれぞれ締結して、信託銀行、生命保険会社に管理・運用をさせている（日本医師会年金規程第二条）。

しかも他方においては、日本医師会に年金委員会が設置されており、日本医師会会長の諮問に応じて年金財政計画などを検討し、基本的運営に齟齬を生じないよう配慮されている（日本医師会年金規程第三条）。

二　給付される年金の種類

給付される年金の種類としては、

1 養老年金（加入者は六五歳に達すると、基本年金と加算年金とからなる養老年金を終身受給することができる、日本医師会年金規程第一四条以下）。

2 育英年金（養老年金のうちの加算年金を育英年金として受給できる、同規程第一八条以下）。

3 遺族年金（養老年金受給権者が給付期間一〇年未満で死亡したときに、残存期間で遺族に給付される、同規程第二二条以下）。

4 脱退一時金（加入者が会員資格を喪失したときなどに支給される、同規程第二五条以下）。

5 清算一時金（養老年金受給権者が給付期間一〇年未満で日本医師会から除名されたときなどに支給される、同規程第二五条以下）。

6 遺族一時金（加入者が死亡したとき、遺族年金受給権者が年金にかえて遺族一時金を選択したとき、養老年金受給権者が給付期間一〇年をこえて死亡したときなどに支給される、同規程第二五条以下）がある。

13 あん摩マッサージ指圧師、はり師、きゅう師等に関する法律 (law for masseur, acupuncturist, moxacauterist,〔独〕Masseur, Akupunktierer, Moxa-Kauterisierer Gesetz,〔仏〕lois pour masseur, acuponcteur, moxacautériseur)

一 制定の経緯

あん摩、はり、きゅうならびに柔道整復などに関しては、古くは、内務省令である営業取締規則によって免許鑑札を受ける資格などが定められており、それ以外のいわゆる医業類似業者（以下単に医業類似業者と呼ぶ）に関しては、統一的取締規則はなく、多くの府県で——届出制を採用するなどの——取締規則を設けていたにすぎなかった。しかし、太平洋戦争後、新憲法下での新しい法的措置が必要となったので、その機会に、これらの業者の資質の向上をはかることとし、昭和二二年、統一法としての〈あん摩、はり、きゆう、柔道整復等営業法〉が制定されるに至った。この法律で、従来の営業免許は身分免許にかわり、業務、施術所の構造・設備などの規制がなされ、また、その他の医業類似業はこれを禁止することとし、ただ、届出をした既存業者に対してのみ昭和三〇年一二月末日までその業務を認めることとした。

その後、昭和二六年、法律の名称は——身分法であることを明らかにするため——〈あん摩師、はり師、きゆう師及び柔道整復師法〉と改められ、昭和三〇年の改正では、指圧をあん摩として取扱うことにし、前述の届出医業類似業がその業務を行うことができる期限を三年間延長した。なお、この届出医業類似業者に対する期限延長は、昭和三三年、昭和三六年の法改正でも行なわれ、昭和三九年一二月末日まで延期された。

ついで、昭和三九年の改正では、従来、あん摩術の一種として扱われてきたマッサージおよび指圧の独自性を考慮して、あん摩師という名称をあん摩マッサージ指圧師に改めることとし、期限延長を繰返してきた届出医業類似業者について、昭和四〇年一月一日以後も——期限を設けることなく——ひきつづき業務を行うことを認めた。

さらに、昭和四五年には、柔道整復師関係が分離され、単独法としての柔道整復師法が制定され、こうして、現行の〈あん摩マツサージ指圧師、はり師、きゆう師等に関する法律〉に落着いたのである。

二　本法の目的、組立て

本法は、あん摩マッサージ指圧師、はり師、きゅう師の資質の向上をはかることを目的とし、その免許を受ける資格を定め、その業務内容、施術所の開設・構造設備などを規制するとともに、その他の届出医業類似業者に対する規制を行っている。

三　あん摩マッサージ指圧師、はり師、きゅう師の免許

免許は一定の受験資格のある者で都道府県知事が行う試験に合格した者に対して与えられる（あん摩マツサージ指圧師、はり師、きゆう師等に関する法律第二条）。ただし、精神病者など、法の定める欠格事由がある者は免許を受けられないことがある（同法第三条）。都道府県知事は、免許を受けた者の名簿を作成しなければならない（同法第三条の二）。

四　あん摩マッサージ指圧師、はり師、きゅう師の業務

あん摩マッサージ指圧を業務として行うにはその免許を、はりを業として行うにはその免許を、きゅうを業として行うにはその免許をそれぞれ受けなければならない。医師は別として、免許を受けないでこれら施術を業として行えば処罰される（あん摩マツサージ指圧師、はり師、きゆう師等に関する法律第一条、第一三条の二）。他方において、あん摩マッサージ指圧師、はり師、きゅう師は、医業をすることができないのはもちろんのこと（医師法第一七条）、独占

となっている看護婦などの医療関係者の業務を業として行うことはできず、その業務範囲を守らなければならない。そこで、業務範囲が問題となるが、①あん摩、マッサージ、指圧とは、疾病の治療または慰安の目的をもって、人の身体の各部をおし、ひき、もみ、なで、さすり、たたく、などの施術を行うことをいう（なお、電気使用は、施術者の手を導体として電気を併用するばあいにかぎって許されるとの行政解釈がある）、②はりとは、病気に応じ、一定の経穴または皮膚の一定点にはりを以て刺激を加える施術をいう、③きゅうとは、病気に応じて、一定の経穴または皮膚の一定点にもぐさ等燃焼物質を直接または間接に接触させ、この発生する温熱を人体に作用せしめる施術をいう（なお、電気光線器具の使用は、はり、きゅうの範囲内で行われるものにかぎり差支えないとの行政解釈がある）、などと説明されている。この点に関して、本法は、施術者は、外科手術、薬品投与をしたり、その指示をしたりすることを禁止し（あん摩マッサージ指圧師、はり師、きゆう師等に関する法律四条）、また、あん摩マッサージ指圧師は、医師がその患者を診察したうえで同意をしたばあいを除いては、脱臼、骨折の患部に施術をしてはならないと定め（同法五条）、さらに、はり師に対しては施術にさいしての消毒業務を課している（同法第六条）。そして、都道府県知事は、衛生上害を生じる恐れがあるときは、必要な指示をすることができ、さらに、医師の団体は、この指示に関して都道府県知事に意見を述べることができることになっている（同法八条）。なお、本法は、施術所についても開設届出義務を課し（同法第九条の二）、その構造設備に関する規制をしており（同法九条の三、第一〇条など）、また、業務・施術所の広告に関する制限規定を置いている（同法第七条）。なお、施術所の表示にあって、病院、診療所などに紛らわしい名称を使用したばあい（たとえば、〈きゅう〉という名称を使用しないで○○治療院と称したり、〈きゅう〉という名称を用いても○○きゅう科療院というように科の文字を使用したばあい）には、医療法第三条違反となる。

五　届出医業類似業者の取扱い

ここで問題となる医業類似行為とはなにかについては、医業類似行為の項目を参照されたいが、医業類似行為をおおおまかに分ければ、手技療法、電気療法、光線療法、温熱療法、刺激療法の五種類とすることができるが、じっさい行われている種類は、きわめて多種多様で、その名称に至っては数百種にもおよぶものといわれている。そして、この医業類似行為は、〈制定の経緯〉で述べたように、届出医業類似業者しか業として行うことができないことになっている（あん摩マッサージ指圧師、はり師、きゅう師等に関する法律第一二条、第一二条の二）。

したがって、とりわけ、医行為との関係が問題となるが（無資格者が業として施術を行い、それが医師法一七条違反か、あん摩マッサージ指圧師、はり師、きゅう師等に関する法律一二条違反かが問われるばあい、届出業者の施術が医師法第一七条違反か否かが問われるばあいなどには、医行為と医業類似行為の区別が重要となる）、たとえば、医行為とは〈人の疾病、負傷または健康状態の診断行為、並びに医学的な根拠に基づく（医学上その効果が一般的に認められている）疾病または負傷の治療行為及び保健行為〉と定義され、一方、医業類似行為は、〈いまだ医学上、一般的に、その効果が証明されるに至っていない、疾病若しくは負傷の治療又は保健を目的とした施術行為〉であるなどと説明されている（厚生省医務局医事課監修《あん摩マッサージ指圧師、はり師、きゅう師、柔道整復師等の関係法規》、一九八一、医歯薬出版。なお、本項目の解説は、主として、この文献を参考とした）。

そもそも、医行為と別に医業類似行為なるあいまいな概念を設けること自体が疑問であるし、人の健康に関する以上、疑わしいばあいには、医業類似業者にとって厳格な解釈をとるべきである。

なお、届出医業類似業者については、あん摩マッサージ指圧師、はり師、きゅう師等に関する外科手術・投薬の禁止、広告制限、施術所の規制などに関する規定がそのまま準用されている。

六　医師として留意すべき問題

まず第一に、医師は、あん摩マッサージ指圧師、はり師、きゅう師などの免許を受けなくても、その業務を行うことができることは当然であるが、医師だから無条件に免許を受けることができるわけではない。医師であっても、免許を受けようとするばあいには、特別扱いはなされない。

第二に、〈業務〉の項で指摘したように、医師が、あん摩マッサージ指圧師に対して施術の同意をするようなばあいを生じるが、必ず、その患者を診察したうえで、同意を与えることを要する。

第三に、あん摩マッサージ指圧師、はり師、きゅう師、さらには届出医業類似業者が医行為に当たると判断せざるをえないような行為を業として行っているようなばあいには、人の健康に係る問題であるから、正面から、問題として、明確に、医師としての見解を表明すべきである。そのばあい、前述の都道府県知事が指示するばあいに医師の団体は意見を述べることができるという規定（あん摩マッサージ指圧師、はり師、きゅう師等に関する法律八条）の活用も考慮すべきである。

14　柔道整復師法

一　制定の経緯

柔道整復師については、従来、〈あん摩マッサージ指圧師、はり師、きゆう師及び柔道整復師等に関する法律〉で規律されていたが、昭和四八年にいたり、柔道整復師関係が切離され――内容は変更されなかったが――単独法たる柔道整復師法が制定されるにいたった（より以前の法律上の取扱いについては〈あん摩マッサージ指圧師、はり師、きゅう師等に関する法律〉の項目を参照されたい）。

二　本法の概要

この法律は、柔道整復師の資格を定めるとともに、その業務が適正に運用されるように規律することを目的とする（同法一条）。柔道整復師の免許は、一定の受験資格のある者（一二条）で都道府県知事が行う試験（一〇条、一一条）に合格した者に与えられる（三条、なお欠格事由については四条参照）。都道府県知事は柔道整復師名簿を作成しなければならない（六条）。

柔道整復師の業務については、医師を除き柔道整復師以外の者が柔道整腹を業として行ってはならないとされるとともに（一五条）、柔道整復師自身は医業をしてはならない（医師法一七条）のはもちろんのこと、独占となっている看護婦などの医療関係者の業務を業として行うことはできず、その業務範囲を守らなければならない。そこで業務範囲が問題となるが、〈柔道整腹とは、打撲、捻挫、脱臼および骨折に対し、応急的および医療補助などの目的により、その回復をはかるために行う施術をいう〉などと説明されている（厚生省医務局医事課監修《あん摩マッサージ指圧師、はり師、きゅう師柔道整復師等の関係法規》、一九八一、医歯薬出版参照）。この点に関し、本法は、柔道整復師は外科手術や薬品の投与をしたり、もしくはこれらの指示をするなどの行為をしてはならず（一六条）、また医師の同意を得たばあいを除いては――応急手当をするばあいは格別――脱臼・骨折の患部に施術をしてはならない（一七条）と定めている。そして、都道府県知事は、衛生上害を生じるおそれがあるときは、柔道整復師に対して必要な指示をすることができ、さらに医師の団体は、この指示に関して都道府県知事に意見を述べることができることになっている（一八条）。

なお、本法は、柔道整復師がその業務を行う場所すなわち施術所についても開設の届出義務を課し（一九条）、その構造設備に関する規制をしており（二〇条、二一条、二二条）、また、業務、施術所の広告に関する制限規定をおいている（二四条）。なお、施術所の表示にあたって、病院・診療所などに紛らわしい名称を使用したばあいには医療法第三条違反となる。

三　医師として留意すべき問題点

〈あん摩マッサージ指圧師、はり師、きゅう師等に関する法律〉の項目中で指摘したことがここでもそのまま妥当するので参照されたい。

第三章 医 療 法

15 制度論からとらえた国民医療のあり方についての一試論

一 二一世紀に向けての「あり方」論の基本目標

(1) 文化創造の指標としての「連帯」

二一世紀の文化創造の指標は、新しい「連帯」の創造にある。

たとえば、文化形成の一つの原点である家族の問題を採り上げてみよう。周知のように、明治以降、わが国の家族結合のあり方を支配していた「家」の制度は、第二次大戦を契機として解体され、夫婦と未成年の子を構成単位とする考え方が制度として確立された。そして、この変革は、単に制度上の変革にとどまることなく、現実の家族結合のあり方も制度変革に対応して急速に変化していった。いわゆる核家族の出現である。さらに、この変化は、家族の社会的役割にも大きな影響を与えた。「家」の制度は、社会政策上、都市から還流する労働力を吸収する受け皿としての役割を果たしたが、核家族は――第二次大戦後の産業構造の変化もあって――こうした役割を喪失した。こうしてまた、公的扶助優先、私的扶養はその補完という考え方が有力に主張されるようになった。と同時に、家族の結合のあり方をめぐる議論自体が――少なくとも法律学の分野では――あたかもその目的を達成し終えたかのように、後退するに至った。果たして、それで良いのであろうか。なるほど、「家」の制度の解体により、従来の家共同体の中に埋没していた構成員を解放し、「個」を確立した核家族論の功績は大きい。しかし、問題は終わったわけではない。確立された「個」相互をいかにつなぐか、社会構造の変化の中で、新しい家族結合――連帯――のあり方いかんを模索し確立していくことは、むしろ緊急の課題である。たとえば、家族間の扶養においても、引取扶養か金銭扶養かではなく、誰が日常の世話をするかが問題となっているし、離婚後の親の子に対する面接交渉権なども問題となっているが、これらの諸問題は、家族結合のあり方論の奮起を促しているように思われる。

以上、家族の問題を例に挙げたが、医療も含めて、社会の諸領域で、こうした連帯のあり方を吟味していかなければならない時期にきている、と判断される。ただ、その場合に大切なことは、その連帯を問う基本姿勢である。ここでは、確立された「個」を見失うことなく、相互の主体性を確保しながらの連帯でなければならないこと、しかも、連帯形成には、自己抑制ないし自己犠牲が不可欠であるが、強制を伴わない真に自発的な自己抑制、自己犠牲を生み出すような環境作りに重点をおかなければならないこと、以上の二点を挙げておきたい。

ところで、第二次大戦後のわが国の経済力の飛躍的発展、それに伴う――医療を含めての――文化の花々しい展開は、世界に誇りうるものであるが、その原因は、どこに求められるべきか。その最大要因は、わが国が政治的民主主義、自由市場経済の体制を堅持しつつ、しかも、わが国の風土に根ざした「つなぎ」の論理、調整の論理を駆使したからにはほかならないといえよう。

そして、この論理は、社会主義体制の急速な変貌によりアンチテーゼを失いつつある自由主義体制を支えていく不可欠の推進力として、今後ますます効用を発揮するものと推測される。要するに、わが国には、既に上述の連帯論推進の旗手となりうる基盤が醸成されている、といってよい。

ただ、注意しなければならないのは、こうした論理は、凡ゆる分野において、真の連帯創造を究極の目標としつつ、その手段として使われなければならないという点であり、この目標を見失えば、この論理も自壊せざるをえない、といえよう。

(2)　文化の中での医療の役割

文化の中での医療の役割は生命・悩みを救うプロフェッションという点にある。まさに、医師と患者との間には、真の連帯が形成されなければならない。そのためにはどうすればよいか。なによりもまずプロフェッションの側からの自己の立場の見直しが必要である。医療の受け手の立場からみて信頼できるものは何かを問い直すべきである。そして、この姿勢を医療のあり方の再編成の原点にすえるべきである。このことは、先端技術の導入にまつわる諸問題、高齢者への対応などのすべてに妥当する。

(3)　信頼関係創造の主体としての自由開業医制

医療への信頼を創造するための推進主体は、自由開業医をおいては存在しえない。明治以降、医師と患者の連帯を維持したのは、資本、経営、技術の三位一体で活躍した自由開業医である。そして、医療の受け手の信頼をうるためには、総括引受人が必要であることは、不変であり、伝統ある自由開業医がその役割を果たすべきである。三位一体性を崩した場合の、資本、経営、技術のいずれの担い手も、この役割を果たすことはできない。

勿論、自由開業医制のあり方については、社会の変化に対応した抜本的見直しが必要な段階にきているといえるが、自由開業医制を地域医療の基点としてとらえた上で、いわば「手作り」の地域医療の展開を図るべきである。

なお、言うまでもないが、ここに自由開業医とは、実質的に私的医療機関の経営主体となっている医師を包含する。個人診療所の医師のみを対象とするものではない。病院・診療所という現行医療法の問題の多い分類概念で自由開業医制を分断することは不当である。

(4)　厚生行政の問題点

厚生行政も、医療の受け手への配慮を示しつつ、自由開業医制と国民皆保険による「良質で効率的な」医療供給体制の整備を目標としているが、基本理念が欠如しているためか、一般の消費者保護行政の「サービス」概念を安易に医療に転用するにとどまっているし、また、いわゆる「医療供給体制」と「医療費保障体制」の両者のリンクのさせかたにも問題があるように思われる。

二　医療固有の領域における連帯の形成

(1)　基点となる自由開業医制のあり方

一で述べたように、自由開業医制こそが医療の受け手の信頼をつかむ窓口である。その総括引受人としての地位の再構築のための諸条件は次のとおりである。

①　いわゆるプライマリ・ケア担当医の養成

ここにプライマリ・ケア担当医とは、当然のことながら、初歩的医療の担当者を意味するものではない。それは、いわゆる「かかりつけ医師」ないしは「主治医」として文字通り総括引受人としての役割を果す医師を意味する。したがって、その目的を実現できるように高度の医学・医術を修得した医師でなければ、その役割を果しえない。自由開業医は、今まで以上にそれにふさわしい実力を蓄積しなければならないし、その方向での医学教育の拡充が要請される。

②　資本、経営、技術の三位一体制の確保

時代に逆行するようにみえるが、この三位一体性の確保こそ、真のプロフェッションとしての公共性を発揮しうる絶対条件であるし、その確保は可能である、と考える。厚生行政は、この確保に全力を注ぐべきである。三位一体性の確保は、換言すれば、経営基盤の安定化を意味するが、診療報酬体系の抜本的改革、医療法人制度の再検討などがまず問題となる。

診療報酬については、健保法の点数表の根本的見直し、医師自身が主張する技術料の中味の吟味などが必要であるし、現行の医療法人制度については、団体法的考察がなされないままできている。たとえば、「持分のある社団」「持分なき社団」なる概念は、不透明である。三位一体性に抵触することなく、なお活力を発揮しうる団体形態を創設することは可能であろう。

③　勤務医の勤務形態の変革、自由開業医への移行の必要

最近では、企業において雇用形態の見直しが行われているが、プロフェッションたる医業に従事している医師については、とりわけその必要が大きい、と考えられる。一方では、その勤務形態の現状を的確に把握し、他方ではプロフェッションとしての特質、その今後の地域医療での役割を考慮しつつ、専属的雇用形態を変革すべきではないか。病院のオープン化を推進していくためには無視することのできない課題であるし、ここで展開しているような自由開業医的性格を持つ勤務医の増強が望まれる。専属的雇用形態を否定すると、地位が不安定となり、ひいては、無責任化をもたらすのではないかとの反論があるかと思われるが、そうではない。専属雇用形態にメスを入れると同時に、自由開業医へ移行しうる受け皿を用意すれば、地位の不安定さは解消しうるし、自由開業医的性格が加味されればされるだけ――勤務医なるがゆえの無責任さは解消され――独立主体として責任をもって能力を発揮しうることになろう。

④　古典的プロフェッションの閉鎖性を打破し、受け手に対する開放性を確保する。

このことは、とりもなおさず、受け手に対するプロフェッションとしての義務を明確化することを意味する。説明を尽くす義務などはプロフェッションに固有の――単なる倫理的な意味をこえた――法的義務と解してよい場合も生じる。

⑤　医療の受け手は、患者個人ではなく、患者の属する生活共同体（世帯）としてとらえる。

患者自身は、悩みを持ち救いを求めているいわば弱者である。医師と患者との間は商品交換原理に立脚した契約法理では処理しえない。しかし、契約法理が顔を出さざるをえない場合があることも否定できない。ただ、その場合にも患者対医師の関係としてではなく、患者が属する生活共同体と医師との関係で問題を処理すべきであろう。また、契約法理云々の問題を捨象するとして、医療のあり方からいっても、生活共同体の支えは患者にも医師にも不可欠である。

ちなみに、一対一の関係では処理しきれない法律問題がふえている。とりわけ、医療事故にも関係の深い賠償責任法の領域では、そうした問題が多い。

そして、問題を解決するためには、従来から根強く主張されている――法律学上認知されているといえないかもしれないが――「家団」論を正面から採り上げて吟味すべきであるという考えを提唱しておきたい。

⑥　自由開業医から専門医、医師以外の医療関係者への連携ルートを明確に組み立て、かつ受け手が理解できる体制を整える。

関連して、総括引受人たる自由開業医は、専門医に患者を託した場合にも、終始診療からはずれることなく、併診制を堅持する。なお、自由開業医の総括引受人としての法的責任については、それが負担にならないよう責任配分を考えた新しい法的責任論を確立する必要がある。

⑦　自由開業医相互間の共同化の必要

個人経営形態を維持する場合にも、共同化は必要であるし、こうした共同化を促進する前提作業を厚生行政は考えるべきである。

なお、医師会も、共同化のテコとなるべきであるし、少なくとも、この体制を整えた上で社会資本の吸収を図るべきである。採算ベースをいささかも崩さない企業サイドからの資本攻勢への最小限の歯止めでもある。

(2)　収容施設の問題

医療法の改正がらみで、収容施設の類型化論が花咲かりである。そして、長期入院に焦点をあてた類型化が有力に主張されているかのようである。この類型化論のねらいは、医療の効率化にあるといえるが、次元を変えて、純粋に医療がいかにあるべきかという立場から眺めた場合に、果して、類型化を云々するほど収容施設は多様化しているといえるであろうか。ここでも大切なことは、受け手が利用しやすい施設の配置である。受け手にとっては、なによりもまず高次機能病院への連けいルートの確保の保障を条件に、安心して診療を受けられる個人診療所、共同診療所、中規模病院などが偏在することなく配置されていることが望ましいのである。また、自由開業医が利用しやすい収容施設が必要であるが、その関係では、オープン病院の充実が必要である。だとすれば、医療法改正にあたっても、これら収容施設の人的物的条件を再検討し、その充実と弾力的運用を図ることを第一目標とすべきである。したがってまた、関連して、高次機能病院の役割の明確化（たとえば外来診療の廃止）が主要課題となるのである。

さらに問題となるのは老健施設の位置づけである。老健施設は、その制定経緯、その実際に果たしている役割からみて、医療施設として明確に位置づけられなければならない。現行法のままでは「老健施設は医療施設ではない、だから医療保険の対象外」との議論がまかり通る可能性を残している。早急に医療法の中で医療施設として位置づけるべきである。要するに、花咲かりの類型化論は、少なくとも、医療自体のあるべき構築を目的とする医療法の領域の議論としては意味がない。

当面の医療改正にあたってとりあげるべき型としては、高次機能病院と老健施設の二つで足りる。

(3)　いわゆる地域医療計画について

周知のように、昭和六〇年の医療法の大改正によって、かつての厚生省「医療基本法案」に示されていた「医療計画」構想が、より具体的な形で医療法の中に盛り込まれた。そして、こうした構想自体は、医療の原点に地域医療を据えたものとして評価できるし、また、現実に最近の地域医療推進の動きに弾みをつけた功績も認めてよいであろう。しかし、医療法の定める医療計画なるものには、基本的な問題が残っているように思われる。まず第一に、制度の組み立てという視点からとらえた場合に、個々の医療施設ないし経営主体（医療法人）に関する規制の中に、医療計画という政策法制を押し込めたことの不安定さが指摘できよう。個別的規制と政策法制の両者は、医療施設を共通項としてつながるという考えであろうが、ここで「つなぎ」の論理を用いるのは無理ではなかろうか。両者間に相互作用があることは否定できないとしても、少なくとも制度上は、本質を異にするものとしてとらえ、医療計画構想については、現行医療法とは切り離して、単独の法制化を図るべきであろう。ちなみに、医療計画を医療法に押し込めたことから生じる歪みは、医療計画に関する具体的事項の取扱の面に反映している。たとえば、医療法においては、医療法なるがゆえに「医療計画」の名称で押し通しておきながら、「医療計画作成指針」においては、計画の名称は保健医療計画でも差し支えないとし、さらには、医療計画推進の中軸に保健所を据えようとしているようであり、この医療と保健医療と保健のつなぎは、不透明といわざるをえないが、こうした現象が生じるのは、医療計画を医療法に押し込めたことに起因するといえよう。

第二に、上述の問題点と密接に関連するが、医療法の定める「医療計画」の中身にも問題がある。すなわち、そこでは、医療圏の設定及び必要病床数を必要的記載事項とし、医療供給体制のハード面での総枠固定を先行させ、ソフト面については任意的記載事項としてその整備を促しているが、こうした手法を採用したことに疑問が残る。なるほど、この手法を採用しなければ成功しないといえるかもしれない。しかし、総枠固定は強力な統制への可能性を内蔵しているだけに、その手法が公共の福祉に適合するという点についての説得力のある根拠づけを必要とする。そして、この根拠づけは、医療法第一条を新設しただけでは、十分でないように思われるのである。

医療法の定める医療計画は、以上のような問題をかかえており、加えて、実現に向けてに財政措置を連動していないことを考慮すると、絵にかいた餅に終る恐れなしとしない。したがってまた、地域医療の現実の担い手、とりわけ自由開業医は、この行政の誘導方式に即した計画案の作文をもって事足れりとしてはならない。むしろ、この方式を押返すだけの迫力をもって、各地域の実態、とりわけ医療の受けてのニーズを十分に把握した上で、自己改革、手作りの地域医療計画の策定・実現に立ち向わなければならないといえよう。

三　医療関連領域との連帯の形成

とくに、保健・福祉との連係が問題となるが、両概念を明確に医療概念から切り離すことはできない。いわゆる保健の概念でとらえられているもののなかにも、医療に組み込まれてもよいと判断される種類のものから医療の性格がきわめて希薄な種類のものまで多様な形態が存在するし、福祉についても、医療と密接に関係する――介護が問題となるような――ケースから、医療的色彩の弱いケースまで多様な形態が存在する。したがって、連係のあり方がきわめてむつかしいということにもなる。ただ医療に関連する領域においても、受け手への窓口は、一つにしぼるべきではなく、保健・医療・福祉のいずれの窓口も開いて選択させるべきである。そして、いわば内部での連係を密にし、とりわけ医療に関係の深い領域では、その主導性を確立すべきである。この際、注意しなければならないことは、容易な自治体誘導の融合方式による協調をすべきではないという点であり、そのためには、地域医師会の役割が大きい、といえよう。

四　医療の国際化と連携の形成

医療制度の長期構想を固めるためには、医療制度自体の国際比較と、国際化の中での医療のあり方の二つの問題を検討しておく必要がある、と考える。

(1) 医療制度の国際比較——とくに日米の比較

① 最近の日米比較論の動向

行政当局をはじめとして、各方面で、医療のあり方についてアメリカの事情の紹介、ひいては日米比較論が盛んに行われている。そして、そこからまた、アメリカの考え方をわが国に導入しようとする傾向も強まっているといえよう。病院の類型化論などが典型例といえるが、なかんずく、一つの流れとして定着しつつある「良質の医療サービスの効率的供給」「医療費抑制のための市場原理の導入」の見解の背後には「アメリカの考え方」が大きな支えとなって存在しているように思われる。なるほど医療のあり方についての日米比較の必要性は否定できない。というよりもむしろ、不可欠の検討問題であるといえよう。しかし、日米比較論の現状をみると、いま一歩の掘り下げが足りないために、真の比較となっておらず、無雑作にその流れにのることは日本の医療のあり方を歪めることになる恐れなしとしない。問題点を指摘しよう。

② 共通の課題と原理的差異

いうまでもなく、二一世紀に向けての医療のあり方を論じる基点が医師と患者との間の信頼関係の創造、換言すれば医療の新しいプロフェッション性の確立にあるという点では日米間に差異のあるはずはないし、プロフェッション性を支えてきた医療供給体制、医療費保障体制が先端技術の発展、高齢化社会の出現などの内外のからの諸要因の揺さぶりを受け、その対応が緊急課題となっていることにも変わりはない。しかし、こうした課題への対応の仕方を設定するにあたっては、なによりもまず、今まで積み上げられてきた両国間の制度の構築・運用に関する原理的差異を明確にし、それを踏まえることが必要である。では、どのような差異があるか。一言でいうならば、わが国における制度の構築・運用においては、いわば「つなぎ」（統合化）の論理がてこになっており、共存の原理が基盤になっているのに対して、アメリカにおいては、いわば「仕切り」（個別化）の論理がてこになっており、競争の原理が基盤となっている、といえよう。そして、この原理的差異は、医療供給体制、医療費保障体制のいずれの面にも顕著であらわれている。

まず、医療供給体制をみよう。わが国においては、すでに述べたように、自由開業医制を軸として医療が展開したが、そこでは、資本・経営・技術の三位一体が特色であり、「つなぎ」の論理の現れともいえよう。ちなみに医療法人制度は、この特色に質的変化をもたらしたものではない。これに対して、アメリカでは、そのオープンシステムからもうかがわれるように、資本・経営・技術は切り離されている。そして、こうした差異は、診療報酬の算定方式（入院料と技術料の分離）、医師の職種の分類の仕方（一般医と専門医の区別）などにも端的に示されている。

医療費保障体制についても、同様である。わが国においては、公的保険制度が支配しており、一見したところ職域保険・地域保険・老人保険、産業保険の諸制度が乱立しているようにみえるが、組み立ての内容は、「つなぎの論理」をてことした等質のものとなっているし、各制度間にも、「つなぎの論理」が働いている。したがってまた、医療保険全体の財政調整、統合一本化の基盤は存在しているのである。これに対して、アメリカでは、営利・非営利入り乱れての私的保険者主導の制度となっており、したがってまた、公的保険であるメディケアにも競争原理の導入が容易であるし、医師と患者の間への保険者の介入も容易といった仕組となっている。

なお、さしあたり問題を列挙するにとどめるが、医薬分業、保健・医療・福祉の連携、医事紛争の処理、インフォームド・コンセントや脳死などの諸問題のとらえ方にも、原理的差異が影響せざるをえないように思われる。

③　今後の方向づけ

上述のように、日米間に原理的差異があるとして、これをどのように評価し、また今後のわが国の医療のあり方論の中に反映させるべきであろうか。やはり、わが国の伝統的な「つなぎ」の論理、共存の原理を堅持して行くことを基本姿勢とすべきではないか、と考える。その方向こそ、わが国の風土に適合しているし、また、真の連帯形成にむけての活力を生み出す源泉となろう。そして、この基本姿勢の下に、医療供給体制の側面では、医師、医療関係者の共同化の作業を推進しつつ、それによって衣がえをした自由開業医制を軸として医療の受け手との間の信頼関係を形成していくこと、保険体制を支える医療費保障体制の側面では、公的保険制度を軸として――現状への対応をはかりつつ――その統合一本化を実現することを基調とすべきであろう。

勿論、「つなぎ」の論理ないし共存の原理にも欠陥はある。最大の欠陥は、ともすればあいまいさを増幅させ、そこからまた、制度と現実とのずれへの対応が遅れる恐れがある、という点である。そして、この欠陥を補正するためには、「仕切り」の論理、競争の原理の導入が必要であり、アメリカのあり方論が効用を発揮しうることになろう。たとえば、収容施設のあり方の検討に当っては、アメリカの類型化論が参考となるし、公的保険制度の硬直化を修正していくためには、アメリカの私的保険制度の吟味が必要であろう。しかし、アメリカのあり方論を直輸入すべきではなく、わが国では類型化論といっても、高次機能病院や大学病院の機能を明確にし、そこから放出される勤務医を自由開業医制に取り込むといったような方向で議論が展開さるべきであるし、私的保険の活用といっても、あくまで、公的保険制度の補完としてそれを位置づけなければならない。要するに、「つなぎ」の論理、共存の原理を基本におき、「仕切り」の論理、競争の原理により、その欠陥を補っていくという方向で、医療のあり方を展開していくべきである。

(2)　国際化と医療のあり方

いわゆる「医療の国際協力」の推進を図らなければならないことはいうまでもないが、ここでは、法的処理を必要とする当面の課題だけを指摘しておこう。すなわち、国際化に伴い、一方では在日外国人が、他方では外国在住の日本人が増加しているが、こうした状勢に対しては医療の面でもその対応を急がなくてはならないという点である。

①　在日外国人への対応

外人用の施設をどのように配置すべきか、医療情報の提供をどう展開すべきか、医療保険の適用をどう考えるか、などが問題となる。

② 在日外人医師による医療行為

現在のところ、「外国医師又は外国歯科医師が行う臨床修練に係る医師法第17条及び歯科医師法第17条の特例等に関する法律」での手当があるが、それで足りるかの再検討が必要である。

③ 外国在住の日本人への対応

諸外国の在住する日本人が安心して医療を受けることができるための体制作りが必要である。医療保険制度のつなぎ方なども問題となる。また、日本からの巡回診療医の派遣なども含めて、日本人医師が現地で在住日本人に医療行為を行うことができるかなども、つめていかなければならない問題といえよう。

五 連帯形成への方途

(1) 地域医師会活動の重要性

すでに述べたように、医療活動における連帯形成の基点を自由開業医制におくとするならば、その集団としての医師会、とりわけ地域医師会の役割はきわめて重要となる。自由開業医制の見直しに対応して、その活動内容の編成替えが、急務となる。次のような課題が挙げられよう。まず、基本的には、自由開業医の「～からの自由」を確保する集団から「～への自由」換言すれば創造的自由を発揮できるための跳躍台としての役割をになわなければならない。具体的には、自由開業医の共同化の核とならなければならないし、地域住民への医療情報の開示、その苦情処理の窓口にならなければならない。また、とくに重要なのは、自治体への対応である。なぜなら、保健、福祉との連けいを強化しつつ地域の文化を創造していくためには、自治体とのつなぎが不可欠だからである。ただ、この場合、大切なことは、まさに自治体とのつながり方にある。勿論、自由開業医自身が積極的に地方行政に参画することが望ましい。しかし、医師ないし医師会としての立場で自治体とつながる場合には、自治体主導のいわば協議会方式にのって、そのメンバーとなり意見表明するだけでは十分でない。

この方式をとると、自治体ないし医療関連領域の動きに医療が引きずられ、その結果、医療が本来の姿を見失う恐れなしとしない。むしろ、自由開業医ないし医師会は、自治体と対抗関係にたちながら、そこから真のつながりを形成していくべきである。いずれにせよ、二一世紀の医療が連帯の形成、ひいては、新しい文化創造の一翼を担うことができるかどうか、その成否は地域医師会の活動如何にかかわっているといっても過言ではない。

(2)　行政の役割

地方自治体の役割は(1)で述べたところから明らかであろう。自治体行政の比重は今後大きくなると思われるが、医療関連領域に関しては、地方自治体が自由開業医による創造的自由発揮の基盤を形成すべきであるし、そのためにも、内容の整備される地域医師会に、戸惑うことなく権限を委譲すべきである。

国の行政については、既に述べたように、政策の根底にあるべき基本理念、哲学が欠如している。行政機関がそこまで踏み込むべきではないとの考えも成り立たないではないが、少なくとも基本理念を探りつつ、行政自身が責任を負い拘束されるべき基本項目を決定することが先決である。サービス概念の多用は、消費者保護行政一般が抱えている欠陥を露呈するのみならず、悩みを救うプロフェッションとしての本質を歪曲することにもなりかねない。

要するに、国は、手作りの地域医療を支えていくための医療供給体制、医療費保障体制の拡充を支える後見的役割を基本姿勢とすべきである。最近問題になっている保健所の位置付けの問題なども、こうした観点から捉えるべきであろう。

(3)　「法制化」について

今まで、主として制度論的視点から議論を進めてきたが、その内容をすべて法制化すべきかといえば、答えは否である。

法制度が、真に「生ける法」として動くためには、その社会的基盤が形成されていなくてはいけない。そして、法制化の社会的基盤は、対抗関係にたつ力と力とがぶつかり合い均衡状態が創出されたときにはじめて形成されるのである。法制化すれば事足りると考えるのは、この基本を忘れた幻想である。勿論、腕を拱き傍観すべきではないが、社会の実態を見極めながら何を法制化すべきかを検討すべきであろう。

ただ、ここでは――以上の認識を前提とした上で――二一世紀に向けての医療のあるべき姿、その理想像を集約して把握しておくために、医療関係法再編成の構図を描いておくことにする。

医療関係法は、医療関係者法、医療施設整備法、医療費保障法の三つの柱で構成され、その三者を有機的に統合した医療提供法によって締め括られるべきではないか、と考える。

①　医療関係者法

現行の医師並びに看護婦を始めとする医師以外の医療関係者に関する諸法律の組み立てを見ると、抜本的な再構築を必要とするように思われる。すなわち、現行医師法は、医師を古典的なプロフェッションとしての医業の担い手として位置付けているにとどまるし、保健婦助産婦看護婦法は、これまた古典的看護概念を前提に看護業務の独占を保障するにとどまっている。さらに、薬剤師は別として、その他の医療関係者は原則として、この看護業務独占の例外という形で、その地位を保障されているにすぎない。加えて、医師とこれら医療関係者との関係づけも、――医師の指示の下に業務を行うという形式でつないではいるが、――職能ないし責任の配分が明確でない。こう見てくると、ここでも、「つなぎ」の論理が効用を発揮しているといえなくもないが、現行法の枠組みの維持は限界にきているように思われる。医療、看護、介護などの諸概念を再検討しつつ、医療関係者法を抜本的に再編成し、医師並びにその他の医療関係者の職能と責任を明確にし、それぞれが創造的自由を発揮しうる地位を保障すべきである。

②　医療施設整備法

現行医療法は、病院・診療所を物的施設としてとらえ、その開設、管理、構造などを規制しているが、こうしたハード面からの規制に終始することはできない段階にきているように思われる。むしろ、医療の受け手が利用しやすいところの、ソフト面も含めた意味での多様な施設展開の途を拓きつつ、その内容を規制していくという方向に基本姿勢を転換すべきであろう。したがってまた、当然のことながら、施設の多様化に対応しうる経営形態の再検討も必要となろう。なお、医療法の定める「医療計画」は、二(3)で指摘したように、医療施設整備法からは切り離すべきこととなる。

③　医療費保障法

医療費保障法については、医療の核に地域を据える以上、ともに対応する形での統合一本化を図るべきこととなる。

④　医療提供法

①ないし③の諸制度を有機的に統合した医療提供法とも称すべき法制度が必要である。ここでは、観念的な医療供給の流れの交通整理に終わることなく、真に医療の受け手の利用しやすい地域医療の仕組みの形成を図るべきである。したがって、当然のことながら、現行医療法の「医療計画」は、ここに吸収されることになり、真の「医療基本法」の名に価する法律が出現することにもなろう。

なお、この医療提供法においては、①②③の連携が図らなければならないことはいうまでもないが、さらには、保健・福祉をも包括した提供法に止揚されることが理想であろう。

16　医療の協同化と法律

一　「協同化」の意味―「グループ診療」

医学の発達は、医療における分業による協業を促す。最近の目ざましい発展は、協業の範囲を拡大し、多様化しつつある。たとえば、医師とその補助者との関係も協業であるが、医学の進歩は、補助者の範囲を拡大し、法律上も、補助者の分担責任を問題とせざるをえない段階に達している（この問題については、山藤「病院における医療事故と病院管理との関連について」日本医師会雑誌六七巻一〇号参照）。さらに、医療器械の多様化は、医療事故を生じた場合における医師とメーカーとの責任関係をどう処理すべきかの問題を提起している。すなわち、医師の治療上の責任とメーカーの製造物責任との関係いかんが、従来、両者の契約関係がルーズなだけに明確にされる必要を生じているのである。

産婦人科領域の卑近な例としては、保育器、貸オムツなどによる事故があげられよう。そして、この医師とメーカーとの関係も、両者の責任関係が問われるかぎりにおいて、医療における協業の一分野として取扱われるべきであろう。しかし、このような協業が問題となるだけではない。

当然のことながら、医師相互の間における協業も、その必要性は増大しつつあり（たとえば未熟児網膜症をみよ）、それに伴って、法律上も、まず、責任分担いかんが、主治医と補助医という関係の場合、対等の場合のそれぞれについて問題とされている。だが、医師相互の協業については、責任分担の観点からのみ論じることはできない。なるほど、使用者と勤務医、あるいは勤務医相互の協業については、それで足りるであろう。しかし、いわば独立自営の個人開業医相互の協業については、別の角度から検討する必要がある。

医学の発達は、個人開業医の医療のあり方、ひいてはその経営形体に対しても、その再検討を促しているのであり、個人開業医もまた、物的人的施設の共同利用によって医療内容の充実、効率化を図らざるをえない状態にある。そして、ここでは、責任分担の問題ではなくて、協業のあり方がまず問われなければならないのである。

責任分担の問題は、その中に吸収され、協業による医療のあり方いかん、その場合の経営形体いかんが、まさに問題となる。最近、医学界でいわゆるグループ診療の名の下にさかんに論じられているのは、この問題であるが、本稿も、対象をこれに限定する。ただし、この問題は、法律学者によっては、今まで論じられていない。協業における責任分担の問題も十分に解明されてはいないのであるが、より以上に未開拓の分野である。

わたくしも、その実体を十分に把握していない。したがって、本稿は、今後の研究の出発点として問題を提起したにとどまる。

なお、この問題について、いろいろとご教示いただいた松浦鉄也先生に、心から感謝の意を表しておきたい。

二　グループ診療における「組織上の協同」論

グループ診療に関しては、アメリカでは勤務医以外の医師の間で広く行なわれており、したがってまた、さかんに論じられているようである。―アメリカの伝統的な、いわゆるオープン病院においては、そのスタッフ・ドクターとなるためには資格審査があり、それから閉め出された医師によるグループ形成が軸となっているのではないかと考えられるが、そこでは、グループ診療の組織として四つの形体がある。すなわち、

(i)　パートナーシップ

二人またはそれ以上の医師が、お互に全く対等の立場で、その知識・技術・労働および資本をプールして医業を行ない、その利益も損失も全く平等に分け合う。

(ii)　アソシエーション

グループのメンバーがその事業運営のために権限の一部を小人数の執行部に委任する形をとるもので、パートナーシップの場合と異なり、メンバーの死亡や脱退によって直ちに解消することはない。

(iii)　コーポレーション

法人組織であるから、個人の権利義務はメンバー同志の間というよりは法人との間におきかえられる。

(iv)　個人開設グループ

個人が施設を所有し、他の医師を雇ってグループを作る場合で、むしろ例外的である、とされる（若松・苦悩するアメリカの医療八五頁）。

なお、アメリカ医師会の定義によれば、「グループ・メディカル・プラクティスとは正式に組織された三人以上の医師が、医療器械および職員を共用して、ヘルス・ケア、コンサルテーション、診療および治療を行ない、診療収入はグループのメンバーによりあらかじめ定められた方法により配分する医療のしくみである」とされているが（若松・前掲七六頁）、法律上の組織形体からいえば、これは、(i)パートナーシップに属するものといえそうである。

そして、この組織の分類を一瞥すると、それは、何も医療に特殊なものでなく、共同で事業を行なう場合の諸形体が医療にも利用されているだけといえよう。そこで、わが国においては、共同で事業を行なうとする場合に利用しうる組織形体としてどのようなものがあるか、その仕組をみることにしよう。

その概要を図示すれば次のとおりである。

(I)　人の集まり

(a)　社団　①　営利社団法人（株式会社）—設立は準則主義

②　公益社団法人（日本医師会など）—設立は許可主義……医療法人—設立は認可主義

③　中間法人（協同組合、労働組合、(b)の組合と異なる）

④　権利能力のない社団（法人となっていない小規模の学会など）

(b)　組合

(II)　財産の集まり→公益財団法人（共同募金など）

若干、説明を加えれば、共同で事業をしようとする場合に、人の集合体という点に着眼して構成しようとすれば、(a)社団組織か(b)組合契約によることになる。一言にしていえば、(a)の方が(b)よりも団体性が強くなる。すなわち、(a)においては、メンバーの出資財産は個人の所有を離れて、団体の所有となり、メンバーは団体と交渉し、団体から収入をうることになり（株主なら配当を受ける）、対外的にも団体が主体となって取引する。これに対して、(b)においては、出資財産はメンバーの共有で、各自が持分をもち、(a)のようにメンバー対団体として交渉するのではなく、メンバー対残りのメンバーの交渉となり、対外的にも、全員が連帯して取引することになる。したがって、(a)では、団体自身が個人と同じように財産の帰属点となっているといえるので、法律が個人同様に権利主体と認めて、法人格を付与し、「法人」とするわけである。これに対して、(b)も団体ではあるが、メンバーがいわば手をつないでいる関係なので、原則として法人となりえない。なお、(a)が法人となる手続は、営利を目的とするか公益を目的とするか、そのいずれでもない中間的なものかによって異なるが（営利社団では、法律の定める要件が備われば設立できる─準則主義。これに対して、公益社団では、主務官庁の許可を必要とする）、実体は社団であって法人格を付与するにふさわしくても、法律が認めていなかったり、認めていても、手続を怠っているために法人となっていないものがある。これが④で、できるだけ①ないし③と同じに扱うべきだとされる。

以上に対して、共同で一定の目的のために財産を使おうとする場合に、人の集合という点に着眼せず、むしろ、財産の集合体という点に着眼して、財産を個人の所有から切り離して財産自体を取引の帰属点と考え、これを個人になぞらえて法人格をかぶせ、理事をおいてその目的のために運営していくというやり方も採りうる。これが財団組織で、メンバーはいないことになるから、公益目的にしか使用できない。社団構成は人的集合体としてとらえられるから、弾力的運用を必要とする事業に適し、財団構成は、財産中心の組み立てとなるので恒久的な事業に適する。なお、宗教法人・学校法人・社会福祉法人などと呼ばれるものは、基本的には、(I)の②か(II)に属するもので、さらに特別の法律によって処理されているものである。また、医療法人も、基本的には(I)の②か(II)に属するといえるが（医療法三九条）、本来持分が問題とならないはずの社団について「持分の定めのある社団」なるものを法律が認めており（租税特別措置法、六七条の二）、したがって、ここでは組合的な組織でも、社団に近い形体ならば（組合と社団との区別は、理論的区別であり、現実には、組合と社団との中間形体が存在する）、医療法人となりうるといえよう。

以上のわが国における組織形体と、前述のアメリカの組織形体とを対比すると、法律的観点からアメリカのグループ診療の組織をよく検討した上でないと確言はできないが、(i)パートナーシップが(I)(b)の組合に、(ii)アソシエーションが(I)(a)④の権利能力のない社団に、(iii)コーポレーションが(I)(a)②の公益社団法人↓医療法人に、だいたい対応するのではないかと思われる。

わが国では、医療にかぎらず、組合形体は、多目的に利用されてはいるが、その割に、利用度は少なく、これに対して、アメリカでは活用されているという差異はあるが、いずれにしても、アメリカの組織論がそれほど特色をもっているわけではない。わが国でも、同様の組織形体を医療で採用することは十分可能なのである。

しかし、グループ診療を論ずる場合には、この組織論だけから、いずれを採るべきかを決定することはできない。それが個人開業医の協同化という形で問題となっている以上、組織論の側面では、できるだけ個人経営に近い形を維持するにこしたことはないとの考えを前提とすることになるのであり、むしろ問題の重点は、その前提の下に、どれだけ医療面での協同化が達成できるか、という点にある、といえるであろう（この点、アメリカとは基盤を異にする）。従来のわが国のグループ診療論も、このような角度から問題をとらえて論じていると思われるが、それならば、まず、組織面ないし経営面での協同化と医療面での協同化とをひとまず区別した上で、論議を進めるべきであろう。もちろん、両者が密接な関係にあることは否定できない。医療面での協同化の必要は、組織面での個人経営の修正、その協同化を余儀なくするのかもしれない。しかし、はじめから両者を混同して論ずることは、問題の解決をおくらせるだけであろう。

三　グループ診療における「医療上の協同」論と法律上の問題点

ところで、個人経営を維持しつつ、医療面での協同化を図った諸方式としては、現在のところ、次のようなものがあげられている（大村「産婦人科開業医間のグループ診療について」産婦人科治療二六巻六号。吉岡ほか「生涯教育の面より見たグループ・プラクティス」医学教育三巻三号など参照）。

(1)　メディカル・ビル方式

(a)　「一つの建物の中に産婦人科をはじめ内科、外科など各科のSolopracticeが集って独立した診療所（有床・無床を問わず）を開業する形体で、現在の総合病院のミニチュア版ともいえる」とされる。この方式によれば、個人開業医は、その独立性を維持しつつ、同一の建物内の他科と連絡をとることにより、医療の協同化を実現できることになる。

この場合、組織面での協同はなく、僅かに、物的施設たる建物が共同利用の対象となるにすぎないが、建物についても、一個の建物が区分所有され、廊下などの共用部分は共有ということになるか（建物の自己専有部分を買い取る場合、なお、建物の区分所有等に関する法律参照）、あるいは、区分された部分を家主からそれぞれ賃借し、加えて、共用部分を準共有（所有権ではなく賃借権の共有）する、ということになる。したがって、この方式は、同一ビル内の複数の独立診療所がただ場所的関係において協同可能な状態におかれるにすぎないのであり、グループ診療を実効あらしめるためには、個人開業医相互の連けいに関するとりきめがなされなければならないことになる。

(b)　これと関連して問題となるのは、甲医が同一ビル内の乙医の診療所に出むいて応援診療をする場合の、診療報酬請求権（さしあたり健保法上の診療報酬請求権に限定するが、他も同様である）の問題である。甲は乙から報酬を受けうるのみで、保険者に対する直接の請求権はもちえない、と解されている。したがってまた、甲は、必要経費七二％の税法上の優遇措置も受けえないことになる。そして、このことが、協同化の障害になっている、といわれる。たしかに、この点は、健保法の機関指定制から生じる障害であることは否定できない。そもそも、診療報酬請求に関する健保法の規定の仕方は、きわめて不明確である。

なぜなら、健保法自体は、診療報酬の請求権者は「保険医療機関」であると定めながら（たとえば、同法第四三条ノ一九参照）、保険医療機関および保険薬局の療養の給付に関する費用の請求に関する省令では、その「様式」で、請求権者を「開設者」とし、いわば一種のすりかえともいえるような取り払いをしているし、そもそも、病院・診療所という場所を保険医療機関として指定しておきながら（同法四三条三項参照）、その権利・義務の帰属主体を不問に付し、場所たる機関に命令をなし、かつ、診療報酬もその場所に一括して流し込むという不可解な規定の仕方をしているのであるから。一括して機関に流し込まれるべき診療報酬の請求権者は誰かについては、決められていない、ともいえるのである。なお、診療報酬請求権者は誰かという問題は、医療法の規定からも引き出されえないこともちろんである。というのは、医療法は、そもそも、適正な医療の実現のための場を整備することを目的にするものであり（したがって、病院、診療所は、いずれも場所として規定されている。同法一条参照）、そこでの「開設者」概念も、施設整備の責任者としての意味をもつ概念にすぎず、「管理者」概念もまた、医師でなければ医療行為をしてはならないという要請との関係ではじめて意味をもつ概念であり、したがって、そこでは診療報酬の請求権者は誰かということは何も決められてはいない、と解せられるのである。

このように、現行健保法ないし医療法の下では、診療報酬請求権者は誰かが不明確である。この不明瞭さは、機関概念の濫用に由来するといえよう。やはり、請求権の帰属主体を法律上あらためて明確にしなければならない。そして、その際、少なくとも、先例の甲のような、協同作業をした独立の個人開業医については、乙が保険者から流し込

み の形で一括して受けるべき診療報酬の配分割合が定められているかぎり、甲の保険者に対する直接の診療報酬請求権をみとめなければならない（甲が乙の勤務医ならば不可）。このような線に沿って法律を改正し、協同化の阻止要因を除去すべきであろう。

もっとも、上述のように、健保法上、診療報酬請求権者は誰かは正面から決められていないとすれば、法律を改正しなくても、現行法の解釈としても、同様の主張をなしうるし、甲は税法上の優遇措置も受けうる、と解することができるのではないか、と考える。ともあれ、立法論、解釈論、両面からの、再検討が必要である。

なお、附言すれば、保険医甲は、その診療に従事する保険医療機関以外の場所で保険診療を行なってはいけないのではないかという議論があるが、このような議論は、誤解を生じやすいように思われる。この議論の意味するところは、他の機関で診療をしても、本来の所属医療機関には診療報酬請求権は発生しないというだけのことである。

保険医と保険医療機関との間の、それ以上の結びつきを、健保法は要求してはいない（健保法四三条ノ五、保険医療機関および保険薬局の指定並びに保険医及び保険薬剤師の登録に関する政令ならびに省令参照）。したがって、上述のように、他の医療機関における診療について独立の報酬請求権をみとめるならば、この議論は全く無意味となろう。

(c)　つぎに、ビル方式のねらいをより効果的にするためには、同一ビル内における(a)(b)のような協力のみならず、医療に関する物的、人的施設を共有の形で、あるいは、甲医から乙医が賃貸するという形で、共同利用できるようにすることが望ましい。ところが、個人開業医の形体を維持しつつ、施設の共同利用まで医療面での協同化を推進しようとすると、医療法の壁にぶつかる。なぜなら、医療法は、このような協同化を全く想定していない法律であり、病院・診療所の構造・設備に関しては、開設者ごとに所定の要件を備えなければならないという前提に立っており、したがって、個人開業医相互で診療施設を共同利用することは認めていないとも解されるからである。

そして、この医療法の障害をのりこえて医療の協同化を実現しようとするならば、経営の組織面に修正を加え、個人開業医の立場を放棄し、前述の、組合方式、医療法人方式を採用し、組合・医療法人の開設者とせざるをえないことになる。ところが、そうすると、従来の解釈によれば、各開業医が開設者として診療報酬を独立請求することはできなくなるという障害を生じる。

このようにみてくると、メディカル・ビル方式により物的人的施設までも共同利用しながら真の医療の協同化を実現するためには、少なくとも、ビル方式の場合には、たとえ開設者が複数であっても、個人別の規制をやめ、同一ビル内の医療施設の総体が診療所ないし病院としての要件に適合すれば足りるというように、法改正をする必要があるように思われる。そしてまた、このような法改正は、決して医療法による規制の目的に反するとはいえず、可能であるように思われる。もっとも、ここでもまた、このような立法措置を講じなくても、現行医療法の解釈として同様の取り扱いが可能だといえなくもない。なぜなら、医療法は、すでに述べたように、適正な医療実現の場の整備を目的とするものであり、そうした客観的条件さえ備っていれば、誰の所有か、共同利用かどうかなどは問題としていない、と解することもできるであろうから。かくて、ここでもまた、立法論・解釈論両面からの、協同化を阻止する医療法上の要因の除去が必要だということになる。

なお、このように、ビル方式で、施設まで共同利用する場合については、全員が共同で開設者となってビル全体を一体化して、医療法上の病院・診療所としての適格性の判定を受けるとともに、しかも診療報酬の帰属については、(b)で述べたところにより個別的処理を維持するということになる。施設の共同利用の面で組合的色彩を帯びつつも、なお基本的には個人開業医の経営上の独立性を維持するものといえようか。

(2) 医師会病院方式

周知のように、オープン・システムの病院を各地区医師会が設立し、これを会員に利用させる方式である。実質的には、全員の共有で一つの協同化方式といえるが、法律上は、公益社団法人たる医師会が設立したものである以上、二で述べたように、組織面では、病院は医師会所有であり、会員は病院を利用しうる権能をもつにとどまる。なお、医師会自体が設立しないで、オープン病院経営のために、医師会員があらためて医師会とは別の社団法人、財団法人を設立するという場合もあるが、組織は同様と考えてよい。この方式においては、医療面では、オープン・システムを通して協同化が行なわれるということになる。ただ、ここでも、会員が自分の紹介した入院患者を往診しても、保険者に対する直接の診療報酬請求権を生じない点が問題とされる。しかし、そう解することには疑問があり、明確に病院との間に報酬配分の定めがあれば、それについては、保険者に対する個人分の直接請求を認めうる余地がある。この点の議論については、(1)(b)を参照されたい。

医師会の設立した検査センターも、医療面における協同化のあらわれであるが、その組織は、医師会病院方式と同様である。

なお、オープン病院の問題と関連して、公的医療機関の解放、オープン化が強調されているが、オープン化した場合の利用関係は、やはり、その規約、医師との間の契約によって定まることになる。ここでもまた、診療報酬請求権が問題となろう。公的医療機関のオープン化については、現在のところ、その根拠となる法律としては、医療法三五条一項一号があるにとどまるので、正面からこれを認める規定を設けるべきであると主張されている。

(3)　個人開業医間の相互協力方式

個人開業医相互が医療面で協力体制をしいた場合である。典型例としては、東京オペグループがあげられるが、ここでの法律上の問題点としては、(1)(b)で述べたところがそのまま妥当する。ただ、メンバーが増加してくると、物的施設はともかく、医師相互間の人的結合の面では、社団的性格（アメリカのアソシエーション）が強くなってくるといえよう。

四 むすびにかえて

さしあたり、本稿では、ビル方式を中心として、医療協同化の阻止要因として、最も問題とされている健保法の二重指定制と診療報酬請求権との関係に重点をおきながら論じてみたが、納得のいく議論は展開できなかったし、すべて、問題の提起にとどまった感が深い。しかし、協同化の問題は、今後の重要な研究対象の一つとしなければならない問題であることは疑いを容れない。実体を十分調査するとともに、法律上多くの難問を抱えている団体法ならびに医療関係諸法との関係でこれをとらえ、少しずつでも、その本質を明かにしていきたいと考える。

17　安全の法律的側面

「安全の法律的側面」ということでお話しなければいけないのですが、この問題につきましては法律上もまとめて論じたものがないようですし、私の議論もまとまっていないので、むしろいろいろとお教えいただきたいと思います。

序

まず私は二つの前提を置いておきたいと考えます。第一に、安全の概念は、いわゆる災害の防止という概念よりは広く——災害の防止も含まれることはもちろんですが——積極的に安全健康な生活を築いていくことを意味する、と解しておきたいのです。第二に、いわゆる企業における安全体制については生産という目的との関係で安全ということを考えていくことになりますが、病院の場合には、当然診療、治療という目的との関係で考えていかなければならないということです。換言すれば、いわゆる企業における生産管理と安全管理との関係は、病院の場合には患者管理と安全管理という関係におきかえられるのであり、その目的と密接不可分の問題として安全問題をつかまえる必要があるということになります。以上の二点を前提に置いて議論を進めることに致します。

もっとも、安全は災害防止より広い概念だといいましても、それを法律的側面から検討する際には、ひとまず災害の防止ということに対象をしぼり、災害事故が起こった場合の後始末の法的処理がどうなるかという問題から入っていかざるをえないし、またその方がわかりいいかと考えますので、事故が生じた場合の法的処理——病院の責任——の問題からはじめます。

一 「安全」の破綻と病院の法的責任

(1) ケース研究

これから挙げますケースは、最近数年間の裁判所に出た事件あるいは新聞などで報道された事件を蒐集して、私なりに整理したものですが、とりわけ院内感染がやかましく論じられているので、院内感染だけを抜き出して最初に述べることにしましょう。

(イ) 院内感染　まず結核感染のケースが割合に多いようですが、代表的なものとしては、N病院で生じた新生児への結核菌感染で、N病院が損害賠償を請求された事件が挙げられましょう。

この事件の判決(東京地判昭四九年四月二日)は、病院では他の職場以上に健康診断、衛生管理を厳密にしなくてはいけないのに、それが不十分で、勤めている医師あるいは看護婦等に結核患者がいたのを見のがしていたという点、再循環式空気調節器によってナースステーションから未熟児室、あるいは新生児室へ空気が送り込まれていたのに、ナースステーションへの出入りが自由であったし、調節器により結核菌が送り込まれるのを防止するための濾過装置もなかったというような点などを指摘し、病院の管理体制が不十分で、過失があるとして、損害賠償の責任を認めています。結核菌感染のケースは、時おり、新聞紙上でも見かけますが、治療器具からの感染が問題になっている場合もあります。

つぎに、院内感染として最近問題になっておりますのが――現在呉で問題になっておりますが――サルモネラ症です。呉の事件は、産婦人科の医院で起ったもので、やはり新生児への集団感染が問題になっていますが、新聞報道によりますと、浴槽と調乳台とが近接していたりして衛生管理が不十分であったことが原因ではないかという点が指摘されております。現在医院側は自主的に診療を停止し、医師会や市当局のレベルで事件の処理が行われているようですが、このケースのような場合には、対象が抵抗力のない新生児のことですし、感染径路いかん、また現在の病院診療所の体制の下で、サルモネラ感染の防止がどの程度可能かというような点を十分究明する必要があると思います。

この際、とくにサルモネラ菌感染に関する医学的な検討が十分行われなければなりません。なお、このサルモネラ症は、この事件だけではなく、問題になっているものが他にもあります。

さらに院内感染が問題になっているものとして、血清肝炎が挙げられます。また、日本医師会の賠償責任保険のケースで時おり出てくるものとして、手術後の化膿の原因は院内の不潔だとして、病院の責任を追及しているものがあります。とりわけ、整形外科で骨折の手術をした後の化膿が問題となりやすいようですが、この点も、医学的に不可抗力かどうかを究明しておく必要があるでしょう。

以上のような院内感染の諸ケースを見て気づくことは、新生児が対象になっている場合が多いという点です。他の例を挙げますと、京都地裁昭和四八年一〇月一九日判決の裁判例なども、やはり新生児の臀部の拭き方が十分でなく、一応清潔を保つよう注意はしていたがガーゼで拭くか水洗い程度で、マーゾニン液で消毒するというような徹底した方法をとっていなかったために、ブドウ球菌が伝播し数人の新生児の臀部が化膿し、しかもその治療にカナマイシンを注射したことによって難聴が生じたとされ、消毒不完全――さらにはカナマイシン注射についても――病院に責任があるとされております。こういうように、新生児に関するケースが非常に多いと思いますが、そうだとしますと、この院内感染の問題も、つとに武見会長がその必要性を指摘されている、新生児に関する医学的研究との関係で、つかまえる必要があるといえましょう。

新生児は普通の人と異なる点が多いわけですから、新生児学の展開がどうしても必要で、新生児の事故をいかに防止すべきか、現段階では病院側がどこまで責任を負いうるのかという問題も、新生児学の研究との関係で考えなければならない点が多いといえましょう。
(ロ)　診療体制　つぎに診療体制に関するケースとしては、手術に際における鉗子遺残、ガーゼ遺残など器具の点検が問題となっているものがありますし、また、放射線治療を一般の病室で行ったというようなことが問題となった事件とか、高圧酸素のタンクの爆発というような器械の使用による事故などもありますが、ここでは、とくに裁判になったケースとして、電気メスのケーブルの誤接続の事件を紹介しておきましょう（札幌地判昭四九年六月二九日）。これは、看護婦が電気メスを誤接続したために生じた事故について、手術を行った医師が刑事責任を問われた事件で、判決は、国立大学病院で内部組織は一応整って診療科と手術部とが分離しており、ミスをした看護婦は手術部に属しているという場合に、診療科に属する執刀医には業務分担上、電気メス接続の点検確認の義務はないと解すべく、もしそこまでの注意義務が要求されることになると、かえって中心目的である手術に対する集中力が失われることにもなる、というような理由づけで医師の刑事責任を否定しております。

しかし、こうした場合の医師法的責任の有無は微妙で、たとえば千葉大学のいわゆる採血ミスの事件――看護婦が採血器を陰圧装置とすべきなのに陽圧装置にとりちがえた事件――では、裁判所は、大学の診療体制が十分でなく、そもそも採血器の導入も看護婦サイドでなされ、医師は余りよく知らなかった――換言すれば医師と看護婦との間に一応の業務分担の慣行があった――としても、そういう悪しき慣行を根拠に医師は責任を免がれることはできないと判決しております（千葉地判昭四七年九月一八日、東京高判昭四八年五月三〇日）。

ところで、この診療体制の不十分ということは医療過誤の訴訟で影響するところが大きいと思います。最近問題になっております未熟児網膜症に関する岐阜地裁昭和四九年三月二五日の判決をみましても、あの判決が、未熟児網膜症に関する効果的な治療方法として光凝固法があるとして、その措置をとらなかったことを問題にしている点は確かに疑問で、その見解の医学上の当否を大いに論じなければならないと思いますが、N病院の診療体制の不備という点も裁判所の結論に大きな影響を与えているのではないかと思われます。問題の新生児が生まれてから約三カ月間、その間に小児科から眼科の方へ連絡して眼科的治療が始められはしますが、新生児の親に対してその点についての説明を全くしていないし、加えて、小児科と眼科の間の連絡も文書によるだけだったというような事情から、診療体制不備とされ、それがN病院に責任ありとの裁判所の結論に影響しているように思われます。

なお、診療体制との関係でとくに言及しておきたいのは、医療機械に関してです。医療機械が盛んに用いられるようになりましたが、機械の使用にあたっての共同従事者の責任分担を明確にしておくのみならず、さらに対外的に、メーカーと病院との間の責任関係をあらかじめ明確にしておくことが必要だと考えます。現在のところ、この点を明確にしないままで、機械の購入が行われているのではないかと想像されますが、事故が発生したときに、一体メーカーの責任に帰すべきなのか、あるいは病院側の責任なのかが問題となってくると思います。

(ハ)　看護体制　診療体制に対応する看護体制に関連して問題になっているものとしては、たとえばベッドからの転落事故があります。これも病院側が当然責任を負わなければいけないというわけではなく、むしろ付添人にミスがあるとされる場合もありますが（たとえば福岡地判昭四二年一〇月六日）、やはり病院が責任を負わざるを得ないというケースも出てきます。また、類似のケースとして、窓からの転落事故が問題になっていますが、このようなケースは治療行為からかなり距離のある問題であるだけに、かえって病院側の管理責任が肯定される可能性が大きくなるといえましょう。

ここで採り上げる二つの裁判例はいずれも子供の転落事故ですが、盛岡地裁昭和四七年二月一〇日の判決は、窓際へベッドが押し付けられていたために入院中の子供が窓から転落したという事故で、名古屋地裁昭和四七年八月二四日の判決は、母親と一緒に見舞いに来た子供が入院中の人のベッドの上で遊んでいて転落したという事故で、両者とも病院側に損害賠償責任ありという判決をしております。前者は、ベッドを窓際に接近させて置いていたという点に病院のミスがあるとし、後者は、ベッドが自由に動かせるし、しかもその高さが窓の高さと大体同じであるのに、窓を高くするとか、手すりをつけるとか、窓の施錠を考えるなどのことをしていないのは管理上の瑕疵だとして、病院の責任を肯定しています。

さらに最近特に問題になりましたのは精神病院での自殺です。福岡地裁昭和四九年一〇月二二日の判決は、うつ病患者が寝まきの腰ひもを使って自殺したという事件で、ひもをとり上げなかったこと、看視が不十分だったことなどの理由で病院の賠償責任を認めておりますが、開放治療が発達し普及しつつあることを考慮しますと、一体自殺をどこまで阻止できるのかということを、やはり開放治療との関係で医学的に検討する必要があるのではないかと思います。医学に素人の側からは、自殺は病院の管理責任と簡単につかまえやすいでしょうが、精神病治療では、看視を厳しくすれば人権侵害と判断されやすく、看視を緩めれば自殺の可能性が大きくなるという二律背反を抱えておりますし、他の診療科と異なり、そもそも治療と管理とが密接不可分ということも否定できないのですから、医学上の論議をつくす必要があるといえましょう。

以上のほか、事故が起りやすいものとしては、ガス漏れによる一酸化炭素中毒があります。たとえば工事のために一度ガスをとめてから開いたのに、その工事についての連絡不十分で、工事が終わった後ガスが出っぱなしになったというような場合とか、山形地裁昭和四七年九月一八日判決のように、換気設備のない手術室で一酸化炭素中毒になったというような場合には、病院の責任は免がれがたいと思います。

なお、看護体制との関係でも、新生児が問題になります。新生児の取り違え、あるいは盗難というような場合にも、病院の管理の問題としてやはりその責任を追及されることになりましょう。

㈡　その他　物的管理に関連しては、火災、エレベーター事故などが挙げられましょう。エレベーターの使用に関する注意書きをしていたからといって、それが当然に免責理由になるとはいえません（たとえば福岡地判昭和四六年一二月一四日）また病院で猿を飼っていても、指が簡単に入るように金網の間があいており、お母さんが診察を受けている間に子供が指を突っ込んで猿にかまれたというような場合も、やはりその病院の責任になります（東京高判昭和四六年九月三〇日）。

㈭　医師の災害補償　もう一つ付け加えておきたいのは、病院の安全を考えるとき従来は従業員と患者を中心に考えてきましたが、最近は医師自身の安全も考えざるをえなくなっているということです。とりわけ救急医療の患者が医師に暴行を加えるというようなケースがありますが、こういう場合の、いわば医師の災害に対する補償問題をどうするかということが問題となります。この点、日本医師会でも、この問題をどう考えるべきか会長が医事法社会立法委員会に諮問されて、その委員会の昭和四九年度の報告書で、少なくとも救急医療の指定を受けた範囲では国の補償責任を認めるべきで、そういう趣旨の立法が必要ではないかとの見解が示されております。現在でも、予防接種の場合には、担当医師も地方公務員に準ずるということで、災害補償を受け、さらにそれでは不十分ということで、地方公共団体、地方自治体が補助金を支出し、それで民間保険会社と地区医師会とが傷害保険契約を締結しておくという形でカバーすることも行われておりますが、こうした保険方式を採り入れますと、かえって責任の所在があいまいになる恐れがありますので、救急医療に関する限りにおいては、やはり正面から国家補償を主張すべきではないかと考えます。

(2)　法的処理

以上いろいろなケースが問題となりますが、病院の民事責任については、その職員に対して責任を負わなければならない場合、患者に対して責任を負わなければならない場合、見舞客など第三者に対して責任を負わなければならない場合とに分れます。

まず職員に事故を生じた場合における病院の賠償責任は、業務上の災害として労災保険によりカバーされることになります（労働基準法七五条以下、労働者災害補償保険法参照）。なおそれ以上のカバーのためには、あらかじめ損保会社との間の保険を付しておくことになります。

つぎに患者、第三者に事故を生じた場合における病院の賠償責任は、不法行為による損害賠償の問題として――患者の場合には、あるいは診療契約違反による損害賠償の問題として――処理されることになりますが、医療行為に関する事故であり、日本医師会A会員である医師が責任を追求される限り、日本医師会の医師賠償責任保険でカバーされ、医療行為と無関係の施設などから生じた事故については、損保会社の施設賠償責任保険を付していればそれでカバーされるということになります。

なお、民事上の賠償責任とは別に、事故の責任者が刑事責任を問われる可能性があります。ところで、このような病院における安全の破綻から生じる事故は、大規模な被害をもたらすおそれが強く、大げさにいえば損害賠償を支払うだけで病院が倒産するということにもなりかねません。したがって病院の危険分散をどのように考えるべきか、あらためて検討する必要があるように思います。私立の病院については、さしあたり、病院の医師全員が日本医師会の賠償責任保険へ加入し、病院自身が施設賠償保険をつけるとともに、これらの保険でカバーされないような事故の生じる可能性はないか、あるとすれば危険分散をどうするかを検討しなければなりません。また、医療機械を使用する場合のメーカーとの責任分担いかん、入院患者の付添人が事故を起した場合の責任の所在いかんなどもあらかじめ明確化しておく必要があるでしょう。さらに当然のことながら、なによりも大切なことは、科学を動員して、事故予防―安全確保―の方策の確立に努めることでしょう。

二　安全の確保・発展と法

(1)　安全に関する法律の役割

時間がなくなりましたので、二の問題は簡単にしか申しあげられませんが、一(2)で述べた事故の後始末より以上に大切なのは、後始末をする必要がないように事故を予防すること、さらに積極的に安全を創り出していくことです。そうだとして、この点に関する法律の役割いかんですが、安全に関する取締法として働くことになっている法律としては労働安全衛生法、医療法が挙げられます。しかし、いずれの法律も、一(1)で述べた諸ケースの防止には十分でないように思われます。

労働安全衛生法及び労働安全衛生規則は、企業一般の「職場における労働者の安全と健康を確保するとともに、快適な作業環境の形成を促進することを目的とする」(同法一条) 法律であり、労働災害防止計画の策定、安全衛生管理者・安全管理者・衛生管理者・産業医などの安全衛生管理体制、労働者の危険または健康障害に対する防止措置、ボイラーなどの機械やベンジンなどの有害物に関する規制、労働者の安全衛生教育、健康管理などにつき相当詳細な定めをしていますが、とくに病院に勤務する人を対象としたものではなく、したがって、病院固有の問題に配慮していません。他方、医療法及び医療法施行規則は、病院に関して、医師である管理者を置かなければならないこと、その監督義務を定めつつ、その物的設備・人的設備についての規制をしていますが、それはもっぱら病院としての基準を定め、その違反を取締ることを目的とするがゆえに、この法律を遵守したからといって患者や従業者の安全をも含む有機的安全システムが確立されることになりえません。なお、この医療法の不備は、厚生省医務局が医療監視員(医療法二六条)宛に出している「医療監視要綱」や「病院経営管理指導要領」によって――換言すれば、いわゆる通達行政によって――補われてはいますが、これらは直接病院宛に指示したものではありませんし、その内容もなお十分とはいえないでしょう。

以上のように、安全に関する法律としての労働安全衛生法と医療法とはうまくかみ合っていませんし、これらの法律を守っているだけでは、前述の諸々の事故を防止することはできません。したがって、安全システムは、病院自らの手で創造していかなければなりません。この点、法律的に表現すれば、病院自身による法創造が必要だということになります。ここで、法と法律という言葉を区別して用いいましたが、法律すなわち法とはいえません。法律は法をつくる材料、すなわち「法源」であって法自身ではなく、法というものは、法律、慣習、条理などを法源としつつ個々の事柄について下される法判断としてつくられていくものであると考えておきたいのです。そして法の創造について中心的役割を果すのは裁判所ですが、行政官庁も通達行政という手段によって法をつくり出しているといえますし、病院もまた自ら医学的見地に立脚しつつ安全システムに関する法をつくり出すべきであると考えます。

(2)　「安全」に関する理想型の確立と法創造

こうして、冒頭に述べましたように、「安全」に積極的内容を盛り込みつつ、そのシステムの理想型をつくり出す努力が必要だということになりますが、そのためには、企業のための安全管理学が考えているようなことが病院の場合にはどうなるか、というような比較検討が必要でしょう。たとえば、企業における労働災害のメカニズムに関しては、①エネルギーの暴走に起因するもの、②エネルギーの活動区域に人が侵入しておこるもの、③人体がエネルギー体として他に衝突するために起るもの、④大気中の有害・有毒物などによるもの、というような分類が行われているようですし、また、安全管理の原則は不安全状態（不安全状態は力学的不安全要素、環境的不安全要素、エネルギーと人体との隔離状態に分けられる）と不安全行為の除去にあるとしつつ、その原因の究明・防止策の確定が図られているようですが、病院の安全システムについても、このような検討方法を採り入れるべきではないでしょうか。そして、システム工学の成果も導入しつつ、いかにすれば安全教育が徹底するかをも考えながら、医学・医療の発展に対応した安全システムを確立すべきでしょう。

ところで、このような理想型の設定作業に法律学がどの程度役に立つのかは、今後検討していきたいと思いますが、さしあたり、気づいていることとして、まず医療のシステム化が急速に発達している現在では、個々の病院内での安全システムを考えるだけではなくて、広く地域医療の観点から安全システムを考える必要があるということ（たとえば、カルテを例にとっても、システム化が進めば、それは、もはや個々の医師の支配から離脱し、いろいろの法律問題を惹起することになります）、しかも他方において、それは現実と遊離してはならず、かつ医学・医療の発展に密着して、たえず修正されていかなければならないということを申しあげておきます。とくに二の部分は抽象的な議論になってしまいましたが、これで終ります。

第四章　医療保険

18 開設者と管理者 (establisher and administrator, 〔独〕 Begründer und Administrator, 〔仏〕 établisseur et administrateur)

一　医療法における開設者と管理者

医療法は、医業のための施設整備法として、病院・診療所という物的施設を柱に組立てられた法律である。したがって、そこでは——この物的施設に引きずられた形で——病院・診療所の経営主体は施設の〈開設者〉という角度からとらえられ、〈開設者〉なるがゆえに必ずしも医師であることを必要としないとされ、そこからまた当然に、現実の医療の総括責任者たる医師は開設者と別個の存在として、しかも施設の〈管理者〉としてとらえられている。

こうした発想は、すでに昭和八年の診療所取締規則で採用され、国民医療法を経て現行医療法に持込まれたものといえるが、医療法の定める開設者・管理者の法的地位の具体的内容はつぎのとおりである。すなわち、医療法は、まず、開設者については、〈開設者〉なるがゆえに必ずしも医師であることを必要としないし、法人でも差支えないとの前提のもとに、病院・診療所開設の許可を受ける義務ないし届出の義務を課するとともに（病院と非医師による診療所の開設については許可制をとりつつ、営利を目的とするばあいには許可を与えないことがあるとし、医師による診療所の開設については届出制を採用している。医療法第七条、第八条、同法施行規則第一条以下参照）、病院・診療所の休廃止・再開についても届出義務を課し（同法第九条第一項、なお、自然人たる開設者が死亡したときには、戸籍法の定める死亡の届出義務者からその旨を届け出なければならないことになっている。従来の開設の許可ないし届出は、開設者の死亡によって効力を失うので、相続人がひきつづき医業をしようとするばあいには、あらためて、許可を受けまたは届出をしなければならない。同法第九条第二項）、ついで、管理者をおく義務（同法第一〇条、ただし、開設者がみずから管理者となる資格があるばあいを除く、同法第一二条）、これと関連して都道府県知事から管理者の変更を命じられることがある旨（同法第二八条）を定め、また、病院と、常時医師が三人以上勤務する診療所では、専属の薬剤師をおく義務があるとし（同法第一八条）、さらにまた、病院・診療所の構造設備に関する法定の基準を遵守する義務、これに違反したときには都道府県知事から使用の制限・禁止や修繕・改築を命じられることがある旨を定め（同法第二四条）、開設者が上述の都道府県知事からの命令・処分に従わなかったり、犯罪や医事に関する不正行為をしたときなどには、都道府県知事から、開業許可の取消しないしは一定期間の閉鎖を命じられることがある旨を定める（同法第二九条）。

つぎに管理者は——開設者がみずから管理者となるばあいを除いては——開設者から管理を委任された医師ということになるが（なお、開設者が医療法人のばあいには管理者を理事に加えなければならないことになっている。同法第四七条）、医療法は、まず管理者は原則として複数の病院・診療所を管理してはならないとしつつ（同法第一二条第二項）、病院・診療所に勤務する医療関係者を監督する義務を課し（同法第一五条、なお、同法施行規則第一〇条、第一四条、第一五条、第二四条以下参照）、さらに、診療所の管理者は、診療上やむをえない事情があるばあいを除いては、同一患者を四八時間をこえて収容しないようつとめなければならず（同法第一三条）、他方、病院の管理者は医師を宿直させなければならないなどを定め（同法第一六条。なお、厚生大臣に対する報告義務につき、同法施行規則第一三条参照）、また、管理者に犯罪または医事に関する不正行為があったり、不適格と認められるばあいには、都道府県知事から開設者に対して管理者の変更を命じうると定める（同法第二八条）。なお、開設者・管理者いずれに対しても、厚生大臣・

都道府県知事などが必要と認めるときは、報告を命じうるし、立入検査もできることになっている（同法第二五条）。

以上から、医療法が、医業の経営主体、医療の総括責任者を正面からとらえることなく、病院・診療所の整備との関係で、施設の開設者・管理者という角度からとらえているにすぎないことは明らかであろう。

二　医療法以外の領域における開設者・管理者の役割

ところで、医療法で定められた開設者ないし管理者の概念は、医療法以外の領域においても機能する。

まず、医薬品の取扱いに関して、開設者・管理者の概念が意味をもつ、すなわち、毒薬、劇薬の購入については、病院・診療所の開設者が購入するばあいには――一般人が購入するばあいと異なり、医師が購入するばあいと同様に――〈その身分に関する公務所の証明書の提示〉をするだけでよいとされ（薬事法第四六条）、麻薬については、法定の〈麻薬施用者〉が診療に従事する病院・診療所の開設者でなければ購入・所持できないし、二人以上の麻薬施用者が診療に従事するばあいには、開設者は〈麻薬管理者〉をおかなければならないとされ（麻薬取締法第二条、第二四条、第二六条、第二八条、第三三条）、また、覚せい剤については、〈覚せい剤施用機関〉として指定を受けた病院・診療所の開設者でないと購入・所持できないし、開設者は購入・管理を管理者に委ねなければならないとされる（覚せい剤取締法第二条以下、第一四条、第一六条、第一七条など）。つぎに、管理者概念は、とくに、伝染病予防法、結核予防法、精神衛生法などの領域で意味をもっており、管理者は伝染病患者についての届出義務、結核患者の入退院の届出義務を負うし（伝染病予防法第四条第二項、結核予防法第二三条）、精神病院の管理者には特別の義務が課せられている（精神衛生法第二六条の二、第三三条、第三四条、第三六条、第三九条など）。

さらに、開設者・管理者の概念は、社会福祉、医療保険などの領域で広範に採用されている指定医療機関制度との関連で意味をもつ。すなわち、福祉医療の領域では、生活保護法、身体障害者福祉法、児童福祉法、母子保健法の諸法において、厚生大臣ないし都道府県知事が病院・診療所の〈開設者〉の同意を得て担当医療機関を指定することとなっており（生活保護法第四九条、身体障害者福祉法第一九条、児童福祉法第二〇条、第二一条の九、母子保健法第二〇条）、同趣旨の規定は、特殊の医療に関する結核予防法、原子爆弾被爆者の医療等に関する法律においてもみられるし（結核予防法第三六条、原子爆弾被爆者の医療等に関する法律第九条、なお、精神衛生法第五条参照）、また、医療保険の領域では、健康保険法が〈開設者〉の申請した病院・診療所を都道府県知事が保険医療機関として指定するとし（同法第四三条ノ三、なお第四三条ノ一五）、国民健康保険法も〈開設者〉からの申し出が都道府県知事により受理された病院・診療所が療養取扱機関となる旨を定めており（同法第三七条、第五一条。なお、公害健康被害補償法第二〇条、救急病院等を定める省令第一条参照）、以上のように、開設者の概念は、病院・診療所に医療機関概念をかぶせて国の医療行政の中に組込む際にも機能しているのである。もっとも、医療機関の指定があった後は、開設者概念は背後に退き、法制上は、医療機関自体が医療担当の主体としてとらえられている（ただし、健康保険法第四三条ノ一〇、第四三条ノ一五、国民健康保険法第四六条、第五一条参照。なお、医療機関の概念の役割の詳細については医療機関の項目を参照）。

なお、これら各種指定医療機関における管理者については――前掲の諸法律におおむね共通するが――診療内容、診療報酬請求の適否を調査するため必要があるときは、厚生大臣、都道府県知事から報告を命じられることがある旨が定められている（生活保護法第五四条、身体障害者福祉法第一九条の六、児童福祉法第二一条の四、母子保健法第二〇条第四項、健康保険法第四三条ノ一〇、国民健康保険法第四六条。なお、精神衛生法第二九条の三、第二九条の五、第四〇条）。

三　問題点

以上から明らかなように、開設者・管理者の概念は、病院・診療所という物的施設の整備、それの医療行政への組込みとの関連で用いられているところの――いわば医療統制のための道具としての――概念にすぎないのであって、現行法制のもとでは、医業の経営主体ないし医療を担当する総括責任者はいかにあるべきかが正面からとらえられてはいない（医業の経営主体に関しては、医療法がわずかに医療法人制度を定めてはいるが、医業の経営主体のあり方を吟味したうえでつくられた制度とはいえない）。したがって、われわれは、この開設者・管理者の両概念の機能・限界を明確に認識し、両概念に引きずられないようにしなければならない。たとえば、医療事故の法的責任を論じるばあいにも、開設者ないしは管理者の責任という形で問題をとらえるべきではなく、医業の経営主体ないしは医療の総括者の責任として検討すべきである（この点の具体的な法的処理については、本書の第二章7三の〈医事法制全体の中での医師の法的地位〉の(1)(e)、(4)参照）。そして、さらに一歩をすすめて、たとえば、地域医療における医療資源の開発と配分という見地から、技術集積単位としてとらえることによって、物的規模の大きさのみを基準とする病院と診療所との区別を止揚しつつ、そこでの医業経営ないし医療責任のあり方についての理想像を確立し（経営権を医師に専属させるべきかどうかが基本的問題となろう）、その法制化によって医療法を基点とする現行医療行政諸制度の抜本的改革をはかる、といったような努力をなすべきである。

19　共済組合

(friendly society,〔独〕gegenseitige Untersützungsgesellschaft,〔仏〕société de secours mutuels)

一　意義

共済組合とは〈同種の職業あるいは同一の事業等に従事する者の相互扶助団体〉で〈組合員の疾病・負傷・死亡・退職等に際して給付を行なう〉ものをいう（《新版・新法律学辞典》有斐閣）。

わが国では、明治時代の後半に、民間企業における労働者の互助組織としてのものと並んで、いわゆる官業共済組合（鉄道、専売、印刷、郵便などの現業職員の共済組合）が出現し、その後、前者は、大正一一年制定の健康保険法による健康保険組合の出現とともにそれにとって代わられたが、後者は、そのまま温存され（官業労働者の健康保険については これを健康保険法から除外し、共済組合が代行することとなった）、さらに、非現業の政府職員のための共済組合が各省各庁に設けられるに至った（昭和一五年政府職員共済組合令）。こうした経過をたどったのち、太平洋戦争後、昭和二三年には、従来の各種共済組合令を廃止統合して国家公務員共済組合法が制定され（昭和三三年全部改正）、その後、公共企業体職員等共済組合法（昭和三一年）、地方公務員等共済組合法（昭和三七年）などがこれから独立し、さらに、私立学校教職員共済組合法（昭和二八年）も制定され、一連の共済組合制度が整備された（ここでは、医療保険に関係ある共済組合をあげるにとどめる）。

二　共済組合制度の概要

国家公務員共済組合法によれば、その目的は〈国家公務員の病気、負傷、出産、休業、災害、退職、廃疾若しくは死亡又はその被扶養者の病気、負傷、出産、死亡若しくは災害に関して適切な給付を行うため、相互救済を目的とする共済組合の制度を設け、その行うこれらの給付及び福祉事業に関して必要な事項を定め、もって国家公務員及びその遺族の生活の安定と福祉の向上に寄与するとともに、公務の能率的運営に資すること〉にある。共済組合は、原則として各省各庁ごとに設立され（同法第三条）、国家公務員を組合員とし（同法第三七条）、組合員に対して、短期給付（保健給付、休業給付、災害給付）と長期給付（退職給付、廃疾給付、遺族給付）を行う（同法第四〇条）ほか、一定の福祉事業を行うことができることになっている（同法第九八条）。したがって、その内容は、一般の労働者に適用される健康保険法と厚生年金保険法とを合わせたようなものといえよう。

そして、その他の法律による共済組合も――地方公務員等共済組合法によれば、職員の区分に従い、地方職員共済組合、公立学校共済組合、警察共済組合などが設立され（同法第三条）、公共企業体職員等共済組合法によれば、各公共企業体ごとに、専売共済組合、国鉄共済組合、日本電信電話公社共済組合が設立されることになっているが――国家公務員共済組合と同様の内容の事業を行うものとなっている。

三　共済組合と医療保険

問題となるのは、各種共済組合の行う短期給付のうちの保健給付、ことに〈療養の給付及び療養費〉である。共済組合の組合員の公務（ないし業務・職務）によらない病気または負傷についての療養の給付および組合員の被扶養者の療養費の支給などは共済組合が行うことになっており（国家公務員共済組合法第五四条・第五七条、地方公務員等共済組合法第五六条・第五九条、公共企業体職員等共済組合法第三二条、第三四条）、療養の給付および療養を担当するのは、(イ)組合（ないし公共企業体）の経営する医療機関、(ロ)組合員のための療養を行うことを目的とする医療機関で組合が契約しているもの、および、(ハ)健康保険法上のいわゆる保険医療機関、である（国家公務員共済組合法第五五条、地方公務員等共済組合法第五七条、公共企業体職員等共済組合法第三三条、私立学校教職員共済組合法第二五条）。

　したがって——各種共済組合の給付する〈療養の給付及び療養費〉の仕組みは、健康保険法の仕組みと同様ではあるが——健康保険法は適用されないことを注意すべきである。この点、健康保険法は、一方において公務員、公共企業体職員、私立学校教職員などもすべて健康保険法の被保険者だとしつつ（健康保険法第一三条参照）、他方において〈被保険者ニシテ他ノ法律ニ基ク共済組合ノ組合員〉でもあるばあいには〈本法ニ依ル保険給付ヲ為サズ〉と定めている（同法第一二条）。ただし、上述のように、各共済組合法により、共済組合員および被扶養者は健康保険法上の保険医療機関から療養の給付および療養を受けることになっているので、健康保険法もこれを受けて、保険医療機関は、各共済組合法による〈療養ノ給付並ニ被保険者及被扶養者ノ療養ヲ担当スルモノトス〉と定めている（健康保険法第四三条ノ四第二項）。

20　保険原理と医療制度

本稿は、日本医師会の第九回医政研究委員会（昭和五四年一二月八日開催）で、コメンテータとして述べたもので、武見先生のお考えを法律の角度から裏づけようとしたものである。その後の動きに対応する私の見解を加筆したかったが、時間的余裕がなく、断念した。

なお、転載については、日本医師会の了承をえてある。

私は、保険原理と連帯という問題について考えを述べてみたいと思う。まず連帯、すなわち人と人とのつながりを沿革的にみると、いわゆる共同体の枠の中で人々が生活していた封建制の社会では、血縁とか地縁などのつながりが良きにつけ悪しきにつけ、大きな役割を果たしていたが、共同体の枠が崩れて資本制の社会が成立し、人々がいわゆる市民社会の一員として放り出され、古きつながりもなくなって以降は、いかにつながるべきかの検討がなされないままできてしまったように思われる。社会における人と人とのつながり方、連帯のあり方を検討し、真の連帯を形成していく努力をすることは、人類の大きな課題といえよう。今後は、連帯の問題は、いろいろの領域で問題にならざるをえないように思われる。

それでは、保険は、この連帯とどう関係するのか。広い意味での保険は、その原点では、一つの集団の中での不慮の出来事をカバーする相互扶助の制度として出発したといってよいであろう。しかし、少なくとも資本制の経済社会に入ってからの私的保険では、集団の構成員の相互扶助という考え方は後退している。そこでのつながりは金銭によるつながりに帰着する。カバーされるのは、個人個人の不慮の出来事で、ただ拠出金がプールされるが故にそのかぎりでつながりが生じるにすぎない。企業が経営主体として媒介するので、その関係もあって、そこでは真の連帯は形成されない。とにかく金銭の面でのつながりだけということになる。

したがってまた、このような前提で運営されている私保険、すなわち損害保険、生命保険とか最近非常に重要な役割を果たすようになってきた賠償責任保険などは、いずれも個々人の経済的危険を補填していくという消極的な役割を営むだけで、そこには積極的に何かを創造していくという発想はなく、人々の間に連帯感を生み出すようなものではない。

ちなみに、既存の私保険のうちの損害保険・生命保険・賠償責任保険の三つは――いずれも上述の私保険としての特色をもつ点では同じであり――制度的に整備されているといえよう。そして健保制度もまた従来の考えから脱却して再編成されなければならない時期を迎えているといえよう。にもかかわらず、健保制度に関しては、従来の仕組みがそのまま温存されている。そして、進展する一連の労働政策と取り残された健保制度との跛行状態はますます顕在化し、健康保険制度はその奇妙な姿を露呈するということになる。国と事業主、さらには労働者との――責任の所在を曖昧にするような――癒着は健保組合を挺子にして促進されるということになる。ここでの、国、事業主、労働者が一緒になって医師に対抗するという図式は、健保制度のあるべき姿とはいえない。

こうして、発足当時の健保制度、健保組合は今日まで生きのびてきたし、したがってまた、そこでの支配的原理、すなわち私保険と同じ金銭で人をつなぐという原理も変らないままできたわけである。こうした制度の下では、真の意味での連帯形成の可能性はない。保険の対象は健康そのものであるべきで、したがって、患者と医師との信頼関係、連帯の形成こそが制度の柱でなければならないはずなのに、損失のカバーという私保険における消極的な考えがここでも根強く、その結果として、金銭だけを問題にしているともいえよう。こうして、政府の健保論議から明らかなように、健保制度の理念の探究などは置き去りにされ、金銭に始まり金銭に終る議論だけが繰り返されているのである。しかし、このような現在の健保制度に執着した金銭論議は、結局、自縄自縛に陥らざるをえないように思われる。

以上、述べたように、私保険の原理である金銭でつなぐという考え方が社会保険にもそのまま持ち込まれて、変らないままできているのであるが、一体これでいいのかというのが、武見会長のbio-insuranceのご提案の出発点ではなかろうか。

武見会長は、医学あるいは医療の発展を軸にされて、bio-ethicsという考え方を導入されておられるが、このお考えは、雄大な構想につながっていると解される。私も十分に理解できてはいないが、まず全人類的な観点から——人口構成とか、老齢化とかいろいろの問題を含めて——人類は未来がいかにあるべきかということを起点におかれているのではないか、そして、それを踏まえつつ、より具体的なレベルでの問題として、いわゆる一般倫理と特殊倫理の関連の問題を取り上げられ、医師には医師としての新しい意味での倫理観の確立が必要であると同時に、一般人には一般人としての医療に対する倫理観の確立が必要だということを鋭く指摘され、こういう倫理観、さらにはそれに根をおく体制を形成しないで、ただ金銭的処理だけを問題にしているのではだめではないか、また、こういう倫理観や制度の確立こそが、実は、財政面をも正常にするのだ、というようなお考えではないかと推測される。

また、会長は、医療の公共性ないし特殊性を指摘しておられるが、この点については、以上のbio-ethicsの確立を大前提として医学の観点からしなければならないとの判断が下された以上は、そのなすべき事項に対しては医療の公共性ないし特殊性からいって、断固として、その実現のための費用の支出を要求すべきだし、国もまた、それにこたえる義務があるのだというお考えかと推測される。

私は、武見会長のご提案を、一応、以上のように理解しているが、このような構想が実現され難い障害があるから諦めるという考えは採ることができないということになる。それは無責任論に通じる。自らが価値をめぐる論争を提起し、責任論を展開することこそが必要といえよう。

すなわち、医学医術の発展を踏まえつつbio-insurance論を展開し、国の力など借りないでも実現しうる方策まで検討するという姿勢をもつことが必要ではないか。ただ、このようなことを申し上げたからといって、法律サイドの問題を回避する気持はない。法律家は法律家として、法とは何か、悪法もまた法かというような根本的な問題まで含めて自らの責任論を展開しなければならないことはもちろんである。

以上で私の話は終るが、付け加えておくと、いままで述べてきた武見会長の基本構想や真の連帯への指向を大前提においたうえで、現行健康保険制度の批判は多角的になされなければならないが、その際、自らがどういう観点から批判しようとしているのかをはっきりと自覚しておくことが必要だと思う。

批判の一つの角度としては、現行制度中の欠陥の所在を指摘し、その修正を要求するというやり方があり、こういう批判も大切であるが、さらには、健康保険組合が不当ないし違法な行為をした場合にそれを厳しく批判するという視点もあるし、あるいは国の改正案に対して、その小細工的な内容を批判するという視点もあるであろう。そういったいろいろの角度が考えられるが、大切なのは、自分が、どの角度から批判しようとしているかを明確に認識しておくことで、それが不明確であると、批判の基本的指標である bio-insurance の構想が生きてこないことになる。

たとえば、財政調整の問題にしても、かりに、政府が財政調整論に耳を傾けるならば、それは一歩前進と評価していいということになるが、それは、基本構想を前提に据えるかぎり、あくまで政策レベルの一つの論点にすぎないので、それで事足れりというわけではないのである。そして、このような姿勢で健保制度を捉えようとしたときに、初めて、私が申し上げるのは僭越であるが、会長が展開されているご見解が、理論的すぎると考えている人もあるかと思うが、そういう人にも――迫力のある実践的価値をもった的確な理論――であることを理解できるのだと思われる。

21 医療保険統合一本化の制度論的考察

レジュメのようなものを、一応お手元のほうへお配りさせていただいたかと思いますが、私は専門が法律のほうでございますから、当然制度論のほうからの一本化の考察ということにならざるを得ないので、これからの話も大体そういう方向からの議論に限られるということを、あらかじめ御了承いただきたいと思います。

まず基本的視点ですが、これは私が申し上げるまでもございませんが、五九年の八月一〇日の、日本医師会と自民党との間の覚書七項目の柱として、近々統合一本化をするということがございます。それに関連しては、もう御存じですからあえて列挙いたしませんが、ほかの項目が挙がっておりますけれど、私の拝見したところではやはり統合一本化というのが軸になりまして、その七項目というのは、それに密接、不可分の関係にある。

その意味で申しますと、トータルで眺めていく必要があると思います。日本医師会のほうの基本姿勢はそういうことで、一応抽象的には明確になっていらっしゃると思うんですが、ここでもう一つ、私の基本的視点をつけ加えさせていただきたいと思うんです。これは長年私が、日本医師会のほうで勉強させていただいておりまして、五七年の三月に武見先生がお退きになられると同時に、私も退かせていただいたんですけれども、最後の段階で委員会の報告で私が担当しまして、まとめたところが、現在でも私の考えとしては変わっておりませんので、その結論だけを基本的視点として御紹介させていただきます。

私はやはり、医療のプロフェッション性、ないしは医師のプロフェッショナルマンとしての性格、これを将来に向けてどういうふうに、内容を豊かにしながら堅持していくかということを、どうしても医師のサイドで柱にしていただだきたいというように考えます。プロフェッションとは何かということになりますと、これはいろいろ議論の分かれるところではあると思いますが、やはり学問的な体系を背後に控えて、特殊な訓練によって特殊な技術を習得して、それに基づいて不特定多数の人に対して奉仕活動を行う、これがプロフェッションの中心内容だと思います。これは私は、社会がどう動こうと変わらないものだし、変わってはいけないように思います。

伝統的三大プロフェッションとして挙げられますのは、お坊さんと、医師と、弁護士と、この三つなんですが、これはいずれも人の悩みを救うという点では共通している。古い時代には、それは受け身の職業であったということも否定できないと思います。これは、人の悩みを救うという目的から、悩んでいる人はいらっしゃい、という受け身の形にどうしてもなる。それに対照的なのは、企業の活動ということになると思うんです。

この企業活動と、プロフェッションの職業に携わる人の活動と、社会における人の活動は大まかに言いますと二つに分かれておりましたし、現在でも一応区分できると思うんです。ただ現在は、プロフェッションの企業化、逆に企業のプロフェッション化が進行してきておりますから、その区別があいまいになっているということが言えると思うんです。

問題は、やはりそのあいまいさを突き破って、新しい内容を盛り込んだプロフェッションを確立することである。やはりそれは企業の生産活動とは、本質的に違うという点を前提に置きながら、新しいプロフェッションの内容を盛り込んでいくというのが緊急課題ではないか、というのが私の考えです。

その場合に、特に基本に置いておかなければいけないと考えておりますのは、やはり自由開業医制を維持するという点です。自由開業医制というのは一体どういうものだということは、必ずしもはっきりしないんですが、私の考えでは、砕いて申しますと、自由開業医制というのは日本独特の医療の形態ですし、そこでの特色は、経営と、医療の技術と、技術を駆使するのに必要な手段。これは施設なり器械なりいろいろとあると思うんですが、これを一本として医師が統括しているということが、どうしても必要なように思われます。

これが分断されますと、自由開業医制は崩れていくことになる。このことは必ずしも、経営を近代化してはならないと、古いままで混沌とした形でやりなさいということを私は申し上げているのではなくて、経営の内容はもちろん合理化しなければいけませんが、その三つは、やはり三位一体で医師が統括して押さえていないと、自由開業制は維持できないように思います。これが私の基本的視点です。すべて私の考え方は、それをどうやって維持していくかということに向けられると考えていただいていいかと思います。

以上を前提に置きまして、きょうの課題であります医療保険の問題に入ることにいたしますが、当然医療保険制度の系譜といいますか、今まで医療保険制度が日本で誕生しましてから、現在までの流れの中での問題点が浮び上がってまいります。

その第一点は、もうあちらこちらで指摘されているところで、私があえてここで申すまでもありませんが、やはり健康保険制度の誕生は、医療のほうの要請から生まれたのではなくて、大正末期のわが国の社会不安を鎮静化するという政策に基づいて誕生した。その意味で、やはり原点のところでは、医療をどういうふうによくするかということは考えていなかった法律だということが、間違いなく言えるように思うんです。

それの端的なあらわれは、現在までずっと固執されております健康保険法の仕組みから明らかだと考えられます。たしかに健康保険法は保険原理を導入しているんですけれども、たとえば民間の生命保険の保険の組立てと、健康保険法の保険の組立てとを対比していただくと、それがいかに労使関係をなだめるねらいでできた法律であったか、ということが明らかだと思われます。

この点を少し具体的に申しますというと、普通の生命保険のような保険を考えていただきますと、これが保険会社になりますが、保険者と、保険契約者が契約を締結いたしまして、その効果が保険金受取人、第三者に及ぶという仕組みになっております。健康保険法の仕組は、いわゆる被保険者、保険の利益を享受する人が、保険組合の構成員として組合という集団をつくって、その保険組合が保険者となって療養の給付を行うといえます。

それでは、医療担当者はどういうふうに位置づけられているかと言いますと、これは法律の仕組みでいいましたら、やはり療養の給付を担当するということですから、健康保険組合の保険事業の手足という組立てでやることは否定できないと思います。

そうしますと、法律が一生懸命考えておりましたのは、企業と、そこに使われている人とをどういうふうに仲良くさせるかということを考えて法律がつくられておる。現在でもそういうことになります。たとえば医療費の改定というようなことになりましたら、これは労働者のほうも資本家のほうも、手をつないで医療関係者と相対するというかっこうになりますが、それはやはり組立てがそういうふうになっているのが出発点というふうに考えざるを得ないと思うんです。

奇妙なのは、そのときは確かに社会不安を鎮静化するという役割りを果たす制度としては意味があったと思いますが、第二次大戦後、労使関係については、第二次大戦前は認められていなかった労働組合を初めとします、労働者を保護する制度が相次いで登場しているわけです。そうしましたらその段階で、この制度は本来の仲良くさせようというほうのねらいは、そちらのほうへ移るわけですから、医療を中心にした仕組みに切りかえなければならなかったはずです。ところがそれは切りかえないままで、現在まで枠組みを維持している。そこからいろいろな問題が出てくるということになるかと思うんです。

先ほど申し上げたような仕組みですと、結局医療を軸にしておりませんから、これも抽象的に申しましても、医師と患者の本当の意味での信頼関係というのはできにくい仕組みになっていると私には思われる。これが一点です。

それからもう一点、保険制度の展開過程において、よく考えておかなければならないことは、保険制度だけを対象にして、それだけを眺めて批判していたのでは、十分な正しい批判が出てこないという点です。この点、私が理解しているところでは、現行の制度でいいましたら、特に医療保険の問題を考えるときに、他方で医療法の動きを眺めながら、医療保険制度のほうのことを考えないと危険を伴う。医師サイドのほうから言いまして、私は危険を伴うように思うんです。

この点は具体的に申しますと、昭和八年になりまして初めて診療所取締規則の医療法の前身ができますが、一応そういう医療施設関係の整備をしながら、昭和一〇年代の国民健康保険法がつくられるということになりますし、とりわけ第二次大戦後、まずは医療法の整備が行われる段階で、病院、診療所につきましては機関概念を使っておりませんけれども、公的医療機関という概念をそこに導入したわけです。

医療法は、機関概念を使っておりますのは公的医療機関というところだけでございますが、それだけに公的医療機関という機関概念というのは、やはり医療行政の手足ということを当然含んでいるわけです。

そこで、まず機関概念を、悪く言いましたらソロッと法律の中に入れたわけです。で、ソロッと入れておきまして、そのあと昭和二〇年代の後半から三〇年代にかけまして、一連の福祉立法が登場します。たとえば生活保護法とかいう福祉立法が登場するときに、指定医療機関制度が法律の中にどんどん入ってくるわけです。言うまでもありませんが、三〇年代の健康保険法の改正、国民健康保険法の大改正のときに、当然医療機関の概念が、今度は堂々と法律の中に盛り込まれる結果になります。

そうしますとやはり、医療法のほうで一応のおぜん立てをしておいて、それを前提に置いて保険法のほうへ連動させるということは、今申しましたようなところからも私には明らか、というとちょっと言い過ぎかもわかりませんが、連動させる傾向が強いということは少なくとも言えると思いますので、やはり従来の医療保険制度の系譜をたどるときには、医療法と連動させながらそれを眺めておく必要があるというふうに思われます。この二点が、医療保険制度の系譜のところで、私が問題点として指摘しておきたい点です。

続いて昭和三〇年代に入りましてから、とにもかくにも一応国民皆保険の体制が整ったということになりますが、国民皆保険制度が整ったと申しましても、これは継ぎはぎの、御存じのように、保険制度を足せば国民皆保険制度になるわけです。

健康保険を初めとします国民健康保険、日雇い健康保険などという一連の保険と、共済組合法の法の中に盛り込みました、たとえば公務員共済組合法における保険、そういうものを全部足せば、それは国民皆保険ということになりますが、そこで統一的な法律はもちろんできていないんです。

その統一的でないのを、統一的に非常にうまく展開させた功績は、やはり日本医師会の力によるところが多いと私は思いますが、とにもかくにも皆保険制度施行以後は、一応保険制度はうまく動いていったと思うんです。で、危険分散、再配分機能が非常に円滑に展開した。これは当事の経済成長の問題も関連すると思いますが、非常にうまく展開したということが言えると思います。それはそれで評価すべきだと思いますが、危険分散、再配分機能がうまくいくということは、それだけ医療の需給が増大してくる、ふえてくるということは当然なんです。

うまく行くからふえてきたものを、やはり国の財政的観点から、今度は抑制しようという考え方が強まっているわけです。当然ふえているのがあたりまえのものを抑制するんですから、どうしてもいろいろな理屈をつけざるを得なくなる。そこで抑制するときに出てくる議論はどういう議論かといいますと、これはあたりまえといえばあたりまえなんですが、まずは乱診乱療はけしからんという議論が一つ出てまいります。この乱診乱療がけしからんというのも、言われてみると「なるほど、もっとも乱診はけしからん」というふうに一見感じられますが、これをもう一つ突っ込んで考えますと、やはり先ほど申しました医療の需給が増大しているということになりますと、ある意味では乱診乱療はあたりまえといえばあたりまえなんです。目に余るものについては、「乱診乱療はいかん」ということは言っていいんですが、どこで線が引けるかということは、非常にむずかしい問題だと思うんです。

その辺の突っ込みをしないで、「乱診乱療はけしからん」「ごもっともです」と。こういう形の議論だけでは私はよくないのではないか思うんですが、とにかく「乱診乱療はけしからん」という議論が、一つ医療費抑制論の最初に出てくる議論だと思うんです。

それから続いて出てまいりますのは、たとえば保険の対象からビタミン剤は省いていくというように、薬を適用除外でどんどん外していく。これもやはり医療費抑制論から出てまいります、当然の一つの議論です。

それからもう一つは、重い病気と軽い病気の取り扱いを変えるという考えです。この重い病気と軽い病気に一線を引くという考えは、これも乱診乱療の問題より以上に、よく考えておかなければいけないように私には思われます。それは、現在のところでは重いのと軽いのを区別したからといって、少しも不都合は出てこないんです。しかしながら、重いのと軽いのを区別するということは、そのいずれかを保険の対象から外す伏線というふうに考えられなくはない。

どちらのほうへ比重を持っていくかは、恐らく行政当局もはっきりはしていないと思うんですが、そういう線引きをするという、線引きの議論というのは、たえずそういう可能性を含んでいるということは、考えておかなければならないように私には思われます。

関連して問題になりますのは、やはりここでもその系譜から考えまして、やはり医療法の改正との連動を重視する必要があるというのが私の考えです。たとえば医療権を設定しまして、公共性の強いところから弱いところへ段階をつけるということは、これを健康保険法のほうへ連動させますと、たとえば公共性の強いところへ対象をしぼり込んで、公共性の弱いところは外すというほうへ議論を持っていきやすい。そういう伏線が医療法のほうでつくられるという危険性は、やはり非常に多いと思います。

もう一つ挙げますと、たとえば病院、診療所の間に中間施設を置く。これは確かに、高齢化社会の老人問題に対応するための考え方としては、そういう考え方がサッと出てくるには出てくるんですが、中間施設を置くことによって、ますます病院、診療所の概念は不明確になってくるんです。不明確になってくるということは、これが健康保険法のほうにどういうふうにはね返ってくるかは、ちょっと私も予想がつきませんけれども、やはりそういう組立て、発想が、健康保険法のほうへ影響を及ぼす恐れはあるというふうに考えざるを得ない。

そういうふうな、医療法との連動の問題も考えなければいけないと思いますが、大体医療費抑制論の、抑え込んでいこうとするときの議論は医師サイドのほうを抑える議論ですね。それから患者のほうについては、自己負担部分をふやしていくという発想が出てくる。そういうようなパターンが大体決まっておりまして、決まったパターンで医療費を抑制していこうという方法をとっているのが現状だと、私には思われます。

問題は、医療費抑制論にサッと乗っかってはいけないというように思われる点です。医療費抑制論の前に、医療費を抑制するというのは総枠を固定するから抑制せざるを得ないわけですから、はたして総枠を固定しなければいけないのかどうかという議論がもう一つ前提にあるはずで、そこの議論を詰めないで、いきなり抑制論のほうへ走るということは、もう一つの一番基本のところの議論を、主観的意図はともあれ、無視しているということになる。

したがって私の感じでは、抑制論にサッと乗るいわれはない。やはりその前の総枠固定論の当否を問題にしながら、抑制論を吟味するという形は崩してはいけないのではないかという感じを持つわけです。

現状は大体そういうふうな、抑制論の台頭が目立ってきていると思うんですが、そこでこの抑制論の議論というのは、たとえば先ほどの重い病気と軽い病気を区別するという発想が、健康保険法で線引きが出てきておりましても、そのあとどうしていいかというのは必ずしも行政当局もいい知恵があるわけではないように私には思われる。いい知恵が出るはずがない。結局これを、保険の対象からできるだけ削り落としていこうとしますと二通り考え方があり得るわけで、重い病気のほうを健保の対象から外す考え方。それから軽いほうを外して、重いほうだけを保険の対象として重視していくという両方の考え方が立ち得るんですが、いずれもこれを外しまして、たとえばそれを民間保険のほうへ肩がわりさせるということは、実際には不可能に近いと思います。だからどちらかの方向も、行政当局としては推進する手だては今のところ持ち合わせていないのではないかと私は思っている。

ということは、そこまでのおぜん立てをしまして抑制論を強調することによって、結局雰囲気をつくって、それに乗ってくるかどうかを一応待っている。いわゆる、それから先は待ちの姿勢という感じではないかと思うんです。たとえば、ここで医師会なら医師会のほうが「医療費抑制論はもっともだから、こちらのほうではこう考えましょう」

というような議論が出てきまして、それが行政当局の議論とかみ合いましたら、完全にその方向へ推進していくと。これは名案がないから、その受け入れ体制だけ簡単に言いますとつくって、こちらの出方を待っているというような感じではないかと私には思われます。だからそこへ、あまり簡単にはまり込まないほうがいいようには思うんです。

ところで、現在抑制論がそういう問題点を持っているとしまして、それに簡単に乗っていかないためにはどう考えたらいいのかと言いますと、そこで最初に申しました、日本医師会が自民党と公約されております、統合一本化の問題の検討ということがどうしても必要になってくると思われるんです。

そこで翻って、統合一本化に関する行政当局の従来の議論は、一体どういう議論であったか。それから日本医師会の統合一本化に関する議論の具体的内容いかんという点なんですが、一応かいつまんで申しますというと、行政当局の統合一本化的な議論は、財政調整論に尽きるわけです。この財政調整論は、三七年の社保審の答申のところからすでに打ち出されておりまして、まずは被養者保険について組合相互間の財政調整を行い、プール制を導入する。国保については、都道府県ごとでまず調整作業を行う。そういうふうに手近なところから調整していって、最後は全体についての財政調整をする。非常に簡単に申しますと、そういう発想が社保審で答申として出まして、その考え方が抽象論としては、繰り返し繰り返し、その後四〇年代には行政当局の見解として打ち出されてきたと言っていいと思うんです。しかし、その実行はもちろんされていなかった。

行政当局の財政調整論が現実化しましたのは、言うまでもありませんが老人保健法の登場です。老人保健法によって、財政調整の実践が初めて行われた。これは最近また、財政調整の配分率を変えるということで、いろいろ議論が出ておりますが、老人保健法の財政調整の配分率を決めるところの規定の仕方というのは、非常に弾力的といいますか、どういう配分調整でもできるような形の規定に、実になっているように見えるんです。

だからこの方向としましては、実際問題としまして、老人があまりいないところの組合のほうから、老人がたくさんいて困る組合のほうへ調整していくという方向をとっておりますから、その方向自体はそれでいいように思いますが、とにかく行政当局の財政調整が実現化しましたのはこの老人保健法ということになります。

それでは、日本医師会のほうの医療保険統合論はどういうふうな展開を示したかということになりますと、これも結局厚生省との関係で、現実化しないままで来ておりますが、議論の内容としましては、やはり地域医療を軸にしまして、それで統合一本化する。それに産業保険の体制を並行させるという考え方。当初はこれに老人保健が並列されておりましたが、老人保健法案が政府のほうから出ました段階で、老人の健康というのは、やはりライフサイクルの、一生の中の一環としてつかまえるべきであって、老人のところだけを抜き出して、それを制度化することには反対という見解が出ておりますので、そこのところは必ずしも三本立てということにはなっていないように思いますが、とにかく日本医師会の統合論は地域保険を軸にして、簡単に言いましたら健保組合解体論につながる、極端に言いましたらそういうような、単なる支払い基金のようなことでいいんだということですから、極端に言いましたら組合解体論につながるような議論が、従来主張されてきたと考えていいかと思うんです。

私はこういう両方の、財政調整論ないしは統合一本化論を眺めた場合に、やはり今後実践活動として統合一本化の必要性をくさびを打ち込んでいくてこになるのは、やはり老人保健法ではないかと思います。とにもかくにも、財政調整の形にとどまるにしましても、そこで実際に再配分機能を、政府が見直さざるを得なくなったということが、そこでは端的に示されておりますから、そこを橋頭堡にして、統合一本化のほうへその議論を推進していくことが必要のように思われます。

この点はちょっと時間がありませんので抽象論になりますが、ただその老人保健法は、両刀の剣のような点を持っている。と申しますのは、これをてこにして統合化一本化への推進力にするという方向を明確に打ち出しておきませんと、老人保健法での調整がうまくいきましたら、これからの高齢化社会との対応で、老人の問題だけを中心にしまして、逆にほかのを外していくてこにされる可能性は十分にあるように思われるんです。

そこで関連しますから、そこにちょっと書きました、いわゆる民間活力導入論の問題点を指摘しておきたいと思うんですが、先ほどの医療費抑制論にしましても、今の老人保健を非常に整備していく。老人保健を整備していくことをてこにして、統合一本化を推進するのならともかく、そうでなくて、老人保健を整備したことによってほかのはあまり大事にしないという方向をとるということになりますと、それを補うものとして出てまいりますのが、いわゆる民間活力導入論だと思うんです。

これはあちらこちらで、民間活力導入論というのはやられておりまして、はたしてそれが長期的に見ていいのかどうか、私にはよくわかりませんが、最近私も日本医師会の「医療経済フォーラム'85」がありまして、そこでアメリカの医療経済の学者の一人ですが、議論を聞いていて感じたんですが、民間活力導入論についての問題点を、私なりに感じましたのでそれを申し上げておきたいと思います。

それは、非常に窮屈になる、動きがとれないという場合、民間活力を導入するかということなんですが、そのときにアメリカの議論は、ストレートには参考にならないように思うんです。それはアメリカの保険というのは、基本はとにかく民間の、日本で言いましたら生命保険会社のようなのが群がっておりまして、民間保険会社の資本の流れの中で医療が動いている。これが基本ですね。しかも病院、診療所の形態が全然違いますから、ドクター・フィーの問題と、病院への支払いは完全に区別されております。

そういうような制度の基本的な違いもあるんですけれども、とにかく民間保険が完全に主導している。そこでの社会保障というのは一体うまくいくのかと言いますと、たとえばメディケアというので、老人についてだけ社会保障を実施して、それが非常に費用を食うのでそれを工夫して、今度は競争原理を導入して多少緩めて、民間活力を導入してうまくやろうとしているのだというふうに説明されるんですけれども、アメリカというのは社会保障は下手だと思うんです。

それは基本的に、今の私企業を前提として制度が動いておりますから、そこへ日本でいいましたら老人保健のようなものだけちょっと突っ込んでやってみましても、それはなかなかうまく行かない。結局老人保健にしましても、それでうまく行きませんから、穴埋め保険で民間の保健をまたいっぱい使わざるを得ないということになる。

そういうような点からいいますと、日本の場合に、これも民間活力の導入ということであきらめて、競争原理を導入するという発想をしたらどうだと言いますと、これは生命保険会社なんかは金が余ってしょうがありませんから、最近は虎視眈眈として入る入口を探しているわけなので、そういう形でアメリカの制度のようなのを仮に日本に導入しましたら、そこは企業の資本が流れ込みまして、私が最初に申しました自由開業医制は、私の推測では簡単に崩れ去ってしまうように思われるんです。その意味で、そう簡単に競争原理の導入ということに賛成できない。それは国民医療の将来にとって、長期的に見ましてもマイナスになるように私は思われる。

アメリカの場合の議論を見ましても、それは医療の中での経済のあり方を考えているのではなくて、経済の中での医療のあり方、どれだけ医療費を抑制できるかということに重点を置いて考えていると思わざるを得ませんので、とにかくアメリカはあまり社会保障は上手ではない。それを民間活力の導入というようなことで、簡単に日本に結びつけることは、私にはどちらかと言えば疑問が強いです。

これは極端にいいますと、私の推測だけかもわかりませんが、問題は違いますが現在の臨教審が前提に置いておりますす理想像というのは、アメリカの大分前の議論ではないかと思うんです。現在アメリカはそれがうまくいかなくて困っている。うまくいかなくて困り始める前のアメリカの議論を日本が今持ち込んで、それが教育の理想像だというふうにもし設定するとしましたら、それはむしろ時代錯誤になります。

そういうことは、この医療の面でも考えられますので、その点はよほどよく吟味をする必要があると私には思われる。

結論としましては、民間活力の導入ということは考えておかなければいけない。アメリカもなかなか工夫しているところは工夫しておりますから、「いざ、鎌倉」というときには、アメリカの保険会社がやっている保険ではなくて、医師が主体になっておりますす協同組合方式の保険方式などは使えますから、そういう仕組みを十分考えておくことは必要なんですが、厚生省の、行政当局のほうが受け皿をつくって、「ここのところはどう考えたらいいですかね」というところへ、知恵をかす必要はないように私には思われます。

ただ、私が一員に加えていただいております医療政策会議での統合一本化への議論をするようなときは、これは当然政策論も入りますから、相手のある問題ですので、微調整方式から抜本的な政策方式までのいろいろなモデルを設定して、検討しておくことが必要なことは言うまでもございません。

非常に駆け足になりまして、私の感想のようなことにしかならなかったんですけれども、今申し上げたような点を基本に置いて、私としては政策会議の一員として勉強を進めていきたいというふうに考えております。

法律の制度から申しますと、とにかく今までの制度というのは、あまり人の命のことを中心に考えていないんです。やはりお金とか施設のことを中心に法律制度が組み立てられておりますから、これは徐々にということにしかならないんですけれども、やはり命を中心に置いていろいろの仕組みを考える、という方向へ切りかえていくということが、制度的な問題を担当している者の務めではないかというふうに思っております。

非常に大ざっぱな話をいたしまして、あまり具体性がなかったと、その点申しわけなく思いますが、これで一応お話を終わらせていただきます。どうもありがとうございました。

22 「医療に関する社会保障」の諸制度の法的構造とその立法論的考察
——とくに健保法を中心として

ここでは健保法を中心とする医療に関する社会保障の諸制度の立法論的考察をとり上げることとした。この領域は、法律と実体の跛行状態が最も顕著なところであり、実情に即した立法論が必要であるからである。

一　本作業の構想

ところで、この立法論的考察にあたっては、まず第一に、そのあるべき姿を設定し、現行法をこれと対比してみることが必要である。そのために、従来の武見会長の論文を通じてその構想を把え、さらに、立法論的考察に適するようにそれを要約して、あるべき姿として現行法と対置することにした。これが、次の二に掲げるところである。

つぎに、上の堆肥を前提としながら、現行法の基本構造、そこでの問題点を明かにしなければならない。この点、今年度は、議論をまとめるまでに至らなかったが、一応の作業は終っている。根本的問題だけを三に指摘しておく。

今年度は、以上の作業に終った。

さらに、健保法の沿革の探究・比較法的考察が必要であり、また、関連諸制度を含めての統一的把握が必要である。この分野での判例は、立法論的考察との関係では、それほどみるべきものはないが（健保法の領域では、保険医療機関・保険医の指定取消処分、診療報酬債権の法的性質、被保険者の資格取得などが問題になっているにとどまる）、その整理・検討も必要であろう。

これらの検討を進めた上、成案を来年度報告の予定である。

現行法の問題点としては、二重指定、一部負担金・差額徴収、診療報酬債権の法律的性質などの諸問題があるが、

二　現行健保法と理想型との対比

	「現　行　法」	「理 想 型」(武見構想)
(1)　医療の基本理念	欠　　如	医療における基本的人権の確立
(2)　医療概念・医療構造	健康の破綻→回復	包抱医療・地域医療（医学の社会的適用）
(3)　医療保険の理念	労務管理と未分化の私企業的保険、官僚支配との癒着→医療の保険への従属（付加給付、審議会・中医協など）	国民の連帯性を基調とする社会保障（憲法25条）→国の普及責任・経営責任（組合医療から国民医療へ）
(4)　医療保険の基本構造	いわゆる縦割り（財政調整、保険料帰属の問題）	所得再配分を前提とする再編成→三本立て（地域保険、老人保険、産業保険）
(5)　被保険者の地位	強制加入、不公平、給付制限、一部負担、療養費払い、保険料の掛け捨て（強化の傾向――厚生省案）	機会均等、給付の多様化、一部負担廃止、現物給付
(6)　医師の地位	二重指定、制限診療、報酬の算定方式・決定における医療の特殊性の無視と基金による審査の不当性（なお医薬分業の問題）、一部負担金の徴収責任、事務の繁雑化	二重指定・制限診療の撤廃、報酬の適正化などによる医師と被保険者との信頼関係の回復――医師の学術責任

中心的問題は、やはり、被保険者（甲）、保険者（乙）、保険医療機関（丙）の三者の法的構成いかんという点である。この点については、乙丙間に第三者たる甲のための診療委任契約がなされるものと説く見解があるが、ここで第三者のためにする契約と構成することが妥当かどうか疑わしいし、また、第三者のためにする契約といっただけでは、各当事者間の契約の性質は少しも明かにはされないのである。このような議論をなすべきではなくて、むしろ、法律の規定から、甲乙、乙丙、甲丙の関係をそれぞれ確定していくべきである。そして、このような立場から見ると、現行法は、やはり保険者中心の構成をとっているといわざるをえない。乙――健保組合は、甲――被保険者を組合員として一つの団体を構成する。その意味では甲は団体の構成員である。そして、乙はその事業として、構成員たる甲に療養の給付その他の事業を行う。他方、丙――保険医療機関は、乙の療養給付の担当者として把えられる。

このように、乙という団体を中心とし、その団体活動という形で保険が行われるという構成をとっている。そして、そこに、企業に依拠した社会政策立法、企業の労務管理立法としての健保法の生い立ちを指摘することができる。そして、このような構成は、健保法のあるべき姿とし著しく遊離している、といえる。健保法は、まさに医療に関する社会保障法であるべきであり、そうだとすれば、医療の担い手と受ける者との関係を中心とすべきであり、組合は、その費用の支払担当者にすぎない、と解すべきである。このように、組合を位置づけるならば、法律上、組合は人間集団として構成されるべきではなくて、一種の財団――基金として構成されるべきである。そして、基金として構成するならば、被保険者は組合の構成員ではありえず、医師もまた組合の療養給付を担当するものではなく、社会保障の一翼を担うものとして、療養の給付を行うということになる。そして、組合は社会保障上の基金にすぎない以上、企業の労務管理の肩代りはできないことになり、さらに、その資金を国が吸い上げうることにもなろう。ともあれ、現行健保法上の組合は、組合員を構成員とする独立の事業主体として把えられている点に根本的欠陥がある。われわれは、この点を出発点として、さらに検討を進めることにしたい。

第二部　医療事故

第一章　医療事故と法的処理

1　医療事故における医学的判断と法律的判断

まえがき

医療事故に関する問題につきましては、私なりに関心はもっておりますが、現在のところ、この問題に関する確定的な考え方を自分で持ち合わせてはいません。したがって、きょうは、医療事故に関して一番問題になると考えている点をご紹介して、責を果たしたいと思います。「問題」の提起というつもりで、おききいただきたいと思います。

ご存じのように、現在の一般的な傾向として、損害賠償法の領域においては、被害者の保護が非常に強まっていますが、そうすると、どうしても、加害者の立場に立たされる医師側から、その責任が重過ぎるという考え方が強く出てくるわけです。むずかしく言いかえますと、医学的判断と法律的判断との間に不一致ありやということになるかと思いますが、この問題を一体どうとらえたらいいのかということの検討が一番重要な問題ではないか、と考えます。

なお、これからの私の話はちょっと理屈ぽくなるかもわかりませんが、高田弁護士のお話でおもしろい具体例などが出てくるだろうと思いますから、ご辛抱いただきたい、と思います。

一　損害賠償法における被害者保護強化の傾向

医師に高度の注意義務を要求する法意識と、この要求を不当とする医師側の意識との「ズレ」の原因を客観的に把握することの必要性、まず最初に損害賠償法一般における被害者保護強化の傾向（これは当然医療事故についても問題になります）を概観しておきましょう。法律上は、損害賠償責任発生の要件としては三つの点が問題になります。三つの要件といいますのは――民法の七〇九条の規定が原則としてはたらくわけですが――まず第一に、被害者側の損害と加害者側の行為との事実上の因果関係の存在ということが、問題になります。第二の要件としては、その行為によって相手方の権利を侵害したことになるという権利の侵害という要件が問題になります。それから、第三の要件としては、故意又は過失という主観的な要件が問題になります。このように、因果関係と権利侵害と故意過失という三つの要件が存在してはじめて賠償責任が発生するというたてまえです。けれども、現在では、被害者保護を強化する傾向が強くなって、これらの要件についての考え方がいわば古典的な考え方からは大分動いている、ということが言えます。

まず因果関係という要因を考えますと、一つの医療事故の原因となった医療行為が、その後の後遺症に対してどういう影響をおよぼしているか、原因になっているか、ということが、まず問題となるわけですが、この点、本来ならば、因果関係の存在は被害者側が立証しなければいけない建前なのですが、現在では、医療のような高度の技術を必要とする職業に関して事故が起こった場合―これは医療事故に限りませんで、例えば鉱山のほうの鉱害の問題もそうですし、最近問題になっております公害の問題もそうですが―については、被害者側はその因果関係の存在についての蓋然的な立証をすれば足りる、特に技術を持っている医師側で反証を挙げない限りは、蓋然的な立証さえしておけばそれで因果関係の存在を証明したことになる、という考え方がとられております。

第二の要件の、権利侵害という要件についても―これは医療事故の場合には生命侵害ないしは身体障害ということになり、はっきりしていますから問題になりませんけれども―本来ならば、権利の侵害ですから何か法律で与えられている権利を被害者がもっていて、それを侵害したということでなければならないといえそうですが、この具体的な何々というようなことは、はっきりしなくても、およそ相手に対する違法行為があればそれで権利侵害になると考えていいとされています。

さらに、第三の要件、これが一番問題になるわけですが、故意又は過失という要件につきましても、本来は、加害者側の故意過失の存在を証明する責任は被害者側にあるというふうに考えられて来たわけですけれども、裁判上、過失の一応の推定がなされるというような場合がしばしば出てきています。これも蓋然性の問題とよく似ておりますが、一〇〇％その過失が立証されなくても、特段の事情のない限りは過失があったものと推定するという理由づけを裁判官が行なうわけです。また、こういう「推定」という方法に加えまして、特に医療事故のような場合については、生命、身体をあずかる非常に重要な職業であるから、とりわけ高度の注意義務が要求されるという命題のもとに、注意義務の基準を引き上げるという形で過失を認めていくという傾向も出てきます。したがって、故意過失という要件につきましても、加害者側のほうでそれを免れることが困難になってくるわけです。

以上述べましたように、三つの要件につきまして、因果関係につきましても、権利侵害という要件につきましても、故意・過失という要件につきましても、被害者を保護するように、言いかえれば加害者とされる側からみると不利になるように、運用されているといえます。

ところで、このように、被害者の保護を強化するという傾向が強くなっているということは否定できないのですが、その被害者保護の強化によって、法律的な判断が医学的な判断から不当にずれてくるということが果たしてあるのか、あるいはあるとすればそれはどういう原因でそういうことが出てくるのか、それに対しては一体どういうふうに対処していったらいいのか、というような問題が出てくると思います。

この点、一般論として、法律上の被害者の保護が強くなり過ぎている、被害者に有利になり過ぎて、医師の立場に不当にそのしわが寄ってきている、というように判断することは、私はむしろ危険ではないか、と思います。一般論としてそう判断することはできないように思います。また他方、法律家の方から、一般論として、およそ生命、身体をあずかる重要な職業をしている以上は高度の注意義務をしろ、それをしない以上はすべて賠償責任を負わせるのだというふうに簡単に考えることも危険です。このような一般論をすることは、医師の側からの一般論についていえば、それはますます国民一般の医師に対する不信を惹起することになると思いますし、法律家の側からの一般論についていえば、それは過度の責任を医療関係者に要求することになりかねませんし、したがって、また法律に対する不信を生ずると思います。むしろそういう一般論的なとりあげ方では問題は解決しないので、一体どのような場合に法律的判断と医学的判断との間にずれが生じているのかということを具体的に検討して、客観的にその関係をつかまえた上で、二つの関係をどう処理すべきかを考えていくということをしなければいけない、と思うわけです。そこで、つぎは時間の関係もありますので、医療事故に関する最高裁判決のうちの民事の事件だけをとりあげて、各事件で、法律的判断と医学的判断との関係がいったいどうなっているかを具体的に調べてみたい、と思います。

二　「ズレ」の原因の検討――最高裁判決を中心として――

(1)　まず注射による最近の侵入に関する昭和三九年七月二八日判決（民集一八巻六号一二四一頁）の事件の内容を簡単にご紹介します。この事件は、無痛分娩のために脊髄硬膜外麻酔注射をしたのですが、四、五日たってから腰に疼痛を覚え、また下肢に麻痺を訴えはじめ、硬膜外膿瘍、圧迫性脊髄炎にかかったという事件で、患者から注射の消毒が不完全だったということを理由に損害賠償を請求したものです。この事件では、麻酔注射をしたときの、さきほど述べました因果関係が問題になったわけです。その注射によって細菌が入ったのかどうかということが問題とされているわけですが、この点については鑑定人の判断が出ていますが、それによれば細菌が伝染する経路としては、まず第一に、注射器具、施術者の手指、患者の注射部位などの消毒の不完全ないし消毒後の汚染によって細菌が入る可能性、第二に、注射薬の不良ないし汚染の可能性、第三に、空気中に散っているブドウ状球菌が注射の際たまたま付着侵入する可能性、第四に患者自身が保菌していて、それが抵抗力が弱まった際に血行によって注射部位に運ばれる可能性、以上四つの可能性がある、とされています。

そして、この四つの可能性のうちで、あとの三つにつきましてはその可能性はほとんど考えられないということで、結局最初の消毒の不完全によるということにまず因果関係の問題を絞っているわけです。ついで、そういう因果関係が成立したとすれば、当然医者としては消毒を十分になすべき注意義務をもっていたわけであるから過失があったものといわなければならない、としています。なお、注射器の消毒は看護婦がしているわけですけれども、これは補助者として当然医師がしたのと同視されることになります。このように、四つの可能性をまず挙げてそのうちの三つを否定して、消毒不完全という点で因果関係の成立を認めて、消毒については注意をする義務があるのに、それを怠ったことになる、こういう進め方で、高等裁判所は損害賠償責任を認めたのです。なお、この事件では、他にも、同じような被害者が出ていること、医師自身がどうしてこんなに化膿するのかな、糸の消毒でも悪いのかなと話したことなどを補強証拠とされています。

これに対して訴えられた医師側では、いろいろな抗弁をしておりますけれども、特に、注射器がだめだったのか、あるいは注射部位の消毒が不完全だったのか、あるいは医師の手に細菌がついていたのか、そのいずれかを確定しないで過失があったとするのはおかしいということを問題にしています。これについて最高裁判所は、消毒が不完全だったということが確定した以上は、医師に過失ありとするにあたってその三つのうちのいずれだったかということまで確定する必要はないとして、結局医師からの上告を棄却したわけです。医師側が敗けて損害賠償責任を負わされています。

この事件は、医師の側からお考えになりますと、問題があるかもわかりませんけれども、私は、裁判所の理由づけに不当な点はないのではないか、と考えています。なにか頼りのないような立証の仕方に見えますけれども、この事件につきましては、こういう方法をとる以外には医師側の過失を立証する方法はないように思われます。これ以上、医師の手指に細菌がついていたのか、患者の注射の部位に細菌がついていたのかというようなところまで立証することはまず不可能です。この立証の仕方を問題にして、患者に損失を蒙らせる結果が生じると、その結果から逆に過失がありと判断し、医師側に不当に責任を負わせるものだという批判がないわけではないんですが、裁判所は、決して、結果から医師の過失を引き出しているのではなくて、先に述べましたように、まず因果関係を問題とし、因果関係を立証した上で、そうだとすると、医師が注射するにあたっては当然消毒を完全にしなければいけない義務があるのに、それを怠ったことになるというように議論を進めているので、上の批判はあたりませんし、医学的判断と法律的判断とのズレということは、この事件では、さして問題にならないのではないかと考えます。

(2)　この事件によく似た事件として、注射による化膿を取り扱った、昭和三二年五月一〇日判決（民集一一巻五号七一五頁）の事件があります。これも(1)と同じく個人病院での事件です。この事件では、心臓性脚気の治療のために上膊部に皮下注射を受けていたのですが、ある時、医師が他へ往診に出かけようとしているときだったので看護婦をせきたてて注射をしたところ、そのあと、腕が非常に腫れあがった、そこで痛みを訴えて往診を求めて来たのですが、医師は、それに応じないままで過し、二、三日たってから診察したところが、非常に化膿が激しいので、事の重大さにおどろいて、小切開を施したけれどもうまくいかず、結局、他の病院で治療して治りましたが、一人前の労働ができなくなってしまったというような事情で、損害賠償を請求された事件です。

この事件も、注射と化膿との間に因果関係の存在が立証された以上は(1)の事件と同様に賠償責任を負わざるをえないわけで、やはり、医師側が敗けています。なお、往診しないで放置した点にも過失がある、とされています。

ただ、あとからの切開手術につきましては、うまくいかなかったということでその点の責任も追及されたのですけれども、その点については、この医師の専門は内科小児科であるけれども田舎で専門外の外科手術もしなければならない事情があるとして、不法行為責任を負わないと判断されています。この事件で一つ問題になりますのは、最高裁判所は簡単に結論を出しているのですが、下の高等裁判所で、消毒が不完全だったか、あるいは注射液が不良であったかどちらかだ、だから当然医師は過失があったという判断をしたのに対して、医師側が最高裁判所に上告して、消毒が不完全だったのか注射液が不良だったのかどちらかだというふうな言い方をしているのは納得できないと抗弁したのに対して、最高裁判所は、簡単に、高等裁判所の言ったことがもっともだというようなことを述べただけで、この医師側の抗弁をはねている点です。

私は、この点については問題が残るかと思います。注射に当たっての消毒不完全という場合には、(1)の事件のように、その箇所まで立証する必要はないと思いますが、注射液の不良という場合には、それは果たしてどういう意味での不良なのかということを裁判所としてはていねいに説明する必要があるのではないかと思われるのです。これは注射液の問題に限りませんで、話がそれますが、かん詰を買ってたべたところが、それがいたんでいて病気になったというような場合に、かん詰の内容に全くタッチできない小売人に対して不法行為責任を果たして追求していけるだろうか、その場合には製造業者に対し直接責任を追及していけるだけではないだろうかというような問題が出てきますが、それによく似た問題です。かん詰などの場合には、小売商は仕入れてから売るまでの過程でその内容に全然タッチできないので、小売商人の責任は追及しにくいと考えられますが、これとよく似た意味での注射液の不良の場合ならば、やはり医師に過失責任を負わせるのは不当ということになってくると思うのです。したがってそういう問題がある以上は、やはりもう少し丁寧に、注射液の不良ということの意味を裁判所としては説明すべきではなかったかと思われます。この点、この事件での法律的判断はややルーズに流れているかと思うわけです。ただし、事件の結論は、医師の往診拒否などの事情もありますし、まちがっていない、といえるでしょう。

(3)　その次にとり上げたいのは昭和三九年一一月二四日判決（民集一八巻九号一九二七頁）の事件で、「注射をすべきかどうかの判断」が問題となったものです。セパード犬に咬まれて診察を受けたのですが、医師が、狂犬病になるのをおそれるあまり、狂犬かどうかを十分確認しないままで直ちに狂犬病の予防接種をしたところ、それによって予防接種後麻痺症にかかり、治るまでに、ずいぶんかかったし、治ったのちも、子どもですが、学校で十分勉強することができないような状態になってしまっているということで、損害賠償を請求された事件です。

この事件で、裁判所は、なるほど、狂犬に咬まれた疑いがあるときには予防接種はできるだけ早くしなければならない、これは確かだ、しかし、予防接種をした場合の、後麻痺症発生の確率が、子どもの場合は特に少ないとはいっても、これは非常におそろしい病気である後麻痺症を起こす可能性があるということは、医学上認められているところであり―この点については、詳細に医学的判断を調べて引用します―その可能性がある以上は、医師としては、予防接種を開始する前に、咬んだ犬が狂犬の疑いがあるかどうかをよく調査した上で―咬んだときから六カ月以前に犬に狂犬予防注射がしてあるか、飼犬が、最近変調はないか、付近に狂犬病が発生していないかなどを調べるべきだとしています―治療に当たらなければいけない、ところがこの医師の場合には、調べれば狂犬である疑いが殆んどないことが分ったのに、調査をせず、狂犬病にかかってはということをおそれるあまりに、そういう注意を全然しないまま安易に予防注射をしてしまったのであり、このことは、医師に課せられた医療上の注意義務を怠ったものといわざるをえない、という判断をして、賠償責任を負わせています。

この医師の場合には善意で、自分の子どもにも同時に予防注射をしているということも認定されていますが、この事件は、医学上の水準からみて医師としては当然予防注射による危険性も考慮する義務があったのに、それを怠ったという理由づけで賠償責任を負わされたわけです。最高裁判所の弁論で、医師側は、こういうことで責任を負わされたのでは何もすることができない、これでは、無過失責任を負わされることになる、狂犬かどうかの調査を十分しても、狂犬でないという確信がもてなかったら、後麻痺症にかかるという危険をおかしてでも予防接種を断行するというのがむしろ医師の良心なのだ、というような反輪をしたのですけれども、最高裁判所は、この抗弁を簡単にはねのけております。

予防接種の施行にあたって医師として遵守すべき注意義務を欠いたものといわざるをえない、としています。

私は、この事件でも、医学的判断と法律的判断との「ズレ」は問題にならない、と思います。むしろ医学的判断―医学上の水準で注意義務の基準がどう決められるかという点で問題がなければ、裁判所の判決は正当だと言わざるをえませんし、素人でよく分かりませんが、この判決の原審の採用している医学上の説明を見るかぎりでは、医学上過度の注意義務を要求しているとはいえないように思います。後麻痺症発生の可能性を全く考慮しなかった、狂犬か否かを調べなかったという点に重点があるわけですから。この点、「診断は医師の自由裁量」という観点から判決に反対する議論があるかと思いますが、私は、これは自由裁量の問題ではない、と考えます。とにかく、この事件は、医学的判断と法律的判断の「ズレ」が問題となっているのではなくて、医学的判断の水準は一体どこなのかということが医師の間で確定されていなければいけないということを示唆する事件ではないか、と思われます。

(4) その次の事件はラジウム照射に関する昭和四三年六月一八日判決事件（判時五二二号五〇頁）です。(3)の予防接種の場合と同じように、治療上の判断についての過失が問題になっている事件といっていいかと思いますが、女の赤ちゃんが、生まれた時から顔に赤あざ（海綿状血管腫）があったのでそれを治すために皮膚科にかかり、ラジウム放射線による治療を受けたところ、赤あざは治ったのですが、患部の皮膚がはげ、表皮が茶褐色に変色し、その範囲はほぼ鶏卵大で、一見かなり醜い様相を呈するに至ったということで、慰謝料を請求された事件です。

この事件でも、やはり賠償責任を負わされています。高等裁判所は、たしかに、赤あざの治療についてはラジウム照射が有効な方法であることは間違いないけれども、同時に、ガンマ線等による傷害が発生することも当時の（昭和二七・八年）医師の常識であるから、医師としては、皮膚に永久的な醜状痕を残すことが予想されるときには、その方法による治療を中止しなければならなかった。しかもこの場合には、悪性疾患ではなく、非悪性疾患を、美容的に治療することを第一の条件とするのだから、前述のような後遺症を残す処置をしたことは医師としての任務に反する、というような判決をし、この判決を最高裁も支持しています。

この事件も、医学的判断と法律的判断の「ズレ」のケースではなく、(3)と同じように、治療の時点での医学上の水準は一体どこなのかということが問題になるとすればなる事件だ、と思われます。

(5)　また同じような治療上の過失に関する事件として、昭和四三年七月一六日判決（判時五二七号五一頁）の手術に関するものがあります。この事件は、肺結核による左右気管支狭窄症に対する処置として、気管支の形成手術を施すに当たって、患部に隣接する肺動脈が炎症により脆弱化している可能性が強いのにその点を慎重に検討しないままで気管支の剝離を続けたために動脈に亀裂を生じ血がふき出したので止血のため応急措置として左肺葉上下を剔出してしまい、手術は、失敗に終った、という事件です。裁判所は―医学者の鑑定がくわしく述べられておりますが―気管支を剝がしていくときには肉眼で確認しえない部分もあるが、そこを剝がすときには特に慎重に検討しなければいけないのに、これを無造作に進めていったところに過失があるとして、訴えられたのは医師の使用者たる社会福祉法人ですが、これに賠償責任を負わせています。

なお、この事件では、万一手術によってどんな事態が生じても一切異議を述べないという誓約書が入っております。この誓約書の法的効力が問題になりますが、この問題は、医学的判断と法律的判断の関係という問題ではなくて、固有の法的判断の問題だと思います。そして、こういう誓約書の効力につきましては、法律上は、効力がないとされています。もちろん手術をするかしないか自体について同意を得ることはむしろ必要なのですが、手術から生じたあらゆる問題について責任を負わないというような誓約書を書いてもそれは法律上意味がなく、したがって、医師として安心することはできないわけです。これもやはり一つの契約ではないかというふうにお考えになるかもわかりませんけれども、こういう契約については、裁判所は、たとえば、そういう契約をしても畢竟例文にすぎないので拘束力はないのだというような理由づけをして、その効力を認めないのです。

誓約書のほうに話がそれましたが、医学的判断と法律的判断との関係という観点から、この事件を考えますと、この事件もやはり、医学的な注意義務の水準をどこに設定すべきかということが問題になると思われますし、したがって医学的判断と法律的判断のズレは問題になっていない、と考えられます。

(6)　最後に挙げる事件はしばしば法律学者がとりあげる有名な事件で、ご存知の方も多いかと思いますが、昭和三六年二月一六日判決（民集一五巻二号二四四頁）の輸血に関する事件です。子宮筋腫のため国立病院産婦人科に入院していた婦人に担当医師が体力補強のため輸血をしたところ、給血者が梅毒にかかっていたために、輸血を受けた婦人もそれに感染してしまい、損害を蒙ったということで、損害賠償を使用者である国に対して請求した事件です。

この事件では、給血者が事前に血液検査を受けており（陰性の血清反応証明書を持参、給血幹旋所の会員証を所持していた）それから採決をするまでの間に半カ月ぐらいしか経っていないで、その間に梅毒に感染したという場合だったので、裁判所も、担当医師が血清反応の検査をしなかった点については、たとえ行っていても梅毒に感染していることを知ることはできなかったのであり、過失ありとはいえないとし、あるいは視診、触診、聴診をしなかった点についても、外顕的症状は発現していない時だから担当医師がたとえ視診、触診、聴診をしていても梅毒感染を知りえなかったのであり、これも注意義務違反には結びつかない、と言っています。しかし、裁判所は、医師が問診の義務を怠っているという点をとらえて、賠償責任を負わせたのです。担当医師が、輸血をするに当たって、給血者に対しては、体は丈夫かということをきいただけでしたのは問診義務を怠っているというのです。潜伏期間中の梅毒感染を見つけ出す科学的な方法がなく、しかも罹患の危険性のあるものである以上は、たとえ血清反応検査、視診、触診、聴診に対して正確さの点からいって従属的な方法であるとしても、問診義務しか残された途はないのだから、医師として感染の危険の有無を推知するに足る事項について発問し、危険の有無を確かめ、輸血が一刻を争う緊急の場合ではないのだから、危険がないと認められる者から採血しなければならなかった、と判断したわけです。

これに対し医師―国の側では、血清反応陰性の検査証明書を持参し、健康診断、血液検査を経たことを証する血液幹旋所の会員証を所持していれば検査を省略していいとするのが医学上の慣行である。この慣行に従った医師に果して問診義務があるか、この場合に問診義務というものを設定してみても、それには何等の価値も存在しない、給血者に問診しても正直な答がそこから出てくることは期待できないので意味がない、またかりに問診の義務があるとしても、体は丈夫かときくのと、それ以上に女と遊んだことはないかというようにきくのとでは五十歩百歩であって、何等効果はないであろう、というようなことを最高裁判所で主張しています。

それに対して、最高裁判所は、この事件ではていねいに答えておりますが、まずたとえ上の問診を省略していいという医学上の慣行が行われていたとしても、注意義務の存否はもともと法的判断によって決定されるべき事項であって、そういう慣行が行われていたことから直ちに注意義務が否定されることにはならない、といっています。

医学的慣行と法的判断とは別問題だと言っている点が問題点の一つです。つぎに、問診の義務については、具体的な詳細な問診をしていれば、感染の危険のあることを推知しえたかも分らないのだから、やはり問診の義務はあるのだ、としています。さらに、かりに問診の義務があるとしても、体は丈夫かときいただけではだめだと裁判所が言っているのは医師に過度の要求をしているものだと医師側が抗弁している点については、いやしくも人の生命および健康を管理すべき医業に従事する者は、その業務の性質に照し、危険防止のために実験上必要とされる最善の注意義務を要求されるのはやむをえないところと言わざるをえない、として、結局賠償責任を認めたわけです。

この事件では、法律的判断と医学的判断との「ズレ」が問題になるように私は思います。まず問題になるのは、医療上の慣行がいったいどうなっているかということだろうと思います。医学上慣行を無視して過失の有無を認定するのは法的判断の問題で、医学上の問題とは別個の問題だというような理由づけで過失責任を負わせるのは疑問ではないか、と私は思います。つぎに、血液検査や視診、触診、聴診はしても発見の可能性がなかったのだから過失にならないとしながら、問診についてだけ可能性ありとしていることもバランスがとれないような気がするのに、いやしくも、医師たるものは高度の注意義務を負うという一般的命題で理由づけているところにもひっかかりを感じます。

たしかに、結局は正当で、とにかく被害者を保護したい、国に賠償責任を負わせたいという考えからこういう理由づけをしたのではない、とは思います。ご承知のように民法の七一五条で使用者責任についての規定があり、雇われている医師が過失によって患者に被害を与えた場合には、使用者は選任監督について相当の注意を怠らなかったということを立証しない限り責任を負わなくてはならないことになっています。患者の側からいいますと、失敗をした医師に直接賠償請求をしてもいいし、使用者―病院経営者に対して直接に賠償請求をしていってもいい、どちらでも選択できるという形の規定です。この事件では使用者が国ですが、国に賠償責任を認めていいところが、国に賠償責任を認めるには、担当の医師に過失があったということを言わないと七一五条による国の責任に結びつかない、そこで、先に述べましたような理由づけを裁判所がしたのではないかと私は思うのです。

もし、この事件の結論が逆になって、国に賠償責任がないという結論になったとしますと、これは被害者に非常に酷になります。だから結論は妥当でしょう。しかし、だからといって、その理由づけのために、医師に過失のしわ寄せをするような理由づけをすることには賛成できません。私は、この事件では、そういうふうなもってまわった理論構成をすべきではなくて、血液型を間違えたというような場合ではなくて、この事件のような場合には、医師の過失を問うことなく、むしろ直接国の責任を認める理由づけを考えるべきではないか、と思います。医師の過失にしわよせをして処理すべきではなくて、直接に国の責任を認めるというような法律構成をすべきだし、それは可能ではなかったかと思うわけです。この事件で過失の判断については、私は法律的判断と医学的判断とがずれているように思いますし、かつ法律的判断が医学的判断からずれたことに問題があると考えます。

三　「ズレ」に対する対策

以上、(1)～(6)の事件を見てまいりますと、最高裁判所にまでいったごく僅かの事件についての判断になりますけれども、法律的判断と医学的判断とがずれていて、法律的判断が不当だと思われる事件というのはそれほどないというふうに考えていいか、と思います。むしろ問題になるのは、治療あるいは診断に関する(3)～(5)の事件で示唆されておりますように、医学上の注意義務の水準をどこに置くべきかということを客観的に確定する場の存在が必要ではないかという点であるように思われます。医学的な注意義務の水準を確定する機構を確立する必要があるのではないでしょうか。現在のところでは、個々のケースについて裁判所で医師の鑑定を求めて処理していくという形になっていますが、普通の裁判手続における鑑定という方式は、医療事故についてはなじまない、むしろ医学上の水準を確定する機構をつくってそこを接点にして法律手続、法的判断と医療事故、医学的判断とを結びつけていくという体制を考える必要があるのではないか、と思います。

この点については、先年出ました医療制度調査会の答申の中にも、医療紛争については特別の紛争処理手続を設ける必要があるということがうたわれておりますけれども、現在のところまだそういう体制づくりが盛り上がってはいないので、その必要性を指摘しておきたいと思います。では、そういう体制が出来ていない現段階では、医師は、どう対処すべきか、申しますと、裁判というものは具体的な事実に即して法律的に処理する実践活動ですから、その処理の仕方に絶対間違いはないとはいえないのでして、間違う可能性を持っていますので、裁判という実践活動の中へ医学的な正しい判断を注入する努力を医師側としてはなさる必要があるのではないか、と思います。してもむだかといいますと、決してそうではなくて、裁判も実践活動なのですから努力すれば入る可能性は十分あるわけです。勿論法律家の側も、(6)の輸血事件に見られるような処理の仕方は極力避ける努力をする必要があることは当然です。

四　無過失責任、責任保険制度導入の問題点

上に述べましたように、紛争処理のための機構をつくる必要があると思いますが、第二の事件の輸血の問題などについては、――一般的に注射まで含めていいかどうかは問題があると思いますが――それとは別個の問題として、自動車事故と同じようになりますが、むしろ病院経営者の無過失責任を認めるとともに、それを責任保険制度で裏打ちするという体制をつくる必要があるのではないか、と思われます。ただしおよそ医療事故一般について、医師の責任が非常に重くなってくる、だからいっそのこと無過失責任にして保険制度で裏打ちしてしまえというような考えがあるか

とも思いますが、私は、医療事故全般について無過失責任とすることは疑問で、むしろ医師としては十分医療水準の注意義務を尽された以上は過失の有無という点で対決すべきではないか、と思います。一般論として、無過失責任、責任保険制度というように押し進めることは、医学の発展ということだけから見ましてもマイナスにはたらく可能性があるように思うのです。

そこで、医療事故の問題は、二つに分けて、無過失責任—責任保険制度ということになじむケースとなじまないケースと二つがあると区別して、なじむ問題についてだけ無過失責任—責任保険制度を導入していったらどうか、と思っているわけです。したがって、さきほど渡辺先生が指摘された予防注射の場合などは、大量に、しかも地方公共団体からの強制で予防接種をするわけですし、地方公共団体の無過失責任という形で被害者の損失を補償していく立法措置が当然とられていいのではないか、と思います。

結局一番問題は医学上の注意義務の水準を確定する機構、体制をつくるという点だろうと思います。損害賠償額が大きくなりますと、無過失責任でなくても、損害賠償をとられる場合の危険分散という意味で予め保険をつけておくという方式が考えられるのですが、この方式が生きるためにも、やはり確固とした機構の存在が必要で、その前提がないといい加減な処理に終ってしまうおそれがあろうと思います。

五　医療事故と健康保険制度

なおつけ加えますと、従来医療事故は、医師対患者の問題としてすべて処理されてきているわけです。そして医師と患者の関係は契約関係だ、だから契約責任だ、いやそうではなくて、従来、裁判所が考えているように不法行為責任だという角度からの議論が法律家の間でもなされているのですが、契約責任が不法行為責任かということは、その効果がどう違うのかということと結びつけなくては、意味がないように思います。余りに法律的になりますから詳細ははぶきますが、私は不法行為責任の方が契約責任より重いという前提で、契約関係があるからといって何からなにまで契約関係として扱う必要はなく、診療報酬などは契約上の問題として処理すべきですけれども、医療事故の問題については、裁判所のやっているように、不法行為責任の問題として処理していいと考えています。むしろ私がここで指摘しておきたいのは、現在のような健康保険の体制の下で、医師と患者との関係として問題が処理されていること自体に、問題があるのではないかという点です。と申しますのは、健康保険法の規定からいきますと、療養の給付は医師が行うのではなくて保険者が行うという形になっています。そうしますと、保険者が療養の給付を完全に果しえなかったということで、保険者対被保険者の関係として処理するのが、現在の健康保険法のたてまえからいけば、筋が通っているのではないかと感じられるからです。保険者対被保険者の関係で処理して、医師に過失があった場合の求償関係を保険者と医師の間でする、そして、どういう事故については求償していけるし、どういう事故については保険者止まりで医師に求償していけないというように区別する、というような形が一つ考えられるのではないのでしょうか。ただこのようにとらえますと、保険者に対する医師の治療行為の従属性が強くなるという危険性が生じますから、その点を十分考慮しながら検討しなければならないわけですが、こういう形での訴訟は現在ないようですが、検討の余地があるような気がします。そういう点につきましても、今後なお勉強していきたいと思っております。しまりのない話になってしまいましたが、これで終ります。

2　医療に関する慣行と法律

一　はじめに

ただいま御紹介にあずかりました学習院大学の三藤でございます。

お手元に要旨をお配りいたしていると思いますから、もしお持ちの方はそれを見ながら話をお聞きいただきたいと思います。

ご承知のように医療事故があとを断たないといいますか、ふえているといいますか、盛んに起こってきておりますが、この問題はいろいろな観点から考えていく必要があると思います。ただ、ここであらゆる問題をお話しするわけにはまいりませんので、最近私がその中で特に考えております慣行と法律との関係の問題を御紹介して、何らかのお役に立てば幸いと思っております。

二　法創造における慣習の役割

慣行ということはここであらためて定義するまでもないわけでございますが、人間の行動が試行錯誤を繰り返しながら学習を媒介にして一定のパターンに集中してまいります。その集中が個人について考えられる場合には習慣というふうに呼ばれると思いますが、社会的な一定の広がりをその集中がもつ場合にはこれを慣習ないしは慣行ということばで呼べるかと思う次第でございます。

この慣習が法律の領域でどういう役割りを果たしているかということをまず一般論として御紹介したいと思うのですが、この点はいろいろ学者の考え方も分かれておりますから、これから申し上げますのは私の考え方ということにならざるを得ないのですが、たとえば医療事故に限りませんでいろいろの問題については諸先生方のほうからお考えになりますとその処理が法律規定の中で全部きめられているように思われるかもわかりません。しかし、それは決してそうではないわけです。

具体的な事件が起こりますと、その場合に裁判官ということでお話ししたほうがわかりがいいかと思いますので裁判官ということで考えてみますと、裁判官はまず事実を確定する仕事をいたします。その事実にどういう法律を当てはめるかという、その法律をさがし出しまして、その法律の内容を明らかにする。これが法律の解釈と呼ばれる問題ですが、そこで事実に法律の規定を当てはめて結論を出す、判決をする。そういうふうに考えますと、一応三段論法の形で処理するのではないかというふうになりますが、実質は三段論法と必ずしもいえないと思われます。

これは、駅で切符を買うときの自動販売機のようにだれがボタンを押しても同じ答えが出るというものではないわけで、裁判官は具体的な事件に直面しますと、三段論法の非常に形式的な処理をした場合の結論とみずからが価値判断として引き出してくる結論との間でギャップを感じる場合がしばしばあるわけであります。

かりに、それは法律的判断と人格的判断との不一致というふうに呼んでおきますと、その不一致の場合に裁判官はそれまでは安易に簡単に法律的判断で結論を出すかといいますと、必ずしもそうではないわけです。結局、法律上のテクニックを使いまして、一見法律的判断に従っているような顔をしながら自分の人格的判断のほうへ結論を引き寄せるということを、ちょっと極端な形で申しておりますが、しばしば行ないます。

これはまさに、少し前に最高裁判所の長官が裁判官の人格を問題にされた大きな原因だと思いますが、裁判官の人格的判断が結論に非常に大きな影響を及ぼすということは否定できないわけです。

いまのように人格的判断を貫こうとする場合に、法律に規定がありましても、法律にこの問題についての規定がないという理由づけをすることによって慣習ないしは慣行を使う。慣習ないしは慣行を使えば、そこで自分の人格的判断に一致する結論が引き出せる。そういうような形がときおりとられます。そういう意味で慣習に限りませんで、そこへ書きました慣習もぐあい悪いという場合には条理に従って判決するということすら行ないます。その条理というのは何かといいますと、条理というのはものごとの筋道というふうに字引きには書いてありますが、結局この裁判官の価値判断が決定的な要素になるわけです。

三　医療事故の法的処理における慣行の役割

こういうふうにみますと、やはり一般的に申しましても慣習あるいは裁判官の人格、これが非常に大きな役割りを紛争処理に当って与えるといえます。とりわけ財産取引の面では法律自身が一定の範囲で慣習に処理をゆだねておりますから、それだけ大きな役割りをするといえるわけです。

以上で、簡単ですが一般論の説明は終わっておきまして、問題を医療事故に限定した場合に、そこでは一体慣行は、どういう役割りをしているかということをお話ししたいと思います。

医療事故の場合には取引とは違いますからおのずから慣行の役割りは異なってまいります。しかし、御承知のように医療事故の中心問題は過失の有無ということになります。この過失の有無ということは、結局一定の注意義務を裁判官が設定して、その注意義務まで注意をしていない、だから過失があるというふうな判断をするわけですから、当然注意義務の基準が問題とならざるを得ないわけです。この注意義務の基準が通常医学上の水準というふうに呼ばれるわけでございますが、そうしますと当然医療に関する慣行がそこで重要な役割りを果たすであろうことは否定できないと思います。それでは、その慣行も含めまして一体どういうようなファクターを考慮しながら裁判官は従来医学上の水準をきめていっているか。これを、目ぼしいケースを取り上げまして具体的に御紹介したいと思います。要旨に書きました医療慣行医学上の水準の法領域における機能というところの(2)のところですが、医学上の水準の決定に当たって、裁判官はときおりその問題に関する知識の普及率を取り上げます。

たとえば、ケースとしては古いのですが、①のペニシリン・ショックによって死亡したケースにおいては、昭和三〇年に起きた事件ですが、その当時においてはまだペニシリンのショックに対する予防ということは一般的に徹底されていない。比較的安易にペニシリンを使用したとしても、その時点ではやむを得ないということで過失を否定しております。

あるいは、これは順序がちょっと変わりますが、③のサルファダイアジンの動脈注射の事件と申しますのは、ひょう疽の化膿性があるので、その予防のためにサルファダイアジンの動脈注射をしたことによって乾性壊死を生じた。右腕を切断せざるを得なくなったという事件ですがこの事件では逆に、サルファダイアジンをそういうふうに使うことはまだ実験段階を出ていない。相当の医師が使っているとしてもまだ実験段階を出ていないので、簡単にいいますと、十分に普及しているとはいえないという観点から過失を肯定しております。

そういうふうに知識の普及率ということは医学上の水準をきめるファクターとして大きく働いて、そこで過失の有無が決定されるケースが従来なくはなかったわけです。ところが、そうはっきりと言えないところもありますが、最近の裁判所の傾向では、知識の普及率だけでは医師は勝てない傾向が強まっているかと思われます。

この点、一番先駆的な役割りをなしました判例は、実はここに私があげなかったのですが、最高裁判所に出てまいりました判決で、水虫の治療のためにレントゲン照射をしたんですが、非常にたくさんやったためにガンになって足を切断せざるを得なかったというので損害賠償を請求された事件があります。

これは昭和二〇年後半の事件ですけれども、その事件での裁判所の判決理由をみますと、昭和二四年ないし三六年当時に公刊されていた医学書を見ればそういうことになるということは当然わかるはずである。医師の一般的医学的知識を標準としても、それが一般的医学的な医学知識であると考えて不当ではないということで、結局責任を認めております。この事件の場合にはきわめていい反論も医師側が行なっているんですが、どうも結論は、私は医学はわかりませんから何とも申し上げられませんが、この裁判所のような結論にならざるを得ないのかなと思われますが、反論の理由づけ自身はきわめて説得力のある理由をあげておりますから一応それを御紹介いたしますと、これも教科書の知識では過失の有無は決定できない。医師は決して一律に教科書的な療法によって処理することはできないので、総合判断によって、かつ専門家としての識見によって個々の治療に当たらざるを得ないのではないか。医師の判断はときにきわめて微妙複雑であり高度であって、第三者が結果論的に回顧するように簡単なものではない。それを簡単にそういう学説だけを基準にして過失の有無を決定するというのは軽率ではないかというような反論をしているわけです。これも、残念ながら最高裁判所ではちゃんとやりなさいということで責任を認められてはおりますが、その反論の理由自体はもっともな点が含まれていると私には思われます。この事件が先駆的な役割りをしたかと思います。

そこにあげました二番目のは、高崎というのはミスプリントで宮崎の事件です。宮崎の地方裁判所で判決がありました最近の新しい事件です。未熟児の核黄だんの判断を誤って第一期症状のときに交換輸血を行なわなかったために手おくれになって脳性麻痺を生じたという昭和四〇年ごろの事件です。これは、裁判所は、一般開業医に十分その知識が普及していたとは言いがたいけれども、昭和三〇年代にはこれに関する文献が相当発行されて、交換輸血の実例も相当あったのであるからその知識を得ることは可能な状態にあるので、それを前提として治療をすべきであったということで、核黄だんと脳性麻痺との因果関係については許容率五〇%ということで、損害賠償額は減額されておりますけれどもとにかく過失を認めております。

学説が決定的にあらゆる場合に影響をもつかといいますと、学説が割れているような場合が当然出てまいります。これが④の事件です。これは、乳房のしこりで乳腺症というので右側はすでにガンになっている。左側はガンではなくて乳腺症と診断されていて、ガンの摘出手術をするときに患者の同意を得ないで一挙にまだガンと判断されないほうの乳房まで摘出してしまったという事件があります。この事件で、患者の同意を得ないで一挙にやってしまったということで結局責任を負わされたんですが、その判決の中で裁判所は、学説が分かれている以上は、そこの乳腺症がガンになるかならないかという可能性についての学説が分かれている段階では、一方の学説をとってそういう処置に当たってもそれは決して過失とはいえない。ただ、この事件では同意を得ないでやったというので問題にされておりますが、学説が割れている場合には一方の学説に従ってもそれは過失とはいえないという判断をしている場合もあります。

ただ、以上見てまいりました事件からうかがえますように、普及率一本では勝負はできない段階になっている。結局学説といいますか、そういうものが一般の臨床医とやや離れた段階にありましても、学説を基準として処理される可能性がかなり強くなっているといえるかと思います。

それでは、次に、おれたちがこういう慣行に従ってやっているんだ、それがどうして過失になるかというふうに、医療慣行を正面から持ち出して反撃を加えた場合に、それは裁判所によって採用されているかどうかといいますと、結論を申しますと慣行を正面に出した議論はどうも通りにくいわけです。

そこにあげました⑤の事件は有名な事件なんですが、血液斡旋所の会員にもなって資格証明がありますし、検査の結果の陰性の証明書をもって来たので、その検査をしてから二週間たってなかったと思いますが、全然簡単に考えて、からだはじょうぶかと聞いただけで採血してほかの人に輸血したところが梅毒に感染したというので損害賠償が問題になった事件。この事件の場合は、下の裁判所は結局視診、触診、聴診というようなことはやってもその時点では意味がない。これをやっても梅毒にかかっているということは発見できない。だからこの点では問題はない。しかし、問診の義務はあるし、問診をもう少していねいにやっていれば発見し得た可能性がある。だから問診義務違反によって賠償責任を認めるという判決をしたのです。これが最高裁判所までまいりまして、最高裁判所では、医師側はおよそ医師の一般慣行として、検査の証明書を持ってきた場合にはそれ以上のことはやらないままで採血しているのが一般慣行だ。問診の義務はかりにあるとしても、からだはじょうぶかと聞くのと、おんなと遊んだかと聞くのでは五〇歩一〇〇歩で答えが出てくるわけじゃないというような反論を加えたんですが、最高裁判所は医学の一般的慣行と法律的判断とは別のものである。だから、裁判所は法律的判断をやるという前提をとりまして、ほかに発見の方法がない以上は、原始的であっても問診義務がある。問診をもう少していねいにすべきだった。およそ人の生命を預かる職業をしている以上は、そういう高度の注意義務を負わされてもやむを得ないではないかという判決をしております。法律学者の中でもこの判決についてはかなり批判が強い。

ここには載せられませんでしたけれども、この判決をそのまま裏返しにしましてといいますか、その判決を批判するような判決がその後下の裁判所では出ております。これは御存じの方もいらっしゃるかと思いますが、姫路でありましたサルソグレランの静脈注射によってショック死が生じた事件で医師が刑事責任を問われたのですが、注射自体は看護婦にさせているという事件。この事件で裁判所は、生命を預かるような高度の注意義務を要求される職業をしている以上はやむを得ないというような抽象論では説得力に欠ける。

それから、問診の義務につきましても、問診というのは聞取りの段階では、ちゃんと治療内容が確定しない前の段階では両方の協力で行なわなければならないので、医師が質問したのに対して患者がそれに適切な反応をしない限りは医師としてはどうしようもないではないか。しかも、昭和四〇年ごろだと思いますが、サルソグレランの静注による危険性ということはその時点ではほとんど医師に知られていなかったというような理由をあげまして、結局刑事責任なしという判決をしております。そういうように、最高裁の梅毒の判決自身は非常に問題があると思いますが、こういうふうに慣行をあまり認めたがらない。

同じようなことは、特に医療の体制に関する慣行を問題にしますと、これはほとんど入らない。

その医療体制を問題にした事件が⑥、⑦の事件ですが、⑥の事件は、千葉大学で電気吸引器を用いて採血をした際に、看護婦が電気の操作をしているので間違えて、排出作用と吸引作用の両方をするものですが、間違えたために空気が大量に血管の中に入って死亡したという事件。この事件で医師はいいですねと聞いただけでさしてしまったんですが、医師側では看護婦と医師との業務分担の慣行が確立しているということを主張したわけですがいれられておりません。医師と看護婦との関係では医師が統括責任を負いますから完全に並列で業務分担という主張をしても無理な点があると思われますが、裁判所は医師が点検確認の義務を怠っていると言わざるを得ない。そういう慣習がかりに大学の医局にあったとしてもそれはあしき慣行と言わざるを得ない。

ただし、情状は酌量されておりまして、電気吸引器を使い初めた経緯というのは実は医学部の先生方はだれも御存じない。その内容を御存じない。まことに奇妙不可解な慣行と言わざるを得ないということで、被告の刑事責任は軽くはされた。これは地方裁判所から高等裁判所に上がりましてそこでまたちょっと重くなったんですが、地方裁判所の段階では罰金五万円という判決がありました。上の裁判所に上がりましてから禁固一〇カ月、執行猶予二年という判決に切りかわったんです。ここで体制に関する慣行論を正面からぶっつけたわけですが、これはいれられていない。

⑦の事件は医師に関係のある事件ではなくて、題目の表現が看護婦の薬品取り違えと静注というふうに表現しましたのはちょっと不正確なので、これは、薬剤師がその病院の慣行として、劇薬に薬事法がきめておりますレッテルを貼らなかった。その病院では、これも時代が古いからかもわかりませんがレッテルを貼っていない。慣行に従って薬剤師がレッテルを貼らないままで冷凍機の中にほかのと一緒に保管していた。これを間違えて事務員が看護婦に渡して、看護婦は一ぺん気がついて横へ置いていたんですが、それをまたほかの看護婦が間違えて注射をして死亡したという事件です。結局薬剤師が問題になっております。もちろん看護婦も問題にされたんですが、薬剤師の責任が問題になりまして、薬剤師のほうではこの病院の慣行に従っているのが何が悪いかという主張をしたわけですが、これはいれられない。下の裁判所では慣行を改める努力をしなかった点は悪いけれどもやむを得ないだろうという判決をしたんですが、上の裁判所にいきまして、そういうあしき慣行に従うことはもってのほかだ、ちゃんと直すように努力すればいいのではないかということで、やはり薬剤師も責任を負わされております。

以上のように、慣行は正面からぶち当てましても、どうも効果がないですね。

それに対して、通達、行政の機能に関する判例から推測しますと通達はかなり大きな比重を占める傾向にあると思われます。

順序を変えまして⑩の血液型判定の問題から入りますと、これは昭和三〇年ごろの事件ですが、不適合輸血の事件です。医師は全血法、これは私はよく知らないのですが、全血法という方法によってやったんです。ところが昭和二六年ごろにすでに厚生省告示で、輸血に関し医師または歯科医師の準拠すべき基準によれば、血液型は給血者及び受血者について血液型判定用血清を使用して正確に検査を行なうとともに、給血者と受血者との血液各少量を混じて凝集反応を調べることという告示が出ておりましたために、この告示に違反するのではないかということが争われたわけです。下の裁判所は、告示がある以上はその告示は医師に対する拘束力をもつ、したがって注意義務違反だという判決をしましたら、高等裁判所に上がりまして、この告示は出ているけれども一般に守られていなかったと言わざるを得ない、したがってこの告示に拘束力を認めることはできないということで責任を逆に否定されております。ただし、その時点ではあまり問題になっていなかったですね。その後、長野のN病院の事件というような事件がクローズアップされまして問題になってからあとで、そういう不適合輸血の事件が出た場合については、裁判所は責任を認めております。通達の拘束力をそれほど気にしない判決だったですね。

同じようなことは、先ほど申しました姫路の静脈注射の事件についてもいえますので、これは御承知のように看護婦に静注させてはいけないという通達が早くから、二〇年代に出ておりますが、その通達との関係で看護婦に静注させたことの責任が問題になったわけです。しかし、姫路の事件は四二、三年ごろの事件ですが、判決が、そういう通達が出ているけれども次第にそれに合うように実情が改められているということで、その通達をそれほど重視すべきではないという考え方をとっているわけです。だから責任はないという判決をしたわけです。そういうふうに通達を軽く扱う判決もなくはない。

ところが、そこにあげました⑨番のペニシリン・ショック事件は、かなり最近の事件ですが、ペニシリンの副作用防止についてという医務局長と薬務局長の通達が出ておりますが、その通達には一五分ないし三〇分間は安静にさせろという条項があります。ところが、これは看護婦が安静にさせないままで帰した。そういう場合はその点に注意義務違反があるということをいっております。ただし、この事件の結論は責任を否定しているんです。これは、どうして否定したかといいますと、電車に乗って帰る途中で変になったのですけれども、それは注射をしてからすでに四〇分か五〇分たってからだった。そこで注射と死亡との間に因果関係が明確でないということで結局は責任を否定しているんですが、その一五分ないし三〇分の安静をさせなかったという点は通達に反して注意義務違反だというようなことをいっております。

この問題は、一番はっきり出てまいりましたのが⑧のストマイ難聴の事件です。これは函館の地方裁判所で第一審の判決がありまして、ストマイ難聴についてはやむを得ない。だから過失はないという判決を裁判所はしたんですが、高等裁判所に上がりまして昨年判決があって結論が逆になったわけです。高等裁判所が結論を逆にしたときの決定的な理由としてあげておりますのが、保険局長の出しております結核治療指針の中の結核化学療法の項に、化学療法を行なう場合には特に細心の注意を払わなければならない。定期的にオージオメーター等による聴力検査、諸種の肝臓機能検査、血液検査などを励行しなくてはならないという一項があります。ここをつかまえまして、とにかくストマイ注射で聴力障害を伴う場合があることは熟知されているのであるから、医師としてはできるだけ早期にかつ軽度のうちに発見して適切な対策を講じる必要がある。そのためには、原則として定期的なオージオメーターによる聴力検査をなすべきであり、この設備は耳鼻科の専門医でなければ備えていないのが通常であるが、耳鼻科の専門医に検査を依頼すべきであり、あるいはその旨を自分が依頼できない立場なら患者に指示すべきであり、検査を省略すべきではない。こういうように結核の治療指針をてこにしまして、結局過失ありという判決に上の裁判所で切りかえたわけです。

そういうふうに見てまいりますと、これも一般的傾向、とまでいうのはちょっと強過ぎるのですが、行政通達がかなり裁判所の医学上の基準設定の際に比重をもってきているということは否定できないかと思われます。

なお、⑪の事件はここへあげるの適切でなかったかと思いますが、事件は古いのですが、むしろ健康保険の制限診療でペニシリンを十分打たなかった。むしろペニシリンを十分打たなくて切断せざるを得なくなったのは保険の面で制限されているからだ。だからおれはこれだけしか打たなかったんだという主張をしたのが認められなかったという事件で、むしろ逆の議論なんですね。医師側ではちゃんと規則どおりにしているんだからこれ以上の責任は負えないといったのに対して、そういってもだめだというふうにいっている事件である。これはこれとして問題は非常に含んでおりますが、⑩までのケースとは型が違いますから、その点は御承知いただきたいと思います。

四　医療水準と医療慣行

以上のようにみてまいりますと、結局医学上の水準の設定のファクターとしましては、まず知識の普及率というのをあげられますが、これよりは最近では学説が重視される。また慣行よりは行政通達のほうが重視されるという傾向を裁判所がやや強めてきているといっていいのではないかと思われる次第です。

そこで問題になりますのは、一体そういう流れのままにしておいていいのかどうかということですが、特に最近は学者も含め法律家の間では過失の客観化という主張が非常に行なわれるわけです。これは特に公害訴訟なんかとの関係もありますが、本来は過失というのは緊張欠除の心的状態といいますか、結局注意すればわかったはずなのに不注意のために気がつかなかったという心理状態であるはずが、それをそういう考え方から切りかえまして、むしろ結果発生回避義務違反というような基準をもって、あまりその人の、医師なら医師の個人がどうだったかということは考えない、そういう傾向が非常に強くなっております。ということは、結局過失を認めやすいということになりますが、そういう過失の客観化の傾向として、いまの通達に裁判官がたよるとか、あるいは学説にたよるというような傾向が結びつく可能性があるといえます。本来、こういう過失の客観化ということが主張されるとしますと、当然そこでは一般臨床医の中で行なわれております慣行が強力に裏打ちしなければいけないはずであるにもかかわらず、裁判所が設定します水準と臨床医の慣行とはだんだん離れていくということはきわめて危険な現象と言わざるを得ないわけです。

もちろん水準と慣行とが離れざるを得ない点はなくはないのです。といいますのは、特に医療事故の場所はこと生命に関しますから、慣行ということを正面から持ち出しましても認めにくいと思うのですね。むしろ、慣行が水準と一致しているならばこういう慣行に基づいて医療水準はこうこうである。だから、どこが悪いかというふうに水準の内容に慣行を盛り込むことによって主張することになる。

その点では慣行が正面から出にくい点はありますが、やはり慣行と水準とのギャップを埋めていく必要があります。これが離れている一つの原因としては、いま申しましたように裁判官あるいは私たちの法律家の側に責任があることは否定いたしません。先ほどからあげました一、二の判例で見受けられますように、簡単にいいますと、医学の実情をよく知らないままで、あるいはよく調べないままで安易に通達あるいは一つの学説にたよるという点があると思われます。これは裁判するときには、目に見えるといいますが、だれが見てもわかるものにたよっているのが一番裁判官としては心が安らぐわけで、そういう意味でいいますと、通達とかあるいはいまの文書になった学説にたよりたくなる。

これは、確かに私たちのほうでその点を修正していく必要があると思われますが、もう一つの水準と慣行との離れる原因はやはり医師側にもあるように私には思われます。とりわけ一般の臨床医の先生方の場合は、当たっているかどうかわかりませんが、私の感じではほかの職業に比べますときわめて職業は個性的であるわけです。ということは、裏を返しますと組織性ないしは連帯性に欠けるということになります。そうしますと、慣行は結局形成されにくくて、個人個人の習慣に堕する危険性があるのではないかと思われるわけです。そこで、この点を特にお考えいただいて、いわゆる慣習を形成してそれを学会における学説とかあるいは通達等との関連で一定な水準まで引き上げる努力をしていただかざるを得ないように私には思えます。

それでは、そういうことをするための具体的方法いかんということですが、これも非常にありふれたことになりますが、本日ここで開催されておりますような医学に関する研究会を絶えず行なわれることによって一般臨床医の慣行を高めていくということが絶対に必要だと思われる次第です。行政の通達につきましては、こちらにおられます武見会長が日本医師会の会長になられましてからは、少なくともこの通達の問題については日本医師会としてはチェックが十分行なわれている。これを地方のほうで十分受けとめていただいて、その通達に対する姿勢をとっていただきたいという感じがいたします。それから、そういうような形で紛争を予防することが一つですが、事故が起こりましたときにも医師の側から水準を考えて設定しまして、これを裁判所に押し込むといいますか、そういうことも必要ではないかと思われるわけです。

この点、まさに武見会長の卓抜した洞察力によって採用されたわけですが、御承知のようにことしの七月から日本医師会では賠償責任保険制度を発足させております。これはまさに裁判所に医学上の適正な水準を押し込む役割りをするはずの制度です。これをどういうふうに本来の目的のために使うかは、今後の日本医師会をはじめとする地方の先生方も含めての協力いかんということになるように私には思われます。話がちょっとそれますが、もちろん日本医師会のほうとしましては硬直化しないように地方の実情を十分考慮しながら運用していくことを忘れてはならないと思いますが、長期にわたってあとで振り返ってみたときに、単なるこれがお金の支払い機関に堕していたということだけはないように運用していかざるを得ないので、その点についての特に先生方の御協力をお願いしたい。ついでながらそういうお願いをしておきたいと思う。

こういうふうにみてまいりますと、結局慣習というものは、あるいは医学上の水準というものは、つくられるものではなくて先生方みずからが形成していかれるものであると言わざるを得ないので、しかもそれは形成せざるを得ない段階に来ていると思うのです。そういう点、法律に携わるものとしましてはこの辺からの責任は感じておりますし、今後も努力していきたいと思いますが、そういう慣習の形成への努力を先生方にもお願いすることにいたしまして、これで話を終わりたいと思います。

3 病院における医療事故

一　はじめに

——医療と法の谷間——

病院における医療事故ということについて、具体的な問題点を申し述べる前に、いわば、建て前論ともいうべき事柄を簡単に申し上げます。

医療にたずさわっておられる医師を中心とする医療関係の方々は、もし事故がおこったら、それをどういうふうに処理するのかということについて、法律に少し過大な期待をかけすぎておられるように思うのです。また法律関係者も事故のおこっていないときにはいいかげんなことを答えて、そして医師の方々もそれで満足されている、ということがわりに多いように思うのです。しかし、実は法律には、医療事故がおこったときの手だてはそれほど用意されているわけではないのです。

たとえば民事のほうの問題で、損害賠償の事件がおこった場合に、それに対処する法律の規定というものは、極端にいえば、ほとんどないのです。明治時代にできた法律の——表現も問題がありますが——「故意または過失によって他人の権利を侵害したものは損害賠償の責に任ずる」という基本規定だけでまかなっている状態なのです。

自動車の人身事故の場合は、特別の法律が最近できてはいるのですが、いわゆる製造物責任とよばれるような問題（たとえば森永ミルク事件のような食品の事故とか、薬品、欠陥自動車などの事故の諸問題）とか、公害の事件など、そういう問題をすべてこの規定一条でやっているわけです。医療事故ももちろんその中に入っています。これでは、法律がきちんと準備できているとは言えないわけで、あとはやりくりでやっており、そのやりくりというのは結局、具体的な事件について訴訟になった場合、裁判官が、その事件についての法的判断というものをつくり出していくという形で行なわれていると思うのです。

それでは、その裁判官の作業の中心は何かと申しますと、注意義務の基準というものを、いったいどこに置くかを考えてつくり出すことです。医療における注意義務の基準というものが、あらかじめ法律で決まっていて、事件がおきれば、裁判官は、その注意義務の基準に従って機械的に処理するということではないわけです。

したがって、具体的な事件がおこり、その処理に入りますと、一方で注意義務の基準をつくりながら、それと当該医師の診療行為とをにらみ合わせて、この人はこれだけの行為をしているにすぎないがもう少し注意すべきではなかったかとか、それならまあいいでしょうとか、そういう判断を下していくわけです。

この場合、法律家は注意義務との関係で、よく予見可能性とか結果回避義務というようなむずかしいことを言いますが、注意義務の基準というのは、決してそういう言葉から出てくるのでもありません。

ところが、法律家の説明を聞いておりますと、おそらく予見可能性とか結果回避義務というような言葉から、過失の有無についての答が出てくるような錯覚に陥られることがあるのでないかと思います。しかし、それは誤りです。予見可能性とか結果回避義務などという概念は、法律家が説得力をもつ判決をするための理由づけとして、具体的検討のあとからかぶせる言葉ですから、その言葉が出発点であるような考え方にとらわれてはいけない、ということが言えると思うのです。

そういう意味で、法律家がむずかしいことを言いますと、なるほどと感心されるかもしれませんが、実際は法律のほうには、医師が期待するほどの医療事故に対する準備はないということを申し上げざるをえません。

ところで、事故がおこらない時には、医師は法律に期待感を持っておられますが、いざ事故がおこり、それについての判決がでた時にはどうかと言いますと、医師の側から見て、けしからんと思われた場合には相当にきびしい批判をされるようです。先ほども申しましたように、裁判官が法をつくり出しているようなものですから、医師の立場を十分考慮しても、けしからんといわれるような判決もありうるわけです。それに対しては医師の方々も批判されるべきですが、裁判官の判断はその事件の具体的な事実関係と結びついた判断なので、批判も事実関係をよく見きわめてなさるべきですし、法律家もまた医師側からの批判の当否をよく吟味すべきで、簡単に合いづちを打つということは慎しまなければなりません。

以上のように、医師の側からの過大の期待と簡単な批判、法律家の側からの安易な対応というような恰好で議論が繰り返されていく傾向がみられますが、そうすると医療と法はますます遊離してまいります。一見かみ合っているようにみえても、底流においてだんだん遊離の現象が激しくなってきます。そしてどうにもならなくなってきますと、医師のほうから、法律に対して不信感を抱かざるを得ないということで、いわゆる保身医療というような議論が出てくる恐れすら考えられます。

二　医療事故をめぐる紛争の処理のあり方

そこで、こうした傾向を防ぐために、まず法律家の側がどのように考えなければいけないのかといいますと、やはり誠実な医師が保身医療というような議論をせずに安心して医療に従事するにはどうしたらいいか、ということを中心課題にしなければいけないと思います。

具体的に申しますと、医師の裁量性を尊重しながら判断していくということが必要だと思います。注意義務の基準をどこにおくかということはとりもなおさず、医師の裁量性を制約することになるわけですから、事は簡単ではないわけです。どのように世の中が変化しても、裁量性をぬきにしての良い医療は考えられないわけです。裁量性をぬきにして機械的に医療が行なわれると、患者のほうも困るわけで、あくまで医師の裁量性の尊重というのが必要なわけです。

この裁量性と照らし合わせながら、いったいどこで注意義務の基準の線を引くかというのが、具体的な事件での中心問題です。その際に法律家としては、特に医療行為の実体をみながら、裁量性と基準設定の関係を検討していくわけで、したがって医学上の見解をよく吸収するということが必要になってきます。ところがこの点、従来吸収不十分の取扱いをしたケースがあることは否定できません。

たとえば、医療行為から生じる事故を契約違反、つまり債務不履行責任の問題として捉える考え方の中に、その傾向がひそんでいる場合があります。

診療契約という委任契約に似た契約についての不完全履行の問題として論じている裁判例も見受けられますが、そういう議論をすることの一つの狙いは、医師の注意義務についての証明責任を転換して、医師のほうで不可抗力だったという証明をしない限りは、その責任を免れないという取扱いを引き出すことにあるわけです。

しかし、契約違反の場合に、違反者のほうが不可抗力の証明をしない限りは、責任を免れないのだというような考え方の前提となっていたのは商品取引の場合で、商品の引渡しがおくれた、契約違反だ、損害賠償を支払えというときに、売主のほうが、当方には落度がないといわなければ責任を免れないと考えたわけです。そういう商品取引のときの法律の議論を医療行為へストレートにもちこんだところに、根本的な問題があるように思います。

確かに、医療行為というものに契約的な要素がないとはいえません。たとえば、手術に関することについての説明を十分にしたかどうかが問題になったときには、そこに契約的要素がないとはいえません。しかし、それは患者の立場を十分尊重すべきだということで、基本的には、医師の裁量も含めて適正な医療であったかどうかが問われるわけで、契約の枠の中にはめて、それですべてを処理しようとするのは無理でしょう。

契約違反という組立て方は、医療行為の実態をあまりつっこんで見ないで、換言すれば、医学上の見解にはあまりふれないで、その手前で理由づけをしようという考え方につながりやすいように思えます。

そもそも証明責任がいずれにあるかを論じることだけでは、問題の解決にはならないのです。また、契約違反として組立てなくても、注意義務の基準というものを抽象的に非常に高いところに設定し、およそ医師である以上は人命を預っているのだから、高度の注意義務を課せられてもやむを得ないというような大上段の議論で、過失を認定するようなやり方も、医学上の見解を十分調べてから結論を出そうという姿勢からは遠ざかることになります。

以上のような法的処理は、医学上の見解の吸収不十分となって、医師の側から批判されても仕方がないということになりましょう。

法律家の側では、できるだけ適正な医学上の見解を反映するような姿勢で処理する努力をしていかなければなりません。ただ医療と法との遊離の現象を縮めていくためには、医師の側からも積極的な働きかけが必要です。先ほど申しましたように、法律にはたいしたおぜん立てがしてないのですから、それだけに医学上の見解も十分反映させうるということにもなります。したがって、個々の事件に直面された場合も、できるだけ適正な医学上の見解が裁判所に入っていくように努力していただく必要があります。

これとの関連で問題になります第一点は、鑑定制度です。鑑定制度が硬直化し、たとえば、同じような人がいつもあたりさわりのない鑑定をするということでは、裁判で医学上の見解が生きないわけです。

たとえば、〝化膿性髄膜炎〟で入院中の三歳の子供にルンバールをしたあと、突然発作をおこして後遺障害を生じたという事故で、ルンバールと痙攣との因果関係が争われた事件があり、第一審ではルンバールが原因で脳出血をおこして病変を生じたという因果関係を認め（ただし、医師の過失は否定）、第二審では〝化膿性髄膜炎〟自体の病変の再燃の結果かもしれず、いずれなのか因果関係がはっきりしないとし、最高裁では、ルンバールと病変との間の因果関係の蓋然性は証明できているのではないかとされて、差し戻しされていますが、この事件でのいくつかの鑑定内容をみますと、裁判官としても、医学上の見解をどう吸収したらよいのかに苦しまざるをえなかったように思えます。

こういう点を考えていただくと同時に、また専門家の鑑定と並んで、実際にたずさわっている病院あるいは診療所の医師の鑑定ということも必要なように思います。

第二点として、同じ型の事故に関してすでに医師敗訴の判決例があるから、この事件も負けだと簡単にあきらめるべきではないということも指摘しておきたいのです。

たとえば、未熟児網膜症の事件で医師が負ける判決がでましても、それで、およそ未熟児網膜症に関する事件は全部有責などと考えるべきではないのです。個々の事件で、裁判官の法判断が異なる可能性もありますし、同じ未熟児網膜症でも事実関係が微妙なところで違っており、たとえば岐阜地裁ではN病院が負けましたが、長崎地裁ではS病院側が勝ち、また大阪地裁でも医師の責任を否定する判決がでています。

第三点として、裁判所で医療事件に関してきびしくなっているのではないか、無過失責任の傾向があるのではないか、という議論が行なわれていると思いますが、決してそこまではいっていません。

裁判が医師の責任をきびしくするような方向へ動いていることは否定することはできませんが、医療事故については、昭和四五年から昭和五〇年までの裁判所での判決例に限って言いますと、有責率は三九％で半分にも満たないのです。昭和五〇年をみますと二三％で、四七年、四八年、四九年は五〇％前後、四五年一一％、四六年は三二％です。したがって、過失の有無につき、正しい医学上の見解を導入することをあきらめてはいけない、ということになります。これをあきらめることは医療の崩壊にもつながりましょう。

なお、過失はないと考えるがそれでもお金を支払って解決するのだ、という場合には、それは示談で、過失、無過失を問わない無過失責任という制度とは一応別個の問題です。ただ安易にこうした考え方を採ることは、法律ではあくまで過失があれば払い、過失がなければ支払う必要がないという組立てになっているのに、過失の有無をあいまいにして自ら無過失責任を認める方向へ接近しているということになります。

以上、見てきましたように、医療事故の紛争を処理するにあたっては、とくに注意義務の基準の設定に関して、法律家、医療関係者双方の努力が必要で、それによって両者の遊離を防がなければならないといえましょう。

三　医療事故の防止

〝一〟では紛争が生じた際の問題点を述べましたが、そもそも事故を防止することが医師のつとめであり、――また、紛争に際しても医学上の見解が大きな役割を演じるのですから――あらかじめどのようなケースについて事故がおこりやすいかを調べて、あらかじめ防止についての心構えを検討し、医師自らの手で防止の基準をつくっておく必要があるのではないかと考えます。もちろん、こうした基準をどのようにして医師の間に徹底させるかということになると非常にむずかしいとは思いますが、どのへわが基準になるかということをたえず検討しながら周知させていくことは、どうしても必要だと思います。

その基礎づくりの意味で、つぎにいったいどういう事故が多いかということをご紹介いたします。だいたい昭和四〇年から昭和五〇年ごろまでの裁判例を中心に、新聞記事などを参考にして、私なりにまとめてみたものです。

(1)　各科別にみた医療事故

①　内科・小児科の場合

内科・小児科で一番多いのは注射事故です。ピリン系の注射によるショック死の場合と、それから特に看護婦の注射による橈骨神経麻痺の生じた場合などが多く、後者の場合の注射薬は多種多様で、イルガピリン、クロマイゼル、テラマイ、カナマイ、メチロンなどです。

それから保険の事故例にもありますが、裁判例にも二ないし三でているストマイ、カナマイなどによる難聴の事件があります。これは責任なしとした判決もなくはないのですが、だいたいは医師に不利な判決がでているようです。

その他、関節内注射による化膿があります。なお特徴のあるものとしては、大腿四頭筋短縮症のケース、クロマイによる再生不良性貧血のケースなどが挙げられます。

注射事故以外には、糖尿病薬（デアメリン、ラスチノン）による低血糖症の問題もあります。

以上のように、注射に関する事件が多いとすれば、注射をするときの注意をどのようにすべきかという問題の検討が必要です。すでにだいたいの基準はあるのかもしれませんが、特にショック死の場合などについては究明すべきこともあると思います。どこまでがやれることで、どこからはやむをえないのかという医学上の見解をまとめうるのかどうか一応検討する必要があるように感じます。

なお、注射によるショック事故などについては、一方ではメーカーの能書の役割如何ということが関連して問題になりますので、この点にも少し言及しておきましょう。

メーカーの能書は、最近非常に詳細になってきており、薬として使いにくいくらい事故の可能性が列挙されています。

では、もし事故が生じてメーカーの責任が追及されることになったとき、十分説明してあるとして免責を主張しうるかといいますと、能書に抽象的に注意書きをしているだけではそれほどどききめはないと思います。薬を使った医師に全責任を転嫁しうることにもなりません。しかし、そうだからといって、医師もまたメーカーに全責任をおしつけるとも言えないので、やはりメーカーと医師がよく調整をして能書の書き方をつめておく必要があるように思います。

特に問題になるのは、はじめのころと能書の内容が変わっているのに、医師の側ではそれを知らずに使うという場合です。事故がおこってから能書をみると追加されているというのでは、メーカー側の情報伝達の不十分と言わざるをえません。

ところで、内科・小児科の場合には、従来、裁量の範囲ということで問題にならなかった診断をめぐっての事件もかなりでてきています。

たとえば、最近でた裁判所の判決で、〝急性回盲部腸重積症〟で激しい腰の痛みと頑固な嘔吐が繰り返されているのに、それを感冒と誤診したが、感冒と誤診するにはあまりに症状が顕著であり、有責だとしたものがあります。それから総合病院の小児科の医長が、乳児の〝左眼角膜欠損浮腫〟で生まれた小児が、細菌感染で角膜潰瘍穿孔を生じているのに気づかず、手当が遅れてしまったという事件で、専門領域ではなくても、総合病院の小児科医長である以上は――総合病院としての機能があるのだから――手遅れにならないように発見すべきであったとして、病院の責任が問われた事件もありました。

② 外科の場合

外科で問題になるのは、なんといっても麻酔関係です。全身麻酔、腰椎麻酔を含めて、特にショック死が中心になります。

麻酔については、最近は――最高裁判所までいった事件はありませんが――裁判の傾向はきびしく、事前テスト、手技、術中の監視体制、術後の監視体制、ショック発生後の救急措置など、これら全部がきちんとしていなければならず、そのうちのどこかにゆるみがあると、そこを追求して過失を認定するというような傾向がみられます。

たとえば、昭和五〇年五月三〇日の神戸地裁の判決は――全身麻酔ですが――術前の問診が不十分なために異常反応を示す体質だということについての把握ができず、それで麻酔による悪性化高熱で死亡したとされたケースですが、判決が問診不十分としている内容は、その人のおじさんが異常体質をもっているのを事前の問診でとらえなかったということで、これなどはおそらく、医師の側から強い反論がでてくるものと思われます。

それから東京地裁昭和五〇年六月一七日の判決は、虫垂炎の手術に際しての腰椎麻酔ですが、これも事前テスト、手技、監視体制、それからショック発生後の救急措置など、すべてに亘って少しずつ欠けているので、総合判断として有責という判断をしています。

麻酔については、専門医とそうでない医師との間で、違ってくるところがあるようですし、たとえば腰椎麻酔についてならどの程度が普通の病院ないしは診療所でできるのか、その線をどこにおくのかを、やはり検討する必要があるように思います。

外科で麻酔以外に目立つのは、虫垂炎の処理をめぐる事件です。腹膜炎を早期に発見できなかったということで有責とした判決もありますが、他方では、体質が虚弱であったために、汎発性の腹膜炎を生じたのでどうにも仕方がなかったということで、責任なしとした判決もあります。あるいは、術中に喘息発作で死亡したが、これは医師側に過失なく責任なし、としている事件などもあります。

それから手術に関連して、手術の説明と承諾の問題があります。

裁判所にでた事件では、舌がんの手術に際して、本人は切除を拒否し、妻子も本人に聞いてくれと言ってにえきらないといったような状態で、そのまま手術に踏み切ったところ、あとから非常に不自由になったとして慰謝料を請求された事件がありますが、判決は、承諾を得ていないということで、少額ですが医師側に慰謝料の支払義務を負わせています。

それから、若い女性の乳房のうちの一方が乳がんで、剔出手術に入ったのですが、もう一方側が乳腺症であったので、それもついでに剔出したという事件で、乳腺症は剔出すべきかしないほうがいいのか、医学上の見解が分かれている以上、切りとったこと自体は医師の裁量の範囲内で違法性はないが、一方を切るついでに承諾のないままで手術したという点に責任ありとして、慰謝料の支払を命じた判決もあります。

なお、ここで検査関係の事故にふれておきますと、裁判所にでたケースではないのですが、腎臓検査のためカテーテルを中に入れたところ、その先が折れたという事故などがあります。この場合には、医師・メーカーいずれの責任かが問題になると思うのですが、メーカーはそのカテーテルは使い捨てと指示してあるのに、病院では経済的な問題もあって何回も使用しています。

この場合にも、薬の能書と同様、メーカーが一方的に使い捨てだと言っていれば、それで免責されるというように簡単に割り切れる問題ではないのですが、メーカーの作り方が悪かったということの証明もなかなかむずかしく、そうしますと、使い捨てと言われているだけに、医師のほうにしわよせがくることは否定できないでしょう。

しかし他方では、慢性腎炎で腎バイオプシーの施行により損傷をして血尿が出たという事件では、因果関係はあるが、検査をするにあたって検査の問題点の説明も十分してあるということで、医師に責任はないという判決もでております。

血管造影などもよく問題になりますが、裁判所は必ずしも医師に責任ありと言っておりません。

③　整形外科の場合

それから整形外科関係ですが、特に骨折の場合の処置をめぐっての争いが多いかと思います。

裁判例としては、骨の接合をしたが骨髄炎を生じたので開いてみると手袋の切れはしが出てきたという、いわゆる異物遺残のケースとか、あるいは骨折手術に用いた針金の除き方が不十分であったというようなものもあり、これらはあとから証拠が出てきますから、裁判所の判断も、いずれも有責となっています。

その他、骨折治療のあと化膿したとか、治療が長くかかりすぎたとか、あるいはギブスとの関係で麻痺を生じたとかが問題になった事件があります。

加えて、交通事故になる外傷の場合には、患者からではなくて交通事故の加害者から、医師にも責任があるから支払の一部を負担せよ、と請求されているものとか、患者から交通事故の加害者と治療した医師とを並べて、請求してくるというようなものもあって、請求のされ方が普通の場合とは異なることがあります。

なお、理学療法士が矯正中に骨折をおこして医師が責任を問われたケースなどもあります。

④　産婦人科の場合

産婦人科関係では、母親として子供の双方が対象になりますが、まず母体に関して一番多いのは、いわゆる産科ショックの事件です。問題になるのは、術後管理の体制が完全であったかどうかですが、この点についての裁判所の判断は、ケースによって違っています。

なお、見習看護婦に監視させていたのは不十分ではないかということが、しばしば問題になりますが、医師の側としては、看護の供給体制との関係を当然反論したいことになるかと思います。

新生児については、核黄だんによる脳性麻痺と未熟児網膜症が問題になります。

これらについては、内部的には少なくともやはり現時点での治療水準を検討し事故防止に努めることが必要なように思います。

⑤　耳鼻いんこう科の場合

耳鼻いんこう科で問題になりますのは、副鼻腔炎の手術です。手術の結果、目のほうに影響があり、手術による失明が問題となった裁判所の判決もでていますが、有責にされる傾向が強いかと思います。

⑥　眼科の場合

前述の未熟児網膜症以外では、角結膜炎の治療に関連する事故、緑内障の見逃がしなどがあります。

⑦　精神科の場合

精神科では、管理と医療行為が密接に結びつくのが特色ですが、特に開放病棟に収容中の患者の自殺、あるいは無断外出による自殺などが問題になります。

ご承知とは思いますが、昭和四九年一〇月二二日の福岡地裁の判決では、うつ病患者に腰ひもをもたせたままでいたのですが、その腰ひもで首をくくって自殺した事件につき、腰ひもを渡したままでいるということ、看護婦が夜明けに見回ったときに起きていたのに放置したことなどから、監視体制が不十分ということで責任ありとされています。これも医師側からは強く批判したい事件ではないかと思います。

しかし一方では、分裂症患者が外出して自殺した場合について、責任なしとしている判決もでてはいます。（大阪地判昭和五〇年六月一七日）

大ざっぱに申しましたが、以上のような事故例を参考に、医師側で医療水準――事故防止の基準を検討していかれることが必要かと思います。

(2)　病院管理と事故

以上は治療行為自体についての事故例ですが、病院の場合はそれと同時に、いろいろな面での管理体制をきちんとしておくことが、事故防止にとってはどうしても必要になります。（なお、三藤「病院内安全システム——安全の法律的側面」日本医師会雑誌七六巻二号参照）

①　院内感染

ご存知のように、サルモネラ菌の感染が問題になっておりますが、それだけではなく、新生児のお尻をきれいにしておかなかったのでそこからばい菌が入り化膿したというような場合とか、結核の職員が新生児室の近くにある看護婦詰所に出入りしていたので、空気調節器を通って、結核菌が新生児に伝染したという場合とかで、損害賠償を請求され、責任ありとされた事件がありますので、院内感染がどこまで防げるかの検討が必要です。

②　物的管理

物的管理の面では、窓ぎわにベットをおいていたために、遊びに来ていた子供がベットにのり、窓から落ちたというような事件があり、このようにベットの配置がまずかったので事故がおこったとして有責とされた裁判例はほかにもありますので、ベットの配置の仕方ということも注意する必要があります。

それからエレベーターの事故とか酸素テントの故障とか、当然に出てくるのですが、こういう物的施設の欠陥から生じた事故は、病院の管理上のミスとしてとらえる傾向が強いのですから、特に注意する必要があるといえます。

それから、これは管理というよりもむしろ共同体制なのですが、治療担当者側の責任配分の問題がでてきます。

③　人的管理

人的管理という呼び方が適当でないかもわかりませんが、特に医師とパラメディカルといわれる職種の人達との関係をどのようにとらえるかが問題となります。

この点、法律の組立てがはっきりしないのです。たとえば保健婦・助産婦・看護婦法の療養と看護という概念自体も必ずしも明確ではないのです（三藤「病院における医療事故と病院管理との関連について」日本医師会雑誌六七巻一〇号）。このようにパラメディカルのいろいろな職種がありますが、その責任に関する法律の組立てがきちんと体系づけられていないので、問題が複雑になるかと思いますけれども、一番問題になりますのは、看護婦による注射に対して、医師が責任を負うかどうかの問題です。

これを民事のほうからいいますと、基本的には医師が責任を負わざるをえません。使用者責任という面と、医師の指示によって医療行為が行なわれるという面から、そうならざるをえません。

ただし、後者だけ問題になり、かつパラメディカルのほうが完全な逸脱行為をしたときには、必ずしもそうとはいえません。

たとえば、産婦人科における最近の事件ですが、骨盤位と診断がでていたのに、看護婦が陣痛のない間は大丈夫だと考えて、破水をして入院したのに、医師に連絡しないままにほおっておいて事故を生じたという場合で、病院が訴えられて、看護婦にミスがあるので、病院の経営者の責任になると判決されていますが、このようなケースでは、担当医師の責任とはいえないでしょう。

医師の責任かどうかがはっきりと問題になるのは、むしろ刑事責任に関してですが、器械の使用をめぐって医師とパラメディカルとがつながっている場合として、千葉大学の採血ミス事件があります。

これは看護婦が採血器の陰圧装置と陽圧装置とをとりちがえて操作したためにおこった事故で、採血していた医師も責任ありということで有責と判断されています。

また、同じような事件ですが、麻酔の際に看護婦が酸素ボンベと笑気ボンベのパイプの管の接続をあやまったという場合も、医師が点検・確認の義務を怠ったということで、医師にも責任ありという判断が下されています。

他方、大学病院での事故ですが、手術のときに電気メスを使うにあたって、ケーブルをあやまって接続したために、患者が火傷をしたというので、医師、看護婦とも刑事責任を問われ、看護婦は有罪だが、医師には責任なしとした判決もあります。その理由は、大学病院では診療部と手術部とが完全に機能分化され、手術をする医師は診療部に属し、看護婦は手術部に属しており、医師は手術に専念すべきであって、準備体制は手術部のほうでしておくべき問題だとして、医師には責任がないということです。

このように、大ざっぱに申して、民事ではパラメディカルの事故は医師の責任の中に入ると考えていいのですが、刑事の場合には、民事に比して区別される可能性が多いといえましょう。

④　患者の管理

以上のほかに、なお患者の管理の問題があります。

たとえば、赤ちゃん盗難事件が最近発生していますが、この問題は、医師の考えでは防ぎようがないということになるかと思いますが、もし事件になれば、法律の扱いとしては、病院側に不利になるケースではないかというような感じがします。

そのほか、患者管理の問題としては、たとえば患者同志の喧嘩による事故とか、精神病らしい入院患者を強制的に精神病院へ転院させることができるかなどの問題がありますし、さらに応招義務の問題があります。

応招義務との関連で、たらい回し事件がよく問題になりますが、たとえば休日・夜間診療の体制が地域的に整っている場合は、それとの関係で責任はないというようになる可能性も生じてきているかと思います。

⑤　文書管理

さらに問題になるのが文書の管理です。

医療事故も多くなってきていますし、治療行為をひとつずつ確認していく意味からも、病院の診療体制の中で記録を残していくという作業を重視せざるをえません。これで対患者関係が機械的になっては困りますが、やはり必要だと思います。

先ほどの能書ではありませんが、ともかく文書を入れておけば安心ということには決してならないのですが、一旦問題がおこったときの処理に役立つでしょう。

なお、文書管理と関連して、カルテはだれのものかということが問題になりましたが、カルテはあくまで医師の忘備録で、医師の診療にあたっての所有物ですから、これを渡せといわれても渡す必要はないと解されますが、ただし、裁判所から訴訟との関係で提出命令が出た場合には渡さざるをえないと考えていただいたほうがいいかと思います。そして、裁判ではカルテは決定的な資料となりますので、診療の経過を正確に記録するようなカルテの書き方も検討する必要があると思います。

手術の承諾書の問題もあります。承諾書の書き方もいろいろ検討されているようですが、承諾書を依頼書とかえてみても、基本的な点では同じです。十分説明を受けたうえで、承諾いたしましたというのが基本型でしょうが、こうした承諾書は、手術をするということは体に傷をつけるということですから、傷をつけること自体を適法とする点に意味をもっています。しかし、その手術中にミスで事故がおこった場合に、それを承諾書でカバーできるとはいえません。

ですから、承諾書をとっている以上は、ルーズにしても安心だということはいえないわけで、ここでカルテで経過の記録が大切だというのと同様に、ここでも、どのような説明をして患者が了解したのかという内容が大切なのです。この経緯を記録に残すことは意味があります。とにかく、いわゆる承諾書の効用には限界があります。

同じようなことは問診表についてもいえるわけです。患者が見てもわからないような問診事項を並べてあっても、あまり意味がありません。わかりやすい表現で問診表を作成することと、問診表はあくまで問診にあってのひとつの補助手段であると考えておくことが肝要です。ここでも文書をつくるということもさることながら、まず大切なことは、治療行為の一環としての問診の仕方はいかにあるべきかを検討することです。

なお、ご承知のように、予防接種との関係で問診を問題にした最高裁判決が、昭和五一年九月三〇日（民集三〇巻八号八一六頁）にでましたのでつけ加えておきましょう。

保健所の女医が間質性肺炎および濾胞性大小腸炎に罹患中の一歳児に行なった予防接種で事故が生じたとして、都に対して損害賠償を請求した事件ですが、第一審は、この女医は従来から接種を手がけた人で、この母親にも問診したものと推定できるとして、責任なしとし、第二審も、それに加えて、母親は子供は健康だと信じこんでいるのだから、いくら問診しても何も引出しえなかったはずだから、かりに問診していなくても問診にならないとして、これもまた責任なしと判断しました。ところが最高裁では、問診というものは個々の相手に対応して具体的になるべきで、集団接種の問診については、補助手段として問診表を使ったり、あるいは看護婦に聞かせたり、または掲示してそれに答えさせるような手段を使ってもいいけれども、本件では十分問診しているとはいえないとして、裁判のやり直しを命じています。

下の裁判所の問診推定論は、いささか雑ですが、最高裁の問診論も、事故の生じた昭和四二年当時の状況下ではきびしすぎると、医師側から批判されています。

最高裁の問診義務重視の傾向は、すでに昭和三六年二月一六日の判決（民集一五巻二号二四四頁）にも現われています。この事件は供血者の梅毒が輸血により感染したという事件で、この事件でも、体は丈夫かと聞くのと女の人と遊んだことはないかと聞くのとでは五十歩百歩で変わりはないとする医師側の反論を排斥して、いやしくも健康をあずかる医師である以上、高度の注意義務を課せられてもやむをえないとしつつ、供血者に対する問診義務を尽くしていないから、損害賠償責任ありとしています。

以上のように、文書類についていては結局、結論的なことを書いているのは、いわば気安めにすぎないので、文書整理については、まず治療行為はいかにあるべきかを考え、その一環として文書を利用し、記録を残すことを考えるという姿勢で検討しなおす必要があると考えます。

4　産婦人科の医療事故と賠償責任
——「医学上の水準」と「法の創造」——

私は産婦人科の医療事故に精通しているわけではなく、医学的な知識もきわめて乏しいので、どの程度皆さまのお役に立つようなお話ができるか、自信がないのですが、四八年の九州の医学会総会で「医療における慣行と法律」というテーマで、つづいてその後医政研究委員会で「医療過誤の現状」というテーマで、医学上の水準とは何か、それは法的処理との関係でどういう意味を持つのかという点についてお話しいたしましたので、今日も、この問題を中心にしたいと考えます。ただ、「医療過誤の現状」は、すでに日本医師会雑誌七一巻七号に掲載ずみですし、「医療における慣行と法律」も近くまた日本医師会雑誌に掲載の予定になっておりますので、基本的な考え方については、それをお読みいただくことにして、今日は、その後さらに考えたことも加味しながら、産科の問題に限定して、お話しすることにいたします。

一　民事事件における法律（法源）と裁判（法創造）

裁判というものは、形式は一応三段論法の形式で行われているようにみえます。すなわち、事件の事実関係をはっきりさせまして、それを法律にはめ込んで判決——結論を出すという形式になってはおります。しかし、その実質を見ますと、裁判が三段論法で行われるとは言えません。駅の自動販売機のボタンを押しますと、だれが押しましても同じ切符が出てくるというようなものではありません。裁判官は、事実を確定する仕事と、それをはめ込む法律を探し出してそれを解釈する仕事と、それを結合して結論を出すという仕事とを行うわけですが、裁判全体としては、機械的にまず事実を確定して法律を解釈して結論を出すという順序に作業が運ぶわけではなくて、事実の確定と法律の解釈と結論が三つどもえになりながら裁判官の心の中で固まっていくことになります。そして、事実の確定につきましては、事実を確定するにあたって、どういうファクターに重点をおくかが裁判官によって違ってくる可能性があります。また、法律の解釈にしましても――解釈とは法律の内容を明らかにするわけですが――解釈の名において、実は、本来、立法趣旨として考えられたのとは異なるものが打ち出されるという場合があり得るわけです。

たとえば――医療事故と関係のない問題ですが――借家法という法律に、期間満了により、あるいは期間の定めがなく解約の申入れにより、家主が借家人から明渡しを受けるためには自己使用の必要その他正当の事由がなければ明け渡せとはいえない、という規定があります。これは昭和一六年に設けられた規定ですが、その「自己使用の必要その他正当の事由」という表現の意味について、法律制定の際には、家主の家族が多くなった、あるいは商売をしていて店が手狭になったなどの事情は自己使用の必要にあたるから、そういう事情があれば出ていけといえると説明されたのですが、まもなく大審院は、出ていけというためには、家主に自己使用の必要があるだけではだめなので、家主と借家人との必要度を比較較量した上で正当の理由があるか否かを決定すべきである、という判決をしました。この解釈は最高裁判所にも引きつがれて現在まで一貫しておりますが、規定の「自己使用の必要その他正当の事由」という表現の文理解釈からいいましては、このような解釈は引き出せません。むしろ、当初説かれた解釈のほうが文理には合うわけです。そうしますと、客観的には、上述の裁判所の解釈は、解釈の名において実は一つの新らしい法を創造している、といわざるをえない、と思います。

これは一例ですが、このように、法は具体的な事例に即しつつ、裁判所がつくり出すものである、ともいえましょう。したがって、法律の規定は、この法をつくる材料――これを法源と呼びますが――ということになります。では、法をつくる材料――法源――としては、法律の規定だけなのかといいますと、そうではなく、それ以外に、たとえば慣習・条理などがあげられます。そして、裁判は、事実に即しつつ、これらの法源によって法的判断を形成するものである、ということができましょう。

二　損害賠償法における法律（法源）と裁判（法創造）

それでは、損害賠償法に問題を限った場合に、上述の議論がどのように結びつくかと申しますと、法律に規定がちゃんとありましても、上述のように裁判所は解釈の名において違った法を生み出す場合がありうるのですが、損害賠償の領域では、とりわけ法律の規定が少なく、民法の七〇九条に、故意または過失で他人の権利を侵害した者は損害賠償の責めに任ずる、という原則規定がおかれており、もっぱらその規定によりながら法的処理が行われております。そして、そこで問題になる要件としては、加害行為と損害との間の事実上の因果関係の存在、権利侵害、故意ないし過失があげられますが、それだけの規定ですから、法律で細かい点まで定められた領域に比べますと、上述の裁判官による法創造が活発にならざるをえない、といえましょう。

たとえば、最近の公害訴訟あるいは製造物責任の訴訟においては、被害者保護に重点をおいた法創造活動が行われているといえましょう。すなわち、上述の要件のうちの因果関係の存在については、明確に科学的に因果関係が立証されなくても、いわゆる疫学的因果関係の立証で足りるとし、また過失については、注意義務の基準を引き上げておいて、そこまでの注意を行っていないから過失がある、というような判断をすることによって、責任を認めやすくなる傾向にあるといえましょう。

三　医療事故に関する紛争をめぐる裁判（法創造）の動向と問題点
——「医学上の水準」確立への努力の必要性——

以上のような前提のもとに、考察の対象をさらに医療事故にしぼった場合に、そこでは一体どういう点が問題になるのかといいますと、医療事故の賠償責任については、医師側あるいは法律家側からいろいろの議論が出てきておりますが、その議論の流れを私なりにながめますと、少なくとも昭和三〇年代から最近に至るまでの流れとしましては、医師側の議論は、もっぱら、裁判所がどういう処理をしたか、ということの指摘、あるいはそこからこういう点を注意しなさいという注意事項の指摘にとどまっていたように思われますし、法律家の議論もまた同様に、裁判所がどういう処理をしたかということの検討に重点がおかれていたといっていいのではないかと思われます。そして、判例をみますと、裁判所も医療内容にあまり立ち入らないで、いわば第三者的な観点から、医療事故の責任問題を処理するという傾向にあったように思われます。

この傾向を示す例としては、たとえば、いやしくも生命をあずかる医師である以上は、高度の注意義務を課せられてもやむをえないというような視点からの処理とか、あるいは、医師側から不可抗力によるという立証ができない限り責任を免がれないという証明の責任の転換による処理のような、いわば外からの処理があげられましょう。

ところが最近では、以上のような医療事故の考察の仕方、裁判の仕方の限界が認識され、その限界を打ち破るためにはどうすべきかを考えざるをえなくなってきたように私には感じられます。すなわち裁判所を含む法律家側からの議論が医療の領域へなるべく立ち入らないでいたのだが、行きづまって、好むと好まざるとにかかわらず、立ち入らざるをえなくなり、したがって、最近の判例をみますと、むしろ医学の中へ立ち入って、医学上の水準とは何か、というような点を詳細に検討した上で処理するようになりつつあると思われます。また、この動きに対応して、医師側の議論も、やはりまず医学上の水準を確立する必要があるというようないわば医学に立ち返った議論が強力になりつつあると思われます。こうした医師側からの医学上の水準設定の必要の主張の例としては、松浦先生が、「現代産科婦人科学大系」の三七回月報に書かれた「産婦人科医事紛争は非常事態」があげられます。そこでは、医学上の水準設定の必要を非常に強く主張されています。

私は、裁判所が医学の領域に立ち入って処理しようとする姿勢、あるいは医師による医学上の水準確立の必要性の強調は、いずれも正しい方向といっていいと思います。反論として、医学上の水準をあれこれ論じることは少なくとも医師にとってマイナスではないか、医学上の水準をあらかじめ決めてしまわれると、それに拘束されざるをえなくなるという考え方がありうるでしょう。そして、この反論があたっている点もなくはないのでしょうが、私はむしろ、医学上の水準を正面から論ぜざるをえなくなっているのが現状だということを強調したいと考えます。医学上の水準から目をそむけている限りは、理論が停滞するのみならず、現実のケースの法的処理に関しても何らのいい解決策は生まれてこないように思われます。やはり、まず医師自らが医学上の水準とは何かを真剣に討議し確定し、それを裁判に反映させるべきですし、また、事故を起こした医師自らが正しい処理をなしうるように、プロフェッションの団体が支えるべきではないでしょうか。その支え方はプロフェッションの団体外からの評価に耐えうるものでなければならないことは当然ですが、日本医師会医師賠償責任保険は、この構想の実現を図ったものといえましょう。

四　産婦人科領域に問題を限定して
――事故の類型化による「医学上の水準」確立への途――

(i)　以上、医療事故一般についての議論をながめてみましたが、産婦人科の領域に問題を限りまして、気づいた点をお話しします。

さて、医療事故の法的処理で中心問題になりますのは「過失の有無」ですが、その過失については、医師の緊張の欠如の心理状態である、というような定義が行われますし、確かに、産婦人科の事故の中にこの定義がぴったりと感じられる事故が存在します。たとえば、中絶手術をするにあたって、患者を誤認し、中絶手術をすべきでない人のほうに中絶手術をしてしまった、というようなケースもあり、こうしたケースでは、緊張を欠いた心理状態――過失――を認めざるをえないでしょう。それに近いケースとしては、たとえば手術の際の鉗子遺残・ガーゼ遺残のようなケースも存在しますし（以下、裁判例だけでなく、日本医師会医師賠償責任保険で問題となったケースも考慮しながらお話しいたします）、さらに、中絶手術に関連して、電気吸引器の操作をあやまり、ホースが排気孔に装着されているのを失念し、そのままで子宮内に挿入してスイッチを入れたため事故が起きたというようなケースとか、旅行に行く前で気ぜわしいときに、落着かないままで中絶手術をして子宮穿孔を生ぜしめた、というようなケースもいわゆる緊張の欠如の心理的状態といえるでしょう。これらのケースは、医師側からみられましても、やはり緊張を欠いていると判断されると思います。むしろ、こうしたケースについては論じなければならない問題もありません。

(ii)　むしろ問題になりますのは、こうした主観的な緊張の欠如の心的状態が明白でなくても、客観的に、医師として尽くすべき注意義務に違反したとして過失とされる場合です。裁判では、過失を単なる心的状態とは考えないで、客観的に医師としてどういう結果発生回避義務があるかを決め、その義務を尽くしたかどうかで過失の有無を決めるという場合が多く、この、いわば「過失の客観化」の考え方が過失についての法律学の大勢となっています。そしてこの考え方によりますと、当然、「注意義務の基準」を決めざるをえませんし、ひいては、医学上の水準ないしは治療上の水準を決めざるをえない、ということになります。もちろん、医学上の水準が確定しまして、それがそのまま法律的な評価になるというわけではありませんが、やはり、医学上の水準いかんが法律上の注意義務を決めるにあたっても決定的比重を持つということは否定できません。

それでは、裁判所が医学上の水準を求める際に材料とするものはなにかといいますと、たとえば、論文として発表された有力学説を材料として医学上の水準を決め、そこから法律上の注意義務の基準も引き出しているという場合があります。あるいは、一般の臨床医の治療水準を採り、そこを基準にして過失の有無を判断している、という場合も見受けられます。あるいは行政上の通達をよりどころにして医学上の水準を決めるというような場合もあります。ただ、この場合、裁判所としては一般臨床医の治療水準はなかなかとらえがたいこともあって、ともすれば、論文として発表されている学説とか、行政上の通達など、いわば眼に見える材料にたよりやすい傾向をもつということは否定できないように思われます。が、とにかく裁判官は、以上のような材料によって医学上の水準、ひいては、法律上の注意義務を引き出すわけで、どの材料を使うかは裁判官によって違ってきますし、したがってまた、同じような事件でも裁判官によって結論が違ってくる可能性があります。いわば、裁判官によって創造される法が違ってくるわけです。このことを示すケースをご紹介しましょう。

(iii)　まず、産婦人科に関連があり、近時さかんに論じられている未熟児網膜症に関して、最近出た二つの判決を比較してみましょう。

未熟児網膜症に関する判決についてては、ご存じの方が多いと思いますが、一つはN病院の事件で、これは岐阜地方裁判所の四九年三月二五日の判決で、もう一つは、長崎市立のS病院の事件で、これは長崎地方裁判所の四九年六月二六日の判決です。なお、先ほども申しましたように、個々のケースについての裁判官の法的判断の当否を論ずるにあたっては、当該事件における具体的事実と結びついた法的判断として評価することが大切で、抽象的にこの判決は未熟児網膜症について医師に、過失ありとし、あの判決は過失なしとした、と論ずるだけでは、あまり意味がありません。したがって少し事実関係に立ち入って比較することにしたいと思います。

さて、岐阜の事件においては——医師自身は訴えられておらず、N病院だけが訴えられています——未熟児は四四年一二月二二日に生まれ、直ちに保育器へ入れられ、翌年の一月二八日で一応酸素の投与を終わっております。この間、最初は、小児科医Aが担当しましたが、一月一六日にBの担当にかわり、さらに二月一日にCの担当にかわり、三月三日にまたAの担当にかわる、というように、担当の小児科医がかわっていますが、二月の初めに担当医となったCが、それまで眼底検査をしていないのを疑問として、N病院の眼科医Dのほうへ診察を依頼しました。もっとも、CとDとは直接会ってはいないので、依頼箋と通知表によって連絡しているのですが、その結果、網膜症への移行の危険があるから毎週検査、ということになり、その後、眼底検査をくり返し、二月二〇日ごろには、さらに悪化、二月の終わりには、失明の可能性ありと診断されています。ところで患者の側は看護婦から眼の治療を受けているということを聞いていただけでしたが、三月の初めに、担当医AとDに面会に行き、そこで、回復はもはや不可能だというような回答に接しました。そこで、患者側が治療を強く要望し、天理病院の専門の医師を紹介され、その診察を受けたけれども、手おくれだという判断で、左眼だけ光凝固法を行ったけれども失明してしまいました。

大体、以上のような経過ですが、裁判所がどう判断したかといいますと、長文の判決ですが、酸素投与が未熟児網膜症の原因だったかどうかについては、その可能性は強いが、決定的に酸素が原因だとはいえないとしつつ、むしろ問題は、眼底検査にあたっての誤診とそのためにホルモン療法も遅れたし、光凝固の処置も――すでに有力な治療方法として存在したにもかかわらず――採りえなかった点にあり、その点で過失がある、としています。そして、この早期発見の遅れに加えて、「未熟児センター」と称する施設をつくっておきながら、それにふさわしい診療体制が十分確立していないではないか、ということも強調しています。

これに対して、長崎の事件では――ここでは、市と医師自身が訴えられています――未熟児は、四二年四月六日に生まれ、七日に小児科へ入院、酸素保育器へ入り、ずっと酸素を投与して、四二年六月二〇日に保育器の外へ出て――その間、三日、酸素投与を中止しています――七月六日に退院しているんですが、一一月の中旬の眼科受診で失明の診断を受けた、という経過です。

裁判所は、やはり酸素が失明の原因かどうかについては、蓋然性は高いけれども決定的原因とはいえないとしつつ、さらに眼底検査についても、すでに、かなりの時間が経過した後なので入院している間に異常が発見できたともいえないし、また、たとえその間に発見できるまでに進行していたとしても、治療方法はなかったのであるから、見過ごしたからといって過失とはいえない、という考え方をとっております。なお、光凝固という治療方法についても、ここではそれほどの評価を与えておりません。

さらに、総合病院であるS病院としての体制上のミスではないかという批判に対しては、当時においては、眼底検査の必要性は一般にはほとんど認識されていないので、体制上のミスもない、としております。

ところで、この二つの判決の比較はむずかしいのですが、この二つの判決の結論の差異に、医学上の鑑定が非常に大きな影響を与えていることは否定できないように思われます。岐阜の判決は、眼底検査の際に眼科医に誤診があった、さらに、早期に発見していれば光凝固法によって癒すことができたという鑑定――医学上の判断――によりながら過失ありとの結論を出しておりますし、長崎の判決は、それほど割り切ることはできず、むしろやむをえないとする考え方の鑑定――医学上の判断――によっております。こうして、鑑定が裁判所に大きな影響を与えているということは否定できないようです。もちろん、医師の鑑定だけが結論の違いを導いたとはいえません。裁判の結論は医師だけの責任といえないことは当然で、裁判所の価値評価が――鑑定を採用するか否かも含めて――加わって結論が出ているのですが、ただ、鑑定が大きな役割りをしているということもまた否定できないでしょう。二つの判決の差異の原因として医学の進歩と時期を問題にし、長崎のほうが四二年の事故で岐阜よりも二年早く発生しており、したがって、長崎の事件では責任ないとされたけれども、岐阜の四四年の時期になれば責任ありというべきだといえるかも問題になりましょうが、この時期の点は、私の感じでは、ここでは、あまり問題とならないように思います。

なお、付言しますと、岐阜の判決文の中でいちばん気にかかりますのは、A―B―Cと担当医がかわっている点はともかく――裁判所も、この点は過失とはいえないとしています――眼の治療をしながら患者側へ三月初めに至るまで全然説明が行われていないという点です。その点、医学上の判断とは別に私には疑問が感じられます。裁判所も、その当否はともかくとして、N病院ともあろうものが診療体制が不備だということをかなり重視しているといえましょう。

(iv)　つぎに、核黄疸による脳性麻痺に関する、やはり、結論の相反する二つの判決を紹介しましょう。

一つは、日医ニュース三〇八号でも紹介した宮崎地方裁判所の四七年三月三一日判決の事件ですが――時間もなくなりましたのでかいつまんで申しますと――核黄疸の疑いを持たないまま生理的黄疸と診断して、別段の処置をしないまま打ち過ぎたというもので、昭和四〇年二月一三日に生まれて、一四日に血尿などがみられ、一五日には血性嘔吐・黄疸が見られるようになり、一六日には新生児メレナと診断され、一八日には黄疸が強くなったのですが、一応転院を勧めたものの、そのまま二三日まで激しい嘔吐・けいれんで、ついに転院したけれども、すでに交換輸血を行ってもだめという状態になっていたというものです。

このケースでは、裁判所は、この医師は三九年に同様の核黄疸のおそれのある患者を転院させたことがあるということも指摘しつつ、昭和三〇年代には核黄疸による脳性麻痺に関する文献も相当出ており、交換輸血の実施例も相当あったのであるから、その知識を得ることは可能な状態にあり、したがって、それを前提として診療に従事すべきであるとして、医師に過失ありとしています（もっとも、核黄疸の脳性麻痺への寄与率は50％とし、慰籍料額の算定に際して考慮しています）。

これに対して、神戸地方裁判所姫路支部の四九年四月二六日の判決は、医師の側が勝訴していますが（日医ニュース三一五号参照）、やはり同じ頃、すなわち四一年一月二九日に鉗子分娩で生まれた新生児について、三一日黄疸発生。イクテロメーター値は二ないし三、生理的黄疸と診断、二月五日に退院、その際どうも調子が悪いという母の訴えで、小児科の医師甲を紹介したが、甲も生理的黄疸と診断、翌日、他の乙医師の診察を受けても、同じ診断で、さらにその翌日に他の丙医師の診察を受けて、そこで、黄疸が強いのでN病院へ行ったほうがいいと指示され、N病院へ行き、はじめて新生児溶血性疾患からの核黄疸であると診断されています（すでに交換輸血は無理でした）。この事件では、小児科医甲・乙と、最初の産婦人科医の三人が一括して訴えられていますが、裁判所は核黄疸が原因で脳性麻痺になったという蓋然性は高く、第一期症状の時点で処置をとっていれば防止しえたけれども、当時の当該地方の一般臨床医の水準からいうと、核黄疸・交換輸血に関する知識、経験に乏しく、生理的黄疸と診断してもやむを得ないとし、また、血清ビリルビン値測定の設備をもつ姫路のN・K両病院において他からの間接ビリルビン値の測定依頼に応じていなかったので検査・転院措置をとることもできなかったというような点も考慮して医師の責任を否定しています。

この二つの事件を対比しますと、宮崎の事件では、すでに同じような患者を取り扱った実績があり、加えてカルテが杜撰だったりした点の相違があるとは思いますし、黄疸の経過も違うようですが、やはり、裁判所が医学上の水準をどこに求めたかが、結論の違いに決定的影響を与えているように見受けられます。すなわち、一方は文献にのっている学説を知るべきであったという点を根拠としますし、他は当時の一般開業医としてはやむをえないという点に基礎をおいているわけです。

(v)　以上の未熟児網膜症・核黄疸のケースから明らかなように、同種の事件で判決の結論がわかれておりますが、このことがまさに問題になると思います。確かに、医学上の水準といってもそう簡単に画一的に決まるものではないとは思いますし、画一的に決めるべきものでもないとも思いますが、十分議論を尽くしつつできるだけ医学上の考え方をまとめることが望ましいということはいえるでしょう。裁判にも大きく影響しておりますし、上述の事例にみられるような形で医学上の見解――裁判所の見解が違ってくるということは好ましい現象ではないと思われます。また、事故予防の観点からいっても、せめて、未熟児の問題とか、脳性麻痺など、いわば新しい領域については医学上の水準いかんをできるだけ論じてまとめていく努力が必要だといえましょう。ちなみに、この未熟児網膜症とか、核黄疸のケースは日本医師会賠償責任保険の事例の中でもかなり出てまいります。

(vi)　さらに、産婦人科で特に問題になるのは出血を伴う事故ですが、そこでは産後の看護体制いかんがとりわけ問題になります。これに関する事例を紹介しましょう。たとえば、刑事事件として問題になった東京地裁八王子支部の四七年五月二二日の判決で、これは、帝王切開のあと出血で死亡したという事件ですが（日医ニュース三二三号参照）、他の医師にも依頼するなど十分診断をした上で帝王切開に踏み切り、手術も割合に簡単にいって、午後三時半～四時五〇分で手術が終わり、それから六時ごろまで看視した上で病室に移し、その後は、資格はないが熟練した看護婦が一時間に一回ずつ観察をしていたところ一〇時ごろに、血圧は正常だけれども脈が弱くて呼吸がおかしいという報告をしたので、そのときには注射の指示をしたにとどまったが、一二時ごろに当直室まで行って――医師の居室は同棟で近い――病状報告を受けて尿が出ているかどうか、異常がないかを確認した上で就寝したところ、夜中の三時半過ぎに急変して死亡した、という経過です。

この事件では、医師は非常に注意して手術をしており、術前・術中の処置には問題ないのですが、術後自分で看視をしないで、資格のない人にまかせておいたのがどうか、という点が中心問題になりました。そして、やはりここでも医学上の見解が二つに割れていますが、看護婦のいうように脈拍が一三〇の状態が術後から夜の一〇時ごろまで続いていたのなら、術後ショックの可能性が最も強く、そうだとすれば、それなりの処置をすれば助けられた可能性が大きいという考え方と、いやそうではない、いわゆる産科ショックであって、これはほとんど助けることは不可能だ、という考え方とが出ております。裁判所は、術後ショックとの証明も不十分だが、産科ショックとも断定できず、原因は今となっては判定できないといった上で、かりに産科ショックだとしても、鑑定のいうように少しでも助かる可能性があるのならば、そこまでの医師としての注意義務を尽くしたかどうかがやはり問題になるとしつつ、しかしこの医師の場合には無資格者に任せたとしても、看護方法にも落度はなく、急変に即応しうる体制はとられていたので、むしろ注意義務を尽くしたといえると判断して、刑事責任を否定しております。

もう一つ紹介しますと、頚管裂創縫合後の看視が問題となった東京地裁の四八年九月二六日の民事事件は、夜九時頃分娩後出血、頚管裂創があったので縫合、その後、約一時間看視後病室に移し無資格の看護助手に看護させていたのですが、翌朝出血によるショックで死亡した、というケースです。この事件でも鑑定が判決に大きく影響しております。すなわち、解剖結果から、裂創の縫合が十分でなかったのではないかというような結論を引き出すような鑑定が出ています。裁判所は、この鑑定を前提としつつ、裂創の縫合が完全にできないことも十分ありうるのだから、とくに看視に努めるべきであったのに、無資格・無経験の看護婦に任せっぱなしで自分で看視しなかったのは注意義務違反である、自分で看視していれば適切な判断と適切な処置により助けえた可能性が強いとして有責にしております。

なお、術後管理に関しては、かなり以前の判例ですが、東京地裁の三九年六月二九日の判決のように異常分娩の場合は二時間はよく観察しろというようなことをいっても、一般開業医に要求するのは無理だとして鉗子分娩による弛緩出血の場合に責任を否定しているケースもないではありません。

ところで、こういう術後管理に関するケースは、裁判になっていなくてもかなり問題になっていると思いますが、ここでもまた看護体制についての水準論が問題になると思います。積極的治療の問題でないだけに等閑に付しがちかと思いますが、それでは困ります。たとえば、上の二つの事件とも無資格の看護婦が、熟練しているにしましても、看護していますが、どうしてそうなるのかということをやはり考えてみる必要があります。やはり看護婦が足りないのではないかという感じがするのですが、それならそれで、十分看視しろという要求が法律のほうから強いにしても、医師の側からどこまでできるかという限界をはっきりとさせるべきではないか、と考えます。そして、現状は現状として、その欠陥是正のための対策を強力に推進すべきでしょう。

(vii)　以上が判例に現われた産婦人科に関する事故のうちで、とくに水準論との関係が問題となる主なケースですが、ここで、産婦人科に関して発生している事故の形体を、判例に現われないものも含めて一瞥しておきますと、分娩関係では、母体についてこのような出血性ショックがしばしば問題となるほか、非出血性のショックも同様に問題になっていますし、新生児について、吸引分娩に伴う重症仮死・水頭症・四肢の麻痺・鉗子分娩に伴う角膜損傷などの事故例が目につきます。また、分娩以外では、子宮筋腫や卵巣嚢腫手術における出血死その他の事故、卵管結紮術の事故などもありますが、やはり、中絶手術をめぐる事故紛争が多いといえます。

なお、産婦人科固有の問題ではありませんが、手術に伴う異型輸血、麻酔の事故、さらには注射の事故なども目につきます。それから、新生児管理との関係では、湯タンポによる火傷・保育器内での火傷・鼻腔栄養を行うにあたって装着させたガーゼ製手袋のほつれ糸が絡みついた結果生じた手指の壊死・貸しおむつによるメトヘモグロビン血症などに加えて、新生児取違え・盗難などの事故があります（なお、新生児管理の際の器械や貸しおむつなどから生じる事故については、メーカーとの責任分担が問題となります）。

そのほか、患者側のいいがかりと判断するほかないような紛争もかなりあります。

以上のようにみてまいりますと、事故ないし紛争の体様は複雑なようではありますが、大体、いろいろの角度から整理し類型化できると判断されます。したがってまた、その各類型について、医学上の水準いかんを常に検討していくという姿勢をとっていただけば、それが事故の法的処理に随分役立ちますし、そもそも、事故の予防に決定的意味をもつと考えます。とりあえず、高度の学説と、一般開業医の治療水準との交流・調整をどこではかるかということだけを考えていただくだけでも意味があるように思います。この点を医師側で放置されていますと、すでに述べたように、法律家の側では、医学上の水準をどこに求めるべきかに迷わざるをえず、法的処理の妥当性を欠くということにもなります。

なお、それでは、水準確立のための交流・調整はどこでなされるべきかについての私なりの感じを申し上げますと、医業がプロフェッションである以上は当然そのプロフェッションを形成する諸団体がその自己規律としてそれをしなければならない、調整の役割りはそういう団体が担当せざるをえないのではないかと考えます。

(viii) 以上「医学上の水準」こそが問題だということを強調してまいりましたが、ただ、あらゆる場合に医学上の水準がそのまま、すなわち、法的注意義務設定の基準――過失判定の基準――になるとはいえないということもまた注意していただきたいと思います。

法律のほうから事故の体様を類型化してまいりますと――この作業も必要です――いまのところきわめて大雑把なことしかいえませんが、(i)の事故などは問題ないとして、(vii)でふれた器械に伴う事故の場合には、医学上の水準を考慮しつつもなお医師の責任が重くならざるをえない場合があるのではないか、企業責任に近い処理にならざるをえない場合があるのではないかと思います。たとえば、保育器の中でやけどをしたとか、糸くずが巻きついて指の壊死を生じたというような場合には、無過失責任に近くならざるをえないのではないかという気がします。また、医療に関する積極的行為、治療の対象となっている病気以外の新しい事故をひき起こした――たとえば注射の消毒不完全で事故が生じた――というような場合には、因果関係がはっきりしている以上は過失も認定されやすくなるといわざるをえないように思います。これに対して、(iii)、(iv)のケースのように、医学の進歩に伴って新しく発生した副作用の問題とか、医学の進歩により新しく治療方法が開発されたが普及していないといったような問題については、まさに医学上の水準を中心において法律上の注意義務の基準を設定することになりましょう。

また(vi)で述べた産科ショックのように——それが不可抗力で生じたとして（産科ショックの原因いかんの究明も必要でしょう）——病気——事故——が発生しており、そのままでは死ぬであろうという状態になっている場合に不作為——看視の不十分——が死亡にどれだけの影響をもったかについても、医学上の水準いかんが法律上も決め手になるでしょう。この型では、もはや法律上の因果関係と過失とを別々に議論することもできなくなると思います。ここでは、因果関係の問題も過失の問題の中に吸収されて、結局、医学上どれだけ死亡を阻止する可能性があったか、可能として、その阻止のための治療を医師がやったかどうかという点に問題は集中されると思います。それだけに、医学上の水準が重要な役割りを果たすことになります。

以上のように、過失を場合によって区別する、換言すれば、場合によって「医学上の水準」の比重が違うというのはおかしいではないか、と思われるかもわかりませんが、むしろ、こういうように区別して論じていくほうが最終的には医師のプロフェッションとしての地位を守ることにも通じるのではないかと思うのです。こうした作業をしないで、めんどうだから無過失責任にしてしまい、保険で処理すればいいという考えをとり、過失を不問にして簡単に責任を負う方向をとることは、プロフェッションとしての地位を自ら放棄されることにならないでしょうか。やはり、高度の学問・技術により社会に奉仕する職業としていわゆる企業の責任とは違う点があるはずですから、その点ははっきりさせるべきで——一方、企業責任の類似せざるをえなくなっているのはどの点かもはっきりさせるべきです——社会的な評価に耐えられるような医学上の水準の確立に向かってできるだけ努力し、さらに、その成果を一般の先生方に周知徹底することが必要でしょう。そうすれば、それを踏まえて臨床医は治療できますし、また、患者に接するにあたってどこまでのことがやれるか、手術における危険の可能性はどうかということを説明できることにもなりましょう。患者への説明もありふれたことのようですが、こうした積み重ねが必要なわけで、患者とのいわば契約の内容も充実していくことになり、ひいては、法的処理にも資することになるでしょう。従来、賠償責任を論ずるにあたって契約責任か不法行為責任かという形での議論がよくなされますが、契約のことを論じるにしても、こういう議論をするよりはむしろ契約の内容をどう充実させるかを考えるべきではないかと思います。

以上からおわかりいただけたかと思いますが、私は、医学上の水準とはなにかを論じていただく傾向が強まれば、医療事故に関しては、過失責任主義で十分まかなえるし、また、プロフェッションの責任については、その立場をできるだけ維持すべきではないか、と考えます。ただ、念のため申し添えておきますと、過失責任主義をとるからといって、被害者救済のための行政措置をする必要もないと考えているわけではありません。大量の事故が起こったような場合には、過失の問題と別個に、行政上の救済措置を被害者に対して行うということも必要な場合があることは、むしろ当然ともいえましょう。

かけ足でまとまりのないお話をしてしまいましたが、これで終わります。

5　医療事故における医師の責任について

予防接種事故を中心に述べ、それを通して医療事故の法律問題を考えてみたい。

一　医師の責任強化の傾向

周知のように最近は従来にくらべると医療事故については被害者の法的保護が次第に厚くなっているということが指摘されている。逆にいうと、医師の責任の強化、負担の増大という傾向が現われている、ということになる。そこでまず最初に、法律的観点からみた場合に、どのような点にこの傾向が現われているのかを一瞥しておこう。まず、医師の責任は、民事責任と刑事責任とに分かれるが、医師の責任の強化という現象は、主として民事責任の側面で現われている、と考えられる。

刑事責任についても、医学・医術の発展に対応して、責任が問題となる領域は拡大し、その内容も複雑化していることは否定できないし、これに法律がどう対処するかという問題はあるが、従来よりも刑事責任の追及が厳しくなっているとはいえないように思う。そこで、ここでは民事責任に問題を限定するが、民事責任については、民法上の根拠規定は民法七〇九条で、そこには、故意または過失によって他人の権利を侵害したものは損害賠償の責任を負う、と定められている。そして、不法行為による賠償責任が発生するための要件としては、第一に、侵害行為と損害の間に客観的な因果関係が存在することが必要であるが、それに加えて第二に、権利侵害という要件（医療事故の場合には生命侵害、もしくは身体傷害ということになる）が、さらに第三に、主観的要件としての故意、過失という要件が必要である、という組立てになっている。

このような組立ての下で、現実に訴訟が起きると、侵害行為と損害との間に因果関係があるということ、加害者側に故意・過失があるということを被害者側が立証しなければならないという建前になっている。ところが、医療事故に限らず、最近問題になっている交通事故とか公害とか、社会の発展によって惹起された問題の法的処理にあたっては、どうしてもその建前を崩していかざるを得なくなってくる。たとえば、第一の要件の因果関係の立証という点については、医療事故の場合などの専門的な技術に関係があるような領域では、被害者側から因果関係を一〇〇％立証するということが非常に困難なわけである。そこで、裁判所としては、被害者側は一応因果関係の存在の蓋然性を立証すれば足り、それに対して高度の専門的技術を備えている加害者側から因果関係が存在しないという反証を挙げない限り、因果関係の存在が推定される、という考え方をとるわけである。また第三の要件である故意・過失という要件についても、裁判官が完全な過失の存在についての心証が得られなくても、特段の事情のない限りは医師側に過失があるものと推定することによって、賠償責任を認めるという傾向が出てくるわけである（詳細は「戦後民事判例における医師の過失責任」法律のひろば二〇巻六号七号）。

そして、このように取扱うと、要件の存在の認定がゆるやかになるから、それだけ賠償責任が認められ易いという結果が生じることになり、被害者の保護に厚くなるということになる。また、損害賠償の額の算定についても、特に生命侵害の場合の賠償額の算定の方式については慰謝料は別にすると、裁判所は、従来は、死亡した時点での収入額に平均余命年数を乗じて、それから生活費を控除するという形で算定し、さらにそこから中間利息を一括して控除するというやり方をしていたが、現在では、死亡後の昇給率もある程度考慮しているし、中間利息を一括して控除するやり方も合理的に修正されてきているので、損害賠償額の算定が次第に合理的になり、したがってまた損害賠償額が高額になってきているという傾向―被害者保護強化の傾向―がみられる。

以上のような傾向を、医療事故の場合の医師の側についてみると、従来より責任負担が増大することになるのであるが、こうした傾向を一般論として不当ときめつけることはできない。従来の法的取扱いにも欠陥があり、それが是正されてきているという面があることは否定できないので、一般的に漠然と、責任が大きくなりすぎたというように把えるべきではなくて、むしろ、そういった傾向の具体的内容を突っ込んで検討し、そこで不都合な点が発見されれば、それを手がかりとして基本問題にメスを加えていくという姿勢が、この医療事故の問題に関しては必要ではないか、と思う。

二　医療事故の類型化・その法的処理分化の必要

ところで、このような観点から医療事故に関する適切な法的取扱いについての解答をえようとする場合には、なによりもまず、多種多様の医療事故を整理して類型化しながら検討していくことが必要だということになる。この作業は、法律学の方でも、まだ始まったばかりで、模索の域をでないが、たとえば、単純な技術的事項に関する医療事故の型、すなわち注射、投薬などの、医師に責任があるということが明確にとらえられる場合と、医学上の判断に関する医療事故の型、すなわち、診断の誤りとか治療処置の選択の誤りなどの、医師の自由裁量性、いわゆる「許された危険」が問題となる場合とに分類して検討していく、というような考え方が現われている（藤木「医療過誤と過失」ジュリスト四二七号三〇頁）。

なお最近のように治療行為が分化してくると、複数の医師あるいはその補助者が、一人の患者の治療に関与することになるが、この場合には、いわば医療集団ないしその構成員がどういう形で責任を負うかが、問題とならざるをえないので、こういう観点からの類型化も必要だと考えられる（内田「医療行為の分担と過失犯の成否」ジュリスト四二七号）。

こうした類型化はきわめて困難である。しかし、この作業が進むと、そこに対応する法的処理方式も確立していく訳である。これから述べることも、こうした作業の一環として理解していただきたいし、と同時に試案としての域を出ていない点も了解いただきたい。

三　損害賠償の領域と損失補償の領域との分化

(1)　前述の技術的事項の誤りに関する医療事故と医学的判断の誤りに関する医療事故との分類に関係するが、私は医療事故の民事責任については、従来通り、「過失なければ責任なし」という原則（損害賠償責任）で処理されるべき領域と、むしろ医師の過失の有無を問うことなく、被害者が当然に損失補償を受けるという考え方で処理されるべき領域とに区別できるのではないか、という考え方を持っている。

(2)　私は、医学的判断の誤り、たとえば治療の選択を誤ったとか、診断を誤ったとかいう場合については、従来通り、「過失なければ責任なし」という建前で処理していくべきではないか、と思う。こうしたケースでは、医師に責任が加重されて不当な取扱いになっているという事例は実際にもあまりないのではないか、と思う。医学・医術が急速に発達してきたために、それに伴って医学的判断が分かれ、それが原因で過失の有無についての見解が分かれ、責任を負わされるということがあっても、それは法的取扱いの不当ということには直ちにつながらない問題である。のみならず、この領域で、被害者の保護ということも考慮して、過失の要件をゆるめて簡単に医師の責任を認める―無過失責任の傾向をとることは、却って問題を生じるように思う、―なぜならば、それは医師を萎縮させるし、この弊害を除去しようとすれば、無過失責任を責任保険制度で裏打ちして、あらかじめ医師の危険を分散することになり、そこから医師の責任感の減退という現象を生じる危険性があるからである。こう考えてくると、刑事責任との関係も考慮しなければならないが、やはり、この領域では「過失なければ責任なし」という建前をくずすべきではなく、医師としても、過失の存否について正面から対決するべきではないか、と考える。ただ、従来通り、過失責任で処理するといっても、正しい医学的判断が適確に法的処理に組み込まれることが絶対に必要になるので、医事紛争を処理するための裁判機構を、現在の一般の裁判手続とは別個に作らなければならない、と思う。

(3)　しかし、他方、すべての医療事故について過失責任主義を貫ぬくことは無理なように感じられる。それを感じさせるのは、昭和三六年二月一六日に出た輸血事件に関する最高裁の判決である。簡単にこの事件の問題点を指摘すると、子宮筋腫のために国立病院の産婦人科へ入院していた婦人に、担当医師が体力補強のため輸血をしたところ、給血者が梅毒にかかっていたために、輸血を受けた婦人もそれに感染してしまい、損害を蒙ったので、損害賠償を国に対して請求してきた事件である。民法に、被用者が事業の執行について他人に損害を与えた時は使用者も賠償責任を負うという規定があり（七一五条）、この規定に基づいて、この事件では国に賠償請求をしてきている。

給血者が事前に血液検査を受けており、陰性の血清反応証明書も持っており、給血斡旋所の会員証も所持しており、その検査から採血するまでの間に半カ月ぐらいしか経ていなかったのであるが、その間に実は梅毒に感染していたという場合である。原裁判所は、担当医師が血清反応の検査をしなかったからといって過失はないと判断しているし、視診・触診・聴診についても、梅毒の外見的症状が発現していない段階であるから、しなかったからといって、過失があるとはいえない、としている。

しかし、問診についてだけは、体は丈夫かと聞くだけでなく、もう少し突っ込んで問診をすれば判明したのではないか、すなわち、潜伏期間中の感染を見つけ出す科学的方法がなく、しかし罹患の危険性がある以上、残された途は問診以外にないのであるから、危険の有無を推知するに足りる事項を問い、危険がないことを確かめてから採血すべきであったとし、問診の義務を怠った点で医師に過失ありとし、したがって国に賠償責任を負わせたのである。

そこで国側が上告して、最高裁へ持ち込んで次のように主張した。すなわち、血液斡旋所の会員証を所持して陰性の証明書を持っている場合には、検査を省略するというのが医学上の慣行であって、この慣行にしたがった医師に果して問診の義務があるか、この場合に問診義務を設定しても無価値である、また問診の義務が仮りにあるとしても体が丈夫かと聞くことと、それ以上に女と遊んだことはないかというように聞くのとでは、五十歩百歩でなんら効果はないのではないか、などと主張をした。

これに対して最高裁は、たとえ問診を省略してもよいという医学上の慣行があるとしても、注意義務の有無は法的判断によって決定されるべき事項であって、慣行が行なわれているというところから直ちに注意義務が否定されるということにはならないとし、やはり問診の義務はあるとし、いやしくも人の生命および健康を管理すべき医業に従事している以上は、その業務の性質に照らし、危険防止のために実験則上必要とされる最善の注意義務を要求されるのは止むをえないとして、医師の過失を認め、国に賠償責任を負わせた。この判決をみると、被害者保護のためには賠償責任は認めざるをえないが、この結論を出すためには、現在の法律の建前では、医師に過失があるということにしなければならない。また、医師自身が支払うのでもない、そういう考慮から、医師にシワを寄せすぎているように感じられる。医学上の慣行があっても法的判断は別だとして両者を簡単に切り離すことは疑問であると思うし、いやしくも医師たるものは最善の注意義務を要求されても止むをえないというような一般的、抽象的な理由づけで処理することも疑問である。この事件では医師に過失ありという判断をするのは、医師に酷なような気がする。しかしだからといって、医師の過失を否定すると、現在の法律の建前では被害者が賠償を国から取れないということになるが、この事件の被害者はやはり保護されるべきであろう。

医師の顔を立てようとすれば被害者の保護に欠けることになるし、被害者の顔を立てようとすれば、医師にシワを寄せざるをえないという矛盾があるわけである。そして、この事件から、医師の過失—賠償責任ということを問題にしないで、被害者に対する損失補償という考え方を導入せざるをえない領域があることが、看取できると思う。

(4) では、一体どういう領域のものが、これに当るのであろうか。この点、まだ確定できていないのであるが、典型的な場合としては、予防接種の事故が挙げられるかと思う。予防接種には、周知のように、予防接種法で接種が義務づけられているものと、行政指導として接種を勧奨しているものとがあるが、そのうちの前者における事故の問題である。これも、さらに、市町村長がやる定期の予防接種を受ける方法と義務者が定期内に自発的に一般の医師に申し出て接種を受けたり、工場などで受けたりして、その証明書を市町村長に提出するという方法とがあり、前者を強制接種、後者を任意接種と称しているようであるが、この両者は、これから述べる問題については区別する必要はない、と考える。

ところで、この予防接種法に基づく予防接種については、時折事故を生じ、医師の過失が問題となる。その事故の類型としては、ワクチン自体に重大な欠陥があった場合、接種時の他の病菌が混入した場合、ワクチンの種類・接種量を間違えたり、またはワクチン以外の薬液を注射した場合、被接種者が特異体質だった場合などがあると思うが、原因不明の場合もかなりあるといわれている（成田「予防接種事故の法的責任とその被害者救済」ジュリスト四〇六号）。

この原因不明の場合についてみると、被害者が国または地方公共団体から損害を賠償してもらうためには、やはり医師（予防接種の行なわれる過程では医師以外の者の過失も問題になるが、ここでは医師に問題を限る）の過失を立証しなければならない、という建前になっている。この場合に適用される法律は国家賠償法という法律の第一条であるが、国家賠償法の第一条は、国または公共団体の公権力の行使にあたる公務員がその職務を行なうについて、故意、または過失によって違法に他人に損害を加えた時には国または公共団体が賠償責任を負う、と定めている。この規定でいくと、前に掲げた七一五条の場合と異なって、被害者は医師を相手としては賠償請求できず、必ず国または地方公共団体を相手として訴を起こさなければならない（地方公共団体に対してだけでなく国に対しても訴えられる—国家賠償法第三条参照）、また、国もしくは地方公共団体は、医師に故意または重過失がない限り支払った賠償額を医師に求償していくことはできないということになっている。なお付言すると、医師会経由で一般医師が予防接種業務の委託を受けるという場合にも、もし事故がおきれば、やはり国家賠償法の規定が適用されるかが一応問題となる。すなわち①予防接種は公権力の行使かどうか、②そうだとして委託が許されるか、③その医師は公務員かというような問題が出てくるわけである。①の「公権力」の内容については、学説が分かれており、警察力の行使、登記官吏の登記、税金の滞納処分などの権力作用の場合のみが公権力の行使で、学校の教育活動のような非権力的作用は公権力の行使に該当しないという考え方と、後者も公権力の行使に含まれるという考え方とが対立しているが、予防接種は義務の履行が罰則で担保され即時強制の性質を備えているから、公権力の行使にあたると解されているし、この点は問題ない、と思う。また②については、公権力の行使を委託するのではなく医師が公権力の支配内に入るわけで、問題ないといえるし、③についても、契約に委託という言葉が用いられていても地方公務員法三条三項三号の地方公務員に該当すると解して妨げない、と考えられる。契約書に委託という言葉が用いられているからといって、それを直ちに民法が規定する「委任」と同視して、議論をすべきではない。細かい事は省略するが、大切なことは、現実の契約の実体に則して考えていくことで、この場合には、公権力の支配下に入る点では従属性をもつことは否定できないとしても（この点で公務員に準ずる地位におかれる）、医療に関する判断の独立性は維持している、と考えるべきだ、と思う。こういう形の契約が存在しても、少しもおかしくないし、法律上無効などとはいえない。ともかく、医師が委託を受けた場合も、国家賠償法の規定で処理できるといって差支えないわけである。そして、地方医師会では、医師会員の代理として、国家賠償法と同じ取扱いをするという内容の契約書を地方公共団体との間にかわしているところが多いようであるが、その契約も、黙っていても国家賠償法でいけるだろうところを、上述のような反対論もあるので、明確に念を押しておくという意味をもつものであるから、契約内容が国家賠償法の定める範囲にとどまるかぎり、もちろん有効である。

以上のように、私は委託方式の場合に国家賠償法が適用されるかどうか、委託契約が有効かどうかという点はあまり問題にする必要はないのではないか、と考える。ここで本論に返るが、むしろ問題は、国家賠償法の規定が適用されるとしても、医師に過失があるということが証明されないと被害者は救済されないし、他方、被害者を救済しようとすれば無理をしても医師の過失を肯定せざるをえないという点にあるのではないか、と考える。そして、予防接種の実態からいって、医師に過失がなくても過失を負わせることになるような場合が生じやすいと考えられる。この矛盾を解消するために、私は、予防接種事故については、初めから医師の過失を問うことなく、国または地方公共団体が被害者に損失補償を行なうこととし、医師が刑事責任を問われる場合に限り医師への求償を認めるといった形の法律の立法化を図るべきだ、と考える。結局、損害賠償という考え方から損失補償という考え方への転換ということになると思うが、このような立法によって、被害者の救済が十分になるとともに、被害者救済のために、不当に医師へ過失のシワ寄せをされることも防げる、と思う。

四　むすびにかえて

以上述べてきたように、現在のところ、私は、適切な裁判機構をつくった上であくまでも過失責任の建前で処理していく領域のほかに、予防接種の事故のような領域については、被害者と医師の両方の立場を考慮して、損失補償の考え方を導入すべき必要があるのではないか、と考えている。しかし、任意接種の場合まで含めていいかも問題になると思うし、この考え方を、予防接種以外の医療事故について、責任の主体（たとえば健保制度の下では組合ということになるかどうかなど）、責任保険制度などとの関係も考えながら、どの範囲まで押し広げていけるのかという点も問題であり、これらの検討が今後の課題である。これらの点についてのご意見を伺えれば幸いである。

6 医療事故に関する紛争の法的処理
――とくに小児科医療に関連して――

医療と法の繋がりを、医療事故に関する紛争に対象を限定して考察する。まず、紛争の法的処理の中心課題は、当該事件の事実に即しつつ医師の注意義務の規準を設定する作業（法創造活動）にあると解すべく、この角度からとらえれば、紛争への対応策も、ひいては事故防止策も自ら明らかになるのではないか、という見解を述べる。本稿は小児科領域における医療事故の紛争例を検討するに当っての素材を提供しようとするものである。

一　はじめに

小児科医療に限らず、医療は種々の面で法律ないし法と関係を生じる。いま医師の立場から眺めると、まず患者と交わる診療の面では、プロフェッションとしての医師の法的位置づけをした医師法が問題となるし、医療事故をめぐる紛争の法定処理が、さらには、この事故問題と密接に関連しつつ医学・医術の発展に伴って顕在化してきたところの、医師による生命支配の諸問題――人工妊娠中絶、人工受精、人工臓器、臓器移植、安楽死など――が問題となる。また、医療環境の面では、病院、診療所の取締法たる医療法とか、パラメディカルを規制する保健婦助産婦看護婦法をはじめとする諸法律などが問題となるし、地域の医療環境と関連して、予防接種法、学校保健法、休日・夜間の診療体制、救急医療体制などの諸問題も浮び上ってくる。さらに、医療経営の面では、経営形態のあり方――医療法人問題、いわゆるグループプラクティスなど――が問題となるし、医療経済のあり方も健康保険法、国民健康保険法など一連の社会保障法との関係で問題となり、雇用関係も問題となる。したがって、本特集号の趣旨に沿うためには、これら諸問題を包括して論じなければならないのかもしれない。しかし、それでは、単なる問題の羅列に終る恐れが大きい。そこで、本稿では、上記の諸問題のうちから、他の諸問題ともかかわり合うことが多いと思われる医療事故に関する紛争の問題だけを採り上げて、そこでの医療と法との繋がりを論じることにした。

ところで、考察の対象を医療事故に関する紛争に限定するといっても、本稿は、医師のための即効的な紛争処理の手引としての役割を演じようとするものではない。なるほど、医師側からみれば、かかる手引の掲示こそが法律家の役割ではないか、と考えられるかもしれない。現に、医師側からの要求に応えたかの如き手引書は存在するし、その意義を否定しさることはできない。しかし、まず大切なことは、医師に対して、法律ないし法とは何かを考えるための素材を提供することではないか、と考える。というのは、医師には、ややもすれば、一方で、法律を紛争解決の万能薬と誤信して安易に法律家に縋りつつ、しかも他方で、紛争処理の結末——裁判の判決——を安易に非難するといったような傾向が見受けられるが、こうしたいわば貴方任せの傾向——客観的にみれば医療と法との遊離の現象——を生じる原因は、やはり医師の法律ないし法に対する理解の不足にあり、さらにこうした理解不足を生み出した責任は、医師に働きかけない法律家の怠慢にある、と思われるからである。この怠慢の償いをいくらかでも果すことによって、医療と法との遊離を防ぎつつ、そこから真の紛争処理の方策を築く手がかりを示すことが、本稿の目的である。なお、できるだけ実例を引用しながら論じていくことにするが、紛争の実例を一括し検討の対象とはしていない。

二　民事事件における法律（法源）と裁判（法創造）

医療事故に関する紛争の法的処理の問題に入る前に、民事裁判の過程で浮び上ってくる「法律」と「法」との関係についての一般論を述べておこう（刑事裁判については、私の専門外なので一応、除外する）。

裁判は、三段論法の形式によって行われるといわれる。すなわち、当該事件の事実関係を確定し、この小前提を大前提たる適用されるべき法規に当てはめて結論としての判決を下すという形式をとる、とされる。しかし、その実質をみると、それは、誰が行っても同じ操作、結論になるといったような機械的作業とはいえない。裁判の過程では、当該事件の事実を確定する作業と、適用法規の内容を明らかにする法律解釈の作業と結論とが三つ巴になりながら、裁判官の心の中で次第に形を整えていくのであり、したがって、かりに同じ事件を複数の裁判官に担当させたとすると、裁判官によって、事実の確定の仕方や適用法規の解釈が——したがってまた結論も——異なる可能性がある。一言でいえば、裁判はまさに実践なのである。

ここに法律解釈の実践的性格を明らかにする一例を挙げよう。医療とは無関係な例であるが、借家法という法律で、期間満了の際に家主が借家契約の更新を拒絶し——期間の定めのない場合には解約の申入れをし——借家人に明渡を請求しうるためには、「自ラ使用スルコトヲ必要トスル場合其ノ他正当ノ事由アル場合」でなければならない、と定められている（借家法一条ノ二）。この規定は、昭和一六年に新設されたが、その当時、政府は、家主側の家族が増加したので世帯を分ける必要がある場合などは、この法文の「正当ノ事由」に当ると説明し、大審院もまた、家主側に店舗拡張の必要があれば「正当ノ事由」に当ると判決した。ところが、間もなく大審院は見解を改め、「正当ノ事由」があるというためには、家主側に必要性があるというだけでは駄目で、家主側と借家人側の双方の利害得失を比較考量した上で決すべきである、と判決するに至った。そして、この見解は、最高裁にも引き継がれ、現在まで一貫した解釈となっている。しかし、このような解釈は、法文の文理解釈としては出て来ない。むしろ、法文をそのまま読めば、制定当時の解釈の方が無理がない、といえよう。にもかかわらず、裁判所が文理を離れた解釈をしたのはなぜか。それは、住宅事情の変化に対応する妥当な結論を引き出そうとしたためにほかならない。そして、ここでは、法律の解釈とはいっても、客観的にみれば、解釈の名において実は法律の規定の修正が行われている、といわざるをえない。換言すれば、裁判所は、具体的事件をとおして、法律とは別の新しい法を創造した、といえよう。

この事例は、法律解釈の実践的性格を端的に示しているが、さらに、これを手がかりとして掘り下げると、そもそも最初から法律と法とを明確に区別しておくことが望ましい、ということになる。すなわち、法律は、慣習、条理などともに、法を創るための材料――法源――として存在するにすぎず、具体的事件に即しつつこれらの法源を使ってなされる裁判所の判断こそが法である、と解すべきであろう。従来、この法律と法との区別をはっきりさせていなかったために、上記のような事例において、妥当な結論を出そうとすればするだけ、法律の解釈という名を借りて無理をせざるをえなかったといえよう。この事例についても、法律と法との区別を前提としつつ、裁判所は――法律ではなく――条理を法源として法を創造したと組み立てる方が素直であろう。ともあれ法は、具体的な事件と結合した法判断として、裁判によって創造される、ということを指摘しておきたい。

三　損害賠償法における法律と裁判（法創造）

上述のように、裁判においては、法律の規定があっても、なお解釈の名において法創造が行われるが、損害賠償法の領域では、法律の規定が少なく、もっぱら「故意又ハ過失ニ因リテ他人ノ権利ヲ侵害シタル者ハ之ニ因リテ生ジタル損害ヲ賠償スル責ニ任ズ」（民法七〇九条）という不法行為責任に関する原則規定に基づいて裁判が行われることになるために、それだけ裁判による法創造活動が活潑にならざるをえない、といえる。

本来、この規定から抽き出される不法行為成立の要件としては、(i)被告の行為と原告の損害発生との間の因果関係の存在、(ii)被告の行為が原告の権利を侵害したこと、(iii)被告に故意、過失があることの三点が挙げられ、その挙証責任は、いずれも損害賠償を請求する原告側にある、と解されてきた。しかし、現在では、とりわけ交通事故、公害、製造物責任などの各領域において、主として被害者保護の観点から、各要件をめぐる法創造が盛んに行われている。たとえば(i)の要件については、公害訴訟における疫学的因果関係論にみられるように、原告は因果関係の蓋然性を立証すれば足りるとして原告の負担を軽減し、(ii)の要件については、権利侵害という要件をより広義の違法性という要件におきかえた上で、違法性の有無は被侵害利益の種類と加害行為の態様との相関関係で決すべしとし、さらに公害訴訟では、これを社会生活上受認すべきだとされる範囲を越えたかどうかで決すべしとして（いわゆる受認限度論）、

(ii)の要件の適用範囲を拡大し、(iii)の要件、とくに過失については、それは単なる心理的緊張の欠如を意味するものではないとし、一般標準人を基準とする注意義務を設定し、そこまでの義務を尽くしていなければ――予見可能性があった、結果回避義務を怠ったなどの理由づけで――過失ありと判定すべきだとし（いわゆる過失の客観化）、加えて「事実上の推定」論なども用いることによって、過失の認定を容易にしようとするなど、被害者保護を図るための種々の操作が行われつつある（なお、(iii)の要件については、過失の有無を問うことなく責任を負わせるべきだとする無過失責任主義が立法論として有力に主張され、大気汚染防止法、水質汚濁防止法ではこれが採用されているし、自動車損害賠償保障法でも無過失責任に近い取扱いがなされている）。そして、以上のように解すると、(ii)と(iii)の要件の内容は著しく類似してくるところから、学説上は、もはや(ii)と(iii)を別個に論じる必要はなく、両要件は一本化して論ずれば足りるとする見解すら現われているのである。ここまでくれば、上述の原則規定は完全に姿を変えた、といわざるをえないであろう。

以上から明らかなように、損害賠償法の領域では、法律から離れた法創造活動が盛んに行われているのである。

四　医療事故に関する紛争と裁判（法創造）

医療事故に関する民事事件も、不法行為責任に関する原則規定に基づいて裁判されることが多いが、そこでも、三で述べたところと同様の傾向が現われている。たとえば、

① 三(i)の因果関係の要件については、やはり原告は因果関係の蓋然性を立証すれば足りるとする最高裁判決が出ている。すなわち、化膿性髄膜炎で国立病院に入院中の三才の小児がルンバールの施術を受けたあと、突然嘔吐、けいれんの発作を起し、右半身けいれん性不全麻痺、知能障害、運動障害などを生じたとして、国が損害賠償を請求されたという事案において、第一審は、ルンバール→脳出血→病変の因果関係は認められるが担当医に過失はないとし、第二審は、そもそも病変の原因として、第一審の指摘しているもののほかに、化膿髄膜炎またはこれに随伴する脳実

質の病変の再燃ということも考えられるのであり、いずれとも判定しがたく、因果関係自体がはっきりしないとして——理由づけは異なるが——いずれも損害賠償請求を斥けたのに対して、最高裁は、「訴訟上の因果関係の立証は、一点の疑義も許されない自然科学的証明ではなく、経験則に照して全証拠を総合検討し、特定の事実が特定の結果発生を招来した関係を是認しうる高度の蓋然性を証明することであり、その判定は、通常人が疑を差し挟まない程度に真実性の確信を持ちうるものであることを必要とし、かつ、それで足りる」としつつ、特別の事情のないかぎり、ルンバール→脳出血→病変の因果関係を肯定するのが相当であるとして、第二審の判決を破棄して差戻している（最判昭和五〇年一〇月二四日判時七九二号、ただし、まだ、担当医が有責と判定されたわけではない）。

② また、三(iii)の過失という要件についても、次のような操作が行われている。

(a) 過失の有無を判定するにあたって、注意義務の基準を高度に引き上げ、そこまでの注意をしていないから過失がある、とする理由づけが行われている。たとえば、しばしば引用される事件であるが（小児科に関するものではない）、給血者が梅毒に罹っていたために輸血を受けた入院患者（国立病院）が梅毒に感染し、国が損害賠償を請求されたという事案において——給血者は半カ月位前に血液検査を受けており、陰性の血清反応証明書と給血あっせん所の会員証を所持していたというような事情があったが——原審が、なるほど採血の時点では視診・触診・聴診などをしてみても梅毒に罹っていることを知りえないが、他に方法のない以上は、問診を尽くすべき義務があるものというべく、ただ「体は丈夫か」と発問しただけでは問診義務を果したとはいえないとして医師の過失を認めたので、国側が上告し、このようなケースでは問診を省略するのが医学上の慣行であるし、原審のような問診義務を医師に課すのは難きを強いるものであると反論したが、最高裁は、医学的慣行がそのまま法的注意義務の基準になるとはいえないとしつつ、問診義務違反を肯定するにあたって、「いやしくも人の生命及び健康を管理すべき業務（医業）に従事する者は、その業務の性質に照し、危険防止のために実験上必要とされる最善の注意義務を要求されるのは、已むを得ない」としている（最判昭和三六年二月一六日民集一五巻二号二四四頁）。

(b)　医療事故を不法行為責任の問題としないで、医師と患者との間の診療契約違反すなわち債務不履行責任の問題として構成し、そこから過失の挙証責任を転換して、原告側には被告の過失を挙証する責任はなく、むしろ被告側が不可抗力の挙証をしなければならないとし（商品取引の契約違反における賠償責任などについては、従来から、このように解されている）、不可抗力の証明がない以上は被告に責任がある、とする理由づけも行われる。たとえば、胸部の痛みを訴える患者を筋肉痛と診断した開業医が、ザルピラエスとビタミンDとの混合注射をしたところ、患者がショック死したという事案において、医師の診療契約違反——債務不履行責任——の問題として医師に不可抗力の立証を要求した高裁判決がある（大阪高判昭和四七年一一月二九日判時六九七号。ただし、この事件では、死体解剖の結果、患者の異状体質が判明したなどの事情から不可抗力の立証があったとして、結局、医師は無責とされている）。

(c)　(b)のように、過失の挙証責任をはっきりと転換するわけではないが、医療行為と事故との間に因果関係があることが明らかならば、そこから過失を推認する、という理由づけも行われる。たとえば、しばしば問題となっているが、副鼻腔炎の治療のために鼻内篩骨洞開放手術を行った際に失明という結果を生じたという事案において、手術と事故との因果関係が存在する以上は、不可抗力の立証がないかぎり手術をした医師に過失があったものと推定すべきである、とした高裁判決がある（東京高判昭和四四年五月三〇日高民二二巻三号。尤も、この判決は、この理由づけだけで事件を処理しているのではなく、さらに医師の手技の内容に立ち入りつつ過失の理由づけも行っている）。

このようにみてくると、医療事故の領域においても、裁判による法創造活動は盛んであることが明らかになるのみならず、その法創造活動によって、実質的には、過失なければ責任なしの建前——過失責任主義——が意味を失い、過失の有無を問わず責任を負う建前——無過失責任主義——にきりかわりつつあるのではないか、と感じられるかもしれない。しかし、そうではない。なるほど上述の諸例においては、主として法律的操作によって——医学・医療の領域に立ち入ることを避けつつ——裁判が行われているが、このような法律的操作に限界があることは明らかである。医学・医療の領域に立ち入らない以上、医療事故紛争の適正な法的処理は不可能である。そして、実際に、最近の裁判の傾向としては、詳細に医学上の議論を検討しつつ医師の注意義務の基準を設定していくという姿勢が大勢を占めつつある、といってよいであろう。したがって、医療事故の領域においては、過失責任主義は維持されているといってよい。ただ、どのように医学・医療とかかわるべきか、その方法についてはなお模索している段階にあるように思われる。

以上のような認識を前提としつつ、項を改めて、今後の医療事故紛争の法的処理のあり方を考えてみよう。

五　医療事故に関する紛争の法的処理（法創造）のあり方

四で述べたように、医療事故紛争の裁判の中心課題は、個々の事件について、そこでの医師の注意義務の基準を設定していくという形での法創造活動であり、現在は、そのための法の領域から医療の領域への関係づけの努力が行われている段階だとすれば、今後、医療事故紛争にどのように対処していくべきかも――医師のあり方も含めて――自ら明らかとなろう。

(1)　まず第一に、過失責任主義が堅持されるべきである。すでに述べたように、自動車事故、公害、製造物責任の領域においては、無過失責任主義の導入が図られているが――その当否も問題であるし――医療事故をそれらと同視することはできない。医師の責任は、自動車という危険物を扱う者の責任、大気汚染、水質汚濁のような環境破壊を媒介として健康ないし生活環境に被害を生ぜしめた企業の責任、欠陥商品を流通させることによって健康被害を生ぜしめたメーカーの責任などとは本質を異にする。それは、すでに損なわれ悪化しつつある生命と対決してその回復を図る者の、しかも一般市民とも企業とも異なるいわゆるプロフェッションたる者の、責任なのである。それでは、プロフェッションとは何か。それは、「学識（科学または高度の知識）に裏づけられ、それ自身一定の基礎理論をもった特殊の技能を、特殊な教育または訓練によって習得し、それに基づいて不特定多数の市民からの依頼に応じて具体的奉仕活動を行い、もって社会全体の利益のために尽す職業である」（石村善助・現代のプロフェッション参照）。したがって、科学や高度の知識に支えられた技術を駆使すること、その技術を支える理論が存在することがプロフェッションの本質であるし、そこからまた当然に、その属性として、一方では、ライセンス制、独占権、自由裁量権、依頼者のプライバシーへの侵入の許容などの諸特権が付与されるとともに、他方では、不特定多数人に対する開放性（医師の応招義務）、依頼者の秘密保持、中立性の維持、勧誘・宣伝の制限、倫理的自己規制などの諸義務が課せられる。そして、そうだとすれば、その法的責任を問う場合にも、その特性――とくに裁量性――を尊重しつつ、しかもそれと厳しく対決して注意義務のあり方を問うという形をとらざるをえない。換言すれば、過失責任主義を堅持しなければならないのである。したがって、責任を問われる医師もまた、プロフェッション性を安易に放棄することは許されない。その裁量性の当否を常に反省しつつ、しかも自己主張を強くなすべきである。従来、伝統的な三大プロフェッションとされる聖職者、弁護士、医師は、企業が生産活動を担当してきたのに対して、いずれも人生・社会の消極面の治癒・回復を目的として活動してきたが、現在では、企業のプロフェッション化と相まって、プロフェッション崩壊の危険を生じている。しかし、かりに医師がそのプロフェッション性を放棄し保身医療に走ったとすれば――そして法的責任の面では過失責任主義を放棄したとすれば――それは医療全体の崩壊につながるであろう。やはり、プロフェッションの内容を再編成しつつ、その特性の維持に努めることが必要なのである。

ただ、以上のように論じたからといって、凡ての医療事故について過失責任主義を押し通そうというのではない。たとえば、医療機械から生じた事故などについては、むしろ企業責任についての取扱いを類推して処理されるべきであろう。

(2)　医療事故紛争の裁判の中心課題が当該事件の事実に即した医師の注意義務の基準の設定にあるとすれば、裁判の場に、正しい医学的判断が導入されなければならない。そして、そのためには、現在、硬直化しているように思われる鑑定制度の活用が必要である。鑑定制度のあり方が再検討されなければならない。

なお、証人としての医師の役割も重大である。たとえば、前医が当事者になっている裁判で、証人たる後医が自己の責任を回避する目的で安易に前医を批判するようなことがあってはならない。このような意味で述べられているのならば、しばしば挙げられる「後医が前医を批判してはならない」という命題も妥当性をもつ、といえよう。

(3)　注意義務の基準は、個々の具体的事案に即して創造されるものである。したがって、すでに類似の事実について裁判例が出ていても、事実関係を対比して違いが見出される場合は勿論のこと、そうでなくても先例が不当だと思われる場合には、法創造への努力を放棄すべきではない。つぎに参考までに、類似の事件で結論を異にする判決が出ているケースを紹介しておこう。まず最近社会問題となっている未熟児網膜症について、結論の異なる二つの判決が出ている。一つは、岐阜地裁昭和四九年三月二五日の判決（判時七三八号）で、病院の責任を認めたのに対して、他の長崎地裁昭和四九年六月二六日の判決（判時七四八号）は無責と判断している。前者は、未熟児が昭和四四年一二月二二日に生まれ、翌年二月はじめに小児科が眼底検査を眼科に依頼、網膜症へ移行の危険ありとされ治療したが、悪化、三月はじめに家族が知ったときにはもはや回復不能であったという事案で、N病院が訴えられたのであるが、判決は、酸素投与が未熟児網膜症の決定的原因とまではいえないが、むしろ問題は、眼底検査にあたっての誤診と、そのためにホルモン療法が遅れ光凝固法の処置も採りえなかった点にあり、そこに過失があるとしつつ、加えて、「未熟児センター」と称する施設をつくっておきながら、それにふさわしい診療体制が確立していないという点を指摘している。これに対して、後者は、未熟児が昭和四二年四月六日に生まれ、酸素投与の後、七月六日に退院、一一月中旬の眼科受診ではじめて失明の診断を受けたという事案で、S病院における事件であるが、判決は、やはり酸素が失明の決定的原因とまではいえないとしつつ、眼底検査についても、入院中に異常を発見しえたともいえないし、また、たとえ入院中に発見できるまでに進行していたとしても、治療方法はなかったのだから（光凝固法にもそれほどの評価を与えていない）、看過したからといって過失とはいえないとし、さらに、当時、眼底検査の必要性は一般に認識されていなかったので、診療体制上のミスもない、としている。この二つの判決の比較は困難であるが、医学上の鑑定の相違が判決に大きな影響を与えていること、前者は後者より二年遅れた時期の事故であること、前者では、眼底検査をしながら小児科と眼科との連絡が不十分で、子供の家族への説明もしていなかったという診療体制の不備が重視されていること、などが注目されよう。

つぎに、新生児の核黄だんによる脳性麻痺についても、結論の相反する判決が出ている。すなわち宮崎地裁昭和四七年三月三一日の判決（判時六八二号）は医師有責とし（なお、同じ結論の判決として、東京地裁昭和五〇年一月二〇日判決、判時七六四号がある）、これに対して神戸地裁昭和四九年四月二六日の判決（判時七八二号）は無責としている。前者は、昭和四〇年二月一三日に生まれその翌日には血尿がみられ、一五日には血性嘔吐、黄だんがみられ、一六日には新生児メレナと診断、一八日には黄だんが増悪、一応転院すすめはしたが、実際には二三日に転院、交換輸血を行ったが効果がなかったという事案で、判決は、この医師はかつて同様のケースで転院させた経験もあるし、この問題に関する文献も相当出ており、交換輸血の実施例も相当あり、知識をうることは可能であったとして、医師の過失を認めた。これに対して、後者は、昭和四一年一月二九日生まれで、三一日に黄だんが発生、イクテロメーター値二ないし三で産科医は生理的黄だんと診断、二月五日退院、その際、診療した小児科医も生理的黄だんと診断、さらに翌日、翌々日と二人の医師の診察を受けたのち、N病院へ入院、はじめて新生児容血性疾患からの核黄だんと診断されたが、すでに交換輸血は無理な状態にあったという事案で、産科医も小児科医も訴えられたが、判決は、第一期症状の時点で処置をとっていれば防止しえたけれども、当時その地方の一般臨床医の水準からいえば、生理的黄だんと診断してもやむをえないし、ビリルビン値測定の地域体制も整っていなかったとして、医師の責任を否定した。この二つの判決を対比すると、前者は、類似の臨床例を経験していた、カルテがずさんだったというような点も指摘できるが、両者の違いを生じた決定的原因は、医療上の水準の定め方の違いにあり、前者が文献による知識を重視するのに対して、後者は一般開業医の医療の実際を重視している、といえよう（なお、未熟児網膜症、核黄だんによる脳性麻痺については、三藤「産婦人科の医療事故と賠償責任」日本医師会雑誌七三巻三号参照）。

(4)　医療事故紛争の裁判の中心課題が具体的事実に即した医師の注意義務の基準の創造にあるとすれば、盛んに論じられているところの、不法行為責任か債務不履行責任（診療契約責任）かという議論は意味がない、といってよい。債務不履行責任と構成すれば挙証責任が転換されるといってみても、実際上の取扱いには差異を生じないし、場合によっては、裁判官が医学領域に立ち入っての検討を十分に行なわないままで判決を下す場合の、気休めにも似た補強材料として利用される恐れすら考えられる。大切なことは、不法行為責任か債務不履行責任かを論じることではなくて、医療の裁量性の範囲いかんを正面から問いつつ、具体的事実に即した注意義務の基準を設定していく作業である。挙証責任は、その際に問題となってくる個々の事実について、しかも副次的に問題になるにすぎない、と解すべきであろう。

(5)　当然のことながら、プロフェッションはプロフェッション団体を形成するが、この団体によって、プロフェッションの責任処理の機構が確立されなければならない。ただし、この処理機構は、適正で公平なものでなければならず、医師の利益の擁護のみを目的とするものであってはならない。そして、ここでも上述の方向での法創造が行われなければならない。

なお、このような紛争処理機構の例として、昭和四八年に発足した日本医師会の医師賠償責任保険制度を挙げることができる。この保険制度は、日本医師会自身が保険契約者となって東京海上を幹事会社とする大手の損保会社五社と保険契約を締結して保険料を支払い、被保険者たる日本医師会A会員が医療行為による事故につき賠償責任を負わなければならなくなったときに、その賠償金のうち一億円までを保険金でカバーするものであるが（ただし、賠償金のうちの一〇〇万円までは自己負担。なお、事件の付託は、都道府県医師会経由で日本医師会へなされる）、その特色は、A会員の経済的保証を図っているだけでなく、医学・法学の学識経験者をメンバーとする中立的な責任判定機構——審査会——が設けられ、実際に活躍している点にある。そこでは、まさに上述の方向での、注意義務の基準設定という法創造活動が、全国的規模で実現されつつあるのであり、その役割はきわめて大きいといえよう（この制度の詳細については、日本医師会の会員への配布資料、「日本医師会医師賠償責任保険の解説」参照）。

(6)　医師の立場からは、(5)の判定機構によるコントロールを受けることなく、患者側との個別交渉によって示談し、金銭面だけを賠償責任保険制度でカバーするのが望ましい、という考え方が出てくるかもしれない。しかし、この場合の医師の主張は、無過失だけれども見舞金を支払うという主張に陥りやすく（なお、この無過失の主張は、前述の、過失の有無を問わないで有責とする無過失責任主義とは無縁である）、かかる主張は、有責のときにのみ保険金を支払うという賠償責任保険制度の建前と抵触することになり、結局は、妥協により、責任の有無をあいまいにしたままで、保険金が支払われることになる恐れが大きい。そして、この金銭による処理は、医師のプロフェッション性の放棄につながるとともに、患者側にとっても望ましい解決方法とはいえないように思われる。

(7)　以上のような方向で紛争を処理すると、医師に責任はなく、しかも被害は現存する、というようなケースが浮かび上ってくるであろう。そしてこれらのケースについては行政機関による社会保障的な救済措置が講じられなければならない。

(8)　なお以上のような方針が実現されるならば、しばしば指摘されるような医療事故紛争を処理するための特別裁判制度を設ける必要は、一応ないように思われる。

六　医療事故防止の方途

医療事故が生じた際の紛争の処理のあり方が上述のようなものであるならば、事故防止のあり方も自ら明らかとなろう。

(1)　医療事故紛争の裁判では、その事件毎に注意義務の基準が創造されるのだとしても、予め医療上の水準を検討しておくことは無意味だということにはならない。むしろ、水準を検討しておくことは、紛争が発生した際にも大きな意味をもつ。水準をどこにおくべきかの検討は——とくに事故の多いケースについて——絶えず行われていなければならない。そして、この検討作業は、医師個人も行わなければならないことは当然であるが、第一次的には、プロフェッション団体が行うべく、その検討結果をメンバーに徹底させるべきである。こうした水準の設定は医師個人の裁量権を拘束する、との反論があるかもしれない。しかし、プロフェッション団体の内部においてこそ、医療の裁量性の限界を絶えず検討し、外部からの批判に耐えうるようにしておくことが必要であろう。

なお、小児科領域においてとくに水準の検討を必要とする問題としては、幼児への投薬による窒息死、注射によるショック死・神経麻痺・大腿四頭筋短縮症など、抗生物質による難聴・再生不良性貧血など、ひきつけ後の小児麻痺、未熟児網膜症、核黄だんなどによる脳性麻痺、院内感染（この点については、三藤「安全の法律的側面」日本医師会雑誌に近く掲載予定参照）、健康診断のあり方などが挙げられよう。

(2)　患者との約束ないし文書の作成の必要性を医師の立場から論じるときには、もっぱら事故が生じた際の紛争対策という観点から論じているように思われる。しかし、いきなり紛争対策と直結させて文書を作成してみても、そのような文書は、恐らく裁判においては意味を持ちえないであろう。大切なことは、事故防止の観点から説明をし、約束をし、文書を作成することである。そのような話し合いであり、文書であるならば、裁判においても価値を認められるであろう。以下、具体的に問題点を列挙しておこう。

①カルテ：医師のカルテは予想外に不備であるように思われる。その書き方の検討が必要であろう。なお、患者側からのカルテの提出要求に応ずべきか否かが問題となってくるが、法律的にはその義務はなく、ただ裁判所からの提出命令に応ずれば足りる、と解すべきであろう（この点については、日本医師会の医事法社会立法委員会の昭和五〇年度の報告書の中に、畔柳弁護士の論稿がある）。ただ、提出問題を論ずるよりも、カルテの内容の整備が先決であろう。こうした要求は、医師に難きを強いるものだろうか。

②手術承諾書、検査承諾書：手術、検査から事故を生じても異議を述べない旨の約款がどれだけの法的効力を持つかは問題である。かかる免責約款は、せいぜい身体への侵襲の承諾として法的意味を持ちうるにとどまり（侵襲の承諾に関しても、原則としては、患者への十分な説明があって、はじめて意味を持ちうる、と解すべきであろう）そこから生

じる事故の責任については法的効力を生じない、と解すべきであろう。

なお、小児科では、未成年者の診療であるために、誰に説明し誰から承諾をとるかが問題となるが、原則として親権者（ないし後見人）を相手とすべきである。ただ、患者への説明、承諾といっても、説明して承諾をえておけば責任を生じないというものでもなければ、説明しなかった、あるいは承諾をえなかったからといって、当然に責任を生じるというものでもない。説明も承諾も、紛争の処理にあたっては、注意義務の基準設定の際の一つのファクターとしての役割を演じるにすぎない。

③問診票：いわゆる問診票についても、同様のことがいえる。それは、やはり患者がその内容を理解しているとの前提があって、はじめて意味をもちうるが、といっても、紛争の処理にあたっては、問診票を使っているかどうかは、問診義務を尽したかどうかを判定する際の一つのファクターになりうるにすぎない。

④診断書：診断書の書き方も、医師が将来の健康状態に対してどれだけの予測を立てうるかという問題との関連で再検討する必要があるように思われる。とりわけ、健康な子供の健康診断を水泳教室の委託で行うという場合のように、診断するだけで事後の保健指導を行いえない場合には、医師として引受けうる範囲を明確にした上で健康診断書を作成すべきであろう。

⑤死体の病理解剖承諾書：この場合には、遺族の承諾をとることは事故防止とは関係なく紛争対策と直結するといえようが、ここでも、できるだけ医学的見地から解剖の必要性を引き出し説明することが必要である。なお、陰囊水腫の手術で死亡した幼児の両親が死体解剖を拒んだことを慰藉料の減額事由とした判決が出ている（宮崎地判昭和四七年一二月一八日判時七〇二号）。

七　むすびにかえて

以上、医療事故紛争の特質を踏まえつつ、その裁判の中心課題は、具体的な事実に即した医師の注意義務の基準の設定という法創造活動であるとし、さらに、それとの関連で、紛争の法的処理のあり方ないし事故防止の方策について論じてきたつもりではある。しかし、基本的な問題についての掘り下げが十分でないために、明快な議論を展開することができなかったように思われる。とくに、医師側からの批判をお願いしておきたい。

7 耳鼻咽喉科を中心とした医事紛争の問題点
——法の側面から——

一 はじめに

プログラムの方に一応問題点だけ書いておきましたが、私が議論の出発点として最初に申しあげたいのは、医師の先生方は、一方では法律という箱の中には、いろいろの紛争を解決するための手だてが沢山入っていて法律家に尋ねさえすれば、いい智恵がいくらでも出て来るように思われて、法律家に紛争予防対策を問いかけられますが、ところが他方、実際に医療事故に関する紛争が発生して、それについて裁判所が判決しますと、判決に対しては非常にきびしい批判をあびせられる場合が多いように見受けられるという点です。しかし、決して法律の箱の中にはそれほど名案が入っているわけではないのです。医師側からのその問いかけに対して、法律家がうまい手があるかの如き解答を安易にすることも影響して、そうした感じを強く持ちすぎていられるように思います。また、判決に対しても、その事件の事実をよくみて批判しなければならないのに、法律家自身が傍観者的な立場で判決を安易に批判して医師側の批判に同調するために、医師の批判も安易に流れる傾向があるように思われます。そして、こうした傾向が高じますと、医療と法との間のずれは、比例して大きくなり、医療と法との遊離は救いがたいものとなってしまいます。この点が私の一番気にかかる点でこの医療と法との遊離を、どう防ぐかという事を根本的に考えていくことこそが、医療事故とその紛争の防止ないし解決のためには必要だと考えます。急がばまわれで、この基本的なことを考えないで、ただ事故が起ったときの紛争処理技術はないかいうようなことだけを詮索していたのでは問題は解決しないだけでなく、どうしようもなくなるように思われます。従って、ここでは、いわゆる紛争処理基準を中心にいたしませんで、法の役割いかんいという根本問題を中心に話を進めることに致します。

二　「法律」と「法」

そこでまず、法とは何かということを採りあげることにしましょう。この点、法律家が同じに考えているとは言えませんが、私は、法と法律とを概念上区別すべきではないかと考えております。もう少し具体的に申しあげますと、「法律」は成文法として文章の形式で存在していますが、実際に裁判官が具体的事件に法律の規定を当てはめて裁判をする場合には、いわば三段論法的に機械的に処理しているわけではなく、むしろ、その事件をめぐる事実関係とそれに適用しようとする法律と裁判官の結論めいた考えとが、三つ巴の形で最初から裁判官の心の中で渦を巻いており、それが次第に裁判の進行と共にはっきりした姿を採って来るという過程をたどり、判決に辿りつくわけで、この具体的事件に結びついた判断が「法」であるといえましょう。医療の問題とは、はなれますけれども、こうした「法律」、「法」との関係をはっきりさせてくれる例を一つご紹介しましょう。ご存知のように借家法という法律がありますが、この法律は大正一二年に制定されていたのですが、昭和一六年になってその中に、家主からの明渡請求を制限する規定として、借家期間が終っても、家主が出て行ってくれと言うためには、家主側に「自己使用の必要、その他正当の事由」がなければならないという規定が追加されました。当時、国会で政府当局は「自己使用の必要」とは何かという質問に対して家主の息子が結婚するので家主の家が手狭になったとか、商売が繁盛して店が手狭になった、というような事情があれば「自己使用の必要」があることになり、明渡請求が認められると説明しています。そして裁判所も、当初はそういう考え方をとっておりましたが、三年後の昭和一九年には、大審院は早くも考え方を修正しました。どういうふうに修正したかと言いますと――住宅難がはげしくなり、より以上に家主側の明渡請求を制限しなければと感じたのだと思われますが、家主側は正当の事由があるか、どうかを決定するに当っては、家主側の必要度と借家人側の必要度とを比較すべく、家主側の必要度が上まわる時に、はじめて正当の事由ありと言えると判決し、家主側の一方的な必要性だけではだめだとするに至ったわけです。この判決は法律の規定にそって三段論法的に引き出された結論とは言えません。法律は「自己使用の必要その他正当の事由」と規定しているのですから、規定の解釈としては、最初の政府当局の説明の方が素直だといわざるをえないのですが、裁判所は無理な「解釈」という形をとりながら、実は法律を修正しているわけです。さらに観点を変えますと裁判官は、そこに法律の規定とは異なる「法」を作り出しているということになりましょう。この例から分りますように「法律」は裁判官が法をつくるための一つの材料(法源と言います)で、法律即ち法ではなく、それでは法はどこにあるかといえば、具体的な事件が起った時に、その事件に対して法源を使って裁判官が判決をした時にその具体的な事実に対する裁判官の法的判断が「法」であるというふうに考えるべきではないかと思うのです。したがって極端な言い方をしますと医療事故の法的処理を考えるにあたっても具体的な事実関係をはなれて法的な取扱いが妥当かどうかを論じてもあまり意味がないということになります。逆に言えば、具体的な事実関係がはっきりしないかぎり、法律上の取扱いについての的確な解答は出来ないということになります。そして以上から分っていただけるかと思いますが、いわゆる法律技術とは裁判官が一見法律に従っているような顔をしながら、それと異なる内容の「法」をつくり出していくための技術だといえましょう。

三　損害賠償法の動向

それでは医事紛争と関係の深い損害賠償責任の問題に対象を限定しまして、そこでは法律と法のからみ合いはどうなっているかを眺めてみましょう。この点についての法律はきわめて簡単で民法七〇九条の基本規定を中心になんとかまかなっているといってもよい状態です。従来、この七〇九条から引き出される賠償責任発生の要件としては(1)加害行為と損害との間の因果関係(2)それから、法律の規定では「権利侵害」という言葉を使っていますが、その行為の違法性、(3)さらに主観的な要件としての故意又は過失、この三つの要件がさらに挙げられ、これらの要件の証明責任は被害者側つまり損害賠償を請求する側にあるというふうに考えられてきました。ところが、損害賠償の事件と言いましても、近年顕在化してきました、交通事故とか、公害とか製造責任などの領域での事故は、右の七〇九条を軸とする伝統的な取扱いでは処理しきれないので、この領域における学説乃至は裁判所による法をつくり出す活動というのは、活発になってまいります。法律がないといってもいいわけないので――交通事故や公害については、最近漸く法律があらわれてはきましたが――具体的な事件の処理に当ってたえず法がつくり出されているといってもいいでしょう。

たとえば、(1)の因果関係という要件については、いわゆる四大公害訴訟――水俣病の事件、新潟の水俣病事件、富山のイタイイタイ病の事件、四日市喘息の事件――において、被害者側は因果関係の蓋然性を立証すれば足りる、とする考え方が強くなっております。そしてこの考え方は最高裁によって医療事故の場合にも採用されています。これは国立大学付属病院に化膿性髄膜で入院中の三歳の子供に、ルンバールの施術をしたところ、まもなく、けいれん発作を起し機能障害を生じたという事件で、第一審裁判所は、ルンバール→脳出血→機能障害という因果関係が認められるとしたのに対して（ただし医師には過失がないと判決）、第二審の高等裁判所は化膿性髄膜炎またはこれに随伴する脳実質の病変の再燃ということも考えられるので、ルンバールが原因とは言い切れないとしてむしろ因果関係の存在が明らかでないとしたのですが、最高裁は、第一審の言っているように、ルンバール→脳出血→病変という因果関係は、蓋然的に立証できていれば、肯定されるべきであるとしております（最判昭和五〇年一〇月二四日）。この事件自身はたとえ因果関係が肯定されても、おそらく過失なしということで、医師に責任なしということになろうかと思いますが、とにかく医療事故の処理にまで因果関係の蓋然性という考え方が入り込んでいるということが言えます。

それから(2)の現在、違法性におきかえられている「権利侵害」という要件については、医療事故の場合には、身体障害と結びつくので、とりたてて問題にする必要はないのですが、たとえば、公害関係で環境破壊――身体障害でなく――が問題となるような場合には侵害された利益の大きさと、加害行為の態様との相関関係で、その違法性があるかどうかを決定すべきだとされています。すなわち、加害行為がそれほどけしからん行為でなくても、被害が大きければ違法性ありと判断するし、逆に被害が大したことなくても非常にけしからん行為だという場合にも違法性ありと判断するというように、被侵害利益と加害行為とを比較しながら、違法性の有無を決定するわけで、違法性という要件の存否の判定も弾力的な操作によることになります。最後の(3)の故意過失、特に過失の要件についても、その認定を容易にするための操作が伴われています。たとえば、公害関係とか医療事故関係のケースで高度の注意義務の基準を設定し、そこまでの注意をしていないから過失があると、設定する方法が行われます。その考え方を示す典型的な裁判例としては、次の判決が挙げられましょう（最判昭和三六年二月一六日）。輸血にあたって給血者が梅毒にかかっていて、それが感染し損害賠償が問題になったという事件で（国立大学病院の事件なので国が請求されています）、給血者は半か月前に血液検査を受け、血清反応も陰性の証明書と給血斡旋所の会員証を持っていたという事情がありますが、原審がなるほど視診、触診、聴診をやっても梅毒を発見することはできないが、「体は丈夫か」と質問しただけでは問診義務をつくしたとはいえないとして、問診義務違反を理由に責任を認めたのに対して、国が上告して、原審はこのような場合には問診を省略するという医学上の慣行を無視している、また、「からだは丈夫か」と聞くのと「女と遊んだことはないか」と聞くのとでは五十歩百歩で、原審のような問診義務を課するのは難きを強いるものだと争ったのですが、最高裁は、やはり問診義務違反だとして原判決を支持するにあたって、いやしくも人の生命健康をあずかる仕事に従事している以上は高度の注意義務を課せられても、やむをえないと判示しています。このように高度の注意義務を設定することによって過失の判定を容易にするわけです。それから、やはり過失の認定を容易にするために、医療事故を医師の債務不履行と構成して、いわゆる立証責任を転換し、そこから相手は医師の過失を証明する必要はなく医師が過失のないことを立証しないかぎり責任を負えないとする議論もあります。ザルピラエスとビタミンDの混注でショック死したという事件で、第一審の地方裁判所、第二審の高等裁判所ともに、診療契約違反――債務不履行――と構成し、したがって過失がなかったということを医師側が証明しない限りは、責任はまぬがれないとしたものがあります。ただし一審はその証明なしとして医師の責任を肯定したのに対して、二審は、解剖の結果、特異体質が判明したというような事情から不可抗力が立証されているとして、医師の責任を否定しています。（大阪高判昭和四七年一一月二九日）。さらにこれも過失の認定を緩和する手段といえるかと思いますが、医療行為と因果関係がありますと、そこから過失を推定するというような考え方も出て来ております。因果関係から過失を推定していると見受けられる事件としては、副鼻腔炎の手術での失明の判決例のうちの、東京高裁昭和四四年五月三〇日判決の事件が挙げられます。因果関係からただちに過失を推定しているとも言い切れませんが、手術と事故との間につながりがある以上は、ミスがあったと考えざるをえないというような言い方を、かなり強くしているように思います。

以上(1)(2)(3)の要件について述べましたように、公害、製造物責任の領域はもとより医療事故の領域においても責任を認めやすくするという傾向の法創造が、活発に行われていますが、それらの傾向の集約として、更に最近では賠償責任法の構成、すなわち(1)(2)(3)の要件を根本的に再編成しなおせという議論が学説では、有力になりつつあるといえましょう。前述のように(2)の違法性という要件について加害行為の態様とおかされた利益との比較において、その有無を決定するのだとしますと、それと(3)の過失の有無の判定と一体どこが違うのか、疑問を生じることになります。(2)の要件で、どの程度けしからん行為かと判定するわけですが、そのようなことを考えることは、とりもなおさず(3)の過失かどうかを判断していることになるというわけです。そこから(2)の要件と(3)の要件とを別々に考える必要はなく、むしろ一本化して考えればいいという考え方が生じます。(2)と(3)とを一元化するにあたっては、(2)の違法性という要件の中へ(3)の過失という要件を吸収すべしとする考え方と、(3)のほうへ(2)を吸収すべしとする考え方とに分れますが、それはともかくこうした要件一元化論もその当否は問題ですが、とにかく一段と法律の規定から離れていく法創造活動といえましょう。

四　医療事故賠償法の中心課題

以上、法創造活動と関連させながら、損害賠償法の動きをご紹介しましたが、今までの説明からでは、医療事故の法的処理は、医学の水準など無視して、もっぱら医師の責任を認めやすくする傾向にあるようにおとりになるかも分りません。しかし、そうだとはいえません。今まで挙げたような処理の方向が大勢とはいえず、むしろ、医療事故に限定するかぎり、医療上の注意義務の基準は医学上の水準を考慮しながら、個々の事件に即して設定されているのが、裁判の大勢といえましょう。裁判所は注意義務の基準について「法」を事件毎に創造しているわけです。注意すべきは、あらかじめ法律に医療上の注意義務の基準についての定めがあって、事件が起った時にその基準を根拠として裁判するのではなくて、具体的な事件が起ってから、その具体的な事件に関する注意義務の基準を裁判官はつくり出しているということです。したがって医療事故賠償法の中心課題は、注意義務の基準を裁判所がつくり出すとすれば、その作業に私たちもやはり積極的に関与しなければならないという点にあるわけです。裁判官による法創造の過程への正しい医学上の見解を反映させていく必要があります。裁判所が常に上述の債務不履行構成による挙証責任の転換というような、いわばテクニックにたよって、裁判しているわけではなく――むしろ、こうしたテクニックだけでは処理出来ないという限界を認識して――医学的な面から詳細にたちいって検討を加えつつ、注意義務の基準を作り出し、そこまでの注意をしていないからだめだ、注意をしているからいいというような判決をするという傾向が強まってきているというでしょう。そのようにただ現段階では医学的判断をどのように裁判の場に盛り込んでいくかについて、裁判所が考えあぐねているところもあると思いますので、特に医学のほうから裁判に対して適正な医学的判断を盛り込むように強く働きかける必要があると思われるのです。

五　医療事故の法的処理のあり方

このように、注意義務の基準の創造が、医事紛争における中心課程だとして、医師側がどういう形で、その作業に参加すべきなのか、換言すれば対処の仕方いかんということが、つぎの問題ですが、第一に私は医療事故に関しては、過失責任主義――過失なければ責任なしという原則――を維持すべきで、この点で公害乃至は製造物責任の分野とは本質が違うと考えています。なぜなら医療は企業の生産活動と異なり、プロフェッションとしての活動であるからです。では、プロフェッションとは、何かと申しますと、それは一定の理論体系を背景に持つ技能を特殊の訓練によって習得し、それによって不特定多数の人からの依頼に応じて社会のために奉仕活動をする職業といえましょう。伝統的なプロフェッションとしては、医師、僧侶、弁護士があげられておりますが、いずれも人生の悩みを治す職業という点で共通しているわけで、その点で生産活動をする企業と違います。ただ、最近プロフェッションも、その内容を変革せざるをえなくなって来ており、一方ではプロフェッションの企業化、他方では企業のプロフェッション化というような現象も現われておりますが、やはりプロフェッションは、プロフェッションとして特色を堅持しなければなりません。医療においてそのプロフェッション性がくずれるということは、医療の崩壊につながります。そして、この医療のプロフェッション性維持のためには、その裁量性を尊重しなければなりません。これは、ルーズであっていいことではありませんが、正しい意味での裁量性がないといい医療にはなりません。したがって裁量性を尊重しつつ医師の責任を考えていかなければならないわけで、したがってまた、過失責任主義を堅持しなければならないと考えます。このことと関連して、とくに強調しておきたいのは萎縮診療への流水の阻止ということです。現在、既に医師の側から――アメリカでの議論の影響もあって――こんなに重い責任を負わされるのなら萎縮診療にならざるをえないという主張が出て来ておりますが、法律家の側もよく考えて、医療の裁量性を、できるだけ尊重するように努力し、他方医師の側も自らの首をしめるような考え方に走らないように努力して、絶対に阻止すべきだと考えます。第二に過失主義を堅持すべきだということは、とりもなおさず正しい医学上の見解が裁判にとりいれられなければならないということを意味するわけですが、それでは前述の裁判所での注意義務の基準の創造活動に、どういう方法で適正な医学上の見解を反映させうるのかといいますと、その点で大事な役割を演ずるのは、やはり鑑定制度で、したがってそのあり方が問題になります。たとえば鑑定に当る人が固定化し、専門化することになりますと、いつもそつのない鑑定をし、裁判的にもその見解をどう理解したらいいのか迷わざるをえず、結局鑑定が余り意味がないということにもなりかねません。こういった鑑定制度のいわば硬直化を防ぐ方法を考えなければならないでしょう。第三に類似の事件でも裁判の結果が同じになるとは限りませんから一つの事件で有責とされたから、同じ型の医療事故についても、必ず有責とされると考えてあきらめてはいけないということがいえます。たとえば未熟児網膜症について、岐阜のN病院事件では、N病院に責任がありという判決が出ていますが、長崎の事件では、S病院に責任なしとの判決が出ています。また新生児の核黄疸による脳性麻痺につきましても有責とされた事件もあれば、無責とされた事件もあります。こうした現象は個々のケースについて裁判官が、法をつくり出していることを物語っていますが、同型の事件でも事実関係は同じとは、いえないので、そのために判決が違って来る可能性もあるわけです。だからおよそ未熟児網膜症はとか、およそ脳性麻痺はとか、およそ副鼻腔炎の手術はというふうな形で論じないで一つづつの事件の事実関係を丁寧に調べた上で、それとの結びつきで有責・無責を論じなければならないのです。それから第四としてしばしば医師の民事責任は債務不履行責任か、不法行為責任かという議論がなされ、この議論に医師側も強い関心を持つ傾向があるように見受けられますが、このような議論は意味がないと私は考えます。この議論は三で例を挙げましたように、賠償不履行責任と構成すれば、過失の証明責任を患者側が負担しなくてよくなるというところから出て来たものですが、不法行為とを構成するか、債務不履行責任とを構成するかで、証明責任が違うという考え自体も変ですし、裁判の実際でもはっきり区別されているとはいえません。またそもそも債務不履行責任に関する民法の規定が前提として考えた事実は、商品取引きを考えているわけで、売買契約の期日に、売主が物を渡せないというような場合に、売主の債務不履行の責任を問うにあたって買主は「お前の落度だ」ということまで証明する必要はなくて「期日に渡せないではないか」と言えば足り、売主は「しかし、私の落度ではない」と証明しないかぎり責任を免れないというように取り扱っているのです。この取り扱いは尤もですが、こういう商取引きを前提にした民法の規定を医療事故に関する紛争の処理に持ち込むことは、前提とする事実が異なりますから、はじめからおかしいのです。もちろんこう申したからといって医師と患者の関係に契約的な側面があることを否定するわけではありません。たとえば、手術に関する説明と承諾の問題をとりあげましても、そこには契約的な面があります。しかし事故が起った場合の責任の法的処理を考えるは場合には、この契約的側面は医師の注意義務と判断する一つのファクターとしてとらえるべきで、そうでなく契約だ、すべてを契約的に処理すべきだとして無理に契約の枠の中へおこしめるのは、実態をゆがめ妥当な処理から遠ざかることになります。とにかく医療事故に関しては注意義務の基準をどこにおくかを中心に論ずべきで、契約責任か、不法行為責任かという議論は意味がないと思います。以上紛争処理のあり方に関して問題になる点を挙げてきました。要するに医師の注意義務の基準をどこに設定するかが争いの中心になるということ――したがって、その争いに正しい医学上の見解を反映させるという医師側からの働きかけが、必要だということを指摘しておきたいのです。

六　医療事故防止のあり方

事故が生じたときの法的処理と並んで――というよりも、むしろそれ以上に――重要なことはいうまでもなく医療事故の防止対策です。これへの努力が、また事故が生じたときの法的処理にも好い影響を与えることになります。ところで、防止対策として肝要なことは少くとも事故の起りやすいケース毎にたえず医療の水準を検討し、その水準を医師の間に徹底させていくことでしょう。そこで耳鼻咽喉科に限定して事故が問題となるケースをご紹介しておくことにしましょう。ただ時間がありませんし、明日、松浦先生からもお話しいただけるかと思いますので、簡単にふれておきます。現在までのところ、裁判例に現われた耳鼻咽喉科の事件としては、副鼻腔炎の手術による失明の事件が数件と耳の手術での顔面神経麻痺のケースがあり、なお児童に対する集団の扁桃腺摘出後、児童の一人が翌朝、出血により死亡したということで、医師が刑事責任を問われた事件が一つあります。大体そういうところだと思いますが、裁判になっていないまでも、紛争になっているものを調べますと——ストマイ注射による難聴など他科の医師の診療の結果、耳に故障を生じたというようなケースは除いて——関係のある事件をいれますと、耳鼻咽喉科に関する事故は他科に比して少ないのですが、やはり副鼻腔炎の手術が眼に影響を与えたということで紛争になっているものが多く、この場合は医師の責任を認めるべきかどうかは法律上も判定困難といえます。そのほか、中耳炎の治療に関連して顔面神経麻痺を生じた事件とか、中耳炎の治療中に患者達に器具から結核菌を感染させてしまったとか、扁摘での出血死亡、食道につまった異物を除去する際の食道壁の損傷とか、それから咽頭部の治療中に気管切開して挿入したカニューレが、はずれたのを見のがしたというような事故例があります。そこでたとえば副鼻腔炎の手術につきましては、事故を防止するための医療の水準を検討し設定していただきかつ将来に亘ってたえず検討していっていただき、その水準を何等かの方法で普及させていただきたいのです。(尤も、副鼻腔炎の手術については、すでに先生方に検討していただいおり、目下その普及方法などを考えているところです)。こういう作業をしていることが事故が起った時にも非常に意義を持つと思います。ただ事故防止対策として、もう一つ別に問題をつけ加えておきますと、それは文書管理の問題です。まずカルテの問題ですが、医療事故の事件を見ておりまして感じますのは、カルテの記載が一般に簡単すぎるのではないかということです。やはり診療の資料としてふさわしい内容であるべきなので、カルテの書き方をどうすべきか——画一的にはできないと思いますけれども——検討が必要ではないでしょうか、尤もこの点耳鼻咽喉科に関する限り、この学会から出していられる文献を読ませていただきましても、すでに病歴をちゃんと書くようにというような指導を徹底されているようで敬服しておりますし、私があらためて申すまでもないようです。なお、患者からのカルテの提出要求には応じなくてよい。カルテは患者のものではなくて、医師のものだと考えていただいていいと思います。ただし裁判所から提出命令が出た場合には提出すべきでしょう。つぎに手術の際の承諾書ですが、手術の承諾書は一般に二つの意味を含んでいると、私は考えています。一つはからだに傷をつけることについての承諾で他の一つは手術中に事故が起っても一切文句を言わないという意味の承諾です。この場合前者のからだを傷つけることに対する承諾は意味を持ちますが、その手術の過程で起っても一切文句を言わないという約束は法律上は拘束力を持たずそんな約束は気やすめに過ぎないと考えられます。カルテもそうですが、承諾書も、紛争を防ぐ対策ということから、考えて作成すべきではなくて、大切なことは事故を防止する対策いかんという観点から考えることです。手術の承諾も文句を言わないという約束をさせることよりも、どのように手術についての説明をして、承諾を得たかという過程がそのまま記録されることが、大切なので一枚の紙で安心をえようというのは、無理なのです。問診票についても同じことがいえます。たとえば、医学的な知識がないとわからないような項目を問診票にのせて色々にしるしをつけろといっても、無理なのでそういう項目は、口頭で問診すべく、したがって問診票でやれる範囲は、限られるものになります。なお、診断書の書き方についても問題があります。診断書に快復の見とおしまで書いて、その予想に反したと文句をいわれることがあるかと思いますが、この場合は、たしかに文句を言う側がおかしいといえます。ただ医師の側にも安易に予測をたて過ぎるきらいがないでしょうか。やはり現在の病状の判断に重点をおいて慎重に書くべきでしょう。最後に死体解剖をすべきだと判断した場合ですが、この場合なかなか相手が承諾書を書かないと思いますが、その際もやはり医学的な観点からする解剖の必要性を関係者に十分説明することが必要ではないかと思います。いずれにしましても、文書管理の問題も、紛争をいかに防ぐかという観点からではなくて事故をいかに防ぐか、いかに治療すべきかという観点から検討すべきで、そういう考え方が前提にないと実際に裁判になった時にも、余り役に立たない文書になってしまいます。

あれもこれもお話ししようとし過ぎて、まとまりの悪い話になってしまいましたが、これで終りに致します。

8　医事紛争防止対策　法の立場から

一　医療事故のとらえ方

「医事紛争防止対策」という題で、医療事故、あるいはそれに関連する紛争についての全般的な問題を採り上げるが、まず最初に事故防止対策について検討し、ついで、不幸にして事故が起こった場合に、その紛争化を防止するにはどういう点に配慮する必要があるかを述べ、さらに紛争に発展してしまった場合の処理方法いかんを論じることとする。事故防止を最初に採り上げるのは、従来の議論が専ら紛争処理に重点をおき、何よりもまず大切な事故防止をほとんど論じていないように思われるからである（もっとも、医師の立場から防止対策を論じた画期的業績として、松浦鉄也「医療事故の防止」日本医師会雑誌八〇巻四号・五号がある）。

なお、「医療過誤」という言葉がよく使われるが、本稿では、医師の過失を予定したような響きがある「医療過誤」という言葉は用いないこととする。むしろ「医療事故」という言葉を用い、その上で、その医療事故について医師の過失の有無を検討していくという把握が正確であろう。

二　事故防止について

事故防止の問題を考えるにあたって、一応タイプを分けると、第一に、院内安全システム、すなわち人的管理・物的管理・文書管理などの管理体制の問題が各科共通の問題としてあり、第二に、内科・小児科・外科というような各診療科における実際の治療に際しての問題というように大別できるかと思われるので、その二つに分けて説明する。なお説明の素材は、裁判例を中心とし、それに日本医師会医師賠償責任保険の事故例などを加えた。

(1) 病院・診療所の安全システム

① 人的管理

一番注意を要するのは、いうまでもなく、パラメディカルとの関係である。パラメディカルが事故を起こした場合には、患者側としては、パラメディカルに対し賠償請求をすることは当然できるが、それとならんで使用者たる医師の責任を追及することも可能である。そしてこの場合、どちらか一方を選択して請求することもできるし、両者ともに訴えることも可能である。もちろん、パラメディカル自身に過失があるということが当然前提になるが、医師も患者との関係では自分の責任ではないと主張して責任を免れることは困難である。法律の仕組みとしては、請求が医師に対してなされても選任監督に落度がなかった（雇用する際にも十分調査したし、監督にも万全を期していた）ことを証明ができれば責任を免れ得ることになってはいるが、裁判所では、この反論はまず認められない。したがって、パラメディカルのミスで事故が起きたときには、医師にも責任がかかってくると考えておいた方がよい。もちろん、内部関係――パラメディカルとの関係――では立替払いということになるから、「立替払いをした金額を返せ」という請求（求償）ができなくはないが、パラメディカルに支払い能力がない場合には求償しにくいし、しかも、最近の裁判所の傾向としては、パラメディカルだけのミスではなくて、医師の管理にも行き届かない点があったのであり、医師固有の責任もあるとして、パラメディカルと医師との責任の割合を、たとえば六対四というように配分して、立替払い分の金額の求償を認めない取扱いになってきている。以上は、民事の賠償請求訴訟に関する問題であるが、さらに、看護婦のミスによる事故について医師自身が刑事責任を問われる場合もあるので注意を要する。

次に、パラメディカルが起こした事故につき医師の責任が追及されたケースを紹介しておく。一番よく知られている典型的なケースは、千葉大学で起こった採血ミス事件である。医師が針を供血者の静脈に刺入したところ、看護婦が採血器の陰圧装置と陽圧装置とを取り違えて作動させたため空気を注入し死亡させたというものである。この事件は国立大学付属病院で起こったので、民事事件としては国が訴えられて賠償責任ありとされ（東京高判昭和四七年三月三一日）、さらに刑事事件として、看護婦だけでなく一緒に共同作業をした医師も責任を問われ——大学病院の診療体制そのものに欠陥があるとしても——看護婦の行為に注意を払わなかった医師も責任を免れないと判決されている（東京高判昭和四八年五月三〇日）。ただ、とくに刑事責任については、パラメディカルが事故を起こすと必ず医師にも責任が及ぶというわけではない。やはり大学付属病院の事件で、看護婦が電気メスのケーブルのセットを間違えたため患者に火傷を負わせたという事件では、制度上、看護部門と診療部門とが分かれていて、手術の用意は看護部門が行い、診療部門の医師は手術をする、というように機能分担が確立しており、しかも困難な手術を行う医師としては手術に全精力を集中すべきで、看護部門の役割となっている準備に間違いがないかまで注意を払う必要はない、として医師に責任なしという判決が出ている（札幌高判昭和五一年三月一八日）。

このように、あらゆる場合に、必ず医師が刑事責任まで問われるということにはならないが、個人診療所で、看護婦が注射をして、それが原因で橈骨神経麻痺を生じたというような場合には、少なくとも民事の賠償請求は、まず医師に対してなされることとなり、また、責任を負わざるを得ない場合が多いといえよう。

② 物的管理

物的管理に関して裁判所によく出てくるものとしては転落事故、たとえば窓際に押しつけられたベッドに子供が乗って遊んでいて窓から転落したというようなケースがある（盛岡地判昭和四七年二月一〇日、名古屋地判昭和四七年八月二四日など）。

こうした物的施設に関する事故については裁判所の判断は厳しく、過失の有無を問わず責任を免れないと考えておく方がよい。病院内でのエレベーター事故とか、ガス中毒事故なども同様である。

そもそも物的管理責任の問題については、医療関係に限らず一般に法律の定めも非常に厳しいものとなっており、遊園地の施設の欠陥による事故とか、道路の管理上の瑕疵による事故なども無過失責任といってよい。

なお、物的管理の問題と関連して、院内感染の問題が時折出てくる。産婦人科医院で起こったサルモネラ感染症のケースや産院で起きた循環式空気調節器の空気からの未熟児への結核菌感染というような事件についても責任を認めるような裁判例が出ている（東京地判昭和四九年四月二日）。

③　文書管理

治療過程の一環として作成される文書、すなわちカルテ、手術承諾書ないし検査承諾書、問診票なども紛争処理対策の法的テクニックという視点からではなく、治療ないし事故防止にいかに役立てるかという医療上の観点から位置づけることが肝要である。

(a)　カルテ

カルテは誰のものかということがしばしば論じられる。この点については、患者側から引渡請求があっても、カルテは診療に当っての医師の備忘録ともいうべきものであり、医師の所有物と解すべく、引渡す必要はないといってよかろう。

ただし、証拠保全の申立があり、裁判所からカルテの提出命令が出された場合には、これを拒否することはできない。

しかし、以上のようなカルテの法的性質論よりも医師にとって大切なことは、カルテの医療上の重要性、その診療過程での役割をはっきりと把握しておくことである。日本医師会医師賠償責任保険に付託されたケースにおけるカルテを見ると、記載が不十分としかいいようのないものが散見され、カルテとは何か、何を書くべきかについて、医療の面からの継続的検討が必要なように思われる。こうした検討に基づくカルテの整備こそが、医療事故の防止に役立つのはもちろんのこと、紛争になった場合にも医師の責任の限界を明確にしてくれる決め手となるのである。

なお、カルテの書き方は、あくまで医療上の観点から考えるべきで、事故が起きた場合の自己主張を根拠づけることを目的とした——いわば小細工の——記載の仕方を考えることは、訴訟ではかえってマイナスの働きをする恐れすらあるということを強調しておきたい。

(b) 手術承諾書ないし検査承諾書

手術や検査から事故を生じても異議を述べない旨のいわゆる免責約款についても訴訟対策という観点からその書き方があれこれ論じられている。しかし、ここでも、いきなり訴訟対策と結びつけて論じるべきではない。実際に、多少の表現の修正をしてみてもかわりばえのする承諾書が作成できるはずもないのである。まず大切なことは——承諾をとるということよりも——承諾の前提として、医療上、患者側に説明が必要と判断される事項（手術に当っていくら注意しても事故が生じる可能性があることなど）を十分に説明することである。

そもそも手術承諾書のもつ法的意味については、二つに区別しなければならない。まず第一に、それは身体に侵襲を加えることについての承諾としての意味をもつ。手術により侵襲すること自体の違法性を阻却する効果を生じるという点で承諾書をとっておくことは意味をもつ。しかし、第二に、承諾書に手術中に事故を生じても異議を述べないと記載されているからといって、実際に手術中に事故が生じても免責されるということにはならないのである。この第二の点については、約款には法的効力がなく、いわば医師側の気休めに過ぎないのである。約款の存否に関係なく、医師にミスがあったかどうかで判断される。ただ、ミスの有無を判断する際に、承諾をとるときにどういう説明をしたかは重要なファクターとなる。すなわち、承諾書は十分な説明と結合してはじめて意味をもつことになる。このように見てくると、免責約款は必要ではあるが、より大切なことは、医療上、事前の説明としてどのような説明をなすべきか、また、それをどのように記録に残すかであるといえよう。

なお、説明の必要性を強調したが、どのような説明をなすべきかは、あくまでの医療上の観点から決せられるべきであり、観念的に医師の説明義務を設定し、その義務を過度に強調しつつ医師のプロフェッション性を侵犯するような議論は——とくに法律家の側からの議論として——なすべきではない。しかし、この点で気がかりな判決例も現れている。それを紹介し、医師側からの忌憚のない批判を仰ぎたい。

(i)　舌癌の手術をするに当って、患者には病名を告知できないので、切除ではなく潰瘍部分を焼き取るだけだと説明し、患者の納得を得、一方で、妻と娘に、潰瘍は悪性のもので切除のほかないことを告げ承諾を得ようとしたが、両人とも、本人次第という以上に出ず、そのまま切除手術をした。手術自体は成功したが、患者から、咀嚼・言語機能に著しい障害を生じたとして慰藉料の請求訴訟を起こし、三〇万円の慰藉料が認められた（秋田地判昭和四八年三月二七日）。

(ii)　若い女性が右乳房の乳癌手術をしたが、その際、左乳房の腫瘍の病理検査もしたところ乳腺症だったので、癌になる恐れがあると判断して左乳房の摘出手術も行った。ところが、患者が承諾したのは右乳房の方だけだったため慰藉料の請求をされた。裁判所は、乳腺症の場合の乳腺摘出の要否については学説が分かれているから、どちらの説にしたがってもよく、したがって、乳腺を摘出したこと自体についてミスを云々することはできないが、やはり承諾を得ないで手術をしたことは違法であるとして慰藉料一五〇万円の支払いを命じた（東京地判昭和四六年五月一九日）。

以上の二件に続いて、最近の判例のひとつの傾向として、医師の説明が十分でなかったことを理由にして賠償を命じる判決が目につく。

(iii)　女子高校生が、球結膜腫瘤で、別段とる必要はなかったが、手術が簡単で障害も残らないなら摘出したいと考え、開業医の紹介で国立大学付属病院で受診、そこで最初に診察した医師は、比較的容易に手術ができる旨答えたので、患者側は摘出手術を依頼。ところが、いざ切開してみると（同病院では、治療方針の決定者と手術担当者が別人であるのが通常で、本件でもそうであった）、腫瘤は意外に深部にまで達していたため再発防止を考えて深部まで切除した。術後、後遺症を生じ回復はしたものの、患者側から、承諾なしに深部まで摘出し障害を惹起させた、として国に対して損害賠償を請求。裁判所は、手術自体には落度がないが、最初診察した医師が簡単だと安心させて手術を承諾させたのは軽卒で、より慎重に診察した上で、それでも手術を望むかを確かめるべきであったし、また、患者の意向を手術担当医に伝達すべきでもあったとし、四〇万円の賠償を認めた(京都地判昭和五一年一〇月一日)。

(iv) 副鼻腔炎の手術の際の局麻でショック死したという事件で、裁判所は、大病院でなら局麻の場合にはまず事故は起こらないし、起こっても死亡は防げるが、本件のような個人開業医のところでは、やはり危険性の確率が高いのだから、手術をするに当っては、麻酔をすれば、ショック死の危険性があるということをあらかじめ患者に説明しておくべきで、それをしないでやったところにミスがあるという判決をした(広島高判昭和五二年四月一三日)。

以上、説明が問題となっている主な判例を紹介したが、とくに(iv)の判決は問題である。小さい病院・診療所では、麻酔をする際、「大きい病院に行けば安全であるが、ここですれば危険がある」ということを患者に話しておかないといけないということになる。この裁判所の判断は疑問であり、医療の実体を無視した、法律家のいわゆる「説明義務」が空転しているように思われる。

そして、このように「説明」を過度に強調する考え方が出現した背景として、この点に関する従来の法律家の議論に問題があるように思われる。すなわち、どのような治療を受けるかを最終的に決めるのは患者自身である、患者には自己決定権があるとし、したがって、患者が自己決定をする前提として医師から十分な説明がなされなければいけないという考え方が法律家側から出されているが、この議論が安易に観念的に利用されているように思われるのである。確かに、患者の自己決定が重視されなければならないケースがあることは否定し得ない。とくに、新規に開発された医療技術を最初にテストするというような場合には、やはり患者の承諾が必要であるし、そのためには説明も十分に行われなければならない。しかし、こうした考え方を医療全般に拡大し、およそ患者は自己決定権を持っている、だから、医師には十分説明する義務があると主張するのは、医療の実態を十分認識しない観念論で、医師側に無理を強い、ひいては、医療を歪曲する恐れすらなしとしない。この点、私は、法律家の方で再検討しなければならないと考えているが、とにかく、説明義務も診療過程の一環としてとらえるべきで、患者との出会いから始まって、顔を見、会話を交し、診断を下して投薬や注射をし、次に診察する際には前の処置が間違っていれば他の方法に切換える、というように診療過程は形成されていくので、いわば試行錯誤を繰返しながら進んでいくものともいうべく、説明の必要や手術の承諾の問題もその過程の中の一こまとして把えるべきであり、全過程からその一こまだけを切り離して、「自己決定権と説明義務」の考え方で処理しようとするのは、医師と患者の関係の実態を無視した商品取引に関する契約法理を安易に適用することによって、かえって両者の信頼関係を破壊することになるように思われる。要するに、診療過程全般の中で説明がどれだけ意味を持つかを考えるべきで、したがって、医師側は、当然のことながら——すべてについて患者側に伺いを立てる必要などはなく——あくまで医療ないし医学上の観点および医倫理の立場から必要と判断される範囲の説明をすればよいのであるが、この何を説明すべきかを常に医師相互間で論じ合っておくことが大切なのである。

ところで、裁判所が「説明不十分」というような理由づけを持ち出す原因としては——以上の法律家の「自己決定権と説明義務」の議論に影響されているということのほかに——次の点が指摘できよう。すなわち、同じ訴訟でも、「お金を貸しているから返せ」「いや、借りてない」というような争いの事件では、裁判所の判決は、払えという判決か、払わなくていいという判決かのどちらかになるが、損害賠償請求の事件では、一、〇〇〇万円払えという請求であっても、裁判所は一、〇〇〇万円からゼロの間の判決をなし得るので——裁判になるような事件は、そもそもどちらを勝たせていいかわからないような事件が多いこともあって——一方では、はっきり医師にミスがあるかどうかは分からないが、他方、患者側の被害も否定できないというようなとき慰藉料として金額に操作を加え中間的解決をしようという姿勢となり、そのときに、治療行為にミスがあるとはいえなくても賠償を命ずるには理由をつけなければならないから、慰藉料支払いを命ずる理由づけとして説明が十分でなかったということを持ち出すことになるのではないかと思われる。そして、このように調停のような裁判がなされることの当否は法律の根本に触れる問題であり、法律家の方で、今後、突っ込んだ検討を加えなければならない重要課題といえよう。

(c)　**問診票**

(a)、(b)と同様、問診票も紛争処理対策としてではなく、事故防止の観点から作成すべきである。そして、それは問診票のひとつの補助手段に過ぎないという前提で、患者に十分理解しうる内容のものを作成することが必要である。

なお、事故責任との関係で問診を重視した最高裁判決を二つ紹介しておこう。

(i)　国立大学付属病院で起きたいわゆる梅毒輸血事件では、患者への輸血の際の供血者がたまたま梅毒に罹患していたためにそれが患者に感染し、患者から国に対して慰藉料を請求したもので、供血者が梅毒に感染してから一〇日位しか経っていない時期に採血しているところから（なお、供血者は血液斡旋所の会員証も持っており、陰性の証明書も持っていた）、下級審の裁判所は、確かにその時点では、視診、聴診、触診などで梅毒に罹っているということをつかむことはできないから、これらの点で医師に義務違反はないとしながらも、ただ、問診については、「身体は元気か」と聞くだけでなく、もう少し突っ込んで聞くべきで、問診義務違反があるとして、結局、医師に過失があるとし、国に慰藉料の支払いを命じた。これに対して国が上告し、医師は従来の慣行にしたがっているし、また、身体は元気かと聞くのと、女と遊んだことはないかと聞くのとでは五十歩百歩であり、問診義務違反はないと反論したが、最高裁判所は、医学上の慣行と法律的判断とは別個の問題であるし、この場合、やはり問診義務違反があり、これは医師にとって過度の要求のようにみえても、いやしくも人の生命をあずかる業務に従事する以上最前の注意義務を要求されてもやむを得ないとして、国側の反論を斥けた（最判昭和三六年二月一六日）。

この判決については、問診のあり方についての医師に対する要求が厳し過ぎるとの反対論が法律家の中でも比較的有力である。

(ii)　次に、予防接種との関係で問診が問題になった事件がある。昭和四二年に保健所の医師が、間質性肺炎および濾胞性大小腸炎に罹患中の一歳児に行った予防接種で死亡事故が生じたとして、両親から都に対し損害賠償を請求した事件であるが、第一審は、この医師は従来から接種を手がけており、この母親にも問診したものと推定できるとして責任なしとし、第二審は、これに加えて、母親は子供は健康だと信じこんでいたのだから、いくら問診をしても何も引出し得なかったはずだから、かりに問診をしていなくとも責任なしと判断した。ところが最高裁は問診のあり方を論じ、問診というものは、個々の相手に対応して具体的になされるべきで、集団接種の問診については、補助手段として問診票を使ったり、あるいは看護婦にきかせたり、または掲示してそれに答えさせるような手段を使ってもいいが、やはり、医師の口頭質問を基本とすべしとしつつ、したがって下級裁判所の問診の扱い方は疑問だから審理をやり直せと判決した（最判昭和五一年九月三〇日）。

この最高裁判決も、予防接種体制の未だよく整備されていない昭和四二年当時の状況下では医師に対する要求が厳し過ぎると医師側から批判されている。なお、この事件は、高裁に差し戻された後、東京都と患者側との間で和解が成立し解決した。以上のように問診論には疑問があるが、この最高裁の判決に影響されて、採血とか予防接種の場合だけでなく医療全般の問診についても裁判所が同様の扱いをする可能性があるので、医学上の見地から問診はいかにあるべきか、問診票の役割いかんを明確にし、最高裁の見解の当否を正面から論じておく必要があろう。

以上(a)、(b)、(c)からも明らかなように、文書管理については、紛争処理対策という観点からではなく、「医療事故防止」という医学上の観点からこれを把えて、そこでの役割、限界を明らかにすることこそが必要であり、そのような角度から検討し作成された文書であって、はじめて紛争処理対策としての機能も発揮し得るといえよう（なお、安全システムに関しては、三藤「病院内安全システム」日本医師会雑誌七六巻二号、三藤「病院における医療事故と病院管理との関連について」日本医師会雑誌六七巻一〇号参照）。

(2) 診療における事故防止基準

以上、院内安全システムについて述べたが、事故防止のために一番大切なことは、医療の各領域において、少なくとも、事故の生じやすい医療行為に関して、絶えず、医療の水準、すなわち事故防止の基準が検討され、それが周知徹底されることである。そして、その場合、次の点を注意しなければならない。まず第一に、その水準は、通常の臨床医が実際に守ることの可能なものでなければならない。したがって、当該医療行為に造詣の深い高度の専門医の論文などが発表された場合には、その医療ないしは臨床医学上の水準としての妥当性が直ちに検討されなければならない。したがってまた、水準検討のための臨床医も混えた機構が各領域で確立されていなければならないことにもなる。第二に、水準とは、そもそも、画一性を伴うものではあるが、どのような機構をつくろうとも、それは医療に不可避の裁量性を抹殺するような機械的水準論の押し売りであってはいけないし、受けとめる側の臨床医もまた、そのようなものとして把えるべきではない。医療の基本として要請される人間らしさを前提として水準の遵守に努めることこそが肝要なのである。その限りで、現実の医療にあたっては水準は流動せざるをえないともいえよう。とにかく、以上のような姿勢で医療の水準を検討し、その遵守に努めることは、事故防止のためにどうしても必要である。それのみではない、事故が生じた後の裁判における医師の過失の有無の判定においても、医療水準いかんが決定的重要性を有するのであり、その点からも、あらかじめ水準の検討に努めておくことが必要なのである。以上の理由から、ここで、水準を論じられる際の参考資料として、各診療科に関する従来の紛争例を——裁判例を中心に——次に整理して紹介しておくことにする（なお、事故防止の観点から医療水準論を展開し、各領域にわたって具体的な基準を打出した好文献として、松浦・前掲論文がある）。

①　**内科・小児科**

注射の事故が圧倒的に多く、とりわけショック死と橈骨神経麻痺のケースが多い。

ショック死の場合の薬剤は多様であるが、ピリン系薬剤、ペニシリン、ソセゴン、ドミシリンなどによるものが挙げられる。ショック死については、裁判所の判断も概して慎重で、医師が勝訴する可能性は比較的大きい。この点に関する判決例としては、ザルピラSとビタミンBの混注によりショック死したという事件で、第一審裁判所は、医師は自分に過失のなかったことを立証しない限り責任を負わなければならないが、この点の立証がない、として患者側の請求をそのまま容れたが、第二審では、立証責任は医師にあるとしながらも、解剖の結果から、患者は異常体質であったといわざるを得ず、不可抗力であったことが立証された、として患者側の請求を斥けたケースがある（大阪高判昭和四七年一一月二九日）。なお、このケースから死体解剖の大切なことが明らかとなる。死体解剖について、司法解剖もしくは行政解剖ができないケースでは病理解剖によらざるを得ないが、病理解剖の場合には遺族の承諾が必要となる。そして、遺族側がそのときは承諾をしないでおいて、あとから訴えるというケースもしばしば出てくる。しかし、医師側の解剖の申し入れを遺族が拒否した場合には、そのことが訴訟の過程で遺族側にマイナスに働くことになる。現に、遺族が死体解剖を拒否したケースで、拒否を理由に患者側の損害賠償額が大幅に減額されているケースもある。したがって、死体解剖が必要だと思われるときには、その必要性の説得に努めるとともに、拒否された場合には、説得に努めたことを記録に残しておくことが大切だと思う。

次に、橈骨神経麻痺に関しては、イルガピリン、クロマイゾル、テラマイ、カナマイ、メチロンなどの薬剤の使用の際に事故が生じたものが多く、かつ看護婦が注射したケースが比較的多いようである。そして、橈骨神経麻痺の場合はミスと判断される可能性が大きいといえよう。

さらに、カナマイなどによる難聴のケースがあり——最近では減少したようであるが——、訴訟になったものも多い。訴訟では医師が勝訴したケースもなくはなかったが、この問題に関する裁判の流れは医師に不利といえよう。

以上のほか、注射事故のなかには、周知のように、大腿四頭筋拘縮症、クロマイによる再生不良性貧血など、いわゆる集団訴訟になっているものもある。

注射事故以外では、経口剤の投与に関する事故があるが、とくに小児科で錠剤を飲ませて窒息させたというケースが時折見受けられる。また、糖尿病薬——デアメリン、ラスチノンなど——による低血糖症も問題となっている。広島で大学生が植物人間になった事件では、裁判所は、誤診と事後措置の不十分を理由に六、七〇〇余万円の賠償を命じている（大阪地判昭和五二年二月二五日）。

さらに、最近は、誤診を問題にするケースが増加している。たとえば急性回盲部腸重積症を感冒と誤診したという事例では、乳幼児の腸重積症は珍しい疾患ではないから、激しい間歇的腹痛や頑固な嘔吐があれば、小児科医としては本症を疑い確認を急がなければならないのにこれを怠った、として過失と判断されている（大阪地判昭和五〇年一〇月三日）。最も問題になるのは癌の診断であるが、もう少し早く発見していれば、助からないにしても延命効果はあったはずだ、というような主張がなされる。最高裁まで上った事件を一つ紹介しておこう。胆のう癌につき、最初、急性胃炎と診断、一カ月半位して黄疸症状が出てきたが胆石による閉塞性黄疸と考え内科的治療を施していた。その後一五日ほど経って初めて癌の疑いを抱き、ほかの病院へ転院させ手術をしたが、すでに手遅れだったという事件で、第一審裁判所は、胆のう癌は早期発見の方法はないから、黄疸出現前は医師に診断のミスはないが、黄疸発現後は癌の可能性を疑うことは可能であり、――その時点で癌を発見しても死を防ぐことはできなかったとしても――そこで手術をしていればいくらか延命はできたと推認できるから、死期が早められたことに対しての遺族への慰藉料として一〇〇万円を支払えと判決をした（東京地判昭和五一年二月九日）。しかし、第二審は、延命し得たといっても、それはごく短期間というのであるから、延命を問題として慰藉料を請求することはできない、と判決した（東京高判昭和五二年三月二八日）。そこで患者側が上告したが、最高裁も高裁の考え方を支持し、結局、医師勝訴となった（最判昭和五二年九月二九日）。このケースに見られるような誤診あるいは診断の遅れの主張は、今後増加するのではないかと思われる（なお、小児科の医療事故については、三藤・畔柳「医療と法」小児科臨床二九巻五号参照）。

②　外　科

外科関係で一番問題になるのは麻酔である。腰麻・全麻ともにこの問題に関する裁判所の判断は医師にとって厳しいといえるであろう。しかし、虫垂炎の手術の際のネオペルカミンSによるショック死の事件では、第一審が、前投薬をせず、術前処置が十分でなく、麻酔の部位も高すぎるし、術中管理――血圧の測定など――も不十分で、術後管理も――すぐ退室させているなど――問題があり、異常発生後の救急措置にも不備な点があるとし、それらを総合して医師に過失ありと判決したのに対して、第二審は、患者の特異体質による不可抗力の事故であると判断し、医師側が逆転勝訴している（東京地判昭和五〇年六月一七日、東京高判昭和五三年二月二二日）。また、国立大学附属病院で全麻の際サクシニルコリンによる悪性過高熱で死亡した事故についても、第一審裁判所は、より丁寧に問診していれば、患者の父方の叔父が一年五カ月ほど前に、やはり麻酔手術中に突然死亡していたことが判明していたはずで、問診が不十分であったとして国の賠償責任を認めたが、第二審は、問診された患者の母親には問診を展開していく手掛りとなるような応答をする姿勢がなかった点をとらえて、医師側に問診義務違反はないと判決した（神戸地判昭和五〇年五月三〇日、大阪高判昭和五三年七月一一日）。これらの判決にみられるように、麻酔については──医師側から、一般開業医の麻酔に関する水準を適確に訴訟の場に反映する努力がなされたことも影響したと思われるが──、最近、裁判所の厳しすぎた傾向の軌道修正がなされてきたように思われる（ただし、他方では、二(1)③(b)(iv)に掲げた広島高裁のような考え方も存在している）。

つぎに、手術自体に関しては、虫垂炎の手術に関連する事件が多い。腹膜炎併発の発見が遅れたというような場合にも、必ずしも医師側が不利とはいえず、医師の責任が否定されている判決例もかなり出ている。また、手術中に喘息発作を起こして死亡したというような場合にも、医師の責任を否定した判決が出ている（神戸地判昭和五〇年九月四日）。

なお、手術に関係しては、手術承諾書、説明義務が問題になるが、この点については、すでに二(1)③(b)で述べたとおりである。

もうひとつ、ここで破傷風の問題を採り上げておこう。破傷風に関する裁判例としては、処置が行き届いている限り不在中に患者が死亡したとしても、医師が注意義務に違背したとはいえないとした事例（福島地判昭和三四年五月一日）があったが、最近、二つの判決が出た。ひとつは、交通事故に遭い治療中に破傷風で死亡した患者の遺族から、交通事故の加害者の責任を問うた──医師は当事者ではない──ケースではあるが、手術後一週目に破傷風の症状が現れ死亡したという事情の下で、裁判所は、手術時に破傷風に罹ったものであると認定しつつも、医師に重大な過失がない以上、交通事故の加害者が、破傷風に罹患の損害に対しても責任をもつべきであると判示した（東京地判昭和五一年六月二一日）。この事件では、正面から医師の責任が問題となっていないが、これより前に、直接、医師の責任が問われた事件があり、そこでは医師有責となっている。小学生が古釘を踏みつけて受傷後四日目に受診、医師の処置は、傷跡の皮膚を十字型に四㎜切開、辺縁切除、オキシフルで消毒、ドレンを行い、（創底まで切開せず）、サルファ剤を投与したにとどまったが、その後、破傷風が発現、死亡したというケースで、創傷の処置が不完全で、抗生物質も投与せず、また、破傷風発現の際の前駆症状についても教示しなかったのは過失である（ただし、受動免疫療法、能動免疫療法、トキソイド大量接種療法などの不実施は過失とはいえない）としている（福岡地判昭和五一年三月九日）。

手術に関しては以上のほか、異型輸血、異物遺残、検査などの事故が問題となる。

この検査関係については、たとえば、腎臓検査のためカテーテルを入れたところ、その先が折れたという事故があるが、この場合には、医師・メーカーいずれの責任かが問題になる。メーカーによる「カテーテルは使い捨て」との指示は、薬の能書同様、それだけでメーカーが免責となるとはいえないが、メーカーの製造上の過失の証明が困難なので、その限りで、医師の方にしわよせがくることは否定できないであろう。また、慢性腎炎で腎バイオプシーの施行により損傷をして血尿が出たという事件では、検査の問題点の説明も十分してあり医師に責任はないとした判決も出ている（東京地判昭和四九年一一月一一日）。さらに、血管造影などもよく問題になるが、裁判所は必ずしも医師に責任ありとは言っていない。

③　整形外科

整形外科の場合にも前項で述べた麻酔事故が問題となるが、それ以外では骨折治療にからむ事故が圧倒的に多い。骨折治療の手技の拙劣から後遺障害を生じたとか、切断時期が適切でなかったとか、骨髄炎を併発したというような形で問題となる。また、異物遺残の事件もあとをたえない。

整形外関係の事故例は多いが、その詳細はここでは省略する（三藤「医事紛争防止対策」日本整形外科学会雑誌五二巻三号所収参照。なお、本稿は、この論稿を基本として手を加えたものであることを、ここでお断りしておく）。ただ、整形外科の事故の他科のそれに対する特色だけを指摘しておこう。整形外科の事故は交通事故とからんだものが多いので、患者から交通事故の加害者と一緒に訴えられたり、あるいは交通事故の加害者の方から、治療の仕方も悪かったので賠償額が拡大した、として責任の分担を迫られたりするケースがあることである。したがって——事故防止というよりも紛争防止の問題であるが——交通事故の患者が運び込まれたときは、救急医療における責任の所在をできるだけ明確にしておくことが必要である。

④　産婦人科

産婦人科は母子両方が問題となるが、母体の方では、いわゆる産科ショックのケース——とくに術後の管理体制が不十分で出血死したというような事件——が割に多い。こうしたケースでは、裁判所は、簡単には医師の過失としておらず、見習い看護婦に看視させていたような場合でも過失なしと判断しているものもある。また、外妊の鑑別診断に関する判決例も現れており、一方では、外妊中絶を食中毒と誤診した医師に過失ありとし（大阪地判昭和四九年一月一六日）、あるいは外妊と診断できなくても、その可能性を考えて指導をなすべきであったとして過失を認め（高知地判昭和五一年三月三一日）、他方では、外妊を疑わせる症状がなければ経過を見守り、異常があれば直ちに診察を受けるように指示していれば過失とならないとした判決（高松高判昭和五一年三月二四日）などがある。

新生児の方では、鉗子分娩の場合の鉗子のかけ方の具合で失明したケース、最近落着いてきたようにみえる核黄疸による脳性麻痺のケース、さらには、小児科、眼科とも密接な関係をもつ未熟児網膜症のケースなどが問題となる。これらの事故例については、三藤「産婦人科の医療事故と賠償責任」日本医師会雑誌七三巻三号を参照して頂くこととし、未熟児網膜症についての判例の流れだけを採り上げておこう。周知のように、相次いで現れた諸判決では、あるいは医師が勝訴しあるいは敗訴しているが、その流れのうちで指導的役割を演じているのは静岡地裁の昭和五二年六月一四日判決だと思われる。この判決は、昭和四七年末の時点で線を引き、それ以前においては、眼科医、小児科医あるいは産科医の間で未熟児網膜症に対する診療体制が確立されていたとはいえなかったから、それまでに起こった事故については医師に責任なし、しかし、それ以後は、光凝固法の存在とそのための眼底検査の必要性は医師の平均的認識の内容となっていたから、眼底検査を行わず、光凝固法を不問に付した医師には過失があるとしている（判例の流れの詳細は、第二部第二章判例年鑑昭和五二年版二重要判例解説参照）。しかし、このように医療水準を年度で簡単に線引きしている点には疑問を感ずる。医療水準をこのように把えると、誰でも、一率に、その「水準」までやっていなければ必ず有責になるというような機械的な処理に陥る危険性がある。医療の対象たる患者の生体反応はそれぞれ違うのであり、機械的な「水準」論では妥当な解決は引出し得ない。医療上の「水準」を守っているかどうかは過失の判定に際して決定的重要性をもつけれども、だからといって水準を機械的に用いることは疑問といわざるを得ないのである。今後の判例の動向を注視したい（この点については、三藤ほか「医療事故の防止ないし紛争処理と医学・法学の役割」ジュリスト六七八号参照）。

⑤ 耳鼻科

副鼻腔炎の手術による事故が従来から多い。一方では、手術と失明との因果関係を否定し医師が勝訴した事件もあるが（名古屋地判昭和四六年五月一五日）、他方では、因果関係を肯定し、因果関係がある以上、そこから過失が推認されるとした事件もある（東京高判昭和四四年五月三〇日、なお大津地判昭和四四年四月九日）。この問題も判定困難な問題であり、医療上の水準が決定的重要性をもつが、最近では、この点に関する医療側の水準論は整備されたといえよう。そのほか中耳炎の治療に関連して顔面神経麻痺を生じた事件とか、中耳炎の治療中に患者達に器具から結核菌を感染させてしまったとか、扁摘での出血死亡、食道につまった異物を除去する際の食道壁の損傷とか、それから、咽頭部の治療中に気管切開して挿入したカニューレがはずれたのを見逃したというような事故例がある（なお、三藤「耳鼻咽喉科を中心とした医事紛争の問題点」日本耳鼻咽喉科学会編・医事紛争とその問題点Ⅱ（昭和五二年）所収、参照）。

⑥　眼　科

流行性角結膜炎に関する診断・治療ミス、緑内障の誤診、異物除去に関するミス、点眼薬の誤用などが問題となっているが裁判例は少ない。もちろん、手術における手技、麻酔が問題となるケースもあるし、注射事故もあるが、これらについては、①、②で述べたことが、ここでも概ね妥当する。なお、二(1)③(b)で採り上げた京都地裁昭和五一年一〇月一日判決の事件は眼科の事件である。未熟児網膜症については④を参照されたい。

⑦　精神科

一番問題になるのは、開放療法中に生じた事故である。開放病棟に入院中のうつ病患者が自殺するというような場合、裁判では、ともすれば単純な管理の問題として把えられやすい。ただし、裁判例としては、寝巻き用の帯で患者が縊死した事件につき、第一審では、管理上の過失が認められたが（福岡地小倉支判昭和四九年一〇月二二日）、第二審では、単純な管理問題ではなく、開放療法の必要、したがって医師の判断の尊重という医療上の要請との関連で考察すべしとしつつ、そこから看護体制上のミスは認められないとした注目すべき判断がなされている（福岡高判昭和五四年三月二七日）。なお、開放病棟に入院中の分裂症患者が無断で外出し溺死した事件につき、やはり、病院の責任を否定した判決もある（大阪地判昭和五〇年六月一七日）。

精神病については、開放療法をはじめとして各種の療法が行われるので、その療法中の事故が問題となる。したがって、当該療法と患者管理との調整がいかになさるべきかを検討し、管理面での不可避の事故は何かを浮彫りにしていくことが必要であろう。

三　紛争防止について

二で述べたところは、そのまま紛争防止対策としての意味ももつが、事故が紛争へとつながっていくことを防止するために特に必要と思われる事項を次に掲げておこう。

(1)　死体解剖の必要性

死亡事故が発生した場合には、解剖によって医学的所見を確立しておくことが望ましい。この点については二(2)①の注射事故の箇所ですでに述べたとおりである。

(2)　救急医療の問題点

この点についても、すでに二(2)③で論じたが、付言すれば、救急医療にあたっては、まず災害の事実関係を明確にとらえ、かつ、加害者のみならず市町村の責任の所在を確認しておくことが望ましい。事故の状況ならびに加害者の責任を明確にしないまま治療に入ると対応に困る場合を生じる。事故の事実関係を明らかにしないまま、轢き逃げされた幼児の治療に当り、腹腔内部の異変を疑いつつも対症療法に終始し死亡させたのは過失であるとして、医師の刑事責任を肯定した判決すら出ているのである（高松地判昭和五一年三月二二日、ただし、この判決は疑問である。詳細は日医ニュース三八五号参照）。

(3)　医師相互間の連携の必要性

紛争事故例の中には、途中で転院し、その際、後医の前医批判が契機となって患者から前医に対して苦情が持ち込まれている例がしばしば見受けられる。前医と後医との医学上の見解が異なることがあり得るのは当然であり、事故を封じ込めるために後医を拘束することは慎むべきであるが、他方、後医が自己の責任回避のために安易に前医を批判するようなことがあってはならない。このような前医と後医との齟齬を防止するためには――そして、そもそも事故防止の上からも――、転院の際に、両者が十分な連繫をとることが絶対に必要である。たとえ患者が無断転院した場合でも、この連繫に努めるべきである。

なお、救急医療の場合には、専門医として担当すべき症状だけでなく、他の専門医が担当すべき症状もあるケースが多いが、この場合にも、他の専門医との連繋に留意することが必要である。このことは――前医・後医の連繋と同様に――紛争防止のためのみならず、事故防止のためにも必要である。

(4) 患者に対する見舞金の意味

事故が生じた場合に、それが自分のミスか否かは不明としても、患者側の不満を和げる目的で、進んでかなり高額の――たとえば数十万円の――見舞金を差し出したり、あるいは、治療費を負担する旨を申し出たりする例をしばしば見受ける。その当否については、個々のケースの事情もあるので画一的取扱いを提示することは控えたいが、原則的には、このような中途半端な金銭解決を一方的に提示して紛争を防止しようとする行為は、かえって紛争を混乱させる原因となり、妥当でないといえよう。誠意ある応対は必要であるが、中途半端な金銭の支払いは誠意とはみられないであろう。

四　紛争が生じた場合について

(1) 個別的示談の問題点

以上の努力にもかかわらず紛争になった場合には、まず、かかる紛争の解決には時間がかかること、一人で処理に当たらないことの二点に留意すべきである。医師が個別交渉による早期解決を望むのは無理がないともいえるが、「自分に過失はないが、とにかく金は払う」と主張しつつ示談をしたとしても、その主張は医師の一人よがりに過ぎず、客観的には賠償金と同視すべき金銭の支払いは自己が有責であることを安易に認めたことになり、プロフェッショナルとして堅持すべき過失責任主義を自から崩し、究極においてはプロフェッション性を放棄することにもなろう。

そして、このような曖昧な処理は双方にとって望ましいことではないし、国民医療全体へも悪影響を及ぼすことになろう。いったん紛争となった以上は、むしろ対抗関係に立って明確に処理すべきである。かつては、責任を不問に付しつつ賠償金だけを保険金で支払うという方式で処理が可能だったかもしれないが、もはやこの方式による解決は困難になったともいえよう。

(2)　日本医師会医師賠償責任保険の活用

上述のような状態を踏まえつつ、医師の責任、とくに過失の有無を医学上の観点から厳正に判定しつつ有責の判定が下された場合には、高額賠償にも堪え得るよう保険金で塡補することを目的として発足したのが、昭和四八年七月から施行されている日本医師会医師賠償責任保険制度である。この制度は、プロフェッション団体の構成員に係る医療事故紛争は団体の責任において——たとえ、医師側の機関ではあっても、患者側の立場も十分考慮しつつ——適正な処理を図るという考えを前提としており、日本医師会自身が保険契約者となって、大手の損保会社五社と保険契約を締結して保険料を支払、被保険者たる日本医師会A会員が医療行為により賠償責任を負わざるを得なくなったときに、その賠償金のうち一億円までを保険金でカバーするものである（ただし、一〇〇万円までは自己負担）。その特色は、A会員の経済的保証を図るだけでなく、医学・法学の専門家による責任判定機構（審査会）が設けられ、実際に活躍している点にある。A会員（勤務医もA会員になり得る）に係る紛争が生じた場合の処理手続を簡単に述べれば、次のとおりである。

A会員は、患者側からの一〇〇万円を超える請求があれば、都道府県医師会経由で日本医師会に紛争処理を委任すればよい。事件は日本医師会から調査委員会に回され、そこで、医学者・弁護士などの協力による事件の整理が行われたのち審査会に上程され、責任の有無、賠償額に関する判定が下される。その判定を受けた調査委員会は、それに基づく処理方針を直ちに日本医師会経由で都道府県医師会に伝え、事後は、都道府県医師会を中心に、日本医師会、調査委員会が協力しつつ、患者側と折衝し解決に当る。付託後、都道府県医師会への指示までの期間は約一カ月である（もっとも、急を要するときは、それなりの処理も可能になっている）。仮に、審査会の判定にそって最終解決し、賠償金を支払うことになれば、それは前述の額の範囲で保険金でカバーされる。

紛争が訴訟になった場合にも、同様の手続をとった上で訴訟に対応していくことになるが、医師敗訴の場合には、たとえ審査会の判定と異なっていても判決にしたがって賠償額を保険金でカバーすることになる。

なお、訴訟になろうがなるまいが、弁護士を必要とするときは、事前の協議を経ている限り、弁護士報酬も保険金でカバーされる。

ただし、審査会の判定を無視した示談解決には保険金は支払われない。処理の硬直化を避けるために、審査会の判定後でも新事実が発見され、再判定が必要となったような場合には、その旨の申し立てに応じる仕組みになっているのであるから、その手続を活用すべきなのである。

最後に、この制度の適用範囲が日本医師会A会員の医療行為に限られているという限定に関して、次の点に留意されたい。第一に、A会員自身が患者から請求された場合には、その被用者たる医師ないしはパラメディカルによる事故でも対象となる（ただし、とくに、事故の当事者たる被用者がA会員以外の勤務医のときには、あとで、保険会社が、勤務医に求償していく可能性があるので、これを避けるためには被用者たる勤務医もA会員になっておくとよい）。第二に、A会員による事故であれば、患者から請求された者がA会員自身でなく、その勤務する医療法人その他の法人であっても、法人の立替払い金をA会員に求償する段階でこの保険が働くことになる。とはいっても、紛争処理の協力態勢に入るのは、この求償のときでなく、法人が患者から請求を受けたときであるから、紛争が発生すれば、法人への請求であっても直ちに付託できる。第三に、患者からの請求額が一〇〇万円以下のものには本制度は働かないが、そうしたケースも都道府県医師会自身が処理を図ることになっている。第四に、純然たる医療行為そのものでなく、施設の管理ミスから生じた事故については医療行為とはいえないから、この保険の適用はない。したがって、別途、施設賠償責任保険を締結しておく必要がある。

以上が、日本医師会医師賠償責任保険の概要である。この制度は、現在、円滑に動いており、成果をあげつつあるが、医師は日本医師会A会員となってさえいれば、開業医であれ、勤務医であれ、その医療行為から生じた事故につき、この制度による処理が受けうるのであり――統一的処理が望ましいという点からいっても――この制度を極力活用し、また、医師会員でこれを育成していくべきである。日本医師会医師賠償責任保険以外に屋上屋を架するような類似の制度を併設せんとするような考え方は、統一的処理を乱し、運用が逆行する恐れもあるので採るべきではない。

五　訴訟になった場合について

紛争が訴訟になった場合には、日本医師会医師賠償責任保険に加入しているかぎり、紛争が円満解決せず訴訟になった場合であれ、いきなり訴訟になった場合であれ、**四**の(2)で述べたような手続によることになる。ここでは、医療事故訴訟の特色として医師が理解しておくべき点、医師のとるべき姿勢を指摘するにとどめる（本項の問題については、なお、前掲ジュリスト六七八号参照）。

(1)　注意義務基準の設定が中心課題

まず、かかる訴訟の中心課題は、当該事件における医師に注意義務違反がないかどうかに向けられる。もっと具体的にいえば、裁判所は、事件ごとに医学上の見解を基盤にその事件に適用すべき注意義務の基準を設定しつつ、当該医師の医療行為がその基準に適合していたかどうかを判断するのである。大切なのは、この注意義務の基準は、決して訴訟の前から存在するのではなくて、訴訟の過程で裁判所により創造されるものだということである。したがって、医師側としては、この裁判所による基準の設定作業に医学上の水準論を十分に反映させるように努めるべきであるし、それはまた可能なのである。そして、事故防止の項で述べた医療水準検討の成果も医師賠償責任保険における審査機構の判定も、すべてここで生かされることになる。

(2)　**鑑定制度の活用**

適正な医学上の水準が裁判に十分反映し得るような仕組みを作ることは、制度論としても重要であり、これは法律家に課せられた今後の検討課題であるが、差し当りは鑑定制度の活用を図るべきである。なお、現在のところ鑑定人が一定範囲の専門家に限定され、そのために事故結果から遡っての判断が中心となりやすく、そのために現実の医療水準から遊離した見解が出される恐れがある。むしろ大切なのは、試行錯誤をなさざるを得ない臨床医の立場に立った鑑定であり、鑑定制度の硬直化を防ぐべく、そのあり方が再検討されなければならない時期にきているといえよう。

(3)　**先例のもつ意味**

類似の事件で、すでに医師敗訴の判決例が出ている場合に、それを引用しつつ敗訴の可能性が大きいというようなことが——法律家によっても——しばしば述べられる。しかし、前述のように、注意義務の基準は、個々の事件における事実関係を前提に裁判官によって創造されるものなのである。したがって、事実関係を対比して差異がある場合はもちろんのこと、事実関係が類似していても、先例が不当ならば早計に諦める必要はないといえよう。

(4)　**債務不履行責任か不法行為責任かの問題**

医療行為により事故を起こした医師の責任は債務不履行責任（診療契約上の責任）か不法行為責任かが盛んに論じられているが、このような議論はあまり意味がない。ここでは詳細に立ち入らないが、現在では、どちらの考え方をとっても実際上の取扱いに差異を生じないし、そもそもこのような議論の立て方に問題があるのである。大切なことは、このようなことを論じることではなくて、医療の裁量性の範囲を考慮しながら具体的事実に即した医師の注意義務の基準いかんを問うことである。

(5) 過失責任主義の堅持

医療行為による事故の責任については、法律制度上、過失なければ責任なしとの原則――過失責任主義――が維持されていても、実際の裁判は過失の有無を問わず医師に責任を負わせるところの、いわゆる無過失責任主義が採用されているというような議論がしばしば行われる。しかし、このような議論は正確でない。なるほど無過失責任主義への傾向を窺わせるような判決例もないではない。しかし、(1)で指摘したように、医学上の見解に留意しつつ注意義務の基準を設定、そこから医師の過失の有無を問うというのが判例の大勢である（ちなみに、最近数年間の判例の約半数は医師側の勝訴となっている）。今後も、不可欠の特質として裁量性と自己規律とを要求されるプロフェッションたる医療の領域における責任原理としては、この過失責任主義が堅持されなければならない。医療の責任問題を最近の公害や製造物責任の領域における無過失責任論にまき込むことは、究極において国民医療の崩壊につながることにもなるといえよう。したがって、医師側から――安易な処理を意図しつつ――過失責任主義を崩すような姿勢を採るべきではない。要するに、医療の水準ないし注意義務の基準をめぐって、医師と法曹による議論が尽くされることが大切なのであり、その作業を通じて、はじめて医師側と法曹側との見解のズレもなくなるといえよう。

六　結びに代えて

以上の事故ないし紛争防止のためには医療水準いかんの検討が、また、訴訟への対応のためには、医療水準を前提とする注意義務の基準いかんを問うことが重要課題であることを述べてきた。さらに、これと関連し問題となる点を若干補足しておこう。

第一に、たとえば、輸血をめぐる事故が血液供給体制の不備から生じるというように、医療事故発生の原因が医療制度自体の不備にあると判断せざるを得ないケースも多い。したがって、医療水準確立のためにも、医療制度の欠陥の是正を検討しなければならないことは当然である。

第二に、過失責任主義により医療事故紛争が処理されると、医師に責任はないが被害者は現存するというケースが浮び上ってくるが、こうしたケースに関しては行政機関による社会保障的な救済措置の実現が必要である。この裏付けがないと過失責任主義も有効に機能しにくくなるともいえよう。この点に関連のある行政上の制度としては、現在のところ、予防接種による副作用に対する救済措置があるにとどまり（予防接種法一六条）、加えて、医薬品の副作用による被害に対する救済基金制度が日程に上っているにすぎない。

第三に、最近、医師側から時折主張される医事審判機構論には疑問がある。海難審判制度が引用されるが、この制度は、むしろ刑事責任を明確にするための取締法ともいうべきものであって、参考にはなり得ない。そして、この点をしばらくおくとしても、そもそも審判制度を採用することは医療を一種の統制の中に繰込む危険性を多分にはらんでいる。しかも、審判機構自体が機械的処理に堕し、真の医学上の見解が反映しない恐れもある。医師は紛争解決への途を安易に行政機関に求めてはならないように思われる。まず、自からが打開の方策を講じ、その成果を行政に反映させるべきである。それこそが、医師のプロフェッション性の内容を充実しつつ確保する途である。その意味で、前述の日本医師会医師賠償責任保険の役割は大きい。もちろん、繰返し述べたように、医学上の見解が適正に訴訟に反映する途を探りつつ、粘り強い努力を続けることは必要である。しかし、その打開策を直ちに機構論に求めることは疑問である。

最後に、本稿で述べてきた諸問題を解決していくためには、医師は前向きの医療水準形成の努力を怠ることなく、法曹は医学と遊離することなく、医師と法曹とが共同作業をしていくことが必要であることを指摘しておきたい。

9　過失責任主義と無過失責任主義 (principle of liability with fault and principle of liability without fault,〔独〕Prinzip der Haftung mit Culpa und Prinzip der Haftung ohne Culpa,〔仏〕principe de responsabilité avec faute et principe de responsabilité sans faute)

一　過失責任主義

損害の発生につき故意、過失があるばあいにだけ損害賠償責任を負うという原則を過失責任主義という。一般に、低い文化段階の法においては、原因を与える行為があれば当然に賠償義務を認めるといういわゆる原因主義が支配していたといわれる。しかし、このような考え方は、個人の活動の自由を過度に制限する結果となるので、近代社会では採用できない。これに対して、過失責任主義は、〈過失なければ責任なし〉として責に帰すべき事由のある加害と責に帰すべき事由のない加害とを区別し、相当な注意をすれば危険の発生が予見できる範囲でのみ他人の利益を尊重すればよいとしつつ、個人の自由な活動領域を保障しようとする考え方であり、その意味で近代社会の要請に合致するものであり、近代私法の基本原則の一つとして確立されたのである。そして、この原則のもとでは、損害賠償責任発生の要件である加害者（被告側）の故意または過失の立証責任は、原則として、被害者側（原告側）にあるとされる（民法七〇九条）。

医療事故のばあいなども含めて、賠償責任は広くこの原則で処理されるわけであるが、この原則にも従来から例外が認められている。たとえば、看護婦が賠償責任を負うばあいには、それと並んで使用者たる医師もいわゆる使用者責任を問われることになるが、この使用者責任については、被告となる使用者側（医師）で、看護婦の選任監督に過失がなかったということを立証しないかぎり責任を免れないという取扱いになっており、前述の過失の立証責任が転換されている（民法七一五条。なお、七一四条、七一七条、七一八条参照）。そして、このように立証責任が転換されていると、責任を免れにくくなる。のみならず、最近では——法律で例外的な取扱いを定めていないばあいでも——医療事故のばあいにもみられるように、裁判所が過失を推定ないし擬制したり、過失の有無を判断する基準である注意義務の内容をきびしくすることによって過失の認定を容易にする傾向が強くなっており、それだけ過失責任主義は動揺し、つぎの、無過失責任主義へ傾斜しているともいえよう。

二　無過失責任主義

過失責任主義に対して、損害の発生につき故意、過失がなくても損害賠償責任を負うとする考え方を無過失責任主義という。前述の過失責任主義が妥当しうるためには、個人が相当の注意をしさえすれば他人に損害を加えることを防ぎうる社会であることが大前提となる。ところが社会が進むにつれて、相当の注意をしても他人に対する損害の惹起を未然に防止しえない危険が広範に生じてくるようになる。とりわけ高速度交通機関や近代企業の発達に伴い生じる不可避的損害が問題となる。企業が相当の設備をしていなかったというケースとか、相当の設備をしても他人に損害を与えるであろうことを予知すべきであったというケースなどについては——注意義務の基準をきびしくして——企業の過失を認めることにより、なお過失責任主義の建前を崩さないで処理できるであろう。また、裁判上、過失を推定したり、擬制したりすることによって被害者の救済をはかりうるケースもあろう。しかし、こうした操作には限度があり、十分に被害者を救済することはできない。そこで、主として利益のあるところに損害もまた帰せしむべしとの報償責任の考え方、危険物を管理する者は、そこから生じる損害について賠償責任を負うべきだとする危険責任の考え方などを根拠としつつ、正面から無過失責任を認める立法が出現することになるのである。現在のところ、無過失責任を採用している立法としては、つぎのようなものがあげられる。すなわち、昭和一四年、鉱業法が鉱害に対する鉱業権者の無過失責任を導入し（鉱業法一〇九条）、ついで昭和二二年、独占禁止法が私的独占などにより損害を与えた事業者の被害者に対する無過失責任を認め（独占禁止法二五条）、昭和三〇年、自動車損害賠償保障法が自動車による人身事故につき無過失責任に近い取扱いを認め（自動車損害賠償保障法三条）、昭和三六年には原子力損害の賠償に関する法律が原子力損害につき原子力事業者の無過失責任を認め（原子力損害の賠償に関する法律三条）、さらに、昭和四五年には、大気汚染防止法、水質汚濁防止法が事業活動に伴う有害物質の排出を原因とする健康被害につき事業者に無過失責任を認めるに至った（大気汚染防止法二五条、水質汚濁防止法一九条）。なお企業は、対内的にも、労働者の労働災害につき、使用者として災害補償責任を負うことになっている（労働基準法七五条以下）。

以上のように、現在でも、普通の生活領域においては、やはり過失責任主義が妥当するが、特殊な危険な生活関係については無過失責任主義が採用されている。

三　問題点

こうして、いちおう、過失責任主義から無過失責任主義への図式が浮かび上がるが、この図式には問題がある。たしかに無過失責任主義を採用すべき領域は――すでに無過失責任が法律で認められている範囲をこえて――拡大しているといえよう。たとえば、いわゆる企業の製造物責任などについては――現在のところ薬品や食品の事故に関する裁判例にみられるようにきびしい注意義務を課することによって過失の認定を容易にするというようなやり方で処理されているが――無過失責任主義が採用されるべきだともいえよう。しかし医療事故のばあいのように、いわゆるプロフェッションと称すべき職業に従事する者の責任については、被害者の救済ということから、安易に無過失責任主義を導入すべきではなかろう。プロフェッションに関しては、その職業上の学問ないし技術水準を十分に反映した過失責任主義の立場を堅持すべきであろう（なお、付言すれば、医師側から、医師に無過失責任を負わせるのは不当だという主張がしばしば出されるが、医療事故については、法律上は、無過失責任主義が採用されているわけではなく、過失責任主義が働いているのである。したがって、この主張は、医学上、過失がないはずなのに、裁判上、過失ありと認定するのは不当だという趣旨と解さざるをえない)。企業とプロフェッションとの本質的差異を無視してはならないと考える。

なお、無過失責任主義の採用されている領域はもちろん、過失責任主義が働いている領域においても、賠償責任はきわめて重くなっており、加害者がその負担に喘ぐおそれなしとしないのであり、そこから、この加害者側の危険をカバーにするために賠償責任保険制度が急速に発達したこと、被害者を救済するためには、過失責任主義か無過失責任主義かという被害者―加害者間の処理だけに委ねているべきではなく、別個に、社会保障的観点を織込んだ行政上の被害者救済制度が必要だという認識が高まり、現在、予防接種事故や医薬品の副作用による事故については、このような趣旨の救済制度が実施されていること(予防接種法一六条以下、医薬品副作用被害救済基金法参照)、これら賠償責任保険制度や行政上の救済制度の出現が、逆に、当事者間の民事責任法理に影響を与えつつあることに注目すべきである。

10　債務不履行責任と不法行為責任（breach of contract-liability and tortliability,〔独〕Verpflichtung von dem Vertragsbruch und Verpflichtung von den unerlaubten Handlungen,〔仏〕responsabilité de la violation d'un contrat et responsabilité du délit civil）

一　従来の議論

不法行為も債務不履行も民事上の損害賠償義務を生じさせる行為である。たとえば、自動車の運転ミスで道路沿いの店舗をこわしたり通行人を負傷させたばあいには、不法行為として賠償責任を負うことになるし、売主が過失で売買契約上の引渡し期日を徒過したり、目的物をこわして引渡すことができなくなってしまったというようなばあいには、債務不履行（契約違反）として、買主に生じた損害を賠償しなければならない。このように、不法行為責任は、加害者と被害者との間に契約関係など存在しないところで働き、債務不履行責任は、契約当事者間で約束した債務を履行しなかったというばあいに働くのであり、したがって、いちおう、両者は適用領域を異にするといえる。ところが、一つの社会的事実が不法行為、債務不履行のいずれにもあてはまると解しうるばあいがある。たとえば、借家人の過失で家屋が焼失してしまったとすると、それは、借家人の家主に対する契約上の義務である〈善良な管理者としての注意をもって保管すべき義務〉に違反した債務不履行としてとらえることもできるが、見方をかえれば、他人（家主）の所有物を焼失させた不法行為としてとらえることも可能である。そこで、こうしたケースをめぐって、債務不履行責任か不法行為責任かという問題が論じられることになる。

医療事故についても債務不履行か不法行為かが盛んに論じられているが、医療事故は、診療契約上の債務不履行としてとらえることもできるし、他人の生命侵害ないし身体傷害を惹起した不法行為としてとらえることも可能だからである。

では両者の関係をどう理解すべきか。この点に関する見解は二つに分かれる。すなわち、債務不履行責任、不法行為責任のいずれにもあてはまるようなケースについては、損害賠償を請求する者は、いずれを理由として請求しても差支えないとする見解（請求権競合説）と、債務不履行責任は契約関係という特殊な関係にある当事者間の責任を問うもので、一般の不法行為責任とは適用領域を異にすると解すべきであり、したがって、形式上はいずれの責任をも問いうるようにみえても、もっぱら、債務不履行責任として処理すべきであるとする見解（法条競合説）とに分かれる。そして、後説のほうが論理的に整っているというべきであるが、判例は、一貫して前説をとっている。ただ、こうした議論が意味をもつためには、その前提として債務不履行責任と不法行為責任の内容の差異が明らかにされていなければならないはずであるが、いずれの説も必ずしも両責任の差異を明確にしたうえでの議論にはなっていないように思われる。両責任の差異として、いちおう、過失の挙証責任（不法行為では被害者側で加害者の過失を立証する責任を負うのに対して、債務不履行では違反者側で過失がないことを立証する責任を負うとされる。この立証責任の点で被害者側が有利になるということから〈医療事故は債務不履行〉という構成が強調されはじめたように思われる）、過失相殺（賠償額の算定にあたって、裁判所は被害者側の過失を考慮することになるが、債務不履行責任では、被害者の過失が大きければ賠償額をゼロにすることもできるし、被害者側に過失があれば必ず賠償額をへらさなければならないのに対して、不法行為責任では、被害者側の過失がいくら大きくても賠償額をゼロにはできないし、また、被害者側に過失があっても賠償額はへらさないでおくこともできるという定めになっており、この点では、不法行為責任のほうが重いことになる）、時効（不法行為責任では、被害者が損害と加害者を知ったときから三年の間に賠償請求権を行使しなければならないという短期時効が定められているが、債務不履行責任では、賠償請求権の時効は債務不履行のときから一〇年ということになり、この点では、債務不履行責任のほうが重いことになる）などの差異をあげるけれども、むしろ、両責任に関する規定の相互の類推適用を認めるべきであるというような解釈論によって、両責任の内容をほとんど同じものとしてとらえようとする傾向が強い。したがって、両説の理論的対立は、実際上は、あまり意味のないものとなっているともいえよう。

二　新しい考え方

そこでまた、最近、上述のような議論の進め方自体を反省した新しい諸見解が登場している。そのうち代表的と思われる見解を紹介しておこう。この見解によれば、債務不履行責任か不法行為責任かの問題は規範調整の問題であり、こうした規範調整が問題となるのは、契約義務者が契約の履行と内的関連をもつ行為（運送を依頼された者が運送中に目的物を紛失したようなばあい）ないしは契約の履行に関係のない逸脱行為（運送を依頼された者が故意に目的物をこわしてしまったようなばあい）によって、相手方の人格権・財産権を侵害したばあい、一言でいうならば〈安全義務〉に違反したばあいである。そして、概括的にいえば、契約の履行と内的関連をもつ行為による安全義務違反は、もっぱら、債務不履行責任の規範を適用して処理すべきであり、逸脱行為による安全義務違反は、債務不履行責任に関する規範と不法行為責任に関する規範のうち、権利者に有利な規範（逆にいえば、義務者の責任をより重く扱っているほうの規範）を適用して処理すべきである、とされる。ただし、この見解は、医療事故のばあいについては――それは契約の履行に内的関連をもつ行為による安全義務違反のばあいで、債務不履行責任として処理されるばあいといえそうであるけれども――安全義務自体が本来の契約上の義務となっており、しかもその内容が生命、身体に関するものであるところから、むしろ、逸脱行為による安全義務違反のばあいと同じ取扱いをすべきだと解しているようである。

三　問　題　点

債務不履行責任か不法行為責任かを論じる際には、なによりもまず、両者の内容の差異を明確にしなければならないが、この点、法律上の仕組みとしては、不法行為責任のほうが重くなっていると解すべきであろう（賠償されるべき損害の範囲についてみると、債務不履行のばあいには、通常生すべき損害に、契約締結時に双方が予見可能であった特別事情による損害を加えたものしか賠償できないし、精神的損害の賠償すなわち慰藉料も当然に請求できるとはいえないが、不法行為のばあいには、広く一般的に生じる全損害の賠償が認められ、慰藉料請求も認められている、と解すべきである、民法四一六条、七〇九条、七一〇条。前述の過失相殺に関する取扱いをみても、不法行為責任のほうが重くなっている、民法四一八条、七二二条二項)。つぎに、一つの事実を債務不履行か不法行為かのいずれかに分けてしまうという考え方をとることなく、その実態に即しつつ、ある面では債務不履行責任に関する規範、他の面では不法行為責任に関する規範を適用するというように考えるべきであろう。医療事故についていえば、医師と患者との関係は契約関係で、どの契約類型に属するか（たとえば、準委任か、請負かなど）を、はじめにきめてしまおうとする傾向が強いが、このような詮索はあまり意味がないのであって、まず、診療の実態に目を注ぐべきである。法律は一定の事実を前提としてつくられており、その前提とする事実がない以上、適用すべきではないのであるから。そして、診療の実態に目を向けると、そこでは、健康という目的に向かっての両者の信頼関係が中心であり、商品取引法が前提とする主体と客体との分離などは存在しない。したがって、商品取引を前提とする既存の契約法理を無造作に押しかぶせて、ことたれりとすることはできないのである。契約法理が強調されるようになった理由としては、二つのことがあげられる。一つは、すでに指摘したように、契約違反を理由とすれば医師側が無過失を立証する責任を負うことになり、したがって患者側に有利であるという考え方である。しかし、この見解は挙証責任ということがじっさいどういう形で問題となるのかも検討せず、不法行為責任と契約責任との関係についても解明しないままで、安易に設定されたものであって、最近は批判が強い。もう一つの理由は、患者の自己決定権を尊重しようとする考え方である。すなわち、患者の自己決定権を契約法理によって根拠づけようとする考え方である。しかし、診療の実態と遊離した形式的な自己決定権の主張は、医師と患者との関係の中心におかれるべき信頼関係を崩すおそれなしとしない。要するに、医師と患者との間には、既存の契約法理を無造作にかぶせたばあい、その法理論は空転し、実態とのギャップを広めていく危険性が強いといえよう。したがって、むしろ、両者の間で生じた問題ごとに、そこで争われている事実をみきわめ、それに即した法的処理を考えていくべきであろう。そうすると、診療報酬をめぐる争いなど契約法理を働かせる面もあるが、医療事故が問題となったばあいには――たとえば〈新しい考え方〉で紹介した見解のように――その実態からいって、不法行為責任の法理をも導入した処理をなすべきだということになろう。とにかく、医療事故は債務不履行か不法行為かという議論自体には、あまり意味がないと考える。

11　科学と法
――鑑定のあり方論に関連して――

法学研究部が四〇周年を迎えるという。これは、私の学習院生活より三年長いということになる。ということは、私が二六歳で学習院に奉職したときは、法研が誕生して間もない頃であり、私は法研と共に歩み始めたといってよい。したがって思い出も多い。しかし、なぜか私は過去を語ることに臆病である。私などの追想は、何の役にも立たないように思われるからである。したがって、ここでも、思い出を語ることに代えて、今考えている問題の一つを披露することで責めを果すことにしたいと考える。

さて、ここで私が考えたいのは、科学と法の関係いかんという問題であり、その素材として、医療事故の民事訴訟における鑑定の問題を採りあげたい。最近、医療に関する一連の諸問題、例えば脳死、インフォームド・コンセントなどをめぐっての科学と法の論議が盛んであるが、鑑定の問題もまた、基本的には同系列に属するゆるがせにできない問題である、と考えられるのである。

ところで、医療事故訴訟における鑑定のあり方論は、そこでの科学性の重視と共に展開した。すなわち、昭和四〇年代になって、賠償請求訴訟における「過失」の要件の判定にあたって医学・医療の水準を反映させるべきであるという考えが台頭し、こうした考え方は裁判所にも採りいれられるに至った。医療事故以外でも、交通事故、公害、製造物責任などの領域で専門的知識の取りこみが必要となり、いわゆる科学裁判の問題が登場したのである。そして、専門知識又はそれを利用した判断を裁判所に供給する手段としての鑑定の重要性もまた注目されることになったのである。ここで、最近の――法律と医学の両面から展開されている――鑑定のあり方論を見てみよう。まず、いずれのあり方論も、裁判は三段論法の形式で行われるということを大前提としつつ、鑑定をその枠組の中で位置づけるという点では共通している。すなわち、鑑定の対象となる事項は、大前提である法規または経験則についての鑑定と、小前提である経験則を具体的事実に適用して得られる事実判断としての鑑定とであるとした上で、医療事故訴訟に関しては、専ら後者を俎上に載せている。つぎに、あり方論の内容であるが、この点についても、議論は専らどうすれば医学的判断を裁判過程に反映させることができるかという問題、いわば医学的判断の裁判への取り込み方法いかんに向けられているようである。この取り込み論の具体的内容は、次のように要約できるであろう。まず、訴訟当事者からの鑑定の申し出がない場合にも、裁判所が必要と認めた場合には、職権で鑑定を命じることができるとの見解がある。また鑑定人の指定に関しては、その困難さを緩和するために、候補者リストの整備、鑑定人の中立性の要請を後退させること、共同鑑定を活用することなどの提案がある。ついで、鑑定事項については、当事者の提出したものをそのまま取り次ぐのでなく、鑑定人が回答しやすいように、裁判所が事実関係を整理して提示すべきであるとか、さらには、原告の主張事実を前提とした場合と被告の主張事実を前提とした場合との二つに分けた設問があって然るべきであるなどと説かれている。鑑定書の書き方についても、マニュアルを作成すべきであるとか、鑑定書提出後の鑑定人を尋問するにあたって、当事者の申請による証人尋問の方式を採ることは疑問であるとか、鑑定書作成の負担を避けうる口頭鑑定の方式を活用すべきであるなどの主張がある。さらに、裁判所にとっての最大の難事である鑑定評価の問題についても、鑑定の採否、選択に関する方法論の確立に努めるべきであるとされ、例えば「裁判所がなすべきことは、生の科学的判断ではなく、法的、規範的判断であり、かつ、あくまで当該事件の解決に必要な限度での判断資料を求めることであるから、鑑定人と同等またはそれ以上の科学的水準に立つことを要求されるものではない。鑑定理由を理解しうる程度の知識をもって、健全な常識を働かせて、鑑定理由を他の文献等と対照し、あるいは結論の異なる二つの鑑定の理由を比較検討することにより、当該事件に適切な法則を見い出すことは、決して不可能ではない。その場合に、裁判所が心すべきことは、いかに高度の科学的知識の適用を問われる事件であろうとも、判決が決定するのは、対立する学説の優劣ではないということである。」（野田「鑑定をめぐる実務上の二、三の問題」中野編、科学裁判と鑑定、所収）といったような議論が繰り広げられている。

以上が、いわゆる取り込み論の概要であるが、その方向は正しいといってよいであろう。ただ私の感じでは、こうした取り込み論を——観念論に終わらせることなく——生かしていくためには、その支えとなるべき基本的視点の掘下げが必要であり、既存の取り込み論においては、この点が不十分なように思われる。勿論、私が明確な回答を用意できているわけではないが、基本的視点に関する感想めいたことを述べてみよう。第一に、裁判は三段論法の枠組で行われるといっても、その実質的機能は「法創造」の役割を果たすという点にあるのであり、したがって、鑑定制度もこの機能の一環として捉えるべきではないか、と考える。この点をより具体的に述べれば、つぎのとおりである。すなわち、裁判官は、法規、慣習、条理などの法源を用いながら、当該事件の事実関係に即した法的価値判断を引き出すのであり、この具体的事実関係と結び付いた法的価値判断こそが法なのである。法規、慣習などは法源にすぎないのであり、法ではない。しかも、この法創造活動は、三段論法の小前提たる事実認定の領域においても行われているのである。例えば、医療事故訴訟における過失の有無の判定にあたっては、裁判官は当該事件に即した注意義務の基準を設定しつつ過失の有無を決定しているのであり、注意義務の基準設定という法創造活動が行われているといえよう。そして、鑑定もまた、それが、過失判断の有力な補助手段である以上は、法創造という実践活動の一翼を担っているといわざるをえず、鑑定人も傍観者たりえないということになる。このことを鑑定あり方論の起点に据えるべきではなかろうか。第二に、上述したことも関連するが、見直しにあたっては、対象を鑑定に限局することなく、他の証拠制度との関係を掘り下げる必要があるように思われる。とくに問題となるのは、証人制度との関係であろう。両者の区別の仕方については、見解が分かれているようであるが、それはともかく、診療行為の適否などの鑑定においては、いわゆる書斎鑑定となる傾向が強いこと、医師である鑑定人に切れの良い回答を求めるのは無理ではないかと思われることなどからすれば、むしろ証人としての登場を求め、或いはその意見を書証として活用する方が望ましいともいえよう。証人制度への傾斜は、証人を得がたい患者側に不利をもたらすとの反対もあろうが、医師側から明快な意見を提出させて立証を尽くさせるという建前を堅持すれば、必ずしも患者側が不利になるとはいえないであろう。ともあれ、こうした比較検討の必要が痛感される。第三に、科学性の重視のあり方を採り上げておきたい。科学の成果、例えば医学・医療の水準を裁判に反映させるべきだといっても、科学性を重視するあまりに裁判を社会から遊離する方向へ走らせることがあってはならないであろう。裁判所への専門部設置構想などはその恐れなしとしない。むしろ裁判という法創造の実践活動を通してなされるべきは、科学ないし医療の社会化であろう。裁判によって、専門知識ができるだけ分かり易い内容に翻訳されて社会に伝えられることが大切なのである。鑑定は、社会の要請に応えて科学を社会化する手段であるということを基本理念とすべきであり、その点ではインフォームド・コンセントなどと共通の問題を含んでいるといえよう。ちなみに、「脳死」は、逆に科学からの要請に応えて科学の社会化が図られている問題であるといえよう。終わりに、以上のような基本的視点を吟味しながら医学と法学とが共同作業を行う場を設定することが必要である。こうした場で、たとえば過去の鑑定事例の類型化、マニュアルの作成、専門別の医学者一覧の作成、鑑定の評価方法の検討などがなされるならば、上述の取り込み論は血の通ったものとなり、鑑定制度の前進に役立つことになろう。

私もまた、科学と法との関係を多角的に検討しながら、ここでの感想の理論化に努めたいと考える。

12　医療事故の法的処理に関する基礎理論

以下の論稿の内容は、当時の松浦馨常務事理及び当時の法制委員会（次年度より医療法社会立法委員会と改称）のメンバーの共同研究の成果というべきであるが、ここでは私の名で紹介させていただくこととする。

序　説

医療事故とその法的処理について

われわれは、昭和四七年「医療事故の法的処理とその基礎理論」に関する報告書（以下、「昨年度報告書」と略称）を作成し、重大化しつつある医療事故をめぐる紛争処理の大綱を示した。これに対する反響は、予想以上に大きいものがあった。すなわち、その内容はしばしばジャーナリズムによって採り上げられ、また恐らくは、それに刺激されたと思われるような医療紛争問題に関する諸提案が、各方面から出された。たとえば、国民生活審議会消費者保護部会においては、消費者保護——医療における消費者参加——という考え方の下に、公的機関としての医療紛争処理機関・苦情処理機関の設置、賠償責任保険制度の普及、医療監査体制の整備などを提唱しているし、またジャーナリズムによれば、厚生省も、医師側から資金を拠出させての被害者救済制度を検討中といわれる。しかし、いずれの議論も、裏付けのない観念論としての域を出ていないし、昨年度報告書の理論に追随しているに過ぎないように思われる。ただ、だからといって、われわれ自身が一応の理論の確立の段階に安住することは許されない。昨年度報告書の理論の実現の方途を探りつつ、理論に磨きをかけなければならない。このように考えて、今年度は、まず、昨年度報告書の評価を都道府県医師会に問うことにした。次に、昨年度報告書で提案したところの実現の第一歩として、統一処理票を作成し、紛争の統一的処理に着手すると共に、会員に対する啓蒙をどのように為すべきかを検討し、その一つとして、一般会員向けの「事故予防・紛争解決のための入門書」作成の作業に着手した。さらに、昨年度報告書にも盛り込まれているが、会長によって提案され、現在執行部において具体化を急いでいる医師賠償責任保険制度にスポットを当て、その検討に参加すると共に、このような制度実現の前提として十分な理解が必要となる「過失・無過失」と賠償責任保険制度との関係について、掘り下げて検討した。したがって、「医療事故とその法的処理」に関する本年度の報告は、次のように構成されることになる。

第一　昨年度報告書に対する都道府県医師会の意見の整理・紹介と問題点の把握

第二　昨年度報告書による提案の具体化——処理連絡票の作成とそれによる統一的処理作業への着手、会員向け入門書（案）の作成

第三　昨年度報告書の理論の発展——過失責任主義と賠償責任保険との関係

一　医療事故とその法的処理に対する都道府県医師会の意見について

われわれは、都道府県医師会の意見を求めるアンケートを行い、殊んどの都道府県医師会から懇切な回答を得ることができた。この回答を生かすことはわれわれの義務であり、また、このような協同作業によって、はじめて紛争処理に関するすばらしい方策が樹立されることになろう。そこで、ここに、各都道府県医師会からの回答により指摘された問題点を整理して紹介しながら検討を加えることにした。各項目について、まず、昨年度の日本医師会の提案（以下「提案」と略称）を要約して示し、それに対する都道府県医師会の見解（以下「回答」と略称）を示し、最後に「問題点」を示すことにする。

(1)　事故予防について

(イ)　事故原因の統一的理解

「提案」（日本医師会雑誌第六十八巻二号百九十四頁）

事故予防のためには、事故原因の統一的理解が必要であり、そのため、事故原因の分類基準を設定して、都道府県医師会から蒐集した資料を整理し提示した

「回答」

この提案には賛成するとの回答が圧倒的であったし、「医学的検討」は貴重な参考資料となるとして評価しているものが多かった。

ただ、さらに進んで、日本医師会で、事故予防のための医学的基準設定の作業を為すべきであるとの意見が、かなり強力に主張されている。この場合、とりわけ、頻発する注射事故について、赤石・押田「注射による末稍神経損傷の実態と予防対策」（日本医事新報第二千五百十二号）を引用しつつ（ちなみに、この論文では、上腕の皮下注射、臀部の筋肉注射の安全部位について、新しい考え方が提唱されている）、「安全で代表的なものとして皮下、注射では、上腕後側正中線の下約1/3のあたり、三角筋部、大腿外側面、筋肉注射では、臀部上外方1/4区域の腸体稜より二〜三横指巾下の一帯、三角筋（これはあまり貧弱な筋でないこと。量は三CC位迄で比較的浅く注射することが条件）、或は大腿外中央部辺を適当と考える」というような積極的提案もなされている。このように従来医学常識とされていた点も含めて検討を加え、医学的基準を確立しておくことが、医療事故をめぐる紛争を生じたときに決定的な重要性をもつ、とされるわけである。

「問題点」

医学的基準確立の必要については上述の「回答」は、鋭く問題点を指摘している、といえる。ただ、日本医師会が、

統一的医学的基準を性急に設定することは、危険を伴うように思われる。これに関連する諸見解に留意しつつ、これを検討・紹介することは本委員会の務めであるが、基準の設定には慎重を期したいと考える。

なお、注射に関する参考資料として、〔資料１〕〔資料２〕を添付しておく（ただし、これらの資料は極秘資料とする）。

(ロ)　統一的資料整備の方法

「提案」（日本医師会雑誌第六十八巻二号一九九頁）

医事紛争処理連絡票を作成して、全国的規模で統一的に紛争資料を整理する。

「回答」

この点についても積極的に賛成したものが多い。

「問題点」

「医事紛争処理連絡票」を作成、すでに実行に移しているが、この具体的内容の紹介は省略する

(2)　紛争処理について

(イ)　紛争処理の予測

「提案」（日本医師会雑誌第六十八巻二号一九〇頁）

前述の各地域における紛争の統一的把握と並んで、判例の検討が将来の紛争処理の予測にとって大きな役割を果すこと当然である。このことを当然の前提として、判例について、その流れから汲み取れる特色を示した。

「回答」

判例法の把え方についても異論はないようである。

「問題点」

判例の蒐集・整理は、日本医師会法制部で行っており、重要判例については、その成果は、毎年、国民医療年鑑に掲載しているが、重要判例の紹介などを他の機関誌を利用して行うことが必要であろう。その実現に努めたい。

(ロ)　紛争処理機構——とくに都道府県紛争処理委員会の位置づけ

「提案」（日本医師会雑誌第六十八巻二号二〇一頁）

都道府県医師会の紛争処理委員会を真の意味での医師の利益代表機関であるべきだとし、他方、医事紛争処理のための中立的機関は別個に国家機構としてこれを設けるべきである、とした。

「回答」

この点についての見解は分れている。まず、①「提案」と同様の見解がある。このような見解のなかには、一歩を進めて、医事紛争処理のための裁判所——医事審判所——を設けるべきであるという提案もある。次に、以上と反対ともいうべき見解として、②都道府県医師会の紛争処理委員会は、本来、公正な機関であり、これを活用すべきである、とする見解がある。この見解によれば、別個の国家機構は不要で、紛争処理委員会を発展させて、いわば国家機構の代りの機構とすべきである、ということになる。そして、この見解を前提として、さらに、中立的機構としての都道府県医師会紛争処理委員会の下に、医師の利益代表機関たる郡市区医師会の紛争処理委員会を置くという構成を考えるべきである、とする見解もある。

「問題点」

以上のように見解が分れているのは、この問題の把え方の違いによるところが大きいように思われる。問題を考えるに当っては、医師側からみて紛争処理委員会はどのような姿勢で活動すべきかという問題と、紛争処理委員会が客観的に制度上中立機関たるうるかの問題とを区別しなければならない。前の問題については、当然のことながら、中立・公正の姿勢を堅持するよう努めるべきだということになろう。しかし、だからといって、医師会の紛争処理委員会が、国家の裁判機構の中で中立機関として存立しうる、ということにはならない。紛争処理委員会が制度上、中立機関たりうるかという問いに対しては、これを否定せざるをえない。このこともまた明らかである。したがって、論点を整理すれば、紛争処理委員会は公正な処理に努めるべきであるということを共通項とした上で、それ以上に国家機構としての紛争機構を設ける必要があるかどうかという形で問題を把えなければならない、ということになる。そして、この問題に対する回答は当然のことながら、設立されるべき国家機構がいかなるものかによって異なることになる。医療の実体を十分反映した処理機構ならば、設けるべきであり、紛争処理委員会を発展的に解消することも考えられないではない。しかし、その機構が、安易な行政的介入に止まるようなものならば、むしろ、有害である。消費者保護の名の下に安易に行政的介入を行うことが、表面を糊塗し実体を歪曲して、結局は真の消費者保護になりえないことは、現在の政府の消費保護行政を一督すれば明らかである。したがって、国家機構としての紛争処理機構の必要性を強調する主張に安易に同調することはできない。適正な国家機構設立への途は容易ではない。そこで、われわれとしては、当面、われわれ自身の紛争処理委員会を、より以上に、公正な説得力のある機関たらしめるように努めるべきではないか、と考える。そのためには、各都道府県紛争処理委員会相互の調整が必要である。

将来の展望に重点を置いたが、当面の方向づけとしては、一応、以上のように考えておきたい。

なお、以上述べたことは、最近、とみに活発化している医事紛争の処理機構を設立すべしとの提案、たとえば、序説に掲げた国民生活審議会消費者保護部会の医事紛争紛争機構案の提案などに対する本委員会の批判として、そのまま妥当する。

(ハ) **賠償問題**――賠償責任保険と損失補償機構

「**提案**」(日本医師会雑誌第六十八巻二号二〇二頁)

近時、賠償額の高額化は急テンポであるが、現行法の枠組みでは、被害者の救済――損害の塡補――に重点をおけば、医師の過失の認定をゆるやかにし責任を認めるという傾向をとらざるをえない。このような現状にあっては、過失責任主義の貫徹を期しつつ、責任保険制度を導入せざるをえない(現行「安田保険」の欠陥については、日本医師会雑誌第六十八巻二号一八八頁)。他方、過失責任主義を堅持すると、医師側に過失がないのに現実に被害が発生している場合の法的処理を考える必要を生じる。即ち、被害者救済のための損失補償機構が必要となる。この点、現行健康保険法の解釈として、療養の給付を行う保険者が、それに関して生じた事故の損失補償の第一次的負担者であるという解釈も可能であろうが、一歩進めて、健保制度・国保制度が医療の領域における国家制度としての社会保障ともいうべき性格を備えている点からすれば、国・保険者の資金による損失補償基金を創設し被害者の損失を賠償することが望ましい。

「回答」

現行の安田保険については、各都道府県紛争処理委員会は、査定代行機関に陥ることなく、主体性をもっているという回答が多い。

「賠償責任保険」による過失の領域のカバーならびに無過失責任の領域における「基金による損失補償」の提案には賛成が圧倒的に多かった(ただし、基金について、実現可能性に疑問を抱くものがある)。しかし、賠償責任保険の点については、過失責任主義の堅持という観点から、さらには、かえって紛争を激化させるという観点から、その採用に反対し、全国的規模での新しい賠償責任保険制度の導入は疑問であり、無過失の場合の損失賠償基金の創設こそが先決である、とする見解がある。

なお、健保法の解釈についても、医師対患者の診療契約こそが柱であり、保険者は単なる支払機関にすぎないと解すべく、「提案」の解釈は医師を保険者に従属させることになるとして、「提案」の解釈は無理とする考え方がある。

さらに、損失補償基金の構想に関連して、国・地方公共団体・健保組合のみならず、製薬会社にも、基金の資金を負担させるべきである、との見解が散見される。

「問題点」

過失責任主義ないし無過失責任主義と賠償責任保険との理論的関係については、後で、三のところで、あらためて論じることにしたい（基金構想についても、三を参照されたい）。

ここでは、ただ、賠償責任保険制度に対する消極論について一言しておきたい。なるほど、基金による被害者救済制度の確立は必要である。「提案」はこれを提唱している。しかし、それは、長期的視野にたっての展望を述べたものであり、この制度もまた、性急に創設を迫るべきではない、と考える。現状では、医療事故についてかかる基金を生み出すための地盤はまだ醸造されていない。しかも、この制度は日本医師会なり地方医師会でつくりうるものではない。新しい法律の裏付けをまって、公権力によってつくる以外に方法はないのである。したがって、このような基金制度への展望をもち、また、その実現を強力に主張しつつも、当面われわれ自身が何をなすべきかを考えなければならない。その場合、一方では、崩れつつある過失責任主義を支えうる力をもった機構をつくるとともに、他方では、過失ありとされ責任を負わされた場合の高額賠償に堪えうる仕組を考えなければならない（医師会自身の基金では危険分散が十分に行なわれえない）と思われる。前者のみに眼を奪われれば、紛争処理は硬直化し、後者のみに眼を奪われれば、紛争処理は金銭的処理に堕するであろう。そして、この両面の調整が円滑に行われていないのが現状である。そうだとすれば、「提案」の、全国的規模の賠償責任保険制度のような制度を、導入せざるをえないのである。

つぎに、損失補償の基金に関連して、製薬会社にも資金を拠出させるという考え方は、本委員会としては賛成しがたい。この構想の下では、医師もまた資金を負担せざるをえないことになり、ひいては無過失でも責任ありという考え方を肯定することにもなろうし、医師の責任と製薬会社の責任とを混同する危険を含んことにもなる。この点では、医薬分離を堅持しておきたい。

なお、健保法の解釈については「提案」のような解釈論を強く主張しているわけではない。むしろ結論を留保したい。ただ現行法は、やはり保険者が被保険者に療養の給付をするということを柱として組み立てられているにも拘わらず、「回答」の解釈論は健保法のあるべき姿を前提として解釈しようとしているのであり、この点で、「回答」の解釈論にも問題が残ることを指摘しておきたい。

(二)　関連問題

(A)　死体解剖手続

「提案」（日本医師会雑誌第六十八巻二号二〇〇頁）

紛争予防の為には、死体解剖が重要な意味をもつが、現在では、医師を被疑者として扱う司法解剖が中心的役割を演じている。むしろ、医師自らが病理解剖を容易に行いうる体制が作られるべきである。

「回答」

「提案」に賛成している。回答のうち、都道府県医師会における実際の処理方法並びに死体解剖手続に関しての提案についての、いくつかの例を紹介する。

現在行なわれている処理方法としては、

① 医師、検案・解剖業務担当者、法医学・鑑識科学研究者等で構成する県医学会臨床法医学会に県医師会員は全員加入し、医療事故その他の死体解剖を積極的に行っているもの。

② 県医師会と大学医学部の法医学教室・病理学教室間で契約を締結し、解剖を希望する会員は県医師会へ申込むことにより解剖を受けられるとするもの（費用の個人負担はない）。

③ 郡市区医師会に病理解剖会を設置し、医学的研鑽の目的で解剖を行っているが、将来、医療事故に係る解剖も扱うよう考慮中というもの。

④ 死体解剖資格認定者名簿一覧表を会員に周知させているもの、などがある。

つぎに、死体解剖を一般医師が容易に利用しうるような方策として、

(イ) 大学の病理学教室・法医学教室との連繋を密接とすること、

(ロ) 公的病院に対して、地域の医師からの要請があった時は病理解剖に応じることを義務づけること、

(ハ) 県医師会として病理解剖施設を設置すること、

㈡　司法解剖を積極的に利用すること（患者側に対する説得力、訴訟の際の証拠力の点で効果的とされる）などが挙げられている。

なお、被害者側が解剖を承諾しなかったときは、将来、紛争にしない旨の誓約書をとるべきだ、とされる。

「問題点」

「回答」の諸提案は、いずれも参考となる。そして、この問題について各都道府県医師会がこのように努力していることは、問題の重要性を裏づけるものといえよう。今後もこの諸提案を参考としながら、各都道府県単位で死体解剖手続の体制をつくり出すとともに、法律上の制度としての欠陥の是正に努力しなければならない。と考える。つぎに、法律上の問題点を具体的に示しておこう。

死体解剖保存法に死体解剖を行う場合の手続等が規定されているが、それを解剖の種類別に分類すると、司法解剖の四種類に大別できる。その内容は次のとおりである。

まず、系統解剖とは、身体の正常な構造を明らかにするために研究又は実習の目的で行うもので、医学に関する大学でのみ行うものであり、原則として遺族の承諾を必要とする。

つぎに病理解剖とは、病死体の病変、死因、臨床所見・診断・治療の批判・反省を目的とするものであり、これを実施しうるものは、

(i)　死体の解剖に関し相当の学識技能を有する医師、歯科医師その他の者であって、厚生大臣が適当と認定したもの、

(ii)　医学に関する大学（大学の学部を含む）の解剖学、病理学又は法医学の教授又は助教授、

(iii)　その他、保健所長の許可を受けた者、

である。

行政解剖とは、政令で定める地域内（東京23区、大阪市、京都市、横浜市、名古屋市、神戸市、福岡市）における伝染

病、中毒又は災害により死亡した疑のある死体、その他死因の明らかでない死体の死因究明のために行うもので、実施主体は監察医である。遺族の承諾を必要としない。

最後に、司法解剖とは、犯罪事実の発見のため犯罪に関係ある死体を対象とするもので、実施主体は①監察医　②裁判所の許可を受けた鑑定人であり、遺族の承諾は不要である。

ところで、この解剖の実際の機能をみると、病理解剖の手続は余り行われておらず、行政解剖が、それにもまして司法解剖が、中心的役割を演じている、といえよう。そして、現行制度の欠陥として指摘されるのは、一般医師が安易に利用しうるような病理解剖の途が開かれていないし、行政解剖を利用しようとしても、行政解剖でいくか司法解剖でいくかの判断が医学的観点以前に司法警察的観点からなされ、司法解剖に落着く可能性が強く、そうなると、医師が被疑者という立場で行われることになるのであり、とりわけ監察医の置かれていない地域では医師が死因の究明を望む場合は司法解剖以外に方法がないことになる、という点である。このような法律上の欠陥を除去し、死体解剖の法的手続を整備するならば、病理解剖に関する各地域医師会の体制づくりもさらに軌道に乗ることになり（遺族の承諾を必要とする点になお問題が残る）、医師自らが司法解剖を利用しようとするようなことは不要となろう。

(B)　医療補助者による事故の責任論

「提案」（日本医師会雑誌第六十八巻二号二〇〇頁）

静注問題と関連させながら、医師の包括責任の下に、看護婦など医療補助者の分担責任を明確にすべきである、と提案した。

「回答」

賛成が多い。

「問題点」

新しく採り上げる点はない。ただ、すでに述べたように、医学的見地からの検討により医療補助者の分担責任の範囲を明確にすべきであるが、だからといって、医師の総括責任は否定しえないのであるから、総括責任に対応する指示権の確立こそが重要であることを指摘しておきたい。この点に関連する判決を紹介しておこう。いわゆる千葉大学の採血ミスの事件で、民事事件としては解決ずみであったが（昭和四十七年版国民医療年鑑三四〇頁参照）、刑事事件としての第一審判決が昭和四十七年九月十八日に下された、周知のように看護婦が採血に用いた吸引器の操作を過まったために、空気が血管内に入り事故となったケースであるが、看護婦と共同で採血にあたり、吸引器の操作を看護婦に任せて自から点検しないまま採血針を刺した医師にも過失がありとして、医師の刑事責任を肯定している。この判決は、医療行為を看護婦に分担させても、医師はなお包括責任を負うのであり、業務分担の慣行があっても責任回避の理由とはなりえない旨を明らかにしている。このように、医師の包括責任は否定しえない。だとすれば、先に述べたように、医師の医療補助者に対する指示権の確立が絶対に必要ということになるのである。

(C) 債務不履行論

「提案」（日本医師会雑誌第六十八巻二号一九三頁）

医療事故による損害賠償責任を、挙証責任転換の点に着眼して、契約違反——債務不履行責任として取り扱うことは、実体を無視した形式論であり、採ることはできない。

「回答」

反対論はない。

ただ、「提案」が「患者と医師との関係をつかまえる場合に、その関係を、一括して、契約か否かという形で論じることは、実体を無視した法的処理の危険を伴なうのであり、むしろ、医療事故に関しては、不法行為として処理し、報酬請求などに関しては契約として処理するというように、実体に即して法的処理を考えるべきなのである。」とした点を把えて、法律上、かかる二面的処理が可能なのか、という疑問を投げているものがあった。

「問題点」

この点についても、格別新しい提案はない。

ただ、最近の下級審判例のなかには、準委任契約上の義務違反、すなわち善良な管理者としての注意義務違反として処理するものが目立つ。したがって、この考え方の不当性をくり返して述べておこう。

契約責任と構成すれば、被害者側が医師の過失を立証する必要がなく、賠償責任を認めやすくなるという発想から生じた安易な法律論が弁護士に影響（契約責任が不法行為責任よりも重いという前提自体がそもそも問題である）、契約責任として訴えるケースが多くなったのに裁判所も影響されていると思われるが、契約責任の構成は疑問である。そもそも、人体への侵襲行為が問題となる医療事故の問題を処理するのに、商品取引を前提として作られた契約法の規定を適用しようとするのは無理であり、治療を準委任契約だからといってみても、そこから何も引き出されはしない（請負契約との構成は論外である）。医師と患者とのつながりは多様なのであり、確かに契約的処理が相応しい側面もある（たとえば、診療報酬をめぐる紛争の場合）。しかし、治療に当って事故を生じた場合の法的処置として契約的処理を貫ぬこうとすると、実体を無視する結果になる場合が多いのである（契約責任か不法行為責任かという問題の設定の仕方自身にも問題がある。このように、実体を無視して安易に一律にとり扱ってきたところに従来の法律学の最大欠陥がある、といえよう）。この点、判例をみると、契約的構成をとりながらも、裁判所は、さすがに実体を無視してはいない。主観的意図はともあれ、「契約責任だから、被害者は医師の過失証明をする必要なし」というような安易な法律論に陥ってはいない。契約的構成をとりながらも、慎重に医学的検討を加えた上で、医師の過失の有無を推究している、といえよう（好例として、ザルピラSショック死事件の第二審判決、大阪高判昭和四十七年十一月二十九日が挙げられる。第一審が、安易に、債務不履行により医師が反証を挙げない以上過失を推定するとして責任を認めたのに対して、債務不履行の前提をとりながら、過失の有無を検討し、不可抗力として責任を否定している）。したがって、一般的にいえば、判例は、契約的構成から生じる欠陥に禍いされていない、といえる。しかし、それならばそれで、契約的構成は意味を持たないということにもなるのであり、それに固執する必要はない、ということになろう。そして、契約的構成に固執することから生じる弊害は、例外的とは思われるが、やはり、判例にも現われているのである。契約責任を肯定しながら不法行為責任を否定するという奇妙な結論を出したり、財産上の損害の賠償請求については契約責任としてこれを認めながら、慰籍料の請求については、契約違反においては慰籍料を問題とすることはできないとした上で、あらためて不法行為責任を問題とし、結局、慰籍料の請求をも認めるという持って廻った処理をしたりした判決などは、契約的根成から生じる弊害を示すものといえよう。ともあれ、契約責任か不法行為責任かという概念論の徹底的再検討の必要性が痛感される

(D)　鑑定制度

「提案」（日本医師会雑誌第六十八巻二号一九〇頁）

既存の「鑑定」の方法では、医学的判断の実態が裁判に十分反映しえない、とし、その検討の必要を指摘した。

「回答」

具体的提案はないが、鑑定制度の欠陥を指摘した回答が多い。

「問題点」

既存の鑑定制度では、医学的判断が十分に裁判に反映しないのであるが、この点、鑑定制度だけをとり上げても、十分な解決は得られないのであって、医事紛争の法的処理手続全体をいかに組み立てるかということの一環として考えるべきであろう。すなわち、一方では、医事審判所の構想などの、裁判手続の改革との関連で検討すべきであり、他方では、裁判外の処理手続を考える場合に、医学的判断が十分反映するような組み立てを考えるべきである。

(E)　薬品事故問題

「提案」

この点については、言及していない。

「回答」

積極的提案はないが、回答中には、この問題を指摘し、製薬会社、厚生省の責任の明確化を望むものが散見される。

［問題点］

ここでは、参考までに法律上の論点を指摘しておくことにする。薬品事故としては、最近、サリドマイド・キノホルム・コラルジル・ストレプトマイシン・エタンブトール、それにクロロキンなどが相次いでクローズアップされ、注目を浴びている。薬品事故の問題といっても、その内容は極めて多岐にわたる。現行薬事法における製造・承認・検定の法的性格をどのように把えるか、単なる消極的確認か、その薬品についての安全性の担保まで含むのか、新薬の開発段階——いわば、私的自治の範囲に包含されている法的問題をどのようにしてチェックするのが妥当か、法的責任はどうかの問題。更に製造承認をし、販売中の薬品について、副作用が予期せぬ結果として現われたとき、薬事行政面からいかなる有効適切な手段が用意できるだろうか、の問題、他方、民事責任の点からみれば、製薬メーカーの製造物責任の法的根拠を何に求めるのか、特別法の体系を有していない現在、現行民法の売買、又は不法行為からみてまかなえる問題かどうか、被害者救済のたてまえから立証責任をどう考えるべきか、メーカーに対する無過失責任の法体制が予測できるときには、企業のための責任保険制度はどうするか、の問題もある。しかし、医師として最も問題になるのは、医療行為にどのような影響を及ぼすかという問題である。

したがって、問題は多岐に亘るが、ここでは、とりあえず、薬品事故を民事責任の点について紹介しておこう。

まず、製薬メーカーの民事責任は避けられない。ただ、その法的根拠としては、医療事故の場合と同様に、不法行為責任、債務不履行責任のほか、売買における瑕疵担保責任、特殊の保証責任などが挙げられるが、いずれも難点がある。無過失責任、責任保険、国家補償というような観点を考慮しつつ立法的な解決が求められるべきである、と判断される。

なお、治療薬と製造業者の責任、医師の関係なども問題となる。この点も、製造物責任についての統一的な法体系が整備される段階において、より明確にされなければならないものである。

⑶　総　括

総体としてみると、「回答」は、報告書全体を高く評価しているといってよい。ただ、報告書の理論を具体的に実現していく作業に取り組むべきであるとの指摘をした「回答」が多い。それと関連して、たとえば、日本医師会に連絡協議会をおき、地方医師会との連繫を図りつつ、実現していくべきである、といったような積極的提案もみられる。

われわれは、この提案を受けとめて、本年度は、まず、次の**二**に述べるような作業に着手した。

二　昨年度報告書による提案の実現

⑴　医事紛争処理連絡票

一⑴(ロ)で述べたように、紛争処理の統一的把握のために、資料を整備すべく、松浦担当理事が中心となって検討し、「紛争連絡票」のモデルを作成した（内容の紹介は省略）。

そこで、これを各都道府県医師会に配布し、すでに、最近二年間の紛争についての蒐集・整備の作業に入っている。その結果は、後日、報告することとする。

⑵　「事故予防・紛争処理の基礎知識」の作成

事故予防、紛争処理の問題点などについては、すべての会員に対して、理解しやすい形で検討の結果を知らせ、知識の普及を図ることが必要である。そこで、とりあえず、第一試票を作成しておくしだいである。

「事故の予防・紛争処理の基礎知識」（第一試案）

都道府県医師会が発行している医療事故予防心得及び事故発生時の手引書などを整理してみると、内容は共通した点が多く、ただ表現の方法に各県の特異性が強く出ていると考えてよいであろう。それらを参考としながら述べることにする。

「事故予防について」

事故を予防するためには、まず何故事故が起るかを考えなければならない。次に紛争となるのは何故であるかを考えなければならない。その二つをふまえた上で事故予防の具体策を考えるべきであろう。

医学・医術・医道に関して医師側に過失があるものは、もっとも基本的な事故であり、このような過失は絶対にあってはならないことである。しかしながら、医学は科学の進歩とともに、医術は技術の発達とともに変化するものであるし、医道でさえ社会の変化とともにかわるものである。従って昨日不可能であったことが今日は可能であるように、今日正しい理論は明日も正しいと考えるのは早計である。安楽死の問題はもとより、健康権と並べて自殺権を主張する人さえ存在する。

医師はたえずそれらの変化に気を配り、かりにも自己の不勉強によって患者側に損害をあたえることのないように、生涯研修を続けなければならない。現在の状態をながめてみると、若い人は若い人なりに、若くない人は若くない人なりに努力が足りないのではないかとあやぶまれる。

医師は医師自身のみでなく、医療に従事する者や、医療を受ける者にまで、正しい医療を理解させる努力もしなければならない。現在はマスコミによる誤った医療知識がいたるところで振り廻され、医療従事者もそれにまどわされ、はては医師までもそれに傾いていることさえあり、世の流れにおし流されない地道な活動が医師に必要である。医療従事者やその関係者の教育訓練が不足したために、医療事故の起ることも多い。

現在は専門化・合理化・大衆化の時代であるとされているが、このことも事故発生につながることが多い。医師の専門化のみでなく医療従事者の専門化も、人間を全体として把握することなく、部分としてとらえやすいため、事故の発生につながることがある。また人間生活を時間的あるいは地域的に区分して処理するため、思わぬ過失をおかすこともある。合理化のために人間性がそこなわれ、大衆化のために真に医療を必要とする人が軽視されることも事故発生の増加に拍車をかけている。

また、マスコミによる誤った医療知識により、医学は限りなく進歩し、医療は全能であると考える人々の存在が、事故発生に大きく影響している。これも大衆化の一つの害であろう。

さらに、薬品による害も大衆化による害である。ＢＨＣやＰＣＢを無雑作に使用したことが、現在如何に大きな問題となっているかをみれば明白である。ただ、薬品に対して詳しい知識を持っている医師でさえ、不注意であったと言えるし、それよりもっと身近にある大きな問題についても、医師は細心の注意を払わなければならない。現在の医師はやはりマスコミやマスプロの力に圧迫されて、真の医療を行ないがたいのではなかろうか。

医療事故紛争が起るということは患者側の不満が大きいということである。心身の不調に対する疑問、それが自己及び周囲に及ぼす影響に対する不安、それが解消しないことに対する不満、それらが渦巻き積み重さなってくると、根本の位置するところを忘れ、枝葉の接するところのみに不満を投げつけることになるのである。医療全般にわたってつねに患者側の精神状態を和らげるように努めなければ、患者側は少しでも不利なことがあれば、医師側の過失によって損害を受けたと考えるのであり、更に悪い場合には患者側の抱く妄想によって紛争が起ることもあるのである。

もともと病変や苦痛を持っていた者は、治療によってもそれが完全に消失してしまうことは稀であり、医師側が治療は成功したと判断している場合でも、元来の病変や苦痛はいくらか残ったり、元来の病変や苦痛はなくなっても、治療によって好ましくない結果が少しでも出現すれば、患者側は治療が不成功であったと考えるものである。

さらに戦前は国民感情として他人を告発したり、他人から賠償を取るなどのことは、好ましくない行為であると考えられていたが、戦後国民の権利意識や平等思想のみがあやまった発展を示し、これに加えて被害者救済とか損害の公平な分担が、医療事故紛争の激増という現象を生むに至ったものであろう。

なお忘れてならないことは第三者の煽動である。このことについては別の場所でとりあげることにしたい。

第三に事故予防の具体策について述べることになるが、それは診療の流れにしたがって、項目別に考えることにする。

① 受　付

診療を受けたいと希望する者は、病院・診療所をおとずれて、まず診療を受けたい旨の意志を表明するのであるが、それは口頭で行なわれることもあるし、病院で用意された受診申込書によることもある。

現在は心身の状態に不安を持つ人に対して、病院・診療所が受付時に処理しなければならない事務が、あまりに事務的であり人間性を無視したものである。氏名、住所、年令、性別などの確認、診療費支払方法の種類及びその証明書などの確認、これらのことは患者側にとって枝葉の問題であるが、受付係としては、これが本務なのであるから、患者側の不安を少しでも軽くし、不満を抱かせないような工夫をすべきである。被保険者証を何故持ってこなかったか、業務上の傷病である旨の証明書が何故持ってこれなかったか、このような経済上のことをいきなり持ち出すようなことはさけ、どんな症状であるか、それはその病院・診療所で取扱うのが適当かどうか、患者側の身になって話を始めるべきであり、その話を通して事務的な処理を進めるできである。機械的、合理的に窓口の流れを早めることばかりを考えると、医療事故紛争のもととなる患者側の不満は、すでに受付時に発生することになるであろう。

② 問　診

診療の面で問診が重要な位置を占めていることは周知の事実であるが、事故発生防止の面では更に重要な位置を占めているし、紛争予防のためにも充分な問診が必要である。

特異体質や薬物異常反応は簡単に知ることができる場合が多い。既往症や現症、それに対する診療、又は患者の自己判断による服薬など必ず確認しなければならない。この場合留意しなければならないことは、誤った医療知識により患者が既往又は現在の診療及び疾病そのものに対して、誤解をしていないかということである。前医に対する誤解、疾病そのものに対する誤解は充分に正しておかないと、紛争発生の大きな原因となるのであるから、問診時に充分な質問をして、自分自身のみでなく、他医に係る紛争も予防しなければならない。

③ **診　察**

一般に受診の申込があって、病院・診療所がそれを受付けた場合は、視聴打診など一般的診察と検温検尿など簡単な検査までについては、医師側と患者側との間に合意が成立していると考えられる。

一般的診察が終了した時点で、医師は患者などにその結果を説明し、さらに病変などについて一層くわしい検査をする必要があれば検査について、治療を必要とするのであれば治療について説明し、患者はその説明（報告）を聴いて、今後の診療についての意志を表明することになるのである。

現在の傾向として、医師が患者側の意向をたしかめることなく、一方的な判断によって検査や治療が進められがちなため、患者側がその苦痛に耐えかねて不満をもたらすことが多い。とくに検査については、やはり相当な肉体的、精神的、経済的負担をともなうのであるから、充分な説明と合意が必要である。

④ **診療録**

医師は診療録にいろいろと記載する義務があるが、受付で各種の保険法規、福祉法規などに定められた様式に従って作成され、すでに住所、氏名、性別、年令などは記載されていて、一般的診察が終了した時点で医師による一応の記載が終了するようになっている。記載する義務は医師に存在するのであるから、数人の医師が同一診療録に記載する場合とか、何かの都合で本人以外の者が記載した場合などには、サインをするなどの注意も必要であろう。

どんなに完全な診療内容であっても、それが診療録に記載してなければ、それを証明することは困難である。患者側に説明した内容も、それに対する患者側の意見も記載されていると有用である。

診療録の秘密を守ることは忘れてはならない。保管場所に出入できたり、患者に診療録を運ばせたりすることはよくない。

⑤ **検　査**

現在の診療には検査が多用されている。しかしそれは多ければ多い程正しい判断ができるという訳ではない。情報過多は混乱のもとになりやすいからである。それのみでなく、患者側の求めているのは病変や苦痛を取り除くことであり、直接それに役立たない検査のため、肉体的、経済的な負担が増加することを決して喜ばない。そこで検査の場合は治療の場合以上に詳しい説明と合意が必要である。病理組織検査の説明が充分でなかったために、採取後の出血が止まらず大きな問題となったり、脳血管撮影の説明が充分でなかったために紛争の原因となったような事例が多い。

検査結果の精度管理についても常に注意して、それがもとで判断を誤るようなことがあってはならない。所見やデータは診療録に添付しておいてもよいが、転記しておいた方が確実である。

⑥　診　断

診断とは診察及び検査の結果その時点における患者の病変と、その治療方法についての判断である。それは診察や検査のたびに変化するものである。昨日は虫垂炎でないと確信していても、今日の診察では明らかに虫垂炎と判断されるようなことが多い。このようなことをあらかじめ予想して患者側に説明することが必要である。

一方、世間では病名を確定することが診断であると考えられている。従って殆んどの患者が何という名前の病気でしょうかと質問するようである。この時に慎重に考えて答えなければならない。必要なことは充分説明するとともに、不必要なことは一切口外しない方が賢明である。

診療とは診断と治療のことであるが、診断がなければ治療を行なうことができないのであるから、行き届いた診察で正確な診断を下し、充分説明することが大切である。

⑦　処方、調剤、投薬

医師自身が処方を誤るような基本的な過誤は殆んど見当らないし、そのようなことがあってはならない。また調剤上の過失も薬学及び製薬技術の進歩で激減している。しかし現在は知られていなくとも、将来において発生するかも知れない薬害について、一層の考慮が必要であろう。薬剤の多種多様化、物量的化学療法などの言葉が生まれていることなどから考えても、製剤された薬品の純化に努力がはらわれなければならないし、添加物・賦形薬の影響も充分研究されなければならない。

投薬について厳重に守らなければならないことは、投与する場合に容器かそれを入れた袋や箱などに用法・容量などを記載しなければならないのであるが、病院・診療所の混雑ぶりを見ていると正しく守られているかどうか、疑問を抱かざるを得ない。患者が薬剤の服用に不熱心である原因の一つは、このようなところにあるとも考えられる。

⑧　**注　射**

何度も述べることであるが、注射による事故は医療事故の大半を占めている。注射を行なうには慎重な上にもさらに慎重な考慮、準備、行動などが必要である。

各県の事故予防心得などを見ると、注射手技に対する一般的医学基準ともいうべきことをあげたものがある。しかしながら、医学は進歩するものであり、人体は個人個人の差が著しいものであるから、簡単に記載できるものではなく、抽象的にならざるを得ないので、大きな期待を持つことはできない。

如何に厳重な滅菌が行なわれ、使いすての器具が利用されるようになっても、防衛機構の少ない体内に直接異物を注入するのであるから、それだけで充分な危険性を持つことは当然である。医師も医療従事者も注射については絶えず研修と教育に努力しなければならない。現在最も安全な手技が明日も安全であると考えるのは事故のもとである。

⑨　**手　術**

手術が紛争につながることも多い。これを防ぐためには、まず充分な説明をすることと、患者側の同意を得ることである。手術のように侵襲の大きいものは、口頭のみでなく、文書として残しておいた方が良い場合もある。それは「手術同意書」又は「手術承諾書」の形であり、手術の目的・方法・範囲・危険性などを充分に説明し、それに同意して手術を受ける決意をしたことを証明するものでなければならない。

蘭法医時代から行なわれていた免責約款のように、何が起っても一切不服はないというようなものは、患者自身の心からの声であれば受取っておかなければならないが、そのようなものを要求して作成してもその効力は皆無であることを知ってもらいたい。

手術の承諾は患者本人のものが必要であり、手術中に範囲を拡大することは、慎重に考えて行なわないと紛争のもとである。

⑩　文　書

医師が作成したり、発行したりする文書は、指示書と診断書に限定すべきである。そのほかに証明書があるが、これは非常に範囲を拡大されやすいので、充分注意しなければならない。

指示書には処方箋、指導箋、食事箋などがあるが、医師の属する病院・診療所以外に対する指示としては、処方箋のみであり、それには法規で定められた内容を記載しなければならない。また、診察をしないで処方箋を交付してはならないし、診察をしたときには診療録の記録義務があることを忘れてはならない。

診断書はそれが作成された時点における医師の判断を示すものであり、日付に重大な意味があることを考慮しなければならない。

市町村に届け出る死亡届に添付する診断書又は検案書の日付は、診断又は検案の日付のみであり、作成の日付を記載する欄はないことも留意しなければならない。

⑪　そ の 他

医療を管理しているのは医師であるから、医師の注意が不足したことにより、医療従事者が過失を侵すことのないように、つねに慎重な言動をとることを従事者に教育し注意しなければならない。看護や給食に関する事故も少なからず見出される。今後はますます広い範囲にわたり、多くの手段を用いて医療が行なわれることになるであろうから、一層の注意が必要である。

医療事故と呼ぶことに異論はあるが、建物や設備についての事故も多発している。火災による死傷、破損による死傷などが多い。
以上、医療事故はどんな所でも、どんな時でも、どんな種類のものでも発生するのであって、何にもっとも注意しなければならないと焦点をしぼることはできない現状である。

三　昨年度報告書の理論の発展――とくに、賠償責任保険制度について――

(1)　問題の所在

昨年、武見会長から全国的規模での損害賠償責任保険制度の導入の必要性が指摘され、医師の自衛手段として、過失責任主義を堅持しながら、全国的規模で特色のある損害賠償責任保険制度を樹立すべきである、との見解に達したのである。そして、今年度、執行部において、その具体化の作業が進められ、近いうちに実施される予定になっている。しかし、責任保険制度が実施されるに当っては、その内容を正確に理解する必要がある。とりわけ、医師が過失責任と無過失責任の関係を論じ、それと結びつけて、賠償責任保険や損失補償基金に関する議論をする折に、概念の混同、制度に対する理解不足のあることが窺われるのであり、その必要性が痛感される。したがって、この点を念頭におきながら、すなわち、民事責任と賠償保険との関係いかんという広い視点に立ちながら、議論を進めたい、と考える。

以下に理解不足と思われる点を指摘しておこう。

過失の領域――医師賠償責任保険、無過失の領域――基金による損失補償、という組み立てを提案した。この提案は、現行法の下での民事責任には「過失がなければ責任なし」との動かしえない原則が支配しており、これを前提において、医師が過失ありとされて責任を負う場合には、これを責任保険で裏打ちするとともに、無過失ならば、医師は責任を負わないことになるのに被害は生じているという事態に対処するものとして、被害者救済のための公的な損失補償のための基金制度の必要性を指摘したのであった。しかし、とくに「無過失の領域——基金による損失補償」の考え方に賛意を表するもののなかに、「現在、医師は無過失でも責任を負わされている、それは不当である。基金によるべきだ」といった考え方が潜んでいるように思われる。そして、この発想は、さらに過失と判断される範囲を厳重にしぼるべきであるという考え方に繋っていくために、換言すれば、無過失の領域への大半の問題を押しやろうと考えるために、過失の領域における医師の損害塡補の制度たる責任保険にはそれほど重要性を認めず、むしろ、保険制度に伴うマイナス面、すなわち安易な妥協により過失責任主義が崩される、賠償額が高額化するなどというようなマイナス面を強調しつつ、責任保険の効用を否定するに至るのである。

以上のような考え方は、現実に個々の紛争を処理する際の姿勢としては、必ずしも間違ってはいない。むしろ、曖昧な形で崩されつつある過失主義を、医倫理・医学に立脚した過失論によって支え、医倫理・医学の厳正さを守ろうとする点で正当性をもつ。しかし、このような考え方は、客観的な制度として民事責任法理を把える場合には通用しない。「過失がなくて責任を負わされている、それは不当だ」というのは、あくまで医師個人の価値判断であり、法律の仕組みとしては、過失なくて責任を負わされるということはありえないのである（後述のように、無過失責任を認める法律が働らく領域では別問題であるが、医療事故については、そのような法律は存在していない）。だからこそ、医学的判断として過失なしと考えられるところにおいても、賠償責任を認めるために、法律的判断として過失ありとされる場合が生じるのであり、医学的判断も法律的判断との間にズレを生じるのである。このようにズレを生じている場合に、過失なしとの医学的判断に法律的判断を引きつける努力は必要である。しかし、他方において、ズレのあるままで法律的判断が下された場合の処理を放置することはできないし、「俺は無過失だ、したがって、損失補償基金で面倒をみろ」といってみたところで問題は何等解決しない。しかも、現在では、後述のように、過失概念の客観化という操作によって、過失とされる範囲が拡張される傾向が強いのである。過失がない筈なのに、過失とされる場合がしばしば生じているのである。そうだとすれば、一方で、厳格な過失主義を支える努力をするとともに、他方では、この現実を直視して、過失でありとされる場合の処理を考えなかければならない。要するに、いかなる姿勢で処理に当るべきかという問題と、いかに処理されているかという問題とを冷静に区別しなければならないのである。この区別を混同した場合、とりわけ、後の問題を前の問題に吸収してしまうと、現実の紛争処理が硬直化し、ひいては、医師の被害者への責任を避ける結果にもなりかねないのであり、したがってまた、第三者に対しても説得力をもった制度論たりえないことになろう。

以上のような点を考慮しつつ、以下に、過失主義と無過失主義をめぐる民事責任の法理の展開の経緯を述べ、賠償責任保険制度ないしは、損失補償基金の制度がそれとどのように結びついて機能するか、を述べることとする。

(2) 過失責任主義の確立

「過失なければ責任なし」という原則は、不法行為法の大原則であり、医療事故の場合は、現在でも、この命題がそのまま妥当するが、それが確立されたのは、近代社会に入ってからである。すなわち、低度の文化の段階では、いわゆる原因主義が支配し、因果関係の存在のみで賠償義務を認めたのであるが、文化が発達すると、行為をするにあたって相当の注意をすれば危険を生じることが分るはずであったという領域のみで他人の利益を尊重すれば足りるのであり（相当の注意をしても分らないというところでは、むしろ相手方は事故を甘受しなければならないということになる）、この限度を超えて保護を図ることは、個人の活動の自由を制限することになる、という考え方が固まったのである。こうして、過失責任主義は自由活動尊重の思想に結びついて生れたのである。

(3) 無過失責任主義の展開

過失主義は、前述のように、企業の自由活動を阻害しないという長所をもっていたが、危険性を伴った企業が発達してくると、過失主義への批判を生じることになる。このような企業と被害者との関係に過失主義を適用すると、被害者に不利な結果にならざるをえないからである。そして、このような問題は、高速度交通機関の領域、鉱業電気ガス事業、原子力事業などの領域、労働災害の領域において現われたのであるが、さしあたりは、注意義務の基準を高度なものとしたり、過失の推定をしたりして、過失主義の操作でまかなっていた。しかし、結局は、危険物を管理する者は、それから生じる損害について責任を負うべきだとする危険責任論と利益のあるところ損失もまた帰すべしとの報償責任論を根拠として、正面から無過失責任主義を採用ざるをえないことになる。こうして、過失がある場合のみならず無過失の場合にも責任を負うとする立法が相ついで行われることになる。わが国では、まず鉱業法が鉱害について無過失責任を認め（水洗炭業法も同様）、ついで独占禁止法が、私的独占や不当な取引制限をし、または不公正な取引方法を用いた事業者に無過失責任を認め、さらに自動車損害賠償保障法が自動車事故につき無過失責任に近い制度を認め、原子力損害賠償法が原子力災害につき事業者の無過失責任を認めた。最近では、公害関係で、大気汚染防止法が事業活動に伴う健康被害物質の大気中への排出について無過失責任を認め、同様に、水質汚濁防止法が事業活動に伴う有害物質の汚水・廃液に含まれた状態での排出につき無過失責任を認めている。なお、労働者の業務上の事故については、労働基準法で使用者に無過失責任が課せられている。

ただ、ここで注意すべきは、不法行為の一般論として、過失責任主義から無過失責任主義へという図式が妥当するものでなく、普通の生活関係については、今日でも依然として過失責任主義が妥当すること（医療事故についても同じ）、無過失責任主義とは無過失を過失と区別して扱うのではなくて、過失・無過失を問わない主義であること（したがって、現在のところ、医療事故には妥当しない）、である。

(4)　過失概念の変質

すでに述べたように、過失責任から無過失責任への推移の過程で、過失概念自体がその流れの影響を受け変質する。そして、この現象は、無過失責任主義が支配していない領域において見られるのである。したがって、かかる過失概念の変質は、不法行為法全般を支配する特色といってよい。

では、どのように変化したか。本来、過失とは、意思の緊張の欠如という心的状態であり、結果の発生を不注意のため知りえないで行為をする心理状態である、と定義された。しかし、特に、前述のように、無過失責任を正面から認めない段階で企業に責任を負わせる場合については、過失を心的状態としたのでは過失ありとしがたいので、損害予防のための防止設備を施したか否かをもって過失の有無を決することとなり、ここでは、過失を単なる心的状態として把えることはできなくなったのである。そして、さらに、このような意味での過失は、侵害行為の態様と被侵害利益の大きさとの相関関係で決すべきであるとされ、結局のところ、過失とは損害回避義務という法的価値判断によって定立された義務に違反する行為である、というような定義づけが出現するに至った。こうして、過失概念は、いわば客観化され、しかも、その考え方は、不法行為法全般に妥当するものとされる。したがって、この過失概念の変質は、医療事故についても、そのまま妥当する。

ところで、このように過失概念が変質し客観化すると、そこから、過失と無過失とを峻別していた伝統的考え方の前提もまた崩されることになる。確かに現実には、過失と無過失とは明確に区別しがたく、故意に近い過失の形態から無過失に近い形態まで、いろいろの形態が存在しうることは否定しえないが、過失の客観化は、伝統的考え方によれば無過失と判断される場合までも過失概念の中に包摂する可能性をはらんでいる、といえよう（損害回避義務を高度のものとすれば、それだけ過失の認定が容易となる）。したがってまた、不法行為責任の存在を争うに当っては、勝敗を決するポイントは、過失の有無ではなくて、因果関係の有無である、ということにもなる。

この点、最近の医療事故に関する判例の動向を見ても、裁判所が医師の責任の有無を決めるために力点を置いているは、医師の主観的な過失の有無よりもむしろ、治療と事故との客観的な因果関係であることが窺われる。「因果関係」なしとの理由で医師の責任を否定した事例が多いが、このことは、裏を返えせば、因果関係の存在がはっきりすれば、そこから過失が推定される可能性が強いということになるのではなかろうか。

ともかく、法律学の流れとしては、以上のような考え方が支配的になりつつある。このことを認識した上で、伝統的過失概念がこのように崩れていくことの当否を、医学ないしは医倫理を基準とした過失の判断をどのように法的判断の中へ注入していくかを考えなければならない、といえよう。

(5) 賠償責任保険の効用

賠償責任保険は、被保険者が第三者に対して損害賠償責任を負うに至ったときに被保険者に生じる損害を塡補するものである。したがって、民事責任の発生を前提とする。保険の面で民事責任法理を変質することはできない。ところで、(3)で述べたように、無過失責任主義が登場すると、加害者もまた賠償の重圧に苦しむことになる結果、予め危険を分散しておくという措置を講ぜざるをえなくなる。こうして、まず無過失責任主義の領域と責任保険制度とが結びつく。(3)に挙げた無過失責任主義が採用されたもののうち、たとえば労働災害については労働者災害補償保険法に基く補償制度による裏打ちがあり、原子力災害については、責任保険契約ないし補償契約が強制され、自動車事故については強制保険による裏打ちがある。しかし、責任保険制度の活動範囲は、それにとどまらない。過失責任主義の妥当領域においても、やはり、加害者の損失塡補の制度として機能するに至る。過失責任の支配領域に責任保険を結びつけることは、被保険者の注意力を弛緩せしめるとか、訴訟を誘発し、賠償額を増大し、ひいては保険料の増大をきたすというようなマイナス面を指摘されつつも、それは被害者の保護にもつながるものとして、はやくから、是認され、普及されるに至っている。(4)に述べたように、過失の客観化に伴ない過失と認定される場合が増大すればするだけ責任保険制度は効用を発揮することになる。それは、加害者の利益につながるのみならず、被害者の救済をも容易にするのである。現在、わが国では、施設賠償責任保険、請負業者責任保険、生産物賠償責任保険などが行われている。

ここで、医師賠償責任保険に問題を限定すれば、医療事故についても過失の客観化の理論がすぐれて適用される傾向にある以上、賠償額の塡補に関して効用を発揮しうることは、明らかである。ただ、問題は、その運用の仕方をどうすべきかである。保険制度は、民事責任法理を前提として働くといっても、常に裁判所の判決をまって働くというものではない。むしろ、訴訟にまで持ち込まないで解決するところに効用がある、ともいえる。そして、この場合には、先に述べたように、過失をどう把えるかが保険の運用に当って問題とならざるをえない。過失の客観化という流れにまかせて金銭的解決のみをこととすれば、医学や医倫理とかけ離れた処理に堕するおそれがある。したがって、過失の客観化の流れを前提に踏まえながらも（この前提を忘れると処理が硬直化する）、医学・医倫理に密着しつつ過失の有無を判断し、それを裁判にも反映させるという姿勢で、運用をなすべきである。そうして、はじめて、上述の各種賠償責任保険と異なる職業人賠償責任保険としての特色を発揮できるとことになろう。

(6) 無過失損失補償基金

伝統的考え方により過失と無過失とを峻別すれば、過失のある場合には責任保険を採用するとして、無過失の場合には被害者救済のための損失補償を講じなければならないことになる。これが昨年度報告書の提案である。ただ、このような考え方は、理論的には矛盾がなくても、実際に適合しない難点を包蔵している。というのは、実際には、過失と無過失とを対置し両者の間に一線を画すことは至難といわざるをえないからである。この点を考慮すれば、「報告書」を提案した組み立ては変更せざるをえない。ここでは、一応、次のような提案をしておきたい。医療における社会保障の考え方が定着してきた現在、医療事故については、まず、国・保険者が医師の過失の有無を問うことなく被害を補償することとし、そのための基金を設けるべきである。こうして損害塡補を果したのち、医師の過失が、厳格な過失責任の立場から、あらためて問われるべきである。そして、医師に過失ありとされれば、基金が医師に求償しうるとか、被害者がさらに慰籍料をとれるかという組み立てを考えるべきである。この場合の医師の支払はむしろ医師に対する制裁金としての意味をもつことになろう（なお、自動車事故についてのエーレンツヴァイク（Eherenzweig）教授の「完全扶助」保険の構想、キートン（Keeton）・オコンネル（O'connel）両教授の基本補償保険の構想に、類似の考え方が盛り込まれている)。

以上のような形での基金による損失補償の機構が設けられない限りは、無過失の場合についての機構を論じても、余り意味がなく、したがって、医師賠償責任保険の正しい運用に重点をおかざるをえない、といえよう。

13

外妊手術の際の卵管不切除
——その後の卵管膿瘍形成への影響——

広島地裁昭和四八年一〇月四日民事第二部判決
（昭和四四年（ワ）第一二二四号損害賠償請求事件）
（判例時報七六四号七三頁）

一　事実の概要

X女（三四歳、家族は夫と子ども三人）は、昭和四四年四月二六日、Y経営の病院でYの診察により子宮外妊娠二カ月と診断され、同日開腹手術を受けた。Yが「Xの卵管部位を開腹したところ、左卵管采にぶらさがるように卵管流産の痕跡が鶩卵大の血腫を作っていたため、これを手でガーゼを以て取除いたが、卵管自体には何らの措置を施さなかった。」。手術後は、ときどき微熱があったものの比較的順調に経過したが、一週間位して発熱したので、Yは腹腔内の化膿を疑い抗生物質を投与した。なお、その頃診察を依頼したA・B医師からも、抗生物質を更に多量に投与するようすすめられている。しかし、症状は好転せず、手術後一〇日には患部に激痛を覚えるに至り、Xの希望で五月一一日C市民病院に転院した。C病院では、Xの症状を考慮して、抗生物質を投与し化膿を保存的に治療する措置をとったのち、同月二五日に再開腹手術を行ったところ、両側卵管は膿瘍を形成し、子宮、回、盲腸と強度に癒着していて、両側卵管、卵巣及び子宮は保存に耐えうる状態ではなかったため、単純子宮全剔、両側附属器剔出が行われた。

こうして、Xは女性内生殖器のすべてを剔出された上、卵巣欠落症状が現われ、現在、精神安定剤を常用し、ホルモン注射のために通院中である。以上のような事情の下で、XからYに対して、こうした結果になったのは、(i)術前の診断の不十分、(ii)子宮外妊娠との誤診による不要な手術の実施、(iii)手術時の細菌感染防止及び症状悪化後の措置についての怠慢など、Yの過失によること明らかであり、Yには不法行為責任がある、またYには、Xとの間の治療に関する準委任契約上の債務不履行責任があると主張して、損害賠償を請求した（請求額は慰謝料五〇〇万円）。これに対してYは、Xの主張をすべて否認し、とくに前記(iii)のうちの手術時の過誤について、「細菌感染を起こしたのは、手術という機械的刺激により、Xに慢性的に存在したラッパ官の炎症が急性症状を起こした」と解すべく、かつこれは不可抗力である、と抗弁した。一部認容、一部棄却。

二　判　旨

判決は、まず㈠膿瘍等が生じた原因について、Xの経過・症状からみてYの手術以外の原因は考えられず、手術が契機であるとした上で、そうだとすれば、可能性として、㋑手術時の細菌感染、㋺手術による体内細菌の活発化、㋩既存の感染巣の悪化、の諸原因が挙げられるが、㋑とすれば症状が早期かつ激烈に顕われるはずで、Xの症状に合致しないとし、一般に、子宮外妊娠の原因として一番多いのは卵管の炎症で、また子宮外妊娠が進行すると卵管破裂ないし腹腔内への流産となり、その部分に炎症が起りうるとされていること、Yの手術時の血腫と再手術時の膿瘍の所見などを総合すれば、既存の卵管の炎症が手術という機械的刺激および体力低下を契機として増悪した結果と推認すべく、したがって、㋩の可能性が高いとし、㋺も可能性は否定できないが従的なものと考えるべきであるとする。

ついで、㈡Yの過誤については、(1)子宮外妊娠と診断したことと手術に踏み切ったことは正当であるが、(2)手術については、

「前記当事者間に争いない事実並びに右認定の事実に徴するとYが、Xを子宮外妊娠と診断した時点においてXY

間には右治療を内容とする準委任契約が締結されたものと認めることができる。Ｙは医師として右契約上の債務を誠実に履行すべき立場に在ると解せられるところ右債務の内容について検討を加える。証人Ｄ、Ｅの各証言によれば、子宮外妊娠の手術においては卵管を切除するのが通例であって、これをしないのは、卵管の先端にだけ妊卵があるという限られた場合であることが認められ、これをくつがえすに足る証拠はない。前記の如く、子宮外妊娠（およびその流産）には卵管の炎症を伴うことが多いところからすると、右手術上の通例は卵管の炎症の防止のため必要とせられることが認められる。Ｘが卵管膨大部に妊娠し、腹腔内に流産したことは前認定のとおりであるからＹとしては、Ｘの卵管采流産部分の除去をなすことのほか、さらに卵管炎症の有無を適確に確認し、もし、炎症が存するときには炎症部分の切除もしくはこれに代る適宜な措置をとるべき治療契約上の債務を負担するものというべきである。」とし、Ｙは、卵管に異常はなかったと主張するが、手術時にはすでに卵管部位に炎症が生じていたと認めるのが相当であり、その程度も——抗生物質の投与にもかかわらず、第二手術時に広範かつ強度の癒着、膿瘍に悪化していることを考慮すると——手術時に十分な注意を払えば発見しうるものであったと認めるのが相当であり、「Ｙは本件手術時においてＸの卵管炎症の確認が充分でなく炎症部位の確認、発見切除をなさなかったものであるからＸとの間に締結された治療契約上の債務を完全に履行したものとは認め難くＹが本件手術時になし又なさなかった措置が正当であって過失がなかったとの点についてはＹの立証を以ってしては未だ充分でなく結局Ｙは右治療契約上の債務不履行によってＸが蒙った損害を賠償する責任がある。」とし、

さらに㈢Ｘの卵管膿瘍等による第二手術がＹの過誤に帰因するか否かについて、やはりＹがその責に帰すべき事由により債務を完全に履行しなかったことに帰因すると認めた。

こうしてＹはＸに対して慰謝料一五〇〇万円を支払え、と判決された。

三　解説

(1)　本件では、異常妊娠たる子宮外妊娠のうちで最も多い卵管妊娠に対する治療として開腹手術を実施した際の手技ないし術式の当否が、法的に表現すれば手術に関する注意義務いかんが——さらに判旨によれば債務の不完全履行の内容が——中心問題である。Yの外妊診断の当否、Xが掛付けのAのあっせんで転院したためか、Xとの連絡がないままで後医となったC病院の担当医D、Eの診断、治療の当否などについても論ずべき点があるように思われるが、本稿では不問としておこう。

(2)　さて、本件手術に関する注意義務について、判旨は、まず膿瘍形成の原因は手術を引き金とする既存炎症の増悪であると推認しつつ、この炎症は手術の際に発見しうる程度になっていたのに確認を怠り卵管を切除しなかったのは注意義務違反である、とする。そして、この推論は一応肯定しうるようにも思われる。しかし、判旨の論理には気掛りな点が残っている。というのは、判旨は、卵管流産では炎症防止のために卵管を切除すべしという——炎症の有無を問わず適用されるべき——術式を前提としつつ、そこから、いきなり炎症を確認の上切除すべしという——炎症の有無によって切除か保存かが左右されるような——注意義務を引き出しているからである。そして、この点を問題にすると、つづいて、「手術が膿瘍の引き金」とする判旨と手術時に炎症を発見しえたはずとする判旨との繋がりにも疑問が生じる。「引き金」論は、むしろ、手術時には炎症は発見しえない程度であったという主張と結合しやすいともいえるのであるから。このような判旨への疑問は、さらに医学的考察を加味すると、より強くなる。医学文献によれば、卵管（輸卵管、喇叭管とも呼ばれ、長さ約一〇センチで、左右一対）妊娠は、軽い慢性の炎症による卵管の輸送障害などで受精卵が卵管内に停滞し、そこに着床発育することによって生じるもので、着床部位によって間質部（走行する卵管の子宮側の起始部）妊娠、峡部（間質部に続く中央の狭い部分）妊娠、膨大部（峡部に続き次第に太くなった部分）妊娠、漏斗部（漏斗状をなし腹腔内に遊離している部分）妊娠、卵管采部（腹腔に開口し卵巣より卵子を受ける花弁状に開いた部分）妊娠に分類され、これら卵管妊娠は、三カ月以内に中絶を生じるが、中絶形態としては、峡部妊娠に多い卵管破裂と膨大部妊娠に多い卵管流産とがあり、後者では、出血によって妊卵が卵管壁から剝離し、血塊とともに腹腔へ押し出され、流出した血液は血腫を作るというような経過を辿る、とされる。そして、卵管流産の治療法は、判旨も述べている卵管切除であり、その際、他側卵管は病変のないかぎり保存するが、病変の有無を精査すべきである、とされる（柚木祥三郎＝川上博・最新婦人科学、三谷靖・婦人科手術の実際など参照）。ただ、三五歳以下の患者で、子供が欲しいが他側卵管は役に立たなくなっているという場合には、膨大部切開圧出法などの保存手術をしてもよいとする見解（尾島信夫＝室岡一編・図解産科手術学二七二頁）、さらには、やはり受胎可能性を考慮に入れてではあるが、健康な組織は可及的に保存すべしという考えの下に、保存手術を評価しつつ、稀にではあるが卵管内容物が完全に排出されており腹腔内の凝血塊を除去するだけで十分な場合もあり、「著しい卵管内の出血を伴わない卵管流産は……非観血的処置で充分である」との見解もある（貴家寛而・子宮外妊娠の臨床二六一頁、なお倉智敬一編・救急処置のすべて〔産婦人科シリーズ９〕、真木正博・産婦人科医のための医療事故と救急対策など）。そして、以上のような医学上の見解を考慮に入れつつ本件をみると、Ｙの左側卵管に対する処置が不当とは速断しえないことになろう。判旨と異なり、出血も炎症も発見しえなかったからこそ血腫を除去するだけの保存法を採ったとの主張も成り立つからである（なお、卵管妊娠の原因となる炎症は、軽い慢性のものであり、強い変化のものは卵管閉鎖を生じ不妊となるということも、手術時には炎症を発見しえなかったとの主張を支える一つの理由づけとなろうか）。判旨は炎症の確認義務を強調するが、開腹して卵管流産の処置に着手すれば、術者はいやでも確認せざるをえないという位置にあり、確認なき処置は考えられないともいえよう。したがって、なぜもはや受胎を必要としないＸに切除術を行わなかったのか、卵管采部に血腫がぶらさがっている場合には単に血腫を除去すれば足り保存手術の必要もないのかなど、Ｙの採った術式の当否を——本件では鑑定がなく、医学上の見解は主としてＤ、Ｅなどの見解に依拠しているが、より以上に、医学上の諸学説ならびに臨床の実際を検討しつつ——正面から問うべきではなかったか、と思われる。判旨は、この点を論じていないために、医師側から術式の決定は医師の裁量の範囲という反論を提起されても、それを封じえない結果になっているともいえよう。尤も、判旨のいう炎症確認の義務は、他側卵管については、意味を持つように思われる。卵管流産に対してどのような術式をとるとしても、それは他側卵管の状態との相関関係において決定されるべく、したがってその病変の有無の確認が必要だといえるであろうから。ただ、それならそれで、第二手術の所見から膿瘍形成の中心は左右いずれかを明らかにするとともに、他側卵管確認の必要な理由、確認の仕方についてのより突っ込んだ医学上の検討が必要となろう。要するに、判旨のうち、最初の手術引き金論は、消極的な証明方法であるいわゆる消去法の方式によりつつ、しかも不完全な消去により引き出された推論であり、注意義務の基準設定については、論理的矛盾を含むのみならず、術式の当否を正面から問うていないという欠陥があり、さらに、多用している炎症概念も曖昧で、両側卵管の区別もしていないなども考慮すると、全体として法律・医学両面からの批判に耐えうる判決理由とはいいがたいように思われるのである。なお、私のように、医学上の判断を重視することは医師側への傾斜を意味するという批判があるかもしれない。しかし、「学識に裏づけられ、それ自身一定の基礎理論をもった特殊の技能」を用いつつ「決断する人」として活動するプロフェッションとしての医師の責任を問う場合には、たとえ民事責任を問う場合であっても、その決断―裁量―の当否を正面から問わざるをえないのであり、したがってまた、医学の領域に立ち入らざるをえないように思われる（プロフェッションについては石村善助・現代のプロフェッション参照）。

(3)　つぎに、判旨の債務不履行の構成にも問題がある。外妊と診断した時点で準委任契約が成立するといったところで、そこからは何も出て来ない。ただ、術式の当否を正面から論じなかった弱点を、Yに帰責事由の立証責任を負わせることによって補うという結果を生じているだけである。裁判所がまずなすべきは、プロフェッションの裁量の当否を正面から問いつつ、当該事実に即した注意義務の基準に関する法を創造していくことである。そして、そこでは、不法行為や債務不履行に関する諸要件は――因果関係も違法性も不完全履行も過失も、さらには立証責任の分配も――すべて注意義務の基準設定の法創造と密接不可分に、というよりもむしろそれに吸収されつつ論じられることになり、少なくとも要件論の面では両者の区別は意味を失うといえるのではなかろうか〔日本法における医療過誤を論じた文献に限るが、唄「現代医療における事故と過誤訴訟」現代損害賠償法講座４〔日本評論社〕一頁以下、江田「過失の類型」実務法律体系５〔青林書院〕一〇九頁以下などが示唆に富む〕。

(4)　最後に、当然のことながら、こうした個別的な法創造の重視は類型的考察の必要性を否定するものではなく、前者は後者に活力を与えつつ、しかも後者の中ではじめてその働く場を確定しうる、といえよう。本稿についていえば、紛争例も少なく他の判例もない外妊手術の手術・術式に関するここでの議論が、紛争例の多い産婦人科の他の領域で或いは他の診療科の手術にどこまで妥当しうるかの検討が私の当面の課題となろう。

14　昭和四五年版判例年鑑

判例一覧表

事件番号	事件の種別	判決年月日	出典	適用法律
〔1〕	レントゲン照射に関する事例	最判　昭44．2．6	最高裁判所民事判例集23-2-195	民法・国家賠償法
〔2〕	手術に関する事例	大津地判　昭44．4．9	訟務月報15-5-534 判例時報572-62	民法・国家賠償法
〔3〕	手術に関する事例	東京高判　昭44．5．30	高等裁判所民事判例集22-3-392	民法

〔4〕	① 医療行為と民事責任	手術に関する事例	水戸地日立支判 昭44．7．17	判例時報575-61	民法
〔5〕		注射に関する事例	東京地判　昭44．6．6	訟務月報15-6-663	民法
〔6〕		注射に関する事例	函館地判　昭44．6．20	判例タイムズ236-153	民法
〔7〕		入院患者の管理に関する事例	東京地判　昭45．3．10	判例時報587-57	民法
〔8〕	② 医療行為と刑事責任	麻酔薬の量の確認を怠った事例	宮崎地日南支判 昭44．5．22	刑事裁判月報1-5-535	刑法
〔9〕	③ 診療契約上の諸問題	交通事故と治療費損害賠償の額	大阪地判　昭45．6．18	判例タイムズ248-99	自動車損害賠償補障法・民法
〔10〕		退院通告に応じない患者の例	東京地判　昭44．2．20	判例時報556-74	民事訴訟法
〔11〕	④ 取締法規違反	医師法・医療法に関する事例	東京地八王子支判 昭44．3．27	刑事裁判月報1-3-313	医師法・医療法
〔12〕		医師法・医療法に関する事例	大阪地判　昭44．8．9	判例タイムズ250-251、判例時報591-79	民法・あん摩マッサージ指圧師、はり師、きゅう師、柔道整復師等に関する法律
〔13〕		生活保護法に関する事例	浦和地判　昭44．5．28	訟務月報15-10-1266	生活保護法
〔14〕		生活保護法に関する事例	浦和地判　昭44．7．21	訟務月報15-10-1266	生活保護法
〔15〕		麻薬取締法に関する事例	最判　昭45．4．16	判例時報590-93	麻薬取締法
〔16〕		麻薬取締法に関する事例	最判　昭44.11.11	最高裁判所刑事判例集23-11-1471、判例時報580-84	麻薬取締法
〔17〕		優生保護法に関する事例	東京地判　昭44．2．15	刑事裁判月報1-2-133、判例タイムズ233-231、判例時報551-26	優生保護法・刑法
〔18〕	⑤ 国民健康保険法上の諸問題	国民健保法と健康保険法の二本立から生ずる矛盾	山口地判　昭44．3．31	行政事件裁判例集20-2・3-323	国民健康保険法
〔19〕		国民健康保険法上の住所	大阪地判　昭44．4．19	行政事件裁判例集20-4-568、判例タイムズ237-296	国民健康保険法

(1) 概　説

医師対患者の紛争などについては、基本的紛争処理機構などに関する制度論的検討とあいまって、個別的処理の検討が必要不可欠である。医師が、日常、遭遇する法律問題をどう処理したらいいかの処方箋が常に検討されていなければならない。そして、この処方箋の作成にあたっても、また、医師の主体的行動が要請される。なるほど、成文法規は固定して動かない。それは安定性を指向し、現実のそれからの遊離を抑制しようとする。しかし、成文法規すなわち法ではない。法は、むしろ、現実の事件に法律が適用される過程を通して創造されるものというべきである。そしてその法創造の主体は裁判所に限られない。行政庁の通達行政も一種の法創造の機能を営んでいるといえる。したがってまた、医師も患者も、この機能から排斥されるいわれはないのである。というよりもむしろ、医学的判断が比重を占める領域である以上、医師が中心的役割を占め、その適正な主体的活動があってこそ、始めて、良き法が創り出されるといえる。この主体的活動が法制度の改革への途にもつながるのである。ただ、主体的な法活動への参加は、他方で厳しい責任を伴うことになる。医師は、まず社会全体の中で自らのあるべき地位を確定し、その立場から法の創造へ参加すべきである。医師がこのような前提を忘れ、社会と断絶した自己の利益の主張に腐心するならば、現在の社会では、それは自らの手で法創造への参加の途を封じることになり、ひいては公害問題にも比すべき矛盾を醸成し、医師自らの地位を危機に陥れることにもなろう。

以上のような前提に立った上で、この判例医療年鑑では、一年間を通じての医療事故の諸判例を紹介することとした。さしあたり、昭和四四年度（昭和四五年度の一部を含む）の医療に関する判例を一括して紹介する（正確には、昭和四五年七月までに発行された刊行物に搭載されている昭和四四年度の判決例と昭和四五年度の判決例の一部とを掲げる。判例一覧表参照）。判例は、もちろん、現実に存在する医療事故の全貌を示してはくれない。それは氷山の一角を示すにすぎない。しかし、それはわれわれの法創造活動に対する最も確実な資料を提供してくれる。そして判例によって、裁判による紛争処理の予測が可能となるとともに、判決の当否を論ずることによって、法的処理への参加ができることにもなろう。ただ、判例は素人には読みにくいし、だからといって、しばしば行われているように、事実関係と切り離して判決の要旨だけをとり出してふりまわしても意味がない。

このような点を考慮して、ここでは各判例について、まず要旨を掲げ、ついで解説の項を設けて、そこで事件の内容を要約して紹介するとともに、問題点についての注釈を加えるという方法をとっている。

ここに採り上げられた事件を以下に概観しておこう。

まず第一に、やはり医師の患者に対する診療上の民事責任が問われた事例が多いが（〔1〕～〔7〕）、これらの事件をとおして見ると、裁判所の過失の判断の当否が問題となる。ペニシリン注射によるショック死（〔5〕）については問診もやっており、使用後の観察不十分も事故とは因果関係がないとし、ストマイ注射による聴力障害（〔6〕）も当時の医学水準では未然に防止措置をとりえず、一般に行われていた治療方法だとして、いずれも責任を否定している。これに対して畜膿症の手術による失明については（〔2〕〔3〕）、因果関係の立証により、そこから過失を推定するという傾向を示しているし、レントゲン線照射による皮膚癌の発生についても（〔1〕）、この因果関係の立証とからみ合わせながら、当時の医学水準で過大な照射が危険であることは分っていたとして、過失を肯定している。しかし〔2〕〔3〕の場合、正面から過失を採り上げて、他により良き治療手段が存在したかどうか、最善の手段であったとして、それでは技術の巧拙が過失によるものかどうかを論証していかなければ、真剣に治療に当っている医師に対しては説得力に欠けるように思われる（各事件の解説参照）。この判例の説得力の弱さを見事にえぐり出しているのが、〔1〕の上告理由である（解説参照）。そこでは漫然とレントゲン線照射のやり過ぎといわれても納得できず、そのような考えは真剣な治療活動を阻害するということが強調されている。〔1〕事件の場合に、その主張が当該事件に適合するかどうかはなお検討を要するが、裁判所が、一般に民事事件、しかも医師自身でなく、その使用者が賠償を請求されている場合には、被害者救済のために、医師の過失を認定しやすい傾向を見せていることは否定できないのであり（個別事件での妥当な処理を目的とする裁判では、やむをえない点もあるが）、この現象は現行法の仕組みの欠陥を物語っている。正面から過失を認定できない以上、被害者救済は損失補償の法理によるとする法制を具体的に検討すべき段階に来ているといえよう。なお、〔４〕事件は、交通事故による負傷者の足の切断手術をしたことにより損害が大きくなり、その分まで被害者に支払わされたとして、交通事故の加害者から医師に一部求償をしてきたケースとして注目されるが、裁判所が加害者と医師の共同不法行為と判断している点は疑問である。また〔７〕は、入院中の患者の飛び降り自殺について病院の責任を否定する。

つぎに刑事責任については、医師の業務上過失致死傷の罪が問われた事件はないが、〔８〕は過量の麻酔薬を注射して患者を死亡させた看護婦が業務上過失致死の罪に問われるとともに、その際証拠湮滅を図った院長が、証憑湮滅の罪に問われたものである。その内容は病院の人的管理を考えるに当って参考となろう。

医師対患者の診療契約上の問題に関する事例としては、〔９〕〔10〕がある。〔９〕は事件そのものは、交通事故による被害者から加害者への賠償請求であるが、むち打ち症患者に必要以上の治療をした営利性の大きい、管理のきわめてずさんな病院への治療費の支出分を損害賠償として請求したのに対して、健保基準により換算した額の一・五倍以上は認められないとしたものである。したがって間接的には、病院がこの範囲でしか患者に請求しえない結果を導くことになるが、注意すべきは、この判決は自らも断っているように、診療報酬は健保基準による額の一・五倍という一般命題を打ち出したものではないという点である。非常識な病院経営が関係している場合の特殊例外的事例であり、したがって適正な治療を目指す医師が、適正な報酬を自賠法関係で主張する妨げとなるものではない（詳細は〈解説〉参照）。〔10〕は、不必要に居坐っている入院患者に対する明渡断行の仮処分を認めた珍らしい事件である。

次に、医師の取締法違反の事件がいくつかあるが（〔11〕～〔17〕）、〔11〕は医師法二一条の異状死体の届出義務違反と医療法一六条違反を問題としているが、前者について、判決は、死因に異状がなくても病院外で死体となって発見されたようなときには届出義務がある、とする。なお〔12〕は直接医師に関係なく、医業類似行為を行なう接骨医に対して、履行補助者の過失による責任を問うたものであるが、医師法一七条の医業と医業類似行為との関係を考えるに当って参考になるので、便宜上ここへ挿入した。〔13〕〔14〕は同一病院に関する事件で、〔13〕は診療体制不適当の理由で県知事が生活保護法に基づく患者の委任を取消したのに対して、病院がその処分の執行停止を求めて否定された事件であり、〔14〕は県知事の生活保護法に基づく機関指定取消処分の執行停止を求めて否定された事件である。〔15〕は医師が将来の患者の治療に当るための「予製」は、調剤の当り、製剤ではないとして、麻薬取締法二二条の違反にならない、とする。〔16〕は医師を欺罔して麻薬を注射させた患者を麻薬取締法二七条一項違反の間接正犯とした事件であり、直接医師は問題になっていないが、このような欺罔行為にひっかからないよう医師としても注意すべきであることを示唆する。〔17〕は性的倒錯者に対する性転換手術は、一定の基準に即して行われ、正当な医療行為と評価される場合を除いては、優生保護法二八条に違反する。発展中の医学・医術を現実の治療行為へ適用するに当って、参考となるべき点を含む判決である。〔18〕〔19〕は国民健康保険に関する事件である。医師は直接当事者ではないが、〔18〕は健保・国保の二本立てから生じる欠陥を示す事件であり、〔19〕は国保の構造を考えるときに参考になるのみならず、保険者の形式的処理が被保険者に不利益を及ぼしていることを示す事例である。

(2)　判例の個別的検討

①　医療行為と民事責任

〔1〕〈レントゲン照射に関する事例〉

(要　旨)

水虫の治療のためのレントゲン線照射が皮膚癌発生の主要な原因で、医師に過失があるとされた事例

(最判昭四四年二月六日最高裁判所民事判例集二三-二-一九五)

〔参照条文〕

民法第七〇九条〔不法行為の要件〕

故意又ハ過失ニ因リテ他人ノ権利ヲ侵害シタル者ハ之ニ因リテ生シタル損害ヲ賠償スル責ニ任ス

民法第七一五条〔使用者の責任〕

① 或事業ノ為メニ他人ヲ使用スル者ハ被用者カ其事業ノ執行ニ付キ第三者ニ加ヘタル損害ヲ賠償スル責ニ任ス但使用者カ被用者ノ選任及ヒ其事業ノ監督ニ付キ相当ノ注意ヲ為シタルトキ又ハ相当ノ注意ヲ為スモ損害カ生スヘカリシトキハ此限ニ在ラス

② 使用者ニ代ハリテ事業ヲ監督スル者モ亦前項ノ責ニ任ス

〔解　説〕

Xは、旧制高校在学中の昭和二四年頃から全手足に水虫を生じ、昭和二五年四月に国立M病院の放射線科医長Aの診療を受け、その後、Aとその医局員Bからレントゲン線照射による治療を受けた。このレ線照射は、昭和二七年七月、他の医師Cの診断で、その部位に色素の脱失や沈着のあるのが発見され、照射の中止を勧められて中止するまで続行されたが、本件で問題となっている左右足蹠については、照射の回数は四四回、照射量は五〇四〇γに達しているし、その間N病院においても九回一四一三γの照射を受けている。照射中止後病状は好転しなかったが、昭和三一年、他のO病院での診断により、左右足蹠に放射線皮膚障害があるとされ、当時A、Bが勤務中の国立T病院で治療を受けたが悪化の一途を辿り、潰瘍部が皮膚癌となり、昭和三三年中に相ついで左右下腿の切断手術を受けるに至った。そして昭和三四年終りまで、その術後の治療が必要であった。

このような事情の下で、XからA・Bの過失の結果損害を蒙ったとして、A・Bの使用者Y（国）に対して賠償を請求した。

第一審ではX勝訴。Y控訴。Xも賠償額を削られたので付帯控訴。Yは、次のように主張した。すなわち、

(1)　A・Bはレ線照射にあたって予見される皮膚障害に十二分の配慮を加え、一回の照射量、照射間隔に注意しつつ、全体としての量にも注意して治療したので過失はない、

(2)　レ線照射と皮膚癌との間に因果関係があるという見解は確実な定説とはいえず、癌発生の主因としては、長期の皮膚疾患、薬物の長期使用、Xの体質などが考えられる、

(3)　かりに因果関係があるとしていも、それはM病院の照射とN病院のそれとが重なって始めて原因となったもので、A・Bに責任はない、

(4)　医師の過失を検討するときに、今日の知識をもって過去の治療行為についての注意義務を判断することはできない、

などと主張した。

しかし、第二審もYの主張を斥けた。第二審はA・Bのレ線照射と癌との間には因果関係があることを認めた上で、A・Bの過失について「潰瘍ないし皮膚癌発生の危険を避けつつ水虫の治療方法として妥当な毎回の照射線量、照射間隔、照射回数、合計線量等がどれ程であるかについては、水虫の症状の軽重、レ線効力の個人差等のために画一的に定めることはできないけれども」、「合計五、〇四〇γに達する本件M病院におけるレ線照射はその毎回の照射線量、照射回数、及び照射間隔を勘案してもその総線量において、一般に皮膚癌発生の危険を伴わないとされていた線量を遙かに超える過大のものであったと認めざるを得ないのである。レ線照射は水虫に対しては根治療法ではなく、対症療法に過ぎず、しかもこれによる皮膚障害としては姓名にもかかわる皮膚癌発生の危険を伴うというのであってみれば、レ線照射により水虫の治療に当る医師としてはこの点に細心の注意を払い苟くも皮膚癌の如き重大な障害の発生することのないよう万全の措置をなすべき業務上の注意義務のあることは言うを俟たないところであり」、漫然と照射を続けたA・Bは過失の責任を免れないとした。ついで前記Yの主張(1)〜(4)のうち、(1)については、やはり合計線量が過大である異状、過失ありとし、(2)については、C医師、O病院での診断との関係を考えても、やはり因果関係

を否定できないし、(3)については、M病院の照射がやはり主因であるとし、(4)については、「昭和二四年ないし二六年当時公刊されていた数種の医学書又は医学雑誌に皮膚癌を含むレ線障害の症例及び対策等に関する記事が掲載されていることが窺えるから、これらの事実からすれば、前記の如くA・B両医師の診療上の過失を肯定することはその当時における医師の一般的医学知識を標準としても何ら不当とは考えられない」として、すべてこれを斥け、賠償額としては、治療費五九一、六五二円、得べかりし利益の喪失分三、五二六、六二八円（内訳――昭和三二年～三四年の三年間は治療中で労働に従事できなかったので、大学卒の平均賃金額、計八二七、三一六円、昭和三五年以降は平均余命六八歳までとして、その間、労働力は平均賃金の二割相当分が減少したとして、ホフマン式計算で中間利息を控除し、計二、六九九、三一二円）、慰謝料五〇万円、合計四、六一八、二九〇円を認めた。

Yから上告して、次のように主張した。

(I)　現判決の示す報告では、平均照射回数をとり、それに基づいて推計した五、五〇〇γ～八、五〇〇γという総線量をもって「発癌に関与したと思われる照射総線量」と判断しているものであるが、もとより右の線量は実際に発癌に関与すると推定し得る総線量の下限を示したに過ぎぬものであって、この線量は決してそれだけの照射をすれば当然又は傾向的に発癌を見るという性質のものではない。

したがって、A・Bの照射が発癌の原因と断ずることは不可能である。その証拠に同量照射した他の部位には何の異状もない。また、かりに因果関係があるとしても、それはM病院の照射だけから生じたとはいえず、N病院の照射と合して始めて原因となりえたのであり、したがって因果関係はやはり否定すべきである。

(II)　原審は、過大照射はA・Bの過失であるとするが、「ある照射線量が過大かどうかということは、単に他の照射実例との比較においてこれを言うべきものではなくて、その線量が客観的に発癌につき有意義的な誘発率を有するかどうか及びそのことが一般的に認められているかどうかということによってこれを決しなければならない。しかるに本件照射線量が客観的に右の有意義的な誘発率を有するものとは容易に認め得ないものであることは第一に述べたところによって既に明らかである」

この点について、原審が教科書類の記載内容を基に判定しているのは無意味であり、しかも「当時は、レ線照射の危険に対する顧慮が欠けていたため、線量の測定や管理が完全には行なわれず、照射が効かなくなるにつれて（その無効が判明するまでは）線量を愈々増した照射が行なわれるというごとき状況にあり、その間往々大量かつ長期の照射がそれこそ不注意にかつ漫然と行なわれていたにかかわらず、その患者中で後日発癌を見たのは昭和二六年当時までで極めて僅少例しかなかった（しかもそれが全てレントゲン線の照射の結果であると断定しえないこと上述のとおり）ものであり、しかもその場合の照射量はこれをいか程と確認することができなかった（其医師の昭和二六年の水虫についての放射線癌の症例報告にも照射量の記載がない）のである。」

このような事情の下では、「過大」な照射とはいえない。「なお、原判決は水虫治療のためのレ線照射が対症療法に止まるということを理由にそれとの対比上本件照射量が過大であるとも判示しているが、いやしくもレ線照射が治療手段である以上客観的に発癌の有意義的な誘発率を欠く照射量はこれを一般に治療に用いても過大と言うことを得べきものではない。」

(III)　むしろ本件照射は、高度の医術的判断による正当な照射である。

「医師がある疾患に対してある療法を行なうかどうかということは、その疾患、その療法の性質に関する未知の諸事項についての推断及びその療法の必要性、その療法の効果、副作用との比較考量等の綜合的判断によって決せられるものであり、医師は一律に決し難いこの問題の判断を自己の専門家としての識見によって行なうものである。そして医師は患者からその疾患につき診療を求められた場合、右の判断を回避することも許されなければ、ある療法の害悪を不当に重視してなすべき治療を怠り患者の病苦を放置するということを許されるものでもない。医師はその療法を施す必要と利益とがある以上は、自己の識見に因って未だ重大な悪い結果が生ずるおそれがあると認められない限り、治療を最高度に行なうことが彼に課された義務である。」

「医師の判断は、事の性質上、裁判官の判断のようにその判断の結果が最終的に客観的真実に適合しているかどうかが不明に終るということは多くない。そのため後日医師の判断の客観的真実不適合が判明した場合これを遡って不当視し、過誤視することが有り勝ちとなる。しかし、医師の判断はときに極めて複雑、微妙であり、高度であって、第三者が結果論的に回顧するように簡単なものではなく、その時その場における医師の専門的判断は充分尊重されなければならないものである」。医師には高度の注意義務が要求されるが、「その高度の注意義務なるものも可能な注意を内容とするのでなければならず、また、可能か不能かは理想的医師を基準とするのではなくて一般的医師を基準として考えなければならぬことは当然である（それでなければ医療を否認する結果となる）。これに反して生命身体という被保護法益の重大性にとらわれるのあまり、仮にもこれを害することは特別の事由のない限り許され得ないから、そのようなおそれの存否についての誤認も到底許されないところであり、従って、いやしくもその誤認をしたときは即ち注意義務に違反したものである――というがごとき論法は過失責任を論ずる場合に許されるべきものでない。」

「本件医師らはもとより標準以上の医師であり、本件治療に当ってはその一般水準を抜く知識と経験とを動員して許される限りで極力高度の治療をなすべく種々腐心したものであって、Xに対していやしくも漫然レ線の照射をしたものではない。」

「本件医師らは判断に判断のうえXの疾患を医するため発癌のおそれが無いと認められる限度内で折角許される最大限に近い治療をなしたものであって、本件の照射及び照射量は高度の体験と高度の断判による高度の治療であり、（少くとも本件当時において）レ線専門医の良心的治療の極限であったものである。しかるに、それを本件照射が高度の照射であって、安全の限度の比較的近く、そのため照射線量自体がかなり多いということに目をとらわれて、たやすく本件照射と被上告人の発癌との間の因果関係を認めたり、また、これを教科書流の照射量と比較して過大視し過失視しようとするのは、医師の判断の何たるかにつき理解を欠いた結果である。原判決のそのような態度は、被害者の救済に急なるに出でたものと考えられるが、そのために医師が人間であることを忘れて本件のごとくこれに不能の注意義務を強いることを敢てするならば、医療をめぐる人間関係における正義も公平も全うせられず、医師の善意は踏みにじられ、その名誉は毀損され、かくては医師は自衛上慎重かつ果断に行為することなく慎重かつ不断に陥り、進取の医療は行なわれず、ひいて社会公共の利益ないし一般患者の医療の利益は失われることとなるであろう」、と。

なお、Xも付帯上告して損害額について争った。しかし、Y、Xの上告はいずれも棄却された。最高裁はYの上告理由(I)について、原審を支持し、「とくにレ線照射と癌の発生との間に統計上の因果関係があり、しかも、レ線照射を原因とする皮膚癌は他の発生原因と比べると比較的多」く、やはり、M病院での照射が皮膚癌の主因と判断されるとし、照射した他の部位に癌が発生しなかったからといって、原審の判断に違法はないとし、上告理由(II)(III)については、人の生命および健康を管理する業務に従事する医師は、その業務に照らし、危険防止のため実験上必要とされる最善の注意義務を要求されるものであり、したがって、医師としては患者の病状に充分注意し、その治療方法の内容および程度等については、診療当時の医学的知識にもとづき、その効果と副作用などすべての事情を考慮し、万全の注意を払ってその治療を実施しなければならないことは、もとより当然であるとし、ところで、水虫に対するレ線照射は根治療法ではなく対症療法にすぎないこと、五〇四〇レ線量という一番に皮膚癌発生の危険を伴わないとされていた線量をはるかにこえる過大な照射が行なわれたこと、しかもC医師によりレ線照射による色素の脱出や沈着などの皮膚障害を発見され、その要請によりはじめてレ線照射の治療が中止されたなどの治療の経過に徴すると、A・Bは細心の注意を払って皮膚癌のような重大な障害の発生することのないよう万全の措置をすべき業務上の注意義務を怠った過失があるものといえるし、Yが、原審は無過失を認めたが注意義務を明示しない違法があると主張しているが、それは認められないとし、つづいて、なるほど本件診療時の医学水準においては、レ線照射による治療方法は、その効率をあげるためには、癌発生の危険を伴うものであり、しかもレ線照射が多いほど治療効果が大になることは容易に想像することができるけれども、問題はその症状と治療効果、そのおかす危険度との調和と、その治療に当っての医師として払うべき注意いかんということでなければならないのであり、水虫の治療において本件のように過大なレ線照射をして治療効果を著しくあげようと図ることは（他に研究目的があり、かつ、このことを患者が了承していた等特別の事情があるときは別に解する余地があろうが）、医師の注意義務を十分に尽しているものとは解せられない、と判示した。

この事件では、レ線照射と皮膚癌との因果関係の存否と医師の過失の有無のに二点が問題になっているが、後者――過失の問題について重要な論点を含んでいるように思われる。医師としては治療に専心したと考えており、これに対して裁判所が、当時の医学知識からいっても照射量が過大であり、注意義務違反があるとしている点で、価値判断が正面から衝突している。そして、いずれが正当かは速断できないように思われる。医師側の主張、とくに上告理由は、医師の立場を見事に表現したものといえるが、その理論が本件にぴったり合致するかどうかにはなお疑問が残る。他方、判決もまた過失ありと断じてはいるが、当時、漫然と照射を続ける医師も多かったことを認め（第二審）、最高裁の論旨もすっきりしているとはいえず、やはり因果関係の存在の肯定が過失の認定に影響していることは否定できないように思われる。被害者救済の面からいえば、判決の立場をとらざるをえないと思われるが、そのために過失に関する議論が曖昧になる傾向が生じているように思われる。本件での過失の有無の判断は、当時の医学的知識の水準をどこにおくかによるのであり、この医学的水準の探究が、判決の当否をきめる決定的要因となろうが、したがってまた、この事件から、医学的判断を裁判過程へ適確に導入することの必要性および過失が正面から明確に認定できないときは、医師の過失のしわよせをせず、損失補償の法理による処理をすべきだという考えの導入の必要性が感じられる。

〔２〕〈手術に関する事例〉

（要　旨）

蓄のう手術の際の医師の過失による失明を理由とする損害賠償の請求が認容された事例

（大津地判昭四四年四月九日訟務月報一五-五-五三四、判例時報五七二-六二）

（参照条文）

民法第七〇九条・第七一五条（〔1〕参照）

（解　説）

X_1女（当時一二歳）は、国立大学付属病院で医師Aから蓄膿症の手術を受けたが、その結果、左眼失明等の障害を生じた。そこで、X_1は、うべかりし利益の喪失分、慰藉料の支払いを求め、X_2・X_3（両親）は眼の治療費、慰藉料の支払いを求めて、Aの使用者Y（国）に対して賠償請求の訴を提起した。

裁判所は、「X_1の失明等の障害は、(1) A医師がX_1の左経上顎洞篩骨蜂窠廓清中に誤って鉗子を眼窩内に刺し込んで眼窩脂肪を摑み出した際に鉗子によって直接視神経等を損傷したことによるものか、或いは、(2) 右鉗子を眼窩内に刺し込んだ際眼窩内の血管を損傷して後出血の一因をなすと共に術後の留置タンポンが不適切であったため左中鼻道より大量の後出血に対する止血操作としてつめ込んだタンポンの圧力が鉗子によって紙状板が既に破られていたために直接視神経等を強く圧迫し、タンポン除去まで長時間かかったため視神経等を損傷し、且つ循環系の障害を伴ったために視神経等の障害を一層なおりにくいものとして遂に失明等の障害を生ぜしめたかの何れかであるものと認められる」とし、「右両者の何れの場合も直接、間接の違いはあるけれども鉗子で紙状板を突き破って鉗子を眼窩内に刺し入れたことが失明等の障害をひき起した原因であり、右原因と失明等の結果との間には相当因果関係あるものと言うべく、A医師に過失責任あることは明らかである。」とし、X_1には、得べかりし利益の喪失分一〇〇万円、慰藉料二〇〇万円を、X_2（父）には、治療費に加えて慰藉料三〇万円を、X_3（母）には、慰藉料三〇万円を、それぞれ支払うことをYに命じた。

この事件と類似の事件〔3〕の解説参照。ただこの事件では、因果関係の立証に重点がおかれ、そこから直ちにAの過失を判定している点に疑問がある。

〔3〕〈手術に関する事例〉

（要　旨）

副鼻腔炎治療のための鼻内篩骨洞開放手術の過程において失明の結果を生じた場合における医師の過失の推定。

（東京高判昭四四年五月三〇日高等裁判所民事判例集二二－三－三九二）

（参照条文）

民法七〇九条・七一五条（〔1〕参照）

（解　説）

国立大学付属病院で、耳鼻咽喉科の医師Aが両側慢性副鼻腔炎治療のため鼻内篩骨洞開放手術を行ったところ、患者Xの右眼失明の結果を生じてしまった。Xから未婚の女性としての精神的苦痛に対する慰藉料をAの使用者たるY（国）に対して請求した事件である。

判決は、「手術の過程において失明の結果を生ぜしめるがごとき行為をしないよう万全の注意を払うべき業務上の注意義務があることはもちろんであって、いやしくも手術の過程において失明の結果が生じた以上、それが不可抗力によるものであるか、少くと現在の医学知識をもっては予測し得ない特異体質等その他これに類する原因に起因することの立証がない限り、当該手術にあたった医師に過失があったものと推定すべきである」とし、本件ではむしろ、「鼻内篩骨洞開放手術とは、一般に慢性篩骨蜂窠炎に対し鼻腔を経由して篩骨蜂窠を削開し、その内部の病巣を剔除する手術というのであり、この手術による失明は非常にしばしば遭遇するものではないが決して絶無ではなく、その原因としては手術器具による視神経の損傷、網膜中心動脈の栓塞、眼窩内出血あるいは出血に起因する視器全般の浮腫または炎症等があげられており、A医師は相当経験ある耳鼻咽喉科専門の医師として、鼻内篩骨洞開放手術に際し措置を誤れば、右のような原因から失明の合併症を生ぜしめる危険があることを知っていたが、本件手術時Xの出血が多量であって手術部位の視野の確保に困難を来し、かつ、Xが前に同一患部を手術をしたことがあるため瘢痕組織が生じ患部が硬質化していたので掻きとりにくくなっていたこと等の悪条件が重なったため、篩骨洞内の病巣を掻爬するに際し、手術器具の操作を誤り、篩骨洞と眼窩との隔壁をなしている紙状板（紙様板ともいい、薄い骨の壁）を破り、これを越えて器具を眼窩内に挿入し、直接に、ないしは骨片その他なんらかの介在物を通じて間接に、右眼球後部の視神経もしくは血管に衝撃を加えてこれを損傷し、もってXの右眼失明の結果を来さしめた」ものと推認するのを相当とするとして、Aに過失ありとし、Yの賠償責任を認めている。

手術と損害との因果関係が明白な以上、医師の側から反証を挙げないかぎり過失を推定するとした点で注目される判決といえるが、判決は、この挙証責任転換の法理だけで処理しているわけではなく、これに加えて、医師の過失が推認できるという理由づけを挙げている。したがって、前段の理由づけだけで医師に厳しすぎる判決と速断することはできない。しかし、後段の理由づけを加えて綜合判断しても、医師の過失と断定することには疑問が残る。というのは、他に採るべきより良き処置があったかどうかが明らかでないからである。また、技術自体の巧拙が問題となるならば、それを正面から問わなければならず、それがないと、やはり過失ありとする説得力に欠けるであろう。現行法の下では、被害者救済のため、医師に過失ありとせざるをえない仕組になっているが、他により良き処置があったかどうか、技術上の欠陥があったかどうかをまず問い、ない場合には、因果関係があっても、医師の過失を問うことなく、損失補償の法理で処理するという考え方の導入がどうしても必要であるということを示唆する事件といえようか。そうでないと医師の診療行為は萎縮してしまうであろう。

〔4〕〈手術に関する事例〉

（要　旨）

一、交通事故の被害者の左足切断手術につき、医師の過失責任を認めた事例

二、右の医師と交通事故の加害者とを共同不法行為者として、被害者に賠償した後者から前者への求償を認めた事例

（水戸地日立支判昭四四年七月一七日判例時報五七五‐六一）

（参照条文）

民法七〇九条（〔1〕参照）

民法七一九条〔共同不法行為〕第一項

数人カ共同ノ不法行為ニ因リテ他人ニ損害ヲ加ヘタルトキハ各自連帯ニテ其賠償ノ責ニ任ス共同行為者中ノ孰レカ其損害ヲ加ヘタルカヲ知ルコト能ハサルトキ亦同シ

なお民法第四四二条参照。

（解　説）

交通事故により左足を損傷したB（四歳）に賠償額を支払った加害者A（運転手）の雇主Xから、その治療をした医師Yに対して、Yが過失により医療本来の対症療法の過程を逸脱した切断手術をしたために、賠償額が大きくなったのであり、YもAとともに共同不法行為者であるから、自分の支払った賠償額の半額を支払えと請求し、裁判所が1／6の求償を認めた事件である。

Yは、①左足の患部が土砂で非常に汚染されていた、②組織挫滅による組織再生不可能、③破傷風、ガス壊疽に至る危険性がある、の三点を挙げて手術の正当性を主張したが、裁判所は次のように判断した。すなわち、事故現場が砂利道であり、患部の皮、肉が弁状に大きく剝離し、骨膜が一部露出、剝離しており、切断の根拠も考えられなくはないが、その時点での切断が必要であったかは疑問で、血管、神経の損傷程度、筋肉の挫創程度、患部の汚染程度などはカルテに明記されておらず、推測される事情もなく、負傷部分の組織の再生不可能と断ずべき事実が認められない。また破傷風などについては、予防措置をして経過を見るべきであった。結局、患者側も切断を嫌っていたし、切

断前に洗滌消毒、縫合、破傷風の予防措置、化膿防止の施療をして全身状態の回復をはかり、経過を観察すべきであった。患者の同意はえたといっても、負傷後二時間で切断手術をしたのは、最善の治療を怠り、対症療法の程度を誤ったものというべきである。

以上のように判断した上で、Bが左足切断手術による不具者になったのは、運転手Aの自動車運転の過失による傷害行為に基因するとともに、Yの対症療法についての軽率な医療による過失に因る、いわゆるA、Yの共同不法行為のためであったとし、責任の内部分担の割合はA五：Y一であると判断したものである。

この事件の論点は二つある。一つは、切断手術が軽率であったか否かである。この点は医学的判断の問題であるが、裁判所の判断は、医師に厳しすぎるであろうか、或は切断を急がないのが医師の常識というべきであろうか。虚偽の診断書作成で罪に問われている点なども判決にいくらか影響しているように思われる。

次の論点は、YがAと共同不法行為者とされた点である。この点の裁判所の見解は疑問である。共同不法行為を緩やかに認めるのが裁判所の一般的傾向であるが、共同する意図のない者の間には客観的な関連があっても共同不法行為は成立せず、格別に被害者との間に賠償責任が成立するかどうかを問うべきである。したがって、A、XもYへ求償すべきではなく、Bに対する関係で、自らの賠償責任の範囲を主張すべきであったと思われる。結論はともかく、裁判所の共同不法行為の構成には賛成しえない。

〔5〕〈注射に関する事例〉

（要　旨）

ペニシリン・ショックにより患者が死亡した事件につき、ペニシリン製剤使用前の注意義務違反はなく、ペニシリン製剤使用上の注意義務違反はあるが、これも患者の死亡との間に因果関係がないとされた事例

（東京地判昭四四年六月六日訟務月報一五-六-六六三）

（参照条文）

民法七〇九条（〔1〕参照）

（解　説）

Ａ女（昭和八年生れ）は、昭和三一年頃から、左顎下側頸部における腫瘤を国立Ｂ病院で治療中、悪化したため、昭和三四年一〇月、まずペニシリンゾル六〇万単位、同結晶一〇万単位が注射され、つづいて同月一七日、同日の外来担当医Ｃの判断、指示の下に、ペニシリンとストマイの混合製剤マイシリン四〇万単位が看護婦Ｄによって注射されたところが、Ａは帰宅途中の電車の中で全身に異常を感じ、帰宅後死亡、X_1・X_2（両親）から、Ｃ・Ｄに過失ありとして、使用者国に対して損害賠償請求した事件である。

判決はまず、

(1)　死亡原因としては、(イ)マイシリン過敏性ショック、(ロ)急性心臓死、(ハ)蜘蛛膜下出血、および(ニ)炎症性頸部嚢腫ないしは蜂窠織炎により神経が侵され、自律神経が急速に不調和になることによって心臓停止に至ること、の四の原因が考えられるが、(イ)の可能性が最も強いとし、患者の死因はマイシリン過敏性ショックと推定した。ついで、

(2)　ペニシリン製剤使用前にショック型過敏反応の予知手段を講ずべく、その方法としては、(イ)患者自身のペニシリン製剤による副作用およびアレルギー性疾患の既往歴を問診すること、(ロ)患者の血族の右既往歴を問診すること、および(ハ)皮膚または粘膜反応によるテストが知られていたが、最も重視されていたのは(イ)であるとし、Ｃ医師はこの点、患者本人のペニシリン製剤使用による副作用の有無およびアレルギー性疾患の既往歴の有無を問診し、それがないことを確かめた上、マイシリン注射を看護婦に命じたのであり、ペニシリン製剤使用前の重要な注意義務を尽したものと認められ、(ロ)、(ハ)を行わなかったとしても注意義務違反とはいえない、とした。ただし、

(3)　「当時の一般医師の間でも、ペニシリン製剤を使用した後は、一定時間患者を安静にさせておき、その身体の状況を観察して異常反応の有無に注意し、異常があれば即時前述の救護措置を講ずべきであると考えられて」おり、

「原則的には、一五分ないし三〇分程度必要であると考えるのが相当である」が、この点、注射を行った看護婦Dが、患者に注射後の安静時間につき何ら指示をせず、病院の看護婦に対するペニシリン製剤使用上の注意事項の教育が不徹底であり、医師Cも看護婦に対して、とくに安静・観察時間を指定せず、したがって、「中央措置室の看護婦への一般的指示どおり、一五分間程度でよいと判断していたものと考えられる」（二〇分間をおくべきであったとする）のであり、これらの点で注意義務違反が認められる、とする。

しかし、この注意義務違反も患者の死亡との間に因果関係がない、すなわちAのショック症状は「注射時よりショック症状発症迄の時間は短くても約二〇分、長ければ約四〇分経過していたものと認められる」のであり、ペニシリン製剤使用後の安静および観察の時間として相当と認められる二〇分程度患者を病院にとどめ安静にさせておいたとしても、その間にショック症状が発生し、救護措置をとりえたとはいえず、加えて一定時間安静にさせておけばショック症状が発生しないともいいきれないので、看護婦が一定時間患者を安静にさせておかなかったことと患者の死亡との因果関係は認定できない、とする。

以上のように判示して、結局、判決は国の賠償責任を否定した。

ショック死については、従来も刑事責任を否定した判決があるが（神戸地姫路支判昭四三年九月三〇日なお、反対に民事責任を認めたものとして、神戸地竜野支判昭四二年一月二五日）、この判決は、当時の医学水準でとらえるべき措置を詳細に検討している点及び使用後の注意義務違反を認めながら、それと死亡との因果関係を否定した点（この点は、反対論もありえようか）で注目される。

〔6〕〈注射に関する事例〉

（要　旨）

ストマイ注射の副作用による聴力障害の発現について、医師の措置が治療時におけるわが国の治療技術の水準から

みて、専門医としての注意義務を尽しているとして、その責任を否定した事例

（函館地判昭四四年六月二〇日判例タイムズ二三六―一五三）

（参照条文）

民法七〇九条（〔1〕参照）

（解　説）

Ｘの左脇下の腫物が、切開手術の結果、左腹壁結核と診断されたので、外科医Ｙがその治療のためストレプトマイシン注射をした（約三カ月間に二九本）ところ、副作用による聴力障害を生じたため、ＸからＹに対して損害賠償を請求した事件である。

Ｘは、ストマイによる障害は一旦発生すると治療不能であり、医師としては病状を科学的検討で把握し、他の方法があればストマイを使用すべきでないし、特異体質かどうかも慎重に検討し、副作用発現の可能性が大ならば差し控えるべきであるのに、Ｙはこれらを怠り、Ｘのストマイ注射拒否を斥けて強行したのであり、医師としての注意義務に違反する、と主張した。しかし裁判所は、次のように判示してＸの請求を斥けた。

すなわち、ストマイ施用による副作用として、聴力損失ないし耳鳴の発生は低率ながら避け得られないものであり、その聴力障害等は治癒し難いものであることが認められる。従って、人の生命及び身体の安全を図るべき職責を有する医師としては、その施用について通常人より高度の職務上の注意義務を負担していることはいうまでもないが、治療時におけるわが国の治療技術の水準からみて、専門医として当然なすべき注意義務を尽している場合には、たとえそれにより患者の身体の健全性を損うに至らしめたとしても、右の結果につき医師の責任を問い得ない。

Ｙが左腹壁結核と診断したことは適正であったし、結核性の疾患の医療については結核予防法による「結核医療の基準」および健康保険法による「結核の治療指針」によってなすべきであるが、これによれば、外科療法をなす場合には、原則として、化学療法を併用すべきものとされ、化学療法としてはＳＭ、ＰＡＳ、ＩＮＨの三者併用を原則的

な使用法として掲げており、一般に、結核の治療には右のような使用方法がとられており、SM、PAS、INHの三者併用による化学療法は、医師として当然とるべき妥当な措置であったといえる。

Yはストマイ注射を施用するに際し、Xが副作用の発現し易い体質であるか否かの点について調査をしていないが、副作用の発現を事前に探知することは、現代の医学では不可能であり、医師のとり得る最善の策としては、副作用が認められないか注意し、このような訴えがあった時は使用を中止し、専門医の治療を受けさせる等の方法しかないのであり、前後の措置についてもYに過失があったとはいいがたい。

また、Yが、ストマイ施用についてXが不安を訴えたのに対して、「今のストマイは絶対に耳にこない」等と答えたのは、医師の言としては軽率の謗をまぬがれないが、Xの右の訴えは、Xが特異体質であるとか、親族にストマイ注射による後遺症患者があるとか具体例をあげてのものではなく、単に「大丈夫か」と副作用発現に対する不安を表現したにすぎないものであることや、ストマイ注射の副作用により日常生活に支障をきたす高度の聴力障害を示した症例はきわめて少いとされていること等を考え合わせると、Xの言辞をとらえてYに過失ありということもできない。

この判決は、治療と損害との間に因果関係が認められても、そこから直ちに医師の過失を推定することなく、診療時の医学水準からみて妥当な措置をとっている場合には、過失が否定されるとしている点に特色がある。〔3〕事件と比較する必要がある（概説参照）。

〔7〕〈入院患者の管理に関する事例〉

（要　旨）

入院患者が病院の三階から飛びおり自殺したことについて病院側の責任が否定された例

（東京地判昭四五年三月一〇日判例時報五八七-五七）

（参照条文）

民法七〇九条（〔1〕参照）

（解　説）

X（母）の子Aは、ネフローゼ型腎炎のためY病院に入院し、病気は次第に好転していったが、Aが神経質なのに加えて、Xも病状に神経質すぎて、それが子供に影響を与え、たまたま風邪をひいた直後、「もう考えがまとまらなくなった。もう頭の整理ができなくなった。窓から飛びおりたくなったんだ」と来院したXに口走ったので、Xは自宅に連れ帰ろうと思ったが、担当医B、院長Cと相談の結果、思いとどまり、Y側も、看護婦長DがBの指示により、Aに鎮静剤の注射をし、二、三〇分見守るなどの注意をしていたが、間もなく同質の患者の回診が行われているとき、Aは部屋を出てゆき（Dがこれを認めたが、便所にでも行くものと思い足のふらつき状態に注意したが、異常がなかったので気にとめないでいた）、飛びおり自殺した。なお主治医Bは、XからAがノイローゼではないかという申入れを二、三回受けたが、同主治医も院長もAにノイローゼの兆候はなく、神経科に回す必要はないと診断していたものである。

裁判所は、このような事実関係のもとにおいて、Aの自殺行為の原因が何であったかを確認することは困難であり、かつその自殺がY側の院長、主治医、看護婦等の診断、看護上の注意義務の違反によるものであると認めることは更に困難である、もっともXにしてみれば、Aを自宅に連れ帰っていれば、と思うであろうが、これは母親の直感であり、病状の好転しつつあるAを自宅に連れ帰ることを許可しなかったことは、医師としての立場からいえばもっともと考えられるところもあり、Xも結局これを了解しているし、さらにまた、Aが精神科医による治療を要する程にノイローゼ病状を有していたことも認められないとして、結局、Aの自殺を予見しえなかったことがY側の医師、看護婦等の責任であるとすることはできないと判決した。入院患者の取扱いに関し、参考となる事例である。

②　医療行為と刑事責任

〔8〕〈麻酔薬の量の確認を怠った看護婦の業務上過失致死責任を認めた事例〉

(要　旨)

一　過量の麻酔薬を注射したため、患者を呼吸麻酔により死亡させた事案につき、麻酔薬の量の確認を怠った看護婦の業務上過失致死責任を認めた事例

二　証憑湮滅変造行為につき共謀による教唆罪の成立を認めた事例

(宮崎地日南支判昭四四年五月二二日刑事裁判月報一-五-五三五)

(参照条文)

刑法二一一条〔業務上過失致死傷〕

業務上必要ナル注意ヲ怠リ因テ人ヲ死傷ニ致シタル者ハ五年以下ノ懲役若クハ禁錮又ハ八千円以下ノ罰金ニ処ス重大ナル過失ニ因リ人ヲ死傷ニ致シタル者亦同シ

同一〇四条〔証憑湮滅〕

他人ノ刑事被告事件ニ関スル証憑ヲ湮滅シ又ハ偽造、変造シ若クハ偽造、変造ノ証憑を使用シタル者ハ二年以下ノ懲役又ハ二百円以下ノ罰金ニ処ス

(解　説)

A県立病院に勤務する看護婦Y_1が、患者Bにネンプタールの筋肉注射をするにあたり、誤って過量投与し、Bを死亡させ、業務上過失致死罪に問われるとともに、警察の捜査にあたって物的証拠を湮滅変造させ、或は証拠はを偽造使用した院長Y_2も証憑湮滅の罪に問われたという事件である。

判決によれば、次のような事情がある。

術前術後処置書によって、麻酔医Cから、患者Bにネンプタール五〇ミリグラムの筋肉注射をするよう指示された婦長Dは、永年勤務者でネンプタールの注射経験のある看護婦Eに本件注射の担当を命じ、カルテと右術前術後処置書を手渡し、ネンプタール五〇ミリグラムが何ccかを確かめ、看護婦詰所処置室の黒板に掲載済の「B氏、一三時一

○分眼科手術、一一時三〇分ネンプタール五〇ミリグラム……」の「ネンプタール五〇ミリグラム」の下に付加記載しておくよう指示した。ところがE看護婦は、ネンプタール五〇ミリグラムが一cc中に含まれていることを確認しておきながら、黒板への付加記載を怠り、注射時間直前に、本来、依頼すべきでない注射をY_1に依頼し、五〇ミリグラムが一cc中に含まれているということも伝えず、Y_1の容器の所在場所の質問に、「ジャーの中」と答えたのみで、さらにY_1の「五〇ミリ全部ね」という質問にも「うん」と答えただけで、何の説明もしなかった。

判決は、こうした事実を認定したのち、Y_1は黒板の記載をみて注射をしようとしたのであるが、普通、黒板に要点の記載がなされている場合には、術前術後処置書の作成は必ずしもなされないのであり、しかもE看護婦からは何の説明も受けないのであるから、Y_1が黒板の記載によって注射を施そうとしたことはやむを得ないとしても、当時、Y_1は配置転換になって日が浅く、ネンプタールを注射したことが一度もなく、ネンプタール五〇ミリグラムが何cc中に含まれているかを知らなかったのであるから、この点を依頼者であるE看護婦に十分問いただから注射するようにし、いやしくも麻酔薬過量投与による生命身体の危険の発生を未然に防止すべき業務上の注意義務があるのに、五〇ミリグラムすなわち五〇ccと速断してしまい、容器のラベルに対する注意もしないで、四八ccのネンプタールを注射器に吸いとり一五ccを注射したのであって、Y_1には過失があり有罪であるが、本件致死事件はY_1のみの過失によるものでなくE看護婦との過失競合によるものであるから、その過失の度合、その他の情状を考慮し、禁錮四月執行猶予一年とする、とした。

次いで、Y_2の罪については、判決は、Y_2は、

① 看護婦等に対し、司法警察職員の事情聴取に対しては、Y_1看護婦は、適正量を注射したように述べるよう申し向け、

② 医師Hと共謀の上、本件事情を熟知しているF看護婦をして、本件事故の際使用された注射器、注射液の瓶を隠匿させ、

③　医師C・Hと諜って、他の注射液の容器があたかも本件事故の際使用されたものであるかのように偽造し、これを司法巡査に提示した。

などの事情があるとし、次のように判決した。すなわち、

Y_2の所為は主体的に証憑湮滅偽造を工作したものであり、共犯者たる医師も、本来は本件証拠物を保存しようとしていたのを、上司の立場から廃棄湮滅あるいは虚偽証拠の作成を指示し、あるいは看護婦等は積極的に真実を供述していこうとしていたのを、敢えて虚偽の供述をするよう命じたのであって、その行為は、およそ人の生命身体をあづかり、その治療を果すことを本分とする医師のいやしくもなすべきことではなく、まして県立病院長という重責を果すべき地位にある者の断じてなしてはならないことであるから、その証拠を湮滅偽造しようとした本事件が、人の生命を奪うという重大な結果であったことと併せて、Y_2の所為はきびしく責められなければならない、ただし長年の医師としての業績その他を考慮し、懲役一年執行猶予一年とする（なお、虚偽の供述を教唆或は共謀した点については、刑法一〇四条の適用はなく、無とされた）。

看護婦による麻酔薬の注射に関する判決例はかなり出ており、医師の共同責任が問われている例が多いが、本件ではこの共同責任は問題とっていない。Y_2が刑事責任を問われているが、これは共同責任を問われたものではない。本件は、病院の人的管理を考えるにあたって参考となろう。

③　診療契約上の諸問題

〔9〕〈交通事故と治療費損害賠償の額〉

（要　旨）

交通事故による被害者から加害者に対する治療費の損害の賠償請求において、治療にあたった病院の診療行為の医学的必要性ないし相当性に多大の疑問があるうえ、診療費が社会的水準に照らして極端に高額であるとし、請求額の

うち社会的水準を上まわる部分は、事故と相当因果関係にないとして、その部分の賠償請求を斥けた事例

（大阪地判昭四五年六月一八日判例タイムズ二四八-九九）

（参照条文）

自動車損害賠償補償法第三条

事故のために自動車を運行の用に供する者は、その運行によって他人の生命又は身体を害したときは、これによって生じた損害を賠償する責に任ずる。ただし、自己及び運転者が自動車の運行に関し注意を怠らなかったこと、被害者又は運転者以外に第三者に故意又は過失があったこと並びに自動車の構造上の欠陥又は機能の障害がなかったことを証明したときは、この限りではない。

民法七〇九条・七一五条（〔1〕参照）

（解　説）

X_1〜X_5が乗っていたライトバンが信号待ちで停車していたところへY_1運転の貨物自動車が追突し、X_1〜X_5が負傷、医療法人Z病院へ入院治療を受けた。

X_1〜X_5からY_1およびその使用者Y_2・Y_3を相手として、

X_1は頸椎捻挫・ムチウチ症、左下腿挫傷、左足関節部捻挫。

X_2は頸椎捻挫・ムチウチ症、後頭部挫傷、脳内出血の疑い。

X_3は頸椎捻挫・ムチウチ症。

X_4は頸椎捻挫、後頭部挫傷、脳振盪症。

X_5は頸椎捻挫・ムチウチ症。

の傷害をそれぞれ受け、治療費（五名分総額一、七一三、二〇〇円）をZに支払わなければならないとして、治療費相当額の損害賠償を請求した事件である。

これに対してY側では、X_1～X_5はZに対して、Z主張の治療費全額支払いの債務を負担するものではないし、この債務があるとしても、Y側で全額について賠償責任を負うものではなとし、その理由として、Zにおける治療比は約五〇日間の治療で一人一日平均六七、〇〇〇円にも達しているが、これは常識を越えた額であり、Zがずさんな不必要な過度の診療を行なった（Zの管理も乱雑である）結果であるし、またその主張する治療をしたとしても、これを健保基準に換算した場合に比して著しく高額であるのは勿論のこと、他の病院における自費患者としての治療費水準（健保基準により換算した額の一・五倍とする）と比べても高額に過ぎるのであり、X_1～X_5はZに対してこのような不当治療費の支払義務を負わず、したがって自己と相当因果関係にたつ損害とはいえないし、かりに適切な治療であったとしても、前記健保基準により換算した額の一・五倍を越える部分については賠償責任はない、と主張した。これに対して、Zも補助参加してYの主張に反論した。

判決は、結論としてほぼYの主張を容れた。すなわちX_4については、診療の必要性のなかった部分があるとの理由づけで賠償額を削ったが、X_1・X_2・X_3・X_5の四名については、疑問をはさみつつも、治療費を削ることはしないで、健保水準により換算した額の限度での賠償請求を認め、それを越える部分の請求を否定した。

判決の組み立ては、次のとおりである。

(A)　まず、判決は本来、「医師の診療行為は専門的な知識と良心に従い、患者のその時々の症状に応じて適切になされたものであると推定されるところから、損害賠償請求訴訟においても、当該治療費の支出又は該債務の負担と、交通事故との間に、全体として、相当因果関係を有するものと認めることができるのであるが」、本件では、Zが医療法に違反した、きわめて不完全な人的施設の下に診療行為をしていることなどを考えれば、「治療の対象となった原告らの負傷の程度とこれに対する個々の診療行為の必要性ないし相当性を個別的に検討して初めて当該診療費債務と事故との相当因果関係を明らかにし得るものと考えられる」、とする。

(B)　ついで、この前提の下に、

「一、本件追突事故による原告らの受傷の有無並びにその程度
二、Ｚの治療所において行なわれた診療行為の内容と回数
三、右診療行為の必要性ないし相当性
四、診療費単価そのものの社会的な水準との比較検討」

の四項目について検討する。その際一～三については直接的証拠を期待できず、判断がきわめて困難であるが、だからといって、そこから直ちにＹ側の不利を導き出すべきではなく、間接的資料から診療行為の全体的な傾向を把えて結論を出すということを断っている。そして、

一、については、X_1・X_2・X_3・X_5は頸部に捻挫の損傷を受け、加えてX_2が後頭部に軽い損傷を受け、X_1が左下腿部に打撲傷を受けたことを認定し、ただX_4（五歳）については、頸部の損傷はなく、初めの検査以外に治療の必要はなかったとする。ついで、

二、について判断したのち、

三、については、カルテはずさんで、「レントゲン所見以外には、その経過等についてほとんど何らの記載も認められない」、「症状・愁訴の推移に関する詳細かつ継続的な観察・記録、並びにむちうち症診断の基本となる整形外科的・神経学的一般臨床検査（例えば頸椎等の運動制限、前頸部等の腫脹の有無、諸圧痛点の存否、椎間孔圧迫試験、伸展テストその他、諸種の反射機能検査、病的反射の有無、知覚検査、筋力検査等）などがほとんど行なわれず」、また、「一般に、頸部の捻挫については初期の安静が重要であると論じられているけれども、その安静にとって最も肝要と思われる急性期を通院治療で済ませながら初診時より八日目になって改めて入院を命ずるに至った理由は必ずしも明らかではなく」、むしろ、X_2が「Ｚ診療所のベッドがあくのを待って入院し、自賠責保険の治療費の残額が少なくなったと言われて、多少無理をして退院したと述べていることからすれば、同原告らの入院の決定が医学的な必要性とは別個に極めて便宜的になされたことがうかがわれる」とし、さらにマンニットールの点滴の必要性も疑わしいし、「真実

の所見に一致しない右のおびただしい「異常所見」を、わざわざレントゲンフィルム（一八枚）上に鉛筆等で極端に図示し、原告ら各人に「首の骨に食い違いがある」として詳細に説明し」、「入院当初のものものしい点滴注射などとあいまって、前記五〇日近くにのぼる入院治療の必要性を納得させるとともに、その病状について原告らを極めて大きな不安におとし入れ、むしろ以後の症状を悪化固定させる契機を作ったのではないかとさえ疑われるのである」とする。

加えて、Zの経営の実体に論及し、「医療法上のいわゆる診療所であり、同法によりベッド数を一九床以下に限られ、また患者の収容時間も四八時間以下を原則とされているのに、大阪府知事への届出をいつわり、八〇床近くものベッドを設置し、本件のごとく長期間患者を入院させて」おり、常勤医師も二人だけ、看護婦もパート・タイムを入れて九名、しかも常時八〇床ほぼ満員で、外来も約一〇〇名あり、病状管理がずさんであった。入院患者の2／3はむち打ち症患者であり、これは「一般に心因症的傾向が顕著であり、治療法が明確ではないうえに、交通外傷によるものとして、そのほとんどが自費患者であって、社会保険支払機関による医療内容の審査を受けぬため、高価薬の大量投与等による濃厚治療が可能であること、しかも五〇万円迄の治療費は委任を受けることにより、簡単な請求書によって自賠責強制保険金から確実に支払われることなど病院経営上利点の大きく」、Zでは「利益本位とも見られる経営を続けてきていたことがうかがわれる」とする。

以上のような事情の下に、判決は三、については、Z診療所においては原告らに対し十分な診察さえも行なわないままに入院を命じ、ことさらに高価薬等を大量投与し、治療の対象となった本件事故による傷害の程度に比べ、医療上通常必要とされる程度を越えて、全体的にみて過剰・濃厚な治療を行なった疑いが強く、さらにはその治療そのものが不適当であったため、ことさらその愁訴、症状を増悪、長期化せしめた疑いも存するのであり、その治療が本件事故による本来の治療に向けられ、そのために必要とされたものであったか否かに関して、多分に疑問が残る結論する。

最後に四、については、Zでの治療費は健保の基準による場合に比して平均三・九倍にのぼっているとし、また健保基準によらない自費扱い患者の場合でも、その地域の、病院診療所一六を調査した結果では、健保基準の二倍どまりであり、大半の病院では一・五倍程度を基準としているとし、さらにZは、「健保診療報酬基準の不当性を云々し、日本医師会の発表した自賠法関係診療料金指標による換算治療費との比較を主張する」が、これも問題にならないし、Zの救急病院の診療の特殊性の強調も、その実体とかけ離れた議論で採用できないとする。なお、判決は、「本項において、救急診療費のあるべき基準一般を論じているのではない。本件診療費債務の成立、この債務負担と事故との相当因果関係を認定するために必要な限りで、診療費の現実の水準を探求したにすぎないものである、」という点を断わっている。

以上、(B)についての判断の結果として判決は、まずXはZに対して治療費支払義務はないとするYの主張を否定する。すなわち、「その診療費が通常の事例に比し極端に高額であるとして、患者においてその妥当性を争う場合には、当該治療行為の内容、つまり病状とこれに向けられた治療行為のその時点における医学的合理性ないし必要性、当該治療行為の難易の度合、医師の手腕の程度、一般的治療費水準との比較等諸般の事情を具体的に検討したうえ、右契約当事者の合理的意思に合致する適正な金額を超える部分についての医師の右請求権が否定されることもあり得よう、」としながらも、X・Z間には治療費について争いはないのであり、これを措いて支払義務の存否を問題にすることはできないとする。

ついで、結局、「本件被告に対する関係で、事故との相当性の観点から原告らの診療費債務のうち損害として請求しうべき範囲を検討すべき」ことになるとし、先に述べたように、X_4については、不必要な治療ありとして賠償額を削ったが、X_1・X_2・X_3・X_5の四名については、「それらの診療（入院の措置をも含めて）の相当部分が、本件事故による右原告らの損害の診療に向けられ、そのために必要かつ相当とされるものであったかが否か極めて疑わしいうえに、他方では四、について詳述したごとく、その診療費単価自体も社会一般で常識的に認められている診療費の水準を著しく上回っていることが認められる。結局、これらが相まって、被害者たる原告ら（X_4を除く）において、本件事故により、一応右金額の支出を余儀なくされたものであるとしても、加害者たる被告Y_1との関係において、損害の公平な負担の観念から、つまりその支出の必要性、合理性、相当性の見地から右金額を本件事故と相当因果関係を有する支出として認めることは、到底できない。」とし、「本件証拠上右因果関係の相当性を個々別々に論ずることはできないけれども、Z診療所の人的施設の貧弱さと、前記医療の量産から来ると思われる診療録の記載の粗雑さ、過剰診療の疑い疎診粗療等の特異な実体からうかがえる原告らの受傷の程度、診療の内容・回数、そしてその診療費が社会的な水準に比較して、極端に高額である点など、その他本件証拠上認められる諸般の事情を総合すると、原告らの診療費債務の総額のうち、次の認定額を超える部分については、本件事故と相当因果関係があるものと認めるに由ないものといわざを得ない（平均して「健保換算診療費の約一・五倍」を超える部分）」とし、健保基準の一・五倍を超える部分についての請求を否定した。

この判決は、自賠責の保険と、健保の関係がクローズアップされている現在、注意すべき多くの問題点を含んでいるように思われる。まず第一に注意すべきは、この判決は、交通事故による自費診療費は健保基準の一・五倍に限定されるという一般命題を打ち出したものではないということである。この事件は、被害者の加害者への損害賠償請求における賠償額の範囲を算定するに当って、一定地域の慣行料金のようなものが参考にされたに過ぎないのであって、診療費についての規範を設定したものではない。この点は判決自らが「本項において、救急診療費のあるべき基準一般を論じているのではない。本件診療費債務の成立、この債務負担の事故との相当因果関係を認定するために必要な限りで、診療費の現実の水準を探求したにすぎないものである。」と述べている点からも明らかである。第二に注意すべきは、一般に交通事故による治療費を被害者が加害者に損害賠償として請求した場合に、その治療費の妥当性について、常に裁判所がふるいにかけることを認めたものでもないという点である。もしこのような取扱いを一般的に認められたものとすると、被害者は、医師への治療費の支出、加害者からの賠償支払の拒否の板ばさみにあって、不都合な結果を生じるし、医師もまた常に被害者から加害者への損害賠償訴訟に参加せざるをえないことになろう。この点、法律上、なお、検討すべき問題を含むが、本判決は、医師がきわめて不当な場合の例外的な処理をしたものと解し、その限りで妥当と認めるべきであろう。恐らくは判決もそう考えているといってよい。判決は、前述のように、本来なら「医師の診療行為は専門的な知識と良心に従い、患者のその時々の症状に応じて適切になされたものであると推定されるところから、損賠償請求訴訟においても、当該治療費の支出又は該債務の負担と、交通事故との間に、全体として相当因果関係を有するものと認めることができるのであるが、」本件ではZが医療法違反の、著しく管理のずさんな、むち打ち症患者専門の、営利色が強いという特殊性から、立ち入った判断を行わざるをえないとしているのである。したがって、診療内容の判断もきわめて慎重であり、X_4以外については、疑問を抱きつつも、明確な判断を控えている。第三に、第二と関連するが、判決が患者対医師の診療契約―診療費について論じている部分は、その議論が正しいとしても、傍論に過ぎないと解すべきである。第四に、以上の論として、本判決は、診療行為を適正に行っている医師が、交通事故について、真の救急治療の効果を挙げるに、必要な治療費を主張し、かつこれを自賠責保険制度に盛り込むよう主張することの正当性に何らの影響を与えるものではないことは明らかである。したがって、日本医師会作成の自賠法関係診療料金指標は今後も強力に主張していいし、主張すべきである。ただ、医師自らが、本件のような、きわめてルーズな医療をしている場合も含めて、真の救急医療に徹せず、自ら、いい加減の報酬に満足しているかぎり（判決が、健保基準の一・五倍を一応、慣行料金としている点を注意せよ。）、このような主張の足を引っぱることになり、正当な主張が社会的に定着しえないことになるということも付け加えておきたい。

〔10〕〈退院通告に応じない患者の例〉

（要　旨）

入院の必要なしとしてなされた退院通告に応じない患者に対する病室明渡断行の仮処分決定が認可された事例

（東京地判昭四四年二月二〇日判例時報五五六-七四）

（参照条文）

民事訴訟法第七六〇条〔仮の地位を定める仮処分〕

仮処分ハ争アル権利関係ニ付キ仮ノ地位ヲ定ムル為ニモ亦之ヲ為スコトヲ得但其処分ハ殊ニ継続スル権利関係ニ付キ著シキ損害ヲ避ケ若クハ急迫ナル強暴ヲ防ク為メ又ハ其他ノ理由ニ因リ之ヲ必要トスルトキニ限ル

（解　説）

Y女は学校法人Xの付属病院で一応、多発性神経炎もしくは心不全の疑いがあると診断され、昭和四二年六月入院したが、諸検査の結果、八月末最終的に入院継続を必要としないと診断され、XからYに対して再三退院勧告をしたのち退院すべき通告をしたが、これに応ぜず、かえって病室で自炊をしたり、他の患者に不安を与え煽動したりして平穏を害した。

そこで、Xから病室明渡断行の仮処分を申請、裁判所が仮処分決定をなし、これにYが異議を申立てたが、仮処分決定が認められている。

すなわち、第一にXの病院明渡請求権の存否について、判決は、次のように判断している。

入院契約の目的は、入院患者の病状が通院可能な程度にまで回復するよう治療をなすことであり、入院の必要の有無は、医師の医学的、合理的判断によるべきであり、医師が当該患者に入院治療の必要なしと診断し、その診断に基づき病院が患者に対し退院すべき意思表示をした時は、患者は病床を返還し病室を退去し退院すべき義務があるものと解すべきであり、本件でもXY間の入院契約は、目的の到達により終了しているというべきであるとし、

第二に、仮処分の必要性の有無については、判決は、Yの入院継続は他の患者に悪影響を与え入院事務に支障を来すのみならず、他の入院を要する患者の入院の機会を奪うことにもなり、病院運営上放任できない事態を惹起している、として、仮処分の必要を認めている。

こうした事例は判例上珍しい。医師の医療過誤については、必ずしも契約関係として処理すべきでないが、ここでは契約関係が正面に押し出されることになる。そして、病院からの解約は、患者の健康状態の悪化が問題とならないかぎり、相当の予告期間を定めた解約の申入によって行われると解すべきであり、またやむを得ない事情と判断される事情があれば予告期間をおかない即時解除をなしうる場合もありうるであろう。

④　取締法規違反

〔一〕〈医師法・医療法に関する事例〉

（要　旨）

医師法第二一条にいう「死体を検案して異常があると認めたとき」という場合の「異常」とは、単に死因についての病理学的な異常をいうのではなく、死因に関する法医学的な異常と解すべきである。

（東京地八王子支判昭四四年三月二七日刑事裁判月報一-三-三一三）

（参照条文）

医師法第二一条〔異常死体等の届出義務〕

医師は、死体又は妊娠四月以上の死産児を検案して異常があると認めたときは、二四時間以内に所轄警察署に届け出なければならない。

医療法第一六条〔病院の医師の宿直〕

医業を行う病院の管理は、病院に医師を宿直させなければならない。但し、病院に勤務する医師が、その病院に隣接した場所に居住する場合において、病院所在地の都道府県知事の許可を受けたときは、この限りではない。

（解　説）

被告Yは、自己が経営管理するA病院（精神科、外科、内科）の入院患者B女（六三歳）が屋外療法実施中行方不明となり、二日後近くの国有林内で死体となって発見され、その死体を検案した際死体に異常を認めたにも拘らず、二四時間以内に所轄警察署にその旨届け出なかったとして医師法第二一条違反の罪に問われた。

Yは、検案にあたって、外傷のないことを確認し、自他殺も検討したのち、死因は尿毒症による心臓麻痺と判断したのであり、異常死ではないから届け出義務はない、と主張した。

しかし判決は、医師法にいう死体の異常とは単に死因についての病理学的異常をいうのではなく、死体に関する法医学的異常と解すべきであり、したがって死体自体から認識できる何らかの異常な症状ないし痕跡が存する場合だけでなく、死体が発見されるに至った経緯、死体発見場所、状況、身許、性別等諸般の事情を考慮して死体に関し異常を認めた場合を含むというべきである。何故なら医師法が医師に対し所轄警察署への届け出義務を課したのは、当該死体が純然たる病死で、且つ死亡に至る経緯に何ら異常が認められない場合は別として、死体の発見は応々にして犯罪と結びつく場合があるから、前記の如き意味で何らかの異常が認められる場合には、犯罪の捜査を担当する所轄警察署に届け出なければならないとしているのであると判示、Yを有罪（罰金二万円）とした（なおYは、医師法第二一条違反のほか、死亡場所を「A病院」と記載した死亡診断書を作成し戸籍係へ届け出た点で、私文書偽造ないし、その行使の罪（刑法第一六〇条、一六一条）に問われ、また一定期間宿直医師をおいていなかった点で、医療法第一六違反の罪に問われている）。

医師としては、この判決のような問題を十分認識し、未然に防止することが肝要であろう。

〔12〕〈医師法・医療法に関する事例〉

（要　旨）

いわゆる接骨医の治療上の過失が認められた事例

（大阪地判昭四四年八月九日判例タイムズ二五〇-二五一、判例時報五九一-七九）

（参照条文）

民法第七〇九条・第七一五条（〔1〕参照）

同法第七一九条（〔4〕参照）

あん摩マッサージ指圧師、はり師、きゅう師、柔道整復師等に関する法律（昭和二二年法律第二一七号）第一条〔免許〕

医師以外の者で、あん摩、マッサージ若しくは指圧、はり、きゅう又は柔道整復を業としようとする者は、夫々あん摩マッサージ指圧師免許、はり師免許、きゅう師免許又は柔道整復師免許（以下免許という。）を受けなければならない。

同法第五条〔脱臼又は骨折の患部に対する施術の制限〕

あま摩マッサージ指圧師及び柔道整復師は、医師の同意を得た場合の外、脱臼又は骨折の患部に施術をしてはならない。但し、柔道整復師が、応急手当をする場合には、この限りではない。

（解　説）

X_1女（昭和二八年生れ）は、脳性小児麻痺に基づく右下肢座性麻痺で四級の身体障害者であるが、歩行などには困難はなかった。しかし、X_2・X_3（両親）はなんとか完全に治してやりたいと考え、小学校六年生の時、柔道整復師の免許を受け接骨医院を開業するY_1の治療を受けることにした。ところが、たまたま長年Y_1の助手を勤めているY_2（Y_1の妻）がX_1の治療にあたった際、X_1の左足を外転しようとして、これを強く外側に向って捩ったため左大腿部骨折の傷害を負わせてしまった。しかしY_1は、骨を元の位置に復する応急手当を施しただけで、直ちにギプスをはめ、何の処置も施さなかったために、X_1の左大腿骨々折部分は変形に癒着し、同女はそれ以後坐位、起立が全く不能となり、松葉杖を用いなければ歩くこともできず、用便も一人でできない状態になった。

現在、他の病院に入院中であり、正規の中学にも進学できていないし、将来良くなる見込みもない。

そこで、X_1・X_2・X_3からY_1・Y_2に対して、治療費、慰謝料の賠償を求めたのが本件である。

判決は、Y_1はX_1の病気を十分知っていたの治療はY_1自身があたるべきで、補助的で危険性のない処置を委せる場合は別にして、免許のないY_2にX_1の治療を委せたことは許されず、また、X_1の左大腿骨々折は、柔道整復師の技能をもってしては完全な治療が困難な傷害であるから、応急手当後治療設備の完備した病院へ行って治療を受けるようX_1らに指示する等Y_1が万全の事後措置を講じるべきであったとして、Y_1とY_2の共同不法行為責任を認めた。

いわゆる医業類似行為を行う場合の責任、その範囲に関する事例であるが、この種の事件は従来もかなり問題となっており、「医業」（医師法第一七条参照）と「医業類似行為」との関係の再検討を示唆するものである。

〔13〕〈生活保護法に関する事例Ⅰ〉

（要　旨）

生活保護法に基づく患者の委託取消処分の執行停止が否定された事例

（浦和地判昭四四年五月二八日訟務月報一五-一〇-一二六六）

（参照条文）

生活保護法三四条（医療扶助の方法）

医療扶助は、現物給付によって行うものとする。但し、これによることができないとき、これによることが適当でないとき、その他保護の目的を達するために必要があるときは、金銭給付によって行うことができる。

二、前項に規定する現物給付のうち、医療の給付は、医療保護施設を利用させ、又は医療保護施設若しくは四九条の規定により指定を受けた医療機関にこれを委託して行うものとする。

三、前項に規定する医療の給付のうち、あん摩マッサージ指圧師、はり師、きゅう師、柔道整復師等に関する法律（昭和二二年法律第二一七号）の規定によりあん摩マッサージ師又は、柔道整復師（以下「施術師」という）が行うことのできる範囲の施術については、五五条の規定により準用される四九条の規定により指定を受けた施術者に委託してその給付を行うことを妨げない。

四、急迫した事情がある場合においては、被保護者は、前二項の規定にかかわらず、指定を受けない医療機関について医療の給付を受け、又は指定を受けない施術者について施術の給付を受けることができる。

五、医療扶助のための保護金品は、被保護者に対して交付するものとする。

〔解　説〕

詳細は不明。

但し、判決の概要は次のとおりである。

本件は、Y県知事が申立人X病院に対する立ち入り検査の結果、同病院の診療体制が極めて不適当で、「厚生大臣の定めるところによって、懇切丁寧に被保護者の医療を担当しているものとは認められない」との理由で四月一日以降生活保護法に基づく医療扶助の適用による新たな患者の委託を行なわないこととする処分をなした。そこで同病院がその執行停止を求めたものである。Xは医療機関の指定と医療の給付の委託（生活保護法三四条）とは表裏一体の関係を有し、給付の委託を全然しないというがごときは許されないものであること、弁明の機会も与えられないこと、検査結果が事実に反することを挙げてその違法を主張していたが、本決定の趣旨は本件処分が抗告訴訟の対象となるかは別として、指定医療機関が、保護の実施機関から、個個の要保護者について個別的に医療の給付の委託をしていないとし、将来に向っても新たな委託はこれを行なわないというものであるから（要保護者につき、いずれの指定医療機関に委託するかは、全く保護の実施機関の自由裁量に委ねられる）、Xに回復困難な損害を避けるための緊急の必要がないとして却下したものである。

〔14〕〈生活保護法に関する事例２〉

（要　旨）

医療機関指定取消処分の執行停止が否定された事例

（浦和地判昭四四年七月二一日訟務月報一五-一〇-一二六六）

（参照条文）

生活保護法五一条二項

指定医療機関が、前条の規定に違反したときは、厚生大臣の指定した医療機関については厚生大臣が、都道府県知事の指定した医療機関については、都道府県知事が、その指定を取り消すことができる。

（解　説）

詳細は不明。

判決の概要は次のとおりである。

本件はY県知事が生活保護法五一条二項の規定に基づき申立人X病院に対する医療機関の指定を取消した処分の執行停止を求める事件である。X病院はいかなる事実が具体的に取消理由にあたるか明らかでないと主張していたが、裁判所は、本件執行停止がなされた場合、公共の福祉に重大な影響を及ぼすおそれがあるとして申立てを却下した。

〔15〕〈麻薬取締法に関する事例〉

（要　旨）

一　麻薬取締法二条第一一号にいう「調剤」の意義

二　麻薬施用者の資格を有する医師がいわゆる「予製」として燐酸コデインの一〇倍散を調整する行為が麻薬取締法二一条に違反しないとされた事例

（最判昭四五年四月一六日判例時報五九〇-九三）

（参照条文）

麻薬取締法二二条〔製剤〕

麻薬製造業者又は麻薬製剤業者でなければ、麻薬を製剤してはならない。但し、麻薬研究者が研究ため製剤する場合は、この限りでない。

（解　説）

本件は麻薬施用者である被告人Ｙが、自己の将来の患者の治療にあてる目的で自己所有の麻薬燐酸コデインに澱粉、食紅を加え約一ヵ月の使用量にあたる一〇倍散を調整したが、その調剤場所が自己の業務所でない病院の薬局であったという事実である。

原判決は、調剤の準備行為として、一〇倍散の相当量をあらかじめ調整しておくことが「予製」として慣例的に行われているが、それは調剤（特定人の特定の疾病の存在を前提として行われる場合に限るとする）とはいえないから「製剤」と解すべきであり、麻薬施用者がその免許を受けた事業所で行う場合にのみ違法性が阻却されるにすぎず、それ以外は麻薬取締法二二条に違反したものというべきである、とした。

しかし、最高裁は、「予製」は調剤の範疇に属するものと解すべきであるとし、したがって「製剤」にはあたらないから第二二条違反とはならないとして一、二審判決を破棄し、この点についてはＹを無罪とした（但し、保管場所に関する第三四条違反あり――この点は有罪）。

〔16〕〈麻薬取締法に関する事例〉

（要　旨）

麻薬施用者である医師に対し、胃痛腹痛が激しいかのように仮装して麻薬の注射を求め、情を知らない医師をして、疾病治療のため麻薬注射が必要であると誤診させ、麻薬を自己に注射させた場合には、被告人がみずから麻薬を施用したものとして、麻薬取締法二七条一項違反の罪が成立する。

（最判昭四四年一一月一一日最高裁判所刑事判例集二三-一一-一四七一、判例時報五八〇-八四）

（参照条文）

麻薬取締法二七条一項〔施用、施用のための交付及び麻薬処方せん〕

麻薬施用者でなければ、麻薬を施用し、若しくは施用のため交付し、又は麻薬を記載した処方せんを交付してはならない。但し、左に掲げる場合は、この限りでない。

一　麻薬研究者が、研究のため施用する場合

二　麻薬施用者から施用のため麻薬の交付を受けた者が、その麻薬を施用する場合

三　麻薬小売業者から麻薬処方せんにより調剤された麻薬を譲り受けた者が、その麻薬を施用する場合

（解　説）

本件は、すでに麻薬取締法如何の前科が二回あるY女が刑を終えて出獄すると、直ちに、麻薬中毒症状緩和の目的で数名の医師を訪れ、そのうち三名に胃痛、腹痛、胆石の痛みなどを訴えて、麻薬取締法二七条一項「麻薬施用者でなければ、麻薬を施用し、若しくは施用のため交付し、又は麻薬を記載した処方せんを交付してはならない」の違反の罪に問われたものである。

検察官は、Yが医師の違法行為を利用して自ら麻薬を施用したものと解すべき間接正犯であると主張。

これに対して、第一審は、麻薬の施用は資格のある者に限って許されているのであり、その資格のないYが要求しても医師の識見に基づいて適当な措置をとるべきものであり、Yの行為は詐欺になってもYが「自ら麻薬を施用した」ということはできないとして、間接正犯を否定し無罪とした。

しかし第二審は、患者の苦痛の程度は現在通常の開業医の診察の方法では判別困難な場合があり、患部の抵抗緊張等も患者が作為しうる場合があることが明らかであるが、Yはこの盲点を逆用して、医師を騙して麻薬施用をさせた

のであるから、Yの欺罔手段と医師の麻薬施用との摩には必然かつ現実の因果的危険性が含まれているとし、やはり間接正犯になるとして、第一審判決を破棄し、Yに対し懲役一年〔累犯加重〕の実刑を言い渡した。

そこでYから上告して、間接正犯になるためには、利用者（Y）が被利用者医師の行為を完全に支配できなければならないが、医師は高度の専門的知識により判断し、また高度の注意義務を負うものであるから、患者が行為支配力をもっているものとはいえず、したがって間接正犯にならないと解すべく、原審はこの解釈を誤っており、ひいては憲法第三一条の罪刑法定主義に反している、と強調した。

しかし、最高裁は原審の判断を正当とし、Yの上告を棄却した。

この事件は、直接、医師に関するものではないが、Yが訪れた数名の医師のうち、三名だけが騙されているのであり、医師が麻薬を施用するにあたって注意すべき問題点を含んだ事例といえよう。

〔17〕〈優生保護法に関する事例〉

〔要　旨〕

性的倒錯者に対していわゆる性転換手術を行った医師につき優生保護法二八条違反の罪の成立を認めた事例

（東京地判昭四四年二月一五日刑事裁判月報一―二―一三三、判例タイムズ二三三―二三一、判例時報五五一―二六）

〔参照条文〕

優生保護法二八条〔禁止〕

何人も、この法律の規定による場合の外、故なく、生殖を不能にすることを目的として手術又は、レントゲン照射を行ってはならない。

〔解　説〕

本件は、産婦人科の医師である被告人Yが、性的倒錯者である男娼に対して、いわゆる性転換手術を行ったというものであるが、判決の要点は次のとおりである。

すなわち、性的倒錯者のうち肉体的にも反対の性になりかわることを切願するいわゆる性転向症者に対しては精神療法等による治療等も極めて困難なので、性転換手術が治療行為としての意味を持つ場合があり、次第に認められつつあることを、判決としても認めながら、なお社会的、倫理的批判のほかに医学上の批判も存するところであるし、この手術が異常な精神的欲求に合わせるために正常な肉体を外科的に変更しようとするものであり、生物学的には男女性いずれでもない人間を現出させる不可逆的な手術であることから、治療行為としての正当性を持ち得るためには一定の厳格な適用基準が設定されるべきであり、それを逸脱してはならない。そして、この法的にも正当な医療行為として評価されるための条件としては、(イ)手術前に精神医学ないし心理学的な検査と一定期間の観察を行うこと、(ロ)当該患者の家族関係、生活史、将来の生活環境に関する調査を行うこと、(ハ)手術の適否は、精神科医をまじえた専門を異にする複数の医師により検討して決定し、能力のある医師によって実施されること、(ニ)診療録及び調査、検査結果等の資料を作成保存すること、(ホ)性転換手術の限界と危険性を十分理解しうる能力のある患者に対してのみ行い、その際、本人及び配偶者の、未成年者の場合は保護者の、それぞれ同意を得ることが必要である。

ところが、本件の被告人Yの場合は、前記(イ)、(ロ)、(ハ)の手術前の措置を全く欠いており、また正規の診療録等も何ら作成することなく安易に手術を行っている点等からして、正当な医療行為として容認することはできない。

判決は、以上の理由により、本件手術は正当な医療行為でなく、したがってまた、優生保護法二八条に違反するとする。

この判決は、発展途上にある医学・医術を現実の治療へ適用するにあたって、どのような態度をとるべきかについて示唆を与えるものといえよう。人間性を重視しつつ、厳しい科学的態度で新しい治療を導入すべきだということになろうか。その態度が維持されている限り、法的評価を恐れることはない。さらに一歩進めれば、この判決は、ジョーンズポプキンズ研究所のやり方を参考にしているのであるが、そこからも窺われるように、医学的判断が法的判断に与える影響の大きさを示し、したがってまた、医事問題の訴訟については、医学的判断が適確に訴訟に反映しうるような手続が必要であることをも物語っていといえよう。

⑤　国民健康保険法上の諸問題

〔18〕〈国民健康保険法と健康保険法の二本立から生ずる矛盾事例〉

（要　旨）

一　国民健康保険法七六条により、保険料を徴収される世帯主には、同法六条一号に該当するため国民健康保険の被保険者となるべき資格がない世帯主をも含むか

二　市国民健康保険条例に基づき国民健康保険以外の健康保険組合に加入している世帯主に対し、国民健康保険の被保険者となった世帯員のためにその保険料を賦課した処分が適法とされた事例

（山口地判昭四四年三月三一日行政事件裁判例集二〇-二・三-三二三）

（参照条文）

国民健康保険法七六条〔保険料〕

保険者は、国民健康保険事業に要する費用に充てるため、世帯主又は組合員から保険料を徴収しなければならない。ただし、地方税法（昭和二五年法律第二二六号）の規定により国民健康保険税を課するときは、この限りでない。

同法六条〔適用除外〕

前条の規定にかかわらず、次の各号のいずれかに該当する者は、市町村が行う国民健康保険の被保険者としない。

一　健康保険法（大正一一年法律第七〇号）の規定による被保険者

（二以下略）

（解　説）

本件は原告Xの次女Aが、年収約二二万円あり、Xの属する健康保険組合の被扶養者とされなくなり、被告Y市の行う国民健康保険組合に加入し、YがXに対し保険料賦課処分をなしたのを、Xが不服としてその処分取消を訴求した事案である。

判決は、国民健康保険の組合員のみに限定せず世帯主からこれを徴収できるとし、世帯主の範囲、資格についても何らの制限的規定を設けておらず、また立法上の沿革、さらに世帯員の医療費などの費用は世帯主の所得と責任においてまかなわれるから世帯員が国民健康保険に加入する場合にはその世帯主は右保険について独自の保険利益を有することなどからすると、同法第六条第一号に該当するため国民健康保険の被保険者となるべき資格がない世帯主も国民健康保険法第七六条にいう世帯主に含まれると解して、Xの請求を斥けている。健康保険法、国民健康保険法の二本立から生じる矛盾をうかがわせる事件である。

〔19〕〈国民健康保険法上の住所〉

（要　旨）

一　国民健康保険の保険者たる市は、国民健康保険審査会のした裁決の取消しを求める訴えの原告適格を有する。

二　国民健康保険の保険者たる市が、被保険者が同市内に住所を有しなくなったことを理由として、療養の給付を行なわない旨の処分をし、これに対して、国民健康保険審査会が、住民票の記載から右被保険者が同市内に住所を有することを認め、右処分を取り消した場合に、審査会の裁決が違法とされた事例

（大阪地判昭四四年四月一九日行政事件裁判例集二〇-四-五六八、判例タイムズ二三七-二九六）

（参照条文）

国民健康保険法第九条〔届出等〕

①　被保険者の属する世帯の世帯主（以下単に「世帯主」という）は、厚生省令の定めるところにより、その世帯に

属する被保険者の資格の取得及び喪失に関する事項その他必要な事項を市町村に届け出なければならない。
② 世帯主は、市町村に対し、その世帯に属するすべての被保険者に係る被保険者証の交付を求めることができる。
③ 世帯主は、その世帯に属するすべての被保険者がその資格を喪失したときは、厚生省令の定めるところにより、すみやかに、市町村にその旨を届け出るとともに、被保険者証を返還しなければならない。
④ 住民基本台帳法（昭和四二年法律八一条）二二条から二五条までの規定による届出があったとき（当該届出に係る書面に同法二八条の規定による附記がされたときに限る）は、その届出と同一の事由に基づく第一項又は前項の規定による届出があったものとみなす。
⑤ 前各項に規定するもののほか、被保険者に関する届出及び被保険者証に関して必要な事項は、厚生省令で定める

同法九一条〔審査請求〕
① 保険給付に関する処分（被保険者証の交付の請求に関する処分を含む）又は保険料その他この法律の規定による徴収金を関する処分に不服がある者は、国民保険審査会に審査請求をすることができる。
② 前項の審査請求は、時効の中断に関しては、裁判上の請求とみなす。
（なお、行政不服審査法四三条、行政事件訴訟法三条、九条参照）

〔解　説〕

X市の国民健康保険の被保険者Aが、M市の病院に入院中、妻Bが、一方的に離婚届を出しアパートを引き払ってしまった。X市が、このアパート引き払いの時点でAはX市に住所がなくなり、被保険者の資格を喪失したとして（国民健康保険法九条参照）、保険給付をやめたのに対して、Y（国民健康保険審議会）へAから不服申立、Yがこれを容れたので、XからYの裁決取消訴訟を提起したものである。

Yは、Xの上級行政庁たるYの裁決に対してXは出訴できないとし、また住民登録がそのままだし、国民健康保険

上の住所はどの保険者が給付すべきかを配分する場合の基準として合理的に判断すべく、Y市に復帰しないという特別の事情のない限り、Aの住所はXにあると解すべきであると主張したが、裁判所は、

(1)　YはXに対して指揮監督権をもつものではなく、Xは国民健康保険法上、行政処分を行う地位と財産の帰属主体たる地位の両面を備えているのであり、この後者の利益侵害を理由にYの裁決取消の訴を提起できるとし、

(2)　ついで、Aの住所については、住所とは生活の本拠を指すが、それはその人の客観的な居住の事実とそれを補足する主観的な定住の意思によって認定されるものであり、住民登録がX市に残されており、Aが、退院後X市に復帰する意図をもっていたとしても、居住の事実がなく、復帰の可能性がなくなった以上、認められないから、Aの住所はX市にはなく、M市にあると解すべきであるとして、Yのなした裁決は違法である、としXの請求を容れた。

(1)については、判決が、地方公共団体が国民健康保険法上、二面の性格をもっているとし、財産の帰属主体という点では私的保険事業と異ならないとしている点が注目される。国民健康保険の構造がいかにあるべきかを考えるときの参考となろう。

次に、(2)については疑問が残る。

M・X両市から被保険者資格を拒否され、審査会に不服申立をして、X市の資格を認められたものが、さらに裁判でその資格を拒否され、M市に住所があるといわれたのでは、たらい回しにされたAの立場は無視されたことになるのであり、住民不在の行政の上に、さらに形式的法判断が重なっているといわざるを得ないように思われる。

国民健康保険法第九条の住所については、むしろ審査会主張のように解すべきであろう。

国民健康保険は、誰のためにあるのかを、考えさせる事件である。

15

昭和四六年版判例年鑑

判例一覧表

事件番号	事件の種別		判決年月日	出典	適用法律
〔1〕	①医療行為と民事責任	診断に関する事例	旭川地判　昭45.11.25	判例時報　623-52	民法
〔2〕		手術に関する事例	名古屋地判昭46.3.5	判例事報　623-59	民法
〔3〕		採血に関する事例	千葉地佐倉支判 昭46.3.15	判例時報　624-34	民法
〔4〕		血管造影に関する事例	東京高判　昭45.5.26	訟務月報　16-10-1129	民法
〔5〕	②医療行為と刑事責任	手術・麻酔に関する事例	広島高判　昭45.5.26	判例タイムズ 255-272	刑法
〔6〕	③医師を当事者としない訴訟での「医師の不注意」	医師の不注意もあるとして、他人の刑事責任が軽減された事例	岐阜地判　昭45.10.15	判例タイムズ 255-229	刑法
〔7〕		損害賠償請求訴訟で医師の過失が問題とされた事例	福岡地甘木支判 昭45.6.10	判例タイムズ 253-310	民法
〔8〕	④診療契約上の諸問題	交通事故の治療費の相当性・必要性に関する事例	大阪地判　昭45.7.18	判例タイムズ 260-302	民法
〔9〕	⑤取締法規違反	医師法に関する事例	東京高判　昭45.10.29	判例タイムズ 259-248	行政事件訴訟法
〔10〕		優生保護法に関する事例	東京高判　昭45.11.11	判例タイムズ 259-202	優生保護法・刑法
〔11〕		精神衛生法に関する事例	大阪家裁審判 昭45.7.20	判例タイムズ 260-344	精神衛生法
〔12〕	⑥国民健康保険法上の諸問題	保険料算定基準に関する事例	静岡地判　昭45.10.6	訟務月報 17-2-302	国民健康保険法

(1) 概説

判例研究の必要性については前年度の判例年鑑の概説を参照。

ここに採り上げられた事件を以下に概観しておこう。

やはり、医師の民事責任―損害賠償請求に関する訴訟が多いが、〔1〕は、数少ない誤診に関する事例である。開業医としても虫垂炎の初期の症状を見逃すことは許されないとする。ただ、この判決は、未成年の子供の治療について、親と医師との間の第三者のためにする契約であるとし、そこから反証をあげないかぎり過失ありとするが、〔1〕の解説で述べているように、契約責任、しかも第三者のためにする契約という構成は、技巧的にすぎるし、医師の過失を認定しやすくするためという目的のために安易な法律論を展開したという誹りを免れないであろう。

〔2〕の事件は、手術のやり方が問題となっているものであるが、このようなケースでは、裁判所としても、医学上の見解を正面から採り上げ、詳細に検討しなければ判断を下せないわけである。本判決も、詳細に医学上の見解を展開しているが、このような事件をみると、やはり、医学上の見解を裁判の場に適切に導入していくような特別の手続の必要が痛感される。

〔3〕の事件は、採血ミスに関する事件であり、第一次的には看護婦に、ひいては医師にも過失があることは否定できないようであるが、慰藉料を大幅に認めたために、損害賠償額が一億円を越す額になっている点で、驚異的判決といえる。判決自身が、被告が国で十分資力があるから支払わせて差し支えないとし、国が医師、看護婦に求償するときのことは考える必要がないと述べているが、この判決の理由づけも大いに問題があるといえよう。

〔4〕事件は、血管造影に関する事件で、第一審では、当然、医師に過失ありと推定するとしたが、控訴審である本判決は、詳細な医学上の検討をしたのち、過失を否定したものである。結論は異なるが、〔2〕と同じ考えに立っているといえよう。医師の過失の有無は、このようにできるだけ医学上の論証をして決すべきであり、この論証を初

めから放棄して安易に推定することは疑問である。

〔5〕は、医師の刑事責任が問題となっている事件で、幼児の手術、麻酔に関する。

〔6〕、〔7〕は、直接医師を当事者とする訴訟ではないが、医師の不注意、過失が問題となっているので採り上げておいた。〔6〕は、暴行を受けた被害者に対する医師の治療上の不注意が加害者の刑事責任に影響を及ぼしたケースであり、〔7〕は、交通事故の被害者からの損害賠償請求において、医師の治療上の過失があるから責任がないとの加害者の主張を斥けたものである。

〔8〕事件は、これまた医師が当事者となっていないが、交通事故の被害者が損害賠償を請求するにあたって、医師に支払うべき治療費を含めて請求した場合、高額にすぎるとして一部を削られた事例である（前年度年鑑〔9〕の事件参照）。判決は、原則的には医師の判断によらざるを得ないとしながらも、必要・相当の範囲を越える部分があるとして、請求の一部をけずっている。

〔9〕事件は、事実関係が明かではないが、具体的効果と結びつけないで、医師の作成した処分箋、調剤録の無効を主張しても、不適法であるとする（取締法違反のケースではないが、便宜上ここに掲げる）。

〔10〕事件は、前年度年鑑〔17〕事件の控訴審であり、性転換手術をした被告人を優生保護法28条違反で処罰している結論に変りはないが、〔10〕の解説で述べているように、性転換手術自体を認めるべきでないとしているように思われる点で、一定の条件があれば、認めるとする第一審よりも厳しい態度をとっているといえよう。医学的には保守的といえようが。

〔11〕事件は、取締違反の事例ではなく、精神障害者の保護者を誰にするかが問題となった事例であるが、便宜上、⑤の項の中に掲げることにした。

〔12〕では、国民健康保険法上の保険料算定基準が問題となっている。前年度の所得額を基準として、その年の健康保険の保険料をとられた者が、今年度、国民健康保険に切り換えると、国民健康保険では、また前年度の所得額を

基準として、保険料を徴収するのは矛盾であると主張している。斥けられてはいるが、健康保険と国民健康保険との矛盾を示す事例といえよう。

(2) 判例の個別的検討

① 医療行為と民事責任

〔一〕〈診断に関する事例〉

（要　旨）

外科手術のため入院中の十六才の子供が虫垂炎を起したのに、医師がこれに気づかず、ついに穿孔性腹膜炎を生じ、死亡してしまった場合に、委任契約違反を理由とする賠償責任を認めた事例。（旭川地判昭四五年十一月二五日判例時報六二三号五二頁）

（参照条文）

民法第五三七条（第三者のためにする契約）

①契約ニ依リ当事者ノ一方カ第三者ニ対シテ或給付ヲ為スヘキコトヲ約シタルトキハ其第三者ハ債務者ニ対シテ直接ニ其給付ヲ請求スル権利ヲ有ス（②は省略）

民法第六五六条〔準委任〕

本節ノ規定ハ法律行為ニ非サル事務ノ委託ニ之ヲ準用ス

（解　説）

Y外科医のところへ入院して痔ろうの手術をうけたA男（当時十六才―手術は昭和四三年七月十七日）が、手術後治療中強度の腹痛をおこし（同月二〇日すぎ）、Yはこれを腸炎と診断してその治療をしたが、ますます悪化し、その後、内科医Bの応援を求めて診察した（八月二日）結果も同様の診断ではあったが好転せず、Aの両親X_1・X_2はY医院からAを退院さN病院に入院させたが（八月五日）、同日死亡した。

Aは虫垂炎にかかっていたのであり、病状の悪化した七月三〇日には、虫垂炎による穿孔性腹膜炎を起しており、それが死因となったと認定されている。

X_1・X_2から、Yとの間には、Aを第三者とする第三者のためにする診療契約が締結されていたものであるが、Yは善良な管理者としての注意義務に違反し、虫垂炎およびそれによる穿孔性腹膜炎を診断できなかったためAを死亡させたとして、契約上の義務違反（債務不履行）を理由とする損害賠償を請求した。

裁判所は、X_1・X_2の主張を容れ、X_1・X_2とYとの間にはAを第三者とする「第三者のためにする診療契約（委任契約）」が締結されているとし、その前提の下に、「現代医学の知識、技術を駆使して、可及的速やかにAの疾病の原因ないし病名を適確に診断したうえ、適宜の治療措置をとるべき義務を負担しているにもかかわらず、」その義務の履行が不完全であったとし、その不完全な履行について医師（債務者）に過失があったかどうかの立証責任はY側にある、とする。そして、Yは、「Aの疾病が虫垂炎およびそれによる穿孔性腹膜炎であることがN病院においてもAの生前発見されなかったことを捉え、一開業医にすぎないYが、Aの生命中Aの疾病を適確に診断できなかったとしても、Yに帰責事由は存在しない旨主張する」が、N病院において、Aの病因が判明しなかったからといっても――虫垂炎による腹膜穿孔が進むにつれて診断は困難になるものであり――Yに過失がないとはいえないし、その他の点でも、「医学の専門常識からみて、虫垂炎の診断を不可能もしくは著しく困難ならしめた特別の事情ないしは腸炎と診断するのが虫垂炎と診断するよりもはるかに合理的であったとする事情は認められない。」としてYの賠償責任を認めた。

なお、損害賠償額については、まずAの得べかりし利益の喪失分について、「Aは、前認定のとおり、死亡当時十六才で高校一年に在学中であったから、同人が将来従事したであろう職業および収入を現時点で的確に推認することは、必ずしも容易ではないが、このような場合には、信憑すべき統計資料に基づいて、Aが前認定の稼働可能期間中、通常の男子労働者の平均的な賃金を取得するものとして計算し、その収入を推定するのが合理的である。そして、男子労働者の収入が、年齢、学歴、職種、勤続年数、企業規模等諸般の事情により影響を受けるものであることを考えるとき、年齢、学歴、職種、勤続年数、企業規模等労働者の収入に影響を与える種種の要因がほぼ類型的かつ網羅的に加味されたうえ、それらが平均化されて現われる全産業通常男子労働者の平均的な賃金をAが稼働可能全期間を通じて取得するものとして、Aの収入を推定するのが妥当である。

そこで、その成立、存在および内容が当裁判所に職務上顕著な総理府統計局編第十九回日本統計年鑑によるとき、昭和四一年における全産業通常男子労働者が一人あたり平均月間きまって支給をうける給与額は三八、九〇〇円であることが認められ、したがって、その平均年間総収入は四六六、八〇〇円と算定される。

しかして、本件の場合、Xら主張のとおり、Aは満二〇歳に達したときから満六〇歳に達するまでの四〇年間に亘って、毎年四六六、八〇〇円の収入を取得するものと推認され、右期間中の同人の生活費は、経験則に照らして収入の五割を超えることはないものと認められるから、ほぼXら主張のとおり、右収入から五割の生活費控除をすると、毎年の年間純益は、二三三、四〇〇円となる。そこで右金額を基礎とし、年五分の中間利息の控除につき、ホフマン複式（年毎）計算方法を採用してAの稼働可能期間中の推定総純益のAの死亡時における現価を算出すると、次の算式により四、五一八、三九〇円（円未満切り捨て）となる。

233,400円（年間純益）×(22,928－3,564)（ホフマン複式の係数）＝4,518,390円

したがって、本件医療過誤によりAが蒙った得べかりし利益の喪失による損害は、四、五一八、三九〇円と認められる。」

とし、Aの慰藉料を一〇〇万円とし、これらは二分の一づつX_1・X_2が相続しておいR、X_1・X_2はこの相続分に加えて、

自己固有の慰藉料として各一〇〇万円を請求できるとしている。

この事件は、数少ない誤診事件として意味をもつのみならず、その法律構成に重要な意味をもつ判決といえよう。

結論の当否は医学的判断にまつほかない。過失と判断される可能性を否定するものではないが、誤診による事故を契約違反（債務不履行）としてとらえ、しかも、子供のための親と医師との間の第三者のためにする契約としてとらえていることは甚しく疑問であまず、契約違反としてとらえるねらいは、過失の立証を医師に転化せしめることにあるが、医療行為を売買と同じような意味での契約として処理することは無理であり、、むしろ、不法行為としてとらえれば足りる。

そして、不法行為としてとらえても、過失推定論が大勢を占めている現在、患者に不利とはならないのである。この点に疑問があるのみならず、加えて、子供のための第三者のためにする契約とすることは、ますます不当である。ここでも、なにがなんでも契約責任として処理しようとしているためにこのような構成をしたのであろうが、第三者のためにする契約というのは、この例でいえば、本来X_1・X_2が受けとるべきものを、Yとの契約でAに受けとらせる場合（たとえば生命保険契約）に働く制度であり（したがって、本来、AとYには取引関係がない）、この事件のように、本来的にAとYが関係するところへX_1・X_1が介入するときには、むしろ、X_1・X_2は、Aの代理と構成されなければならないのである。したがって、「第三者のためにする契約」を用いることは疑問であり、この制度自身を曖昧なものにしてしまうことにもなるのである。

このように、そもそも適用するのが無理な法制度を適用してまで（法制度自身が崩れていくことにもなる）医師の責任を認めやすいようにしようとするのはゆき過ぎであり、目的のためには手段を選ばないという現象を生じているといわざるをえない。この点は医師ではなくて、法律家が厳しく反省を迫られなければならない点といえよう。

〔2〕〈手術に関する事例〉

（要　旨）

肺結核治療のための開胸手術にあたって、医師が病巣を全部摘出しなかったために余病を併発し、補正成形手術を受けざるをえなくなった場合につき、医師の過失と認めた事例。

（名古屋地判昭四六年三月五日判例時報六二三号五九頁）

（参照条文）

民法第七〇九条〔不法行為の要件〕

故意又ハ過失ニ因リテ他人ノ権利ヲ侵害シタル者ハ之ニ因リテ生シタル損害ヲ賠償スル責ニ任ス

（解　説）

裁判所の認定によれば、Xは肺結核のため抗生物質による化学療法を受けていたが、多量の耐性菌が出現するようになったので、国立N大学医学部附属病院で肺血管病巣切除手術を受けた（昭和三一年）。その際、手術を担当した右病院外科部長であり同大学教授であるY_1は、右肺上葉S_1S_2の区域と該区域の気管支B_1B_2に散在する病巣とを全部摘出せず、S_2及びB_2の一部のみを摘出したにとどまった。そして、そのためXはその後気管支瘻、胸壁瘻の余病を併発し四回に亘って補正成形手術を受けなければならなかった。その結果、右肺機能がほとんど停止し、胸部変形、右肩関節機能障害を生じるに至った。

Xから、病巣の一部を残したこと、手術時に余病併発防止の措置を講じなかったことを主張して、Y_1とその使用者Y_2（国）を相手に損害の賠償を請求したのが本件である。

裁判所は、まず、上述の切除されなかった$S_1B_1B_2$の一部について、医学上の鑑定結果を慎重に検討した上で「Xの病状は、S_2の他にS_1にも乾酪巣が存在し、更に、B_1、B_2にも結核性病変が存在していたものと判断される」と認定し、進んで、切除部分の事後措置にはXの主張するような手落ちはないが、切除されなかったところが余病併発の原因となっており（この点も詳しく原因と認める理由をのべている）、したがって、切除しなかったことと損害の間に因果関係があるとし、ついで、それがY_1の過失に基づくものであるかを問題とし、次のように判示する。医学的判断の問題なので、煩をいとわず、その判示するところを引用しておこう。

「(1)　被告Y_1は、N大病院Y_1外科部長であって、外科の専門医であることは当事者間に争いがない。したがって同被告が肺結核の治療のため肺切除の手術を為す場合には、事前にレントゲン写真や診療録などにより充分な調査をしたうえ病巣の位置、性状等を正確かつ慎重に診断し、如何なる部分を切除すれば完全な治療の目的を達し得るかおよび余病併発を防止しうるかを十二分に検討考慮し、治療目的、患者の体力、余病併発の可能性などに照らし、より適切な切除および余病併発防止措置を為すべき専門医としての高度の注意義務が課せられているものというべきである。

(2)　ところでB_2の一部を残存せしめた被告Y_1の措置について検討するに、前記甲第六、第七号証には、本件のように耐性菌が出現しており、しかもB_2に気管支拡張症が認められる状態（その上、本件においては、その耐性菌が多量に排菌されていた）においてB_2の一部を残存せしめた場合B_2の切断面において気管支瘻が発生する危険性はきわめて高いものであること、従ってとくに本件の場合はB_2を分岐点まで出来る限り分離し切除すべきであることが記載されており、右見解に反する証拠もないので、被告Y_1にはXの肺切除手術に当りB_2を分岐点まで出来る限り分離切除すべき注意義務があったものというべきである。

従って、B_2の一部を残存せしめたことは右注意義務に違反するものであり被告Y_1には過失があるものと判断される。

(3)　次に、S_1、B_1を残存せしめた措置について検討する。

《証拠略》によれば、同被告は、前記甲第一号証の二の所見上、S_1に病巣が存在することを認めたが手術直前のレントゲン写真である前記甲第三号証の二の所見上、右病巣は相当改善されほとんど消滅したものと判断したこと、および手術時における触診、視診上異常が認められないと判断したこと、によりS_1、B_1を切除せず残存せしめたものと認められる。

しかし、前記のとおり昭和三一年八月当時におけるS_1の病巣は母指頭大程度の乾酪巣であり、しかも空洞も存在していたものと認められること、手術以前に四年間も化学療法を続けてきたが、なお手術直前においても耐性を有する著しく多量の結核菌が排出されていたこと、S_2の病巣の性状、大きさの割には排菌（しかも耐性菌の排菌）の量が著しく多過ぎることから、S_1の病巣が完全に治癒したと考えることは困難であり、またB_1にも結核性病変が存在していることが考えられること、S_1の病巣はS_2病巣と近接しており、S_2の切除の際にS_1に影響し、S_1の病巣が悪化する危険性が考えられることなどを考慮すれば被告Y_1がXの肺結核治療目的の肺切除手術をするに当り、S_1、B_1を残せしめるべきものと決定するに際しては、とくに病巣又は病変の位置、性状等について慎重で充分な検討をすべき注意義務がある。ところで、《証拠略》によれば、病巣の状態を明らかにするためには、気管支造影写真を利用するのが普通であり、この場合気管支の構造、走行が極めて複雑かつ立体的であるから背腹方向だけでなく側面又は斜面方向よりの写真を撮影しておくべきものと認められるところ、本件では甲第一号証の三（背腹方向の写真）のみ撮影されているだけで、側面又は斜面方向よりの写真が撮影されたと認められる証拠は見当らず、しかも右甲第一号証の三も昭和三一年十一月十四日に撮影されたものであり、手術直前に気管支造影写真が撮影されたと認められる証拠はなく、同被告がただ単に右甲第三号証の二の所見のみに基づき、S_1の病巣が相当改善されているという一事をもって同病巣はほとんど消滅し、治癒したものと考え、直ちに最終的判断を手術時における触診、視診にゆだねたのは手術前における病巣に対する検討につき慎重を欠いたものというべきであり、また同被告の手術時における触診、視診については、前記乙第一号証の手術記事をみても「病変S_2にあり」とのみ記載されているだけで、S_1の病巣に対する触診、視診上の結果も記載されておらず、同事実によれば、むしろ同被告はS_1の病巣に対しそれ程注意を向けなかったのではないかとの疑念さえ窺われるのであり、病巣の検討につきやはり慎重さを欠いているものと考えられ、同被告の右各措置、従ってまたS_1、B_1を残存せしめたことは病巣の検討についての右注意義務に違反するものであり、被告Y_1にはこの点においても過失がある。」

こうして、Y_1に過失ありと判断され、Y_1・Y_2に対するXの請求が認められた。なお、賠償額については、物質的損害としてXの主張する医薬購入費、附添看護費、食費、合計五〇三、〇五〇円を認め（Xの余病併発により復職が遅くれ、うべかりし利益を失ったとの主張は、復職が可能だったとはいえないとして認めていない）、加えて、慰藉料五〇万円を認めている。

この事件は、まさに手術における医学的判断の当否がそのまま法的処理にも反映するケースであり、判決理由中でも詳しく医学的判断が展開されている。医師こそが、この判決の当否を論じなければならない、といえよう。

〔3〕〈採血に関する事例〉

（要　旨）

採血ミスによる死亡事故につき合計一億二八四万二〇三九円の損害賠償が認められた事例。

（千葉地佐倉支判昭四六年三月一五日判例時報六二四号三四頁）

（参照条文）

民法七一〇条〔精神的損害に対する慰藉料〕

他人ノ身体、自由又ハ名誉ヲ害シタル場合ト財産権ヲ害シタル場合トヲ問ハス前条ノ規定ニ依リテ損害賠償ノ責ニ任スル者ハ財産以外ノ損害ニ対シテモ其賠償ヲ為スコトヲ要ス

民法七一一条〔生命侵害に対する慰謝料〕

他人ノ生命ヲ害シタル者ハ被害者ノ父母、配偶者及ヒ子ニ対シテハ基財産権ヲ害セラレサリシ場合ニ於テモ損害ノ賠償ヲ為スコトヲ要ス

民法七一五条〔使用者の責任〕

①或事業ノ為メニ他人ヲ使用スル者ハ被用者カ其事業ノ執行ニ付キ第三者ニ加ヘタル損害ヲ賠償スル責ニ任ス但使用者カ被用者ノ選任及ヒ其事業ノ監督ニ付キ相当ノ注意ヲ為シタルトキ又ハ相当ノ注意ヲ為スモ損害カ生スヘカリ

シトキハ此限ニ在ラス
②使用者ニ代ハリテ事業ヲ監督スル者モ亦前項ノ責ニ任ス（③は省略）

（解　説）

昭和四四年四月二七日国立M大学附属病院において、担当の医師B、同看護婦Cの両名が知人のため献血を申し出たAから採血するにあたり、採血器の点検を怠り、採血器を陰圧装置とすべきものを逆に陽圧装置に取り違えて陽圧側のパイプの針をAの正中静脈に挿入してモーターを始動したため、Aの体内に約二〇〇ccもの空気を急速に流入させ、その結果同人が強直性痙れんの発作を起して急に意識を失い、これが原因で同年六月七日死亡した、という事件である。

遺族であるX_1（子）・X_2（妻）・X_3（父）・X_4（母）4名は、B医師、C看護婦の使用者であるY（国）を相手取って民法七一五条による責任を追及し、A自身の損害賠償額として、逸失利益二、六〇〇万二七一六円、慰藉料三、〇〇〇万円（これはX_1・X_2が相続しているとする）、また、それとは別に、遺族国有の慰藉料として、X_1・X_2各一、五〇〇万円、X_3・X_4各一、〇〇〇万円、合計一億六〇〇万二七一六円を請求した。

裁判所は、逸失利益については二二八四万二〇四〇円と算定し、慰藉料については、Xらの主張をそのまま認容した。

以下、わが国では先例のない一億円を超える損害賠償判決の理由づけを示しておこう。

先ずAの将来の逸失利益については、

「酒類の卸問屋を営む訴外S本店の専務取締役として報酬一ヶ月菌一〇万円を支給され、これが一ヶ年計金一二〇万円及び年間を通じ償与金四〇万円異常年収合計金一六〇万円を取得していたものであって而して生活費一ヶ月金三万円にして、これが一ヶ年計画金三六万円であることが認められるので、Aの一ヶ年の純収入が金一二四万円であることは計算上明らかであるものと認める。」とし、「平均生存年齢満七〇歳まで生存し得て余命年数三八年」ではある

が、

「訴外株式会社S本店の社長の地位は六〇歳位を目標にして後継者に譲り隠退後は新社長の相談相手となって、専らその余生を送るおおかたの方針であることが認められるので、仮にAが生存して右会社の社長に就任したとしても到底七〇歳まではその地位に止まることなく特段の事情がない限り矢張り父X_3にならいX_3と同様六〇歳を僅かに越える程度の年齢で後継者に跡を譲って隠退し就労年数三八年には達しないことを窺い知ることができるものである。そうだとすると満三二歳で死亡したAの就労可能年数は当裁判所に顕著な就労可能年数及び新ホフマン計算方式読替係数表によって明らかな三二歳で死亡した者の推定就労年数三一年に該当するものと認めるのが相当であって」

したがって、

「Aの前記一ヶ年の基準純収入金一二四万円の割合いによる就労可能年数三一年間に亘るその間の得べかりし逸失利器については、ホフマン式計算法による民法所定の年五分の率による中間利息を控除して、右死亡当時の現価を算出すると一ヶ年の純収入金一二四万円へ新ホフマン計算方式読替係数一八、四二一を乗じて得た金額即ち金二二、八四二、〇四〇円がAの将来得べかりし逸失利益額とみるのが相当である。」とする。

次に慰藉料について、

「ところで従来人の生命侵害に対する損害賠償、就中直接の被害者本人に対する慰藉料」について、被害者に何等責むべき過失がないでも理論上の理由で全くこれを否定し、或はこれを否定しないまでも生命の重大さに比べともすると、その賠償額に至っては極めて少額に終らせる傾向がないではなく、而して本件の場合、Yは直接の被害者Aに対する慰藉料請求権につき全くこれを否定するとまではいかなくとも、その額については極めて消極的であることは口頭弁論の全趣旨に徴し容易に認められるのであるが、一般的に言ってこれは改めるべきであり能う限り被害者側に対しても合理的な納得のいく額と、これが慰藉料請求権の相続性を容認し、救済の道を講ずべき現実的な必要と充分の理由が存するものと考えられる。而して本件についても、これと同断であるところ、加えて本件加害者の被告Yは単なる一個人と異なり一般的に財産的資力が大であり、たとえ予算上の制約を受けるにしろ、不法行為の場合の賠償能力においても亦右財産的資力に比例して一個人よりも遙に優っているものと認められることは一般公知の事実であるので、これを本件の賠償額の認定には重要な参酌事由の一つに加えて然るべきものと思われる。この場合、使用者であるYから直接の加害者訴外B、同Cに対する事実上求償権の行動の能、不能は考慮に容れる必要も理由も存しないことは当然である。それは加害者側の内部的事情に過ぎないこと、Yは対外的な被害者側に対しては右の被用者ととは別個に賠償責任を負うべきものと認められるからである。」

と述べた上、Aの地位、資産等を参酌し、慰藉料を三、〇〇〇万円とし、Aは、死亡を停止条件とするこの慰藉料請求権を取得しており、これがAの死亡により現実化し、X_1・X_2に相続された、とした。そして、さらに、X_1〜X_4の固有の精神的損害については、

「原告X_3は前記認定の如く千葉県下においても著名な酒類卸売問屋株式会社S本店の社長の地位にあって、その個人資産としても約一億二〜一億三、〇〇〇万円位を有し、社会的地位も相当と認められ年齢既に六〇余歳を迎え、近く社長の地位を長男Aに譲り余生をAの相談役として平穏裡に送ることをその妻X_4と共に老後最大の楽しみとしていた矢先に突如として、Aの死に遭遇し、一瞬にして右の望みは挫折して仕舞ったこと、原告X_2は昭和四一年一二月七日Aに稼し一男原告X_1を儲け将来多幸なる人生を約束されていたこと、又X_1は当時僅かに齢二歳余にして父を喪い生涯父親の愛情を知ことのできない不幸な存在となったことを夫々認めることができる。近親者原告等にとってAの死はじつに断腸の思いであり、想像するだに余りあるものと推察し得るのであって、加えてこのXらの終生を通じて、暗影を投ずることは否定し得ないものと思われる。」

として、X_1・X_2に各一、五〇〇万円・X_3・X_4に各一、〇〇〇万円の慰藉料請求をみとめた。

財産上の得べかりし利益の喪失については判旨を肯定できるが、慰藉料額については、第一に、被害者自身の慰藉料と遺族としての慰藉料を重複して認めていること、第二に、加害者が資力豊かな国であり、内部の求償関係は考慮

しないと言い切っている点などに問題がある。さらに、被害者が資力のない者である場合にはどう判断するつもりかということも問題となろう。なお、第一審判決であるから、控訴審がどう判断するかが待たれることである。

〔4〕〈血管造影に関する事例〉

（要　旨）

一　脳血管撮影のために造影剤を二回頸動脈に穿刺したことが、医師に通常用いられる術式上の注意義務違反ないし過誤にはあたらないとされた事例。

二　施術中に患者が意識を喪失し、その後一時的意識障害ないし一過性運動麻痺に陥った原因が、医師の施術上の過失によるものではなく、予見できない極めてまれな経過によるものであると推断された事例。

（東京高判昭四五年五月二六日訟務月報一六巻一〇号一一二九頁）

（参照条文）

民法七〇九条（〔2〕参照）

（解　説）

自動車事故で負傷（後頭部打撲傷及び両膝蓋部打撲擦過傷）したAは、頭部の精密検査のため、昭和三七年一一月二八日国立M病院に入院し、医師及びCの診療を受けた。Bは同年一二月一〇日、脳血管撮影のため造影剤ウログラフインをAの左頸動脈に注射し、更に同月一四日同じくウログラフィンを右頸動脈に注射して撮影した。ところが、この第二回目の施術でAは意識を喪失し、翌日意識障害は消えたが、入院時の症状のほか左半身の軽度の不全麻痺、左手指の麻痺を残したまま退院し、その後、昭和三九年三月一二日死亡した。

このような事情の下でAの子供X_1・X_2と妻X_3は、Aの死亡は自動車事故による傷害とBの実施した施術上の過失（十分な説明もしないままで、不必要であるのに危険な施術を行い失敗したとする）により生じた傷害が原因であるとして、加害自動車の所有者であるY_1会社とBの使用者Y_2（国）を共同不法行為者として、損害賠償を求める訴えを提起した（請求額は、Aから扶養を受ける権利を侵害されたとして、各人一六五万四、五四五円、慰藉料各人一〇〇万円、計、各人二六五万四、五四五円である）。第一審裁判所は、死亡と交通事故、診療事故との間の因果関係は否定したが、傷害については共同不法行為責任があるとした。すなわち、Aの施術は、必要ではあったが、穿刺に一度失敗して血腫を作り、また露出が弱く造影不十分だった為再撮影の準備を行い撮影に要した時間が長くなったことに不手際があったことは否定できないのであり、医学の如き高度の専門的分野における施術上の過失の有無が問われているような場合には、施術上の不手際とその直後における症状の悪化とが患者側により立証されれば、一応施術上の過失とそれに基づく傷害とを推認して差支えなく、当該施術に関する医学上の専門的知識と資料とを保有する医療担当者側で過失のないことまたは因果関係のないことの反証をあげない限り医師側の責任を肯定すべきであるとし、Aの症状の悪化は交通事故も診療事故もその一因をなしており、いずれが決定的原因か確定し難いからY_1・Y_2は共同不法行為の関係にあるとしたが、X_1らはY_1に対しては示談により請求権を放棄しているから責任を追及できないとし、結局Y_2に対してのみ、傷害による慰藉料として、X_1らに各二〇万ずつ支払えと命じた。

（東京地判昭四二年六月七日訟務月報一三―八―三〇）。

Y_2はこの判決を不服として控訴、X_1らも付帯控訴した。第二審裁判所は第一審裁判所の判断を取消し、X_1らのY_2に対する請求を棄却した。その理由は次のとおりである。

(1)　まず、X_1らのこのような施術は、不必要であり、危険でもあったとの主張については、次のように答えている。すなわち、施術前の診察、検査の結果から「頭蓋内血腫ないし脳血管障害その他の器質的病変を疑うのは当然であり、頭蓋内血腫ないし脳血管障害の確実な診断のためには、患者の状態が高度に悪い場合でないかぎ脳血管を頸動脈に造影剤ウログラフィンを注入して撮影することが必要であるところ、Aは右の検査もできないほど悪い状態ではなかったと認められるから、これを不必要な施術であるということはできない」とし、また、「昭和三七年一二月当時脳関係の疾病を担当する医師にとって脳の器質的病変も診断する気脳撮影、気脳室撮影、造影剤脳室撮影、脳血管撮影などのうち脳血管撮影がもっとも苦痛を与えることが少く、危険も少いものと考えられていたことが認められる。」とする。

(2)　次に、施術にあたって十分な説明をしなかったというX_1らの主張については、承諾をえるにあたって、Bは、全く危険がないとはいえないがまず大丈夫と述べており、十分な説明をしなかったとはいえない、とする。

(3)　ついで、それでは、頸動脈穿刺および脳血管撮影に施術上の過失があったかどうかを問題とし、次のように判断する。

「脳血管撮影の場合、二回頸動脈に穿刺することは別に稀なことではなく、医家により通常用いられる術式上の注意義務違反ないし過誤と認めるほどのものでないばかりではなく、造影剤が脳血管の末端にまで行きわたっていることに徴して穿刺による血栓形成はあり得ず、しかも一時的運動障害ないし一過性運動麻痺は、頸動脈を一回穿刺した場合は起きないが、二回穿刺すると起きるというものではないから、本件で起きた一時的運動障害ないし一過性運動麻痺がB医師の動脈穿刺が一回で成功しなかったことによるということはできず、頸動脈穿刺の際皮下組織に直径一センチメートル位の血腫を生じてもそれ自体危険なものではなく、これによって一時的運動障害もしくは一過性運動麻痺を生ずるものでもないことが認められる。」とし、次に、「本件ウログラフィン注入による脳血管撮影に費した時間は三〇分以内であると認められるところ、脳血管撮影にこの程度の時間を費やすことは稀ではなく、これによって一時的運動障害ないし一過性運動麻痺または死亡を生ずることはないから、B医師が本件施術を異常に永引かせたということはできないし、また、その程度の時間を要したことが、Aの身体障害ないし死亡の原因の一つであるということもできない。」とし、さらに、「Aの意識障害および半身運動麻痺の原因を追及してみると、Aには昭和三六年頃から徐々に進行す神経症候があり、眼底には動脈硬化の所見が認められ、昭和三七年撮影のレントゲン写真によれば脳動脈硬化が認められるので、脳動脈硬化およびこれに伴う神経症候があったものと言うべく、更に何らかの器質的病変が存在していて、これが造影剤に対する反応として一過性脳浮腫を起し、そのため意識障害と左半身運動麻痺とを来たし、これらの神経症候は脳浮腫が消退するとともに改善したが、ある種の器質的病変のため弱っていた一部の神経細胞が脳浮腫のため障害され、その結果運動麻痺が一部残ったのではないかと推認するのが相当である。」とし、結論として、「要するに、六〇パーセントのウログラフィンの頸動脈注入による脳血管撮影は、脳血管の病変の診断に最も確実な方法であるとともにその副作用の起きることは極めてまれであって、これによる危険は殆どないと言ってよいのであるから、B医師が二回にわたって右の始終Tを実施したことには過失がなく、又第二回施術において二度右頸動脈を穿刺したこと、皮下組織に直径一センチメートル位の血腫のできたこと、および施術所要時間が三〇分以内と考えられることはいずれも施術上の過失と目するに当らないばかりでなく、その施術中Aに生じた一過性の意識障害ないし一過性の左手等の運動麻痺の原因とは認めにくい。結局右の障害は、予見できないと思われるような極めてまれな経過—即ち六〇パーセントのウログラフィンの注入の場合は脳浮腫の発生は極めてまれであるが、本件の場合これが起き、この脳浮腫により意識障害と左半身運動麻痺を来たした。然し、時と共に脳浮腫の消退に伴い、意識障害などの神経症候は改善されたが、既に存在していた脳のある種の器質的病変のため弱っていた一部の神経細胞が脳浮腫のため障害され、その結果運動麻痺が一部残った—という経過をとって発生したと推断するほかない。」とする。

以上のような理由でB・C両医師の脳血管撮影の施術に関する過失を否定したのである。

本判決は、医療事故においてお、基本的には、「過失なければ責任なし」の原則が妥当することを示すものとして重要な意味をもつ。第一審が、簡単に、患者側が施術による症状の悪化を一応立証すれば、医師側において、因果関係のないこと、過失のないことの反証をあげないかぎり責任を免れないとしたのに対し、挙証責任の転換を安易に行うべきではなく、過失の有無の立証に認めるべきであるとの態度をとり、詳細な検討により過失を否定している点を味うべきである。

②　医療行為と刑事責任

〔5〕〈手術・麻酔に関する事例〉

（要　旨）

生後六二日の乳児の臍ヘルニア切開手術に際して、全身麻酔を施さずに手術を開始して失敗し、あわててノブロンB注射液を過量注射したために事故を起した開業医の刑事責任。

（広島高判昭四五年五月二六日判例タイムズ二五五号二七二頁）

（参照条文）

刑法二一一条〔業務上過失致死傷〕

業務上必要ナル注意ヲ怠リ因テ人ヲ死傷ニ致シタル者ハ五年以下ノ懲役若クハ禁固又ハ千円以下ノ罰金ニ処ス重大ナル過失ニ因リ人ヲ死傷ニ致シタル者又は同シ

（解　説）

産婦人科の開業医Yは、昭和三八年八月、A（生後六二日）の臍ヘルニアの切開手術をするに際して、麻酔を施さずに手術を開始した。手術の方法としては、臍ヘルニアの患部の下部の表皮を切開し、腹部に腸を押し込み、切開個所を縫合する方法によったが、患部の下部の表皮を約一センチメートル位切開したところ、メスが腹膜に当って腹膜が破れ、これによる患者の苦痛啼泣による腹圧のため、右損傷部から腸管が外部に脱出し、これを腹腔内に還納しようとしたが腹圧のためなかなか還納できない事態となった。そこでYは、あわてて、看護婦BをしてAに鎮痛、催眠、鎮静剤ノブロンB注射液一管（二CC入り）の三分の一宛を三〇分ないし四〇分の間隔をおいて二回にわたって注射させ、ようやく腹圧を除去し、手術を終えた（手術時間は、午後三時五〇分から午後五時一五分まで）。しかし、手術後一時間ないし三時間経過した頃からAは呼吸困難になり、翌日午前九時三一分遂に死亡するに至った。

そこで、Ｙには業務上の過失ありとして、その刑事責任を問われた。

第一審は、「ＹがＡの本件臍ヘルニアの手術に際し、麻酔を施さないまま手術を開始したこと、また右手術中に皮下注射を禁忌とされているノブロンＢ注射液一管（二ＣＣ入り）の三分の二を皮下注射したことはいずれも医師であるＹの業務上の過失」であり、この過失により、ＡをノブロンＢの中毒による呼吸循環系の抑制によって死亡させた、と判示し、Ｙ有罪。

Ｙは控訴し次のように主張した。すなわち、「⑴本件のように、生後三ヶ月以上経過しない幼児は麻酔薬に対する抵抗が弱く全身麻酔を施すことによって二〇パーセントの生命に対する危険率があり、また幼児の知覚神経は鈍いので、Ｙは本件臍ヘルニアの手術に際し、全身麻酔を施さないまま手術を開始したものであって、Ｙにはなんら注意義務違反の事実はなく、⑵原判決が、Ｙが本件手術中にＡに対し皮下注射を禁忌とされているノブロンＢ注射液を皮下注射したものと認定したのは審理不尽に基づく事実誤認であり、また、ノブロンＢ注射液は、たとえ過量に使用したとしても、これによる中毒死のような悪結果を生じないことをその特徴としており、本件ノブロンＢ注射液の過量使用をもって直ちに過失と断ずることは不当である。」「⑶原判決は、Ｙの業務上の過失によって、本件ＡをノブロンＢの中毒による呼吸循環系の抑制によって死亡させたものと認定しているけれども、これは重大な事実の誤認である。」と。

これに対して、本判決は、次のように判示して、控訴を棄却し、やはり、Ｙに刑事責任ありとした。すなわち、まず、Ｙの主張⑴について、三名の鑑定人の鑑定結果を引用しつつ、「Ａのような生後六二日の乳児の臍ヘルニアの切開手術の際には、メスによる腹膜等の損傷等の場合、患者の啼泣等による腹圧に基づく腸管の脱出は、本件当時一般の医師（開業医）としては当然予想すべきことであり、その処置を誤るときは患者の生命身体に不測の障害を生ぜしめる危険があるから、このような事態になることを防ぐため、麻酔技術の発達した現今の医学上の常識に従い、あらかじめ適当にして、かつ、適量な吸入麻酔に薬による全身麻酔を施して腹圧を除去した状態において、切開手術を行なうべき業務上の注意義務があったものといわなければならない。」とし、ついで(2)についても、なるほど、皮下、筋肉いずれの注射をしたかの確証がないので、その点では原案は事実を誤認したといわるけれども、注射個所のいかんを問わず、過量注射といわざるをえない。すなわち、「本件Aのような生後六二日の体重約四キログラムの乳児に対し、ノブロンB注射液を注射する際には、当時一般の医師（開業医）としては、……〈中略〉……体重一キログラムにつき約一ミリグラムが適量であり、Aに対する適量は約四ミリグラムであるから、ノブロンB注射液一管の六分の一位が注射量として適量であり、これを超過して過量注射する場合はAの生命に対する危険があることは当然予想すべきことであるから、注射薬の種類、使用量等について周到な注意を払い、もって生命に対する危険を未然に防止すべき業務上の注意義務があったものといわなければならない。」とし（ここでも、三名の鑑定結果を引用している）。さらに、(3)についても、三名の鑑定結果を引用しつつ、過量注射によって、ノブロンBの中毒による呼吸循環系の抑制を惹起し、それが死亡原因、あるいは死亡の一原因となっているといわざるをえない、とし、Yの刑事責任を認めた。

本事件は、幼児に手術を施すにあたって注意すべき事項を示す事例として意味があるとともに、このようなケースでは、医学者の鑑定が決定的役割を演じるものであることを物語っている。

③　医師を当事者としない訴訟での「医師の不注意」

〔6〕〈医師の不注意もあるとして、他人の刑事責任が軽減された事例〉

（要　旨）

暴行を受けた被害者が死亡したのは、被害者が血友病にかかっており、且つ、受傷後、同人とその家族ならびに医師の不注意が競合的に介入した結果によるとし、傷害罪の成立を認め、傷害致死の責任を否定した事例。

（岐阜地判昭四五年一〇月一五日判例タイムズ二二五号二二九頁）

（参照条文）
刑事二〇四条〔傷害〕
人ノ身体ヲ傷害シタル者ハ十年以下ノ懲役又ハ五百円以下ノ罰金若クハ科料に処ス

（解　説）

Aは、Yの暴行を受け、左下腹部、右側頸部の各皮下組織ないし筋肉内血管綱破綻の傷害を受け、二、三日後に死亡、Yが傷害致死罪に問われた事件である。

裁判所は、Aは血友病に罹患しており、Aの死亡については血友病が最重要の影響を及ぼし、これにAとその家族ならびに医師の不注意が加わってそのような結果が発生したものであり、また、Yは犯行当時、Aが血友病に罹患していた事実を知っていた、あるいは知り得べき状態にあったとは認められないとして、Yに傷害罪の成立のみを認め、致死の責任を否定した。

本件においては、医師の責任が正面から問われているわけではないが、血友病性出血患者に対する医師の処置についての判断がなされているので、参考のため載せておく。

裁判所の認定によれば、Aが受傷の翌日夕刻、かかりつけの医師Bの来診を受けたときは左そけい部に手拳大の出血斑が認められ、B医師は止血剤（トロンボーゲンとアドナの混合液）一本を注射、その後、家族が鎮痛剤（ババスコ）一本を注射、その翌日午前九時頃、BがAを検すると出血斑が前日より約三センチメートルづつ拡大しており、嘔き気を訴えるので、Bは腹膜炎を疑い、前記止血剤の注射の外鎮吐剤（ボナミン）を投与、午後二時ごろ再び鎮吐剤を投与、午後八時ごろ鎮痛剤を投与、翌午前零時ごろ脈搏結帯、頭がボーッとしてきたと訴える。B医師宅に架電したが通じなかったため、その間家族がヴィタ・カンファー三本位を注射、近所の眼科医が静注（薬品不明）を施した。しかし、B医師が訪れたときは既にAの瞳孔は散大し、呼吸が停止しており、人工呼吸の効なく、同日未明、死亡したものである。

このような事情を認定した上で、裁判所は、医師の不注意について、「血友病性出血に対して最も有効な方法は、血液凝固障害の原因となっている欠乏因子の補充としての輸血であり、止血剤等の薬剤療法によって止血の傾向がなければ機を失せず欠乏因子の補充療法を実施すべきであることは現在学説上の定説となっており、室温で不安定な第八因子（血友病A）の補充は新鮮血でなければならないが、最近では抗血友病性グロブリン濃縮蛋白―ミドリや濃縮抗血友病性グロブリン蛋白などを静脈内に投与する方法も採られている。」とし、「Aの顔色、脳貧血様の症状、嘔吐感（腹膜炎によるものではなく、出血多量のために脳の循環障害、酸素欠乏による嘔吐中枢刺戟、或いは出血血液の後腹膜内貯留による腹膜刺戟のため起きるもの）から重大な出血を判定し、輸血等の適切な手段を遅滞なく構ずべきであった。」と述べている（なお、Aの家族にも不注意があったとする）。

〔7〕〈損害賠償請求訴訟で医師の過失が問題とされた事例〉

（要　旨）

交通事故の被害者が大腿骨接合手術を二度に亘り受けるに至ったのは、被害者自身の過失によるとの加害者の主張を斥け、かつ、第一回の手術に療法上の過誤があったとも認め難いとし、加害者に治療費の賠償を命じた事例。

（福岡地甘木支判昭四五年六月一〇日判例タイムズ二五三号三一〇頁）

（参照条文）

民法七〇九条〔〔2〕参照〕

民法七二二条〔損害賠償の方法、過失相殺〕

②　被害者ニ過失アリタルトキハ裁判所ハ損害賠償ノ額ヲ定ムルニ付キ之ヲ斟酌スルコトヲ得

（解　説）

Xは交通事故による傷害で県立A病院に入院し、大腿骨骨折の接合手術を受けたが、骨折部分の癒合が遅く入院後約三〇〇日で退院し、引き続いて膝関節の拘縮治療のためB後療法病院に入院し、膝関節の機械矯正、機能訓練を受けていたところ、同病院の機能訓練助手による右足膝関節の屈伸訓練中、骨折部がグツツという音を発し、その後骨折部に疼痛と軽度の腫脹を覚えるようになり、レントゲン検査の結果、骨折部の癒合が不完全で接合部が離解していると判定され、C大学医学部附属病院で再度交通事故による骨折部の接合手術を受けた上、前記B後療法病院で膝関節部の拘縮治療を受け、その他はり灸師、指圧師にも通ったが効果なく、右関節の屈曲度は一五〇度で約三糎の右足短縮による軽度跛行の後遺障害が残っている。

そこでXは加害者Yに対し賠償を請求。これに対し、Yは、XがC大学附属病院で再度大腿骨接合手術を受けるに至ったのは、X・B病院の過失に基づく再骨折によるものである等と抗弁した。

裁判所は、Xが再度大腿骨接合手術を受けるに至ったことにつきXの過失を裏付ける証拠はない、とし、さらに、「後療法病院での機能訓練中、骨折部に異常な音がし骨折部が離解している事実が発見され、再度骨接合手術を要するに至ったことが認められ、結果的には当初の骨接合手術による骨癒合が不完全なまま過度の膝関節屈伸などの機能訓練を施した節がないでもないけれどもそのことから直ちに同病院に療法上の処置につき過失があったと認め難いばかりでなく、仮に過失があったとしてもYがXに負わせた骨折と別個独立の医療上の過失による骨折とは到底認められない」として、Yの抗弁を斥けている。

医療上の過失が正面から問題となっているものではなく、被害者が加害者に賠償請求する場合にそれとの関係で問題となっているにすぎないが、医師にも関係があるので、参考のため載せておく。

④　診療契約上の諸問題

〔8〕〈交通事故の治療費の相当性・必要性に関する事例〉

（要　旨）

交通事故による被害者から加害者に対する治療費等の損害賠償請求において、治療にあたった病院の診療行為の医学的必要性ないし相当性に疑問があるとして、請求賠償額中の入院治療費の一部についての請求を認めなかった事例。

（大阪地判昭四五年七月一八日判例タイムズ二六〇号三〇二頁）

（参照条文）

民法七〇九条（〔2〕参照）

（解 説）

Xは、交通事故で頸鞭打症、腰捻挫の傷害を受け、昭和四三年四月一〇日から昭和四四年四月一五日まで入院、昭和四四年四月一六日から一〇月一四日まで、ほぼ毎日通院し治療を受けた。

そこで、Xは、加害者Yに対して損害賠償を請求、そのなかには病院から請求された入院治療費二〇一万三、三三〇円が含まれている。（内訳は、

入院（個室）	九四五、二〇〇円
処置料	四二九、五〇〇円
レントゲン代	二三、四二〇円
注射代	二〇四、〇六〇円
薬代	三八三、三〇〇円
検査料	九、〇〇〇円
再診料	一七、八五〇円
文書料	一、〇〇〇円

となっている。なお、この外、昭和四三年七月一二日までの分、約五六万円がすでにYから病院に直接支払われている）。

裁判所は、入院治療費の相当性、必要性を検討し、「本傷病が多分に心因性、精神的作用の影響の大きい一面を有

する種類のものであること並びに当裁判所が処理する多数の同種事案に対比して考慮すれば、例えば、入、通院期間（一年間半）の全期間を通じ殆んど一日の休みもなく注射をしている（しかもそのうち多いときは一日数回も行なっている）点、各評価額の点などXの病状に対比すると理解に苦しむ面が多々あるが、他面巷間医師の技術等における格差治療における医師の人格的、心理的影響力その他の事情から社会保険でおの劃一的取扱、廉価な点数制への非難もみられる折柄、厚生省告示等による点数表、薬価基準等（健康保険法四三条の九等参照）を参考とする（この点は当裁判所の職務上当然なし得ることと解される）他、特段の証拠資料を欠く本件にあっては、医学上の専門的知識に乏しい当裁判所としては、単純に右基準と対比してその当否を云為すべきではなく、明らかに不当な場合の他、現に医師が必要として加えた治療内容及びその費用についてはこれを一応相当なるものと前提するの他ないものと考える。」としながらも、しかしながら、以上の前提に立って考えるものとしても、Xの受けた傷害の症状ないし後遺症状の客観的、科学的所見は比較的軽微で愁訴を主症状とし、これに対する治療も、昭和四三年八月以後においては全く同じといってよいような状態が継続していたという事情に照せば、入院の相当性、必要性を明らかに欠く部分があるとし、「蓋し、外傷性頸部症候群の治療としては通例入院一～三ヶ月を以て普通とするものが多いものとされており、本件においてもXの病状、治療経過に照せば絶対安静一年間を要するような特に重い症例ということは到底いえないこと前認定のとおりであって、現に昭和四三年六月下旬頃以後においては、ほぼ亜急性乃至陳旧慢性期の治療法（同一内容、且これは比較的軽微な症状に対するものと推認される）が加えられているのであり、これらの点に照せば一年間の個室入院は明らかに不当とみられるからである」と述べ、最大限の必要性を考慮しても入院期間は九ヶ月（内個室入院三ヶ月）が相当であるとした上、Yの損害額を算定し、入院治療費については、

治療費　一三五万七、七三〇円（入院費については昭和四三年七月一三日から昭和四四年一月九日までの一八一日間（昭和四三年七月一二日までの分は支払済み）、一日当り一、六〇〇円の割合で算定し、その他の費芽についてはXの請求どおり）。

付添費　　三万円
入院雑費　六万四、〇〇〇円（入院期間中当初の九〇日分については一日当り三〇〇円、その後の一八五日間については一日当り二〇〇円が必要、相当の範囲としている）を賠償額として認めた。
この事件は、前年度年鑑〔9〕事件と同じ問題を投げかけている。交通事故の治療にはそれなりに費用がかかるはずであり、それに対応する治療費が請求できるような途を開かなければならないことは当然であるが、他方、交通事故を利用して不当に高額な治療費を要求することは、断固、排斥されなければならない。

⑤　取締法規違反

〔9〕〈医師法に関する事例〉

（要　旨）

官立大学の附属病院の医師の作成した処方箋及び調剤録の無効を主張し、その除去を求める訴は不適法である。

（東京高判昭四五年一〇月二九日判例タイムズ二五九号二四八頁）


（参照条文）

行政事件訴訟法第三条〔抗告訴訟〕
①この事件において「抗告訴訟」とは、行政庁の公権力の行使に関する不服の訴訟をいう。
②この法律において「処分の取消しの訴え」とは、行政庁の処分その他公権力の行使に当たる校医（次項に規定する裁決、決定その他の行為を除く。以下単に「処分」という。）の取消しを求める訴訟をいう。
③この法律において「裁決の取消しの訴え」とは、審査請求、異議申立て損田の不服申立て（以下単に「審査請求」という）に対する行政庁の判決、決定その他の行為（以下単に「裁決」という）の取消しを求める訴訟をいう。
④この法律において「無効等確認の訴え」とは、処分若しくは裁決の在否又はその効力の有無の確認を求める訴訟を

いう。

⑤この法律において「不作為の違法確認の訴え」とは、行政庁が法令に基づく申請に対し、相当の期間内になんらかの処分又は裁決をすべきにかかわらず、これをしないことについての違法の確認を求める訴訟をいう。

（解　説）

事実関係は不明である。XがY大学の職員たる医師の作成した処方箋および調剤録をそれぞれ一つの行政処分としてその無効を主張し、その除去を求めて行政訴訟を提起した事例であるが、裁判所は、「行政処分の無効確認の訴は行政処分が存在しそれに続く処分によって損害を受けるおそれがある場合その他当該処分の無効確認を求める法律上の利益が存し、当該処分の効力の有無を前提とする現在の法律関係に関する訴によって目的を達することができない場合に提起することが許されるものであるが、処方箋および調剤録が行政処分に当らないことは明らかであるから、右訴は訴訟の対象を欠き不適法である。」とし、さらに、「仮にXの請求の趣旨が処方箋の作成および調剤録記入の無効確認を求める趣旨であるとしても、右各行為はいずれも公権力の行使たる性質をもつものでないことはもちろん通常の民事訴訟としてもこれらはXの法律上の地位に影響を及ぼす如き法律行為ということはできないから、やはり、右訴は訴訟の対象を欠き不適法である。」とし、ついで「XがYに対しX主張の処方箋および調剤録を除去すべき旨を求める請求について考えるに、右は除去という語義に即するかぎり、かかる積極的行為を司法機関たる裁判所が行政機関たる被控訴人に対し命ずることは三権分立の制度上許されないことが明らかであって、右請求の当否の判断は裁判所の権限外に属するものであるから、右請求の訴も不適法である。これを取消の意義に解しても処方箋及び調剤録の作成ないし記入が公権力の行使たる行政処分に当らないことはもちろん、Xの法律上の地位に影響を及ぼすべき法律行為でないことは前記のとおりであって、これまた訴の対象を欠くものとして不適法といわざるをえない」と判示している。

〔10〕〈優生保護法に関する事例〉

（要　旨）

性的倒錯者に対していわゆる性転換手術を行った医師につき優生保護法二八条違反の罪の成立を認め、刑法三五条の正当業務として違法性を阻却するものでないとした事例。

（東京高判昭四五年一一月一一日判例タイムズ二五九号二〇二頁）

（参照条文）

優生保護法一条

この法律は、優生上の見地から不良な子供の出生を防止するとともに、母性の生命健康を保護することを目的とする。

同法二条

① この法律で優生手術とは、生殖線を除去することなしに、生殖を不能にする手術で命令をもって定めるものをいう。（②は省略）

同法二八条

何人も、この法律の規定による場合の外、故なく、生殖を不能にすることを目的として手術又はレントゲン照射を行ってはならない。

同法三四条

二八条の規定に違反した者は、これを一年以下の懲役又は一〇万円以下の罰金に処する。そのために、人を死に至らしめたときは、三年以下の懲役に処する。

刑法三五条

法令又は正当ノ業務ニ因リ為シタル行為ハ之ヲ罰セス

（解　説）

本件の第一審は、前年度年鑑〔17〕事件として解説してあるが、ここで繰返せば次のとおりである。

「本件は、産婦人科の医師である被告人Yが、性的倒錯者である男娼に対して、いわゆる性転換手術を行ったというものであるが、判決の要点は次のとおりである。

すなわち、性的倒錯者のうち肉体的にも反対の性になりかわることを切願するいわゆる性転向症者に対しては精神療法等による治療等も極めて困難なので、性転換手術が治療行為としての意味を持つ場合があり、次第に認められつつあることを、判決としても認めながら、なお社会的、倫理的批判のほかに医学上の批判も存するところであるし、この手術が異常な精神的欲求に合わせるために正常な肉体を外科的に変更しようとするものであり、生物学的には男女性いずれでもない人間が現出させる不可逆的な手術であることから、治療行為としての正当性を持ち得るためには一定の厳格な適用基準が設定されるべきであり、それを逸脱してはならない。そして、この法的にも正当な医療行為として評価されるための条件としては、(イ)手術前に精神医学ないし心理学的な検査と一定期間の観察を行うこと、(ロ)当該患者の家族関係、生活史、将来の生活環境に関する調査を行うこと、(ハ)手術の適否は、精神科医をまじえた専門を異にする複数の医師により検討して決定し、能力のある医師によって実施されること、(ニ)診療録及び調査、検査結果等の資料を作成保存すること、(ホ)性転換手術の限界と危険性を十分理解しうる能力のある患者に対してのみ行い、その際、本人及び配偶者の、未成年者の場合は保護者の、それぞれ同意を得ることが必要である。

ところが、本件の被告人Yの場合は、前記(イ)、(ロ)、(ハ)の手術前の措置を全く欠いており、また正規の診療録等も何ら作成することなく安易に手術を行っている点等からして、正当な医療行為として容認することはできない。

判決は、以上の理由により、本件手術は正当な医療行為でなく、したがってまた、優生保護法第二八条に反する、とする。」

この判決に対して、Yから控訴し、第一点として、原案は正当な医療行為でないというが、(1)Yは経験に基づき、考慮期間を与えたり、他の医師の立会を求めたりしているのであり、軽率ではなかった。(2)「治療行為としての条件は一般には①治療に関する科学及び技術について一般的に認められた能力ある者の行為たること、②治療行為の方法、手段は専門的に一般に承認されたものたること、③治療行為に際しては緊急を要する場合を除いては本人の承諾又は本人には承諾能力がないときは配偶者、保護者の承諾を得ることといわれている。右の①③の要件を本件手術が充しているとは原判決の認めるところであり、②についても本件手術が性転向症者に対する性転換手術の一段階として行われるものであることは前示原判決も認めるところであり、その方法は専門的に一般に承認される方向に向っていることが明らかである（イラ・B・ポーリー「性転換手術の現況」証人および鑑定人の当公判廷における各供述）。したがって右三要件を具備する本件手術は正当な治療行為と認めてしかるべきである」。さらに、(3)原審指摘の(イ)(ロ)(ハ)についても、結果的には問題を生じていないなどと主張し、第二点として、優生保護法二八条が禁止しているのは、優生手術と人工妊娠中絶とだけであるし、また、性転換手術は生殖を不能にすることを目的とするものではないから同二八条の適用はない、と主張した。

しかし、控訴審たる本判決は、第一点につき、原判決の理由づけを支持しながら、「Yに被手術者等に対する性転向症治療の目的があり、被手術者等に真に本件手術を右治療のため行う必要があって、且本件手術が右治療の方法として医学上一般に承認されているといいうるかについては、甚だ疑問の存するところであり、未だ本件手術を正当な医療行為と断定するに足らない。原判決が、性転向症者に対する性転換手術が法的に正当医療行為として評価されるために必要な条件を掲げ、本件手術が右条件に適合しない点が多いので、これを正当な医療行為として容認できない旨判示しているのは、その表現において右判示するところと稍異るけれども、略同旨であると考えられるのであって、正当な結論であるというべきである」とし、第二点について、「優生保護法二八条にいう手術は、同条の文理と検察官の答弁のように、同条が比較的人身に対する影響の少い優生手術でさえ、正当の理由がない限り一般的にこれを禁止していることに鑑み、身体に種々の障碍を生ずるおそれの大きいいわゆる去勢手術を禁止することは、合理的な措置であるということに照らすと、所論を考慮しても、所論のように優生手術のみに限らず、原判示のように本件手術のような去勢手術をも含むものと解するのが相当であり、同条にいう生殖を不能にすることを目的として手術……をしてはならない旨の文言を原判示のようにその手術により生殖が不能になることを認識して行えば足りる旨解することは、文理上いささか無理があるが、本法の趣旨に鑑みれば合理的で正当な解釈であると考えられ、且Ｙに右認識があったことは明らかである。然らば、本件手術が同条の構成要件に該当するものと認定した原判決は正当である」と判示し、Ｙの控訴を斥けた。

この事件については、前年度年鑑〔17〕事件で指摘したように、発展途上にある医学・医術を現実の治療へ適用するにあたって、どのような態度をとるべきかについて示唆を与えるものといえよう。人間性を尊重しつつ、厳しい科学的態度で新しい治療を導入すべきだということになろうか。その態度が維持されている限り、法的評価を恐れることはない。さらに一歩進めれば、第一審判決は、ジョーンズホプキンス研究所のやり方を参考にしたのであるが、そこからも窺われるように、医学的判断が法的判断に与える影響の大きさを示しているものである。なお、この控訴審判決は、そもそも、性転換手術を正当医療行為とは認めがたいとしているようであり、一定の条件が具備されれば認めようとする第一審の判断よりいわば保守的といえようか。

〔二〕〈精神衛生法に関する事例〉

（要　旨）

数人の扶養義務者が、いずれも精神障害者の保護義務者として適切に義務を遂行できないことが明らかである場合には、扶養義務者を保護義務者に選任すべきではなく、当初から精神障害者の居住地を管轄する市町村長が保護義務者となる。

（大阪家裁審判昭四五年七月二〇日判例タイムズ二六〇号三四四頁）

（参照条文）

精神衛生法二一条

前条第二項各号の保護義務者がないとき又はこれらの保護義務者がその義務を行うことができないときはその精神障害者の居住地を管轄する市町村長（特別区の長を含む、以下同じ）、居住地がないか又は明らかでないときはその精神障害者の現在地を管轄する市町村長が保護義務者となる。

（解　説）

事実関係は明らかでないが、精神障害者Aの父Bの死亡後、Aの実姉であるXから、精神衛生法二〇条二項四号による保護義務者選任の申立がなされた。XもAの実姉CもAの保護義務者となることを拒否しており、又、実妹Dは所在不明である。

判決は、扶養義務者が数人あり、それらの者がすべて遠隔地居住等のため保護義務を行なわせるのに適当でないときでも、家庭裁判所は、まず、比較的適当と認める者を選任すべく、選任された保護義務者が適切に義務を遂行できないことが予想される場合に、「市町村長が保護義務者になるもの」との見解があるが、本件のように、いずれの者も適切に義務を遂行できないことが明らかである場合には、むしろ当初からAの居住地を管轄する市町村長が保護義務者になるものと解すべきだとし、Xの申立を却下した。

⑥　国民健康保険法上の諸問題

〔12〕〈保険料算定基準に関する事例〉

（要　旨）

健康保険組合から国民健康保険組合へ移動した者に対し、前年度の所得額を基準として当該年度の国民健康保険料の所得割を算定したとしても、憲法の生存権保障の規定や国民健康保険法の目的に明らかに反する程不合理な算定基

準であるとはいえないとされた事例

（静岡地判昭四五年一〇月六日訟務月報一七巻二号三〇二頁）

（参照条文）

国民健康保険法七六条

保険者は、国民健康保険事業に要する費用に充てるため、世帯主又は組合員から保険料を徴収しなければならない。ただし、地方税法（昭和二五年法律第二二六号）の規定により国民健康保険税を課するときは、この限りでない。

同法七七条

保険者は、条例又は規約の定めるところにより、特別の理由がある者に対し、保険料を減免し、又はその徴収を猶予することができる。

（解　説）

昭和四二年二月に健康保険組合から国民健康保険組合へ移動した原告Xに対して、被告Y市は、Xの昭和四一年度の所得を基準として同四二年度分国民健康保険料の賦課決定をなしたので、Xはこの賦課処分につき県国民健康保険審査会に審査請求をしたところが、同審査会はXの請求を棄却する旨の裁決をなした。

そこで、Xは、前年度の所得額を基準として当該年度の国民健康保険料の所得割を算定するのは、いわゆる応能主義の原則に反し、ひいては社会保険制度の目的、憲法の定める生存権の保障の趣旨に反する旨主張して、その処分取消を訴求した。

より詳細に述べれば、Xは、国民健康保険以外の医療保険では、応能主義の原則によって、各月の収入に応じて保険料を負担させるが、この方法は収入不定の被保険者を対象とする国民健康保険においては取りえないのであり、むしろ当該年度（本件では昭和四二年度）の所得を算定の基礎として保険料を決すべく、その所得確定までは概算払いをさせておけばよい。四一年度の所得から四一年度の健康保険の保険料をとり、さらにその所得を基礎として、四二年度の国民健康保険の保険料をとるのは不合理である、と主張している（その他、固定資産税を基準とする資産割額の徴収も疑問であり、前年度所得を基準とする均等割額、世帯割額も違法である、と主張している）。

裁判所は、国民健康保険の保険料をどのような基準で算定するかは、本来、立法政策の問題であるから、国民健康保険法の委任によって、その算定基準を定める条例が違法であるといいうるのは、原則として、その算定基準が憲法における生存権の保障の規定や国民健康保険法の目的に照らし、明らかに不合理であるといいうる場合のみであると解し、本件における保険料の算定基準は、この点において、年度によって所得が急減した場合等の措置を講じており、又、能率的運営等の観点からしても、憲法の生存権保障の規定や国民健康保険法の目的に明らかに反する程に不合理な算定基準であるとはいえないとして、Xの請求を斥けた。

この事件もまた、健康保険法と国民健康保険法との関係を考えるにあたって、参考になる事例といえよう（前年度年鑑〔18〕事件参照）。

16

昭和四七年版判例年鑑

判例一覧表

事件番号	事件の種別		判決年月日	出典	適用法律
〔1〕	①医療行為と民事責任	骨折の診断・処置に関する事例	福岡地小倉支判 昭46．2．19	判例時報635—133	民法
〔2〕		手術に関する事例（他の処置があわせて問題となるものを含む。）（眼瞼手術）	大阪地判 昭46．4．19	判例時報646—72	民法
〔3〕		手術に関する事例（他の処置があわせて問題となるものを含む。）（慢性副鼻腔炎）	名古屋地判昭46．5．15	判例タイムズ264—241	民法
〔4〕		手術に関する事例（他の処置があわせて問題となるものを含む。）（乳腺剔出）	東京地判 昭46．5．19	判例時報660—62	民法
〔5〕		手術に関する事例（他の処置があわせて問題となるものを含む。）（分娩）	東京地判 昭46．4．14	判例時報642—33	民法
〔6〕		麻酔に関する事例（他の処置があわせて問題となるものを含む。）	福島地会津若松支判 昭46．7．7	判例時報636—34	民法
〔7〕		麻酔に関する事例（他の処置があわせて問題となるものを含む。）（ラボナール）	高松高判 昭46．9．30	判例時報655—39	民法
〔8〕		麻酔に関する事例（他の処置があわせて問題となるものを含む。）（ラボナールA）	甲府地判 昭46．10．18	判例時報655—72	民法
〔9〕		注射に関する事例（イルガピリン）	東京地判 昭46．3．31	判例時報638—80	民法
〔10〕		注射に関する事例（ストマイ；経口投与をも含む）	広島地判 昭46．7．6	判例タイムズ271—339	民法
〔11〕		注射に関する事例（エフェドリン；他の処置も問題となっている）	福岡地判 昭46．4．23	判例タイムズ265—245	民法
〔12〕		血管造影に関する事例	東京地判 昭45．3．17	訟務月報16—4—384	民法
〔13〕		採血に関する事例	東京高判 昭47．3．31	判例時報663—65	民法
〔14〕	②医師側を当事者としない訴訟での「医師の不注意」	交通事故の加害者の支払うべき損害賠償額の算定にあたって、治療に当った医師の過失が考慮された事例	千葉地判 昭45．9．7	判例時報619—80	民法
〔15〕	③病院管理の諸問題	病院で飼育している動物が、患者の同伴者を負傷させた事例	東京高判 昭46．9．30	判例時報650—76	民法
〔16〕		病院のエレベーターの設置の管理に瑕疵があり人身事故を生じた事例	福岡地判 昭46．12．14	判例時報662—69	国家賠償法
〔17〕	④「医療に関する社会保障」の諸問題	患者の一部負担金の法的性質が論じられた事例	岡山地判 昭45．3．18	判例時報613—42	生活保護法・国民健康保険法
〔18〕		国民健康保険審査会の被保険者資格に関する裁決に対して、保険者が裁決取消を求めた事例	大阪高判 昭46．11．11	行政事件裁判例集22—11・12—1806	国民健康保険法・行政不服審査法
〔19〕	⑤医師法に関連する問題	免許取消処分を受けた医師の氏名等を公表することを求める訴の適否が問題とされた事例	東京地判 昭47．3．7	判例時報663—53	医師法・行政事件訴訟法
〔20〕	⑥患者の医師に対する違法行為とその刑事責任	患者が麻薬注射を強要した事例	高松高判 昭46．11．30	判例時報661—97	刑法

(1) 概　説

ここでは、前年度の判例年鑑に引き続いて、昭和四六年七月から昭和四七年七月までに発行された刊行物に登載された判例を採り上げた。そして、今までの判例年鑑で繰り返しているように、判例を検討するに当っては、具体的な事実関係と結びつけながら、そこでの法的判断を吟味する必要があるので（単に、判決理由だけを抜き出して、それだけをいじることは無意味に近い）、従来どおり、各判例について、まず要旨を掲げ、ついで解説の項を設けて、そこで事件の具体的内容をできるだけ要約して紹介し、かつ、問題点についての注釈を加えるという組み立てを採った。なお、分類については、一覧表を参照されたいが、一つの事件の中で、いろいろの点が問題となっている場合、たとえば、手術だけでなく、それ以外の処置も併せて問題となっているというような場合には、最も重要な論点と判断される点を基準として分類した。

では、判例を概観しておこう。まず、

〔1〕は、骨折の診断・処置についての医師の自由裁量を認めたものである。

〔2〕〜〔5〕は、いずれも手術に関するものであるが、〔2〕は、眼瞼手術と兎眼症との間の因果関係を否定することにより、医師の責任を否定し（もっとも、注射による一時失明については、慰藉料の支払責任を認めている）、〔3〕は、鼻の手術の際に生じた失明について、両者の因果関係を一応推測できるとしつつも、踏み込んで医学的検討を加えた上で、結論として因果関係を否定し、そこから医師の過失を否定した。また、〔4〕は、「乳腺症は乳癌の前癌状態」との学説に基づいて乳腺剔出をしたケースで、この点についての学説に異論があることは医師の治療を不当たらしめるものではないとしつつも、説明義務を尽くしていないとして、その点で責任を問われたケースである。さらに、〔5〕は、重症仮死状態で新生児が生まれたのち死亡した場合につき、やはり詳細に医学的検討を加えた上で、医師の責任を否定する。以上、〔4〕を除き、医師の責任が否定されているが、いずれも治療と事故との間の因果関係の

有無について詳細に医学的検討を加えた上で、その不存在ということを利用として、そこから医師に過失がないという結論を導き出している点が注目される。また、〔2〕〔5〕が、治療を請負契約ではないが準委任契約だと構成している点も、その当否は後で述べるが、とにかく問題点として指摘される。

〔6〕～〔8〕は、いずれも麻酔に関する事件である。〔6〕は、麻酔薬導入のための管を抜いた後の処置に不備ありとして（他の処置に不備はないとされている）、胃剔出手術直後の急性心不全による死亡に対する医師の責任を認めたものであり、〔8〕は、妊娠中絶手術に際しての麻酔薬の副作用で窒息死したという場合につき、とくに人的・物的体制の不備を把えて、医師側の責任を肯定する。これに対して〔7〕は、十二指腸潰瘍の手術の際の麻酔薬によって急性心停止を生じた場合につき、遺族が、病院側はこのような処置をとるべきであったとして、細かい主張をいわば教科書的に展開したのに対して、丁寧に医学的検討を加えつつ、病院側の処置に落度はない、としたものである。麻薬に関する事例においても、裁判所が医師の過失の有無を判断するに当っての医学的検討が詳細になっている点が注目されるし、ここでもまた、〔6〕〔8〕の採っている契約的構成が疑問点として浮かび上ってくる。

〔9〕～〔11〕は、注射に関する事例である。〔9〕は、しばしば問題となるイルガピリンの注射に関する事件であるが、注射と病状との因果関係不明確として医師の責任が否定されている。〔10〕もまた、よく問題となるストマイ投与（経口投与も併せて問題となっている）と難聴症状との関係が問題となったが、ここでも因果関係が否定され、医師に責任なし、とされている。〔11〕も、精神病患者が喘息の発作を起こした際に、エフェドリン注射をしたことと急性心臓死したこととの因果関係を否定し、医師に責任なし、とされている。

〔12〕は、椎骨動脈撮影の直後に生じた前脊髄動脈症候群について、因果関係というより、むしろ医師の予見可能性が問題とされ、予見可能性なし、として、医師の責任が否定されている点で注目される。

〔13〕は、採血ミスの事件であり、昭和四六年版本年鑑〔3〕事件の第一審判決によって遺族に認められた慰藉料総額八、〇〇〇万円が一、三〇〇万円に減額されている点で、慰藉料額算定の合理化の必要を感じさせるケースといえ

よう。

〔14〕は、医師の責任が直接問われた事件ではないが、交通事故の被害者が加害者に対して賠償を請求したところ、加害者が、請求額の中に含まれている治療費の一部は医師の治療の不手際によるものであるから支払う必要はないと抗弁したのを容れた事件であり、このような判決があれば、ついで、被害者が医師に対して責任を追及してくる可能性もあることになるので、参考のために掲げることとした。

〔15〕〔16〕は、いずれも治療行為による事故が問題となっているわけではないが、病院の物的管理責任が問題となっているので掲げておく。

〔17〕〔18〕は、「医療に関する社会保障」に関連する事件である。〔17〕は、生活保護法における被保護者の一部負担金の法的性格を論じており、その把え方には問題があるが、健保法の一部負担金の法的性格を検討するに当って参考となる。〔18〕は、昭和四五年版本年鑑〔19〕事件の第二審であり、被保険者資格についての国保審査会の裁決をめぐる審査会と保険者との間の紛争を扱ったものであるが、国民健康保険法の構造・運用を考える上で参考になる。

〔19〕は、新聞紙上にも報道されたが、一般人が厚生大臣に対して、免許取消処分を受けた医師については、その氏名等を公表すべきである、として訴えたが、訴の利益を欠くとして却下された事件であり、なお、〔20〕は、医師の責任が問われた事件ではなく、逆に患者が医師に麻薬注射を強要して刑事責任を問われた事件である。

以上、掲載判例を概観したが、今年度の判例年鑑の作成に当って印象づけられた点を述べておこう。

何といっても、医師の民事責任が問われた事件が中心となるが、ここで採り上げた判例の特色としては、まず第一に、裁判所による医学的検討が極めて詳細になってきたということ、そこからまた、医師の責任を否定した事例が多いということが挙げられよう。この現象は、医療事故についての訴が多くなったこと、したがって、少くとも医師側からみれば、いわれなく訴えられたと感じても無理のないような訴が多くなったこと、したがってまた、裁判所の処理の仕方も慎重になってきたことを物語っている、といってよかろう。第二に、この種の判例を見ていると、裁判所が医師の責任の有無を決めるために力点を置いているのは、医師の主観的な過失の有無よりもむしろ、治療と事故との客観的な因果関係であることが窺われる。

「因果関係」なしとの理由で医師の責任を否定した事例が多いことは、すでに述べたとおりであるが、このことは、裏を返えせば、因果関係の存在がはっきりすれば、そこから過失が推定される可能性が強いということになるのではなかろうか。いずれにせよ、医師の責任発生のための要件とされている客観的な「因果関係」と主観的な「過失」という二つの要件は、実際には、それほど別個のものとして扱われてはいないように思われる。この点は、賠償責任法理の基本問題として再検討する必要がある。第三に、医師の民事責任を論じるに当って、それを不法行為責任と構成しないで契約責任と構成する判例が目立つ。これは、契約責任と構成すれば、被害者側が医師の過失を立証する必要がなく、賠償責任を認めやすくなるという発想から生じた安易な法律論が弁護士に影響し（契約責任が不法行為責任よりも重いという前提自体がそもそも問題である）、契約責任として訴えるケースが多くなったのに裁判所も影響されていると思われるが、繰り返し述べているように（たとえば、本年鑑掲載の「医療事故の法的処理とその基礎理論」に関する報告書二九二頁、本年鑑〔2〕〔5〕〔6〕〔7〕〔8〕の各事件の解説、など参照）、契約責任の構成は疑問である。そもそも、人体への侵襲行為が問題となる医療事故の問題を処理するのに、商品取引を前提として作られた契約法の規定を適用しようとするのは無理であり、治療を準委任契約だといってみても、そこから何も引き出されはしない（請負契約との構成は論外である）。医師と患者とのつながりは多様なのであり、確かに契約的処理が相応しい側面もある（たとえば、診療報酬をめぐる紛争の場合）。しかし、治療に当って事故を生じた場合の法的処理として契約的処理を貫ぬこうとすると、実体を無視する結果になる場合が多いのである（契約責任か不法行為責任かという問題の設定の仕方自身にも問題がある）。この点、判例をみると、契約的構成をとりながらも、裁判所は、さすがに実体を無視してはいない。主観的意図はともあれ、「契約責任だから、被害者は医師の過失証明をする必要なし」というような安易な法律論に陥ってはいない。〔２〕〔５〕〔６〕〔７〕〔８〕などの諸事件では、契約的構成をとりながらも、慎重に医学的検討を加えた上で、医師の過失の有無を探究している、といえよう。したがって、一般的にいえば、判例は、契約的構成から生じる欠陥に禍いされていない、といえる。しかし、それならばそれで契約的構成は意味を持たないということにもなるのであり、それに固執する必要はない、ということになろう。そして、契約的構成に固執することから生じる弊害は、例外的とは思われるが、やはり、判例にも現れているのである。契約責任を肯定しながら不法行為責任を否定するという奇妙な結論を出した〔２〕事件の判決、財産上の損害の賠償請求については契約責任としてこれを認めながら、慰藉料の請求については契約違反においては慰藉料を問題とすることはできないとした上で、あらためて不法行為責任を問題とし、結局、慰藉料の請求をも認めるという持って廻った処理をした〔８〕事件の判決などは、契約的構成から生じる弊害を示すものといえよう。ともあれ、契約責任か不法行為責任かという概念論の徹底的再検討の必要性が痛感される。

(2)　判例の個別的検討

①　医療行為と民事責任

〔１〕　骨折の診断・処置に関する事例

（要　旨）

側面からのX線撮影をせず、第二腰椎圧迫骨折を看過し、したがってベーラー法を採らなかったとしても、ベーラー法採用の条件が整っていなかったとして、医師に診療上の過誤がないとされた事例。

（福岡地小倉支判昭四六年二月一九日判例時報六三五号一三三頁）

（参照条文）

民法七〇九条（不法行為の要件）

故意又ハ過失ニ因リテ他人ノ権利ヲ侵害シタル者ハ之ニ因リテ生シタル損害ヲ賠償スル責ニ任ス

（解　説）

交通事故により第二腰椎圧迫骨折等の傷害を蒙り、後遺症になやむXから、加害車の運転者Y_1と運行供用者たる会社Y_2に対して損害賠償を請求するとともに、併せて当初Xを治療したY_3ならびにその紹介により治療したY_5市立病院の勤務医Y_4が右骨折を看過し、適切な治療をしなかった為に後遺障害が残ったとして、Y_3・Y_4・Y_5に対しても共同不法行為者としての損害賠償を請求した。

Y_3が初診時に腰椎部分異状を認め、骨折の疑いを抱きながらも側面X線撮影等の措置をせず、骨折を看過し、整形外科の専門医であるY_4もレントゲン撮影などの原因解明の努力をしないで漫然とした治療をしたというのがXの主張の中心点であるが、裁判所は、一応、レントゲン撮影を為すべきであったとしながらも、腰椎損傷の措置として一般に採用されているベーラー法について、一定の条件の下でしか用いえない治療法であり、Xのように、当初、全身外傷で性格が神経質・ヒステリー性で、余り若くない者には不適当と考えられるし、また、必ずしも椎体変形矯正が可能ともいえないのであるから、Y_3が、外傷治療が先決で、側面X線撮影は無駄だと判断して、安静療法中心の治療を行なったことに過失はないし、かりに、この点に過失があるとしても、ベーラー法により後遺症が解消しない場合も多いのであり、ベーラー法不採用と後遺症との間に因果関係は認められない、とした。ついで、Y_4につき、XがY_4の診察を受けたのは、受傷後五三日経過後で、もはやベーラー法等の治療効果はなく、傷病名確定の為にX線撮影をすることも無駄と考えられるから、対症療法に終始したとしても過失はないとした。

したがって、Y_1・Y_2のみの賠償責任が認められ、医師Y_3・Y_4ならびにY_5の責任は否定された。

本件は、あいついで、交通事故による骨折の治療に当った医師らが、交通事故の加害者とともに、一括して、共同責任ありとして訴えられたものであるが、患者が主張する「とるべきであった処置」をしなかったからといって、医師の治療に誤りはないとして、医師の責任を否定したものである。
骨折治療においては、後遺症の残った患者から、しばしば、「とるべき処置」をとらなかった医師の責任を追求する事件は多いが、判例の傾向としては、医師の責任は否定され、医師の治療における裁量が認められているようである。

〔2〕 手術に関する事例（眼瞼手術）

（要　旨）

(1) 眼瞼手術と兎眼症との因果関係を否定した事例。

(2) 眼科治療による一時的失明につき債務不履行責任を認めた事例。

（大阪地判昭四六年四月一九日判例時報六四六号七二頁）

（参照条文）

民法四一五条（債務不履行）

債務者カ其債務ノ本旨ニ従ヒタル履行ヲ為ササルトキハ債権者ハ其損害ノ賠償ヲ請求スルコトヲ得債務者ノ責ニ帰スヘキ事由ニ因リテ履行ヲ為スコト能ワサルニ至リタルトキ亦同シ

（解　説）

Xは、A医師（整形医院開業）から、美容を目的として、両眼皮下にオルガノーゲンを注入する豊瞼手術を受けた（昭和三五年五月）ところ、両眼とも眼瞼下垂症を起し、眼瞼の開閉が不自由となった。そこで、Aは、オルガノーゲンを摘出しようとして左眼瞼を切開したところ、細菌感染の形跡はなかったが、オルガノーゲンの周囲には厚い結締組織ができており、オルガノーゲンの剔出はかえって危険であると判断されたので、結局、そのまま切開部分を縫合した。そして、この手術の結果、かえって眼瞼に大きな醜痕を残す結果となり、これに驚いたXは、Aを見捨てて、

Y（国）が経営するB大学附属病院眼科で診察・治療を受けた。同科医長Mは、傷がつかないように注入物剔出手術をしてほしいとのXの申入れに対して、Aに治療してもらうのが、最も合理的であると述べて、一応断わったが、結局、Xの強い希望を容れ、注入物剔出・事後処置と両眼瞼下垂症の治療を引き受けた。そして、まず、右眼瞼のオルガノーゲン剔出手術を行なうとともに（昭和三五年六月二二日）、異物反応とみられる慢性の炎症を伴なう結締組織の増殖が認められたので、消炎療法として、非手術療法を行なったが、眼瞼下垂症には効果がなかった。そこで、Mは、眼瞼下垂症治療のため右上眼瞼皮下に大腿部の皮下脂肪を移植する手術を行ない（昭和三五年八月一〇日）、その後も消炎療法を続けたが、昭和三五年八月二二日の治療を最後として、Xは通院を止めてしまった（なお、その時点では、炎症はおさまりかけていたが、眼瞼下垂症の状態は初診時と大差なかった）。

このような経過を辿ったのち、Xから、①Mの治療・処置は適切でなかったし、Mの行なった移植手術の結果、右眼瞼が閉じられなくなり、兎眼症の症状を呈し、ひいては角膜白斑等の症状を惹起した。②M医師の指示でN医師が行なった球後注射（プレドニン等）により、右眼は失明状態になった、と主張して、M・Nの使用者であるYに対し、診療請負契約上の債務不履行を理由とする損害賠償を請求し、予備的請求として、不法行為による損害賠償を請求した。

裁判所は、XとYとの間には、Xの主張するような請負契約は存在しないが、準委任契約が成立しているという前提の下に、まずX主張の①については、「医師がとった処置が適切であったか否かは、ある程度の時間をかけ、医師に十分納得のいくまで治療をなさしめたうえでないと判定し得ない」が、Xは、通院を止めて、Mからその機会を奪ったのであるから、Mの処置を不当とすることはできないし、また、兎眼症、角膜白斑、陳旧性虹彩炎等の症状もXが通院を止めた後に明確に認められるようになったもので、兎眼症と移植手術との間に因果関係を肯定するに足る証拠がない、としてXの主張を斥けたが、Xの主張②については、現在も失明状態ではあるが、それと注射との間には因果関係はないとし、しかし、注射の結果、一時的に右眼の視力を失ったのは（数日後、回復と認定している）、注射液の選定の誤りか、注射方法の誤りか断定する証拠はないが、施療行為上適切を欠く処置によると推認することができる、とし、医師らの責めに帰すべき事由に基づかないとの立証がないから、Yは、自己の債務の履行補助者である医師の行為によりXが被った苦痛に対し慰藉料を支払う義務があると判定した（賠償額は五万円）。

なお、Xが予備的に請求した不法行為に基づく損害賠償請求に対しては、「因果関係の存在、Yの被傭者の故意・過失等の要件の存在を肯認することを得ない」として斥けた。

ところで、裁判所は、治療を総体としてみれば問題はないが、治療過程の一部に不適切な治療部分があるとして、その点をとらえて慰藉料の支払責任を課しているのであるが、裁判所の議論の進め方にはすっきりしないものが感じられる。すなわち、判決が総体として、治療の適切さを検討しているのは、とりもなおさず、医師に過失があったか否かを検討していることにほかならないし、また部分的な不適切治療を問題としているところでも、結局は、因果関係の存在から医師の過失を推定しているのであり、「過失」の有無を正面からとりあげている、といえる。そして、そこから、結論を引き出した筈である。ところが、判決は、XとYとの間は準委任契約だという契約構成に固執し、無理に契約構成で処理しようとするために、いわずもがなの、医師からの無過失の反証がないというような理由をつけてみたり（準委任と解しても、立証責任をこのように解していいかどうか、そもそも問題である―民法六四四条参照）、ひいては、債務不履行責任は認められても、不法行為請求は認められないというような奇妙な議論を付加する結果に陥っている。医療とりわけ手術の側面を問題にするときに「事務処理」を前提として組み立てられている委任契約の中にこれを押し込めて処理することができるであろうか。本判決は、契約責任の構成に引きずられることの有害なことを示したケースといえよう。

〔3〕 手術に関する事例（慢性副鼻腔炎）

（要　旨）

慢性副鼻腔炎治療のための根治手術（コールドウェル・ルック氏法）の過程において失明の結果を生じたことにつき、医師には、手術上の過失もなく、また視力障害発見後の措置にも過失がなかったとされた事例。

（名古屋地判昭四六年五月一五日判例タイムズ二六四号二四一頁）

（参照条文）

民法七〇九条（〔1〕参照）

（解　説）

X女（昭和一五年生れ）は、慢性副鼻腔炎の治療のため、国立A病院で根治手術を受けることになり、耳鼻科のY_1医師の執刀で、まず左側の手術を受け、一週間後に右側の手術を受けた（昭和三八年九月）。ところが、この右側部分の手術とともに右眼が失明してしまい、視力回復の可能性もない。

そこで、Xは、Y_1とY_1の使用者Y_2（国）に対して損害賠償を請求。Xは、Y_1には鉗子、鏡匙の操作を誤まり、篩骨洞と眼窩を隔する紙状板を突き破って眼窩内に鉗子又は鏡匙を侵入させ、この手術器具で、①Xの視神経を直接に切断したか、②視神経の機能を圧迫によって間接的に損傷したか、③眼窩内血管を切断したか、のいずれかの過失があると主張し、さらに、回復措置にも懈怠があったと主張した。

裁判所は、本件手術は、コールドウェル・ルック氏法と称する術式による手術であり、X主張のような事故が生じやすく、Xが、右眼に強い疼痛、ショックと共に眼華閃光を感じており、本件は、Xの主張①に該当する事故とも考えられ、Y_1の過失が一応推認できるとしながら、しかし、眼窩内に手術器具を侵入させたとすれば、必ず、紙状板に損傷を生ずるはずであるが、失明の原因調査と視力障害治療の目的で本件手術の二日後に行なった再手術の結果は、紙状板に異常はなく、眼窩内部にそら豆大の凝血塊があり視束管を圧迫していたのでこれを除去したほかは視束管に骨折もなく（手術の翌日撮影の視束管レントゲン写真、並びに五日後撮影の視束管拡大レントゲン写真でも、この点は確認されている。）、また、紙状板を突き破って眼窩内に手術器具を侵入させれば眼窩内の眼筋を損傷し、眼球や眼瞼の運動麻痺を合併する例が多いが、Ｘにそのような症状も認められず、さらに、光刺激に対する脳波反応検査でも、右視神経に物理的切断がないことが認められるとして、手術過程において紙状板が損傷されず、視束管に骨折が生じていない以上は、Y_1の過失を推認することはできない、とした。さらに、Y_1の視力回復措置の懈怠についても、Y_1は、手術終了直後、手術室において、Ｘの視力障害に気付き、看護婦に、止血剤の注射並びに眼部の湿布をさせるとともに、その旨を耳鼻咽喉科医長に報告し、同医長の指示で行動しているし（なお、間もなく、Ｓ病院へ出張したのも医長も命による予定の行動であり、病院の管理体制も整っていたとして是認している。）、その後、Ｘの視力障害を一過性のものと判断し、これに対する措置を取った点にも責むべき点はないとして、Y_1の懈怠を否定した。

以上のように、本件では、医師の過失が否定されている。蓄膿症の手術により失明して問題になった事件としては、東京高裁、昭和四四年五月三〇日判決（本年監昭和四五年版〔３〕事件）の事件があるが、そこでは、手術と事故との因果関係が認められ、そこから過失が推定された。そして、この推定論に疑問があることは、すでに、その事件の解説で述べたとおりであるが、本件では、「本件失明は、眼窩内出血またはこれと視神経鞘内出血による視神経の間接的損傷を原因とするものと一応推認されるけれども」としながら、紙状板に損傷なく、視束管の骨折もない以上、医師の過失を推認できないとしている。両者を対比されたい。

〔４〕手術に関する事例（乳腺剔出）

（要　旨）

①　乳腺症を乳癌の前癌病変と解するかどうかについて学説が分かれているとしても、肯定説に立脚して乳腺剔出手術を行なうことは違法ではない、とされた事例。

② 乳腺の剔出手術について、手術の必要性の判断に違法性がなくても、患者に対して十分に説明し、承諾を得る手続をしていないので違法であるとされた事例。

（東京地判昭四六年五月一九日判例時報六六〇号六二頁）

（参照条文）

民法七〇九条（〔1〕参照）

（解　説）

X（昭和一五年生れ、女優）は、左右乳房内部のシコリについて、Y_1組合経営のA病院の外科医Y_2の診療を受け、病理検査の結果、右乳房のシコリは乳癌と判明した。そこで、Y_2はX及び両親の承諾を得た上で（両親には癌である旨も説明）乳腺全部の剔出手術を行なった。ところが、その際、左乳房の腫瘍の一部を切り取り、迅速法による病理検査にまわし、左乳房の腫瘍は癌ではないが乳腺症である旨の連絡を受けたので、将来、癌になるおそれがあると判断して、Xの承諾を得ていないにも拘らず、ただちに、左乳房についても剔出手術を行なった。

そこで、Xは、左乳房に対する手術は必要がなかった上、Xの承諾なしに行なった違法なものである、と主張し、Y_2並びに使用者Y_1、監督者である外科部長Y_3に連帯責任ありとして慰藉料（約一、〇〇〇万円）を請求した。

裁判所は、まず左乳房の手術の必要性について、乳腺症は乳癌の前癌病変であるから予防的乳腺剔出を行なうべしとする学説と、両者の間には決定的因果関係はないから乳腺剔出の必要なしとする学説とに分れているが、このように見解の異るものがあるとの理由だけでは、Y_1がXの左乳房に対して行なった手術を不要で違法なものとすることはできないとしたが、しかし、Y_2がXの承諾を得ないで手術を行なったのは違法であるとする。その理由は、次のとおりである。

医師が行なう手術は、疾病の治療ないし健康の維持・増進を目的とするものではあるが、患者の身体への侵襲行為である以上、治療の依頼を受けていたからといって当然になしうるものではない。少なくとも、身体の機能上または外観上重大な結果を生じる手術を実施する場合には、患者の生命の危険が差し迫っていて承諾を求める時間的余裕のない場合等特別の事情のある場合を除いては、あらためて患者の承諾をえるべきであり、患者の承諾なしに行なわれた手術は患者の身体に対する違法な侵害であるとの誹りを免れることはできない。そして、患者の承諾を求めるにあたっては、その前提として、病状および手術の必要性に関する医師の説明が必要であることは勿論であり、本件のように、手術の要否についての見解が分かれている場合には、手術を受けるか否かについての患者の意思が一層尊重されるべきであるから、十分に事情を説明した上で承諾を得て手術をなすべきであった、と。こうして、裁判所は、一五〇万円の慰藉料の支払いを、Y_1・Y_2・Y_3に命じている。

本件の判決理由中には、注目すべき点が含まれている。まず第一に、治療の依頼を受けていても、軽微な手術はともかく、身体の機能上、外観上重大な影響を与えるような手術まで全権委任されていると考えてはならない（緊急やむを得ない場合を除く）という点である。第二に、手術の承諾を求めるにあたっては、説明を尽すべきであり、とりわけ、手術すべきかどうかについて見解が分かれているような場合には、そのような事情をも十分説明した上で承諾を求めるべきであるとしている点である。この判決のように患者に対する説明義務を重視すると、医師の最善の治療への意欲――使命感に水をかける結果になるのではないか、との疑問を生じるかもしれない。

しかし、患者に対し十分な説明を尽すことは、むしろ、最善の治療の一内容であるといえなくもないように思われる（なお、本判決が単純な債務不履行の構成をとっていない点も注目すべきである）。ただ、だからといって、本件の場合に、説明義務を尽さなかったことから、ただちに慰藉料請求を認めている点には疑問が残る。果して、法律的に金銭賠償しなければならないような精神的損害が生じているといえるであろうか。換言すれば、説明義務は、どの程度に法的義務たりうるのかの問題が残るように思われる。ともあれ、本判決は、医療における医師と患者との関係を考えるにあたって、参考となる論点を含んでいることは確かである。

なお、本判決が学説のくい違いがある場合に、一方の学説に立脚した治療をしたからといって、違法とはいえないとしている点も注目される。

〔5〕　手術に関する事例（分娩）

（要　旨）

①　妊娠中毒症に対し、定期観察と少量の降圧利尿剤投与をするにとめ、分娩の際の陣痛微弱に対しデリバリンを投与し、胎児心音の急変に対しクリステレル法を実施し、吸引娩出器を使用するという方法をとったという場合に、重症仮死状態で生まれた新生児の死亡に対する産科医の責任が否定された事例。

②　出産のための診療において、医師は診療介助を目的とする準委任契約上の債務を負担するが、健全な出産についての請負契約上の責任を負担するものではないと構成した事例。

（東京地判昭和四六年四月一四日判例時報六四二号三三頁）

（参照条文）

民法六五六条（準委任）

本節ノ規定ハ法律行為ニ非サル事務ノ委託ニ之ヲ準用ス

（解　説）

本件は、Xが出産のため産科医Yの診療を受け分娩したが、新生児は、重症仮死状態のまま死亡した。そこで、XからYに対して、晩期妊娠中毒症であるのに適切な処置・分娩方法・分娩後の処置をとらなかったために死亡したのであり、出産を目的とする請負契約上の債務不履行責任を負うべきである、と主張して、慰藉料を請求した事件である。

裁判所は、①妊娠中毒症は軽いもので、Yは定期診療による観察及び少量の降圧利尿剤投与をしていた以上、落度はないとし、②分娩にあたって、まず、陣痛微弱に対する措置として促進剤デリバリンを投与（一時間間隔で一錠ずつ計六錠投与）していただけだからといって、その時には異常所見がなかったのだから不当な処置とはいえないし、その後、胎児心音が急変した時期にクリステレル法を実施し吸引娩出器を使用した娩出方法を採ったことも不当ではなく（Xの主張するように、予め心音急変に対する対応策を講じていなかったことに責任はなく、帝王切開手術をせず、鉗子分娩術を採らなかったことも不当とはいえない、とする）、③さらに、分娩後採った各種蘇生術も妥当であった、と判定した。そして、Yとの間に母子共に健全分娩することを目的とする請負契約があるとのXの主張に対して、次のように答えている。すなわち、X・Y間の診療契約は、YがXの生理的機能の経過に応じ対処的加療に必要性の有無を観察し、必要な場合には適切な処置を施すという診療行為を遂行することを内容とする準委任契約であるとし、現代医学・医術・医慣行の水準を前提として現状をみると、一般に、診療契約において、医師は、患者に対し病気を診療治療する事を約し得るにとどまり、これを治癒させることまでも約しえないのであり、産科医においても、必ず母子とも健全な状態で出産に至らしめることまでも約することはできず、診療介助を行なうことを約するに止まると解すべきであり、仮りに請負契約であるとしても、特約なき限り、診療介助行為の完了を内容とするものというべきであるとし、本件では、上述のように、Yにはこうした準委任契約上の債務不履行責任はない、と判示した。

本件は、診療契約を準委任契約であり、医師の責任は債務不履行責任と構成した点で注目すべき判決であるが、医療事故の処理に関して、このような契約論を展開する必要があるかどうかは疑問である（昭和四六年度法制委員会報告書「医療事故の法的処理とその基礎理論」二四頁〜二六頁参照）。

なお、本判決は、Yの治療内容を詳細に検討しており、その態度には賛意を表したい。

〔6〕　麻酔に関する事例

（要　旨）

①　手術直後の「急性心不全」による死亡につき、麻酔薬導入のため、気管内に挿入していた管の抜管後五分で救

急措置設備不十分の病室へ搬送させた医師に責に帰すべき事由があったとして病院の準委任契約上の債務不履行責任を認めた事例。

② 主としてレントゲン写真によって早期胃癌の疑があると判断して（胃カメラ検査は行なわず）、胃剔除手術をした場合において、病理的検査の結果、癌でなかったと判明しても、医師に過失はないとされた（その他、手術方法、病状急変後の処置にも過失はないとされた）事例。

（福島地会津若松支判昭四六年七月七日判例時報六三六号三四頁）

（参照条文）

民法四一五条（債務不履行）（〔2〕参照）

民法六五六条（準委任）（〔5〕参照）

民法六四四条（受任者の注意義務）

受任者ハ委任ノ本旨ニ従ヒ善良ナル管理者ノ注意ヲ以テ委任事務ヲ処理スル義務ヲ負フ

（解　説）

Aは集団検診の結果、胃前庭炎により要注意とされたので、Y県立病院で胃の精密検査（X線検査など）を受けた結果、早期癌の疑いがあると診断され、胃剔除手術を受けたが、その直後、急性心不全により死亡した。

そこで、Aの妻X_1、子どもX_2・X_3、父X_4からYに対して、診療契約上の債務不履行もしくは、不法行為を理由に損害賠償を請求。X_1らは、① 単なる胃炎を胃癌と誤診して不必要な手術を受けさせ、② 手術方法、③ 手術後の処置が不完全であった、また、④ 医師が説明義務を尽くさなかった、などと主張した。

裁判所は、後に、病理検査の結果、胃癌ではなかったことが判明しても、手術をしたことに過失はないし（胃カメラ検査をしていないが、レントゲンの陰影欠損状態と低酸反応がみられる以上、レントゲンのみによる診断の誤診率一〇%、内視鏡細胞診を加えた診断の誤診率四〜五%という医学レベルも考えれば医師に責任なしとする）、説明もしているし、手術方法にも誤りはないとして、X_1らの①②④の主張を斥けた。しかし、X_1らの③の主張については、Aが手術後急性心不全に陥った原因について、「胃手術後の心不全は心臓に直接の原因がある場合と心臓以外に原因があって二次的に起こる場合があるがAについては手術前の検査ことに心電図に異常所見はなく、手術、麻酔の経過も順調であるからその原因を心臓自身に求めることはできないこと、二次的に心不全を起こす原因は前記認定のとおり手術および麻酔が順調に経過終了し気管に挿入した管を抜いて間もなく心不全が起こっている本件のような場合には右抜管直後に起こる呼吸不全である可能性が強いこと、右呼吸不全の原因は嘔吐による吐物の気管内吸引、胃内容物の溢流、舌根沈下、喉頭けいれんなどが考えられるが本件においては覚醒時に嘔吐がなかったし、また胃剔除により胃内容物の溢流はありえないから前二者の原因は右呼吸不全の原因とはならないこと、喉頭けいれんは麻酔から覚醒し、神経、筋系の機能が回復しかけた時期に起こるが、実際的には抜管直後あるいは抜管後約一〇分ごろまでの間に起こること、また舌根沈下も覚醒期に起こるが下顎骨の沈下に伴って起こるので喉頭けいれんよりも深い麻酔状態で起こるが、麻酔の覚醒期には刺激に対して正常に近い反射を示しても刺激に反応した直後には深い眠りに陥ることがあるという不安定な状態がみられこの時期に舌根沈下が起こることがあること、ところでC医師（執刀医）はAの気管内に挿入した管を抜いた後約五分位して病室への搬送を命じその五分後には病室に搬入され、その直後にすでに徐脈、チアノーゼがみられたのであるから右指示後帰室までの間に喉頭けいれんもしくは舌根沈下が起こった可能性が強いことが認められる。

そうすると、C医師が呼吸停止に配慮して右抜管の時期の判定は非常に困難なことであるとしながら（《証拠略》によって認める）、抜管後少くとも約一〇分間は右呼吸不全を起こす可能性が強いのにこれに十分配慮せずわずか五分にしてAを看護婦のみの監視下に置き、救急措置設備の十分でない病室に帰室せしめたことは、前記治療契約上の履行にあたりAの死亡に対して責に帰すべき事由がなかったものと認めることはできない。」と判断し、結局、Y側に準委任契約上の債務不履行があるとして、賠償責任を認めた（AとYとの間に、胃の病的症状の医学的解明をし、その症状に従い診療行為を行なうことを内容とする準委任契約があるとする)。

この判決は、手術直後の処置にあたっての注意を促すものとして価値があるとともに、胃癌の誤診による手術必ずしも過失とはいえないとした点にも注目すべきである。なお、この判決は、医師の責任を契約違反―債務不履行と構成してはいるが、詳細な検討を加えた上で医師の過失の有無を判断しており、「債務不履行とした以上、反証を挙げないかぎり、医師の過失が推定される」などといって簡単に片付けてはいない点にも注目すべきである。もっとも、それだけに、この判決の場合、不法行為の問題としてではなく、準委任契約と構成した点にどれだけの意味があるのかがあらためて疑問となろう。

〔7〕　麻酔に関する事例（ラボナール）

(要　旨)

十二指腸潰瘍の手術のため麻酔薬を施用したところ、患者が急性心停止を惹起し死亡した事件につき、術前検査並びに麻薬施用上、医師に過失がないとされた事例。

(高松高判昭四六年九月三〇日判例時報六五五号三九頁)

(参照条文)

民法七〇九条（〔1〕参照）

(解　説)

A（昭和一二年生れ）は、昭和三九年に、国立M病院で十二指腸潰瘍の手術のため麻酔薬の施用を受けたところ、急性停止を起こし脳障害のため死亡した。そこで、X_1・X_2（Aの両親）から、Aの死はM病院の医師等の過失によるものであるとして、Y（国）に対して、第一次請求として、不法行為を理由とする使用者責任をとりあげて損害賠償を請求し、第二次請求として、手術の完成を目的とする債務につき不履行責任があるとして損害賠償を請求した。

X_1・X_2は、医師らが、①術前診察を怠り誤診し、手術前の患者管理に注意しなかったこと、②術前検査に不備があり、かつ検査結果に対する判定を誤っていること、③麻薬施用上にも過失があること、などを問題とした（賠償請求額は、X_1・X_2各一〇、〇〇〇万円ずつ）。X_1・X_2の主張は、極めて細かく、Yをして、「総じてXの主張の仕方は、教科書に色々な検査方法が記載してあれば臨床的所見の如何にかかわらずすべてこれを施行すべきものとし、保険の対象となる検査方法は普通に行なわれているものであると前提し、或る特定の検査方法は保険の対象となっている、従ってその検査方法は普通に行なわれている検査方法であるという結論を導き出すのである。」と反論せしめたほどである。しかし、第一審・第二審ともに、医師の過失は否定され、X_1・X_2の請求は棄却された。

裁判所は、丁寧に医学的検討を行ない、X_1・X_2の主張に答えているが、ここでは、その概要を述べるにとどめざるをえない。

裁判所は、まず、X_1・X_2の主張①については、Aは、手術前、X_1・X_2の主張するほどの重い容態ではなく、術前の診察・管理に落度はなかったとし（X_1・X_2の主張するように、手術困難な脱水状態でもなく、肝機能障害も軽度であり、心臓にも異状なく、高血圧でもなかったのであり、全身麻酔を伴う十二指腸潰瘍手術をするのに支障はない状態であった、と判定）、②については、M病院では血液検査、血液群検査、尿検査及び肝機能検査を行ない、その他、心電図検査、胃透視・レントゲン線撮影、胸部レントゲン線撮影、ペニシリンテストを行ない、その場合、血液検査としては、血色素量、赤血球及び白血球数、赤血球形態、血球像判定のための核形移動を検査し、尿検査としては、比重、蛋白質、ビリルビン、ウロビリノーゲン、沈渣を測定し、X_1・X_2がなすべきであったと主張するヘマトクリット、循環血液量、アセトン体、血漿のぺーハーの測定をしなかったけれども、ヘマトクリット値の測定はしていないがAは貧血ではなかった、また、循環血液量の測定は必要でないし、この程度の手術には実施しないのが通常である、また、血漿のぺーハー検査は複雑な機械設備が必要で方法も難しく、この程度の病院では実施されていないし、アセトン体検査も一般に実施されていないとし、さらに、X_1・X_2は、肺機能、中枢神経系統の各検査をしなかった不備があると主張するが、これらの点にも落度はない、とし、X_1・X_2主張の③については、手術室へ入室の一時間前に、前投薬としてオピスタン三筒、硫酸アトロピン一筒の注射を受け、手術室では、導入麻酔としてラボナールを、筋弛緩剤としてサクシンの静脈注射を受け、エーテル麻酔による閉鎖循環式吸入麻酔の方法により全身麻酔を受けたところ、エーテル送入開始時血圧は一三〇〜九〇であったが約七分後八五〜四五に低下したので、血圧上昇剤であるエホチールを投薬し約七分後一二〇〜八〇に回復、そこで麻酔担当医師は、エーテル送入を再開し、手術担当医師は、Aの腹部の皮切を開始したが、同三時四九分頃麻酔担当医師は、手術担当医師の注意によりエーテル送入を中止、間もなく最高血圧四二に降下して、心停止があったのであるが（なおその際、手術担当医は、麻酔担当医、看護婦などに指示して状態の回復に専念したが、心停止を生じたので、直ちに開腹、横隔膜の下から心臓に開胸的マッサージを行なったところ、心臓は打ち始め、血圧も回復、しかし、一週間後死亡）、麻酔薬の使用量、使用方法、エーテル送入量とも問題はなく、また、麻酔担当医師は、Aの全身状態に留意し応答を繰り返えしながら、また呼吸の変化を見つつラボナールの静注及びエーテルを送入し常時適量の純酸素を送っており、血圧が下降し、エホチールを注射したときにはエーテル送入を減量させ純酸素の送入を増加し或いは血圧の急激下降に応じて臨機エーテル送入を停止するなどの措置をしたのであるから、同医師が麻酔施用量を調節しないで漫然と行ない麻酔方法を誤ったとはいえない、と判定した。そして、総括として、「本件において取調をした医師の証言および鑑定中、X_1・X_2の主張に副う部分は著るしく少ない。X_1・X_2代理人は、主として、カルテの記載、諸検査の結果および諸文献を引用して、自らの主張を維持するに努めている。

当裁判所はX_1・X_2の主張に従い、本件各証拠を丹念に調査、検討してみたが、X_1・X_2の主張は遂にこれを認めることができなかった。X_1・X_2の主張の中には、それ自体文献の理解の不十分に基づくものがあるばかりでなく、たまたまX_1・X_2の主張に照応するかのような記載があっても、それは基本的記述であって、本件の事案に直截に適用し得るものとは考えられなかった。そもそも、具体的な事例について適切な判断を下すためには、一般的な医学知識のほか、臨床の経験および当該患者に接しての観察がどうしても不可欠であると考えざるを得ないのであって、X_1・X_2の主張、立証は、この点において十分ではない。一般に、医療過誤に関する事件においては、医師の十分な証言が得られない可能性がないではないと思われるから、この点も十分考慮に入れたが、しかもなお、さきに説示したような証拠関係に照らし、本訴請求原因事実はこれを認めるに由なかったものである。」と述べている。

以上のように、本件では、医師の過失は否定され、X_1・X_2の請求は斥けられたのであるが、本件を〔8〕事件（甲府の事件）と対比することが必要である。両方とも、類似の、麻酔に関する事件であるが、本件では医師の過失が否定され、〔8〕事件では肯定されている点が注目される。本件では、原告は、極めて教科書的な医学知識によって、もっぱら、「麻酔と手術」に関連する医療行為そのものを問題にし、裁判所は、このような手術の場合、通常、病院ではどのような処置をしているかを検討しながら、医師に過失なしとの結論を出しているのに対して、〔8〕事件では、裁判所は、「麻酔と手術」に関する医療行為そのものも問題にはしているが（裁判所は、前投薬を用いていない点を非難している。）、それよりも、「麻酔と手術」をするに当っての――とりわけ異状事態に対応するための――人的・物的体制の不備を問題とし、漫然と手術をしたのはマンネリズムと決めつけているのである。

このように、両事件の論点は同じとはいえない。しかし、この両事件に対する医師側からの慎重な検討と意見の開陳が望まれる。

なお、本件でも、少くとも第一審裁判所は、X_1・X_2の第二次請求、すなわち、手術完成を目的とする請負契約の債務不履行という構成を容れた上で、その不履行責任を否定しているが、このような構成は無用であろう。実際には、裁判所も医師の過失の有無を丁寧に検討し、それを否定しており、簡単に挙証責任を転換するために債務不履行と構成しているのではないことは明らかであるが、それだけに、その構成に疑問が残る。

〔8〕　麻酔に関する事例（ラボナールA）

（要　旨）

妊娠中絶手術に先立ち行われた麻酔注射（ラボナールA）の副作用で、呼吸抑制ないし呼吸停止に陥り窒息死したという事故について、①副作用の発生を予防するための前投薬の投与を行なわなかった、②万一の副作用発生にそなえて緊急用の治療器具を手術室に整備しておかなかった、③患者の状態を観察し、容態に即応して適当な措置が講じられるような体制がとられていなかった、などの理由により医師の過失を認め、病院側に債務不履行責任がある、とした事例。

（甲府地判昭四六年一〇月一八日判例時報六五五号七二頁）

（参照条文）

民法四一五条（〔2〕参照）

民法七一五条（使用者の責任）

①或事業ノ為メニ他人ヲ使用スル者ハ被用者ガ其事業ノ執行ニ付キ第三者ニ加ヘタル損害ヲ賠償スル責ニ任ス但使用者カ被用者ノ選任及ヒ其事業ノ監督ニ付キ相当ノ注意ヲ為シタルトキ又ハ相当ノ注意ヲ為スモ損害カ生スヘカリシトキハ此限ニ在ラス

②使用者ニ代ハリテ事業ヲ監督スル者モ亦前項ノ責ニ任ス（③は省略）

（解　説）

Y市が開設するM病院で、A女（三一歳）が妊娠中絶手術のため、産婦人科医長B医師から麻酔注射（ラボナールA）を受けたところ、その副作用により呼吸抑制ないし呼吸停止に陥り窒息死した。そこで、X_1（Aの夫）並びにX_2・X_3・X_4（子）の四人からYに対して、第一次請求として、手術行為の完成を目的とする診療契約上の違反による債務不履行責任を負うべきであるとし、また、第二次請求として、B医師に過失があり、したがって、使用者Yは民法第七一五条により不法行為責任を負うべきであるとして、損害賠償を請求した。

Xは、特に、Bの過失について、次のように主張した。すなわち、

(1)「麻酔前の措置」について――Bは、ラボナールAによる麻酔が極めて危険度の高い麻酔法であることを知っていたのであるから、それを使用するとしても、その前にアトロピンなどの鎮静剤を投与して危険防止措置を講ずるとともに、応急処置のために必要な酸素ボンベなどを手術室に備えておくべきだったのに、これらの措置をとらなかった。

(2)「ラボナールAの注入方法について」――ラボナールA〇・五グラムを二〇ccの溶解液に溶き静脈内注射をする場合には、最初、四ないし六ccを一〇ないし一五秒の速度で徐々に注入し、約一分の間隔をおいた上で、同速度で追加注入すべきであり、その間、変調に注意すべきなのに、Bは、以上のような方法をとらなかった、

(3)「麻酔介助行為を指示する医師の立会」について――手術担当医師が終始適切な指示をすることは困難であるから、別の医師を立会わせるべきだったのに、看護婦のみに介助行為を行なわせたために、Aの全身状態を十分観察できなかった。

(4)「事後措置」について――Bは気道閉塞状態にあるのを発見したのだから、直ちに酸素の補給をなすべきだった、

以上の四点を主張した。

裁判所は、ラボナールAの使用方法に関する医師の注意義務について、ほぼ、X_1らの主張を認めつつ（特に上記(2)参照。なお(3)については、医師を立会わせない場合にも、直ちに応援をうけられる体制を整えておくべきだ、とする。）、Bは、①アトロピン等の前投薬の投与を行なわなかった。②呼吸抑制、呼吸停止などの症状を呈した場合の治療器具の置かれている場所から相当離れ、しかも、人手を欠いていた外来小手術室で、安易に麻酔行為を開始した。③C看護婦以外に熟練した看護婦を介助させなかったため麻酔状態に対する観察が十分でなく、異変の発見が遅れた。④人

的・物的設備の不備のため異変発見後の処置が遅れた、以上の諸点に過失があるとし、「そうだとすればB医師の本件麻酔行為は、残念なことではあるが医療行為のマンネリズム化に惰し、粗漏杜撰な点があったとのそしりは免れ難いものがあるというべく、B医師が右の諸点に十分に慎重な配慮を尽していたならば、Aの本件死亡を回避し得る可能性が残されていたと解する余地がある。したがってAの死亡により前記契約上の履行が不能に帰したことにつき、Yの責に帰すべき事由がなかったものと認められることはできない。ことに病院は科学的かつ適切な診療を行なうことを目的とし、それに必要な人的物的設備も法定されているのであるから（医療法二一条、同法施行規則一九ないし二一条）、一般の医院または診療所よりもさらに高度の医療を要求されて然るべき立場にあるといわなければならない。この場合予算等の不足を理由として人的物的設備の不充分さを自ら肯定し、その不十分なるが故に万全の医療行為ができない旨を高言したり、他の病院において施用されていないことをもって設備の水準を弁疎したりすることは、本末転倒の議論というべく、それらの事情があるにせよ、そのために医師に全幅の信頼をよせて手術を委ねた患者の生命が損なわれてもよいということには、絶対にならないことを知るべきである。」と述べて、Yには債務不履行責任がある、とし、また民法七一五条による不法行為責任もある、と判決した。

なお、損害賠償額については、第一次請求分につき、Aの逸失利益二、二九〇、一五四円とし、それに葬式費用や弁護士費用を認めた。しかし、第二次請求分として慰籍料請求も認めた（こうして、結局、X_1二、〇五六、三二一円、X_2～X_4の賠償額各七七九、八二〇円を認めたことになる）。

本件をみると、医師の過失が厳しく判定されている。高度の注意義務を設定し、医師の漫然としたやり方はマンネリズムときめつけている。これだけの注意義務の要求が市立病院の場合に果して無理でないかどうか、医療関係者自らが再検討し、判決理由に問題点があれば批判し、問題がなければ反省しなければならない。とにかく、本件は、医学的判断と法律的判断との接点の問題といえよう。次に、この事件においても、X_1らの主張に応えて、裁判所も、ひとまず、債務不履行責任を認めてはいるが、医師側が反証を挙げない以上は責任ありなどと簡単には取り扱っていないのであり、その当否はともかく、詳細にBの過失の有無を追求している点には賛意を表したい。ただ、債務不履行責任の構成では、第三者からの慰藉料請求は認められないとして、さらに不法行為責任を問い、そこで慰藉料を認める形をとっている点は疑問である。

この事件は、やはり、少なくとも手術事故については、商取引を前提とする債務不履行責任により組み立てる必要もないし、かえって、変な取り扱いをせざるをえなくなる、ということを物語っているように思われる。

〔9〕注射に関する事例（イルガピリン）

（要　旨）

腰痛を訴える患者に前後八回にわたりイルガピリン注射を行なったところ、数週間を経て注射部位である左臀部が腫れて痛み出し、その後、左脚が麻痺して動かなくなったという事例において、医師に、薬剤の選択、注射回数、注射方法等につき過失があったと推認することはできない、としたもの。

（東京地判昭四六年三月三一日判例時報六三八号八〇頁）

（参照条文）

民法七〇九条（〔1〕参照）

（解　説）

X女は昭和三一年上京以来バーのホステスとして働き、昭和三四年に椎間板ヘルニアの手術を受けたことがあるが、その後も、普通の状態で働いていた。ところが、昭和四二年秋、左臀部・左下肢に痛みと痺れを感じるようになり、Y医院で広義の腰痛症と診断され、当初、ザルソナールの静脈注射とアミピロ内服薬の投与を受け、しばらく様子をみていたが症状が好転しなかったので、同年一二月一日から一三日に至る間に計八回にわたって一回三cc宛のイルガピリン注射を左臀部にしてもらった（この間に、一度、ビクドクトリン注射を施行）。ところが、翌四三年一月になって左臀部が痺れて痛み出し（四個の腫瘤が形成され次第に硬化）、左脚が麻痺（一月九日）して動かなくなった。そこで、他のA医師の診察・治療を受け、腫瘤のうち三個は消失し、左脚の痛みも軽快したが、麻痺が残り、さらに二月に、A医師の紹介により、B医科大学で残る一個の腫瘤も摘出した。ただし、左脚の麻痺は好転せず、四四年一月までA医師のもとに通院しなければならなかった。

このような経過の下で、XからYに対して、左坐骨神経麻痺および腫瘤はYがイルガピリン注射をするに当り医師としての注意義務を怠ったことに起因するとして損害賠償を請求。

Xは、①Xの坐骨神経痛はイルガピリンを使用しなければならないほどのものでなく、また、かりに、使用することが適切であったとしても、注射は回数が多すぎた。②①が適切であったとしても、坐骨神経から遠い中臀筋または小臀筋に注射すること、針先が正確に筋肉内にあるように刺入すること、患者が電撃痛を訴えた場合には、直ちに針を抜いて位置を改めること、普通の筋肉注射よりゆっくり注射すること、注射針も普通より長く太いものを使用すること、といったようなイルガピリン注射をする際の注意義務をYは怠ったと主張した。

裁判所は、Xの①の主張については、「イルガピリンは劇薬であり、その使用は厳重になさなければならないけれども、腰痛の薬として一般的に各医院で用いられていること、X自身イルガピリンについて予備知識を有し、その使用について反発を示すどころか、かえってそれを望んだような形跡もあること、当初のザルソナール静脈注射やアミピロ内服薬の投与がXの病状に対して顕著な効果を示さなかったこと、が認められる。一般に、患者の訴える症状に対する治療方法なかんずく投与すべき薬剤の選択は治療を委ねられた医師の裁量の範囲に属するのであり、本件の場合、イルガピリン注射を選択したことは以上認定の諸事情に照らし、その裁量の枠内にあったと断じてよい。また、その裁量の範囲は、薬剤の選択のみならず、その投与の方法、分量、回数等にも及ぶものと考えるべきであり、《証拠略》によるも八回の注射が不適当であったことを窺わせるような資料は見当らない。」としてこれを斥け、②についても、Yがそれらの注意義務を怠ったと認めることはできないと判断し、さらに、腫瘤形成と注射との因果関係については、「注射の仕方が左臀部においては適切でなかったため、腫瘤を生じたのではないかと考える余地があるのであるが、他方、《証拠略》によると、本件イルガピリンのように水性の薬物は、油性のものと違って直ちに吸収されるので、腫瘤形成の原因となることは医師の常識として考えられない事実であること（もっとも、水性の場合も浅く刺してあるときは吸収の悪いことがあることは認められるが、本件の場合、Ｙの刺し方がそのように浅かったかどうかは、確定できない。）も認められるのであって、結局、諸般の事情を総合するに、Ｙの注意義務違反は、一応疑うことはできるが、積極的に推認するには遂に不足すると言わざるを得ない。――ちなみに、Ｘの麻痺が腫瘤と関係するか否かについては、《証拠略》により、少なくともＢ医科大学で摘出手術された一個については無関係であったと認められるし、他のＡ医師の治療により消失した三個についても、積極的な心証は得られない。Ａ医師自身、神経麻痺については以前の椎間板ヘルニア手術の前歴等を顧慮しての三叉神経痛の残存と見、腫瘤の方は注射時の過失と見るという二本建てで治療に当ったといっていることも考え合せることができる。」としてこれを否定し、結局、Ｘの主張するＹの過失については、いずれもその心証を得ることができない、として、Ｘの請求を棄却している。

注射事故については、傾向としては、注射と事故との因果関係が認められ、そこから過失を推定され医師敗訴となるケースが多い、といえよう。しかし、本件では、この因果関係自体が不明確なため、医師の過失も否定されている。ただ、従来から、イルガピリンが問題となっているケースは多く、この点、医師の注意を促しておきたい。

〔10〕　注射に関する事例（ストマイ――経口投与をも含む）

（要　旨）

難聴症状とストマイの内服及び皮下注射との因果関係を否定した事例。

（広島地判昭四六年七月六日判例タイムズ二七一号三三九号）

（参照条文）

民法七〇九条（〔1〕参照）

（解　説）

事実関係の詳細は不明であるが、Xは、Yより内服及び皮下注射により各二グラム、合計四グラムのストマイの投与を受けたところ、難聴症状を来したと主張して、Yに対し損害賠償を請求した。

裁判所は、ストマイ投与による難聴等の副作用は、ほとんどが注射による場合で、内服による場合は稀であること、一般には、ストマイを筋肉注射により大量に連続投与した場合に、発現率が高いこと、複合ストマイによる副作用の発現率は非常に低いこと、などを認定の上で、YがXに投与したストマイの量は、内服及び皮下注射によって各二グラムずつ、合計わずか四グラムに過ぎないし、それも複合ストマイであったこと、しかも、ストマイ投与から約四ケ月を経過してから難聴症状が現われていること、聴力検査の結果ストマイによる難聴の聴力型と異なっていることなどから、Xの難聴をストマイ投与によるものと断定することは困難である（またストマイを数グラム投与しただけで突発的に難聴が発現したり、投与中止後四ケ月以上経過してから難聴が生じた例もあるが、このことから、直ちに、Xの難聴をストマイによるものとすることはできない、とする）、としてXの請求を斥けている。

なお、ストマイ注射の副作用としての聴力障害が問題となった事例としては、本年鑑昭和四五年版〔6〕事件がある。

〔11〕注射に関する事例（エフェドリン――他の処置も問題となっている）

（要　旨）

精神病院に入院中の患者が喘息の発作を起し、急性心臓死したことにつき、その死亡と、精神病治療のために行われていた電撃療法及び喘息発作に対する措置として行われたエフェドリン注射・人工呼吸との間には、いずれも因果関係がないとして、医師の責任を否定した事例。

（福岡地判昭四六年四月二三日判例タイムズ二六五号二四五頁）

（参照条文）

民法七〇九条（〔1〕参照）

（解　説）

心因性精神病の治療のため、Yの経営するB療館所に入院していたA女（昭和一六年生れ、昭和四一年入院）が、持病の喘息発作を起したため、まず、C看護長がエフェドリン一アンプルを皮下注射し、更に、連絡でかけつけたYもエフェドリン一アンプルを皮下注射したが効果なく危篤状態に陥入ったため人工呼吸を試みたが、遂に、急性心臓死してしまった。

Aの母親XからYに対して、Aの死因は、①精神病治療のためYが採用していた電撃療法、②喘息発作の際のエフェドリンの注射、③人工呼吸、であると主張して損害賠償を請求。

裁判所は、①については、二年半に亙り電撃療法を行なってきたが障害なく、有効な治療効果をあげていたし、解剖結果からも、電撃療法による障碍と考えられる所見は認められない、とし、②については、塩酸エフェドリンの一回の極量は五〇ミリグラムであるところ、YはAに二本のエフェドリン注射をしたため、塩酸エフェドリンの一回の極量を三〇ミリグラム超過して投与したことになるが（一アンプル中に塩酸エフェドリンが四〇ミリグラム含まれている。）、一本目と二本目のエフェドリン注射の間には二〇分ないし三〇分の時間的間隔があり、かつ、塩酸エフェドリンの一日の極量は一〇〇ミリグラムであるから、一日の極量は超過していないのであり、しかも、Aには心臓疾患はなく、エフェドリンを注射した際には、Aの心臓および呼吸の停止・瞳孔散大の状態であったし、解剖結果からもエフェドリンの作用による障碍と考えられる所見は見い出されない、とし、さらに、③については、Yが人工呼吸を開始したときには、すでに心臓および呼吸停止・瞳孔散大の状態であった、として、Xの主張する①②③の諸点をいずれも否定した。

本件については、とりわけ問題はないが、ただ、本件では解剖がなされていることが、治療と事故との間の因果関係の不存在の証明に大きな役割を演じているように思われる、ということを指摘しておきたい。

〔12〕　血管造影に関する事例

〔要　旨〕

椎骨動脈撮影を行なった直後に、頸髄血管障害による前脊髄動脈症候群が発生した場合について、医師の予見不可能で過失を推定することはできない、とされた事例。

（東京地判昭四五年三月一七日訟務月報一六巻四号三八四頁）

（参照条文）

民法七〇九条（〔1〕参照）

（解　説）

X男（昭和六年生れ）は、昭和二七年一二月、自転車に乗車中地上に投げ出され、顔面を強く打ち入院したことがあるが、昭和二九年末頃から、右頸部の重圧感、顔面などの痺れ感を自覚するようになり、字をみているとかすむようにもなったので、昭和三〇年にはK病院で頸部右側前方の一部切開手術をし、昭和三一年には手がふるえるようになり、M病院で頸椎カリエスと診断され、入院治療し、昭和三三年にはN病院で左足の線維性骨炎の手術を受け、（なお、N病院に入院中、脊髄造影撮影を受け、第三頸椎に狭窄現象ありとされた。また、椎骨動脈撮影を二回しているがいずれも失敗、撮影後、異常は生じなかった。）、さらに、O病院でも診断を受け、異常なしとされて退院、昭和三五年には、P病院で左脛骨の単骨性線維性形成異常と診断され、椎骨動脈撮影を二回受けたが、いずれも失敗した。昭和三六年には、狭心症・肺炎でP病院に入院。そして、昭和三八年二月六日、後頭部から頸部にかけての重圧感、物をみるとぼける旨を訴えて、精密検査を受けるため、P病院脳神経外科に入院、一般検査および神経学的検査等に異常はなかったが、Xが、かつてN病院で行なった脊髄造影撮影で第三頸髄部分に欠損が認められていたことなども含めて検討され、一応、脳幹部の循環不全、脊髄腫瘍もしくは頸椎の外傷による障害と診断されたが、前記欠損部分に異常がないかどうかを確認する必要ありとされ、椎骨動脈撮影をすることとなった。そこで、同月一八日、Y_1医師（数十回、椎骨動脈撮影を行なった経験を持つ）は、まず、ノブロンA及びラボナール溶液を注射した後、血管撮影用の一八ゲージ針を使用して、Xの右側椎骨動脈の第五頸椎横突起と第六頸椎横突起との間に前方から右動脈へ穿刺し、八～一〇ccの造影剤（ウロコリンM）を圧入するように注入し、前頸部の前後像を撮影し、さらに、八～一〇ccの造影剤を注入してその左右像のX線撮影をした。そして、その施術中は異常はなかった。ところが、撮影後、間もなく、Xは、両側上肢の麻痺・腱反射消失、挙睾筋反射・腹壁反射の消失、頸部・肩・両側上肢の温痛覚喪失、上肢内側面の知覚機能障害を生じ、次いで、右下肢・胸部・腹部の麻痺、軽度の呼吸困難などの症状を呈するに至った。その後、P病院を退院、昭和三九年五月、N病院に入院したが、その当時においても、両側上肢・右下肢の筋力低下、両側の三角筋・上腕二頭筋・第一指骨間筋・拇指筋群の筋肉萎縮、右側の腱反射亢進および錐体路症状、胸部以下の左半身の触覚低下の症状があって（これらの症状は、頸部の前脊髄動脈が支配している脊髄領域の血流障害による前脊髄動脈症候群と診断された。）。これが、ほぼ、固定していた。

このような事情の下で、Xは、上述の障害を生じたのは、Y_1による造影撮影の際に穿刺がうまくいかず、幾度も動脈付近に針を突き射し頸部交感神経を侵害したことに起因していると主張して、Y_1とY_1の使用者であるY_2（国――P病院は、国立大学附属病院であるから、Y_1の使用者は国ということになる）に対して損害賠償を請求した（請求額は、看護料三二、四〇〇円、本件傷害による減収分一、一七一、〇九五円、労働能力減退による得べかりし利益の減少分五、〇八九、六四七円、慰藉料一、〇〇〇、〇〇〇円、計七、二九三、一四二円である）。

裁判所は、①他の病院で、すでに、過去四回も試みていることからみても、脊髄腫瘍を予想して椎骨動脈撮影を行なったことに責むべき点はなく（後の手術の結果、脊髄腫瘍はなかったと判明したが、だからといって、椎骨動脈撮影が不必要な施術であったとはいえない、とする。）、②事前検査、撮影の際Xに加えた処置（全身麻酔など）、造影剤の種類・量、注射針の穿刺手技等の全般に亙って疑わない点はない——造影剤が動脈外に漏出した形跡もなく（漏れたとしても一過性の症状を呈するのみとする）、また、撮影の合併症・副作用として前脊髄動脈症候群が生じた報告例もない（脊髄くも膜下に造影剤が注入されると合併症を生じるが、本件のような症状にはならない、とする）、③直接穿刺法より安全性の高い経上腕動脈逆行性椎骨動脈撮影法は、当時、わが国では普及していなかったから（昭和四〇年前後に普及）、Y_1がこの撮影法を用いなかった点も批難さるべきでない、として、本件事故は、Y_1の予見不可能な事態であったと判断した。そして、Xの前脊髄動脈症候群が椎骨動脈撮影直後に発生しており、撮影の過程における何かが契機となって前述の症状が発生したと解することはできても、Y_1の過失によるものと推定することは許されず、結局、Y_1の過失についてのXの立証不十分、真偽不明であるとして、Xの請求を斥けている。

医療のような専門的技術をめぐる損害賠償請求訴訟においては、不法行為を理由とする請求の場合にも、被害者は因果関係の蓋然性を立証すれば足りるし、そこからまた、過失を推定するという傾向が強い。しかし、このような操作は、できるだけ、医学的見地から検討を加えて、やむをえない場合にのみ行なうべきものである。本件では、医学的検討から、因果関係の存在よりも、むしろ医師の予見可能性が問題とされ、予見可能性がないとして、医師の過失が否定されている。本判決における医学的検討の結論の当否はここで論じることができないが、裁判所の取り抜い方には賛意を表したい。

〔13〕　採血に関する事例

（要　旨）

(1)　陰圧装置とすべき採血器を誤って陽圧装置としたまま陽圧タイプの針を被害者の左正中静脈にさしてモーターを始動したため、静脈内に空気を急速に逆流させ、その結果、被害者を死亡させるに至った事例。

(2)　第一番の認めた計八、〇〇〇万円の慰藉料を一、三〇〇万円に減額した事例。
（東京高判昭四七年三月三一日判例時報六六三号六五頁）

（参照条文）

民法七一〇条（精神的損害に対する慰謝料）
　他人ノ身体、自由又ハ名誉ヲ害シタル場合ト財産権ヲ害シタル場合トヲ問ハス前条ノ規定ニ依リテ損害賠償ノ責ニ任スル者ハ財産以外ノ損害ニ対シテモ其賠償ヲ為スコトヲ要ス

同七一一条（生命侵害に対する慰謝料）
　他人ノ生命ヲ害シタル者ハ被害者ノ父母、配偶者及ヒ子ニ対シテハ其財産権ヲ害セラレサリシ場合ニ於テモ損害ノ賠償ヲ為スコトヲ要ス

（解　説）

本件は、千葉地裁昭和四六年三月一五日の判決（本年鑑昭和四六年版〔3〕事件）の控訴審である。まず、第一審判決までの事件の概要を述べておけば、次のとおりである。「昭和四四年四月二七日国立M大学附属病院において、担当の医師B、同看護婦Cの両名が知人のため献血を申し出たAから採血するにあたり、採血器の点検を怠り、採血器を陰圧装置とすべきものを逆に陽圧装置に取り違えて陽圧側のパイプの針をAの正中静脈に挿入してモーターを始動したため、Aの体内に約二〇〇ccもの空気を急速に流入させ、その結果同人が強直性痙れんの発作を起して急に意識を失い、これが原因で同年六月七日死亡した、という事件である。

第一審で、遺族であるX_1（子）・X_2（妻）・X_3（父）・X_4（母）四名は、B医師、C看護婦の使用者であるY（国）を相手取って民法七一五条による責任を追及し、A自身の損害賠償額として、逸失利益二、六〇〇万二、七一六円、慰藉料三、〇〇〇万円（これはX_1・X_2が相続しているとする）、また、それとは別に、遺族固有の慰藉料として、X_1・X_2各一、五〇〇万円、X_3・X_4各一、〇〇〇万円、合計一億〇、六〇〇万二、七一六円を請求した。

裁判所は、逸失利益については二、二八四万二、〇四〇円と算定し、慰藉料については、Xらの主張をそのまま認容した。」

第一審の判決理由については、本年鑑昭和四六年版〔3〕事件を参照されたいが、問題の中心は、被害者の社会的地位が相当高かったこと、国が支払当事者であることなどを理由としながら、裁判所が莫大な慰藉料請求額をそのまま認容した点にある。

そこで、Yから、賠償額を争って控訴したのであるが、控訴審は、A自身の損害賠償額中、逸失利益二二、八四二、〇四〇円については、第一審判決を支持したが、慰藉料については、三、〇〇〇万円を六〇〇万円に減額し（X_1・X_2が相続）、また、遺族固有の慰藉料については、X_1の一、五〇〇万を一〇〇万円に、X_2の一、五〇〇万円を三〇〇万円に、X_3・X_4の各一、〇〇〇万円を一五〇万円に減額した。なお、控訴審は、死亡者Aの慰藉料請求権について、第一審がAは事故の時点で死亡を停止条件とする条件付慰藉料請求権を取得し、その請求権が条件成就により現実化しX_1・X_2に相続されたと構成した点を把えて、「死亡者自身が死亡による慰藉料請求権を取得するということは、死亡により法人格を失なった者が法人格喪失の原因である死亡を理由として新たに権利を取得したことを主張することに帰し、法理論として到底成立しえない。（最大判昭和四二年一一月一日民集二一巻二二四九頁は死亡者が生前損害賠償を請求する意思を表明するなど格別の行為をしないでも損害の発生と同時に慰謝料請求権を取得し、かつ被害者の死亡により相続人に相続されることを判示しただけで死亡による慰謝料を死者が取得することを判示したものとは解しえない。）」と判示した上で、致死的傷害を受けたことに対する慰藉料請求権、その相続という構成をとっている。

この事件は、慰藉料をどう算定すべきかについての再検討を促す事件といえよう。なぜなら、第一審・控訴審とも、被害者の社会的地位、採血担当者の重大な過失など、同じような事情を考慮しているにもかかわらず、その額に著しい差があるのであるから、慰藉料合計額でいうならば、第一審は八、〇〇〇万円を認め、第二審では一、三〇〇万円を認めたにとどまるのである。慰藉料算定方式の合理化が望まれる。なお、この事件では、採血担当者の過失は当然として争われていないが、事案の内容を突っ込んでいくと、病院の管理体制の問題、医師とその他の医療従事者との責任分担の問題、など考えなければならない色々の問題を包蔵しているが、その検討は、むしろ、刑事事件としての取扱いと密接な関係があるので、刑事事件としての判決の出るのを待って論じることにしたい。

② 医師側を当事者としない訴訟での「医師の不注意」

〔14〕 交通事故の加害者の支払うべき損害賠償額の算定にあたって、治療に当った医師の過失が考慮された事例

（要　旨）

(1) 交通事故の被害者から加害者への損害賠償請求事件において、賠償額の算定をするに当り、被害者の診察をした医師に診断または治療上の過誤があり、被害者にも療養に専念しなかった過失があるとして、これらを併せて被害者側の過失とし、過失相殺した事例。

(2) 交通事故の被害者の診察・治療に当った医師に過失行為があったとしても、これと交通事故の加害者とを共同不法行為者として扱うことは相当でない、とした事例。

（千葉地判昭四五年九月七日判例時報六一九号八〇頁）

（参照条文）

民法七〇九条（〔１〕参照）

同七二二条第二項（損害賠償の方法、過失相殺）

② 被害者ニ過失アリタルトキハ裁判所ハ損害賠償ノ額ヲ定ムルニ付キ之ヲ斟酌スルコトヲ得

（解　説）

X_1はＹの自動車に追突され右大腿骨複雑骨折、右股関節脱臼などの傷害を受け、Ｍ外科医院に入院（昭和四〇年一

一月一二日)、A医師の診療を受けた。大腿骨複雑骨折の部分が重傷だったので、Aはその治療をしたうえで胸部から大腿部にかけてギブスで固定した(なお、六ケ月位で直る見通しであった)。X_1は、医師の許可を得て正月を自宅で迎えるため退院(左右の足の長さに差があり、腰部の痛みがとれないことを自覚していた)。その後、通院の催促に応じないで、昭和四一年二月二六日になって、ようやく、M外科医院を訪れ、ギブスを取り除きレントゲン検査をしたところ右股関節脱臼が直っていなかった。そこで、直ちに治療をしたが、すでに三ケ月余を経過して強直を起しており、X_1が激痛を訴えるので、その日のうちに脱臼を直すことはできなかった。その後、X_1は、M外科医院での治療をやめ、N接骨院で診察を受けたところ、陳旧性股関節脱臼で手に負えないといわれ、さらに、三月一一日から九月三〇日までO病院に入院、治療を受けたが、昭和四三年一一月においても右股関節膝関節に運動障害があり、股関節は伸展位で完全強直、膝関節運動は伸展一八〇度、屈曲一四〇度で跛行高度で、その後もさして回復していない。

以上のような事情の下で、X_1からYに対して自賠法三条により損害賠償を請求(なお、X_1の次女X_2も被害者としてYに損害賠償を請求しているが、医師の治療上の過失との関係は問題になっていないので、X_2については、以下、説明を省略)。

これに対し、Yは、X_1の傷害は通常六ケ月ないし一年で容易に直る程度のものであったのに、M外科医院の医師が右股関節脱臼を見落し治療を施さなかったことと、X_1が脱臼を知りながら、M外科医院を勝手に退院したり、退院後の通院を怠ったりして治療に専念しなかったことが相まって回復を遅らせたのであり、従って、そのことによって生じた損害は交通事故とは相当因果関係がないから、Yには、その賠償義務はない、と抗弁した。

これに対して、X_1は、かりにA医師に過失があるとしても、それならばそれで、Yは、やはり、Aと連帯して責任を負うべきだ、と再抗弁した。

裁判所は、「A医師が右股関節脱臼のあることを見落としたかあるいはそれを認めながら治療を誤ってギブスをはめてしまったのか、それともX_1が長期間ギブス固定をしたままの状態で同医院に入院しているのに耐えきれず、四八日目にギブスをはめたまま退院し、予定の期間を五〇日余も経過した一〇七日目になってはじめて予後の検査を受けたせいなのか、そのいずれかまたは複合の原因によってギブスを取り除いた時点ではすでに強直を起こし、陳旧性股関節脱臼となったためにその後の長期にわたる治療を要するようになったものと推認することができ」るとし、また、X_1自身、自覚症状がありながら医師の指示を受けないままで経過しているとし、「A医師とX_1の右のような行為は相まってX_1に生じた損害を拡大させたといえるから、これを被害者側の過失としてYの負担すべき賠償額を算定するについて考慮するのが相当である。」とし、ただし、X_1の主張するように、A医師とYとの共同不法行為とはいえない、と判決した。損害賠償額の算定に当って過失相殺が行われたわけであるが裁判所の認めた賠償額は合計一、〇九五、〇〇〇円。

本件は、医師に対する損害賠償請求が正面から問題となっている事件ではない。しかし、交通事故の加害者からの「医師の過失により拡大した損害額については賠償責任はなし」との主張に対して、裁判所が医師の過失を認め、「被害者側」の過失として賠償額算定に当って過失相殺しており、このような場合には、被害者が医師に過失ありとして、あらためて、医師へ損害賠償を請求する可能性をもつことになるので、参考のために掲げておくことにした。なお、X_1の主張した加害者と医師との共同不法行為という構成が無理なことは、裁判所のいうとおりだと思われる。

③　病院管理の諸問題

〔15〕　病院で飼育している動物が、患者の同伴者を負傷させた事例

（要　旨）

病院で治療を受けている母親の手許を離れた幼児が、その病院で飼育されているかにくい猿に右手薬指の一部を食いちぎられるという事故に遭った場合に、病院側に過失があったとされた事例。

（東京高判昭四六年九月三〇日判例時報六五〇号七六頁）

（参照条文）

民法七一八条〔動物占有者の責任〕

①　動物ノ占有者ハ其動物カ他人ニ加ヘタル損害ヲ賠償スル責ニ任ス但動物ノ種類及ヒ性質ニ従ヒ相当ノ注意ヲ以テ其保管ヲ為シタルトキハ比限ニ在ラス（②は省略）

同七一一条（〔13〕参照）

同七二二条〔損害賠償の方法、過失相殺〕

①　第四一七条〈債務不履行における損害賠償の方法〉ノ規定ハ不法行為ニ因ル損害ノ賠償ニ之ヲ準用ス

②　被害者ニ過失アリタルトキハ裁判所ハ損害賠償ノ額ヲ定ムルニ付キ之ヲ斟酌スルコトヲ得

〔解　説〕

X_1男（一年六ケ月）は、X_2（母）に連れられてY病院に来院（昭和三九年）、X_2が治療を受けている間、一人で病院の前庭に出て、そこに飼育されていたかにくい猿にかみつかれ、右手薬指の第一関節部分からくいちぎられてしまった。X_1は、Y経営の病院で直ちに治療を受けたが、患部が骨髄炎を起し、完治するまでに、約六ケ月を要したし、右手薬指は奇形になってしまった。

X_1とX_2・X_3（X_1の父）からYに対して、その飼育保管上の過失を理由として損害賠償を請求。

第一審は、この猿は、人の多く通行来集する病院の前庭玄関口附近で飼われており、おりには防御柵の設備もなく、誰でも容易に接近できるようになっており、おりの金網は幼児の手ぐらいは楽に入るし、猿の手も容易に外に出る状態にあり、また、来訪者に対して注意を促す告知をしていなかった、として、Yには猿の飼育保管について相当の注意を払わなかった過失があり、民法七一八条による賠償責任がある、としつつ、しかし、他方、X_2はX_1を常に自己の側に置き、治療等のためやむをえないときは看護婦等に依頼するなどして、危険な場所に行かないよう注意する義務があり、その点でX_2にも過失があったのであるから、損害賠償の算定に当ってはこの過失を十分斟酌しなければならない、と判決した（結局、X_1には慰藉料四〇万円、X_3には財産上の損害―通院治療費等として、一一、六七五円を賠償することをYに命じた)。

この判決を不服として、X_1らとYの双方から控訴。

第二審は、Yの過失については、第一審の判決理由をそのまま支持したが、X_2の過失については、家庭の主婦であるX_2が治療を受けに行くのに幼児を伴って行くのは当り前であるし、このような幼児を預かる施設のない場合は、幼児が母親の治療を受けている僅かなすきに親の手許を離れることはありうることで、特に非難に値すべきものではなく、本件の事故は、Y、責任の及ぶ領域内のことで、Yに過失がなければ起らなかったことが明らかなのであるから、被害者側の過失を問題として、損害賠償金額算定に当って斟酌する必要はない、とした(X_1に対しては五〇万円、X_3に対しては、弁護士費用三万円を加算、四一、六七五円を支払うようYに命じた、なお、X_2・X_3の慰藉料請求は、民法七一一条の反対解釈として認められない、とする)。

本件は、医療行為に関して生じた事故ではないが、病院で起こった管理責任に関する事故なので、参考のために掲げておく。

〔16〕病院のエレベーターの設置の管理に瑕疵があり人身事故を生じた事例

(要　旨)

病院のエレベーターの設置および管理に瑕疵があったために人身事故が発生し、病院の賠償責任が認められた事例。

(福岡地判昭四六年一二月一四日判例時報六六二号六九頁)

(参照条文)

国家賠償法二条(公の営造物の設置管理の瑕疵にもとづく損害の賠償責任、求償権)

①　道路、河川その他の公の営造物の設置又は管理に瑕疵があったために他人に損害を生じたときは、国又は公共団体は、これを賠償する責に任ずる。(②は省略)

（解　説）

X_1女（事故発生昭和四三年二月、当時一五才）は、昭和四二年夏から、財団法人Mに勤務し、Mが請負っていた国立A大学医学部附属病院の給食業務を担当していたが、昼食の引膳のため、同病院整形外科病棟二階のエレベーター（手動開扉式）に乗ろうとしたところ、エレベーターの扉が開いていたにもかかわらず、搬器（籠）が来ていなかったため墜落し、脳挫創、頭蓋底骨折等の傷害を負い、以後、精神機能、運動機能をほとんど喪失し、寝たままの生活を続けている。

このような事情の下で、X_1・X_2（父）・X_3（母）の三人からA病院の開設者であるY（国）に対し、エレベーターの設置・管理に瑕疵があったとして、国家賠償法第二条に基づき損害賠償を請求。

裁判所の認定によれば、この事故の原因は、本件エレベーターには外扉の開閉と籠の昇降との同調安全装置に欠陥があって、扉が開いていても籠が来ていないという欠陥があったが、X_1が外扉に手をかけたところ容易に扉が開いたので籠が来ているものと思い踏み出したことにある。

裁判所は、次のように判示して、X_1らの請求を容れた。すなわち、「およそ公の営造物については当該営造物の構造、用途、利用状況等諸般の事情を綜合考慮したうえで、具体的に通常予想されうる危険の発生を防止するに足りると認められる程度の設備を備えることを必要とし、これを欠く場合には、その営造物の設置または管理に瑕疵があるというべきである。」と述べた上で、本件エレベーターの同調安全装置の欠陥ないし不完全は、現在の技術水準によれば除去不可能なものではないから、そのような欠陥を有すること自体、特に安全性を要求されるエレベーターにおいては決定的に重大な設置上の瑕疵というべきであり、そのことは、たとえ、エレベーターの利用目的・使用者が、かなり限定されていたとしても変わりはないのであり、（入院患者の運搬などに使用目的は限定され、利用者も限られ、鍵は管理され、利用者には操作上の注意を与えていたが、実際には外扉が閉じていても鍵を用いないで誰れでも利用できた、とされている。）、ことに、X_1ら給食係員に対しては正式に利用許可を与えながら具体的な使用上の注意をしていなかったのであるから、なおさらである。Ａ大学は、そのような欠陥を除去しないで、ただ、事故防止のため各種の注意標示をしたり、照明設備を設けていたにすぎず、それも、現実には照明灯が十分点灯されていないので、十分に効果をあげ得ない状況にあり、かつ、使用上の具体的注意を行った形跡もないのであるから、管理上の瑕疵もあるというべきである、として、Ｙは、国家賠償法二条により損害を賠償する責任がある、とした。しかし、X_1もよく注意をすれば事故は防げたのであり、X_1にも重大な過失があるとして過失相殺した（X_1については、財産上の損失額四、八五二、九一一円、過失相殺により四〇％を減額して二、九一一、七四六円とし、慰藉料を一、五〇〇、〇〇〇円としている。また、X_2・X_3については、今後の看護費用として、九、五一七、七二五円、過失相殺で四〇％減額し五、七一〇、六三五円とし、それをX_2・X_3で折半、慰藉料は一、五〇〇、〇〇〇円ずっとし、加えて、弁護士費用六五〇、〇〇〇円ずつを認めた。）。

本件は、いわゆる医療事故ではない。ただ、病院管理上のミスで人身事故を生じたという点で参考になるので、掲げておく。

④「医療に関する社会保障」の諸問題

〔17〕患者の一部負担金の法的性質が論じられた事例

（要　旨）

生活保護法による医療扶助の被保護者が、指定医療機関に対して支払義務を負う医療費一部負担金は公法上の債権とはいえないとして、民法一七〇条一号により三年の時効にかかるとした事例。

（岡山地判昭四五年三月一八日判例時報六一三号四二頁）

（参照条文）

生活保護法五二条（診療方針及び診療報酬）

①　指定医療機関の診療方針及び診療報酬は、国民健康保険の診療方針及び診療報酬の例による。（②は省略）。

国民健康保険法四二条（療養の給付を受ける場合の一部負担金）

① 第三六条第五項の規定により療養取扱機関について療養の給付を受ける者は、その給付を受ける際、当該給付につき第四五条第二項又は第三項の規定により算定した額の十分の三に相当する額を、一部負担金として、当該療養取扱機関に支払わなければならない。

② 療養取扱機関は、前項の一部負担金（次条第一項の規定により一部負担金の割合が減ぜられたときは、同条第二項に規定する療養取扱機関にあっては、当該減ぜられた割合による一部負担金とし、第四四条第一項第一号の措置がとられたときは、当該減額された一部負担金とする。）の支払を受けるべきものとし、療養取扱機関が善良な管理者と同一の注意をもってその支払を受けることにつとめたにもかかわらず、なお被保険者が当該一部負担金の全部又は一部を支払わないときは、保険者は、当該療養取扱機関の請求に基づき、この法律の規定による徴収金の例によりこれを処分することができる。

同四五条（療養取扱機関の診療報酬）

① 保険者は、療養の給付に関する費用を療養取扱機関に支払うものとし、療養取扱機関が療養の給付に関し保険者に請求することができる費用の額は、療養の給付に要する費用の額から、当該療養の給付に関し被保険者（第五七条に規定する場合にあっては、世帯主又は組合員）が当該療養取扱機関に対して支払わなければならない一部負担金に相当する額を控除した額とする。（②ないし⑥は省略）

民法一四六条（時効の利益の放棄）

時効ノ利益ハ予メ之ヲ抛棄スルコトヲ得ス

（解　説）

Yは肺結核治療のため、生活保護法による医療扶助を受けて、国立N療養所に入院していたが、入院期間中、昭和二七年一二月から三一年二月までは、医療費の一部負担金の支払義務が課せられいた。ところが、Yは、その支払いをしなかったため、Ｎ療養所の開設者であるＸ（国）から、Ｙに対して、未納医療費（四四、五五三円）の支払いを求めて訴えを提起。

Ｙは、右医療費に関するＹの債務は、すでに、時効により消滅していると抗弁し（公法上の債権だから、会計法三〇条・三一条により時効消滅していると主張したようである）、反訴として、Ｎ療養所の会計係長が時効中断の偽装工作として、ＹからＮ療養所長宛の支払猶予懇請の書簡の年月を改ざんするなどしたために精神的損害を蒙った、として、Ｘに対し、国家賠償法一条に基づく損害賠償を請求した。

裁判所は、まず、医療費の一部負担金の法的性質について検討し、一部負担金は公法上の債権ではないとした。その理由としては、一部負担金については、生活保護法自体には規定がなく、国民健康保険法上の一部負担金に関する規定が準用されることになっている（生活保護法五二条一項）が、国民健康保険法上の一部負担金に関する療養取扱機関と被保険者間の法律関係は公法上の債権債務関係でないと解せられるのであり（国保法四二条、四五条一項、なお、四二条二項にかかわらず、療養取扱機関に強制徴収の義務はないし、その権利もない―国保法八〇条二項―とする）、「国民健康保険における一部負担金と生活保護に基づく医療扶助における一部負担金は、前者が専ら濫受診を抑制すると共に、社会保険財政の基礎を維持する目的から、後者は保護の要件としての補足性の原則（生活保護法四条）、必要即応の原則（同法九条）等生活保護制度の本質上要請される基本原則からの帰結として、それぞれ設けられたものであってその基礎は相異なるものであるが、医療扶助における一部負担金に関する指定医療機関と被保護者間の法律関係も同一に解することを妨げるものではない」、としている（なお、一部負担金の額の決定、変更などは行政処分により決定されるとしても、当事者間での減免措置ができないわけではないし、実際には、医療機関の選定は保護実施機関が行なうとしても、受給者が選択の自由を有していることに変わりはなく、これらの点からも公法上の債権とはいえない、とする）。そして、この、医療費の一部負担金は公法上の債権ではないという前提の下に、会計法三〇条、三一条により時効消滅したとはいえないが、民法一七〇条一号の「医師ノ治術ニ関スル債権」にあたると解すべく、Ｙの最終医療費の履行期限は、昭和三一年五月三日であるから、その日から三年を経過した昭和三四年五月三日でX請求の医療費の時効は完成している、として、結局、Yの抗弁を容れた。

なお、Xは再抗弁として、①YはN療養所長の支払督促（昭和三四年一二月八日）に対し支払猶予懇請の書簡を同所長宛送付していること、②Yの母親が未納医療費の一部の支払いをしたこと、③Yが債務証書に調印（昭三六・四・一）したこと、を挙げて、Yの時効援用権は喪失していると主張してたが、これに対しては、①については、急な取立てを免れるための、一時の言いのがれの趣旨で回答したもので、債務の存在を承認したものとはいえない、②については、Yの母親が徳義上支払ったもので、Yの代理人若しくは使者として支払ったものではないから、Yが一部弁済をしたことにはならない、③については、合計金額も本訴医療費とくい違いがあるなど、Yが債務を承認したといえるかどうか疑問であるが、仮りに、これを肯定したとしても、Yは、時効完成後、その事実を知らずに債務承認したのであるから（なお、債務証書に時効利益の留保条項を明記しなかったが、口頭で明確にその旨を伝えている、とする）、なお、時効を援用することができる、として、Xの再抗弁も斥けている。

次に、Yの損害賠償請求の反訴については、一部負担金が公法上の債権ではないのだから、N療養所の会計係長の行為は、国家賠償法一条一項の「公権力の行使」には該らないが、Yは、極度の苦衷のもとに書いた書簡が信頼する公務員により時効中断事由の偽装工作に悪用されたことで大きな衝撃を受け、怒りもひととおりでなかったと認められるのであり、Xは、前記会計係長の使用者として、民法七一五条に基づき慰藉料を支払わなければならない、と判決した。

本件では、しばしば問題になっている「一部負担金」の法的性質が時効に関する適用法理との関係で問題とされている点で注目される。一部負担金は公法上の債権か私法上の債権かを大上段から論じること自体疑問であり、現行法の解釈論としては、むしろ、ある側面では公法的、他の側面では私法的というように、どういう点が問題となっているかによって妥当な法的処理を考えていくべきであると思われるが、その場合にも、現在では、社会保険法の中に社会保障法としての理念をも強力に盛り込まなければならない（生活保護法の場合にはなおさらである）、ということを基本姿勢として、それと関係づけながら、解釈論を展開すべきである。この視点からの、より突込んだ検討を今後の課題としたい。

〔18〕国民健康保険審査会の被保険者資格に関する裁決に対して、保険者が裁決取消を求めた事例

（要　旨）

国民健康保険の保険者たる市の、国民健康保険審査会に対する裁決の取消を求める訴えが抗告訴訟とは認められない、として却下された事例。

（大阪高判昭四六年一一月一一日行政事件裁判例集二二巻一一・一二号一八〇六頁）

（参照条文）

国民健康保険法九条（届出）

① 被保険者の属する世帯の世帯主（以下単に「世帯主」という。）は、厚生省令の定めるところにより、その世帯に属する被保険者の資格の取得及び喪失に関する事項その他必要な事項を市町村に届け出なければならない。

② 世帯主は、市町村に対し、その世帯に属するすべての被保険者に係る被保険者証の交付を求めることができる。

③ 世帯主は、その世帯に属するすべての被保険者がその資格を喪失したときは、厚生省令の定めるところにより、すみやかに、市町村にその旨を届け出るとともに、被保険者証を返還しなければならない。

④ 住民基本台帳法（昭和四二年法律第八一号）第二二条から第二五条までの規定による届出があったとき（当該届出に係る書面に同法第二八条の規定による附記がされたときに限る。）は、その届出と同一の事由に基づく第一項又は前項の規定による届出があったものとみなす。（⑤は省略）

同九一条（審査請求）

① 保険給付に関する処分（被保険者証の交付の請求に関する処分を含む。）又は保険料その他この法律の規定による徴収金に関する処分に不服がある者は、国民健康保険審査会に審査請求をすることができる。（②は省略）

同一〇三条（審査請求と訴訟との関係）

第九一条第一項に規定する処分の取消しの訴えは、当該処分についての審査請求に対する裁決を経た後でなければ、提起することができない。

行政不服審査法四三条一項（裁決の拘束力）

① 裁決は、関係行政庁を拘束する。（②ないし④は省略）。

（解　説）

本件は、本年鑑昭和四五年版〔19〕事件、すなわち、大阪地判昭和四四年四月一九日の事件の控訴事件である。したがって、事案の詳細については、前に述べたところを参照されたいが、念のため、概要を述べておこう。X市の国民健康保険の被保険者Aが、M市の病院に入院中、妻Bが、一方的に離婚届を出しアパートを引き払ってしまった。X市が、このアパート引き払いの時点でAはX市に住所がなくなり、被保険者の資格を喪失したとして（国民健康保険法第九条参照）、保険給付をやめたのに対して、Y（国民健康保険審査会）へAから不服申立、Yがこれを容れたので、XからYの裁決取消訴訟を提起したものである。第一審裁判所は、

(1) 「上級官庁たるYの裁決に対して、Xは出訴できない」とのYの主張を認めず、YはXに対して指揮監督権をもつものではなく、Xは国民健康保険法上、行政処分を行なう地位と財産の帰属主体たる地位の両面を備えているのであり、この後者の利益侵害を理由にYの裁決取消の訴を提起できるとし、

(2) ついで、Aの住所はX市にはなく、M市にあると解すべきであるとして、Yのなした裁決は違法である、とし、Xの請求を容れたのであった。

この判決を不服として、Yから控訴したのが本件である。

控訴審は、Ｙを相手方とし、その裁決の取消を求めるＸの本件訴訟は機関訴訟の域をでず、Ｘが主張する抗告訴訟としての性格は認められない（Ｘは、保険者としての立場で権利主体として経済的利害をもつから、抗告訴訟を提起できると主張するが、Ｘの保険者としての立場は、行政主体としてのＸの利害を帰一するから、その両面を切り離して、抗告訴訟の原告となることはできない、とする。）として、第一審判決を取消して、Ｘの訴を却下した。なお、ＸがＹに対して抗告訴訟を提起できない理由として、次の諸点を挙げている。即ち、国民健康保険法一〇三条によれば「保険給付等に関し不服のある者」は、審査請求から裁決、行政訴訟への救済の途が開かれているが、ここに「処分に不服がある者」というのは、原処分によって自己の権利を侵害されたとする被保険者等一般私人を指しているのであって、原処分を為した者自身を含むものではない、他方、行政不服審査法四三条一項は「裁決は関係行政庁を拘束する」旨明規しており、裁決の相手方となった行政庁は、裁決そのものを争うことはできない、以上の文理解釈に加えて、行政不服審査制度が広義の行政機関内部の意思を統制する手段として設けられたものであり、審査の対象たる原処分を行なった者から、審査に対する抗争手段を認めることは、行政上の統制を破る自壊作用を肯定することに外ならないこと、裁決に際しては、行政裁量的棄却の途が与えられていること、審査庁は、通常、準司法機関と称されるけれども、これに関与する当事者をも、司法裁判の当事者と同一に扱い、その前審関与者としての地位を保障するまでのものではないこと、等を考慮に入れると、審査裁決自体の効力を争うことを目的とするＸの訴訟は不適法といわざるをえない、としている。

なお、本件は、この第二審判決を以って確定した。

本件第一審判決については、すでに、本年鑑昭和四五年版で、Ｘについて行政処分を行なう地位と保険事業を行なう地位の両面を分離した考え方に疑問があること、さらに、判決の結果として、被保険者の地位を無視することになってしまうことを指摘しておいたのであるが、本判決は、これらの問題点を解消したものであり、妥当な判決といえる。

⑤　医師法に関連する問題

〔19〕　免許取消処分を受けた医師の氏名等を公表することを求める訴の適否が問題とされた事例

〔要　旨〕

免許取消し処分を受けた医師の氏名等を明らかにすることを求めた訴えが不適法とされた事例。

（東京地判昭四七年三月七日判例時報六六三号五三頁）

〔参照条文〕

行政事件訴訟法五条（民衆訴訟）

この法律において「民衆訴訟」とは、国又は公共団体の機関の法規に適合しない行為の是正を求める訴訟で、選挙人たる資格その他自己の法律上の利益にかかわらない資格で提起するものをいう。

医師法七条（免許取消、医業停止、再免許）

① 医師が第三条に該当するときは、厚生大臣は、その免許を取り消す。

② 医師が第四条各号の一に該当し、又は医師としての品位を損するような行為のあったときは、厚生大臣は、その免許を取り消し、又は期間を定めて医業の停止を命ずることができる。

③ 前項の規定による取消処分を受けた者であっても、疾病がなおり、又は改しゅんの情が顕著であるときは、再免許を与えることができる。この場合においては、第六条第一項及び第二項の規定を準用する。

④ 厚生大臣は、前三項に規定する処分をなすに当っては、あらかじめ、医道審議会の意見を聴かなければならない。（⑤ないし⑦は省略）。

〔解　説〕

Xらは、Y（厚生大臣）に対して、Yの諮問機関である医道審議会が、昭和四六年一〇月二七日に処分を答申した医師および歯科医師の氏名、住所、罪状、処分理由などを公表し、同時に、過去の処分事例についても、時効に触れないかぎり、すべて公表すること、また、医道審議会の委員の氏名も公表し、その決定事項を官報に公示するなど、同審議会について、一切の秘密主義を払拭するような措置をとること、などを求める訴えを行政事件訴訟法五条（民衆訴訟）に基づいて提起した。

Xらは、その理由として、医道審議会が昭和四六年一〇月二七日の総会で、数名の医師につき処分相当との答申をした際、被処分者の氏名、罪状等は従来の慣例により一切公表しないことという条件を付したため、Yは、これを理由に、右処分につき公表しない態度をとっているが、医師と患者との信頼関係を回復し、将来にわたってこれを保証するためには、悪徳医師の氏名等を公表すべきである、と主張した。

裁判所は、「Xらは、行政事件訴訟法五条に基づいて本訴を提起しているが、同条の定める民衆訴訟は、法律に定める場合において法律に定める者にかぎり提起することができるものであって（同法四二条）、現行の医師法その他の法律には、本件訴えのような訴訟を民衆訴訟として提起することができる旨を定めた規定は存在しないから、右訴えは不適法というべきである。

なお、本訴を抗告訴訟とみるとしても、Xらの主張事実からすれば、本件においてXらがYの不作為により個別的・具体的にその法律上の利益を侵害されているものとはとうてい認められず、要するに行政が適法に行なわれることについて国民として有する一般的利益の保護を求めているにすぎないと解されるので、個別的・具体的な権利利益の保護を目的とする抗告訴訟を遂行するに足りる適格を欠くというほかない。」として、Xらの請求を却下した。

本件のような訴が却下されるのは、当然であろう。

⑥　患者の医師に対する違法行為とその刑事責任

〔20〕　患者が麻薬注射を強要した事例

（要　旨）

患者が医師を脅迫して医師が治療上必要とみとめない薬剤を注射させた事案につき、強要罪の成立を認めた事例。

（高松高判昭四六年一一月三〇日判例時報六六一号九七頁）


（参照条文）

刑法二四九条（恐喝）
①　人ヲ恐喝シテ財物ヲ交付セシメタル者ハ10年以下ノ懲役ニ処ス
②　前項ノ方法ヲ以テ財産上不法ノ利益ヲ得又ハ他人ヲシテ之ヲ得セシメタル者亦同シ
同二二三条（強制）
①　生命、身体、自由、名誉若クハ財産ニ対シ害ヲ加フ可キコトヲ以テ脅迫シ又ハ暴行ヲ用ヒ人ヲシテ義務ナキ事ヲ行ハシメ又ハ行フ可キ権利ヲ妨害シタル者ハ三年以下ノ懲役ニ処ス
②　親族ノ生命、身体、自由、名誉又ハ財産ニ対シ害ヲ加フ可キコトヲ以テ脅迫シ人ヲシテ義務ナキ事ヲ行ハシメ又ハ行フ可キ権利ヲ妨害シタル者亦同シ
③　前二項ノ未遂罪ハ之ヲ罰ス

（解　説）

本件は、深夜、飲酒していて胃痛を感じたYが、仲間と共謀し、国立M病院で当直医Aの診察を受け、拒否する医師を脅迫して麻薬であるオピスコを注射させた上で、（医師は生命に危険があると言って、〇・五ccでとめた）、同伴していた仲間にもその残りを注射させ、さらに、数日後、深夜、右手挫傷と喘息の診療を求めて同病院を訪れ、当直してい

たAを再び脅迫してオピスコを注射させようとしたが、同病院の届出でかけつけた警察官に逮捕され目的を果さなかった、というもので、第一審は、Yの行為を恐喝罪及び同未遂罪に問擬した。

Yから控訴。

第二審は、「按ずるに、強要罪と恐喝罪とは、人を畏怖させて意思決定の自由を侵害する点において共通するものであるが、強要罪が非財産的利益の供与ないし行為を対象とするのに対し、恐喝罪は財産的処分行為を対象とする点において明らかに相違があり、その相違こそ自由に対する罪としての強要罪と財産犯である恐喝罪との差異に由来するものにほかならない。ところで、およそ、医師が患者を診察した結果その治療を必要とする限り、その症状に応じて投薬ないし処方箋の交付のほか各種の注射を施用することは治療手段として当然のことであり、右医師の診察とこれに伴って行なう注射施用等の治療手段とは一体となって医師の技能および技術の発現ないしは行使としての医療行為であると解すべきであって、その治療に用いる注射液等の薬剤そのものが財産的価値のあるものであることを理由に、注射液の注射施用もしくは投薬をとらえて恐喝罪のいわゆる財産的処分行為であるとするのは医療行為の性質を正解しないものといわなければならない。そのことは、かりに右注射液等の薬剤が、法律上の規制が厳しくその使用が限極されている医薬品、例えば麻薬であるオピスコ注射液のようなものであったとしても別異に解すべき理由はないし、また、右治療行為として投与されるものである限り、それが経口薬であっても同様に解すべきものと考えられる。」と述べ、「右オピスコの注射施用は医師の医療行為の域を出でず、従って、Yはその脅迫によって、A医師をして義務なき右オピスコ施用の治療行為をさせ、あるいは、その未遂に終ったものと認めるべきで」、「Yは右各診療にあたり、当初からオピスコの注射施用をさせることを企図していたと認められるのであるが、このような事実があるからと言って、直ちに強要罪を排して恐喝罪の成立を肯定すべきものとは考えられない。」として、第一審判決を破棄し、強要罪に、問擬した。

本件は、医師の責任が問題になっているのではなく、医師が被害者で、患者が刑事責任を問われたケースであるが、

「麻薬」などとの関連で起りうるケースであるから、参考のために掲げておく。

17

昭和四八年版判例年鑑

判例一覧表

事件番号	事件の種別		判決年月日	出典	適用法律
〔1〕	① 医療行為と民事責任	診断・処置に関する事例（変形性脊椎症ないし椎間板障害）	松山地今治支判 昭47.3.29	判例時報680-78	民法
〔2〕		診断・処置に関する事例（破傷風）	福岡地小倉支判 昭47.3.30	判例時報687-83	民法
〔3〕		診断・処置に関する事例（核黄だん）	宮崎地判 昭47.3.31	判例時報682-64	民法
〔4〕		診断・処置に関する事例（胃癌）	東京地判 昭47.8.8	判例時報690-64	民法
〔5〕		診断・処置に関する事例（腸間膜静脈血栓症）	山形地新庄支判 昭47.9.19	判例時報694-98	民法
〔6〕		手術に関する事例（左足切断）	東京高判 昭47.4.18	判例時報669-69	民法
〔7〕		麻酔に関する事例（他の処置があわせて問題となるものを含む）（ペルカミンS）	東京地判 昭47.1.25	判例タイムズ277-185	民法
〔8〕		麻酔に関する事例（他の処置があわせて問題となるものを含む）（オウロパンソーダ）	宮崎地判 昭47.12.18	判例時報702-94	民法
〔9〕		注射に関する事例（ステレプトマイシン）	札幌高判 昭47.1.28	判例時報659-68	民法
〔10〕		注射に関する事例（グレラン）	福島地判 昭47.7.21	判例時報691-68	民法
〔11〕		注射に関する事例（ザルピラエス）	大阪高判 昭47.11.29	判例時報697-55	民法
〔12〕	② 医療行為と刑事責任	注射に関する事例（点滴静注）	新潟地判 昭47.7.31	刑裁時報4-7-1401	刑法
〔13〕	③ 病院管理の問題	入院中の幼児が付添人によって窓に押しつけられていたベッドの上で遊んでいるうち窓から転落したという場合に、窓とベッドとの間隔保持に注意を払わなかった医師・看護婦に注意義務違反があるとされた事例	盛岡地判 昭47.2.10	判例時報671-79	民法
〔14〕	④ 医師法に関連する問題	無免許医業に医師が共同加功した場合の刑事責任が問題となった事例	東京高判 昭47.1.25	判例タイムズ277-357	医師法、刑法
〔15〕		診療録の提出義務が問題となっている事例	東京地判 昭47.3.18	判例タイムズ278-313	医師法
〔16〕	⑤ 麻薬取締法に関連する問題	麻薬の連続施用が正当な医療行為にあたらないとされた事例	釧路地判 昭47.4.5	刑事裁判月報4-4-717	麻薬取締法
〔17〕	⑥ 精神衛生法に関連する問題	精神病院の入院手続が問題となった事例	津地判 昭46.4.1	訟務月報17-7-1142	精神衛生法
〔18〕	⑦「医療に関する社会保障」に関連する問題	健保給付と損害賠償請求権に関する事例	大阪地判 昭46.10.11	判例タイムズ272-357	—
〔19〕		国民健康保険法上の療養給付請求権と民法上の損害賠償請求権	東京高判 昭46.10.19	判例時報652-44	—

(1) 概説

ここでは、昨年度の判例年鑑に引き続いて、昭和四七年七月から昭和四八年七月までに発行された刊行物に登載されている約一年間の判例を採り上げた（ただ、この一年の間に、医療事故・社会保障などの各領域で従来に比して多くの判例が出ており、その全部の解説は本年鑑に間に合わなかった。残された分は、来年度年鑑に掲載するが、この点をお断わりしておきたい）。そして、毎年度の本年鑑で繰り返しているように、判例を検討するに当っては、具体的な事実関係と結びつけながら、そこでの法的判断を吟味する必要があるので（単に、判決理由だけを抜き出して、それだけをいじることは無意味に近い）、従来どおり、各判例について、まず要旨を掲げ、ついで解説の項を設けて、そこで事件の具体的内容をできるだけ要約して紹介し、かつ、問題点についての注釈を加えるという組み立てを採った。なお、分類については、一覧表を参照されたが、一つの事件の中で、いろいろの点が問題となっている場合、たとえば、手術だけでなく、それ以外の処置も併せて問題となっているというような場合には、最も重要な論点と判断される点を基準として分類した。

では、ここに掲載した判例を概観しておこう。

〔1〕～〔5〕は、診断・治療に関する事案である。この五つの事件について、まず、注目しておきたいのは、従来の判例の傾向としては、診断・治療に関する事案は、過失を否定された事案が多いといえるように思われるが、最近では、必ずしもそうとはいえなくなっているという点である。医学水準いかんが詳細に検討され、その水準の医療を行ったかどうかを問うている。「水準」に関する医師間での日常の真剣な検討が望まれる。第二に、診断・治療に関しては、「不作為」を問題とされているケースが多いことにも注目しておきたい。医師の責任が重くなるのなら、なるべく積極的な治療をしないにしくはないとの議論を時折耳にするが、そういう考えの危険性が、〔1〕～〔5〕の事件を見ると明らかになる。やはり、医師は、積極的に医学水準を探求し、それに沿った医療をなすべきなのである。

第三に、これらの事件で、医師と患者との関係をみれば、それを契約と構成して債務不履行責任を問うことの無意味さが明らかとなるということを指摘しておきたい（この点については、各事件の解説参照）。〔1〕は、既往症についての検査を十分しないままでオルソトラック牽引法を実施し、既往症が悪化した事案で、医師の責任を肯定している。〔2〕は、破傷風の処置に関する事案で、患者が僅か1日で退院した場合、血清注射をしなかった前医には過失はないが、転院先の医師には過失ありとした事例で、前医と後医との緊密な連絡の必要性を示唆する事件である。〔3〕は、早産未熟児の核黄だんを看過し交換輸血の措置をとらなかったという理由で医師の債務不履行責任を肯定している。この事件は、医療事故を債務不履行として構成することから生じる欠陥を示しているといえよう（解説参照）。〔4〕は、精密検査に患者が極めて非協力的だった場合には、疑いを抱きながらも胃癌と診断せず、手術をしなかったとしても医師には過失はないとした事案で、医師と患者との関係の問題点を浮きぼりにしているといえよう。〔5〕は、胃の切除手術後の腸間膜静脈血栓症による腸管麻痺について診断しえず、対症療法に終始しても、現在の医学水準では医師に過失はない、と判示する。

つぎに、〔6〕は、手術に関する事件であるが、交通事故を起した加害者とその治療に当った医師の過失とが競合している事件であり、責任分担の割合が問題となっている点に注目しておきたい。

〔7〕〔8〕は、麻酔に関する事案であるが、〔7〕が手術に関連して行われた腰椎麻酔・症状悪化後の処置に過失はないとして医師の責任を否定した事件であるのに対して、〔8〕は、責任を肯定している事案である。具体的内容は、解説を参照されたいが、法律論としては、いずれも、その債務不履行の構成に疑問がある（解説参照）。

〔9〕～〔11〕は、注射に関する事案であるが、〔9〕は、ストマイ注射により難聴を生じた事件で、第一審が医師の責任を否定したのを第二審が詳細な医学的判断を加えて覆えしている点が注目される。〔10〕については、病棟看護婦の注射ミスにつき、注射を指示した医師の責任を否定している点が注目に値する。医師と看護婦との責任の分配を考える場合に参考となろう。〔11〕は、ザルピラエス静脈注射によるショック死について、第一審が、簡単に、債

務不履行責任――挙証責任転換――不可抗力の立証なし、として医師の責任を肯定したのを第二審が覆えし、債務不履行責任としながらも、慎重に過失の有無を判断し、不可抗力として過失を否定した事件である。繰り返えすが、債務不履行責任と構成することの疑問を端的に裏付ける事件である、といえよう。

以上、〔11〕までは、民事責任に関する事件であるが、〔12〕は、注射に関する刑事責任が問題となった事件であり、多忙をきわめる医師が、点滴注射に関する基本的注意義務を欠いたとされたものである。

〔13〕は、病院管理のミスが問題となった事件で、ベッドと窓の間隔保持に医師・看護婦が注意を払わなかったために、幼児が窓から転落したとされ、病院の管理責任が肯定されたものである。

以上のほか、「医療に関する取締法規」違反が問題となった事件としては、つぎのようなものがある。まず、医師法に関連しては、医師自身の問題とはいえないが、無免許医業に医師自身も共同加功したとして責任を問われた事件として、〔14〕がある。〔15〕は、これも、最近、しばしば問題となっている診療録提出義務が問題とされた事件である（解説参照――なお、この問題をめぐる法律論については、改めて検討したい、と考えている。）。つぎに、麻薬取締法に関しては、〔16〕事件がある。麻薬の連続施用が正当な医療行為に当らないとされた事件である。精神衛生法に関する事件としては、同法二八条の入院手続の違法性が問題となり、否定された事件〔17〕がある。

最後に、「医療に関する社会保障」関係の事件としては、加害者（医師ではない）への損害賠償請求額の算定については、健保給付分を控除する必要はないとされた事件〔18〕と、被害者は国保給付を受けうる場合にも、加害者（医師ではない）に損害賠償を請求して差し支えない、とした事件〔19〕がある。

以上が、判例の概観であるが、ここに掲げた判例から、とくに、印象づけられたのは、診断・治療に関する民事責任の概要を述べる際に指摘しておいたように、法律面では、契約責任か不法行為責任かという観念論の再検討が、どうしても必要であるという点であり（法律構成として、債務不履行論に拘泥しているために「相当因果関係」概念の用い方に問題を生じているようである。なお、本年鑑昭和四七年版三二〇頁参照）、医学面では、「医学水準」とは何かの日常的検討が必要であるという点である。これらの点を繰り返し強調しておきたい。

(2) 判例の個別的検討

① 医療行為と民事責任

〔1〕 診断・処置に関する事例（変形性脊椎症ないし椎間板障害）

（要　旨）

変形性脊椎症ないし椎間板障害と診断された患者にオルソトラック牽引法を施行するに当り、動脈硬化症の存否についての十分な検査をせず、しかも頸椎の治療方法として不適切な臥位での牽引を行った、として医師の過失が認められた事例。

（松山地今治支判昭四七年三月二九日判例時報六八〇号七八頁）

（参照条文）

民法七〇九条（不法行為の要件）

故意又ハ過失ニ因リテ他人ノ権利ヲ侵害シタル者ハ之ニ因リテ生シタル損害ヲ賠償スル責ニ任ス

民法第六五六条（準委任）

本節ノ規定ハ法律行為ニ非サル事務ノ委託ニ之ヲ準用ス

民法第六四四条（受任者の注意義務）

受任者ハ委任ノ本旨ニ従ヒ善良ナル管理者ノ注意ヲ以テ委任事務ヲ処理スル義務ヲ負フ

（解　説）

X（大正八年生れ）は、昭和四一年五月、四肢の関節痛・冷感・脱力感並びに以前からの肩凝りなどのため、Y

（外科開業医）の診察を受け、変形性脊椎症ないし椎間板障害と診断され、注射、投薬のほか物理療法としてオルソトラックによる頸部牽引療法を受けた。ところが、その治療中から四肢の冷感が強まり、かつ四肢の運動に不自由を感じるようになり、排便障害をも生じた、いくつかの病院等で治療を受けたが回復せず（あるところではオルソトラック牽引による頸椎損傷が病因であるとされ、あるいは、脳中枢神経障害が病因であるとされ、あるいは、Yと同じ診断が下されている）、次第にその症状が強まり、昭和四六年四月頃には、運動障害として両脚起立時に上体が前後に動揺し、特に足先を揃えると上体の前後動揺が著明となり、左右への側方動揺もみられるようになり、頸部の運動は左側屈が一五度で左回旋が四五度で、それぞれ疼痛が生じて制限され、排尿が安静時でも起立してはしにくく、蹲居姿勢でする方が容易であり、挙睾反射は、両側とも消失している。

このような事情の下で、XからYに対し損害賠償を請求。

裁判所は、Yが牽引療法を施行した当時、Xは頸髄の高さでの前脊動脈の動脈硬化症が相当亢進しており、また、頸椎骨軟骨症が潜在していた蓋然性が大きく（Xは、二〇歳頃から首が廻わりにくく、Yにも、従来から肩凝りがあったと告げており、牽引直後に、他で、眼底所見により網膜細動脈の硬化症と診断されているし、Xは、かつて、淋疾患にかかっていた）、これらの疾患がオルソトラックによる牽引で悪化促進し、脊髄の血行が一層微弱化して、Xの現在の症状を生じさせたものである、と認定した。そして、オルソトラックによる牽引は高血圧患者には注意すべきであり、かつ頸椎に著しい破壊のみられる者に対しては禁止されているのであるから、頸部のレントゲン撮影および単なる血圧検査だけに頼らず、患者の既往症を克明に尋ねて動脈硬化症の存否を確認するなり、肉眼的に動脈硬化を知る最も適確な方法とされている眼底の網膜細動脈所見を行うべきであるのに、Yは、単なる血圧検査によりXに格別の異常が認められなかったことから、直ちに、オルソトラックによる最高二〇ないし二五キログラムの牽引を行い、しかも、全部で五回のうち、少くとも一回は頸椎の治療方法として適切でないとされている臥位での牽引を行っているとし、この点でYには過失があるといわざるをえない、として、Yに対しXの損害を賠償するよう命じた（逸失利益二七六万七、二一二円、治療費等二〇万円、慰藉料七〇万円、合計三六六万七、二一二円、なお、このほかに見舞金として、すでに一〇万円が支払われている。請求額は五〇〇万円）。

この判決は、慰藉料算定にあたって、Xはこの療法を受けなくても、既往の症状は自然亢進し、早晩、同じ結果を生じる可能性がなくはなかったと指摘しているが、このように、医療行為が病状の進行を促進したにすぎないと判断される場合には、とりわけ、因果関係、治療の妥当性の判定は困難であるし、それだけに、この点が徹底的に論じられなければならない、といえよう。

〔2〕　診断・処置に関する事例（破傷風）

（要　旨）

破傷風のため死亡した場合について、最初の医師は、僅か一日で転院したのであるから、破傷風の疑いをもちつつ観察し終始し血清注射をしなくても過失はないが、転院先の医師は家族から質問されながら疑いを持たず、血清注射の時期を失したので過失がある、とされた事例。

（福岡地小倉支判昭四七年三月三〇日判例時報六八七号八三頁）

（参照条文）

民法七〇九条（〔1〕と参照）

（解　説）

A（昭和一一年生れ）は、昭和四三年三月二五日頃、左手中指を負傷、四月一〇日頃から食欲不振、倦怠感などを覚え、一二日には開口制限が始まり、一四日夜から口に軽いけいれんを起すようになった。そこで、Aは、一五日、M内科医院で診察を受けたところ耳鼻咽喉科へ行くよう指示された。次いで、Aは、Y_1の経営する医院（整形外科・理学療法科）で診察を受けた。この時には、開口制限、言語障害、頸部硬直、軽度のけいれん発作等の症状があったのでY_1は破傷風を疑い三ないし四週間前に外傷を受けたことがないかを尋ねたがAは否定し、全身の視診からも傷は見つからなかった。さらに、鼻腔・口腔内の創傷の検査のため、Y_1はN医師（耳鼻咽喉科）に検査を依頼したところ、Nは、破傷風かもしれないがはっきりしたことは分らない旨をY_1に伝えてきた。Aは、即日、Y_1病院に入院、Y_1は対症療法を施しつつ経過を観察していたところ全身けいれんが現われ（この時点で、Y_1は、Aはヒステリーではないかと疑った）、翌一六日には全身けいれんが増加したので破傷風症状と認めたが、今しばらく経過をみるため対症療法を施行した。しかし、Aは、その家族の希望で、同日、Y_3市が経営するO病院に転院し（午後一時頃、なお、Y_1は、破傷風かヒステリーかの疑いを抱いていたが、Aが受傷を否定するし、O病院で受診するというので、O宛の添書にはヒステリーの疑いとのみ記載）、そこでY_2医師の診察を受けた（午後二時）。その時、Aには開口制限、後弓反張、全身硬直等がみられたが、問診でAが受傷の事実を否定したので、Y_2は破傷風の疑いを一応否定し、炎症性ミオクロヌスまたはヒステリーの疑いをもち、再度（午後五時頃）診察の結果、ヒステリーの疑いを否定し、炎症性ミオクロヌスの疑いの下に抗けいれん剤・鎮静剤・抗生物質の投与、呼吸管理などの治療を行った。一七日にはそれまでの症状に加えて頸部緊張が、一八日からは硬直状けいれんが加わり熱も次第に高くなったが、Y_2は一六日と同様の治療を行った。なお、Y_2はAの家族から一六日、一八日、一九日に破傷風ではないか、と尋ねられ、血清注射の施行も懇請されたが、破傷風の疑いを抱いていない。ところが、二〇日午後二時頃になってY_2はAの家族から指の受傷の事実を聞きその傷痕を発見し、はじめて破傷風の疑いをもち血清注射を施行、二一日にも血清注射を行ったが同日午後二時、Aは死亡してしまった。

このような事情の下で、Aの母XはY_1・Y_2・Y_3を相手として不法行為を理由に慰藉料を請求（請求額はY_1・Y_2・Y_3それぞれに対して一九九万円）。Xは、まず、Y_1は、NからAに破傷風の疑いのあることを知らされていたのだから、Aの症状から、現代医学の常識上、直ちに破傷風と診断できたのに過失により診断できず、しかも、O病院宛の添書に誤っててんかん性ヒステリーと記載したため、その後のY_2の過失を誘発したとし、また、Y_2も、Aの家族から破傷風ではないかと念をおされていながら注意を怠り適切な治療をしなかったとし、Y_3も、Y_2の使用者として民法七一五条により責任を負うべきである、と主張した。

裁判所は、まず、破傷風の潜伏期は大体六日ないし一五日であり、その症状は開口制限、頸部硬直、後弓反張、全身性の強直状けいれんなど特有のものがあり診断は比較的容易であること、破傷風の診断には創傷の有無が重要な役割を果すが、粘膜の創傷からも破傷風菌が侵入する場合もあるので、創傷が発見できない場合でも破傷風を疑わなければならない場合があること、治療方法としては血清注射が極めて重要で、しかも、早期に大量に注射する必要があるのであり、破傷風の疑いを抱いたなら血清注射をして差し支えなく、なすべきであること、などを認定した。ついで、Y_1・Y_2の過失について判断し、医師のおかれた具体的な諸条件を十分考慮すべきであるとしながら、Y_1は、Aに対し破傷風の疑いをもちながらも確定できず血清注射をしなかったが、AがY_1医院に入院していたのは約一日であり、この程度の間は症状の経過を観察することは許されるべきである、とし、また、O病院への添書に「ヒステリーの疑い」と記載したとしても、Y_2はY_1の添書に拘束されて診療をしたものではないから、その添書をもってY_1に過失があったともいえない、と述べてY_1の過失は否定し、Y_2については、O病院に入院後のAの症状は破傷風症状に合致しており、一六日にはAの家族から「破傷風ではないか」と尋ねられているのであるから、創傷が発見できなかったとしても遅くとも一七日中には破傷風の疑いがあると診断し血清注射をすべきであったのであり、したがって、Y_2には診断上・治療上の過失があった、とし、このY_2の過失とAの死亡との間には相当因果関係があると判断した（血清注射使用前の破傷風による死亡率は八五％であり、潜伏期間が一一日ないし一二日の場合の血清注射使用後の死亡率は三五・三％であるとされているのであり、Aは八五％の中に入って死亡したもので、血清注射をしなかったことにより六四・七％の生存の可能性を奪われたことになる、とする）。そして、Y_3もその事業として診療をしている以上、Y_2と連帯して賠償すべき義務があるとし、Y_2・Y_3に対しそれぞれ五〇万円の慰藉料を支払うよう命じた。

Y_1は責任を否定されてはいるが、この事件は、患者の転院に関して、前医の後医の連絡を十分になすべきことを示唆しているといえよう。なお、Y_3も、単なる使用者責任というよりも独自の不法行為責任を負わされていることに注意されたい（ただし、この取扱いは疑問であり、むしろ、民法七一五条の解釈を通して、共同不法行為と構成し、連帯して一〇〇万円を支払わせるべきではないかと思われる）。

〔３〕　診断・処置に関する事例（核黄だん）

（要　旨）

早産未熟児が脳性麻痺による身体障害を生じた場合につき、その脳性麻痺の原因である核黄だんを看過し、交換輸血のための措置をとらなかった以上、債務不履行の責任がある、とした事例。

（宮崎地判昭四七年三月三一日判例時報六八二号六四頁）

（参照条文）

民法四一五条（債務不履行）

債務者カ其債務ノ本旨ニ従ヒタル履行ヲ為ササルトキハ債権者ハ其損害ノ賠償ヲ請求スルコトヲ得債務者ノ責ニ帰スヘキ事由ニ因リテ履行ヲ為スコト能ハサルニ至リタルトキ亦同シ

民法七一一条（生命侵害に対する慰藉料）

他人ノ生命ヲ害シタル者ハ被害者ノ父母、配偶者及ヒ子ニ対シテハ其財産権ヲ害セラレサリシ場合ニ於テモ損害ノ賠償ヲ為スコトヲ要ス

（解　説）

X_1女は、昭和四〇年二月一三日、産婦人科医Yの医院で出生した。出生当初はチアノーゼを起していたほかは異常はなかったが、未熟児であったので保育器に入れられた。ところが、翌一四日になって、テール様便、血尿がみられ（ブドウ糖・ビタミンＡ・Ｃ注射、その後二二日まで継続）、一五日には血性嘔吐、黄だんがみられるようになり、一六日

に新生児メレナと診断され（ケーワン・アドナACを注射、二二日まで継続）、一八日には普通の新生児黄だんに比べ強い黄だんになったが、Yは、生理的黄だんと認め、核黄だんの疑いを持たず、別段処置をとらず、その後、X_1は衰弱を増し、二三日に至り激しい嘔吐・けいれんが生じたので、Yは付添のX_1の祖母に県立A病院への転医を強く指示（一八日にも転医を勧めてはいる）した。そこで、X_1はA病院に転院したが、担当医Mの診断によれば、既に核黄だんの第2期に入っており、交換輸血を行っても、もはや、後遺症の発生を防ぐのは困難と判断された。X_1は、三月末に退院したが、現在、著しい運動機能障害が見られ、日常の起居動作も不可能で、さらに重度の言語障害を伴っており、それは脳性麻痺に起因するもので、一生、治癒の見込みはないという状態にある。

このような事情の下で、X_1並びにX_2（X_1の父）、X_3（X_1の母）の三名は、Yに対し、黄だんの強くなった時点で血清ビリルビン値を測定した上で、若しくは、核黄だん第1期症状の現われた時点で、速やかに交換輸血を行なっていれば、後遺症を残さずにすんだのに、Yが綿密な診療を怠ったため治療の時期を失ってしまった、として、診療契約上の債務不履行に基づき、X_1は七〇〇万円、X_2・X_3はそれぞれ五〇万円の慰藉料を請求。

裁判所は、まず、X_2・X_3とYの間には、入院の際、生まれる子に心身の異常があればYに診療を依頼する契約をし、また、X_1が出生した際、X_2・X_3はX_1の法定代理人としての診療契約を締結したという前提をおく。そして、X_1の脳性麻痺の原因について、特発性高ビリルビン血症に基づく核黄だんに起因するとの高度の蓋然性（前記症状からみて、新生児溶血性疾患に基づく核黄だんではない、とする）ならびに頭蓋内出血に起因するとの高度の蓋然性（X_1はメレナ症状を呈しているし、出生時にチアノーゼ症状を呈している未熟児には正常児に比べて高率に発生する）とが考えられるから、核黄だんの脳性麻痺の結果に対する寄与率は五〇％を占めるとするのが相当であるとする。ついで、Yは核黄だんについて、第1期症状を呈した二〇日頃にもこれに気づかず、その処置を講じなかったのであるから（カルテの杜撰な記載もこれを裏付けるとする）、Yには債務不履行があるとし、さらに、この債務不履行とX_1の後遺症との間には相当因果関係があるか否かをとり上げ、昭和四〇年当時、核黄だんに関する知識が一般開業医に十分普及していたとはいい難いが、昭和三〇年代には、これに関する文献が相当数発行され、交換輸血の実施例も相当あったのであるから、その知識を得ることが可能な状態にあり、それを前提として診療に従事すべきであり、Ｙも後遺症の発見を予測すべきであったというべきであり、にもかかわらずＹはこれを看過し、適宜の時期に交換輸血に関する検査・治療ないし転院措置も講ぜず、そのため後遺症を残す結果となったのであるから、Ｙの債務不履行とX_1の後遺症との間には相当因果関係があるとする。さらにつづいて、Ｙの過失の有無をとり上げ、「Ｙは診療契約により新生児を取り扱う医師として当時の当該医学界における知識水準に基づき、新生児の症状を詳細に観察した上、その生命・身体に危険な結果を招来するような病因を予測してそれに応じた適切な治療を施し右結果を未然に防止すべき注意義務を有する。」とし、ここでも、繰り返して、Ｙは交換輸血に関し、検査・治療ないし転院措置を講じ、後遺症を未然に防止すべき注意義務があったとし、Ｙが免責されるためには、予測・治療・転院措置が不可抗力でできなかった、または著しく困難であったという事情が立証されなければならないが、この点についての立証はない、としてＹに過失がある、と判決した（慰藉料の算定に当っては、脳性麻痺に対する核黄だんの寄与率が五〇％であることを考慮した上、X_1に対して一五〇〇万円、X_2・X_3については各二五万円の慰藉料の支払いを命じている）。

この事件でも、医学水準をどこにおくべきか、開業医としてどこまでの知識を有すべきかが問われている点に注目しておきたい。また、この判決は、法律的にも問題がある。判決は、①X_3の入院の際にX_2・X_3とＹとの間に、出産の際にX_1とＹとの間に、それぞれ診療契約が締結されたという前提をとった上で、まず、②後遺症の原因の一半が「核黄だん」であることを確定し、ついで、③核黄だんに対する処置をとらなかった以上Ｙに債務不履行があるとし、さらに、この債務不履行につき、④Ｙの予見可能性を論じつつ、Ｙの債務不履行と後遺症との間には相当因果関係があるとし、さらにまた、⑤Ｙの過失の有無をとり上げて結果回避義務違反――過失があり、Ｙは不可抗力によるなどの反証を挙げないかぎり責任を免れない、とする。しかし、内容を一読すれば分るように、④と⑤の内容は明らかに重複する。相当因果関係の問題と帰責の問題とは統一的に理解すべきであるということは、すでに学説によって鋭く指摘されているところである。また、昨年度年鑑の判例概説で指摘したように、③の事実的因果関係の問題もまた④⑤と無縁ではない。とりわけ、本件のように、不作為による事故の場合には、不作為と事故との間の事実的因果関係を確定しようとすれば④⑤と併わせて論ぜざるをえないように思われる。したがって、むしろ③④⑤については、これを一括して過失の問題として処理すべきではなかろうか。確かに、一般論として、事実的因果関係、相当因果関係、過失の諸要件を融合して、たとえば、過失——注意義務一本に統一してしまうべきかどうかについては、その当否を速断できない。しかし、本判決のように、機械的に債務不履行の要件を列挙し、それぞれについて論ずることには疑問を禁じえない。本判決は、①からも明らかなように、債務不履行の構成に忠実たらんとする余り、医療事故に関する限り法的判断を引き出すための構成としては、すっきりしないものになってしまったといえよう。それほど医療事故を診療契約違反——債務不履行として構成する必要があるかをあらためて問いたい。契約構成を貫徹しようとするのならば、果して契約違反を理由に慰藉料が請求できるのかが問題とされなければならないことになろうし、さらにまた、⑤のようにYの過失を論証した上で不可抗力云々を論ずる必要はなく、はじめからYの過失を不問に付して不可抗力の反証を挙げないかぎりYに責任を負わせるといえば足りるということにもなろう。しかし、医療事故について慰藉料請求を否定したり、単純な挙証責任転換論で処理したりすることはできないであろう。とにかく、本件は、医療事故は不法行為責任か債務不履行責任かという議論の無意味さを物語っているように思われる。

〔4〕　診断・処置に関する事例（胃癌）

（要　旨）

精密検査実施につき患者側に非協力的態度が多く、疑いを抱きつつも胃癌と診断せず、開腹手術をしなかった医師について過失を否定した事例。

（東京地判昭四七年八月八日判例時報六九〇号六四頁）

（参照条文）

民法七〇九条（〔1〕参照）

（解　説）

A女（三二歳）は、昭和三六年秋頃から、胸やけ、吐き気、腹部不快感があり、訴外M病院で診療を受け（昭和三七年四月）、三八年五月頃からは空腹時の上腹部痛も加わったので再び通院し、レントゲン検査を受け、胃潰瘍と診断されたが、担当医師は胃癌の疑いを抱き、さらに胃カメラ検査を行なったところ、検査の途中でAが苦痛を訴えたため中止された。そして、その後、三九年三月になって、Aは夫Bの勤務するY_2病院においてY_1医師の診察を受けることになり、四〇年二月までの間に五回Y_1の診察とレントゲン検査を受けたが、その結果ではさしたる異常はなく、その間の検便の結果もいずれも出血反応は認められなかったので、Y_1は、一応、胃潰瘍と診断を下していた。しかし、Aが胃癌の可能性もあることを考えて、第1回目のレントゲン検査の頃から、Aやその夫Bに胃カメラ検査、胃液検査、検便等の精密検査を受けるように勧めたが、Aは、三回検便を受けた以外はこれらの検査に対して非協力的であった。そして、四〇年七月、Aは死亡。

このような事情の下で、Aの父母であるX_1・X_2から、AがY_1の診察を受けるようになった昭和三九年の春頃に、Y_1がAの疾患を胃癌と診断し適切な処置をとっていたならば、Aは死亡することもなかったのに、漫然と胃潰瘍と誤診し、適切な治療を行わなかったために死亡してしまった、と主張して、Y_1並びにその使用者Y_2に対し、不法行為に基づく損害賠償を請求した（請求額合計約二五六万円）。

裁判所は五回のレントゲン検査の結果は胃癌を疑うべきものであり、当時の医学界の水準からそれを知ることは不可能ではなかったが、他の確実な診断方法を総合し確定した上で唯一の療法である手術を勧めるべきで、レントゲン写真のみで胃癌と診断するのは避けるべきである、とした上で、Y_1は、疑いを抱いただけでなく、Bその他の近親者に胃癌に対する警告をなすのが望ましかったであろうが、Y_1はその疑いの下に胃カメラ検査などの必要を説いたのであり、AはY_1の指示に従うべきであり、胃カメラ検査の際の苦痛については、訴外M病院での経験などを述べてY_1の処置を期待すべきであったのに、非協力的態度が多く、診察を受けたのも前後五回に過ぎず、その間には七ケ月も病院を訪れないこともあり、Y_1としては、常に、BにAの容態を聞き、変わりない旨の返答を受けていた、というのであり、加えて、開腹手術が患者の生命・身体に多大の危険をもたらすことも考慮すれば、胃癌と診断して開腹手術を行わなかったとしても、Yに過失があったとは認められない、と判示、X_1・X_2の請求を斥けた。

この判決は、患者の非協力が医師の治療を妨げた場合に医師の責任を否定したものであり、医師と患者との関係を考えるに当って参考になる。

〔5〕　診断・処置に関する事例（腸間膜静脈血栓症）

（要　旨）

胃の切除手術後、腸間膜静脈血栓症による腸管麻痺を併発死亡したという場合について、現在の医療水準では腸間膜静脈血栓症の診断は困難であるから、その診断をなしえず、対症療法に終始しても、医師としての注意義務の懈怠はなく、医師に過失はない、とされた事例。

（山形地新庄支判昭四七年九月一九日判例時報六九四号九八頁）

（参照条文）

民法六五六条
民法六四四条
民法七〇九条
（〔1〕参照）

（解　説）

Ａ（大正七年生れ）は胃潰瘍のため開業医Ｙの執刀で昭和四一年一二月一九日胃の幽門部三分の二を切除する手術を受けた。手術後の経過は良好であったが、同月二六日に抜糸した後、嘔吐、腹部膨満感、腹痛などを訴えるようになり、同月二九日腸管麻痺により死亡した。

そこで、Ａの妻X_1、子供X_2・X_3は、Ｙに対して、手術・治療を施すことを依頼した準委任契約が履行不能に終ったと主張し、さらに、以上のＹの契約責任が認められないとしても、Ａの容態が急変したので、診察を再三要求したのにＹはこれに応じず、無資格たる看護婦に命じて注射をさせたに止まったのであり、Ｙには医師法一九条・二〇条違反の不法行為があるというべきであると主張して、損害賠償を請求した（請求額は、財産損害につき、約七二〇万、慰藉料として、計五〇〇万となっている）。

裁判所は、Ａ・Ｙ間に診療を内容とする準委任契約が成立し、Ａの死亡によりその準委任契約は履行不能になったという前提の下に、つづいてＹの過失の有無を判断し、これを否定した。すなわち、まず、Ａの腸管麻痺の原因は腸間膜静脈血栓症によるものと推定されるが、これは腹部内臓の炎症または手術後に稀に発生するもので、腹部膨満が現われ、強い腹痛を伴って急激な経過を辿り、死に至るのが通例であるが、これを確実に診断することは容易ではなく、また、たとえ診断できて開腹手術を行ったとしても救命率は極めて低い、とし、現在の医療水準を基準とする限り、ＹがＡの症状を腸間膜静脈血栓症と診断できなかったことに注意義務の懈怠はないとし、さらに、Ｙの採った対症療法自体についても、腹痛に対する鎮痛剤（ピラビタール・ブスコパン・オピアトなど）の使用、腸蠕動の亢進をはかるためのアリナミン・パントールなどの使用、ショック状態の発生に対しての補液（グリコアルギン）、副腎皮質ホルモン（デカドロン）、強心剤（ビタカンなど）の投与など、原因不明の腸管麻痺に対する対症療法としては適切な処置であり、Ｙに注意義務違反はないとした。なお、Ｙは以上のように医師としての注意義務を尽しているから、X_1らが不親切を詰るのは理解できるが、X_1らの診察要求に応じなかったからといって法的な義務違反があるとはいえないし、無資格看護婦を使用していても、そのことにより医療処置に過誤が生じたという事実は認められない、とした。

裁判所は以上の理由で、Yの過失を否定し、X_1らの請求をいずれも斥けた。
この事件は、診断ができなくても、その診断が現在の医学水準ではきわめて困難なものであれば、医師は免責される、ということを示している。なお、本件では、手術ならびに治療を準委任契約と構成している。

〔6〕手術に関する事例（左足切断）

（要　旨）

交通事故の被害者が身障者となったのは、加害者Aと治療にあたった医師Yとの共同不法行為であり、その責任の割合は4対1であるとした事例。

（東京高判昭四七年四月一八日判例時報六六九号六九頁）

（参照条文）

民法七〇九条（〔1〕参照）

民法七一九条（共同不法行為）

①　数人カ共同ノ不法行為ニ因リテ他人ニ損害ヲ加ヘタルトキハ各自連帯ニテ其賠償ノ責ニ任ス共同行為者中ノ孰レカ其損害ヲ加ヘタルカヲ知ルコト能ハサルトキ亦同シ

②　教唆者及ヒ幇助者ハ之ヲ共同行為者ト看做ス

（解　説）

この事件の第一審については、本年鑑昭和四五年版〔4〕事件を参照されたい。

交通事故により左足を損傷したB（四歳）に賠償額を支払った加害者A（運転手）の雇主Xから、その治療をした医師Yに対して、Yが過失により医療本来の対症療法の程度を逸脱した切断手術をしたために賠償額が大きくなったのであり、YもAとともに共同不法行為者であるから、自分の支払った賠償額の半額を支払えと請求したのに対して、第一審は、Ａ・Ｙの責任の割合は五対一であるとして、六分の一の求償を認めた。

これに対して、Ｙから控訴、Ｘも付帯控訴した。

本判決は、Ａに基本的責任があり、Ｙは不当な医療処置により損害を拡大したものであり、共同不法行為者であるＡ・Ｙの責任の割合は四対一とみるのが相当であるとし、第一審の判決を変更、ＸはＹに対し二〇万円の支払いを請求できるとした（なお、ＸがＢに支払った賠償額は一〇〇万円である）。

本件のようなケースでＡ・Ｙを共同不法行為者と構成することが疑問であることについては、本年鑑四五年版、〔４〕事件の解説を参照されたい。

〔７〕麻酔に関する事例（ベルカミンＳ）

（要　旨）

痔疾手術直後に心機能不全による急性肺水腫のため死亡した場合について、医師の行った腰椎麻酔・事後処置に過失はなかったとされた事例。

（東京地判昭四七年一月二五日判例タイムズ二七七号一八五頁）

（参照条文）

民法四一五条（〔３〕参照）

民法七〇九条（〔１〕参照）

（解　説）

Ａ（大正一五年生れ）は、昭和四三年九月、開業医Ｙから痔疾手術を受けた直後、一五分ないし三〇分経過した頃、突然、呼吸困難を訴え、Ｙは、直ちに、救急処置を施し、意識を失ったので、設備の整っているＮ大学附属病院へ搬送したが死亡、その死因は、心機能不全による急性肺水腫であった。

X_1（Aの妻）X_2（Aの子）からYに対して、①Yは麻酔ショックの発生を防止するための問診・検査等を怠った、②呼吸困難、血圧下降に陥ったAに対して、気管に挿入する酸素吸入法、強心剤・血圧昇圧剤などの投入、両足を上げる措置など当然採るべき処置を講じなかった。③心臓蘇生術を用いず、救急車でN大学病院へ搬送し病状を悪化させた、などと主張し、診療契約上の債務不履行もしくは不法行為を理由とする損害賠償を請求。

これに対して、Yは、①Aは国民健康保険の被保険者で、Yは療養取扱機関であるから、Aの診療契約の相手方はYではなく保険者である、②Yは医師として必要とされる注意義務を果しており、Aの死は不可抗力である、などと抗弁した。

裁判所は、まず、Yの抗弁①について、保険診療の被保険者である患者と療養取扱機関との間には、直接、診療契約が締結されると見るべきである（その理由としては、国保法上の被保険者は自己の意思で療養取扱機関を自由に選択できること、被保険者は療養取扱機関に対し、直接、一部負担金の支払義務を負うこと、療養取扱機関は他の都道府県区域内の被保険者に対しても診療義務を負うこと、保険診療から自由診療への切り替えが行われること、などをあげ、A・Y間に診療契約が存在することは保険者と療養取扱機関との間にどのような公法上の権利義務関係が生じるかとは別問題で、保険者と被保険者との間に公法上の法律関係が生じることも相容れないものではない、とする。）、との前提の下に本件手術とAの死亡との間には相当因果関係があるというべきであり、YのAに対する診療契約上の債務はAの死亡により履行不能となったとする。しかし、ついで、Yに過失があったかどうかを判断し、まず、X_1らの主張①については、手術を行う場合、医師は患者の健康が手術に耐えうるかどうか確認しておく義務があるが、YはAと面識があり健康状態を知っていたから、本件の場合、とりたてて確認を行うまでの必要はなかったし、また、Aの死が麻酔ショックによるとの証明自体がなされていないのみならず、X_1らが主張するように検査をしたからといって、麻酔ショックを起すか否かを事前に知りえたとは限らない、として、この点に関するYの過失を否定し、ついで②については、YはAの呼吸困難の状態に対して、ショック防止剤、強心剤、血圧昇圧剤、呼吸促進剤などを注射し、閉鎖循環式全身麻酔器により人工呼吸を行っており（Ａは酸素を吸引していたのであるから、X_1らの主張するような方法によらなくともよいとする）、酸素吸入等医師に要求される救急処置を尽しており、この点にも過失はないとし、さらに、③について、Ａの意識喪失後は心停止を防止するために必要な電気ショック法等を行いうる設備を有するＮ大学附属病院（Ｙ方から車で一〇分の距離）に搬送したのであり、適切な処置を講じたといえる、としてＡの過失を否定し、結局X_1らの請求を斥けた。なお、裁判所は、「『あの痔の手術を受けなかったら……』と悔むX_1らの心情は、当裁判所も十分理解するのであるけれども」X_1らに誤解があり、X_1らのような主張をすることは、「現在の医学そのものの至らなさからの結果をＹ個人に責めることとなろう。医学は決して万能ではなく、過失責任法制のもとでは医師の治療に由来する賠償責任の追及にはおのずから限界がある。X_1らがこれを理解し、Ｙを責めることを諦めて、故人の冥福を祈る気持になることを、当裁判所としては期待するものである。」と述べている。

この判決も、債務不履行に拘泥しているように思われる。確かに、国保法から生じる法律関係ですべてを律すべきではなく、Ｙ・Ａ間に診療契約が存在するといいたければいってもよいが、そこから、一方で麻酔と事故との間に相当因果関係ありとしながら、他方、「過失」について、麻酔により死亡したとの立証がなく、検査をしても予見可能性がないとして、医師は注意義務を果していたとするのは矛盾といえないであろうか。相当因果関係と過失との統一的理解の必要性については〔３〕事件の解説を参照されたいが、このようなすっきりしない議論となるのも、債務不履行論に拘泥しているからではないかと思われる。そもそも、患者が死亡すれば、すなわち診療契約上の債務不履行といえるのであろうか。なお、本判決も、債務不履行と構成しながら、単純に、挙証責任転換の法理を用いることなく、正面からＹの過失の有無を論じている。この点にも注目しておきたい。

〔8〕　麻酔に関する事例（オウロパンソーダ）

（要　旨）

幼児（一歳）の陰嚢水腫の手術中、心停止・呼吸停止を起し死亡したという事故において、医師に診療契約上の注意義務違反があった、とされ、ただし、被害者の両親が解剖を拒んだのは慰藉料算定上の減額事由になる、とした事例。

（宮崎地判昭四七年一二月一八日判例時報七〇二号九四頁）

（参照条文）

民法四一五条（〔3〕参照）

民法七〇九条（〔1〕参照）

（解　説）

A（一歳）は、開業医Yから陰嚢水腫の根治手術を受けた（昭和四三年一二月七日）が、手術を終え皮膚縫合に移ったとき、突然、心停止・呼吸停止が起り、救急措置の効なく、ついに死亡してしまった。

そこで、Aの両親であるX_1・X_2は、Yに対して、X_1・X_2とYは前記手術を目的とする診療契約を締結しており、Yはその債務の本旨に従い善良なる管理者の注意義務をもって手術をすべきであるのにこれを怠りAを死亡させてしまったとして、債務不履行に基づいて慰藉料を請求し（各自二〇〇万円づつ請求）、①麻薬施用による手術においては不完全気道閉塞を生じ、副交感神経反射作用と相俟って、舌根沈下あるいは心停止・呼吸停止等が発生する危険があるのに、Yは、未然の防止措置を怠り、また事前の諸検査（検血、心電図、腹部X線、体温、体重の測定等）を全くせず、問診も不十分であった、②危険性が高く現在ほとんど用いられていない筋肉注射による全身麻酔を採用し、しかも、適量不足の麻酔剤を使用し、かつ麻酔覚醒期に手術を施行した、③事故発生後、適切な蘇生術を講じなかった、と主張した。なお、X_1・X_2は予備的請求として、仮りに、債務不履行責任がないとしても不法行為責任がある、と主張した。

これに対し、Yは抗弁として、①手術前からの治療を通じても、また麻酔前の視診・聴診によっても異常を認めなかった。そして、視診・聴診によって異常が認められなければ心電図をする必要はなく、かえって、不必要な検査をすれば、査定で診療給付金を削除されるし、保険医の資格を剝奪されるなどのこともある、②X_1らの主張するように最深麻酔期に手術を施行することは、事故が発生した場合、適切な処置を施すための器具、設備を有しない一般開業医には不可能である、③蘇生術として、人工呼吸、酸素吸入、強心剤（ビタカン、テラプチク、ジキタミン等）の投与などを行っており、事故処置に落度はない、などと述べ、Aの死は不可抗力によるものであると主張した。

裁判所は、X_1・X_2とYとの間の診療契約は、Aの病的症状を解明し、それに応じた手術をなすことを目的とする準委任契約と解すべきであるという前提の下に、Aの死因となった心停止・呼吸停止は、手術の途中でAが不完全気道閉塞の状態となり、そのため低酸素症や炭酸ガス蓄積を生じ副交感神経反射が強められ反射的に生じたものと推認される、とし、Yは診療契約に基づいて、医学界における水準的知識・技術を駆使し、患者の生命・身体に危険な結果を招来しないよう未然に防止すべき注意義務があるが、Yは、債務の本旨に従った診療義務を尽したとはいい難く、この診療契約は不完全履行に終っているとし、Yの注意義務違反として次の点を挙げている。即ち、X_1・X_2の主張①について、小児に対して麻酔を施用して陰嚢水腫根治手術を施行する場合、気道閉塞や低酸素症を来しやすいこと、Yが麻酔薬として使用したオウロパンソーダは副交感神経刺激作用を有すること、浅い麻酔時における手術は不完全気道閉塞を起し、副交感神経反射を強めること、陰嚢は副交感神経反射を強める部位であること、等が認められるから、手術に当っては、術前検査として口腔内の視診、心雑音・呼吸音についての聴診、脈搏の触診、副交感神経の緊張性を知るための心電図検査などが必要であり、また水分代謝が激しい小児には麻酔施用前に水分補給をする必要があり、さらにオウロパンソーダの副交感神経刺激作用を抑制するための前投薬（アトロピン、或はスコポラミン）を投与し、手術中も常に気道の状態を観察し適切な気道の補助をすること、等が必要であるのに、Yは以上の措置を怠っているとした。ついで、X_1・X_2の主張②の点について、浅い麻酔時の手術は反復運動の亢進をみ、不完全気道閉塞を起すから、深麻酔時に手術をすることが望ましいのに、Yは最深麻酔期を過ぎた時点で手術を開始しているとし、さらにX_1・X_2の主張③については、心停止・呼吸停止が起きた場合は、まず閉胸式マッサージを行ない、それで効果がない場合は開胸して強心剤を直接心臓に注射するとともにマッサージを講ずることが必要であり、また、救急蘇生の場合には、アドレナリン・アイソプロテレール・重炭酸ソーダ・カルシュウム剤等の強心剤・呼吸促進剤を心臓か静脈内に注射する必要があるのに、Yはこれらに比し作用の劣るビタカン・ジキタミンを施用し、また、蘇生剤としては不適当なテラプチクを施用するなど、Yのした蘇生術は極めて不完全なものであった、とした。かくて、裁判所は、Yの債務不履行とAの死亡との間には相当因果関係があったと認め、さらにYに責任なしといえるためには、Yにおいて不可抗力などを立証しなければならないが、Yの抗弁①については、保険医療機関及び保険医療養担当規則二〇条には、「各種の検査は診療上必要であると認められる場合に行ない、研究の目的で行なってはならない」と規定されているが、本件の場合、心電図による検査の必要性が、保険医の場合でもとくに除外されているとは認められない、とし、Yの抗弁②についても、不可能ではないとし、むしろ、Yは、オウロパンソーダを二〇年来使用、その効用を熟知しており、本件のような手術を過去二〇ないし三〇件行っているという点、Aの診療録には、麻酔投与時や手術開始時、手術前後のAの症状についての記載がなく、Y自身麻酔投与時や手術開始時を正確に確認していなかった、という点からみても、Yの態度は惰性に流れ、疎漏杜撰の謗りを免れない、と指摘、Yの抗弁を否定した。結論として、判決は、Yに対し、X等に慰藉料として、それぞれ一〇〇万円を支払うよう命じている。ただし、慰藉料の算定に当っては、XらがYの要求したAの死体解剖を拒んだため、「解剖所見による資料蒐集の手段を失わせ、死因解明を今日に遅延せしめる結果となり、とりもなおさず本件紛争・提訴の一因となったことが認められる。かかる場合には、立証困難な、しかもその結果として診療担当者側に立証責任上の負荷を加重せしめかねない現代医事紛争の性質に鑑み、慰藉料算定上の減額事由として考慮するのが公平の原理に適うものというべきである。」

とする。

この判決も、準委任契約――債務不履行と構成しながら、医師の注意義務違反――過失を慎重に認定しており、単純な挙証責任転換論で処理してはいない。ただ、ここでも「相当因果関係」と「過失」とは、実質的には、同じであり、この二つを区別して論じるのは、債務不履行の前提が影響しているからであろうが、無意味なように思われる。

〔9〕注射に関する事例（ストレプトマイシン）

（要　旨）

ストマイ注射の副作用による聴力障害につき、医師は、原則として、定期的に聴力検査を行う義務がある、として、医師の注意義務違反を認めた事例。

（札幌高判昭四七年一月二八日判例時報六五九号六八頁）

（参照条文）

民法七〇九条（〔1〕参照）

民法四一五条（〔3〕参照）

（解　説）

Xの左脇下の腫物が、切開手術の結果、左腹壁結核と診断されたので、外科開業医Yがその治療のためストレプトマイシン注射をした（約三カ月間に二九本）ところ、副作用による聴力障害を生じた（昭和四〇年）ため、XからYに対して損害賠償を請求した事件である。

本件の第一審判決については、本年鑑昭和四五年版〔6〕事件に掲載したところであるが、第一審では、Yの診断並びに治療方法の選択は適正であり、またストマイ使用上の注意として、Yはストマイ注射を施用するに際し、Xが副作用の発現し易い体質であるか否かの点について調査していないが、副作用の発現を事前に探知することは、現代の医学では不可能であり、医師のとり得る最善の策としては、副作用が認められないか注意し、このような訴えがあった時は使用を中止し、専門医の治療を受けさせる等の方法しかないのであり、前後の措置についてもYに過失があったとはいいがたい。

また、Yが、ストマイ施用についてXが不安を訴えたのに対して、「今のストマイは絶対に耳にこない」等と答えたのは、医師の言としては軽率の誇りを免れないが、Xの右の訴えは、Xが特異体質であるとか、親族にストマイ注射による後遺症患者があるとか具体例をあげてのものではなく、単に「大丈夫か」と副作用発現に対する不安を表現したにすぎないものであることや、ストマイ注射の副作用により日常生活に支障をきたす高度の聴力障害を示した症例はきわめて少いとされている等を考え合わせると、Xの言辞をとらえてYに過失ありということもできない、としてXの請求を斥けている。

この判決を不服としてXが控訴したのが本件である。

第二審裁判所は、詳細な検討を加え、ストマイ注射とXの聴力障害の間の因果関係の存在を認めた上で、ストマイ注射自体はYの症状に対する処置として違法とはいえず、適切なものであったし、一般開業医としては、通常の処置をしたといえなくもない、としながら、しかし、「医師が患者の疾患を治療するため行なった医療行為が適切であったとしても、これによって患者の身体に重大な副作用を発現せしめる危険のあることが知られている場合においては、患者の生命および健康を管理すべき業務に従事する医師としては本来の治療目的に即して避けることのできない場合を除き副作用によって患者に損害を与えることのないよう高度の注意義務を要求され、殊に重篤な治療不可能な障害に陥る危険を防止するために最善の注意義務を要求されるものと解するのが相当である。」とする。そして、その予防方法は未だに発見されていないが、ストマイ注射に聴力障害を伴う場合があることは熟知されているのであり、医師としては、出来るだけ早期に、かつ軽度のうちに発見し、適切な対策を講じる必要があり、そのためには、原則としては、定期的なオージオメーターによる聴力検査をなすべきであり（この設備は耳鼻科の専門医でなければ備えていないのが通常であるが、耳鼻科の専門医に検査を依頼すべきであり、あるいはその旨を患者に指示すべきであり、検査を省略すべきではない、とする)、「ストマイ注射が医療に採用されてからの十数年間における医学の進歩に対応して、抗結核剤としての有用性をますます発揮させるとともに、その副作用における悲惨な事例を一つでも減少させるため万全を尽くすことこそ結核医療に携わる医師の職責であるといわねばならない。」とする。このように立論した上で、Yは、このような方法をとることなく、Xの体質等について観察・検査をして異常なしと判断していたとしても、「それだけでは聴力検査を省略しうる理由とならないのであって、かえって、YがXに対してより懇切にストマイ注射の副作用について説明し、Xの訴を聞く態度をとっていたならば、過去においてXの母や妹がストマイ注射の副作用と思われる難聴となったことを容易に知ることができたと思われ、この点を独立の注意義務違反ということはできないとしても、右の事実を知っていたならば一層慎重に聴力検査を実施したであろうと思われる」とし、結局、聴力検査を行ない、あるいはこれを受ける機会を与えるべき注意義務があるのに、これを無意味と軽信したのはYの過失である、と判断し、第一審判決を取消し、Yに対して賠償を命じた(補聴器、その電池代などの財産上の損害一〇万六、〇五二円、慰藉料二〇万円、合計三〇万六、〇五二円、なお、請求額は、財産上の損害六八万二、三六五円、慰藉料四三〇万円、合計四九八万二、三六五円)。

この判決は、詳細な検討を加えた上で、医師に対して、厳しい注意義務を課しているが、判決の判断基準となっているのは、昭和三八年六月七日付厚生省保険局長通達「結核の治療指針」であると推測されるのであり、この指針をどう評価するか、さらには、判決の法的判断は厳しすぎないかについての医師の立場からの積極的な議論が望まれる。なお、この判決は、Xが第一次的に債務不履行による損害賠償を請求し、第二次的には不法行為による損害賠償を請求している点について、いずれによるかを区別する必要はない、とする。この点は賛意を表しておきたい。

〔10〕　注射に関する事例（グレラン）

（要　旨）

病院で、医師が看護婦に注射をするよう指示し、病棟担当の看護婦が行ったグレラン液の筋肉注射により橈骨神経麻痺が生じた、という場合について、医師の過失は否定され、看護婦の過失のみが認められた事例。

（福岡地判昭四七年七月二一日判例時報六九一号六八頁）

（参照条文）

民法七〇九条（〔1〕参照）

（解　説）

X（四五歳）は、昭和四一年二月九日、狭心症の治療のためY県立M病院に入院し、同月一二日、診察に当った病院長Aの指示で（Aの指示は、随行のB_1看護婦からB_2看護婦を介して準夜勤のB_3――昭和三四年準看護婦の資格を取得――に伝えられた）B_3看護婦から右上膊部にグレラン液の筋肉注射を受けた（B_3は、一二日、消灯後の夜一〇時頃、懐中電灯を携行、Xの寝衣を押し上げを十分にしないまま、右上肢の肘から七・八センチの外側部位に注射、Xが激痛を訴えたが、そのまま続行している）。ところが、その結果、橈骨神経麻痺を生じた。なお、その処置の経過は次のとおりであった。すなわち、一三日（休日）主治医Cに連絡、ゼノール湿布の指示を受け、行う。一四日、Cは診察の後、低周波をかける指示、同日、A診察、一五日から、さらにATP注射、二三日からマッサージ、しかし、症状は悪化、三月二四日、Xの希望で退院、Aの紹介でN大学病院へ、そこで橈骨神経麻痺と診断された。その後、Xは、O病院で入院加療（同年四月七日から昭和四三年五月一二日まで七六七日間）、続いてP病院で入院加療（昭和四三年五月一三日から七月一五日まで六四日間）、さらにQ病院で診察を受け、R医院へ通院加療（昭和四三年七月二五日〜昭和四六年九月一三日まで）、なお、その間、福祉措置を受けるため、さらにS医院で診断を受けている。

以上のような事情の下で、XはY県を相手として、Xの傷害はYの被用者であるA医師およびB_3看護婦の過失によって生じたものである、として損害賠償の支払いを求め（請求額は、財産損害計八二九万七、一八三円、慰藉料三〇〇万円、合計一、一二九万七、一八三円）、次のように主張した。すなわち、①医師および看護婦が注射を行う場合には注射方法を確認し、安全部位を選ぶなどの注意義務があるのに、B_3看護婦はそれを怠り、室灯もつけず、安全部位を確認しないままで注射し、Xの「痛い」との叫びも無視して注射を続行し、その後の処置も怠った。②A医師は自ら注射をせず、しかも、注射施行上の十分な注意も与えず、漫然とB_3看護婦に注射を指示した、事故後、Aは曖昧な説明をしたのみで、適切・迅速な治療を怠り、傷害を拡大させた、と主張した。

これに対して、Yは、抗弁として、特に、XはYに無断でO病院において、神経およびその周囲に薬物が注入され神経に変性が起っている場合には意味がないとされている橈骨神経剝離手術を受け、そのために症状が悪化したものである。したがって、当初の症状がB_3看護婦の注射により惹き起されたものであるとしても、また、現在、Xに橈骨神経麻痺があるとしても、それはO病院での誤った手術の結果であるから、B_3看護婦の注射とXの傷害との間には因果関係を欠くか、または中断がある、と主張した。

裁判所は、Xの傷害の原因がB_3看護婦の行った注射にあることを認定の上、まず、上記Yの抗弁について検討し、注射による橈骨神経麻痺に対して神経剝離手術を施行することは無意味であるとの考え方が一方にあるが、他方、害になるものではないし、好結果をもたらしている症例もあり、Xの橈骨神経の神経繊維束は黒色を帯び軟化していたことも認められるのであり、Xの受けた手術が失敗した、保存的療法を続けていれば治癒したであろう、とは認められない、として、Yの抗弁を斥けた。続いて、A医師並びにB_3看護婦の注射施行上及び事後処置上の過失の有無について判断し、まず、B_3看護婦については、グレランのような刺戟性の強い薬液を上肢に筋肉注射をする場合には、安全部位である三角筋を確認し注射すべき注意義務があるのに、B_3はこれを怠った、としてその過失を認め、次に、院長Aについては、グレラン薬液注射は比較的危険性のあるものであるが、筋肉注射はそれほど困難なものではないから、医師自らの施行しなければならないものではないし、また、B_3看護婦の知識・経験に照らせば、注射前に医師が施行上の注意をしなければならないものではないとし、さらに、橈骨神経麻痺の治療方法としては、Aの行ったような保存的療法により三ケ月ないし六ケ月観察するのが一般的であり、本件では、Xは狭心症の治療も行う必要があったのであるから、Aのとった措置は相当であったとしてAの過失は否定、結局YはB₃看護婦の使用者として、B₃看護婦の過失によりXに生じた損害を賠償する責任がある、と判決した。なお、賠償額は、医療費（MないしSの各病院・医院への支払い分）、医療器具費、入院付添費用、雑費、逸失利益（父と共同で洋服仕立販売業を営み、その寄与率一対一、昭和四〇年の収入は三九一、〇〇〇―二）を合わせて二六一万五、一一九円、それに慰藉料三〇〇万円とされた。

この判決は、病院で医師が看護婦に注射を指示し、その旨の連絡を受けた病棟担当の看護婦が注射をして事故が生じても、グレラン液の筋肉注射の場合ならば、医師に過失はないとしたものであり、医師と看護婦との関係を考えるのに参考になるケースといえよう。医師の指示のあり方は、治療内容によって強弱があるのであり、一律に考えることはできないことを物語っている（静脈注射の場合と対比せよ）。

〔二〕　注射に関する事例（ザルピラエス）

〔要　旨〕

ザルピラエス静注後ショック死したことにつき、医師には危険発生予見義務違反、結果発生回避義務違反は認められない、として過失を否定した事例。

（大阪高判昭四七年一一月二九日判例時報六九七号五五頁）

（参照条文）

民法四一五条（〔3〕参照）

民法七〇九条（〔1〕参照）

〔解　説〕

Ａ女（大正六年生れ）は胸部の痛みのため開業医Ｙの診察を受け（昭和三八年一一月）、筋肉痛との診断でザルピラエス二〇ccとビタミンＢ２ccの混合液の静脈注射を約一〇cc受けたところ気分の異常を感じＹにその旨訴えた。Ｙは直ちに注射を中止したが、Ａはショックを起し死亡した。

そこで、Ａの夫X_1、子供X_2〜X_6の六名はＹに対して、胸部の痛みを治療するための準委任契約違反による債務不履行責任を負うべきである、また、債務不履行責任がないとしても、ザルピラエスを施用する場合、ピリン過敏症者はショックを起すおそれもあるから既往歴を調べ、少量づつ反応を見ながら注射するなどの注意義務があるのに、Ｙはこれを怠りＡを死亡させたのであり不法行為責任がある、として損害賠償（合計一五〇万円の慰藉料）を請求した。

第一審裁判所は、まず、ＡとＹとの間にはＡの胸部の痛みの医学的解明とこれを治療する事務処理を目的とした準委任契約が成立していたが、この契約に基づくＹの債務はＡの死亡で履行不能に終った、とし、債務不履行の場合の過失の立証責任は被告側にあると解すべきであるから、Ａの死因が不可抗力に基づく等Ｙに過失がなかったことを立証しない限り責任を負わなければならず、Ｙはこの点を立証できていない、としてＸらの請求をそのまま容れた（神戸地龍野支判昭四二・一・二五、下級民集一八―一・二―五八）。

Ｙはこの判決を不服として控訴し、①医療契約上の債務不履行を財産法上の債務不履行と同視するのは医療の特殊性を無視したものである。即ち、医療においては予想外の結果が生ずることが往々あり、未知の分野が多いので、無過失の立証責任を医師が負担するとなれば結果責任を追及されるに等しく、ひいては萎縮診療につながるから、医師が無過失の立証をしない限り医療契約上の債務不履行責任を免れないとするのは誤った見解である。

② ザルピラエスは絶対安全と公認されており注射も慎重に行なっており、Ａは異常体質であった、などの点からみて、Ａの死は不可抗力によるものである、と主張した。

第二審裁判所は、第一審同様Ａ・Ｙ間に準委任契約が成立していたという前提を採りつつ、Ｙ主張の①については、Ｙの治療行為が債務の本旨に従わないものであることの立証責任をＸ側に負わせることは、それが高度に専門的・技術的な内容で困難であるから、結果からみて外形的に不完全な治療がなされたと認められる以上、YがAの死が不可抗力であることを立証しない限り、Yの、債務の本旨に従わない不完全履行と推認すべきである、と述べ、②については、解剖の結果、Aには心臓肥大・拡張、肝臓の脂肪変性、副腎皮質の機能低下がみられ、薬物ショックを起しやすい体質であったと認められ、安全性に疑問のもたれない注射液を正しく慎重に注射したのに事故が生じた以上、Aは異常体質であったといわざるをえないが、一般開業医がこの異常体質を発見することは不可能であったと認められる、とし、ついで、Aは肝臓疾患の既往歴があり、これをYに告げてはいるが、顕著な後遺症でもあれば格別、一〇年も前の病歴まで逐一問いただすことまでYに要求することは過酷であり、また、Yは二ケ月以前にAに喘息の治療をしているが、そのことからはアレルギー体質の有無についての疑いを持つべきだとしても、異常体質の予知を求めることはできない、と述べ、さらに、ザルピラエスは普通薬で、それまでショック死の実例は知られていなかったし、注意書にも通常の注意が促されているにすぎないとし、最後に、Yは、ショック事故発生後の措置にも相当な努力を払っている、とし、以上の諸点からYには危険発生予見義務違反、結果発生回避義務違反、その他の善管注意義務違反は認められない、と判断した。結局のところ、不可抗力の立証責任はYにあるとしながらも、その点が立証されたとして、X_1らの請求を斥けたわけである。

この判例は、理論構成としては最近の判例がしばしば採用する診療契約即ち準委任契約とみて、医療事故はYの債務不履行であり、立証責任は医師側にあるという仕組みをそのまま採用している。しかし結局は無過失が立証されたとして医師の責任を斥けている点を注目すべきである。そこでは、過失の有無が正面から論じられているのであり、単純な立証責任論で処理されているわけではない（債務不履行論を前提としても過失の有無が問われ、不明のときにはじめて立証責任の分配により勝敗が決せられることになる。）。そしてその点に着目すれば、債務不履行責任と構成することに、ひいてはまた、債務不履行責任か不法行為責任かという形で論じることにどれだけの意味があるか疑問となる。この疑問を裏付ける判決といえよう。

②　医療行為と刑事責任

〔12〕注射に関する事例（点滴静注）

（要　旨）

点滴静脈注射にあたって、二連球と称する手揉ポンプで加圧した後放置したために静脈性空気栓塞を生じるに至ったという場合について、医師の過失を認めた事例。

（新潟地判昭四七年七月三一日刑事裁判月報四巻七号一四〇一頁）

（参照条文）

刑法二一一条

業務上必要ナル注意ヲ怠リ因テ人ヲ死傷ニ致シタル者ハ五年以下ノ懲役若クハ禁錮又ハ千円以下ノ罰金ニ処ス

……（以下略）……

（解　説）

開業している外科医Yは（従業員は見習看護婦M一名、Yの妻Nが補助）、胆のう炎ついで左輸尿管結石のため通院の患者A（六四歳）にラクテック五〇〇cc、マンニットール三〇〇ccを連日点滴静脈注射していたが（昭和四四年五月二五日開始）、その際、ラクテック注射液の入り方が遅いので手揉ポンプを揉んで加圧し（同月三〇日午前一一時一〇分ないし一五分に診察室で右腕に点滴開始、約三〇分後、約五〇ccしか入っていないので加圧）、その後、午後〇時四〇分ないし五〇分頃、他の入院患者の病状が悪い旨の報告を受け病室へ赴く際、注射液残量約一〇〇ccと確認しながら、そのまま診察室を離れた。ところが午後一時ないし一時五分頃、Aの容態が急変し、同二〇分頃死亡した。この事故につき、Yには「二連球で加圧して患者に点滴注射をする際には、注射液が注入され尽くしても二連球内およびラクテック容器内に加圧された空気が残っている場合、その空気が注射針を通じて患者の静脈内に注入され、点滴を受けていた患者の生命に危険を招くおそれがあるので、医師としては右の危険性を十分認識し、注射液の残量が少なくなったときは、直ちに点滴注射を中止し、あるいは二連球を取り去るなどし、またもし自分がやむなく患者の傍らを離れなければならない場合には看護婦その他の者に必要な指示を与えるなどして、危険の発生を未然に防止すべき業務上の注意義務があった」のに、これを欠いたために静脈性空気栓塞を生じ、Aを死亡に至らしめたとして、業務上過失致死の罪に問われた。

Yは、自己の加圧による空気流入が考えられない理由として、二連球をつける際、網目のかかっていないゴム球を三回揉んだにすぎないし、診察室を離れる際は、網目のかかっているゴム球の大きさはしぼんで、平圧の状態であったと主張したが、裁判所は、それなら一〇分前後で平圧にもどるはずで診察室を離れる際に確認する必要性はないことになるし、加圧のねらいが、Yの主張するように点滴が止まると注射針の刺し直しが困難だという点にあるのならば、多忙でもあるから、はじめに強く加圧して効果を持続させようとしたはずであるとし、他に加圧をした者がいない以上（M、Nは勿論、Aの付添人Bも加圧したはずはないという点についても、裁判所は詳細に理由づけしているが、省略する）、Yの主張は採ることができない、とする。そして、むしろ、Bが供述するように（Bは、Yが一〇回位揉み、Yが診察室を離れる際も、まだかなりの大きさであったと述べている）、Yは当初、相当強い加圧行為をし、（空気量約八〇〇cc）、診察室を離れる際にも、なお、かなりの大きさを維持していた（空気量約三〇〇cc）と認めるべきである、とする。また、Yは、Aを放置したわけではなく、診察室を離れて帰ってくるまでは五ないし七分であったと主張したが、この点についても、裁判所は、入院患者に採った処置内容からみて一五ないし二〇分の間、Aを放置していたと認定し、Yの主張するように、五ないし七分で戻ってきたとすると、その間にラクテック一〇〇ccが注入されたことになり、かえって、その主張は不合理となる、とする。

裁判所は、以上のように認定した上で「本件のように、医師が患者に対してラクテック容器に連結した二連球を使用して点滴注射を施す際、ラクテック容器内の注射液が患者の身体に注入され尽くした後においても、二連球内およびラクテック容器内に加圧された空気が残っている場合、その空気が注射針を通じて患者の体内に注入され患者が死亡する危険は十分予想されるところであるから、担当医師であるＹとしては、二連球を使用して点滴注射をした以上、右の危険性を十分予見し注射液の残量が少なくなったときには、直ちに点滴注射を中止し、あるいは二連球を取り去るなどすべきであり、もし自分がやむなく患者の傍らを離れなければならないような場合にはその時点でラクテックを容器内の注射液の残量のみならず二連球による加圧の程度を確実に把握し、自分のいない間に右の危険がありうる場合には自分に代って看護婦その他の者に点滴の状態などを観察させ、必要な報告を徴し、応急の措置をとるよう指示するなどして危険の発生を未然に回避すべき業務上の注意義務があることはいうまでもない。しかるに、関係証拠によれば、Ｙはこれを怠り自分のなした二連球による加圧の程度とくに、Ｍにいわれて A の傍らをはなれて二階へ行く時点での加圧状態を十分把握することなく、また看護婦見習であるＭ、妻であるＮあるいは付添人であるＢにも点滴注射をつづけることから生ずる前記のような危険とこれを回避するためにとるべき必要な措置について何ら指示することもなく、漫然と診察室を離れて二階へ行ったものであり、その結果すでにのべたようにＡの死亡という結果が発生したものであるから、Ｙの過失は明らかといわなければならない」と判示して、Ｙの責任を認めた。ただ、Ｙが、折り悪しく他の患者を治療しなければならなかったこと、医師としてのモラルが問題となっているような事件でないこと、すでに一般に報道され、Ｙは開業医として致命的な不利益を受けていること、従来、勤勉、実直であったこと、香典三〇万円を渡していること、さらに慰藉料を支払う意思を表明していることなどを考慮し、禁錮一〇ケ月、執行猶予二年の判決を下した。

この判決は、施設不十分の診療所で、多忙をきわめる医師といえども、点滴静脈注射における基本的注意義務を欠いたというようなときには、法的責任を問われざるをえないことを示したものといえよう。

③　病院管理の問題

〔13〕入院中の幼児が付添人によって窓に押しつけられていたベッドの上で遊んでいるうち窓から転落したという場合に、窓とベッドとの間隔保持に注意を払わなかった医師・看護婦に注意義務違反があるとされた事例

（要　旨）

入院中の幼児が、付添人により窓ぎわに押しつけられたベッドの上で遊んでいるうち窓から転落した、という場合でも、転落防止措置を講じていない窓に平行してベッドを置き、時間的余裕があったのに、窓とベッドとの間隔保持に注意を払わなかった医師・看護婦には注意義務違反がある、とした事例。

（盛岡地判昭四七年二月一〇日判例時報六七一号七九頁）

（参照条文）

民法七一五条（使用者の責任）

① 或事業ノ為メニ他人ヲ使用スル者ハ被用者カ其事業ノ執行ニ付キ第三者ニ加ヘタル損害ヲ賠償スル責ニ任ス但使用者カ被用者ノ選任及ヒ其事業ノ監督ニ付キ相当ノ注意ヲ為シタルトキ又ハ相当ノ注意ヲ為スモ損害カ生スヘカリシトキハ此限ニ在ラス（②③は省略）

（解　説）

A女（三歳）は、兄のB（四歳）と共に学校法人Y大学付属病院に入院した（昭和四三年四月二〇日）が、病気も回復に向い、Bの病室（五階）に行き、窓ぎわに置かれているBのベッドの上で遊んでいたが、たまたま、見舞に来た父親X_1の姿を見て喜び、つかまって立ち上がろうとするかのようにその窓に取り付けられている網戸に手をかけたとたんに、網戸が外れて窓から転落し、頭蓋底骨折で死亡した（同月二二日午後六時二五分）。

そこで、Aの両親X_1・X_2から、Yに対し損害賠償を請求。

裁判所は、まず、事故の発生した病室の状況について、Bの病室には二台のベッドが置かれているが、廊下側の壁に接して窓と直角方向に二台並べて置かれるのが正規の位置であるのに、Bが入院する前にいた二人の患者（うち一人は現在も同室）に同時に酸素テントを使用したため、そのうちの一台が所定の位置からずらされ、窓から四〇ないし五〇センチ程離れた位置に窓と平行に置かれることになり、それが所定の位置に戻されなかったのみならず、事故当日の午前九時一五分から午後〇時頃までの間に何人かによって、さらに窓ぎわに押しつけられていた、また、ベッドと窓の高さはほぼ同じで、事故当時、誰かによって殆ど開けられており、その網戸は簡単にはずれるもので、加えて、窓には転落防止の柵はなかった、なお、ベッドの脚の下端のゴムの脚受けは、事故当時、枕側の二本ともなくなっていた」などを認定した。そして、Bが入院したときには、その病室で酸素テントを使用する必要はなくなっていたのだが、ベッドを正規の位置に戻すべきであったのであり、ここに危険の出発点があり、また、事故前の、窓から四〇センチの間隔での配置は安全から危険へ近づいたものであるから、ベッドがそれ以上窓際に移動しないように、また、万一、移動した場合はすぐに元に戻すように医師や看護婦は特に注意すべきであり、そして、それは医療担当者の常識でもあるとし、にもかかわらず、事故当日の午後〇時以降、診察や処置のためにBの病室を何回となく訪れた医師や看護婦は、その注意義務・常識に反して、時間的余裕も十分あり、一目瞭然であるのに、窓とベッドの間隔の確保に何らの注意も払わなかった、として、医師や看護婦の過失を認め、したがって、また、Yに使用者責任ありとした。ただし、他方、ベッドを窓ぎわに押しつけたのはBの付添をしていたX_2かその叔母かいずれかであると認めるほかはないし、しかも、Aがベッドの上で遊んでいたときも、二人は窓に背を向けAに注意を払っていなかったことが認められ、これらは被害者側の過失として把えなければならない、とする。そこで、賠償額の算定にあたっては、この被害者側の過失を三割とみて過失相殺した上で、Yに損害賠償の支払いを命じている（賠償額の内訳は、Aの逸失利益は一九三万三、四八五円、これを過失相殺し、一二〇万円とし、X_1・X_2が六〇万円づつ相続するとした上で、さらに、

X_1・X_2の慰藉料は一四〇万円とする。合計四〇〇万円)。

この事件は、病室の管理上、注意すべき点を明らかにしているといえる。たとえ事故の直接原因が付添人の行為であっても、危険へ近づけた責任、原因をとり除く時間的余裕があったのに見逃した責任を問われているのであり、管理責任については、厳しい注意義務が課せられる傾向にあることを示す事例といえよう。

④ 医師法に関連する問題

〔14〕 無免許医業に医師が共同加功した場合の刑事責任が問題となった事例

(要　旨)

無免許医業に医師が共同加功した場合の刑事責任。

(東京高判昭四七年一月二五日判例タイムズ二七七号三五七頁)

(参照条文)

医師法一七条（非医師の医業禁止）

医師でなければ、医業をなしてはならない。

刑法六〇条（共同正犯）

二人以上共同シテ犯罪ヲ実行シタル者ハ皆正犯トス

刑法六五条（共犯と身分）

① 犯人ノ身分ニ因リ構成ス可キ犯罪行為ニ加功シタルトキハ其身分ナキ者ト雖モ仍ホ共犯トス（②は省略）

(解　説)

事実関係は明らかでないが、医師が他の無免許者による無免許医業に加功したとして、医師法一七条違反に問われた事件で、刑法六〇条を適用して医師を共同正犯とした事件である（ただし、刑法六五条一項の適用は否定している）。

〔15〕診療録の提出義務が問題となっている事例

（要　旨）

証拠保全のため診療録の提出を命じられた事例。

（東京地判昭四七年三月一八日判例タイムズ二七八号三一三頁）

（参照条文）

医師法二四条（診療録）

① 医師は、診療をしたときは、遅滞なく診療に関する事項を診療録に記載しなければならない。

② 前項の診療録であって、病院又は診療所に勤務する医師のした診療に関するものは、その病院又は診療所の管理者において、その他の診療に関するものは、その医師において、五年間これを保存しなければならない。

（解　説）

事実関係は明らかでないが、訴外Ａは出産に関連しＹ医師の治療を受けて死亡し、Ａの遺族Ｘから損害賠償請求訴訟が提起されており、その訴訟との関連でＸからＹに対して診療録につき証拠保全の申立をしたもののようである。

裁判所は、Ｙは医師法二四条に基づき診療に関する事項を診療簿に記載する義務があり、「同条項は、医療行政上の目的のほか患者との診療契約に基づく診療過程（債務履行過程）を医師に記載せしめ、もって診療の適正を期する目的をも有するものと認められる」とし、したがって、診療録については、「患者にとって医師の診療行為の適否を判断するための資料となるべき診療に関する事項が法律の要請にもとづき記載されている文書ということができるから、患者またはその相続人が医師に対し医療過誤ありとして債務不履行ないし不法行為による損害賠償請求をなす場合においては、診療録は患者と医師との間の診療契約（その法的性格は別として）という法律関係について作成された文書と解することができる」として、Ｘの申立を容れ、Ｙに診療録の提出を命じた。

診療録は誰のものかはしばしば論じられているが、患者側からの引渡請求などは認められるべきではない、といえよう。あくまで、医師が自己の診療の適正を期する資料として作成するものであるから、その限りで、診療録は「医師のもの」である。ただ本件のように証拠保全のためという観点から提出を求められた場合には、本件裁判所のように、診療録を「診療契約という法律関係について作成された文書」であるとする理由づけには疑問があるけれども、これを拒否することは無理といえよう。したがって、医師としては、常時診療録の整備には、注意をはらう必要がある。

⑤　麻薬取締法に関連する問題

〔16〕　麻薬の連続施用が正当な医療行為にあたらないとされた事例

（要　旨）

凍傷による疼痛の軽減のため麻薬を施用したことから中毒者をつくってしまった場合に、麻薬の連続施用が正当な医療行為にあたらないとされた事例。

（釧路地判昭四七年四月五日刑事裁判月報四巻四号七一七頁）

（参照条文）

麻薬取締法二七条

③　麻薬施用者は、疾病の治療以外の目的で、麻薬を施用し、若しくは施用のため交付し、又は麻薬を記載した処方せんを交付してはならない。ただし、精神衛生鑑定医が、第五八条の六第一項の規定による診察を行なうため、エヌーアリルノルモルヒネ、その塩類及びこれらを含有する麻薬その他政令で定める麻薬を施用するときは、この限りでない。

④　麻薬施用者は、前項の規定にかかわらず、麻薬又はあへんの中毒者の中毒症状を緩和するため、その他その中

毒の治療の目的で、麻薬を施用し、若しくは施用のため交付し、又は麻薬を記載した処方せんを交付してはならない。ただし、第五八条の八第一項の規定に基づく厚生省令で定める病院において診療に従事する麻薬施用者が、同条の規定により当該病院に入院している者について、四・四―ジフェニル―六―ジメチルアミノ―三―ヘプタノン、その塩類及びこれらを含有する麻薬その他政令で定める麻薬を施用するときは、この限りでない。

〔解　説〕

開業医Yは、「四肢凍傷第三度」と診断された患者Aの治療に際して、患部に水泡が形成され、これが崩れて潰瘍となり疼痛を訴えるので、疼痛緩和のため麻薬であるオピアト注射液を連用し（昭和四四年二月八日、一〇日、一二日および一四日以降二七日まで連日一アンプル、二八日二アンプル、三月は八日を除いて二七日まで連日一アンプル、二八日二アンプル、三月二九日から四月一一日まで連日一アンプル、一二日二アンプル、一三日以降は一五日を除いて二一日まで連日一アンプル、二二日、二三日二アンプル、二四日一アンプル、二五日から五月一六日まで連日二アンプルを施用）、Aは麻薬に対する耐薬性の上昇が明らかに示された（少なくとも同年五月初旬）のちも、一方では、知事に麻薬中毒者診断届を出し、Aに減量するよう説きながらも、頻繁になるAの要求の都度オピアトを増量して連続施用した結果（昭和四四年五月一七日から昭和四五年五月一二日までで、合計一、二六七回に及んでいる）、Aは明らかに中毒による禁断症状を呈するに至った（同年一二月末）。

以上の麻薬施用が麻薬取締官の立入検査の結果問題となり、Yが麻薬取締法二七条四項違反に問われたのが本件である。Yは、禁断症状の認められない昭和四四年一二月末までは中毒者ということはできないし、Yが凍傷治療のための正当医療行為を行ったにすぎない、と主張した。

しかし、裁判所は、麻薬中毒者とは、「麻薬使用の習慣性を有し、これにより麻薬に対する精神的、身体的欲求を生じ、これを自ら抑制・断絶することが困難な状態にあるものを指称すると解するのが相当である」とし、Aは、おそくとも、本件起訴の昭和四五年五月には麻薬中毒者になっていたとし（鑑定では中毒者となった始期は、麻薬施用開始後二ヶ月とされている）、Yの正当医療行為だとの主張に対しては、「麻薬施用者たる医師は、麻薬取締法の精神にそって、麻薬の施用については、特に慎重を期し、いやしくも習慣性を招来する虞があるときには、麻薬以外の他の鎮静剤によるのが至当であって、出来る限り麻薬の施用を避けるべきであり、漫然とその習慣性を看過・軽視して安易に施用を継続することがあってはならないのであって、治療目的の名のもとにほしいままにその施用を反覆継続することは断じて許されないところである。ところで、疾病治療のためどのような範囲で麻薬の施用が許されるかは、要するに抽象的には医学上一般に当該疾病の治療のために麻薬を施用することが必要かつ相当であると認められる範囲に限定されるべきものというべきであるところ、その範囲を具体的事例に関して敷衍すれば、美容上の目的で隆鼻・二重まぶたの整形等の手術、人工妊娠中絶手術、その他外科手術を行う際その苦痛・疼痛を軽減・除去するために対症療法として一時的に麻薬を施用し、（厚生省薬務局麻薬関係例規集参照）癌、腫瘍、肉腫等の末期的症状における激痛のごとく殆ど患者の生存ということを顧慮することがない等特異な場合にその激痛の鎮静のため比較的長期間継続して麻薬を施用する場合を除いては、一般に麻薬の習慣性となるおそれがあるのに、長期間にわたり安易にかつ反覆して麻薬を施用することは、その名目が患者の疼痛を鎮静・緩和させるというものであっても、正当な治療の範囲を逸脱したものであって、麻薬施用の必要性を相当性を欠くものといわなければならない」とし、Yは情にほだされ、或はAを放置すれば自己の評判を損うことなどを慮って、麻薬を施用しつづけたのであり、また、凍傷の治療方法として、疼痛を軽減するために、一時的に麻薬を施用することはあるとしても、その期間はほぼ一、二週間を限度とするのであり、Yのように多量の麻薬を凍傷患者に施用する治療上の必要性はないし、相当でもない、と判示した。

結局、Yは、懲役一年二ケ月、ただし二年間執行猶予の判決を受けた。

医師としては、とりわけ、情にほだされて麻薬中毒患者に麻薬を連続施用することのないよう、注意すべきであろう。

⑥　精神衛生法に関連する問題

〔17〕　精神病院の入院手続が問題となった事例

（要　旨）

精神衛生法に定める通知、ないしは同法二九条に基づく入院措置を行った旨の通知が所定の手続で行われなかったとしても、口頭による通知がなされている以上、鑑定医の診察、それに基づく入院措置までが違法になるということはない。

（津地判昭四六年四月一日訟務月報一七巻七号一一四二頁）

（参照条文）

精神衛生法二七条（精神衛生鑑定医の診察）

① 都道府県知事は、前六条の規定による申請、通報又は届出のあった者について調査の上必要があると認めるときは、精神衛生鑑定医をして診察をさせなければならない。

② 都道府県知事は、入院させなければ精神障害のために自身を傷つけ又は他人に害を及ぼすおそれがあることが明らかである者については、前六条の規定による申請、通報又は届出がない場合においても、精神衛生鑑定医をして診察をさせることができる。

精神衛生法二八条（診察の通知）

① 都道府県知事は、前条第一項の規定により診察をさせるに当って現に本人の保護の任に当っている者がある場合には、あらかじめ、診察の日時及び場所をその者に通知しなければならない。

② 後見人、親権を行う者、配偶者その他現に本人の保護の任に当っている者は、前条第一項の診察に立ち会うことができる。

精神衛生法二九条（知事による入院措置）

①　都道府県知事は、第二七条の規定による診察の結果、その診察を受けた者が精神障害者であり、且つ、医療及び保護のために入院させなければその精神障害のために自身を傷つけ又は他人に害を及ぼすおそれがあると認めたときは、その者を国若しくは都道府県の設置した精神病院又は指定病院に入院させることができる。

②　前項の場合において都道府県知事がその者を入院させるには、二人以上の精神衛生鑑定医の診察を経て、その者が精神障害者であり、且つ、医療及び保護のために入院させなければその精神障害のために自身を傷つけ又は他人に害を及ぼすおそれがあると認めることについて、各精神衛生鑑定医の診察の結果が一致した場合でなければならない。

（解　説）

X_1は、昭和二八年頃から精神異常を来し、数回入院したのち、昭和三七年頃完治しないまま退院していたが、「火をつけてやる」などの暴言をはき、たばこの吸殻の始末もせず、近所の住民から苦情を申し込まれたので、叔父Aが村役場に対して措置入院の手続をとってもらいたい旨を申し入れた（昭和四〇年一一月二九日）。そこで、県へ連絡の上、翌日、精神衛生鑑定医Mが診察する手続がとられ、診察の結果、精神衛生法二九条にいわゆる「精神障害者であり、且つ、医療及び保護のために入院させなければその精神障害のために自身を傷つけ又は他人に害を及ぼすおそれがある」者に該当すると判断されたので、X_1に睡眠剤を注射してC病院へ連行し、C病院で再度N医師による鑑定を行い、その結果に基づいて、県では措置入院の必要ありと判断し、そのままC病院へ入院させた。問題なのは、以上の診察、連行は、X_1の保護義務者妻X_2の立会いなく行われたという点であるが、X_2はあらかじめAを通じて、Mが赴く旨の通知を受けこれを了解しており、C病院への連行についても、あとでB（X_1の義兄）から連絡を受け処置を感謝しており、さらにまた、県のとった「措置入院」の処置についても、その日のうちにBを通じて連絡を受けている。

以上のような事情のもとで、X_1・X_2から、所定の様式によらない口頭の通知に基づいてなされたM・Nによる診察、ならびに入院措置は違法であり（精神衛生法二八条参照）、また、措置入院は入院命令書を保護義務者に交付した上でなされなければならないのに、その交付が一ケ月以上も遅れているのであり、この点からも入院措置は違法であると主張、Y（県）に対して、入院措置の取消を求め、加えて、損害賠償も請求した。

裁判所は、所定の様式によらない診察通知は瑕疵があるといわざるをえないが、「X_2は右通知の内容を十分に了解したことが認められるのであって、しかもX_2はこれを承知でその立会いをしなかったのであるから、本件M鑑定医の診察につき前記の如き書面による通知がなされなかったからといって、それ故にX_2の診察に立会う機会を奪ったことにはならず、また、N鑑定医の診察についても……〈中略〉……X_2は右N鑑定医のなした診察については、その立会権を放棄していたものとみるのである。従って、右診察についても前記の如く書面による通知がなされず、かつ、口頭でなされた通知内容も十分意をつくしていると認めがたいからといって、X_2の右診察に立会う機会を奪ったことにはならないものというべきである。そうすると、M・N両医師に当っての通知方法が前記細則所定の様式をもってなされなかったからといってこのことをもって右両医師の診察そのものまで違法であったとはいいえず、従ってこれに基く本件入院命令もまた違法のものであったとはいえない。」

また「入院命令は一定の様式に従った書面によることを原則としてはいるが、しかし事柄の性質上急迫の事情あるときには、入院命令書の交付に先立って精神障害者を入院させる臨機の処置を認めている。本件のX_1の場合は、前認定の症状に鑑み、本件入院命令は右の急迫を要する場合に当るとみうるから入院命令書の交付と入院措置とが前後したからといって、これが違法とされる謂われはなく、また該命令書の交付が一ケ月余り遅れた点についても前認定の如く原告X_2は……〈中略〉……通知を受けていたこと、右通知には、命令書に記載せらるべき病院の所在地や入院期間までは表示されていないが、X_2はC病院の所在地を知悉していたこと、従ってX_1の入院予定期間についてもX_2がこれを知りたければ容易に知りえたものと認められること等綜合勘案すると、右の如く入院命令書の交付が入院措置後一ケ月余り遅れたことは好ましいことではないが、それ故をもって本件入院命令が違法であるとは到底いえない。」

と判示、X_1・X_2の請求を斥けた。

判旨は正当であり、論評を加える必要はないと思われる。

⑦「医療に関する社会保障」に関連する問題

〔18〕健保給付と損害賠償請求権に関する事例

（要　旨）

損害賠償額算定に関連して健保給付も被害者の自己負担と同視して差し支えないとした事例。

（大阪地判昭四六年一〇月一一日判例タイムズ二七二号三五七頁）

（参照条文）

なし

（解　説）

事案は明らかでないが、身体事故の被害者Xから、それによる腰痛症を生じたとして、治療費のうち健保給付以外の自己負担分のみにつき、これを損害賠償として加害者Yに請求したものである。

裁判所は、腰痛症とかつての身体事故（交通事故か？）との間には因果関係はあるけれども、Xの年令、事故態様などからみて全面的に本件事故のみによって疾病が生じたともいえないので、因果関係の存するのは一定割合部分のみであり、約四割程度以上と認めるのが相当であるとし、かつ、Xは、治療のうち健保給付によって賄われない三分の一の自己負担部分のみを請求しているにすぎないが、健保法の精神に照らせば、健保給付もYとの関係では、自己負担と同視すべきであるから、結局、Xの請求は前記四割の限度内の請求となるとして、Xの請求金額を認めた。

〔19〕国民健康保険法上の療養給付請求権と民法上の損害賠償請求権

（要　旨）

不法行為の被害者は、治療費に関して、国民健康保険法上の給付を受ける権利をもっていても、これを行使しないで、加害者に損害賠償請求権を行使して差し支えないとした事例。

（東京高判昭四六年一〇月一九日判例時報六五二号四四頁）

（参照条文）

なし

（解　説）

事案は明らかでないが、身体事故（交通事故か？）の被害者Xから加害者Y_1らに対し損害賠償を請求したところ、Y側から、治療費のうち五割は、国民健康保険による給付が受けられるからXの治療費に関する損害は残りの五割だけであると抗弁したものである。

この点につき裁判所は、「国民健康保険法第六一条によると、被保険者が著しい不行跡によって負傷したときは、右負傷にかかる療養の給付を受けることができないことになっているから、Xの本件傷害が右にいう被保険者の著しい不行跡に基づくものである場合には、Xは国民健康保険法による療養給付請求権を有しないことになって問題はないが、仮にXの本件傷害がその著しい不行跡に基づくものでない場合には、Xが本件傷害に関して療養給付請求権を有することはいうまでもない。しかし国民健康保険法による療養給付請求権と損害賠償請求権とは、別箇独立のものとして併存するから、Xが療養給付請求権を有するからといって、XのY_1らに対する損害賠償請求権に何らの消長を来すものではない。もとよりXは二重に支払を受けることはできないから、Xがすでに国民健康保険法による療養の給付を受けた場合には、XはY_1らに対しては、療養給付額の内容と抵触しない範囲においてのみ損害賠償の請求ができるにすぎないけれども、だからといってY_1らはXに対しまず療養給付請求権を行使し、しかる後に右給付額の内容と抵触しない範囲においてのみY_1らに対する損害賠償の請求をすべきことを要求するわけにはいかない。」と判示し、

Yらの抗弁を斥けた。

時折問題になるが、被害者は、損害賠償請求権を行使するか（自賠法の保険金給付を受けることになる。）健保・国保の給付を受けるかの選択権を有しているわけである。ただし、被害者が国民健康保険により給付を受ける途をえらべば、その限度で、賠償請求権は保険者に移ることになるのであり（国民健康保険法六四条）、両方から二重に支払を受けることができるわけではないことに注意されたい。

18

昭和四九年版判例年鑑

判例一覧表

事件番号	事件の種別		判決年月日	出典	適用法律
〔1〕	① 医療行為と民事責任	手術に関する事例（虫垂炎）	徳島地判　昭48．2．6	判例時報　709-76	民法
〔2〕		手術に関する事例（虫垂炎）	神戸地判　昭48．2．6	判例タイムズ 292-301	民法
〔3〕		手術に関する事例（舌ガン）	秋田地大曲支判 昭48．3．27	判例時報　718-98	民法
〔4〕		手術に関する事例（骨折手術に用いた針金の不完全除去）	東京地判　昭48．3．29	判例時報　716-57	民法
〔5〕		分娩に関する事例（頸管裂創と術後看視）	東京地判　昭48．9．26	判例時報　719-52	民法
〔6〕		麻酔に関する事例（閉鎖循環式麻酔）	東京地判　昭48．2．14	判例時報　713-91	民法
〔7〕		注射に関する事例（ストマイ）	長崎地判　昭48．3．26	判例時報　718-91	民法
〔8〕		注射に関する事例（カナマイシン）	京都地判　昭48．10．19	判例タイムズ 300-188	民法
〔9〕		薬剤に関する事例（スモン病）	甲府地判　昭48．4．9	判例時報　709-74	民法
〔10〕	② 医療行為と刑事責任	分娩に関する事例（帝王切開と術後看視）	東京地八王子支判 昭47．5．22	刑裁月報4-5-1029	刑法

(1) 概　説

昭和四八年八月から昭和四九年七月までに発行の刊行物に掲載された判例を採り上げた。ただ、整理が間に合わなかったので、今回は医師の民事責任・刑事責任が問題となる医療事故に関する判例だけに対象を限ったということをお断りしておきたい（尤も、医療事故に関する判例も網羅できなかったし、医療に関する社会保障の領域の事件なども紹介できなかったが、これらは、従来の未整理分も併せて、日医ニュースなどで逐次、紹介していく予定である）。

ここに掲げた一〇件について、特色を述べておこう。

まず、ストマイ・カナマイによる難聴が問題となった事件として〔7〕と〔8〕とがあるが、二件とも、医師の薬剤選択にミスありとしている。このような考え方は、医師にとっては極めて厳しく、反論が予想されるが、この辺りで、医師は、薬剤の使用に関して再検討するとともに、製薬メーカーとの関係を吟味しておく必要があるように思われる。なお、このように注射などの治療行為自体から損害が生じたことが明らかな場合には、法律上は、どうしても、過失を推定されやすいことになるといえよう。

つぎに、分娩後の母親に対する看護体制が問題になった事件として〔5〕と〔10〕とがあり、前者は民事事件、後者は刑事事件であり、安易に比較することは避けるべきかと思われるが、この種のケースでは、ストマイ難聴のケースとは異なり、不作為が問題となる。そしてこの不作為と損害との間の因果関係を論じることは、とりもなおさず、過失を論じることに帰着する。ここでは、因果関係と過失という要件は分離しえず、因果関係の問題は「過失」の中に吸収して論じるべきではないかと思われる。

しかし、このようなケースにおいて、まず、過失を論じ、つづいて、過失と損害との相当因果関係を論じている判例が目につく（〔10〕なお、〔4〕参照）。民法・刑法両面からの相当因果関係とはなにかの再検討が必要であろう。このように、法律構成にも問題があるが、この種のケースにおいては、そもそも不明確な因果関係の問題をとり入れつつ過失を論ずることになるために、過失の有無の判定は極めて困難となる。それだけに、このような領域での「医学上の水準」をできるだけ確立しておくことが必要なように思われる。〔10〕も〔5〕も医学上の見解が判決に大きな影響を与えているといえよう。〔3〕は、医師の説明義務を考える際の好材料となり、〔6〕は、共同医療における麻酔医の地位を考える上で参考となろう。

(2) 判例の個別的検討

① 医療行為と民事責任

〔1〕 手術に関する事例（虫垂炎）

（要　旨）

虫垂炎手術のミスが問われた場合につき、悪質な急性化膿性虫垂炎、または、壊疽性虫垂炎で、それに患者の虚弱体質であったことも加わって、腸瘻形成、汎発性腐敗化膿性腹膜炎となり、手術も功を奏しなかったとして、医師の責任を否定した事例。

（徳島地判昭四八年二月六日判例時報七〇九号七六頁）

（参照条文）

民法七〇九条（不法行為の要件）

故意又ハ過失ニ因リテ他人ノ権利ヲ侵害シタル者ハ之ニ因リテ生シタル損害ヲ賠償スル責ニ任ス

（解　説）

A女（昭和二五年生れ）は、昭和四一年七月二二日腹痛を起し、翌日、B病院で診察を受け、一応、大腸炎との診断の下に注射・投薬を受けた。しかし、痛みがおさまらず、同夜、近所のC医師に往診をしてもらったが、この時点でも虫垂炎との診断はなかった。二四日になっても痛みが続くので、再びB病院を訪れたが、B医師が他の患者の治療に当っていて時間がかかるというので、開業医Yを紹介してもらった。診察の結果、Yは急性虫垂炎に間違いなしと診断し、二時間後に手術にかかったが、「すでに、盲腸の周囲に膿瘍ができ、大網膜、腸管の癒着が著しく、壊疽状を呈しており、大網膜の下に手を突込み、虫垂突起を捜したが、虫垂突起は癒着した腸管に隠れて指頭に触れず、腹水は白濁しているという状態」であったので、Yは虫垂突起の摘出を断念しドレーン（排膿管）二本を局所腹腔内に挿入して手術を終え、汎発性腹膜炎を予防するために、抗生物質の投与、点滴をする一方、栄養分の補給に努めた。しかし、四日後、腸管麻痺・汎発性腹膜炎の徴候が現われたので再び開腹したところ、膿瘍破綻、腸管融解（腸瘻）を来し、糞便を混じた膿液が貯留し、左側にわたる汎発性腹膜炎の所見を呈していたので、さらにその方向にドレーンを挿入し、第一回手術と同様の術後措置を講じた。けれども、汎発性腹膜炎の症状は継続した。その後、Aの父親X_1との間に感情のもつれを生じ（X_1は祈禱師で、医師の立場からは反治療行為と思われる行為をし、Yに強く注意されたりした）、X_1は方向が悪いとの理由で絶対安静とのYの注意もきかず、AをB病院に転院させた（八月三日）、Bも、穿孔性汎発性腹膜炎、および、腸瘻と診断したが、病状が切開手術に適していなかったので病状の改善に努めていたが、B医師が病気になったので、その紹介で、さらにC医大病院に転院した。同病院のD医師は、「当時、急性腹膜炎の所見は既になく、腹腔内の膿汁貯留、膿瘍形成（弛張熱型を示す）が考えられたので、一応『糞瘻』と診断したが、切開手術に適した状態ではなかったので、局所の排膿、抗生物質の投与、栄養状態の回復を図ったが、Dはこのままでは全身衰弱が増すのみである、と判断し、一〇月六日に至り、腸瘻形成部における腸内容通過を制止する目的で、回腸横行結腸吻合術を行い、ドレーン設置を行った。しかし、病状は好転せず、一〇月一二日、Aは、糞瘻により死亡した。

このような事情の下で、X_1・X_2（Aの母親）からYに対し、Aの死はYの手術が粗雑で回腸部を傷つけたか、あるいは、自然に潰開したとしても、腸内容が腹部に残留しないよう術後の措置を講ずべきであるのにそれをしなかった過失により惹き起されたものであるとして、不法行為を理由に損害賠償を請求した（請求合計額、三一七万八、八〇七円）。

裁判所はまず結論として、不幸にも、Aは、悪質な急性化膿性虫垂炎、または、壊疽性虫垂炎を発病し、当初の病状進展経過が早く、かつ感染菌の毒力も強かった上に、Aが虚弱体質であったことも加わり腸瘻形成・汎発性腐敗化膿性腹膜炎となり、最終的な応急手術も功を奏さず死亡したものである、と判示し、ついでより具体的に、Yの初診当時、すでにAの局部は穿孔し、周囲に膿瘍を形成し、限局性腹膜炎があって腸性内容を蔵していたもので、Yが、開腹手術の結果、虫垂摘出は無理と判断し、ドレーンによる膿汁排除、局所の病状減退待期措置をとり、抗生物質療法と栄養分補給に務め、さらにその後、再開腹手術を行ない、新たな膿瘍形成部にドレーンを設置し、X_1がYの注意をきかず転院するまでの間、前と同様の治療を行ない待期していたのであり、以上のYの診断と治療処置は、現在の外科学の通説に合致し、かつ、外科治療の実際に適したものである、と認められるし、手技上のミスもなく、「たとえ医師一般にその職務の特質上高度の注意義務を負わせるとしても、本件の場合は、特段Yに対し過失をもって問責すべき点はついに見出し難い。」と判示し、結局、Yの治療行為に違法性ないし過失はないとして、X_1・X_2の請求を斥けた。

本判決は、外科医として通常行なわれる治療をしている以上は、責任を負わされないことを明確にしたものとして意味がある。

〔2〕　手術に関する事例（虫垂炎）

（要　旨）

虫垂炎の手術に関して、腹腔内出血につき過失がないとはいえず、また、術後、腹膜炎を早期に発見しえなかったことにつき過失がある、として、患者側の意志による転医後の治療費をも含む賠償額の支払を執刀医に命じた事例。

（神戸地判昭四八年二月六日判例タイムズ二九二号三〇一頁）

（参照条文）

民法四一五条（債務不履行）

　債務者カ其債務ノ本旨ニ従ヒタル履行ヲ為ササルトキハ債権者ハ其損害ノ賠償ヲ請求スルコトヲ得債務者ノ責ニ帰スヘキ事由ニ因リテ履行ヲ為スコト能ハサルニ至リタルトキ亦同シ

（解　説）

　Xは、昭和四〇年一二月下旬頃、右下腹部に痛みを覚え、医師の診察を受け、さらにその紹介で、昭和四一年一月五日、Y医師（外科病院経営）の診察を受けたところ、虫垂炎の疑いがあるとのことで翌六日入院した。血液検査の結果は白血球数四、〇〇〇であったがXが腹痛を訴えるので、一月一〇日、Yの執刀で虫垂切除手術を行なった。なお、手術中、Xが一時失神状態となり、血圧が低下したので、手術を一時中断したという事情がある。この手術の翌一一日からXは気分がすぐれず、吐気と腹痛のため眠れない状態となり、Xの妻Aが、一二日に、回診に来たB医師に排尿がないと訴えたところ、立ちなさいと言われ、Xを抱えるようにしたところ、Xは倒れたが、B医師は神経質のためだと述べたにとどまり、同夜には下痢も加わり、いわゆる垂れ流し状態となったので、Aは看護婦に上記症状を訴えたが、やはり神経質だからということで応じられなかった。一三日には、体力を失い、手術部位に赤色斑が出たが、B医師は赤チンのかぶれだと説明した。一四、一五日には斑点も大きくなり、症状もさらに悪化したが、適切な処置は講じられなかった。一六日に至り、Xは白目がちとなり、うわ言を言い始めたので、Aは親戚のC医師を呼び寄せたところ、腹膜炎ではないかと指摘され、YもXを診察して翌日再手術をする旨を家族に告げた。しかし、Xの家族は、従来の経緯からYを信用できず、その日のうちにCの勤務先であるD病院に転院させた。転院途中も鼻血が出て苦しんだが、Cが強心剤を注射し、D病院へ到着後、直ちに輸血、翌日も酸素吸入、点滴・輸血などを行ない、気分も好転し始めた。同日は、諸種の検査を行なった（「白血球数一三、五〇〇、血液出血時間八分以上凝固（開）一二分（完）二八分三〇秒、黄だん〈赤血球が腹腔内で壊れたことを示す〉）ほか、身体の改善に努め、翌日手術を施行したが、傷跡には一〇円硬貨大の変色した出血斑が三つあり、切開創の一番外側の糸をとると、かなり古い凝血塊が出てきた。そして、大腸菌感染臭をを伴う陳旧な八〇〇㏄の血液を吸引後、手術創を拡大したところ膿苔が腸の表面に付着し、回腸部には膿瘍窩を形成していた。虫垂切断部は開口し虫垂の根本まで約三糎が残存していたので、これをとり単純縫合して埋没し、ゴム管二本とガーゼタンポン一本を入れ、血と膿を出すことにして開腹した。その後も二月中旬まで血膿が出た上に肋膜炎も併発したし（二月中旬に治癒）、小腸から盲腸にかけて腸の癒着を残したため、三月三〇日に退院後も右下腹部の疼痛が続き、二年程、運動を差し控えた。

以上のような事情の下で、Xから、Yに対して損害賠償を請求した（請求額一一五万三、〇九〇円）。

裁判所は、「手術後間もなくから出血が起り右出血と虫垂切断端からの汚染とによる腹膜炎を併発したこと、ダグラス窩に膿が貯留していたことは下痢失禁などのダグラス窩の刺戟症状からも窺われ、回盲部からダグラス窩にわたった限局性腹膜炎であること、出血の原因は虫垂動脈ないし虫垂間膜からの出血であるが経過中に鼻出血があった事実から出血性素因の関与も否定できないこと、そして右出血は数百立方糎で自然止血していたこと、腹腔内出血は術前に発見の困難な出血素因によるものでない限り必ずしも不可避であったとはいえないこと、Y病院では術後経過を正しく評価するための患者の体温、脈拍、呼吸、血圧、疼痛、排気、排尿状態の観察分析も不充分で術後の腹腔内出血を見逃し、腹膜炎を早期に疑うことができなかったことが認められる。」とし、「Yは原告の出血性素因を強調し、前記D病院での出血時間、凝固時間よりして原告にその素因があると主張するが、前記鑑定の結果は出血性素因の関与も否定できないというに止まり、かつ右出血時間、凝固時間は術前に発見困難なものではない（Yが右出血時間、凝固時間を調べた形跡はない）」としてYの主張を斥け、X・Y間の診療契約に基づいて行なわれたものであるが、手術中の血圧低下、手術の一時中断が術者に心理的影響を与えた、としても、Yは、腹腔内出血につき過失がなかったものと言うことはできず、また、腹膜炎を早期に発見しなかったことにつき過失があったと言うことができる、と判示し、そうだとすれば、Xの転医も当然で、D病院での治療もYの債務不履行によるものということができるとし、Yに対して賠償額六五万三、〇九〇円（D病院への転院、そこでの治療に要した費用五万三、〇九〇円、弁護士着手金一〇万円、慰藉料五〇万円の合計額。なお、Y病院での治療費は、この訴訟では問題となっていない）の支払を命じた。

〔1〕事件と同様、虫垂炎の手術が問題となっているが、ここでは、医師の責任が肯定されている。本件の事実関係をみると、判決に賛成せざるをえないように思われる。治療にミスがあり、それが不信を生じて患者側の意思により転院した場合には、転院後の治療費も当然賠償額の中に含まれることに注意されたい。

〔3〕手術に関する事例（舌ガン）

（要　旨）

患者及び其の家族の明確な承諾をとらないままで行なわれた舌ガン手術につき、生命・健康の維持、増進という医学上の立場からは不合理かもしれないが、患者の手術拒否の意思が明らかな場合にまでその立場を強調することは許されない、として患者からの慰藉料請求を認めた事例。

（秋田地大曲支判昭四八年三月二七日判例時報七一八号九八頁）

（参照条文）

民法七〇九条（〔1〕参照）

（解　説）

Xは、昭和四五年一月頃から舌に異常を感じるようになり、M病院で診察を受けたが、舌ガンで、舌を切除するほかないと言い渡された（病名はXに告知されていない）。しかし、Xが舌を切除しない治療方法はないかと強く要望するので、M病院は医療法人Y_1の経営する病院を紹介、Xはここへ入院し（昭和四五年二月二日）、やはり、舌を切除しないで治療して欲しい、と要望した。けれども、診察したY_2（Y_1の理事である）主治医Aともに、舌ガンで切除以外に治療の方法はないと診断し、手術するようXを説得したが、Xは頑強に拒否した。Y_2・AはXにガンと告知することもできず、だからといって切除以外に方法はなく、急を要すると判断したので、何とかして手術にこぎつける必要から、切除するのではなく、潰瘍の部分を焼き取るだけだと説明してXの不承不承の納得をえ（なお、切除の結果、言語および咀嚼機能が減退することなどは説明していない）、一方、AがXの内妻Bと娘Cに個別に会い、Xの潰瘍は悪性のもので切除のほかない、と告げ承諾をえようとしたが、両人とも本人次第という以上に出ず、また、手術当日、Y_2もCにXを説得するよう依頼したが、その反応を確認しえなかった。そして、そのまま、Y_2の執刀で切除手術が行なわれた（四五年二月六日）。

Xから、Y_2及びその使用者Y_1に対して、強引な手術の結果、肉体的苦痛を蒙り、咀嚼・言語機能に著しい傷害を生じたとし、不法行為を理由に精神的損害—慰藉料—一〇〇万円を請求した。その理由として、Xは、手術を行うに際しては、患者が意思能力がないとか、緊急を要するなど特別の場合を除いては、患者に手術による侵襲の本質・意味・射程範囲の大綱を説明し、患者の自己決定権に基づく承諾を得なければならず、患者に病名を告知することが治療上適当でない場合でも、病名を告知せずにその説明を行うことが可能であるが、Y_2は、Xが手術を絶対に拒否していたにも拘らず、敢えて、その意思に反して手術を行なったのであり、違法行為である。かりに、Xの家族から手術の承諾をえていたとしても、Xの意に反している以上、違法であることに変りはない、と主張した。これに対して、Y_1・Y_2は次のように反論した。すなわち、ガンの患者には病名を知らせるべきではなく、また知らせていないのが現在の実情である。従って、手術内容の説明も患者にガンであることを悟られないようにしなければならないし、しかも手術は急を要するのでガン手術についての同意は近親者から得るのを原則とし、患者自身からは何らかの手術の承諾があれば十分とすべきであり、本件のY_2はB・Cから承諾をえたほかXからも潰瘍で焼き取ることの同意はえているから正当業務行為であり違法性はない。かりにXの同意が不充分なものであっても手術は急を要したのであり、民法六九八条の緊急事務管理として違法性を阻却する。なお、Xの請求は、Y_2らの高度の倫理上の配慮を楯にとっての請求で信義に反し、権利の濫用というべきである、と。

裁判所は、まず、前記の事実関係からXは手術を拒否しており、その近親者も手術を承諾していたとは認められないと認定した上で、ガンは病巣を切除しなければ必ず死亡するし、手術も初期でしないと根治は難かしいが、舌ガンは、まだ転移していない時期ならば切除することによって根治する可能性があり、Y_2の判断は正当であったし、さらに、ガンの治療に当る医師は、患者にその病名を告知すべきでないと一般に考えられており、現在の医師界・医学界の実情もそうであると認められるのであり、Y_2が、舌ガンであることを秘して手術の必要性をXに納得させることが至難であったことをも十分理解できるとしながらも、「生命・健康の維持、増進という医学上の立場からは不合理なことであるかもしれないが」、Xが切除手術を拒否していたことは明白であり、「患者の意思が拒、諾いずれとも判断できない場合ならともかく、拒否していることが明らかな場合にまで、右の医学上の立場を強調することは許されない」「病名を秘して手術を納得させなければならない場合、医師としてはいろいろな手段・方法を工夫し、万難を排して患者の説得に努力するが、それでもあくまで拒否する場合には、結局手術は思い留まらざるを得ない旨の証言部分が存するのである。」とし、結局、Y_2の手術は違法と判断した（なお、Xの意思を排斥して手術しなければならなかった理由も緊急性も認められない、とする）。そして、Xは、手術後、しばらくの間、食物を一口食べるにも汗を流すほどの状態が続き、また発声に苦しみ、会話が十分できず、夏頃には再入院していること、などからXが肉体的・精神的苦痛を受けたことは容易に推測されるとし、ただ、上述のような本件不法行為の特殊性を考慮すれば、慰藉料の額は三〇万円が相当であるとした。

この判決は、医療事故に関する中心問題である「医師の説明義務と患者の承諾」の問題を扱っており、重要な意味をもつ判決といえよう。が、その論旨には、疑問がある。なるほど、本件の場合、医師の説明が不充分であり、したがって、また、患者ならびに近親者の明確な承諾をえないで手術を強行したという批判は当っているかもしれない。しかし、本件の事実関係をみると、裁判所のいうように患者側が明白に手術を拒否していたと解釈できるか疑問である。また、かりに、この点を譲ったとしても、裁判所自身も肯定しているように、早期の病巣の切除手術のみが患者の生命を救いうる唯一の途であったことは間違いないケースである。一方で、説明に努めたがその努力不十分という評価が生じるとしても、他方で、生命を救う唯一の治療が正しく行なわれているのである。そもそも、このようなケースで患者側の躊躇を決断へと切り換えさせることは極めて困難であるし、承諾をうる手続きに欠けたところがあるとしても、その欠陥は手術が唯一の正しい治療の敢行であったということによってカバーされ、少くとも法律上の責任は生じないとみるべきではないかと思われる。本件では、生命を救われた患者の主観的苦痛は慰藉料の対象とはなりえないのではなかろうか。裁判所は、患者の自己決定権を最上位に置き、一応、医師に責任を認め、他方、医師にも同情を示しつつ、その配慮を慰藉料額の操作によって示そうとしているようであるが、抽象論としてはともかく、本件については、自己決定権を優先させ、そこから医師の法律上の責任を引き出すことには疑問を禁じえない。ともあれ、本件は、患者の自己決定権を尊重する余り、患者を死に至らしめる場合と対比しながら、医師の裁量権の範囲いかん、治療行為の違法性とは何かを正面から吟味するための恰好の素材を提供している。医師側からの議論の展開を期待したい。

〔4〕　手術に関する事例（骨折手術に用いた針金の不完全除去）

（要　旨）

長年、大腿部骨折手術部位の疼痛に悩まされ続けてきたのは、骨折の接合癒着手術に用いた針金の除去が不完全であったためであり、その点について、医師に注意義務違反がある、とされた事例。

（東京地判昭四八年三月二九日判例時報七一六号五七頁）

（参照条文）

民法七〇九条（〔1〕参照）

（解　説）

X_1（当時8歳）は、昭和三三年一一月に右足大腿部を骨折し、Y外科病院で骨折部分を接合癒着させるため、針金で結んで固定する手術を受け、昭和三五年二月にその針金の除去手術を受けたが、その際、Yは針金三本を骨に巻きつけたままで、X_1の体内に残置した。なお、筋肉内に針金の切片三個も残されたままとなった。ところで、この後、小学五・六年生ごろから、X_1は手術部位に断続的な鈍痛を感じるようになり（一年のうち四〇日位）、中学に入ってからは、大腿部を冷やすと痛みとだるさを生じ、リンパ腺も腫れるようになり（一年のうち五〇日位）、Yの診断もあり、神経痛の治療を続けたが、高等学校時代も痛みは続き、高校卒業後、痛みが激しくなった。そこでM病院で診察を受け、手術部位に針金およびその切片が残存していることが判明したので、その切片および骨に巻きつけられた針金のうち骨の外に出ている部分を除去する手術を受けた。その結果、痛みは消失した。

このような事情の下に、X_1およびX_1の両親X_2・X_3の三名からYに対して、①Yは針金全部を除去すべき注意義務を怠り、②さらに、針金の体内放置をX_1らに告げて、障害が生じたら適切な措置をとりうるようにすべき注意義務があるのにこれを怠った、として、損害賠償を請求した。（X_1は慰藉料並びに治療費として約三五六万円、X_2・X_3はそれぞれ、慰藉料七五万円を請求）。

これに対して、Yは、㋑針金（銀製）は除去するのが原則であるが、除去に困難を伴う場合には残置することもあり、そのために障害を起すことはまずなく、㋺針金切片三個は骨の成長に伴い離断したもので、Yの過失により残置したものではないし、除去の必要もなく、また仮りに、それが、第一次の骨折接合手術の際、筋肉内に残されたものであっても緊急手術の際の不可抗力的な偶発事故であり、さらに、㋩X_1の愁訴は残置された針金、その切片では起りえず、心因性のものと思われ、針金残置との間には相当因果関係はない、などと抗弁した。

裁判所は、一般に本件のような銀線の残置は通常格別の障害を生じないとも考えられてはいるが、X_1の疼痛は再除去手術で除去された骨外にあった針金によって生じたものと推認しうる——骨内の針金は無関係——とした上で、X_1

らの主張①について、まず、八歳程度の患者の除去手術は、骨結合後二〇週位で行うのが望ましく、除去手術が遅れると化骨形成が進んで針金が骨中に埋り除去が困難になり、また、骨が太くなり骨に巻いてある針金がはじけて遊離するため除去が困難になるとされるが、本件では、骨中に埋った針金は疼痛とは関係がないし、子供の場合には、骨接合後一〇週位で針金が遊離する可能性もあるのであり、適切とされる時期に除去手術をしたとしても除去上の難度に大差があったとはいえないから、除去手術の時期は問題とならないとしつつ、しかし、M病院での再手術の際に骨に巻きついていた針金はYの除去手術の際にも骨外の骨折部位附近にあったものと考えられ、除去は可能であったのに除去されていないのは、Yが丁寧に施術を行わなかったためであるし、また、筋肉内の切片についても、除去の困難なことはあるけれども、Yはレントゲン写真で筋肉内への遊離を認めていないが、遊離してなかったとすれば除去すべきだし、遊離していたとすれば、レントゲンの見落しというべく（なお、接合の際、よじり合せた部分二箇所が二つの切片となって遊離していたのに、Yはこの部分は除去したつもりでいる）、したがって、Yには過失である、とする。つぎにX_1らの主張②については、骨外の針金については残置したことの認識がYにあったかどうか不明であり、また、認識しなかった点に過失があるとしても、それは除去を怠った過失の一部を構成するものと考えるべきだ、とする。そして、さらにこのYの過失とX_1の疼痛との間の相当因果関係の有無を論じ、一般には、「銀線を本件のような部位に残しても無害と考えられてはいるが、時として異物反応としての、または物理的刺戟によるところの無菌的炎症を起す場合があり、また医学上の基本常識として、かかる異物を体内、ことに発育の盛んな子供の体内にとどめて置くことは好ましくないと考えられ、特に困難や危険を伴う特別の場合でない限り、できるだけ骨が接合した後はこれを抜去するようにするのが医師の一般的な態度であり、Yは専門的知識を有する医師として、これを知っていたはず」であり、「事例的には比較的まれであるにせよ、本件疼痛のような障害を可能性としては予見し得たはずである。またこれを予見したからこそ、被告は第一次の針金の除去手術を行なったのであろう。そうして医師として右のような予見の下にその小さい可能性を排除するための施術を引受けた以上、その可能性がそもそも低かったことを理由に施術上の過失から生じた結果に対する責任を回避することはできない。」として相当因果関係の存在を認め、Ｙの損害賠償責任を認めた。ただし、X_1に慰藉料八〇万円の支払を命じたにとどまり、X_2・X_3の請求については、「本件程度の疾病によっては両親には慰藉料請求権は生じない」として、その請求を斥けている。

本件では、とりわけ、針金除去手術をすべきかどうかについての医学上の見解を問いたいが、判例の議論を一応肯定しておきたい。ただ、本件で、判例が相当因果関係として論じている問題は、まさに除去手術をすべきかどうかの問題で過失論の一内容として吸収されるべき問題のように思われる。

〔５〕分娩に関する事例（頸管裂創と術後看視）

（要　旨）

出産に伴う頸管裂創縫合後の看視が十分でなかったために、再出血による死亡を防止しえなかったとして、医師の過失を認めた事例。

（東京地判昭四八年九月二六日判例時報七一九号五二頁）

（参照条文）

民法七〇九条（〔１〕参照）

民法七一一条（生命侵害に対する慰藉料）

他人ノ生命ヲ害シタル者ハ被害者ノ父母、配偶者及ヒ子ニ対シテハ其財産権ヲ害セラレサリシ場合ニ於テモ損害ノ賠償ヲ為スコトヲ要ス

民法七一五条（使用者の責任）

①或事業ノ為メニ他人ヲ使用スル者ハ被用者カ其事業ノ執行ニ付キ第三者ニ加ヘタル損害ヲ賠償スル責ニ任ス但使用者カ被用者ノ選任及ヒ其事業ノ監督ニ付キ相当ノ注意ヲ為シタルトキ又ハ相当ノ注意ヲ為スモ損害カ生スヘカ

リシトキハ此限ニ在ラス

（解　説）

A女（三一歳）は、妊娠にあたって、Y_1開設の産婦人科医院で勤務医Y_2（なお、AはすでにY_2の手により二子を分娩している）の診察を受けてきた。血圧、尿蛋白などにも異常なく、子宮膣内糜爛であったがそれも寛解し、正常な分娩を期待しうる状態になっていた。やがて、産徴があったので入院した（昭四二・六・七、午後八時頃）。Y_2が診察したところ、全身状態に異常なく、子宮口三ないし四cm開大で分娩過程の三分の一程度を経過していたので、八時一五分ないし二〇分頃から陣痛促進剤を注射し、九時二五分X_4を分娩、九時四〇分胎盤も娩出した。ところが、胎盤娩出後、断続的な出血が認められ、Y_2はブドウ糖＋カルジアゾール、ケーワン、スパチームの静脈注射をし、腹部氷罨法を施した上で産道を検診の結果、頸管右側に深さ三から四cmの裂創があったので、出血がこれによるとの確定的所見はえなかったが、これを縫合した。この時までの出血量は四〇〇gであった。出血が止ったので、Y_2は、四〇分ないし一時間分娩室で経過観察を続け、異常がないことを確認したのち、Aを病室に移し、当直の看護助手であるBに定期的に悪露交換をすること、異常があったときは直ちに連絡することを指示して医院の敷地内にある自室に引き上げた。Bは、その後、夜半に一回血圧・脈搏を測定し、二時間に一回位悪露交換を行なったが、交換用脱脂綿に付着した血液量は綿三枚程度に浸透する量で、異常は認められなかった。翌朝七時半ないし八時にはAは朝食全部を食べたが、八時過ぎにBが病室に赴いた際、あたたかいものが出てきたようだと訴え、Bが調べると、悪露交換用の五枚重ねの脱脂綿の表面にまで滲出した出血を発見したので、Y_2に急報した。Y_2が診察したところ、凝血を含む相当量の出血があり、血圧の最高値七〇程度の著しい貧血症状を呈していたので、メテルギン、ブドウ糖＋セジラニッドを静注するとともに、Y_1に報告、あわせて付近の産科医の応援を求め、フィブリノーゲン、マクロデックスを点滴静注、三八〇ccの血液を採取して輸血、プラスマネートを補液、さらに保存血液八〇〇ccを輸血した。さらに、子宮収縮剤、血液凝固剤を注射、心臓保護と輸液のため種々の注射をした。ついで九時頃には、酸素吸入をし、強膣タンポンの処理を行ない、酸素人工呼吸を施した。しかし、これらの処置の効なく、Ａは一一時三〇分死亡した。

このような事情の下で、Ａの夫X_1、子供X_2・X_3・X_4、父X_5、母X_6の六名は、Y_2の不法行為責任、Y_1の使用者責任を問い、損害賠償を請求、予備的請求として、X_1・ＡとY_1・Y_2の間には母子健全で退院させる旨の準委任契約が成立しており、その債務不履行であるとして損害賠償を請求した。

X_1らは、まず、Ａの死因について、解剖の結果「㈠子宮頸膣部右側から膣円蓋部右側にわたる部分に裂創一個、㈡後腹膜組織間に厚層の出血、㈢膣内に暗赤色軟凝性血液中等量の存していたことが認められたこと」からみて、胎児通過によって子宮頸膣部右側から膣円蓋部右側にわたる部分に生じた裂創からの失血によるとしつつ、ついで、Y_1らの過失について、①自然分娩を待たず、陣痛促進措置により、入院後、僅か一時間のうちに分娩させたこと、②出産により生じた裂創等に対する処置に誤りがあったこと、③異常出産であるのに万全の対策を怠ったこと、④再出血後の処置が適切でなかったこと、⑤設備の完備した施設への移転措置も講じなかったことなどを問題とした。なお、請求額は、Ａ自身の逸失利益八三四万九、八六四円（これを、Ａの死亡により、X_1が１／３、X_2・X_3・X_4が各２／９ずつ相続、とする）、X_1支出の葬儀費用四〇万円、遺族固有の慰藉料は、X_1二〇〇万円、X_2・X_3・X_4各一〇〇万円、X_5・X_6各二〇〇万円合計一、七七四万九、八六四円である。

これに対して、Y_1らは、Ａの死因は突発的な子宮弛緩出血によるショックによるものであり、Ａの体力がもろくて死に至ったものであると主張し、この点についてのX_1らの主張を否定した。すなわち、X_1らの主張㈠に対しては、内診のとき円蓋部の裂創はなく、出血も認められなかったし、そもそもこの局所は大量出血の原因とはならず、かりに裂創があり、後腹膜下への穿孔があったとしても、それは止血処置としての強膣タンポンの際に生じたものと推定されるとし、X_1らの主張㈡については、後腹膜組織間に多量の出血があれば、疼痛などの主訴があるはずで、約一一時間何の症状も示さなかったＡの後腹膜組織間の出血は、やはり子宮弛緩出血によるといわざるをえないとし、X_1らの主張㈢についても、この貯留血の存在は、正常出産にもみられるし、また前記の弛緩出血の残存血液とも考えられると反論した。ついで過失についてのX_1らの主張①～⑤についてもすべてこれを否定した。

裁判所は、Aの死因については、Aの解剖所見（前記X_1らの主張㈠～㈢参照。なお、解剖所見としては、㈠の裂創は三・五㎝、左端は子宮頸管内に達し、右半分は、後腹膜右側に穿孔、この穿孔部に連なる部分に㈡の出血が存するとされ、この裂創以外に死因となるべき病変はないとされる）ならびに、前述の出産経過からみて、胎児の通過の際の子宮頸膣および膣円蓋部の破裂による失血であると認めた上で、「本件は、出産終了直後に約四〇〇gの出血をみたかなり重症の頸管裂創を伴う異常出産であり、本件のような分娩後の出血は、全産婦死亡数の三五％を占める極めて危険な事態であるうえ、裂創部分の縫合処置により一応止血状態に達したとしても、裂創が後腹膜に及んでいるか等裂創の深部の状態についてはその把握が困難でこれを見逃し易く、完全に裂創を縫合しえないことも十分ありうるのであるから（鑑定証人Cは本件について、後腹膜組織間に極めて厚層の出血が存したという前記Dによる解剖所見から判断して、裂創の縫合が十分でなかった可能性があると証言している）、本件のような頸管裂創による出血を伴う異常分娩の事後措置にあたる医師としては、縫合終了後少くとも半日位は子宮の収縮状況に注意を払いつつ裂創部分からの出血に十分留意するとともに、呼吸、脈搏、体温、血圧、腹部の膨脹感の有無など患者の全身状態を観察し、もしこの間に何らかの出血の徴候を看取したときは直ちに縫合した裂創部分を再度点検する等十分な監視を継続すべき注意義務がある」とし、ところが、「Y_2は縫合終了後約一時間にわたってAの症状を観察し、縫合部分からの出血がないことを視診により一応確認したのみで、同日午後一一時三〇分ころ、異常分娩についての知識、経験とも乏しく見習看護婦に過ぎないBに後事を託して引きあげ、翌朝同人からの連絡に応じてかけつけるまで一度も医師又は熟練した看護婦による回診、看護はなされなかったばかりか、Y_2はBに対しても、頸管裂創縫合後の患者として特に留意すべき諸点について格別注意を与えず、Y_2の補助者である同人も約二時間に一回程度悪露交換を行い、夜半に一回血圧および脈搏を測定しただけで、正常出産の産婦に対するのとほぼ同様の取扱をしたにすぎないというのであるから、結局前記日時にY_2が立ち去った後においては、Aに対し、頸管裂創縫合後の患者に対するものとして観察すべき前記諸点につき十分看視は行われておらず、かつ、これを可能にするような人的態勢もとられていなかったものといわざるを得ないから、Y_2には前示注意義務を怠った過失があるものと断ぜざるを得ない。」Aについては、「縫合終了後も少量宛の出血が子宮旁結合織に浸潤していた可能性があり、かつ、死因をなした前同月八日朝の大出血も、何の前兆もなしに突然起ったものではなく、ある程度以前からじわじわとした出血ないしは出血を疑わせる徴候の存したことが窺われるので、Y_2が前記注意義務を尽して再出血の徴候を早期に発見し、すみやかに適切な処置を講じていたならば、Aの一命を取り止めるに妨げなかったものと言い得べく、従ってY_2の前記過失とAの死亡との間には相当因果関係があるものというべきである。」（なお、頸管裂傷の適切な処置としては、まず縫合止血し、成功しないときは強膣タンポンなどで一時的止血をしたのち縫合すべく、それでも止血しえないときは、子宮を摘出すべきであり、後腹膜への穿孔があれば、開腹縫合すべきである、とする）と判断し、結局、Y_1・Y_2は連帯して損害を賠償すべしと判決した（なお、賠償額はAの逸失利益三八一万三、七六四円、葬儀費用二〇万円、慰藉料X_1一〇〇万円、X_2～X_6各五〇万円、計七五一万三、七六四円）。

本件の論点の第一は、Aの死因が裁判所の認定したように頸管裂傷からの出血によるのか、Y_1・Y_2の主張するように弛緩出血によるのかという点であり、第二に、前者だとして、再出血の徴候発見のための看視態勢不十分が死を導いたといえるかどうかという点である。第一点はともかくとして、第二点については、看視の不十分さと死亡とにどれだけの連がりがあるかは、裁判所の認定した事実関係をもってしても必ずしも判然としていない。

裁判所は、医師には高度の注意義務があり、それを欠いていなければ事故を防止しえた可能性がある以上は責任をとるべきだとしていることになるが、医師側からいえば、この程度の可能性で責任を負わざるをえないとされる点に割り切れない感じを持つことになろう。医療事故における因果関係、過失の関係を考える上で吟味すべき点を含んだ判決といえよう。

〔6〕 麻酔に関する事例（閉鎖循環式麻酔）

（要　旨）

手術に際して麻酔担当医が閉鎖循環式麻酔の管理を誤まり、低酸素血症後脳症を生ぜしめた場合につき、執刀医の使用者責任を認めた事例。

（東京地判昭四八年二月一四日判例時報七一三号九一頁）

（参照条文）

民法七〇九条（〔1〕参照）
民法七一五条（〔5〕参照）

（解　説）

X女（四七歳）は、昭和四三年二月四日、Y医院に入院し胆のう炎の疑いのもとに治療を受けていたが、回復の徴候がみられず、四三年三月七日、胆のう結石の疑いのもとにY執刀、麻酔担当A医師で、閉鎖循環式麻酔を施した上、胆石摘出手術を受けた。裁判所の認定によれば、手術の経過は次のとおりである。すなわち、Yは、前麻酔等の処置を行った後、午後八時ラボナール〇・二g、サクシン四〇mgを静脈注射したうえ閉鎖循環式麻酔器の気管内挿入チューブをXの気管に挿入し、七日午後八時三〇分ころから笑気ガス毎分三ℓ、酸素毎分一・五ℓの割合でこれらを混合した気体を送って麻酔し、午後九時Yの執刀のもとに手術をし、開腹の結果、結石及び胆のうを摘出した。そして、午後一〇時四〇分頃サクシン二〇mgを使用し、その直後に笑気ガスの供給を断って、それ以後は酸素だけを供給し、午後一〇時四五分腹膜を閉鎖し、手術を終了したが、酸素の供給は、午後一一時三〇分まで続けられ、午後一一時三〇分に至り前記チューブを抜管した。ところが、Xは、抜管時においても意識もうろうの状態で、覚醒せず、酸素吸入を施したが二日間程意識のもうろう状態が続き、さらに、全身硬直、言語障害の症状があらわれ、その後一時回復したが、一三日頃、突然、全身にけいれん発作を起し、再び意識もうろう状態となった。そこで、M病院へ、さらに

N病院へと転院して治療を受けたが、M・Nでは、低酸素血症後脳症と診断され、現に、後遺症として、四肢の不完全麻酔と構語障害が残っている。

XからYに対して損害賠償（請求額は、慰藉料二〇〇万円を含む一、五二六万円）を請求し、Xの低酸素血症後脳症は、閉鎖循環式麻酔にあたって、常に適当量の酸素が供給されるよう注意すべきなのに、これを怠り、酸素の供給量の不足を生じさせたか、または、自主呼吸の可能性を確かめ、患者の覚醒・意識の回復を確認して抜管すべきなのに、麻酔停止後、数一〇分を経過しても覚醒しないのに漫然と抜管し、しかも、覚醒ないし意識の回復に至るまで、みとどけることなく放置したかのいずれかが原因であるとし、なお、Yは、この麻酔をA医師に担当させてはいたが、自から麻酔に関与しなくても、麻酔を伴う外科手術を行う医師は麻酔医の処置を監督すべき義務があり、麻酔医の過失により患者に生じた障害は手術全般の担当医と注意義務の懈怠にほかならず、仮りに、麻酔管理上の全責任は麻酔医にあり、主治医には第一次的責任がないとしても、主治医は麻酔医に麻酔管理を委託し、両者間には使用関係が存するから、麻酔医の過失については民法第七一五条の使用者責任がある、と主張した。

これに対し、Yは、手術中、血圧の異常変動、酸素欠乏による血液の黒変、血圧の急上昇、頻脈などは起らず、抜管時には自主呼吸を行っていた、と主張し、仮りに、本件麻酔による低酸素血症後脳症であるとすれば、それは麻酔の過誤によるものではなく、Xの個体が既に低酸素血症後脳症の準備状態にあった。すなわち、Xは高血圧症で、強度の黄疸により脳実質等がビリルビンで汚染され、肝機能にも強い障害があったため、脳細胞そのものが酸素を十分受けられないほど機能が低下していたことによるか、あるいは、たまたま、手術に伴って生じる脳塞栓によるか——手術後、一時、意識を回復したのち、突然、意識不明となったことは麻酔と無関係に脳塞栓が起ったことを裏付ける——であり、不可抗力による発病であるなどと抗弁した。

裁判所は、まず、事故が麻酔によるものであることは容易に推認しうるとし、Yの上記の主張につき、Xは強い高血圧症であったとはいえないし、高血圧症が脳への酸素供給を阻害する原因となるともいえず、肝機能障害の形跡もなく、さらに、黄疸による脳のビリルビン汚染で脳細胞が酸素を受け入れられないというのは新生児の核黄疸においてのみ認められうることだ、として、これを否定する。そして、このように事故が麻酔の使用により生じたものであることは、高度の蓋然性をもって推認できるとして、麻酔中に酸素欠乏を生ぜしめたのは、麻酔器の構造からみて、笑気ガスに混入すべき酸素の供給を低下若しくは皆無ならしめたことによるものと認めるほかはなく、麻酔中に酸素欠乏状態となれば、血圧の上昇、血液の黒変などで気づく、とYは主張するけれども、手術中から抜管までの血圧の変化の記録が全くなされていないし、手術に熱中して血液の色彩の変化を見過すこともあり、Yの主張は採用できない、とする。最後に、YとAとの関係について、YはAに麻酔の施行と管理を依頼し、Aが麻酔の管理全般を担当していたものであり、したがって、麻酔の使用上の過誤がAの過失によるものであることは明らかであるが、「医師が外科手術に際し麻酔担当医を依頼し、麻酔の管理をその担当医にゆだねる（民法上の準委任）のは、自己が手術に専従しうるためのものであって、特段の事情の存しない限り麻酔は外科手術の補助的手段というべく、麻酔担当医は手術につきすべての責任をおう医師の指揮のもとにその意思に従い患者に対し麻酔をおこなうものと認めるべきであって、」「従って、Yは民法七一五条にいわゆる使用者として同条にもとづき被用者たるA医師の前記不法行為によりXの被った損害を賠償すべき義務あるものといわなければならない。」とする（賠償額は、慰籍料二〇〇万円を含む八〇六万九、六〇〇円）。

判決は、Yの主張を否定しつつ、麻酔と事故との因果関係は明らかであり、そうだとすれば、Aの麻酔管理の過失といわざるをえないとするが、この立論には問題はないように思われる。また、YとAとの関係を委任関係ととらえつつも、手術に当っては、AはYの指揮下に入るとして、Yの使用者責任を認めるが、この点も解するが、あるいは、A・Yの共同不法行為と解釈せざるをえないであろう。ただ、当然のことながら、こう解したからといって、YとAの関係の凡てを雇傭関係として律しようとするわけではないことを注意しておきたい。ともあれ、法律的には問題のない事件と考える。

〔7〕注射に関する事例（ストマイ）

（要　旨）

結核治療にあたっての、いわゆるストマイ難聴につき、医師は、最も効果のある抗生物質を用いると同時に、可能な限り副作用の少ないものを選択すべきであるとして、聴力障害の最も強いジヒドロストマイを使用した医師の責任を肯定した事例。

（長崎地判昭四八年三月二六日判例時報七一八号九一頁）

（参照条文）

民法七〇九条（〔1〕参照）

民法六五六条（準委任）

本節ノ規定ハ法律行為ニ非サル事務ノ委託ニ之ヲ準用ス

民法六四四条（受任者の注意義務）

受任者ハ委任ノ本旨ニ従ヒ善良ナル管理者ノ注意ヲ以テ委任事務ヲ処理スル義務ヲ負フ

民法四一五条（〔2〕参照）

民法七一九条（共同不法行為）

①数人カ共同ノ不法行為ニ因リテ他人ニ損害ヲ加ヘタルトキハ各自連帯ニテ其賠償ノ責ニ任ス共同行為者中ノ孰レカ其損害ヲ加ヘタルカヲ知ルコト能ハサルトキ亦同シ（②は省略）

（解　説）

Ｘ（四七歳）は、肺結核の治療のため、昭和四一年六月一日、医療法人Y_1病院に入院してY_2医師の治療を受け、ついでY_2の紹介で同年九月一五日から昭和四二年五月頃まで、開業医（内科）Y_3のところへ通院した。Ｘ線検査によれば、左肺上野に結核性の陰影が認められ、そこからY_2は空洞はないが浸潤巣と乾酪巣があり、病巣の広がりは軽度だが、まだ活潑な結核と判断し、ストマイの使用は避けられないと考え、ストマイ・パス・ヒドラジドの三者併用療法を採用し、六月四日から七月一八日まで複合ストマイ（硫酸ストマイとジヒドロストマイの等量混合物）を、六月二一日から九月一二日までジヒドロストマイを週二回、一回一グラムずつ、あるいは週四回、一回〇・五グラムずつで投与（合計量、前者は一四グラム、後者は一六グラム）するとともに、他方、聴力保護のため、コンドロン・ドセラン・ビタメジン等を投与した。ついで、Y_3も九月一五日からジヒドロストマイを一回一グラムもしくは〇・五グラム、週に二グラム投与（合計一六グラム）するとともに、聴力保護のため活性ビタミン、コンドロンを投与したが、ストマイ投与は、難聴のおそれがあるし、病状も好転しつつあったので、一一月一〇日に中止した。なお、XはY_2に聴力に高音障害があり耳鳴もするのでストマイは使ってもらいたくない旨を訴えていたので（Xの聴力は会話音域においては正常だが、一、五〇〇サイクル以上の高音域においては昭和三五年頃から聴力障害があった）、Y_2はY_4（耳鼻科開業）に聴力検査を依頼、六月七日、二八日、七月一九日に検査しているが、Y_4は両内耳性難聴を認め、最初の検査の後、Y_2にコンドロンの投薬をすすめ、自らもアリナミン一日一五〇ミリグラム、四六日分を投与した。その後も、Y_4は変化なしとしてY_2にストマイ投与の中止の勧告はせず、また、Y_3にも、一〇月五日の検査後、変化はないからコンドロン、アリナミンを投与すればよいだろうと連絡している。その後、Xの結核は全快、復職したが、翌年一月に至って、その聴力は会話音域においても低下し、昭和四四年一一月には極度の感音性難聴に陥り、身体障害等級表六級三号該当の身体障害者と認定され、昭和四六年九月には、さらに難聴は増悪し、二五〇サイクル音以上では、七〇デシベルの聴力を損失している。

そこでXは、この難聴は、Y_2・Y_3が、可能なかぎり副作用の少ない薬剤を使用すべきであるのに、最も聴力障害の副作用の大きいジヒドロストマイを投与した結果であり、また、Y_4も検査の結果聴力低下が認められたのであるから、Y_2に対してストマイ使用を中止するよう勧告すべきであったとして、Y_2・Y_4に対しては不法行為に基づき、また、

Y_1・Y_3に対しては一次的には診療契約上の債務不履行に基づき、二次的には不法行為に基づき損害賠償の訴えを提起した（請求額は、慰籍料として九〇〇万円、弁護士費用一〇五万円、合計一、〇〇五万円）。

これに対して、Y_1らは、ストマイの副作用としては聴力障害の外に前庭機能の障害も考慮しなければならないが、硫酸ストマイは前庭機能を侵す強い副作用があるためジヒドロストマイに切り替えたもので、しかも、一回当りの使用量を通常の二分の一にしたのであり、使用は適正であるし、また、結核の初回治療に当っては化学療法の徹底が必要で、三者併用療法の期間は最低六ケ月とされていた点からみても、Y_2・Y_3のストマイ投与は適正である、と反論した。

裁判所は、(1)まず、Y_1・Y_3の債務不履行に関して、入院前は、会話音域ではほぼ正常であったXの聴力が極度に低下したことにつき、Y_1・Y_3に債務不履行があったかどうかを検討し、「医師が患者との間に肺結核等の治療を目的とする準委任契約を結び患者に対し抗生物質を投与しなければならないときは、その患者の病状に照らして最も効果のある抗生物質を用いるべきであると同時に可能な限り副作用の少ないものを選択すべき債務があると解すべきである。」との一般論を述べた上で、結核についてのY_2の診断に誤まりはなく、また、治療方法についても、「結核の治療基準は厚生省の告示、結核医療の基準、もしくは同省保健局長の都道府県知事あて通知、結核の治療指針により定められており、結核の治療は他の病気の治療に比較してある程度規格的・類型的な面があること……〈中略〉……、初回化学療法を合理的にかつ徹底的に十分な期間（おおむね一年ないし一年半）にわたって実施することが必要とされ、右化学療法において使用される抗結核剤はストマイ・パス、ヒドラジドの三者を併用しストマイは週二回二グラム投与するのが原則であり、例外的に、ストマイ耐性菌であることが証明されるか、空洞を伴わない浸潤巣又は被包乾酪巣を主病巣とする場合で排菌がなく、病巣の広がりが軽度のときにパス、ヒドラジドの二者併用を行なうこともできる」とされるが、Xには排菌があり、それがストマイに耐性かどうか証明されていないので、以上の基準からいって、Y_2がストマイを投与したこと自体はやむをえなかったし、複合ストマイの選択も非難できないし、聴力障害の防止にも一応の注意は払ったといえる、とする。しかし、聴力障害があり不安を耐えるXに対して、Y_2が最初に投与していた複合ストマイ中の硫酸ストマイによる副作用――平衡機能障害――の発現も予想される状態ではなかったのに、聴力障害の副作用の最も強い――治療上の効果はほとんど同じである――ジヒドロストマイに切り替えて投与し、Y_3もそのままこれを投与したのは、できる限り副作用の少ない抗生物質を選択すべき債務を完全に履行しなかったものというべきであるとする。(2)次いで、Y_2の過失を問題とし、Y_2がジヒドロストマイへの切り替えに合理的理由はなく、難聴防止のための注意を欠いたもので過失というべきである、とする。(3)さらに、Y_4の過失については、どの程度に聴力が低下した場合にストマイ投与を中止すべきかは結核の病状とにらみ合わせて決すべきで、耳科医の見解にも定説はなく、Y_4は平均聴力が二〇デシベル低下した場合に中止を検討したいと考えており（鑑定人は、三、〇〇〇サイクル音で三〇デシベル以上の聴力が障害された段階で検討するとする）、四回の聴力検査の結果はその基準以内の変化しかなかったのであるから、聴力にストマイの副作用が現われているのを見落として、Y_2・Y_3にストマイ使用の中止を勧告しなかった過失があるとはいえないし、また耳科医が内科医の依頼で聴力検査をする場合、結核患者に対しストマイを使用すべきか否かを決するのは内科医であるから、検査結果を内科医に報告し耳科医としての意見を述べることはできるとしても、ストマイ投与の中止を勧告しなかったことが、直ちに、患者に対する関係で不法行為になるともいえない、とする。

裁判所は、このように、Y_1・Y_3の債務不履行、Y_2・Y_4の過失について判断したのち、(4)Y_1・Y_3の債務不履行ならびにY_2の過失とXの難聴との間に因果関係があるかを採り上げ、ストマイ投与以前の高音障害を除いて、Xの難聴はストマイ投与に起因するとした上で、これは、Y_1の一連のストマイ投与全体により生じたもので、Y_1・Y_2の複合ストマイ投与、その後のY_1の債務不履行すなわちY_2の過失、Y_3の債務不履行のいずれかだけで生じたとも断定できないが、複合ストマイの投与をつづけたとしてもさけられなかったであろう聴力障害については、結核治療に必然的に伴う副作用としてXも甘受しなければならないとする一方、ジヒドロストマイの投与については、Y_2・Y_3が同量を投与しているので、Y_2・Y_3の行為の間には、客観的な関連共同があり、このような場合には、「各人の行為のみによって結果が発生しない場合においても他の行為と合して結果が発生し、かつ当該行為がなければ結果が発生しなかったであろうという関係があれば各人の行為と結果との間に因果関係があると解すべきで、しかも共同不法行為の被害者において、加害者側の行為に客観的な関連共同性があり、右共同行為によって結果が発生したことを立証すれば、右の加害者各人の行為と結果との間の因果関係が法律上推定され、加害者において各人の行為と結果の発生との間に因果関係が存在しないことを立証しない限り責を免れないと解する。」として、Y_1・Y_3の債務不履行責任とY_2の不法行為責任についても共同不法行為の規定を類推適用すべく、各自連帯して、賠償金を支払うよう命じた（難聴は正当な治療行為によっても避けえなかったという点を考慮し、慰籍料は九〇万円、弁護士に対する着手金一五万円、計一〇五万円、なお、Xは身体障害等級表の六級三号に認定され、労働省通達の労働能力喪失率表では六七％の労働能力喪失とされているが、Xは、補聴器を使えば会話もできるし、造船設計・コンピューターに関し豊富な経験と高度の知識・技術を有し、それを利用して十分の収入をあげうるから、慰籍料以外に労働能力喪失による損害を認めることはできない、としている）。

ストマイ難聴については、本年鑑昭和四八年版〔9〕事件があり、そこでは、聴力検査をしていないことを理由に医師の責任が認められたが、本件では、聴力検査が耳科医Y_4によって行なわれているにもかかわらず、最も聴力障害の強いジヒドロストマイを使用したことに債務不履行ないしは不法行為上の過失があるとしている。

本判決は、結局のところ、ストマイ投与と難聴の間に因果関係が存在する以上、不可抗力の立証をあげなければ医師は責任を免れないとしつつ、賠償額の減額によって、その責任の軽減を図っているものといえようが、薬剤選択の義務を正面からとり上げた以上は、それを徹底的に究明しなければならないことになる。そして、その点からいえば、いくつかの疑問を生じる。すなわち、Y_4の不法行為が否定された点はうなずけるが、Y_3はY_2の治療方法をそのまま踏襲している――しかも、Y_4の意見をきき、難聴への配慮をしている――のであり、果して過失があったといえるかどうかが疑問となる。この点、判例は債務不履行の構成によっているためか過失の問題を正面から論ぜず、共同不法行為論によって補強しつつ、Y_3の責任を認めているのであるが、割り切れなさが残る。さらに、Y_2については、複合ストマイのジヒドロストマイへの切り替えは合理的理由がないとするが、ここでも、債務不履行の構成によっている影響であろう、過失かどうかの検討は必ずしも十分に行なわれているとはいえない。ここでも聴力検査は三回も実施されているし、最も聴力障害の強い薬剤を選択したのは債務の不履行であり、Y_1らが切り替えの合理的理由の説明をしないということだけでは、医師側は納得しがたいのではなかろうか。さらに一歩を進めて、ジヒドロストマイは、それでは一体どのような場合に使うべきなのか、そもそもストマイの選択については、医師の裁量の域をこえて、その選択基準が確立しているといえるのかどうか、などが論じられなければならないように思われる。最後に、Y_1・Y_3についていては、債務不履行か否かが問われているが、債務不履行の内容を薬剤選択の義務違反であるとすることは、とりもなおさず、医師の注意義務――過失――を問題としていることに帰着する。にもかかわらず、その形式上の構成に影響されて、医師の注意義務の検討が不足しているように思われる。そして、ここにも債務不履行構成の弊害が現われているといえないであろうか。Y_1・Y_3については債務不履行で、Y_2・Y_3は不法行為でという処理の奇妙さは、債務不履行責任と不法行為責任との再検討の必要を端的に示しているといえよう。

〔8〕　注射に関する事例（カナマイシン）

（要　旨）

新生児三名が、同一の新生児室で相次いで黄色葡萄球菌に感染し、かつ、その治療のため投与されたカナマイシンにより難聴となったという場合について、新生児室の管理の不備とカナマイシン使用上の注意義務懈怠とを理由に、開設者である国の使用者責任を認めた事例。

（京都地判昭四八年一〇月一九日判例タイムズ三〇〇号一八八頁）

（参照条文）

民法七一五条（〔5〕参照）

（解　説）

X_1・X_2・X_3の三名は、国立M病院産婦人科で、それぞれ、昭和三六年一月二七日、二月九日、三月六日に出生したが、いずれも、生後間もなく、臀部に発赤・硬結を生じ、発熱したので、産婦人科では水性ペニシリンを注射した上、直ちに小児科のA医師の来診を求めたのち、小児科に転科させた。小児科では、黄色葡萄球菌感染症と診断されたので、まず、X_1については、Aの指示でクロマイ・コリマイ注射とエリスロマイシンシロップを投与、経過は順調であったが、Aは、抗生物質選択のため、菌についての感受性検査を細菌検査室とB大学C医師に依頼、検査室の検査では、第一回目にはコリマイとクロマイが、第二回目にはエリスロマイシン、クロマイ、ペニシリンが、第三回目にはエリスロマイシンとストマイが有効と判定され、他方、Cは、カナマイとクロマイが有効で、ペニシリン、エリスロマイシンは効果なしと判定した。そこで、Aは、Cの判定に従い、カナマイを用いることとし、二月九日から三月二〇日まで、毎日朝夕二回各一二五ミリグラムの筋肉注射、二月九日〜三月七日、毎日一二五ミリグラムの局所注入、計一三、五〇〇ミリグラムを投与した（なお、カナマイシン使用期間中の検査室の検査では、ペニシリン、クロマイ、エリスロマイシン、カナマイが有効との結果が出ている）。X_2については、Aは、X_1の症例から推して、カナマイシン投与を指示し（検査室に検査を依頼、カナマイとエリスロマイシンが有効との判定を得ている）、エリスロマイシンシロップを併用しつつ、カナマイを二月一八日から三月七日まで、毎日、朝夕二回、各一二五ミリグラムの筋肉注射、計四、六二五ミリグラム投与した。X_3についても、Aはカナマイとエリスロマイシンシロップの投与を指示し（検査室の検査の結果、カナマイ、クロマイ、エリスロマイシン、ペニシリンが有効と判定されている）、三月一五日から四月四日まで、毎日、朝夕二回、各一二五ミリグラムの筋肉注射、計五、〇〇〇ミリグラムを投与した。X_1・X_2・X_3ともに前記感染症は全快、退院したが、その後、X_1は、聴力異常で、昭和三七年四月D大学付属病院で全聾らしいと、また五月にはE大学付属病院で後天的全聾と診断されたが、両親は信頼せず、再度、D大付属病院で診察を受けた結果、昭和三八年五月に全聾であるとの確定的診断を受け、かつ、カナマイシンの副作用による可能性が強いことを知り、X_2も昭和三七年五月にB大学付属病院で、九月には、E大付属病院で、不確定ではあるが、高度の難聴と診断され、三八年五月に、E大付属病院でその旨の確定的診断を受け、かつ、カナマイシンの副作用による可能性の強いことを知り、さらに、X_3も、聴力異常で、昭和三七年一二月にF大学付属病院で高度の難聴の疑いありとの診断を受け、かつ、カナマイシンの副作用の可能性が強いことを知った。

X_1・X_2・X_3は、いずれも、高度の聴力障害で言語発達せず、聾学校で特殊教育を受けたが、X_1・X_3は中学一年になっても全く話すことができず、X_2も発音に多大の難があり、いずれも他人の会話を理解することができず、X_1は筆談もしくは手話により、X_2・X_3は読唇法により、やっと他人からの意思の伝達を受けている、という状態にある。

X_1・X_2・X_3の三名から、X_1らが聾者になったのは、国立M病院の医師らの過失の競合によるもので、Y（国）に使用者責任ありとして、Yに対して損害賠償を請求した（請求額は、慰籍料一、五〇〇万円ずつに弁護士費用）。

X_1らは、①上記感染症は、M病院産婦人科医長Gが院内感染を未然に防止するための院内の衛生管理と看護婦への衛生指導を怠ったことから生じたものである（なお、授乳時以外は母親は新生児に接触することなく、したがって、母親から感染することはありえない、とする）、また、②感染した場合には速やかに、患部を除去するなどの迅速な処置が必要であるが、G ら産婦人科の医師は、感染症の発見を遅くれ、発見後も、速やかに、専門の小児科に転科させず、そのために多量の抗生物質を運用しなければならないような状態に陥らせた、さらに、③カナマイシンの過量投与は副作用として強度の難聴をもたらすことが予想されたのに、Aは注意を怠り、多量の投与を行なった、と主張した。

これに対し、Yは、㋑黄色葡萄球菌は人体及び外気中に広範囲に存在しており、これが、とくに病院内に存在することは最善の注意を尽しても避け難い、そして、新生児への感染経路としては、口腔・鼻腔を通じての侵入、母親の産道通過時や授乳児における感染が考えられ、新生児室での感染の推論は成り立たない、M病院では十分な衛生管理・衛生指導を尽しており、不可抗力による事故というべきである、㋺新生児の疾病に関しては産婦人科医も専門医であり、産婦人科医が黄色葡萄球菌感染症の発見を遅滞したとはいえないし、治療方法にも過失はなかった（外科的処置をとるか、内科的治療を行なうかは担当医の裁量に委ねられているところで、外科的処置をとらなかったことを過失とすることはできない）、㈧小児科に転科したときは敗血症の疑いが濃く死亡するおそれもあったので、Aは、検査の結果、菌に対する感受性の最も強いと判明した新薬カナマイシンを使用したのであり、当時入手可能であった資料で適量（乳児には、一回二五〇ないし五〇〇ミリグラム、一日一ないし二回注射）とされていた量以下に止めた。仮りに、それが当時の医学水準に照らし過多であったとしても、X_1らの生命を救うために緊急を要する状態であったから、医師としては、多少の危険を冒しても、果敢にその処置をとるべきで、その結果、副作用が生じても、それは正当防衛もしくは推定的同意があったものとして違法性は阻却される、㈡X_1らの聴力障害がカナマイシンの使用によるものかどうか医学的に明らかでない、㈭仮りに、Yに損害賠償責任があるとしても、X_1・X_2は昭和三七年五月にカナマイ難聴の診断を受け、X_3も同年六月までにはこれを知ったので、その時点で加害者と損害も知っていたのであるから、時効により責任は消滅している、などと抗弁した。

裁判所は、X_1らの主張①、Yの反論㈠については、黄色葡萄球菌の特性、新生児への影響を考えると、産婦人科医は新生児室の衛生管理に当り、感染防止の高度の注意義務を負うというべきであるとしつつ、本件では、臀部付近に感染付着した菌が皮膚内で繁殖し発病したといえるが、Gは、新生児の臀部は感染を生じやすいことを当然認識し、清潔にするための注意をしてはいたが、おむつ交換などの際にガーゼで拭くか、水洗いする程度にとめ、マーゾニン液で臀部を消毒するという感染防止に有効な方法があるのに採用せず、したがって最善の注意を尽していたといえないし、一カ月半という短期間に相次いでX_1らが感染したことは管理の不十分さを窺わせるし、X_1らは同一の新生児室に収容され、母親や面会人と接触する機会は授乳時に限られていたのであるから、看護婦の身体、おむつなどが菌に汚染されていたか、臀部が清潔でないために感染したと推認されるのであり、このようにみてくると、菌の侵入防止、制圧措置に手ぬかりがあったといわざるをえないとし、ついで、②・㈺については、産婦人科医に感染症発見の遅滞や医療措置の過誤はない、とし、さらに、③・㋩については、カナマイシンは、昭和三三年五月の日本医学会主催のシンポジウムで有効性の確認された抗生物質で、昭和三六年頃には、主として、抗結核剤として使用されたが、その頃、すでに聴力障害の副作用があることが定説となっており、しかも、「カナマイシンの使用に伴う副作用は人の日常生活に欠くことのできない聴力を犯すもので、しかもこれに対する有効な治療方法は当時も現在もない。

新生児は、身体的に未熟であり、カナマイシン使用の許容量について、当時定説がなかったし、副作用の早期発見のための聴力検査の方法もなかった。しかも、カナマイシンは、当時、健康保険薬として、普通小児科の医師が使用していなかったのであるから、その使用量についての資料や副作用の報告も少なかったわけである。

そうすると、新生児の疾病治療にあたる小児科の医師が、抗生物質を治療に使用する場合には、どの抗生物質を選択するかについては、裁量の範囲であるとはいえ、まず、より副作用の少ない抗生物質を使用して抵抗の弱い小児の治療をするべきである。しかし、他に有効な治療手段がなくやむなくカナマイシンを使用する場合には、医師には、新生児の前記特殊事情を考慮して、その使用量、使用期間をできるだけ安全な範囲内に止め、カナマイシンの使用に伴う重大な副作用の発生を未然に防止すべき注意義務があるといわなければならない。」としつつ、X_1の治療に他の抗生物質が効いていたのであるから、Aは、敢えて、重大な副作用の予想される使用経験の少ないカナマイシンに切り換える必要はなかったのであり、カナマイシン使用に切り換えたのは、C医師の検査結果によっているが、細菌検査室の検査結果との間に相違があったのであるから、一方の、しかも一回だけの検査結果を絶対視せず、更に、納得のいく検査を求めるべきであった。したがって、Aにカナマイシン使用上の注意義務の懈怠があるといわなければならない、とし、そして、Yの抗弁㋭については、X_1らの法定代理人が損害の発生と加害者を知ったのは、いずれも、昭和三七年一二月以後で（難聴の診断を受けた経過を参照）、昭和四〇年七月に訴を提起しているから、三年の時効期間は徒過していない、としてこれを斥けた。そして、Yに対し、X_1らにそれぞれ慰籍料として各一、〇〇〇万円、弁護士費用として各七〇万円の支払いを命じた。

本件も、一連の抗生物質による難聴が問題となった事件の一環として把える必要があるが、ここでも、不必要な切り換え――薬剤の選択が問われている。結論は妥当のようにも思われるが、医師には、極めて厳しい判決といえよう。新生児管理の欠陥はともかく、カナマイ選択に関する裁判所の見解については、医師側からの反論があるのではなかろうか。

〔9〕薬剤に関する事例（スモン病）

（要　旨）

スモン病患者が、被告によりキノホルム含有剤を投与されたためだと主張したが、被告が投与した事実なし、として、損害賠償請求を否定した事例。

（甲府地判昭四八年四月九日判例時報七〇九号七四頁）

（参照条文）

民法七〇九条（〔1〕参照）

（解　説）

X（大正一二年生れ）は、Yがキノホルムを含有する薬品の投与をした結果、スモン病に罹ったと主張する。すなわち、Xは、昭和四四年五月七日、財団法人Aの経営するY外科病院で、院長Yから慢性胃炎と診断され、多量のキノホルムを含有した医薬品（以下、「本件薬品」と呼ぶ）一週間分の投与を受けたが、一日三回ずつ七日間これを服用したところ、同月一四日頃から三晩ほとんど眠れず、一七日朝、右足の感覚が失われ、一九日M病院に入院、程なく、左足も麻痺、入院後一ヵ月で下半身不随となり、一〇月二七日退院して自宅療養を続けたが、両眼の視力をも失い、昭和四六年五月、M病院でスモン病と診断され、同月末、山梨県からスモン病患者の指定を受けるに至った、と主張する。そして、なるほど、キノホルムの使用が禁止されたのは、昭和四五年九月ではあるが、昭和一一年に劇薬に指定されながら、同一四年に指定を解かれた経緯があり、殊に、昭和三四年から四二年頃にかけて全国的にスモン病が発生し、キノホルムの使用禁止が叫ばれていたのであるから、Yが、このような事情を無視してキノホルムを含有する医薬品を投与したのは医師としての注意義務を怠ったものであり、Y個人の責任を追及する、として、Yに対して損害賠償を請求。

これに対して、Yは、Y病院の医業に基づく損害賠償責任はAが負うので、Y個人に責任はないし、そもそも、Yが投与した医薬品にはキノホルムは含有されていないし、仮りに、キノホルムが含まれていたとしても、昭和四四年五月当時、キノホルムは医薬品として一般的に使用されていたのであり、一医師であるYが、当時、キノホルムの危険性を予見することは不可能であった、と反論。

裁判所は、まず、Xが飲み残し分として提出している「本件薬品」にはキノホルムが含有されているが、Xの主張するように、Y病院から投与された一週間分の薬品を一日三回ずつ七日間服用したのなら飲み残しはないはずで、上記薬品の提出自体に疑問がないではないしまたXの供述も、その妻の証言も記憶が不確か、推測的見解かであり（たとえば、どの病院の薬かの識別も妻にとっては明瞭ではない）、その程度の薄弱な証拠だけで、「本件薬品」がY病院から投与されたものとは認定できないし、加えて、Y病院の診療録によれば、「本件薬品」を投与した事実も認められない、と述べ、結局、Yが「本件薬品」を投与した事実が認められない以上、Xの損害賠償請求も認められない、と判決した。

②　医療行為と刑事責任

〔10〕分娩に関する事例（帝王切開と術後看視）

（要　旨）

帝王切開手術後の産婦の死因は、術後ショックか、いわゆる産科ショックか確定しえないが、いずれにしても、医師の術前・術中・術後の処置に落度はなく、とくに、術後の見習看護婦による観察・医師の不回診にも過失は認められないとして刑事責任を否定した事例。

（東京地八王子支判昭四七年五月二二日刑裁月報四巻五号一〇二九頁）

（参照条文）

刑法二一一条（業務上過失致死傷）

業務上必要ナル注意ヲ怠リ因テ人ヲ死傷ニ致シタル者ハ五年以下ノ懲役若クハ禁錮又ハ千円以下ノ罰金ニ処ス重大ナル過失ニ因リ人ヲ死傷ニ致シタル者亦同シ

（解　説）

産婦人科・外科医院を開業しているY医師は、妊娠初期より診察していたA女（当時二三歳）を妊娠腎と診断したが（昭四〇・五・二六）、血圧専門医のBに診察を依頼し、Bは腎性高血圧症と診断した。そこで、Yは、約二週間入院治療を施し、Aの希望で退院後も通院治療を続けたが、高血圧症は軽快したものの尿蛋白はなお陽性で、腎の異状、下肢浮腫、食欲減退、息切れなどの症状を呈した。Bからの、早期に帝王切開手術を施行するように、との忠告もあり、Yも、経膣分娩時に子癇発作を起す危険もあると考えて帝王切開手術をすべきだと判断し、Aの了解をえた上、心臓専門医Cに診察を依頼、心臓に異状はない、直ちに手術をするように、との忠告をえ、昭和四〇年七月一六日、帝王切開手術を施行（出産予定日は昭和四〇年七月二二日）、ついで虫垂切除も行なった（午後三時半頃から開始、終了は午後四時五〇分頃）。Yは、手術後、手術室でAの血圧、麻酔覚醒状況等を看視し、午後六時頃、Aを病室に移し、異状のないことを確認した上、終夜酸素吸入を続けさせることにし、当直のD・Eの二名（いずれも看護婦、準看護婦の資格はない）に看護を命じて、居室（当直室と同棟で、その距離は一〇メートル）に戻って休息した。その後、患者の夫・母が付添い、看護は主としてDが担当し、Dは一時間ごとに病室を訪れ、血圧、脈搏、尿量、顔色、出血量、その他一般状態を観察し、Yに報告していたが、午後一〇時頃、YはDから、血圧は正常だが脈搏が弱く、呼吸もおかしいとの報告を受けたので、Dに命じて、ビタカン・ジキラノーゲンC・ブドウ糖の混合注射を行なわせ、午後一二時頃、当直室に行き病状報告を受け、その際、尿が出ているかを聞き、その異常のないことを確めて居室に戻り就寝した。Dは、一二時頃病室に入り観察をしたのちは病室へ入らず、翌一七日午前二時頃、病室のガラス窓ごしにAを観察し、異状なしと認めた。ところが、午前三時半すぎAの容態は急変し、三〇分後に死亡した。Yは死因を妊娠中毒症による心衰弱と診断した。

この事故につき、Yは業務上過失致死の罪に問われた。その理由は、Aは妊娠中毒症により高血圧が、二カ月間位続いていたので手術後の経過の悪化も予想されるから、Yは自ら適時回診を行なうか、又は宿直者をして正確な観察記録を報告させ、悪化のおそれのある場合には直ちにこれに対する医療措置をとるべき業務上の注意義務があるのにこれを怠り、無資格者のD・EにAの観察をまかせて、自らは一回も回診せず、DからAの脈搏が正常でない旨の報告を受けても、単に注射を指示しただけで、Aを術後ショックにより死亡させた、という点にある。

裁判所は、まず、Aの死因について、解剖もされておらず、その他のデータも明確に把握できないので、結局、臨床症状の諸資料から死に至る蓋然性の最も高いものを死因として憶測する以外に方法はない、と断わった上で、(1)Yの妊娠中毒症による心衰弱という診断だけでは死因を確定したということはできないとし、(2)M医師の見解によれば、手術直後から午後一〇時まで脈搏が一分間に一三〇（正常は一分間に六〇ないし八五）が継続していたとの看護婦の説明から推して、術後ショックの可能性が最も強いとされるが、この点、N鑑定は、本件のような短時間の手術で、術前処置、全麻下における手術での術後ショックは極めてまれであるとして蓋然性を否定するし、また、脈搏が一分間に一三〇との看護婦の説明も措信できないし、血圧があがり、呼吸困難となり、急に青ざめる、排尿が異常になるなどの術後ショックの症状もないので、死因に術後ショックとの証明は不十分であるとし、(3)さらに、Mは、他の可能性として肺浮腫、麻酔死、羊水栓塞、空気栓塞、その他の静脈血栓の栓塞、出血死、急性黄色肝萎縮などをあげるが、可能性は低いというので、死因とはいえないとし、(4)N鑑定によれば、羊水栓塞症或は分娩後血管虚脱などの産科ショックの可能性が強いとされるが、この点、Mによれば、産科ショックは帝王切開中又は直後におこるもので、頻度は高くないとされるとし、結局、死因を決定することは、もはや不可能である、とする。

次に、Yの過失の有無については、YはAの妊娠中毒症を早期に発見し、入院加療、専門医の協力などにより適切な処置を行ない、帝王切開の施行も適切であったし、手術の実施過程にも欠陥は認められず、未熟児に呼吸障碍を起させず娩出したことから、麻酔技術もむしろ優れていたと認められるなど、術前・術中の措置について過失は認め難い、とし、術後措置については、(i)Mの見解によれば、死因が術後ショック死と仮定すれば、Yが回診し、輸血、輸液、強心剤・抹消血管収縮剤・副腎皮質ホルモン剤等の投与を行なえば死を免れ、又は死期を延ばすことができた可能性は極めて高く、また、Aの死因が肺浮腫であるとすれば、肺浮腫の発生前には脈搏・呼吸数の増加、呼吸困難の訴えがあり、聴診により湿性ラ音を聴取するなどの症状を呈するから、Yが早期に診断して強心剤投与、瀉血、酸素投与を行なえば死を防ぎ、あるいは死期を延ばしえた可能性は高い、とされるが、Aの死因は術後ショックとは断定し難いし、また肺浮腫の所見もなかったのであるから、Yが回診していたとしても、これらの症状を発見しえたとは認められず、したがってAの死を防ぎ、あるいは死期を延ばしえた可能性が高い、とはいえない、とする。そして、(ii)Yの弁護人は、Aの死因は産科ショックであると主張し、また、N鑑定は、産科ショックは致命的で、多数の医師と整備された医療設備を有する大病院で早期に発見し、適切な処置を講じても不幸な転帰をとるものが全例で、救命された報告は二・三に止まり、また、一部の例においては、血液理化学検査（とくに血清ナトリウム・血清カリウム量、副腎機能検査）が行なわれていれば、その発生を予知しうる場合のあることも想定されるが、これらの検査は、一般臨床医に要求される検査ではないし、たとえ、このような検査が行なわれても、その結果が判明するまえに死の転帰をとる可能性が大きい、とし、しかも、本件においては、症状の発現は、帰室後死亡までの八時間の間に起ったもので、無症状、かつ急速な経過を辿り死亡したといえようから、Yが本症を発見しえたとしても必ずしも救命できたとは考えられないし、まして本症発現の予知は不可能といわざるをえない、と述べるが、たとえ、Aの死因が産科ショックで、その発現予知が一般臨床医にとってほとんど不可能で、発現すれば不幸な転帰をとるものが全例で、救命されるのは二、三の例にすぎないとしても、「本件患者の死亡が全く不可避的なものと断定しうる前の時点においては、医術を業とする医師としては、症状の推移を注視し、異状発現にそなえその治療に当るべき相当の注意義務が存するものといわなければならない」とする。そこから、Yが、相当の注意義務を果したか否かをとりあげ、(イ)まず、無資格の見習看護婦に当直任務を担当させていたことについては、望ましい姿ではないが、法令違反とはいえず、しかも、Dは昭和三一年からY医院で見習看護婦として勤務し、宿直勤務の経験は七年に及び、帝王切開手術患者の看護経験も多く、患者を観察する能力においては看護婦・準看護婦のそれにさして欠けるところはなく、Y自身もDらの当直室から一〇メートルの距離にある居室におり、Dらからの報告を受けやすく、病状の急変に即応できる体制をそなえているわけで、過失はない、とし、(ロ)また、看護方法の点についても、終夜酸素吸入を行なうとともに、暑気防止のため扇風機をまわすなどの処置をとり、一時間ごとにDが病室を訪れ、血圧・脈搏を測定し、尿量を調査してその都度報告しており、DにもYにも過失はない、とし、(ハ)Yが、一六日午後一〇時頃のDの報告にもかかわらず、注射を命じたのみで、自ら病室へ赴き診察をしなかった点については、本件のように、患者を長期にわたって診察・治療し患者の容態を熟知しており、手術の際の出血量も少く、しかも通常より短時間で手術を終了していて、Dのような経験をもつ者から、血圧・尿量その他の一般症状には異常ないが、脈が弱く、呼吸が荒いという報告を受けたという場合には、しばらく静観し、時宜に応じ、直ちに患者の許へ駆けつける態勢をとっていれば足りるといえないこともなく、Yが回診すれば、Dでは判明しない症状に気付くかもしれないから、特段の事由の存しない限り回診するのが一般論としては望ましいとはいえるが、本件の諸事情の下ではYの判断にも相当の理由があり、Yの不回診を業務上の過失と断定することはできない、とし、さらにYは、就寝前に、当直室に赴いてDから症状を聴取しただけで回診しなかったが、深夜で容態に変化のなかった点を考慮すれば、責むべき事情とは考えられず、宿直室を訪れたのは、Yの細心の注意力を示すものであるとし、結局、Yに業務上の過失があったとはいえない、として無罪を言い渡した。

本件では、まず、死因として術後ショックかいわゆる産科ショックかが問題となっているが、裁判所は、断定をさけつつ、産科ショックと判断せざるをえないとしても、産科ショック即不可抗力とは断定できず、医師は相当の注意義務を果すべきであるとし、Ｙの処置を全般に亙って検討評価して、刑事責任なしとの判断を出している。妥当な判決であろう。

19

昭和五〇年版判例年鑑

判例一覧表

事件番号	事件の種別		判決年月日	出典	適用法律
〔1〕	① 医療行為と民事責任	診断・処置に関する事例（術後急性腎不全）	大阪地判　昭48.8.9	判例時報　764-65	民法
〔2〕		診断・処置に関する事例（幼児への錠剤投与～窒息死）	東京地判　昭49.2.18	判例タイムズ　308-242	民法
〔3〕		診断・処置に関する事例（核黄だん～脳性麻痺）	神戸地姫路支判　昭49.4.26	判例時報　782-73	民法
〔4〕		診断・処置に関する事例(脳腫瘍)	東京地判　昭49.5.20	判例時報　741-82	国家賠償法
〔5〕		手術に関する事例（子宮外妊娠～子宮剔出）	広島地判　昭48.10.4	判例時報　764-73	民法
〔6〕		手術に関する事例（骨接合手術～骨髄炎）	静岡地判　昭49.7.29	判例タイムズ　312-252	民法
〔7〕		麻酔に関する事例(ラボナール)	名古屋地判　昭49.4.4	判例タイムズ　308-253	民法
〔8〕		注射に関する事例（塩酸プロカイン注～下半身麻痺）	富山地判　昭48.6.29	判例時報　762-74	民法
〔9〕		脊髄造影に関する事例(マイオジール)	東京地判　昭48.1.30	判例時報　711-104	民法
〔10〕	② 医療行為と刑事責任	麻酔に関する事例（循環式麻酔器の酸素ボンベ・笑気ボンベ誤接続）	神戸地尼崎支判　昭49.6.21	判例時報　753-111	刑法
〔11〕		手術に関する事例（電気メス器誤接続～熱傷）	札幌地判　昭49.6.29	判例時報　750-29	刑法
〔12〕	③ 患者管理の問題	初老期うつ病の入院患者の縊死につき、医師の債務不履行責任が問われた事例	福岡地小倉支判　昭49.10.22	判例時報　780-90	民法

はしがき

今年度も、昭和四九年八月から昭和五〇年七月までに発行の刊行物に掲載された判例を中心に採り上げる予定であったが、周知のように、昨年七月から、判例は逐次日医ニュースで紹介していくことになったので、本年鑑でも、主として、それを一括掲載することにした。なお、日医ニュースでは紙数の都合もあり、解説の中での事実関係・判決理由の紹介を相当に圧縮せざるをえない。したがって、本年鑑の解説も、昨年度までの解説に比して圧縮したものになっている。より詳細を知りたいときには、直接、原典にあたっていただきたい。

医療に関する判例の数は増加の一途を辿っているので、医師の民事責任・刑事責任が問題となっている医療事故に関する判例についてだけみても、未紹介のものが多くなっているが、これらについても、出来るだけ早く整理して紹介していきたいと考えている。

㈠　医療行為と民事責任

〔一〕　診断・処置に関する事例（術後急性腎不全）

（要　旨）

同じ頃、開腹手術を受けた患者二名がいずれも尿毒症で死亡した、という場合に、尿毒症に気付かなかった医師に診療契約違反があるとした事例。

（大阪地判昭四八年八月九日判例時報七六四号六五頁）

（参照条文）

民法四一五条（債務不履行）

債務者カ其債務ノ本旨ニ従ヒタル履行ヲ為ササルトキハ債権者ハ其損害ノ賠償ヲ請求スルコトヲ得債務者ノ責ニ

帰スヘキ事由ニ因リテ履行ヲ為スコト能ハサル至リタルトキ亦同シ

民法六五六条（準委任）

本節ノ規定ハ法律行為ニ非サル事務ノ委託ニ之ヲ準用ス

民法六四四条（受任者の注意義務）

受任者ハ委任ノ本旨ニ従ヒ善良ナル管理者ノ注意ヲ以テ委任事務ヲ処理スル義務ヲ負フ

（解　説）

A（四二歳）は、昭和四二年八月二四日幽門部胃炎との診断で（他の痔院の診断と一致）Y医院に入院、胃部手術のほか同時に虫垂・内痔核の切除もすることになった。Yは胃部の透視・視診・問診・打診・聴診により手術可能と判断。翌日、胃三分の二切除、虫垂切除を行い、引き続き、内痔核切除手術も行った。胃切除は、ビルロート第二法の術式によらず、Y創出の方式を用いた。ところが、手術後無尿状態が続き、連日、輸液・導尿も行われたが――利尿剤は投与されていない――二九日には腹部が膨満し、腹部手術創から液汁が出たのでYは縫合糸を二本ほど抜糸して確認したが、胆汁も出ていなかったので再縫合。しかし、腹部はますます膨満、翌日死亡した――死因は尿毒症。

他方、B（三三歳）は、腸管癒着・腸閉塞との診断で、八月一五日に入院。Yは、問診・聴診・触診のみで早期手術必要、体力も手術可能と判断、即日、右側腹部を切開して虫垂を切除の後、左側腹部を切開して腸管癒着部分を剥離する手術を行なった。二・三日後、腹が張り、食欲不振・便秘ついで胃部膨満感を生じたので再手術をすることにし、二八日、腹部中央を切開、小腸下行結腸吻合部を切除、小腸の癒着を全部剥離、再び小腸下行結腸吻合を行なった。手術後、無尿状態となり、毎日、輸液・導尿は行なわれたが、三一日、ひきつけを起し死亡――死因は尿毒症。

Aの遺族X_1（妻）・X_2・X_3・X_4（子）とBの遺族X_5（妻）・X_6・X_7（子）は、術前検査の不十分・手技とくにY独自の方式の欠陥・術後処置の不備などを主張し、診療契約上の債務不履行を理由に、損害賠償を請求した（請求額はX_1ら約三、七〇〇万円、X_5ら約二、四〇〇万円）。

裁判所は、(1)　Aについて、外科手術の際には侵襲を最小限にとどめ、かつ生体反応を早く回復に向けるような措置を講ずべく、もし不測の機能障害を生じたときには、適切な治療をなす義務を負うと解すべきだが、他方、治療に際しては、多少の自由裁量の余地も認める必要があり、「現代医学の学理に反し……〈中略〉……顕著な治療上の義務違反を犯した場合でなければ一応適正な診療行為と評価せざるをえない。」と一般論を述べた上で、①術前検査に関しては、一般開業医においても、単なる問診・打診・聴診等だけでは足りず、検査室における諸検査が要請されていると解されるので、Yは十分な診療上の義務を果したとはいえないが、それはAの死亡と因果関係がないとし、②手術に関しても、胃切除手術の際の虫垂切除、内痔核切除は学理に反するとはいえず、自由裁量の範囲に属するし、さらに一般的な術式によらなかったとしても、自己の創出した方式の方が従来からの知識と経験から、より適切と考えており、特に不適当なものでもない以上、術式の差異は見解の相違に帰着する、としたが、③術後処置に関しては、腎前性急性腎不全は外科手術などのショックによっても起り、その治療法が発現期と乏尿期では全く変るので早期発見が必要であり、「普通は手術の翌日の排尿量が少なければ患者への輸液が不足しているとの想定の下に大量に輸液し翌日の排尿量を見たうえ、これが少なければ術後腎不全であると考えて輸液を減らし、不感蒸泄に相当する液を与え且つ必要カロリーを与える為に葡萄糖を与えて暫く様子を見たり、利尿剤を与えたりするものであること、急性腎不全に罹っている場合にはアミノ酸輸液を行ってはならない」とされているのに、Yは八月二八日までAが急性腎不全に罹っていることに思い至らず、その後も適切な措置をとらなかったのであり（かえってリンゲル注射、アミノ酸系のESポリタミン点滴をしている）、この点にYの債務不履行があるとする。

(2)　Bについては、Yが腸管癒着・腸閉塞を虫垂炎と誤診したとはいえないが、一般に腸管癒着と診断した場合には、レントゲンでその実情を正確に把握したうえで、最も効果的で、且つ外科的侵襲の少ない術式を選択決定する義務があるのに、Yはレントゲンもとらなかったため正確な診断ができず、加えて開腹後も癒着部分を看過したため再手術が必要となったうえ、さらに再手術に先立っても全く科学的検査をせず、再手術当日、既に尿毒症症状なのに気づかなかったのは診療上の義務を十分果していなかったことになる、とする。こうして、Yの賠償責任は認められた（X_1ら約二、〇四〇万円、X_5ら約一、一〇〇万円）。

本件は、開腹手術の際の術前検査・術式・術後処置――尿毒症への対応――の全般に亙って一般臨床医が果すべき義務いかんを論じており、参考となる点が多い。一般臨床医の水準確立のための議論が、医学界からも積極的になされるべきであろう。

〔2〕　診断・処置に関する事例（幼児への錠剤投与～窒息死）

〔要　旨〕

泣いている一歳一ヵ月の幼児に、スプーンに小量の水とクロマイ錠剤三錠を入れて強引に開口させながら服用させたところ、窒息死したという場合において、医師の過失が認められた事例。

（東京地判昭四九年二月一八日判例タイムズ三〇八号二四二頁）

〔参照条文〕

民法七〇九条（不法行為の要件）

故意又は過失ニ因リテ他人ノ権利ヲ侵害シタル者ハ之ニ因リテ生シタル損害ヲ賠償スル責ニ帰ス

民法七一一条（生命侵害に対する慰謝料）

他人ノ生命ヲ害シタル者ハ被害者ノ父母、配偶者及ヒ子ニ対シテハ其財産権ヲ害セラレサリシ場合ニ於テモ損害ノ賠償ヲ為スコトヲ要ス

〔解　説〕

A女（一歳一ヵ月）は、昭和四七年一月、はしかで開業医Yの治療を受けた。頸部・大腿部に注射、X_2（Aの母親）から採取した血液を臀部に注射、さらに内服薬としてクロロマイセチン錠剤を出すこととし、X_2に、これまでに錠剤

を服用させたことがあるかどうかを質問したところ、「ない」との返事であったので、その方法を教えるため自から服用させることにし、Aをベッドの上に仰臥させたところ泣き出した。しかし、Yはスプーンに少量の水と小豆大で丸型偏平の五〇ミリのクロロマイセチン錠三錠を入れ、泣き続けるAの口腔内に流し込んで服用させようとし、一度は、Aがいやがって顔を左右に動かし、錠剤をとりこぼしたが、左手で舌を押えつけるようにして強引に開口させながら右手でスプーンを口腔内に深く差し入れて流し込んだ。ところが、その直後に、Aは呼吸困難をきたして泣き止み、顔面はチアノーゼを呈するに至った。そこでYは、錠剤が気管に嵌入したものと察し、Aの足をもって逆さに吊り下げ、背部を叩いたり、咳を起させるためビタカンファ剤を注射したりしたが効なく、家人にも手伝わせて人工呼吸を施し、さらに近隣の耳鼻咽喉科医の応援を得て人工呼吸を継続したが変化がなく、ついで他の耳鼻咽喉科医に赴き、気管切開手術を受けたが蘇生せず、結局、窒息死した。

Aの両親X_1・X_2はYに対して、①Aに錠剤を投与すれば窒息死するおそれのあることは十分予見しえたはずであるから、錠剤でない薬剤（シロップ・末剤等）を服用させるか、錠剤を与えるとしても砕いて粉末とするか水溶液として服用させる等の方法をとるべきであったのにこのような方法をとることなく、三錠を一度に投与したのはYの過失であり、不法行為である、もしくは、②Yには、準委任契約上の債務不履行がある、と主張して、損害賠償を請求（請求額は、X_1・X_2各五九〇万円）。

これに対して、Yは、散剤・水剤・乳剤等を投与しなかったのは、服用の際こぼれ易く薬量の正確さを期しがたいうえ、投薬量をかなり多くしなければならず、かえって服用し難く、また、むせたりしがちであり、そのため乳幼児用のすべり良く呑み易い錠剤があり、自分の行なった服用方法は、従来から行なってきたもので、五〇年余にわたる小児科医としての経歴上、すでに一万回を越す経験を有するが失敗したことはないと抗弁した。

裁判所は、前記事実を認定の上「当時一歳一カ月の乳児であり、しかも泣いているAに対し、強いて前記認定の如き方法で、前記認定の錠剤を服用せしめるにおいては、右錠剤が気管に嵌入し、Aを窒息せしめる虞れのあることは医師として十分予見し得たところというべきであるから、Yの前記錠剤の投与に過失があることは明らかである。」とし、Yの反論については「散剤・乳剤などには、一般的にいえばY主張の如き短所があることが認められるが、だからといって、前記認定の情況の下で、乳児に錠剤を投与したYの行為に過失がないとは到底いうことができないし、また、Yが従来本件の如き投薬法で失敗したことがないとしても、それは、前記過失の認定に何らの消長を及ぼすものではない。」としてこれを斥け、Yの賠償責任を認めた（賠償額は、X_1・X_2に各五九〇万円ずつ、なお、不法行為責任を肯定する以上、重ねて債務不履行の成否についての判断を必要としないとする）。

本件については特に論じることはない。なお、Yが抗弁として、自分は国民健康保険の保険者の療養の給付をすべき債務の履行補助者にすぎない、と主張しているが、このような議論は被告からの主張としては意味がないであろう。このような主張をしたからといって、被告は直接の医療担当者としての責任を免れることはできないであろう。

〔3〕　診断・処置に関する事例（核黄だん～脳性麻痺）

（要　旨）

新生児核黄だんを発見できず、交換輸血をしなかったとしても、当時の一般開業医の水準、その地方の治療体制などからみて医師に責任はない、とされた事例。

（神戸地姫路支判昭四九年四月二六日判例時報七八二号七三頁）

（参照条文）

民法七〇九条（〔2〕参照）

民法四一五条（〔1〕参照）

（解　説）

X_3女（三二歳）は、昭和四一年一月二九日午前六時、産科医Y_1のもとで鉗子分娩により長男X_1を出産（初産）。同三一日黄だん（イクテロ値二ないし三）が発生、Y_1は生理的黄だんと判断。しかし、二月五日、退院の日に小児科の開業医Y_2医師にみせた。Y_2も新生児生理的黄だんと診断（イクテロ値二・五〜三）。そこでY_1は母子を退院させた。二月六日、患者の依頼で別にY_3も往診し、やはり中程度の生理的黄だんと診断した。なお、Y_1・Y_2・Y_3は、いずれも、嘔吐・発熱・痙性・後弓反張・落陽現象などの顕著な症状を認めず、血液型不適合による核黄だんの知識はあったが、その疑いを持たなかった。しかし、二月七日、X_3はさらに内科・小児科医Tの往診を求めた。Tは黄だんが強いことなどから入院を奨め、同日午後X_1は姫路日赤病院に入院、イクテロ値五・血清ビリルビン値間接三七mg／dl・総ビ値39mg／dlで、核黄だんの症状を呈していたが、その容態から交換輸血は無理なので、病状の回復にのみ専念することとなり、四月一三日退院できたが、強い脳性麻痺の後遺症が残った。

このような事情のもとで原告X_1・X_2（X_1の父）・X_3・X_4（X_1の妹）はY_1・Y_2・Y_3の三名に対して、X_1は新生児溶血性疾患による核黄だんで脳性麻痺となったものであり――かりに他の原因で核黄だんになったとしても――Y_1らは早期に核黄だんを察知し直ちに設備ある病院へ送り的確な診断に基づき交換輸血を受けしむるようにすべき診療義務ないし注意義務があるのに、これを怠った主張し、診療契約上の債務不履行ないし不法行為を理由に損害賠償を請求した。

裁判所は、まず、核黄だん一般について論じつつ、X_1の脳性麻痺の原因としては核黄だんが主であり、その核黄だんの原因が新生児溶血性疾患によるかどうかは不明であるが、とにかく、Y_1らが診察したのは第一期症状（筋緊張の低下・嗜眠・呼吸反射減弱を主徴とする時期）の段階であり、そこで核黄だんの発生を予知して、設備のある病院への転院、間接ビリルビン値の測定・交換輸血の措置をとっていれば、核黄だんを原因とする脳性麻痺だけは防止しえたのであり、したがって、Y_1らの、措置をしなかった不作為とX_1の脳性麻痺との間には因果関係がある、とする。そして、Y_1らの責に帰すべき事由ないし過失について検討し、①まず、Y_2について、「診療当時の当該地方における一般小児科開業医の医療水準以上のことを求めることはできない」としつつ、当時は、一般開業医の核黄だん・交換輸血についての知識・経験は極めて乏しく、姫路地方においては、血清ビリルビン値測定の設備をもっていたのは日赤・

国立の両病院のみで、交換輸血の実施例も両病院の計四例に過ぎなかったとし、Y_2が診察したときに、かりに核黄だんの第一期症状だったとしても、これを発見するのは極めて困難であったとし、特異症状も認められなかったのであるから、Y_2の生理的黄だんとの診断は相当であったとし、②Y_3についても、Y_2より一日遅れて診察してはいるが、①と同様の理由により、生理的黄だんと判断したのは相当であるとし、③最後に、Y_1についても、①と同様に生理的核黄だんの診断を不相当とはいえないし、Y_1は、母子の血液型を調べなかったが（X_1の血液型はA型、X_3はO型で母子血液型不適合であり、溶血性疾患であった可能性もある）当時の母子手帳には母子血液型の記載が要求されておらず、一般には分娩前後にその検査をしていなかったので、この点についてもY_1を責めることはできないし、さらに、日赤・国立両病院においては他からの間接ビリルビン値の測定の依頼に応じていなかったので、一般産婦人科開業医に検査依頼・転院措置を採ることを期待することは無理であり、姫路地方での交換輸血の実施例四例というような事情からも、一般開業医にとって診断・治療がいかに困難だったかが首肯できるとし、結局は、Y_1らの責任をいずれも否定した。

この事件でも、日医ニュース第三〇八号で紹介した事件と同様、医学水準をどこにおくべきかが問題になっているが、本件では、当時の一般開業医の水準、その地方での医療体制などを重視しつつ考察している点に特色があるといえよう。そして、このような医学水準の定め方の違いが大きく影響して、本件は前者より一年後に発生した事件であるにもかかわらず、逆に医師無責の結論が引き出されたといえよう。「医学水準」とは何かを論ずるにあたって、参考になるケースである。なお、本件は、現在、控訴審で審理中とのことである。

〔4〕　診断・処置に関する事例（脳腫瘍）

（要　旨）

脳腫瘍でも適切な診断・治療をなせば、患者の苦痛除去、延命の多少の可能性があるという場合には、たとえ死刑囚であってもこの医学水準に即した処置を講じなければならない。

（東京地判昭四九年五月二〇日判例時報七四一号八二頁）

（参照条文）

国家賠償法一条（公権力の行使にもとづく損害の賠償責任、求償権）

① 国又は公共団体の公権力の行使に当る公務員が、その職務を行うについて、故意又は過失によって違法に他人に損害を加えたときは、国又は公共団体が、これを賠償する責に任ずる。

② 前項の場合において、公務員に故意又は重大な過失があったときは、国又は公共団体はその公務員に対して求償権を有する。

（解　説）

Aは、いわゆる三鷹事件の犯人として昭和二四年夏逮捕（昭和三〇年一二月二四日死刑確定）され、拘禁されてきた。Aは、昭和四一年一〇月下旬頃より、精神状態の異常を訴えていたが、一二月三日以来、記憶障害の進行とともに、くり返し頭痛を訴え、一一日頃からは加えて悪心・嘔吐の症状も呈するようになった。拘置所の担当医は、鎮痛剤・精神安定剤を連日投与したが症状は悪化した。二三日には、Aと面会したBが、拘置所に、二六日には、Aの妻X_1などが法務省に適切な診断・治療を要望した。二七日拘置所長はC大学のD講師に眼底検査を、同大学E教授に症状の診断をそれぞれ依頼したところ、Dは、左側に発生後一週間以内とみられるうっ血乳頭があり脳腫瘍の疑いもあるとして、頭部X線撮影、脳波検査を示唆し、Eは、「症状は拘禁反応であるが精密検査（脳波・髄液等）の必要がある」と診断した。拘置所では、同日、頭部X線単純撮影を行ったが、鮮明を欠き、脳腫瘍を暗示するような異常は認められず、翌日、髄液を採取しようとしたがAに拒否された。以後翌年一月一一日まで診察はなされず、A側関係者からの再三の要求に対して、拘置所側は、拘禁反応との見解で対応していたようである。一月一三日、Aは、昏睡状態に陥り、担当医は腰椎穿刺による髄液の排除などの処置を行ない、翌日F大学G教授により「左側頭葉の転移性脳腫瘍の疑い」と診断されたので、その指示に従い処置を続けたが、Aは一八日死亡した。解剖の結果、大脳左側頭葉に境界不明瞭な超鶏卵大の神経膠芽腫があり、附近の脳に二次性循環障害性出血を伴う広汎な乏血性ないし水腫性壊死などがあることが明らかにされた。

遺族X_1～X_6の六名（X_2～X_6は子）は、国に対して、国家賠償法一条により損害賠償（A並びにX_1～X_6の慰藉料、合計三〇〇万円）を請求。X_1らは、拘置所の医師は、適切な治療を行なわず、一月一三日には無謀にも腰椎穿刺をして髄液を抜きとり、Aを死に追いやった、たとえ神経膠芽腫であっても、適切な診断・治療がなされれば、少なくとも、二・三年は延命できたはずである、と主張した。

これに対し、国は、拘禁反応との診断はやむをえなかったし、一二月二七日以後の措置も適切である。また、手術をしても神経膠芽腫の根絶的摘出は不可能で、生ける屍となる可能性も大きいのであり、そもそも、拘置所の処置とAの死亡との間には因果関係がない、と反論した。

裁判所は、まず、一般論として、(1)脳腫瘍の診断につき、頭痛・嘔吐・うっ血乳頭の三症状があれば脳腫瘍を疑うべく（精神障害もしばしば目立ってくるとする）、この疑問を生じたならば脳血管撮影・脳波検査・髄液検査（ただし、頭蓋内圧が高度に亢進している場合の腰椎穿刺は禁忌とする）などを行ない脳腫瘍と確定したならば、早期に手術をなすべきであるとし、ついで、(2)神経膠芽腫の治療につき、完全摘出は不可能であるが、頭蓋内圧の低下を目的とする減圧手術などで患者の苦痛を除き、生命を多少延長させることは可能であるとし、さらに、(3)在監者に対する医療について、在監者に対する医療は国家賠償法一条の「国の公権力の行使に当る公務員がその職務を行う」行為に該当するとの前提をとりつつ、死刑の言渡しを受けた者の医療についても、「……医学の水準を下廻るような処遇を許容しているとは到底考えられないから、拘禁機関の行なう診療行為が医学の水準に照らして不当又は不合理なものである場合には、当該診療行為には過誤が存在し、その処遇は違法というべきである」とする。そして、以上の一般論に立脚しつつ、本件においては、少なくとも、一二月二七日には脳腫瘍の存在について疑いを抱き、速やかに、適切な方法を選んで確定診断を行なうべきであったのに、「拘禁反応」に執着して、漫然と時日を送ったのであり、「拘禁機関として当然在監者に施すべき医療上の注意義務を怠った過失がある」とし（Ａの検査拒否も理由にならないとする）、さらに一月一三日の腰椎穿刺もＡの症状を悪化させた可能性があり、この点にも過失があるとし、過失と損害との因果関係についても、もし、一二月二七日の時点で脳腫瘍を疑い適切な処置をしていたならば、手術により死期を早める危険性もないではないが、脳圧の亢進による苦痛をいくぶんでも除くことができ、さらに、いくばくかの延命の可能性もあったことは否定できないから、死亡と医療上の過失との間には相当の因果関係がある、と判示し、結局、国は、公務員の違法行為に基づく損害を賠償する責任があるとした（賠償額は合計一一五万円）。

この事件は、ジャーナリズムによって大きく報道されたが、本判決をみると、在監者なるがゆえに適切な治療が行なわれなかったのではないかという点を重視し、在監者に対する治療は拘禁機関による公権力の行使の一環であるとして国の責任を厳しく追及している、といえる。その点は一応理解できるし、このように評価すれば、本件は、通常の医療事故のケースと無関係の特異のケースといえなくもない。しかし、問題は残る。判決は、脳腫瘍・神経膠芽腫に関する医学上の鑑定に全面的に依拠しつつ議論を展開しているが、果して、この態度は妥当であろうか。医療行為一般について、とりわけ、手術をすれば、月・日で数える程度にしても延命の可能性がある以上、手術をしなければ医師に過失があるといえるであろうか。また、そもそも鑑定の当否も吟味されるべきであろう。このように、その前提とする一般論――医学上の水準論――に着眼すれば、本判決はわれわれにも問題を投じているといえよう。

〔５〕手術に関する事例（子宮外妊娠〜子宮剔出）

（要　旨）

子宮外妊娠の手術に際して、卵管采流産部分を除去したに止まり、通常行なわれるべき卵管炎症の確認・措置を怠ったために子宮全剔・両側附属器剔出をせざるをえない結果になったとして、医師に債務不履行責任を負わせた事例。

（広島地判昭四八年一〇月四日判例時報七六四号七三頁）

（参照条文）

民法六五六条
民法六四四条　}（〔1〕参照）

（解　説）

Ｘ女（三六歳）は、Ｙ経営の病院でＹの診察により子宮外妊娠二カ月と診断され、即日（昭和四六年四月二六日）開腹手術を受けた。開腹したところ、左卵管采にぶらさがるように卵管流産の痕跡が鵞卵大の血腫を作っていたので、Ｙはこれを除去した（卵管自体には何ら措置を施していない）。手術後、時々微熱があったものの比較的順調に経過したが、一週間程して発熱、Ｙは腹腔内の化膿を疑い抗生物質を投与した。しかし、症状が好転せず、一〇日後には患部に激痛があり、Ｘの希望で五月一一日Ｍ病院に転院。Ｍ病院では、Ｘの症状を考慮して抗生物質を投与し腹腔内の化膿を保存的に治療する措置をとったのち、同月二五日に再開腹手術を行なったところ、両側卵管は膿瘍を形成し、子宮及び回・盲腸と強度に癒着していて、両側卵管・卵巣及び子宮は保存に耐えうる状態ではなかったため、単純子宮全剔及び両側附属器剔出が行なわれた。こうして、Ｘは女性内生殖器の全てを剔出された上、卵巣欠落症状が現われ、現在も精神安定剤を常用し、ホルモン注射のため通院中である。

ＸからＹに対して、このような結果になったのは、Ｙの診断不十分、子宮外妊娠との誤診による不要な手術の実施・細菌感染防止のための、ないし感染後の措置に関する怠慢などによると主張、不法行為責任ないし債務不履行責任があるとして損害賠償を請求した（請求額は慰藉料五〇〇万円）。

これに対して、Ｙは、とくに、細菌感染につき、慢性的な卵管の炎症が手術という機械的刺激により急性症状を起したとみるべく、不可抗力であると反論した。

裁判所は、まず、膿瘍等が生じた原因について、Ｘの経過・症状からみてＹの手術以外の原因は考えられず、手術が契機であるとした上で、そうだとすれば、可能性として、㋑手術時の細菌感染、㋺手術による体内細菌の活性化、㋩既存の感染巣の悪化、の諸原因が挙げられるが、㋑とすれば症状が早期かつ激烈に顕われるはずで、Ｘの症状に合致しないとし、一般に、子宮外妊娠の原因として一番多いのは卵管の炎症で、また子宮外妊娠が進行するとその部分に炎症が起りうるとされていること、本件の再手術時の所見とを綜合すれば、既存の卵管の炎症が手術という機械的刺激及び体力低下を契機として増悪した結果と推認すべく、したがって、㋩の可能性が高いとし、㋺も可能性は否定できないが従的なものと考えるべきであるとする。

ついで、Ｙの責任については、その診断と手術に踏み切ったことは正当であるが、子宮外妊娠には卵管の炎症を伴うことが多く、手術にあたっては、この炎症防止のため卵管を切除するのが通例であるのに、Ｙが卵管采流産部分を除去しただけで卵管炎症の有無を十分に確認せず、Ｍ病院での手術時の所見から推して、Ｙの手術時にすでに発見しえたはずの炎症を見逃し、卵管の切除、もしくはこれに代る適宜の処置をしなかったのは治療を内容する準委任契約上の債務を完全に履行したものとはいえず、無過失については「Ｙの立証を以ってしては未だ充分でない」とし、抗生物質の投与も効果なく第二手術を受けざるをえなくなった以上は、Ｙに賠償責任があると判決した（一五〇万円）。

本判決は、一方では、子宮外妊娠の手術では卵管除去が通例として、炎症の有無を問わないような議論をしながら、他方では、炎症を確認の上で炎症があれば除去すべく、Ｙは炎症を発見できたはずとする。この点、中心問題であるにもかかわらず、論旨がはっきりしない。炎症の有無によって措置が異なるべきなのか、より以上に医学上の見解を極めるべきところであろう。そして、この点の論旨の不明確さは法律構成の不明確さにもつながることになる。すなわち、実際には、Ｙの過失を判定しているのに、形式的にはこれを債務不履行と構成して医師に無過失の立証責任を負わせるかのような議論を加味し、それによって過失の心証形成の不十分さを補強しているようにみえる。しかし、このような形で立証責任論を加味することは、かえって過失の判定内容をぼかすことになるのではなかろうか。なお、判決は、膿瘍の原因確立につき一応消去法を採用しているといえようが、この点についても医学上の当否を検討する必要があろう。

〔6〕　手術に関する事例（骨接合手術〜骨髄炎）

（要　旨）

キュンチャー釘挿入による骨接合手術後の骨髄炎罹患につき、ブドウ球菌侵入の原因は異物遺残か消毒不完全な手術用具使用のいずれかであるとして、担当医の過失を認め、病院に使用者責任を負わせた事例。

（静岡地判昭四九年七月二九日判例タイムズ三一二号二五二頁）

（参照条文）

民法七〇九条（〔2〕参照）

民法七一五条（使用者の責任）

①　或事業ノ為メニ他人ヲ使用スル者ハ被用者カ其事業ノ執行ニ付キ第三者ニ加ヘタル損害ヲ賠償スル責ニ任ス但使用者カ被用者ノ選任及ヒ其事業ノ監督ニ付キ相当ノ注意ヲ為シタルトキ又ハ相当ノ注意ヲ為スモ損害カ生スヘカリシトキハ此限ニ在ラス

②　使用者ニ代ハリテ事業ヲ監督スル者モ亦前項ノ責ニ任ス

③　前二項ノ規定ハ使用者又ハ監督者ヨリ被用者ニ対スル求償権ノ行使ヲ妨ケス

（解　説）

X（昭和二二年生れ）は昭和四二年一二月自動車事故で左大腿骨折（非解放性）等の負傷をしてY病院（財団法人）に入院、A医師から右骨折部にキュンチャー釘を挿入する手術を受けた。一〇日後、M病院へ転院（事故現場の京都から郷里の静岡まで自動車で九時間かけて移動）。翌年二月担当医Bは軽い骨膜炎と疑われる異状所見に気づき、その後も仮骨形成が悪いと判断していたが、四月には大腿骨偽関節・仮関節と診断、骨の形成が悪ければ骨移植をすべく切開した。その際、骨折部に極度に汚染された黒味かかった膿を認め、その中から手術用ゴム手袋の小片を発見、これを除去し膿を掻爬した上で、同所を無菌的にするため、キュンチャー釘を除去した（Aがキュンチャー釘を逆に挿入していたため、除去に一時間以上を要し三、七〇五ccの出血あり）。採取された膿からはブドウ球菌が検出され、Bは骨髄炎と診断した。その後四六年五月まで、XはMその他の病院で数回に亙る手術を受けることとなり、その結果、左下肢の七・五cm短縮・左膝関節部屈曲障害を残したままとなった（身体障害者福祉法別表四級と認定されている）。

そこでXは、Aの過失により骨髄炎にかかったと主張し、その使用者Yに対して損害賠償を請求した（合計約一、八九四万円）。

裁判所は、まず骨髄炎の原因につき、罹患していたことが明らかな四三年四月のBによる手術の時点より以前に原因を求めるべきだとした上で（鑑定中には、むしろBの手術に疑惑をもち、化膿巣があるならできるだけ手術侵襲を少なくすべきであったとの見解もあるが、裁判所は、この見解はキュンチャー釘が逆に挿入されていたので除去に時間を要したという事実が判明していなかった段階での鑑定だとして採用していない）、骨髄炎はYでの手術部位に発生、そこから膿と共に手術用の――しかもその手術に使用した消毒された手袋とは異なる手袋の一部である虞もある――手袋の一部が出てきており、膿からは骨髄炎の原因として頻度の高いブドウ球菌が発見されているし、さらに骨髄炎の原因として挙げられる(イ)血行感染(ロ)隣接化膿巣からの伝播(ハ)直接感染、のうち(ハ)がXの病状に最も適応するところからも、Yでの手術の際に異物又はそれ以外のものについていた菌による感染とみるのが妥当であるなどの理由を挙げ、結局YでのAの手術によるブドウ球菌の侵入が原因であるとする。Xの強要によるYからMへの無理な転院も原因となりうるとYは抗弁したが、なお斥けられた。

つぎに、このブドウ球菌侵入はAの過失かという点につき、裁判所は、鑑定書中で援用されている論文、骨折に伴う化膿の「発生原因は医原性のものが多い。しかも一旦化膿したものの治療は平均三回の手術を要し……患者を苦しめることが多い。……骨折の観血的治療はとくに慎重な適応と細心の注意下に行ない、化膿を未然に防止することが臨床医家の責務であることを強調する」との見解を引用し、そこから担当医は化膿防止に細心の注意を払う義務があることは明白としつつ、しかるにYでの手術は異物遺残、キュンチャー釘の逆挿入などの不備があり、したがってまた手術器具の消毒措置にも通常医師に要求される綿密さを欠いたと推認せざるをえないとし、結論として、ブドウ球菌の侵入は異物遺残の過失によるか、或は消毒不完全な器具使用の過失によるものというべきであるとする。こうして、Yの使用者責任が認められ、合計約一、四六五万円の支払を命じられた。

この事件では、異物遺残に加えてキュンチャー釘の逆挿入が医師を決定的に不利にしたといえようが、判決が事故原因を異物遺残にしぼらず、並行して一般的消毒不完全から過失をも推論している点に疑問を感じる。この推論には飛躍があるようだし、また骨接合の際の化膿は防ぎえないとの臨床医の一般的見解に対しても説得力をもちえないのではないか。医学論文の引用だけでは不十分であろう。さらに、後医の治療の妥当性についても説明不足の感がある。ともあれ、交通事故の加害者と治療を担当した医師との責任分担が尖鋭化しつつある現在、医学・法学両面から「骨折と化膿」に関する医師の責任範囲をより明確にする必要が痛感される。

〔7〕　麻酔に関する事例（ラボナール）

（要　旨）

人工妊娠中絶手術に際して静注したラボナールによるショック死につき、手術を行なったパートの医師が術前の措置及び術中の看護を怠ったとされ、結局、開設者が責任を負わされた事例。

（名古屋地判昭四九年四月四日判例タイムズ三〇八号二五三頁）

（参照条文）

民法四一五条
民法六四四条 ｝（〔1〕参照）

民法七〇九条（〔2〕参照）

（解　説）

A女（三一歳）は、昭和四二年、Y開設の医院で、パートで臨時雇いのB医師により中絶手術を受けた。Bは、まず血圧・眼瞼結膜・血色素・胸部検査をし、異常がないことを確認したのち、午後一時五分頃手術を開始。二名の看護婦の立ち会いで（一人はAの頭の方に位置して顎を支え、もう一人はAの右側で脈をとっていた）〇・三gのラボナールを溶かした20cc溶液を徐々に静注して麻酔をかけ（一五cc注入の段階で深麻酔に入る、呼吸は正常）、続いて子宮内容物を大部分排泄したが、その時（麻酔注射後約一〇分）Aが咳をしたのに気付き顔面を見るとチアノーゼ症状を呈し、呼吸が不規則となった。ほぼ同時に、看護婦も脈搏微弱に気付いた。Bは、ラボナール麻酔による副作用と考え、ビタカンファー・テラプチックを筋注、人工呼吸をし、次いで呼吸がチェーンストーク状となったためプレドニンを静注、ブドウ糖の点滴静注も行ない、ネオフィリンMを筋注、再度ビタカンファー・テラプチックを注射したが、午後二時死亡。

Aの夫X_1、子X_2・X_3からYに対して診療契約上の債務不履行を第一次請求原因、不法行為を第二次請求原因として損害賠償を請求。

裁判所は、Aの死亡により診療契約上の債務は履行不能になったが、死因は死体解剖所見からラボナール麻酔によるショック死と推認されるし、Yに帰責事由がある、とする。すなわち、ラボナール静注は有効な麻酔方法だが危険な副作用があるから、医師はこの副作用防止に最善の努力を為すのは勿論、万一に備えて早期発見の努力と敏速適切な措置をとるべき注意義務を課せられているというべきであるが、①Bは予防のため手術の一時間前になすべきアトロピン・スコポラミンの注射をせず、酸素ボンベも手術台の傍に設置しない（最後まで使用されていない）など事前の措置を怠り、②ラボナールの副作用には晩発性の場合もある以上、患者が麻酔から覚醒するまでは異状を早期に発見し、迅速的確に処置するため、医師と看護婦が一体となって患者を観察する体制が必要なのに、Bは看護婦の経験年数・技倆・知識程度も知らず、漫然と看護婦に看護を委ねたのみで、術中の看護も不十分であり、以上①②の点につき「Bが十分な配慮を尽していたならば、Aの死亡という不幸な結果を避け得たと解する余地があることは否定できず」、Bには過失があったといわざるをえないとし、さらに、③設備内容の法定されている「病院」の場合と異なり、Bの治療で十分だとのYの抗弁につき、なるほど医療行為の環境・条件を無視することはできないが「だからといって、直ちにこの一事をもって①②の措置まで不要であるとは到底いうことができない」と判断している。

こうして、履行補助者たるBの過失によるYの債務不履行として、X_1らの第一次的請求のうちAの逸失利益についての賠償は認められたが、X_1らの固有の慰藉料およびX_1支出の弁護士費用の請求については、診療契約の当事者でないX_1らには債務不履行として請求する根拠がないとし、続いて第二次請求について判断し、ここでもBに不法行為、したがってYに使用者責任ありとし、結局、慰藉料・弁護士費用についての賠償も認めた（賠償額は、合計約六三〇万円）。

本件は医院におけるパートの医師による麻酔事故である点にまず注目したい。そして、裁判所は、術前措置・術中看護体制の不備をとらえて、「不幸な結果を避け得たと解する余地がある」として過失を認定しているが、この不備がなければ、どれだけショック死を回避しえたのか、ひいては麻酔の医療水準をどこにおくべきかなどについての医学上の論議が必要になっていることを指摘しておきたい。ただ、本件では、指定医の資格のないBが法定外の中絶手術を行なったのに、発覚を恐れて、進行性流産と診断して子宮内容清掃術を施したと主張しつつカルテを改竄して辻褄を合わせようとしたなどの事情があり、このような事情も裁判所の判断に影響を与えたように思われる。なお、裁判所の債務不履行・不法行為の構成には賛成し難い。

以上、裁判所の認定を前提としたが、本件については日本医事新報二六四一号〜二六五六号に新見国雄氏の詳論が掲載されている。

〔8〕注射に関する事例（塩酸プロカイン注～下半身麻痺）

（要　旨）

激しい腰痛患者の傍脊柱腰椎部圧痛点に塩酸プロカインを注射直後下半身麻痺が生じたとしても、医師に責任はないとされた事例。

（富山地判昭四八年六月二九日判例時報七六二号七四頁）

（参照条文）

民法七〇九条（〔2〕参照）
民法六五六条 ｝（〔1〕参照）
民法六四四条

（解　説）

X_1（五二歳）は――従前から腰部などに慢性的な痛みがあり他で治療を受けていたが――昭和三八年四月、薪割り後自転車で外出、ガタンと揺れた直後から腰痛が激しくなり、両大腿部のしびれ感・胸内苦悶・呼吸困難も加わったため、通りすがりの$Y_1$$Y_2$共同経営の医院に診療を求めた。看護婦が助けて診察室へ導きY_2が診察を始めたが、血圧は二二〇～一二〇㎜、膝蓋腱反射は最初非常に亢進し、すぐに消失。X_1が痛みを訴えるので鎮痛のため第二・第三腰椎椎間部の棘突起から両側約四㎝のところの圧痛点二カ所に三㎝注射針で一％塩酸プロカイン二・五cc宛注射。さらに検査を続行、両下肢神経麻痺状態が認められ、そのまま入院。膀胱・直腸障害もあり、その後一週間、導尿、膀胱洗滌、浣腸、血圧測定、止血剤・降圧剤投与等の処置をとると共に血沈・髄液・梅毒反応・レントゲン検査を実施。その結果からY_2は、麻痺の原因は腰椎部か腰髄部にあると推定し、整形外科医Aの対診を求めた。Aの判断でA病院へ転院、椎弓切除術を実施。その後約二年間リハビリテーションの結果ステッキで歩けるまで回復した。

このような事情の下で、X_1、X_2（妻）からY_1（共同経営者としての責任ありとする）Y_2に対して損害賠償を請求。X

側は、①最初Y_2は診察もしないで第二・第三腰椎間に二・五ないし三寸位の注射針を刺し、X_1は衝撃痛を感じ「痛い」と叫んだが無視され、更に脚部に電気が流れるようなショックを感じ、続いて臍のあたりから足先にかけて生ぬるい湯が音をたてて流れ落ちるように感じた途端下半身の感覚がなくなり動かなくなったと主張、②その原因は注射針による脊髄損傷であると主張し、他方Y側は、麻痺の原因は(A)静脈瘤か(B)脊髄出血かであると抗弁した。

裁判所は、X_1の下半身麻痺はY_2が注射をした直後に発生したと推認しつつも（①につき、腰椎穿刺針を用いたとのX_1の主張を否定、下肢放散痛は注射の圧痛点への刺激の結果であるが、ぬるま湯の流れ落ちる感覚は注射と関係ないとし区別する）②の主張を否定。すなわち塩酸プロカインは永続的麻痺を生ずる危険性は少なく腰部注射で下半身麻痺を生ずる条件としては、㋑腰椎穿刺針程度の長さの針を用い、正中線に近い部位から刺入し、馬尾神経部に進入し、かつ不適当な薬物を注入した場合、㋺同様の針を用い、第1腰椎高位より頭側の脊髄実質内に刺入し、かつ不適当な薬物を注入した場合、㋩同様の針を用い、適切なプロカインが誤って脊髄腔内に流入し、かつ患者がすでに重大な中枢神経系疾患を有している場合、が挙げられるが、本件では三cmの注射針しか用いていないし、かりに腰椎穿刺針程度の長さの針であったとしても㋑㋺㋩の可能性はないとする。他方、(A)も否定、静脈瘤による神経根圧迫の場合に本件のように短期間に非可逆性の完全麻痺を生じた報告はないなどを理由とする。しかし(B)を肯定、脊髄出血は脊髄血管に硬化がある人に血圧亢進が加わって起るもので、体動の変化又は過労後に疼痛・高血圧等の症状を前駆として下半身の完全麻痺が突発するもので、X_1の症状はこの特徴に符合するとする。そして、脊髄出血の誘因としては腰部注射時の努責か自転車搭乗中の振動かのいずれかと考えられるが、そのいずれかは断定できないとしつつ、その原因が注射だとしても、通常ならばこの注射により下半身の麻痺を来すことなど考えられず、他方、下肢放散性の疼痛を生ずることはしばしばあるが、それは注射技術の巧拙によって生ずるものではないし、加えて痛みを止める必要性もあったのであるから、Y_2には本件事件についての予見可能性はなく、したがって責任はないとする。なお、Y_2のその後の処置についても医師として善管注意義務を尽したものと判断している。

こうして、Y_1・Y_2の責任は否定された。注射による事故は極めて多く、医師側に不利になりやすいが、本件のように詳細な医学的検討の結果に基づいて、かりに注射が引き金になったとしても過失なしとの裁判所の判断がなされる可能性も十分にある。事故処理にあたって厳密な医学的判断がいかに大切であるかを示すケースといえよう。なお、本件の医師の診療態度が全体として適正であったことも法的判断に大きな影響を与えたように思われる。

〔9〕 脊髄造影に関する事例（マイオジール）

（要　旨）

造影剤（マイオジール）ショックにより脳障害を、ついで肺炎を生じて死亡した場合に、医師の過失を否定した事例。

（東京地判昭四八年一月三〇日判例時報七一一号一〇四頁）

（参照条文）

民法七〇九条（〔2〕参照）

民法七一五条（〔7〕参照）

（解　説）

AはY_1病院で腰椎椎間板ヘルニアとの診断を受けて入院。腰痛の自覚症状は軽減したが、ラセーグ症状は右側に強度陽性で他覚的所見には変化がなかった。そこで、担当医Y_2は手術の必要性を考えたが、なお二週間経過観察し、それでも保存的療法では改善がみられなかったので手術が必要と判断、病変部位確認のため造影剤マイオジール注入による脊髄造影術を実施した（昭四三・七・二四午後五時三〇分）。ところがAはそのショックにより脳障害を起し、その後肺炎により死亡するに至った（昭四三・七・二九）。

裁判所の認定によれば、その治療の経緯は次のとおりである。

Y_2は補助者を使わずに造影術を開始、第一回の腰椎穿刺は不成功に終ったが、プロカインで局所麻酔を施して第二回目の穿刺を行ないマイオジール三ミリリットルを注入してレントゲン透視を行ない、約一時間で終了した。Aは、終了後も独りで歩いて病室に戻ったが、間もなく下半身から背部にかけてけいれんが発生し、次第に強まり、抗痙剤の注射・人工呼吸・酸素吸入・点滴なども行ない、午前三時頃に漸く消失した。その後、意識および触覚は正常になった逆行性健忘がみられ、また両下肢運動に障害があるといった状態になったが、二七日になると咳およびやや血性の喀痰がみられるようになったので（この時点では、下肢の痛み・運動障害も消失）、咳・喀痰に対する処置として、アスベリン・レスタミン・フスタギンが投与され、点滴およびクロマイ一グラムの筋注も行なわれた。二九日になって咳は消失したが、新たに喘鳴が発生、呼吸困難に陥り、酸素吸入・人工蘇生器による心臓マッサージなどを行なったがついに死亡した。

このような事情の下で、Aの妻X_1、子供X_2・X_3の三名は、①Aの病名は確定しており、しかも回復期にあったのに造影術を行なったのは不必要な処置であった、②Y_2は事前テストをしなかった、③複雑な操作を要する造影術を単独で、しかも極めて不手際な方法で行ない、そのため造影剤が脳に漏れ脳障害を起した、と主張し、Y_1・Y_2に対して損害賠償を請求した（請求額は合計約一、六三五万円）。これに対して、Y_1・Y_2は、Aの死因となった肺炎は造影術に起因するものではない、と主張するとともに、過失はないと反論した。

裁判所は、まず、Aの死因となった肺炎は脳障害によるもので、この脳障害は造影術に起因するとして造影術と肺炎との間の因果関係の存在を認めた上で、Y_2の過失の存否を論じ、X_1らの主張①については、三週間以上にわたって安静臥床の保存的療法を継続したにもかかわらず、他覚的症状に変化がみられなかったことから手術が必要であると判断したもので、鑑定の結果によっても造影術は一般に施行されているものと認められるから、本件造影術が医学上不必要な処置であったと認めることはできないとし、②については、マイオジールは、わが国では、昭和三四・五年頃から臨床に使用され始めたが、良質で安全性に富むとされており（ショック例については、本邦の文献には紹介がなく、海外においても六、〇〇〇例中急性髄膜反応を示して死亡した例が一件報告されているだけである）、ショックの副作用が起きることは現在の医学上の常識とはされていないし、また確実な事前テストの方法はなく、何らかの事前テストが一般に行なわれているということもないのであるから、Y_2に過失はないとしてY_2の過失を否定し、さらに③についても、第１回の刺入失敗は過失とはいえないし、レントゲン技師等の協力があれば、検査時間の短縮に有益であることは認められるが、本件で費やした約一時間程度の検査時間は医師が自ら透視をしながら、造影剤の注入・除去を行なう場合には熟練した医師でも通常要する時間であることが認められ、他にも格別Y_2の不手際が存したことを示すに足りる事情は認めることができない、としてX_1らの主張をいずれも斥け請求を棄却した。

本件は因果関係があっても過失がなければ責任なしとし、過失責任の原則を堅持している判決として意味がある。本件でも医学上の鑑定が、大きな役割を演じているようであるが、とにかく因果関係があれば過失も認定されてしまうと諦めるのは早計であるということが分る。

②　医療行為と刑事責任

〔10〕麻酔に関する事例（循環式麻酔器の酸素ボンベ・笑気ボンベ誤接続）

（要　旨）

看護婦が循環式麻酔器への酸素ボンベと笑気ボンベの耐圧ゴム管の接続を誤まり、麻酔担当医もこれに気づかず麻酔器を操作したため、患者を死に致らしめた場合には、医師にも点検確認を怠った過失がある、とされた事例。

（神戸地尼崎支判昭四九年六月二一日判例時報七五三号一一一頁）

（参照条文）

刑法二一一条（業務上過失致死傷）

業務上必要ナル注意ヲ怠リ因テ人ヲ死傷ニ致シタル者ハ五年以下ノ懲役若クハ禁錮又ハ千円以下ノ罰金ニ処ス重

大ナル過失ニ因リ人ヲ死傷ニ致シタル者亦同シ。

（解　説）

A（五一歳）は昭和四八年八月二八日午後一時頃M病院において外科部長Bの執刀で十二指腸潰瘍の手術を受けることとなり、外科医Yがその麻酔を担当した。手術に先立ち、看護婦Cは午前一一時頃から麻酔の準備として循環式麻酔器に酸素ボンベと笑気（液化亜酸化窒素）ボンベとの耐圧ゴム管を接続するにあたって、誤って酸素ボンベの耐圧ゴム管を麻酔器の笑気用流量計口金に、笑気ボンベの耐圧ゴム管を酸素用流量計口金に接続してしまった。Yもこれに気づかないまま午後一時過ぎ笑気ボンベの耐圧ゴム管を接続した麻酔器の酸素用流量計バルブを開き、Aに、毎分約五リットルの笑気を約一六分間吸入させたため、Aは無酸素症による意識喪失を来し、それに起因する肺水腫肺炎並びに心不全により死亡した。そこでCとともにYもまた業務上過失致死罪に問われた。

裁判所は、このような誤接続は患者に当初から笑気を吸入させ酸素欠乏を来すなどの危険を惹起するおそれがあるので、このような事故の発生を未然に防止すべき業務上の注意義務があるのにCには漫然と誤接続した過失があるし、また、Yにも接続状況の点検確認をしなかった過失があり、このCとYの過失が競合してAを死に致らしめたとし、Yに禁錮六ケ月、執行猶予一年の判決を下した。なお、C看護婦についてはすでに罰金刑が確定しているようである。

この事件を〔11〕事件と対比すれば、医師とこれを犯した看護婦との関係が、本件の場合は〔11〕事件の場合より以上に密接な関係にあるといえよう。したがって、結論に差異を生じたことも頷けるように思われる。

〔12〕　手術に関する事例（電気メス器誤接続〜熱傷）

（要　旨）

大学附属病院における幼児の動脈管開存症の手術で、看護婦が電気メス器ケーブルを誤接続したため熱傷→右下腿切断に至ったという場合につき、執刀医の刑事責任を否定した事例。

（札幌地判昭四九年六月二九日判例時報七五〇号二九頁）

（参照条文）

刑法二一一条（〔11〕参照）

（解　説）

A（二歳）は、昭和四三年動脈管開存症のため、B大学附属病院で、大動脈から動脈管を切離し肺動脈への血液の流れを断つべく手術を受けた。手術自体は成功したが、手術に用いた電気メス器の対極板を装着した右足関節直上部に熱傷を生じ右下腿切断のやむなきに至った。この事故につき、電気メス器ケーブルの誤接続によるもので、接続を担当した看護婦Y_2のみならず、執刀医Y_1にも点検確認義務違反ありとして業務上過失傷害罪に問われた。

裁判所は、まず、事故の原因につき次のように認定する。電気メス器のケーブルの誤接続と手術の際のメス接地の二つが考えられるが、後者の可能性はない。そこで前者が問題となるが、電気メス器は本体と附属品としてメス側ケーブル・対極板側ケーブルおよびフット・スイッチからなっており（メス側ケーブル・対極板側ケーブルそれぞれの一方の先端にはメス・対極板が、他方の先端にはプラグが付けられている）、止血（ないし切開）のために使用されるが、両ケーブルを交互誤接続し、加えて技術体に他の電気器具を使用すると（本件では心電計を併用、メス器の対極板に接近して心電計の接地電極が装着されたが、異常電流防止の安全装置なし）高周波電流が分流するためメス先には少量の電流しか流れず、患者の身体部分に異常な熱傷を生ずることになる。ところで、このケーブルの誤接続は各メス器（一〇台あり）に附属しているケーブルを使用するかぎり起こりえない構造になっている。しかし、Bの手術部では、両ケーブルを附属しているメス器以外のメス器へも転用しており、そこから交互誤接続の可能性が生じ、本件事故を生じた（Y_2は手術中に誤接続に気づき正接続になおしたと認定されている）。以上の認定に基づき、裁判所は、Y_2につき、手術部の看護婦としての注意義務違反があるとしつつ、しかし他方、電気メス器についての教育がなく、事故例もなく、Y_2は重大な事態を予想しえないし、本来、高度に複雑な医療電気機器の操作による事故防止は社会的措置にまつべきで、医師・看護婦の個別的・主観的注意力に期待すべきではないし、さらに病院管理者にもメス器・心電計の安全への配慮が足りず、しかも操作をかなり大幅に看護婦に任せていたなどの事情があり「Y_2のみを強く非難することは片手落ち」として、罰金五万円の判決を下した。

ついでY_1については、(1)Y_1が交互誤接続など起りえないはずだと考えていたのは軽率な判断とはいえず、むしろ診療科のY_1は、業務分担上、手術部から誤接続不能なケーブルが提供されるものと期待してよい立場にあったとしつつ、(2)何らかの危険を予測しうるであろうということを根拠に――事故例もないのに――看護婦の操作を二重に点検確認すべき注意義務があったと解するのは刑事責任上は過度に慎重な態度を要求するものであって相当でないとし、さらに(3)本件のような高度な手術では――チーム医療といっても責任分担について画然と一線を引きうるものではないが――執刀医は「手術操作と術野などに専念すべき高度の技術者たる役割を果たすことがそのあるべき姿」であり、ケーブル接続のような補助的・準備的作業は執刀医以外の者が各自全責任をもって又は連帯してなすべきであるとし、加えて(4)標準以上の技術が確保されている特定の集団内で反復継続される定型行為に関して刑事上注意義務の懈怠を考える場合には、明らかに不当・非常識・危険ならば格別、そこでの慣行に従えば一応標準的注意を尽したものといえるとし、なお(5)刑事上の過失は行為者を犯罪者として極印するもので、その過失は民事過失に比し高度のものでなければならないとも述べ、結論としてY_1に注意義務の懈怠はないと判断、無罪とした。

本判決は、医療チームにより手術が実施される場合の責任分担を論じたものとして注目に値する。執刀医は手術に専念すべく、補助作業については他のメンバーを信頼してよいとする判断は妥当である。しかし本件は大学附属病院で医療チームがきちんと編成され、高度の手術を複雑な器械を操作して行なったという場合であり、それらの条件を抜きにして裁判所の結論だけを一般化して考えることは危険である。

③　患者管理の問題

〔12〕初老期うつ病の入院患者の縊死につき、医師の債務不履行責任が問われた事例

（要　旨）

腰ひもで縊死自殺した初老期うつ病患者の遺族からの賠償請求につき、看護に過失があるとしつつ、患者自身が招いた損害である点などを考慮し、損害額の六割を減額して賠償額とした事例。

（福岡地小倉支判昭四九年一〇月二二日判例時報七八〇号九〇頁）

（参照条文）

民法四一五条（〔1〕参照）

民法四一八条（過失相殺）

債務ノ不履行ニ関シ債権者ニ過失アリタルトキハ裁判所ハ損害賠償ノ責任及ヒ其金額ヲ定ムルニ付キ之ヲ斟酌ス

民法七二二条（損害賠償の方法、過失相殺）

①（省略）

②　被害者ニ過失アリタルトキハ裁判所ハ損害賠償ノ額ヲ定ムルニ付キ之ヲ斟酌スルコトヲ得

（解　説）

Ａ（五一歳）は、昭和四五年一一月二一日初老期うつ病でＹ経営のＭ病院――精神科専門病院――へ入院。相当重篤の昏迷状態にあったため、Ｙは、まず抗うつ剤・睡眠剤等を注射し症状緩和に努め、自殺の危険性も考え看護上の「要注意者」に指定した。二七日頃からやや快方に向い、Ｙの死にたいかとの質問に対しても「もう死にたいと思わない」と答え、二九日には別病棟の娯楽室へテレビを見に行くなどした。そして、三〇日午前五時頃、准看護婦Ｂが巡回したとき（Ｍ病院では、夜間一時間毎に巡回）、起床の遅いはずのＡがベッドに座っていたが、疑問をいだくこと

なく立ち去った。ところが、その直後の午前五時二五分頃、便所の鉄格子に寝巻き用の帯を結び縊死を遂げた。なお、その帯については、入院時、その帯の付いたネルの着物を着用していたが、その後はパジャマを着用しており、X_1（Aの妻）は、担当医Cに帯を取り上げて欲しいと申し出たが、病院側はその必要なしとして取り上げず、X_1も、気にはなりながら、病院が監視してくれると考えて持ち帰らずにいた、と認定されている。

X_1・X_2（Aの子）からYに対してX_1・Y間には第三者（A）のためにする看護診療契約が成立していたが、Yにはその不履行がある、と主張して損害賠償を請求（請求額は合計約一、二三〇万円）。

裁判所は、X_1・Y間には第三者（A）のためにする看護診療契約——準委任——が成立していたと構成した上で、「Yは、本件看護診療契約に基づき、精神医学における現時の水準に照らし、適切な知識・技術を駆使してAの治療にあたるとともに、その入院生活を通じて、同人の生命・身体の安全を確保（病状として自殺念慮のある場合は自殺の防止を含む）すべき看護義務があるというべきである」とし、看護上の一般的注意事項としては、①うつ病患者は自殺の危険性が高く、常時看護の目をゆるめてはならず、特に、その危険性は、回復期に強く、また早朝から午前中にかけて多いので、このような時期には、監視の必要性が高いこと、②自殺方法は縊死が多く、患者の所持品については厳重に注意し自殺の用具となる危険物を所持させないようにする必要があること、などが挙げられるとしつつ、YとCが危険物たる帯をとり上げることなく放置したことは過失といわざるをえないし——Yは、帯を取り上げることは差別待遇となり、かえって自殺の危険を増すと主張するが、不要な帯である以上、信頼関係を損わないように取り上げることはできたはずであるとする——、さらにAが自殺の危険性の高い回復期にあるのに、巡回したBが異常を察知しなかったのも過失であり、この点も、Bを履行補助者として使用するYの責任となるとし、このYの債務不履行とAの自殺との間にはいわゆる相当因果関係があると判断して、Yの損害賠償責任を認めた。

しかしAのように自からの手で損害を発生させた場合には——病状が軽快に向いある程度の事理弁識能力を有していたと認められる以上——Yの過失が競合して、それが損害発生の一因となったとしてもYが全損害を賠償すべきだとするのは不合理であり、公平の理念に反するし、また前記帯については、X_1にも自から取り上げようとせず病院側の措置に任せた過失があるとし、そこからAの損害額として認めた額から六割を減額、X_1・X_2の慰藉料算定にあたってもこれを斟酌している（賠償額合計約三六九万円）。

本判決は、医学上も法律上も種々の問題点を含んでいるが、ここでは要点だけを述べておこう。まず、果して裁判所の要求する注意義務を実際に精神病院が履行しうるであろうか。さらに、そもそも裁判所は、自殺防止義務だけを抽出して精神病院にはその義務ありとの大命題を設定しているような印象を受けるが、開放治療の普及をみても明らかなように、自殺防止の問題は広く精神病治療がいかにあるべきかという問題の一環として位置づけられるべきではないか。これらの論議が尽くされない以上、裁判所の六割減額の妥協論には賛成し難い。なお、なぜに「第三者のためにする契約」と構成する必要があるのか、この点も極めて疑問である。

20

昭和五一年版判例年鑑

判例一覧表

事件番号	事件の種別		判決年月日	出典	適用法律
〔1〕	① 医療行為と民事責任	予防接種(種痘)に関する事例(点頭てんかん〜重症心身障害)	徳島地判　昭49.5.17	判例時報 787-105	民法・国家賠償法
〔2〕		診断・処置に関する事例(無酸素症〜脳性麻痺)	神戸地姫路支判 昭50.9.22	—	民法
〔3〕	② 医療行為と刑事責任	手術に関する事例(扁桃腺摘出〜出血死)	京都地判　昭49.12.10	判例タイムズ 319-306	刑法

㈠　医療行為と民事責任

〔一〕　予防接種（種痘）に関する事例（点頭てんかん～重症心身障害）

（要　旨）

予防接種（種痘）後の幼児の点頭てんかんにつき、種痘との因果関係がないとされ、国の賠償責任が否定された事例。

（徳島地判昭和四九年五月一七日判例時報七八七号一〇五頁）

（参照条文）

民法七〇九条（不法行為の要件）

　故意又ハ過失ニ因リテ他人ノ権利ヲ侵害シタル者ハ之ニ因リテ生シタル損害ヲ賠償スル責任ニ任ス

　国会賠償法第一条（公権力の行使にもとづく損害の賠償責任、求償権）

　①　国又は公共団体の公権力の行使に当る公務員が、その職務を行うについて、故意又は過失によって違法に他人に損害を加えたときは、国又は公共団体が、これを賠償する責に任ずる。

　②　前項の場合において、公務員に故意又は重大な過失があったときは、国又は公共団体は、その公務員に対して求償権を有する。

（解　説）

Ｘ（昭三九・一〇・三生れ）は、昭和四〇年五月一〇日に予防接種法に基づく種痘を受けた。一〇日位後に四〇度の発熱があったが、Ａ病院で気管支炎の診断治療を受け翌日は下熱、六月七日には乳児健康審査会で一医師診察の下に一準健康優良児の表彰も受けた。ところが、六月一〇日頃から瞬間的に頭をうなずき手を上げるような運動発作が一日七ないし八回起るようになったので、癇が起ったと思い九月にＢ病院で受診、癇ではないと言われた。一〇月にはC大学附属病院で受診、点頭てんかんと診断され治療を続けたが治癒せず、翌年一〇月頃より発作が大発作様のけいれんとなり、精神運動発達遅延が顕著となった。Xは現在九歳になるが、点頭てんかん後遺症の重症心身障害児で回復の見込なしと診断されている。XからY（国）に対して、発病は種痘に起因し、副作用のないワクチンを選び被接種者を十分検査した上で施用すべき義務をYまたは関係公務員が怠った結果であるし、また、種痘は低率ながら後遺症発生の危険をもつことは常識であるから発病した以上は当然にYに過失ありというべきであるとして、民法七〇九条ないし国家賠償法一条により損害賠償を請求。

裁判所は、まず一般論として、種痘の神経合併症としては二歳以上のものに多い脳炎と二歳未満のものに多い脳症とがあり（接種後四日以前三〇日以後の神経障害は種痘と無関係、四日ないし一八日の症状発生は種痘との関係濃厚、一九日ないし三〇日の発生は種痘との関係が少ない）、脳症はけいれん主体の臨床症状を呈し予後不良・片まひが残るとの見解を示しつつ、他方、点頭てんかんの原因は出生前因子・出生時因子・出生後因子（脳症など）に分類されるが原因不明のものもかなりあり、生後一年未満に発生するものが多いだけに発病と予防接種とが偶然重なる可能性があり、種痘後一定期間内の点頭てんかんの発作がすべて予防注射によると考えることは問題があるが、種痘後脳炎・脳症があり、それからしばらくして点頭てんかんの発症があったときには種痘と密接な関係があると考えられるので、結局、現在の医学上、種痘によって点頭てんかんが起る可能性ははっきり分かっていないが、全然無関係と言いきれるほどの根拠もないとする。そして、この一般論を前提として、本件の種痘と点頭てんかんの因果関係については、種痘により脳症が発生しそれが点頭てんかんを引き起す可能性が考えられないではないが、①種痘後脳症は、しろうと目にもはっきり分かるけいれんを主体とし片まひが残るはずであるのに、そのような症状の申出もなく、ABCのカルテにも全くその記載がないこと（健康準優良児とされたことからも異常がなかったことが分る）②当初の発熱は気管支炎ないし上気道感染症と推定されるとの鑑定が出ており、かつ、この鑑定は、ACのカルテ、Xの母親からの事情聴取等に基づく―鑑定人Mも「日本の主だった小児科ビールス研究者で構成されている種痘研究班の一員で、種痘合併症の研究については専門家である」から信用性があることなどを理由に、当初の発熱は種痘後脳症ではなく、そこから点頭てんかんが生じたとはいえないと判示し、さらに加えて、種痘から脳症の段階を経ずに直接点頭てんかんが発生する場合もあるが、種痘と点頭てんかんとの因果関係は医学上必ずしも明らかではなく、Mの、本件における両者の関係を「全く否定することもできないが、種痘によると断定する根拠は薄弱である」旨の鑑定は、「本件の具体的発病の日時、経過、医学上の研究成果に基づき専門家によりなされたものであるから、これを採用」すべく、結局、本件点頭てんかんが種痘に起因するとの心証はえられないとして、Xの請求を斥けた。

本件では、個々の診療のあり方いかんというよりも、むしろ種痘と点頭てんかんとの因果関係いかんが正面から問題となっている。そして、このような類型では、法律上の因果関係の存在を判定するにあたっても、とりわけ医学上の見解—鑑定—に依拠せざるをえないであろう。したがってまた「医学上の不明」はそのまま判決理由にも反映し明快さを欠くことにもなる。予防接種を実施した医師の責任は問題にならないケースではあるが、より以上の医学的解明がまたれる。

〔2〕 診断・処置に関する事例（無酸素症〜脳性麻痺）

（要　旨）

新生児脳性麻痺の原因は核黄だんとの患者側の主張を否定、分娩経過中又は出生直後の無酸素症が原因と認定、その防止手段はないとして医師の賠償責任を否定した事例。

（神戸地姫路支判昭五〇年九月二二日掲載誌なし）

（参照条文）

民法七〇九条（〔1〕参照）
民法四一五条（債務不履行）

債務者カ其債務ノ本旨ニ従ヒタル履行ヲ為ササルトキハ債権者ハ其損害ノ賠償ヲ請求スルコトヲ得債務者ノ責ニ帰スヘキ事由ニ因リテ履行ヲ為スコト能ハサルニ至リタルトキ亦同シ

（解　説）

X_2は、昭和四二年一二月二〇日午前八時、Y_1産婦人科医院でX_3を出産したが、切迫仮死のおそれがあったので（早期破水、陣痛微弱、羊水混濁、黄緑化のほか、臍帯巻絡、臍帯結節、胎盤硬塞などの症状あり）、Y_1は吸引墜娩術を施行、X_3は妊娠三五週の早産児で、体重は二、六〇〇グラム、血液型はA型であった（X_2はB型）。出生直後、チアノーゼ、呻吟、心音と呼吸の微弱・不規則、啼泣微弱、筋緊張の低下などの症状があり保育器に収容。午前四時、Y_1の依頼で小児科医Y_2が往診、経過をみることにした。二一日夕刻、X_3は保育器から出されたが、軽度の黄だんが出現、午後八時Y_2往診時には、イクテロメーター値一・〇ないし一・五、哺乳力やや弱くモロー反射やや不確かアクスZ一〇ミリ注射。二二日午後三時Y_2往診時イクテロメーター値は一・五ないし二・〇、モロー反射はなお不確かで落陽現象は無くアクスZ一〇ミリ注射。二三日哺乳力なお弱くイクテロメーター値二・〇アクスZ五ミリ注射。二四日イクテロメーター値二・五アクスZ五ミリ注射。二五日イクテロメーター値三・〇、午後一〇時けいれん発作で保育器に再収容、Y_2の指示でフェノバール注射。二六日イクテロメーター値三・五ないし四・〇、症状悪化、午後一時Y_2往診時軽い後弓反張あり落陽現象は無し、Y_1Y_2協議の上、赤十字病院へ転院勧告。午後四時転院、間接ビリルビン値二七・五ミリグラム、直接ビリルビン値二・五ミリグラム。二七日交換輸血手術。翌年一月二二日退院。しかし、X_3は脳性麻痺にかかっている（症型は痙直型）。X_1（X_3の父）X_2X_3からY_1Y_2に対して、①X_3が母子血液型不適合による新生児溶血性疾患にかかっていたのに適切な処置を怠った、また、②かりにX_3が溶血性疾患以外の原因で核黄だんになったのだとしても、やはり交換輸血の実施時期を失した、と主張して、共同不法行為を理由に—さらにY_2に対しては債務不履行をも理由として—損害賠償を請求した。

裁判所は、Y_1Y_2の反論を容れてX側の請求を斥けた。すなわち、まず脳性麻痺の一般的原因として、(1)出生前因子

(イ)遺伝子性(ロ)感染・循環障害・中毒・放射線・代謝障害・栄養障害などの胎内性障害）(2)分娩周辺期障害（(イ)無酸素症(ロ)脳血管障害(ハ)重症黄だん(ニ)未熟児(ホ)その他の脳障害）(3)出生後障害（脳感染・脳外傷など）が挙げられるとしつつ、X側の主張①について、X_3の黄だんは生後三六時間で発現、増強もゆるやかで、核黄だんの主要な特徴である早発性、急速増強性はみられず、したがって、母子血液型不適合、後弓反張、間接ビリルビン値の増強などがあっても直ちに血液型不適合による溶血性疾患と認めることはできず、したがって、それを原因とする核黄だんを考えることもできないとし、さらにX側の主張②について、分娩経過からみてX_3は出生前および出生時すでに無酸素症に罹患しており、そのための脳障害で脳性麻痺となったと推認するのが相当だとし、なるほど生後七日目の二六日には合併症として核黄だんに罹患していた可能性も否定できないが、生後三日目までの症状はすでにその時期における脳障害を疑わしめるもので核黄だんでは説明できず、症型もアテトーゼ型ではなく痙直型であるし、落陽現象も無かったことなどからみれば、核黄だんが合併したとしても、それは脳性麻痺の発症・現症に寄与したものとは認めがたいとし、結局、脳性麻痺と核黄だんとの因果関係を否定した。そして、脳性麻痺の原因となった無酸素症については「現代の医療水準は勿論、医学水準からみても」これを防止する手段はないとしてY側の過失を否定するとともに、無酸素症に核黄だんを併発しても、すでに脳障害が生じており交換輸血を施しても効果はないから、交換輸血の機会を失わしめたことと脳性麻痺の間にも因果関係はなく、Y側に責任はない、と判決した。

「核黄だんによる脳性麻痺」における医師の責任については、すでに紹介したように下級審判決の見解は分かれている（本年鑑四八年版、五〇年版参照、なお医師敗訴の東京地判昭五〇・一・二〇がある）が、本件は、無酸素症による脳性麻痺が不可抗力と判断したケースとして注目に値する。

②　医療行為と刑事責任

〔3〕　手術に関する事例（扁桃腺摘出〜出血死）

（要　旨）

複数の医師が担当した児童に対する集団口蓋扁桃腺摘出手術において、A医師が執刀、Y医師が術後回診を担当した児童の一人が手術創の後出血により失血死したケースで、重篤状態と診断せず緊急措置を講じなかったYに過失ありとされた事例。

（京都地判昭四九年一二月一〇日判例タイムズ三一九号三〇六頁）

（参照条文）

刑法二一一条（業務上過失致死傷）

（昭和四三年法律第六一号による改正前のもの）

業務上必要ナル注意ヲ怠リ因テ人ヲ死傷ニ致シタル者ハ三年以下ノ禁錮又ハ千円以下ノ罰金ニ処ス重大ナル過失ニ因リ人ヲ死傷ニ致シタル者亦同シ

（解　説）

N病院勤務の耳鼻咽喉科医師Y（医師免許取得後七年）は、他の医師A・Bと共に招かれて、医療に恵まれない地域の町立国保病院で夏休みを利用した集団の扁桃腺摘出手術を施行（昭和四〇年八月二一日、児童三〇名に対し午後二時半〜八時実施、Bは途中で帰宅、Y・Aは八時半術後回診後、病院に宿泊）。被害者M（八歳女子）もその手術を受け、五時過ぎにAが執刀、Yが止血の処置をしたのち、当日は両親附添で入院。翌朝にかけての症状は次のような経過を辿った。すなわち、夜間〇時から四時迄に四回吐血し症状が悪化。その間の手当としては、婦長Cが口中と脈をみたり、五時には宿直医が止血剤を注射した。翌朝八時、父親の診察要求がCに伝えられ、CもY・Aに伝えようとしたが、就寝中で伝えられなかった。八時半から診察を始めたＹは、四五分に父親からの訴えを聞き、九時頃Ｍを回診、輸液処置を指示、しかし緊急の指示はせず、同行のＡがカルテに記入して他の患者分と一緒にＣに渡しただけで、Ｃから指示を受けた看護婦も他の仕事に追われて輸液処置を講じなかった。九時二〇分頃、Ｍはかんてん状の血便をし、多量の重油状の吐血をしたので父親がＡに伝えたが、輸液の指示がしてあると告げられただけであった。一〇時半頃危篤状態に陥り一一時二〇分死亡。以上のような事情の下で、Ｙが業務上過失致死罪に問われたのが本件である。

裁判所は鑑定に基づき、Ｍの死因は手術創からの後出血による失血死と認定した上で、「扁桃腺摘出手術の術後回診を行なう医師としては、手術後の後出血の有無、量並びに患者のその後の症状経過などについて細心の注意を払い、手術創を視診して創面の状況、出血の有無を確認することは勿論のこと、患者、付添いの保護者あるいは担当の看護婦から患者の前夜来の吐血状況、症状経過などを詳細に聴取し、更に、吐血物の検査、呼吸数、脈拍及び血圧の測定、血液検査、眼瞼結膜の指診、胸部聴打診その他全身状態の十分な観察等を行ない、殊に後出血による患者の出血、失血状態、症状経過などを適確に把握して患者を診断し、その容態いかんによっては、緊急に輸血、止血、強心剤注射、栄養剤等の輸液、酸素吸入等の措置を講じ、もって患者が失血死する結果を未然に防止すべき業務上の注意義務があるのに」Ｙはこれを怠り諸検査を行なわなかったため高度の失血状態を看過し緊急措置を講じなかったのは過失である、とする。なお、Ｙは、⑴「Ｍに意識があり、呼吸状態も平穏で、全身状態として重篤な状態であるとの感じを受けなかった」⑵「外見上はっきりした重篤状態の徴候は認められなかったのであるからＹに致死の結果について予見可能性はない」⑶Ｙは執刀していないから主治医ではなく責任がない、などと抗弁したが、判決は、⑴につき「医療についてはその専門的知識と経験を必要とするもので、これに携わる医師の診断を尊重すべきことは当然であるが」Ｙが Ｍの意識状態を正確に判断しえたか疑問であるし、むしろ「意識が存在していたことを過大に評価し、事態を軽視した結果、右重篤状態を看過した疑いがないとはいえないだろうか」とし、⑵も否定された。⑶についても「各場合の具体的事実関係によって、法律上の責任の負担者が決定される」べく、本件ではＹはＡの補助者としてでなく専門医として術後回診を担当したもので相当の注意義務を負うべきであるとする。なお、術後回診に関連するAの過失や看護婦の懈怠もYの責任を否定する理由にはならないとする。ただ、看護婦らにも責任があり、病院の医療体制が不備、不十分であったこと、Yは自ら執刀せず、過失が診断に関するものであること、新聞報道などで社会的制裁を受けていること、患者に哀悼の意を表し遺族に見舞金を支払っていることなどの情状が考慮され罰金刑（三万円）とされた。

この事件の特色としては、最近の裁判には現われていない扁摘に関するものであること、僻地の集団医療に対する応援医師に関するものであること、執刀医でなく術後回診担当医の、しかも診断ミスが問題とされていることなどが挙げられよう。

21

昭和五二年版判例年鑑

従来は、事件ごとにかなり詳細に事実関係、判決理由を紹介し、解説を加えるという方法を採ってきたが、増加してきた判例の動向を簡易に紹介することに主眼をおくべきだと考え、今年度から、紹介方法を切り変えることとした。すなわち、「判例概観」と「重要判例解説」との二項目に分け、前者では事件の概要と判決理由を簡潔に紹介するにとどめることとし、後者で重要と思われる判例についてだけ、より詳細な紹介ならびに解説を加えることにした（なお、重要判例解説に紹介した事件は、判例概観の方では、重複して紹介するのを避け、重要判例解説を参照していただくことにした）。

本年鑑掲載分は、原則として、昭和五一年四月から昭和五二年三月までに公刊された判例集、法律雑誌に掲載されたものである。より以前の未紹介の判例も、追ってこの方法で整理し掲載する予定である。

判例一覧表

通し番号	事件の種別		判決裁判所・判決年月日
〔１〕	①　医療行為と民事責任 Ｉ　検査に関する事例	脊髄造影による事故	東京地判　昭48．１．30
〔２〕		脊髄造影による事故	東京高判　昭51．４．21
〔３〕*	II　診断・処置に関する事例	未熟児網膜症	岐阜地判　昭49．３．25
〔４〕*		未熟児網膜症	長崎地判　昭49．６．26
〔５〕*		未熟児網膜症	大阪地判　昭51．５．12
〔６〕*		未熟児網膜症	浦和地判　昭52．３．31
〔７〕*		未熟児網膜症	福岡高判　昭52．５．17
〔８〕*		未熟児網膜症	静岡地判　昭52．６．14
〔９〕		胆のう癌の誤診	東京地判　昭51．２．９
〔10〕		外妊による死亡	高知地判　昭49．３．11
〔11〕		外妊による死亡	高松高判　昭51．３．24
〔12〕		外妊の可能性についての指導義務	高知地判　昭51．３．31
〔13〕	III　手術に関する事例	十二指腸潰瘍除去手術と結腸動脈瘤の破裂	札幌地判　昭50．10．30
〔14〕		神経切除術によるマイナカウザルギーの拡大	高知地判　昭51．４．19
〔15〕		上腕骨果上骨折治療による壊死	名古屋地判　昭51．９．27
〔16〕	IV　分娩に関する事例	臍帯の卵膜付着に基因する死産	東京地判　昭50．３．19
〔17〕		分娩後の弛緩性出血に対する処置	東京地判　昭51．３．15
〔18〕*	V　救急医療に関する事例	交通事故による腹腔内臓器損傷の処置	高松地判　昭51．３．22
〔19〕		交通事故による股関節脱臼の見落し	高知地判　昭51．４．19
〔20〕*		交通事故患者に対するガス壊疽予防の懈怠	静岡地沼津支判　昭52．３．31
〔21〕*	VI　予防接種に関する事項	インフルエンザ事故	最判　昭51．９．30
〔22〕		インフルエンザ事故	東京地判　昭52．１．31
〔23〕	VII　その他	精神神経症に対する遊戯療法中の転倒骨折事故	水戸地判　昭50．５．28
〔24〕		精神神経症に対する遊戯療法中の転倒骨折事故	東京高判　昭51．９．29
〔25〕	②　医療行為と刑事責任 Ｉ　手術に関する事例	電気メス器による熱傷	札幌高判　昭51．３．18

（注）　通し番号に＊印を付した事例については重要判例解説の項で紹介する。

一　判例概観

①　医療行為と民事責任

Ⅰ　検査に関する事例

〔一〕　脊髄造影による事故（東京地判昭四八年一月三〇日判例時報七一一号一〇四頁）

（概　要）

A男（四四歳）は、昭和四三年、腰椎椎間板ヘルニアと診断され、Y_2経営の病院で整形外科担当のY_1医師の治療を受けていたが、造影剤マイオジール注入による脊髄造影術を受けたところ、間もなく造影剤のショックにより脳障害をきたし、さらに肺炎を併発し死亡した。

X_1（妻）とX_2・X_3（子二人）は、Y_1・Y_2を相手として、Y_1が不必要な造影術を行ったし、事前にテストをしなかった、また、単独で造影術を行い、手技も不手際であった、などと主張して賠償を請求。医師側勝訴。

（判決理由）

死因となった肺炎は、脳障害により惹起されたものであり、脳障害発生の因をなした造影術に起因する。しかし、手術が必要であったし、そのために安全性に富むとされるマイオジールを用いて造影術を施行したことは不必要な処置とはいえない。また、手技が不手際ともいえない。さらに、事前テストについても、このようなショックの副作用が起ることは現在の医学上の常識とはされていず、予見するための確実な事前テストの方法もなく、テストは一般に行われていない。したがって、Y_1の過失は認め難い。

㈲　本件は、本年鑑昭和五〇年版三七一頁以下に既に紹介してあるが、控訴審判決を紹介するに当り、念のため、その概要を掲載する。

〔2〕 脊髄造影による事故（東京高判昭五一年四月二一日判例時報八二五号五七頁）

（概　要）

本件は〔1〕事件の控訴審である（〔1〕事件参照）。

（X_1・X_2・X_3）患者側は、控訴審で新しく、経営者Y_2自身の責任として、病状の急転に対する措置をとらなかった、肺炎と誤診した、自ら診療に当らなかった、などの主張を追加した。医師側勝訴。

（判決理由）

X側の主張を斥けて、第一審判決を支持している。

II　診断・処置に関する事例

〔3〕 未熟児網膜症（岐阜地判昭四九年三月二五日判例時報七三八号三九頁）

（重要判例解説〔1〕参照）

〔4〕 未熟児網膜症（長崎地判昭四九年六月二六日判例時報七四八号二九頁）

（重要判例解説〔1〕参照）

〔5〕 未熟児網膜症（大阪地判昭五一年五月一二日判例時報八一六号二一頁）

（重要判例解説〔1〕参照）

〔6〕未熟児網膜症（浦和地判昭五二年三月三一日判例時報八四六号二四頁）
（重要判例解説〔1〕参照）

〔7〕未熟児網膜症（福岡高判昭五二年五月一七日掲載誌なし）
（重要判例解説〔1〕参照）

〔8〕未熟児網膜症（静岡地判昭五二年六月一四日掲載誌なし）
（重要判例解説〔1〕参照）

〔9〕胆のう癌の誤診（東京地判昭五一年二月九日判例時報八二四号八三頁）

〔概　要〕

A女（四三歳）は、上腹部痛等を訴え、昭和四五年一月二四日、内科医Yの診断を求めた。Yは、急性胃炎と診断して治療。しかし軽快せず、三月四日黄疸が出現したが、Yは、胆石による閉塞性黄疸と信じながら内科的治療を施し、一九日に、はじめて癌の疑いを抱き、外科病院へ転院させた。癌と診断され、さらに他の病院で開腹手術を行ったが、胆のうに原発の癌があり、転移していたため手術は中止された。五月八日死亡。

Aの夫（X_1）と子供二人（X_2・X_3）は、Yに対して、X_1の要請にも拘らず、Yは精密検査を実施せず、誤診により早期に癌を発見できなかったために死を回避できず、少くとも死期を早めた、と主張して慰藉料を請求。医師敗訴（慰藉料額は合計一〇〇万円）。

〔判決理由〕

胆のう癌は黄疸の他に症状を呈することはなく、早期発見の方法はないから、黄疸出現前に発見しえなかったとしてもYに責任はない。しかし、黄疸出現後も閉塞性黄疸と信じながら内科的治療を続けたことは医学水準に照らしてミスであるし、そもそも検査を行わず胆石による閉塞性黄疸と軽信したことは自体妥当でなかった。黄疸出現後は、癌の可能性を疑うことは可能であったし、X_1から精密検査の要請をうけていたのであるから、黄疸出現の時点において、検査を受けさせるため転院させる義務があったと認めるべきである。

ただし、胆のう癌の治癒はほとんど不可能であるので、仮に、Yが、黄疸出現時にAを転院させ、癌の発見がいくらか早くなったとしてもAの死は免れえず、死期がいくらか遅くなったと推認しうるにとどまる。したがって、損害は、死期が早められたことによる損害ということになる。

〔10〕外妊による死亡（高知地判昭四九年三月一一日判例時報七八〇号七九頁）

（概　要）

A（昭和一七年生）は妊娠の徴候を感じ、昭四五年一二月四日、Y産婦人科医院で受診。妊娠と断定できず、さらに、一二日の時点でも同様で経過を見ることとし、二六日に始めて妊娠初期との確定診断に達した。Aが外妊を懸念するので、念のためダグラス窩穿刺を施行、結果はマイナスであった。不正出血、下腹痛があれば直ちに来院するよう注意を与えた。翌年一月二日、Aは年賀先で突然下腹痛を訴え苦悶、往診したB医師は応急措置をしY医師に連絡したが不在であった。そこで、B付添いで他の病院へ搬送中に容態が急変したので、結局、最寄りのY医院に運び入れ、Bは、懸命に、酸素呼吸・人工呼吸などをしたが死亡（Yが来たときには死亡していた）。死因は、外妊による卵管破裂に基因するショック死と認定された。

Aの夫・子供・実父母の四名からYに対し損害賠償を請求。医師敗訴（賠償額合計四一四万円）。

（判決理由）

Yは、一二月四日、一二日、二六日の三回Aを診察した。二六日の内診所見、ゴナビス反応検査の結果から妊娠初期と診断したが、一〇月二四日以降の無月経は月経の不順であると考えただけで、ダグラス窩穿刺の結果がマイナスであることも相俟って外妊を疑わなかったのである。しかし、ダグラス窩穿刺は外妊の補助的診断法の一つで、ダグラス窩穿刺が陰性であっても、内出血を否定する根拠にはならないし、しかも、外妊の中絶前の内診所見としては、子宮は妊娠期間に相当した大きさでないことなどを考慮し、診察の経過を検討すれば、一二月二六日の段階では——Aの症状は無症状に近いのだから——少くとも、外妊で中絶前の状態にあることを強く疑いえたはずである。ところが、Yは、不注意にも正常妊娠と誤診し、入院させて観察・検査をするとか、短期日毎に通院させるとかして、外妊の確診とその治療に努めるべきことを怠った。したがってYには債務不履行責任がある。

〔二〕　外妊による死亡（高松高判昭五一年三月二四日判例時報八二六号五三頁）

（概　要）

本件は〔10〕事件の控訴審である。第一審で敗訴したY医師の側から控訴したものであり、医師側が勝訴となった。

（判決理由）

最終月経が昭四五年一〇月二一日で、一二月四日ゴナビス反応（一）、プレグノスチコンプラノテスト（±）、一二月一二日プレグノスチコンプラノテスト（一）という状況では、月経不順による無月経か妊娠初期かの鑑別は困難で、一般の医師としては経過を見守るのが通例で、この段階で外妊を疑い対応処置をとる義務はない。つぎに、一二月二六日に至り妊娠と診断した際、子宮体は妊娠期間に比較して小さかったが、それは排卵の遅れによると考えるのが相当であったし、外妊を疑わせるような症状もなかったから、経過を見守り、不正出血や下腹痛等異常があった場合には直ちに診療を受けるよう患者に指示すれば足りる。外妊は、中絶前は発見は著しく困難であり、しかも、ダグラス窩穿刺などの補助診断法を中絶前に用いることは中絶を招く虞れがあり、出産を希望している場合は避けなければならない。以上から、Yには、一般の医師としてなすべきことに欠けるところはない。

〔12〕外妊の可能性についての指導義務（高知地判昭五一年三月三一日判例時報八三二号九二頁）

（概　要）

Ｘは、妊娠七週目の昭和四五年一〇月一六日にＹ産婦人科医院で人工妊娠中絶手術を受けた。Ｙが子宮内容物を検査したところ、脱落膜はプラスだったが、絨毛の有無は確認できず、ダグラス窩穿刺の結果はマイナスであった。Ｙは「もう一度来るように、変ったことがあったら来るように」と述べただけで帰宅させた。一八日に卵管破裂、Ｙ不在のため他の病院で外妊手術を受けた。

Ｘは、第一次主張として、Ｙは絨毛のマイナスを確認し外妊と確定診断をして、開腹手術等適切な治療行為をなすべきであったとし、第二次主張として、外妊の確定診断が不可能だったとしても、その疑いを持ち療養の方法等を指導すべきであったとし、Ｙに対して慰謝料一〇〇万円を請求。医師敗訴（賠償額一二万円）。

（判決理由）

絨毛の存在の判定は困難な場合があり、また、かりに絨毛が不存在だったとしても直ちに外妊と診断することはできず、診断には、一週間余の経過観察期間が必要である。したがって、Ｘの第一次主張は認められない。しかし、医師としては当然外妊の可能性を考慮し、卵管破裂に配慮し、検査の結果を説明し、経過観察をする必要があることや、卵管破裂の際の心構えを指示しておくべき義務があったと考えるのが相当である。前述のきまり文句程度では駄目だし、外妊の疑いを知らせると患者が混乱するというのなら説明の仕方を工夫すべきである。したがって、Ｘの第二次主張を認める。

III　手術に関する事例

〔13〕　十二指腸潰瘍除去手術と結腸動脈瘤の破裂（札幌地判昭五〇年一〇月三〇日判例時報八二三号八四頁）

（概　要）

患者（昭和三年生れ、女性）は、昭和四七年二月二三日夕刻からY外科医院で十二指腸潰瘍の除去手術を受けた。翌朝、出血状態が予測されたので、Yは、二名の医師の応援を求めて再手術。多量の出血の原因は――最初の手術では、結腸の前側の部分が変色してなくて発見できなかったのであるが――結腸動脈の真中に生じた動脈瘤の破裂であった。そこで、その処置を講じようとしたが、心不全を起して死亡した。

患者の夫と子供は、第一回手術の失敗によるショック死であり、かりに動脈瘤破裂が死因だとしても、動脈瘤の存否につき検査せず、漫然と大量輸血したために破裂させてしまったものであると主張、Yに対して、三〇〇万円の慰藉料を請求。しかし、Y（医師側）勝訴。

（判決理由）

第一回の手術に関しては、診断・術前検査・手技・術後処置のいずれにもYが責められる点は見当らない。また、動脈瘤の破裂もこの手術が原因ではなく、原因は不明といわざるをえない。しかも、動脈瘤の存在を知ることは――患者が症状を訴えている場合、あるいは、触診等でその存在を判断される場合を除き――至難で、事前の発見は不可能であり、最初の手術中に偶然発見することも不可能であった。したがって、動脈瘤の存否につき、術前検査をしなかったこと、手術中に発見しえなかったことをもって、Yに「責に帰すべき事由」があるとは認められない。

〔14〕神経切除術によるマイナカウザルギーの拡大（高知地判昭五一年四月一九日判例タイムズ三四〇号二八四頁）

（概　要）

Xは、昭和三八年九月、ガラスコップを割り、右示指掌側第一関節を切り、他病院で化膿切開手術（右示指掌側の尺側から手掌部に至る四cm切開）を受けた（一〇月）。ところが、瘢痕部に疼痛が生じ、昭和四〇年五月、勤務医Y_2から、示指掌側の尺側正中神経と中指の掌側の橈側正中神経の、いずれも末梢神経約一cm切除の手術を受けた。しかし、その切断部に従来以上に疼痛を感じるようになった。

Xは、Y_2がマイナカウザルギーであるのに診断を誤り、示指及び中指の神経を切断し、さらに、マイナカウザルギーを発生させたと主張、Y_1・Y_2に慰藉料と弁護士費用を請求。医師側敗訴（賠償額一〇〇万円）。

（判決理由）

本件の如き神経切除には必ず知覚・運動麻痺が伴うのであるから、可能な限り保存的療法を採用し、やむをえず観血的療法をとるときでも、患者にその手術の範囲・効果等を十分に説明して承諾を得、手術の方法・範囲も可能な限り小さくすべき注意義務を負う。ところで、本件の場合、患者の症状から、マイナカウザルギーの診断を下すことは極めて困難で、Y_2が、神経癒着による疼痛と診断し、観血的療法を採用したことに過失はなく、また、神経剝離術を採用せず神経切除術を採用したことも医学上相当であった。

しかし、手術時に、示指の神経ブロックを行っても、患者が疼痛の残存を訴え、中指掌側の橈側正中神経をブロックしたところ、痛みがなくなったと言ったからといって、中指の神経が疼通に関連していると即断すべきではなく、示指の神経切除のみに止め、経過を観察すべきであった。そうすれば、中指へのマイナカウザルギーの拡大、増悪は防止しえたはずで、この点にY_2の過失がある。

〔15〕上腕骨果上骨折治療による壊死（名古屋地判昭五一年九月二七日判例時報八三一号二〇頁）

（概　要）

患者（三歳女児）は、昭和四六年四月一五日、上腕骨果上骨折で社会福祉法人Y開設の病院で整形外科医からギプス包帯を巻く手当を受けた。その後血行障害惹起、二五日上腕動脈を切開、カテーテルによるヘパリン注入、術後出血止まらずショック症状が出現したため再手術で上腕動脈を結紮、ところが、その後、左手が壊死化、他の病院で五指切断の手術を受けた。

患者側は、初診時に血行障害の有無を確認しなかったこと、ギプスを固くしたこと、血行障害の発見が遅れたこと、不適切な手術が二度も行われたことなどを理由に、Yに対し約二、三四〇万円の損害賠償を請求。医師側敗訴（賠償額約一、二〇〇万円）。

（判決理由）

血行障害及び壊死の原因は骨折と同時に上腕動脈が挫傷を受け血栓が形成されたことに起因し、さらに再手術の際、上腕動脈を結紮したため壊死領域が拡大したものである。

ところで、小児の場合、手指の壊死を起すことは稀で血栓の早期発見は困難であるから、初診時に血行障害の有無を確認しなくとも不適切とはいえないし、ギプス包帯の巻き方にも問題はない。また、四月一五日、一七日の診察で、手指の変色・腫脹を骨折の通常の過程で現われる変色・腫脹と判断したのもやむをえないが、二一日になってもそれが続いているのは正常な経過ではないから、慎重に検討すれば血栓形成を発見でき壊死を防止できたと推認される。しかるに、ギプス包帯を縦に一・五cm切割したのみで放置したのは不適切な措置であった。また、第一回手術には問題はないが、第二回手術に関しては、上腕動脈を縫合して止血すべきを上腕動脈自体を結紮して止血したことが左手壊死拡大の原因となったのであり、不適切な措置というべきである。

以上から、Yには、その履行補助者（担当医）の過失による債務の不完全履行の責任がある。

IV　分娩に関する事例

〔16〕臍帯の卵膜付着に基因する死産（東京地判昭五〇年三月一九日判例タイムズ三三〇号三六六頁）

（概　要）

妊婦X_1は、昭和四七年五月一七日、午後一一時四五分頃陣痛を催したのでY_1財団法人開設の病院に入院。経過は良好で、翌朝五時三〇分頃児心音が一時悪化したが漸次回復した。ところが午前八時頃から聴取困難となり、間もなく聴取不能となった。会陰切開により死亡した胎児を取り出した。死因としては、臍帯が胎盤でなく卵膜に付着しており、児頭の骨盤膣内進入に伴って臍帯血管が付着部位で屈曲して臍循環不全を生じ、分娩直前、血管の一部が破綻して酸素供給が断たれた可能性が強い。

X_1とその夫X_2は、出産遅延であったし、児心音にも異常があったのだから帝王切開をすべきであったのに、これを怠ったため死産の結果を招いたとして、Y_1及び担当医Y_2に一、〇〇〇万円の慰藉料を請求。医師側勝訴。

（判決理由）

出産予定日は、一応、四月二九日とされてはいたが、月経不規則で五月一一日となる可能性もあり、予定日の前後二週間の分娩ならば正常分娩とされており、出産遅延とはいえない。また、臍帯の卵膜付着は、破水時に持続性出血が起り、児心音が急速に微弱頻数となることで予見できる（なお、本件では持続性出血の形跡はなく、児心音も漸次回復していた）ほかは、破水時には内診で偶然に前置血管の搏動に触れて発見できるにすぎないのであり、したがって、Y_2が帝王切開をしなかったからといって過失とはいえない。

〔17〕分娩後の弛緩性出血に対する処置（東京地判昭五一年三月一五日判例時報八一三号六八頁）

（概　要）

A女（昭和一四年生）は、昭和四六年七月六日、Y_1・Y_2夫婦の共同経営の医院で巨大児X_4を出産したが、分娩後の子宮弛緩性出血による出血多量により死亡。

夫X_1と子供三人（X_2～X_4）は、異常出産の可能性が大であったから、Y_1・Y_2は、より厳重に注意して処置すべき義務があったのに、弛緩出血の発見が遅れ、さらに、弛緩出血と想定した後も輸血液を確保し失血量を補充する処置を怠ったと主張して、Y_1・Y_2に対して賠償を請求。医師敗訴（損害賠償額計一、七〇〇万円余）。

〔決判理由〕

Y_1・Y_2は、胎盤が娩出した直後（午前四時二五分頃）には、出血状況等により子宮弛緩症による出血と推断したのであるから、その判断の時点は決して遅くはなく、注意義務の懈怠はない。しかし、その時点で血液の手配をせず――輸血を開始すべき時点は、遅くとも午前五時前頃には到来したというべきであるのに――Y_1・Y_2が血液センターに保存血の手配をしたのは午前五時一五分頃で、到着したのは五時半過ぎだったために、輸血中に出血ショックで死亡してしまったのである。すなわち、Aが死亡するに至ったのは、Y_1・Y_2の血液の手配が遅すぎ、輸血の時期が手遅れとなったためといわざるをえず、この点でY_1・Y_2には過失がある。

V　救急医療に関する事例

〔18〕交通事故による腹腔内臓器損傷の処置（高松地判昭五一年三月二二日掲載誌なし）

（重要判例解説〔2〕参照）

〔19〕交通事故による股関節節脱臼の見落し（高知地判昭五一年四月一九日判例時報八三四号九〇頁）

〔概　要〕

Xは、昭和四五年八月三日、交通事故に遭い国立病院に入院、整形外科で右下腿裂傷・骨折などの治療を受けたが、担当医は右股関節脱臼には気付かなかった。約三ヶ月後に始めて、股関節脱臼を発見、手術をし、翌年六月退院したが、関節機能に著しい障害が残った。

そこでXは、国に対して約三七五万円の賠償を請求した。国敗訴（賠償額約二七〇万円）。

（判決理由）

整形外科の専門医としては、Xの訴え等を併せ考え、入院後一週間位までに触診、あるいはレントゲン写真等により脱臼を発見すべきであったのに、骨折の治療に注意を奪われ、容易に発見しえた脱臼を看過し、整復可能な時期を失した。したがって、国には、治療を内容とする準委任契約について、債務不履行の責任がある。

〔20〕交通事故患者に対するガス壊疽予防の懈怠（静岡地沼津支判昭五二年三月三一日掲載誌なし）

（重要判例解説〔3〕参照）

Ⅵ　予防接種に関する事例

〔21〕インフルエンザ事故（最判昭五一年九月三〇日民集三〇巻八号八一六頁）

（重要判例解説〔4〕参照）

〔22〕インフルエンザ事故（東京地判昭五二年一月三一日判例時報八三九号二一頁）

（概　要）

被接種者（A）は生後八月の女児、昭和四四年一二月五日、Y_1（市）の実施する予防接種を受けた。脳性麻痺を惹起。

A及びX_1・X_2（両親）は、Y_1・Y_2（国）・Y_3（医師）に対して損害賠償請求訴訟を提起（この間、昭和五一年二月二六

日、A死亡)、Y_1のみ敗訴（賠償額合計約一、五〇〇万円）

〔判決理由〕

まず、接種と脳炎惹起およびその後遺症の間の因果関係については、経験則上、高度の蓋然性があり肯定されるが、接種後六年以上経過してからの死亡の原因とは認め難い。

次に、副作用の発生とその後の措置についてのY_3の責任については、Aの年齢を確認して〇・一ccのワクチンを接種すべきであるのにこれを怠り、一歳以上と誤認〇・二ccを接種したと推認、この点について過失があるが、事後措置については問題ない。

ところで、本件接種は市町村を実施主体とする勧奨接種であるから、国家賠償法の「公権力の行使」に当り、Y_1の委嘱により接種に当ったY_3個人には賠償責任はなく、Y_1がその責任を負うべきである。なお、Y_2は何ら責任はない。

VII　その他

〔23〕 精神神経症に対する遊戯療法中の転倒骨折事故（水戸地判昭五〇年五月二八日判例時報八〇一号八〇頁）

〔概　要〕

X男（三一歳）は、クッシング病と脳幹障害で他の病院へ入院。右副腎摘出手術を受けたが、その後、脳幹障害に伴う精神神経症的症状を呈したので、その治療と社会復帰訓練のため県立の本件病院へ転院。昭和四六年一二月二三日午後、遊戯療法の一つとしてボール遊びの際、看護婦とボールの取り合いになり転倒、左橈骨遠位端骨折等の障害を受けた。

Xは、担当医が適切な指導を怠り、看護婦にも何ら指示を与えなかったと主張、Y（県）の使用者責任を追求、二〇〇万円の慰藉料を請求した。Y（医師側）勝訴。

〔判決理由〕

本件事故は、担当医の監督不十分、すなわち過失によって発生したものだが、Xが正常な判断能力をもって自由意思で参加したものであり、加害行為といっても、ボール遊びというゲームのルールに照して社会的に許容される行為であるから、加害行為の違法性は阻却される。

〔24〕精神神経症に対する遊戯療法中の転倒骨折事故（〔23〕の控訴審）（東京高判昭五一年九月二九日判例時報八三六号五六頁）

〔概　要〕

第一審については〔23〕を見よ。

X控訴したが、Y勝訴。

〔判決理由〕

第一審は、担当医に過失はあるが違法性阻却と理由づけた。これに対し本判決は、担当医の過失を否定する。すなわち、Xは、すでに積極的に運動した方がいい状態で、退院間近かであり、自由意思でボールけりに参加したのであり、担当医師の取扱いは適切。しかも、事故当時の状況及び受傷の性質に照して、事故は偶発的なもので、担当医にとっては予見し難いものであった。したがって、担当医自身の過失、看護婦に対する指導監督上の過失はない、とする。

②　医療行為と刑事責任

Ⅰ　手術に関する事例

〔25〕電気メス器による熱傷（札幌高判昭五一年三月一八日高裁刑集二九巻一号七八頁）

〔概　要〕

患者A（二歳男児）は、昭和四五年、H大付属病院で動脈管開存症治療のため手術を受けた。手術自体は成功したが、手術に用いた電気メス器の対極板を装着した右足関節直上部に熱傷を生じ、右下腿を切断するに至った。

この事故は、電気メス器のケーブルの誤接続によるものであるとし、接続をしたY_2（看護婦）のみならず、Y_1（執刀医）にも点検確認義務違反があるとして、業務上過失傷害罪に問われた。

第一審（第一審の判決については、本年鑑昭和五〇年版〔11〕事件参照）は、Y_1無罪、Y_2有罪（罰金五万円）、これに対してY_2、検察側ともに控訴、第二審も第一審判決をそのまま支持。

〔判決理由〕

(1)　Y_2について

過失犯の成立要件である結果発生に対する予見可能は、内容の特定しない一般的・抽象的な危惧感ないし不安感を抱く程度では足りないが、ケーブル誤接続の可能性があり、誤接続で器械を作動させれば患者に危害を及ぼすおそれのあることは予見可能であり――予見可能の内容は特定していると解すべく――したがってY_2には注意義務違反があったことになる。ただし、本件のような事故例は知られていず、必要な予備知識も与えられていなかったこと、さらには、安全確保のための措置を講じなかった病院管理上の問題があったことなどから情状を酌量すれば、第一審の量刑は相当で、軽すぎて不当であるとはいえない。

(2)　Y_1について

Ｈ大病院では、手術器具・器材は手術部が管理・整備し、執刀医に提供することになっており、Y_1としては、ケーブルの誤接続がありうることを認識する可能性はあったにせよ、具体的認識を持つまでには至らなかったし、誤接続に起因する事故発生の予見可能性も高度ではなかったといえる。

また、重大手術を行う任務をもつY_1としては、単純容易な補助的作業であるケーブル接続につきベテラン看護婦を信頼しても無理からぬことで、医師の注意義務にも合理的限界があることも当然である。したがってY_1がケーブル接続の確認をしなかったことをとらえて、Y_1に注意義務の違反があったものということはできない。

二　重要判例解説

〔一〕未熟児網膜症

未熟児網膜症をめぐる損害賠償請求訴訟の判決が相次いで出ている。判決文を読んでいくと、未熟児網膜症訴訟は今後の医療事故訴訟の動向を決する――少なくとも一本の柱としての――重要な内容を含んでいるように思われる。以下に従来の判決例の要点を紹介し、その論点を述べよう。なお、勝訴六件の内訳は〔2〕〔3〕〔5〕〔2〕の控審であるが、法的判断は別個なので別扱いとした）と、実際には四つの事件を含む〔6〕のうち三件とである。

Ｉ　諸判決の概要

〔1〕（岐阜地判昭四九年三月二五日）　昭和四四年一二月二二日Ｎ病院で出生、保育器に収容、入院中に未熟児網膜症と判明したが失明。Ｎ病院が訴えられて敗訴（賠償額約一、五一八万円）。〔判旨〕(1)「酸素投与」未熟児への投与は必要であり、酸素濃度は適正で――原則として三〇％を越えず――三八日間という投与期間も妥当。(2)「眼底検査」当時、眼底検査は出生後三〇日頃に行うのが医学界の常識であったのに四五日目にしたのは遅きに失した。この

ことは、未熟児センターとしての協力体制の不十分を意味する。加えてオーエンスII期であるのにI期と誤診。(3)ステロイドホルモンの投与が遅れた。(4)「光凝固法」この有力な治療法は、当時すでに学会や専門誌で発表されており——専門医に当然要求される知識であったのに——この治療を受けさせる措置を講じなかった。(5)ただし慰藉料額の算定につき医師側の立場を斟酌。

〔2〕（長崎地判昭四九年六月二六日）昭和四二年四月六日、助産所で出生、未熟児で、翌日N市立市民病院小児科に入院、保育器に収容、七月六日退院。一一月に未熟児網膜症に罹患と判明。市及び担当小児科医が訴えられたが、医師側勝訴。

〔判旨〕　(1)「医師の過失の判定」当時の医学水準、その医師の環境、医療の特殊性などから総合的に判定すべし。(2)「予見義務」当時の小児科医の平均的認識からみて、未熟児網膜症の発生を予見しなかったことに過失はない。(3)「酸素投与」酸素濃度は平均三〇％前後で、当時の基準以下であり、供給期間が継続して二〇日の長期に亘っているが、供給しない場合の危険性を考えれば、医学常識にはずれた措置とは認め難い。(4)「眼底検査」当時、未熟児の保育医療上確立された附帯措置とはいえないから、実施しなくとも医師には過失なし。

〔3〕（大阪地判昭五一年五月一二日）昭和四二年八月一七日、産婦人科医院で出生、未熟児で、S病院小児科に入院、保育器へ収容。退院後、翌年三月未熟児網膜症と診断された。S病院が訴えられたが医師側勝訴。

〔判旨〕　(1)「医師の過失の判定」日進月歩の医学の研鑽に努めている通常の医師によって当時認識され、かつ医学界で合理性と安全性が是認された臨床医学の水準で判断すべし。(2)「酸素投与」当時の臨床医学の水準では、酸素濃度を四〇％以下に保つのみでは足りず、呼吸状態・チアノーゼなどに応じて濃度を漸減あるいは供給を停止すべき義務があったが、その措置の決定は医師の裁量の範囲内というべく、本件のように二二～二五％という低濃度で約二カ月間供給を継続しても過失とはいえない。(3)「眼底検査」当時は、先進的医療機関の一部でようやく緒についたものの、検査の実施は、通常の小児科医・眼科医の注意義務の内容とはなっていなかったというべきである。

〔4〕（浦和地判昭五二年三月三一日）昭和四六年二月一九日、埼玉県上尾市の医療法人病院で出生、未熟児で保育器に収容、五月二四日退院。その後、未熟児網膜症に罹患と判明。医療法人と担当産婦人科医が訴えられて敗訴（賠償額約三、四四三万円）。

〔判旨〕(1)「医師の過失」第一に、事故当時までの、医学界での最先端の研究成果いかん、第二に、その成果の一般臨床医への普及度と小児科・産科・眼科の協力体制いかん、第三に、当該医師の置かれた状況いかんを明らかにして過失の有無を判定すべし。(2)「予見義務」昭四二～四三年までには小児科・産科の専門誌にも定期的眼底検査の必要性が指摘されており、昭四六年には全国国立病院の三分の二は眼底検査の協力体制ができており、埼玉県下の同規模の二つの病院でも実施されていた状況からみても、八三日間の長期投与を行いながら、本症の発生・失明を予想せず、検査の必要性に気づかなかったのは予見義務違反。(3)「結果回避義務」当時、転医させて光凝固法を施行すれば失明を回避できる可能性は一般的に存在していた。仮に、それが治療法として確立していなかったとしても眼科医との協力義務を尽し、さらに両親に光凝固法につき説明する義務があったのにこれを怠った。(4)ただし慰藉料算定につき医師側の立場を考慮。

〔5〕（福岡高判昭五二年五月一七日）〔2〕の事件の控訴審、再び医師側勝訴。

〔判旨〕〔2〕の判決と同趣旨で、次の諸点が加えられた。(1)〔酸素投与〕濃度を急激に下げたことがあるが、急減と本症の発生とは関係ないので問題とならず、酸素濃度計を備え付けていなかったことも問題とはならない。(2)〔治療措置〕〔保護者に対する説明・指導義務〕担当医に予見義務がない以上、問題となりえない。

〔6〕（静岡地判昭五二年六月一四日）四家族が三医療機関を相手方としたいわゆる集団訴訟である。(i)Aは昭和四五年一〇月九日N病院（Y_1）で出生。(ii)Bは昭和四六年一月一〇日、同じ病院で出生、(iii)Cは昭和四五年一〇月二六日、産婦人科医院で出生後、即日、S県厚生農業協同組合連合会病院（Y_2）に入院、(iv)Dは昭和四八年二月九日、Y_3（S市）市立病院で出生。いずれも保育器に収容。A・B・Cは退院後、Dは入院中に未熟児網膜症と判明、Y_1・

Y_2・Y_3が訴えられた。Y_1、Y_2勝訴、Y_3は敗訴（賠償額約二、五二九万円）。

〔判旨〕　(1)〔医師の過失〕第一に、試行錯誤で治療行為の有効性と安全性の調和を図らざるをえないという医療行為の内在的特質、第二に、当時の臨床医学の水準的知識（経験科学的検討を経て定着した最新の仮説）、ことに専門領域と隣接領域に関する水準知識、第三に、当該医師の置かれている外在的制約などを綜合的に考察して過失の有無を決すべし。(2)〔酸素投与〕Aに当初約一一日間、Bに約六日間、五ℓの投与を行った点は、濃度を四〇％以下に抑えるべきだとする昭和四五・六年当時の多数説に反するが、救命のための、医師の裁量の範囲の措置と解すべし。Cには——二〇％台ではあるが——四四日間の長期投与をしているけれども、やはり裁量の範囲内のことであり、Dへの酸素投与にも瑕疵はない。(3)〔眼底検査〕有効な治療方法と結びついてこそ意義があるが、昭四五年末当時の小児科医の平均的認識としては、唯一の有効な治療法といえる光凝固法を知らなくても無理はなく、したがってA・B・Cの担当医には眼底検査の義務もない。しかし、昭四七年末当時には、光凝固法の存在とそのための眼底検査の必要性は平均的認識の内容となっていたと解すべく、その認識を欠いたDの担当医は検査義務を怠ったといわざるをえない。(4)〔治療の懈怠〕昭四五年末の時点では、光凝固法が臨床医学の水準的知識に採り込まれていないから、小児科医も眼科医も、光凝固を実施する義務も——そのための転医を勧告すべき義務も——なく、したがって、A・B・Cの担当医には過失はない。また、昭四七年末の時点でも——光凝固法にはマイナス面もあり——Y_3程度の一般総合病院の小児科医が光凝固につき、上述の義務を負っていると考えるのは疑問である。しかし、少くとも光凝固法という方法が存在し成功しつつあるということは、小児科医の平均的知識の内容となっていたというべきで、Dの担当医としては眼底検査を実施し、本症を発見したときは保護者に光凝固法を説明し、実施可能な医療機関を紹介して、医療機関を選択させる義務はあった。(5)〔損害への寄与度〕Dの担当医の過失が失明へ寄与した割合は五割として賠償額を減額。

以上、〔1〕～〔6〕の裁判の流れをみると、まず第一に、「医師の過失」に関する裁判所の考え方は、抽象論としては妥当といってよい。医学的水準を追求し摂取しつつ過失を判定せんとする姿勢は評価できるし、今後の医療事故訴訟にも大きな影響を与えるであろう。しかし、第二に、臨床医学的水準をどこにおくかの具体的判断については、問題がある。〔1〕〔4〕だけでなく〔6〕も光凝固法の有効性あるいは眼底検査の役割を過大評価していないか、臨床医学的水準の流動性のとらえ方が実情に合致していないのではないか（たとえば〔6〕のように文献が多く出回ったことに重点をおいて、昭四五年末と昭四七年末で水準が変化したと把えるのは実情に合わず、水準の流動性という概念をもてあそんだ結果になっているように思われる）、などの疑問がある。さらに、第三に、いずれの判決も、本症には未解明の点が多いという医学上の見解に詳細に言及しながら、それを法的判断——とくに因果関係論——の中で生かしていないようである。こう見てくると、今後も、医師側から正確な医学的判断を強力に提供することの必要性が痛感される。ちなみに、〔5〕では、裁判所からの調査嘱託に対する日本医師会の回答も判決に影響を与えているようである。

〔2〕交通事故による腹腔内臓器損傷の処置

五歳の男児Aは、昭和四六年一〇月四日午後六時頃一人で轢き逃げに遭い道路縁に転倒していたところを救助され三〇分後に状況全く不明のままY外科医師開設の病院へ運ばれた。激しい腹痛、顔面蒼白、チアノーゼ強く、左側中腹部に膨隆があり、回盲部附近には腹膜刺激によるディフアンス、左右上腹部、右下腹部には圧痛などもあり、腸音昂進、嘔吐があり、重い急性腹症の症状を呈していた。また、外傷として、頭部から腹部にかけて、さらに腕、手などにいくつかの擦過傷ないし擦過打撲傷があった。Yは鋭意問診したが、付添いの家族は「姉と買物に行く途中、急に倒れて腹痛を訴えて泣く」「三日前から便秘」と説明、A本人も「転んだ」と述べただけであった。したがってY

は、交通事故患者との認識を持ちえないまま、専ら腹部の症状に着眼して一応イレウスと診断、高圧浣腸などの処置を行った。尤も交通事故による外傷の可能性も疑い、腰椎穿刺と頭部と腹部（仰臥位）のレントゲン単純撮影とを行なったが異常なく、ただ腹部レントゲンにガス像らしい映像が認められたので、イレウスとの診断を維持した。午後八時半頃、四回目の高圧浣腸の結果かなりのガスと便が排出したのに重い症状のままなので、イレウスの疑いを弱め、腹腔内部に異変があるらしいと感じるに至った。そこで、一旦は診断のための開腹手術を考えたが、Aの家族から避けて欲しいと反対されたので手術を見合わせ対症療法を続けた。翌日午前四時頃には、自分で水筒の蓋を持ち番茶を飲んだという事実があるが、午前六時半頃死亡した。死因は——解剖の結果に基づく裁判所の推論によれば——腹部外傷から生じた①脾臓挫滅による腹腔内出血と②小腸穿孔による汎発性腹膜炎との併発と認定されている。以上のような事情の下で、少くとも前記八時半頃以降においては、外力による腹腔内の臓器損傷を疑い、家族を説得して緊急に開腹手術を行ない、①②に対する処置を採るべき業務上の注意義務があるのに、Yはこれを怠ったとして、刑事責任を問われたのが本件である。

裁判所は、Aの死因が前記①②だとすれば脾臓を摘出し、穿孔部分を塞ぐことにより救命しうる可能性は高くその手術は通常の外科医で十分行なえるものであり、八時半の時点で——遅くとも前記四時半までに——手術をしていれば救命の可能性はかなり高かった、と判断する（尤も、①は小児には致命的で救命困難との鑑定もあるが、裁判所は、臨床経験に乏しい鑑定として採用していない）。そして、この見解を前提としてYの過失の有無は、開腹手術に踏み切るまでの強い疑診を抱くべき情況にあったか否かにかかるが、外傷などもあわせて総合的に考察すれば（右上腕骨の骨折も見落としている）——初期には診断が困難だったとしても——八時半頃には、外力の作用による臓器損傷の強い疑診を持つことは容易であったと解され、このような総合的考察を求めることは、外科医の業務の性質に照らせば無理を強いるものではない、とする。なお、家族の手術反対については、Yが手術決行の自信をもって強力に説得すれば同意したであろうと推察されるのであり、Yが有過失であることに変りはない、とする。ただし、家族の当初の不明確な説明や、手術に反対したこと、深夜まで治療に専念したこと、責任の大半は轢き逃げの加害者にあること、などを考慮すれば、Ｙに強い非難を加えることは相当でないとし、結局、罰金三万円と判決した。

この判決については第一に、小児の脾臓挫滅の手術による救命可能性に関する判断の当否が問題となる。第二に、八時半頃に診断を変え手術を決行すべきだったとの判断は――迷いつつ治療に専念する医師の現実の姿を思い描くとき――無理を強いるものといいえないかも問題となる。この二点については医学上の究明が必要である。第三に最も問題なのは、轢き逃げの事情を報告されないまま――判決もその点に触れることのないままで――外傷から嗅ぎ分けろとしている点である。かかる判断の前提には、極言すれば、医師を交通事故の共同責任者とみなす思考が潜んでおり、交通事故処理体制、救急医療体制の不備に眼を閉ざしているということにもなろう。ことは刑事責任である。それだけに以上の点についての疑問が氷解しなければ良心的な医師が萎縮し、救急医療充実への途が塞がれることにもなりかねない、といえよう。

なお、本件は民事請求は出されていない。

〔３〕交通事故患者に対するガス壊疽予防の懈怠

Ｘ（一九歳男）は、昭和四七年五月二一日（日曜）午前一一時四五分、市街地の舗装道路上で単車を運転中にY_1自動車と衝突し、右下腿開放性骨折などの傷を負った。一二時、Y_2（医師）開設の診療所に運ばれ、大学外科講師Ａの治療を受けた。しかし、翌日午前中に自からＫ整形外科病院に転院、ガス壊疽に感染、悪化と診断され、当日直ちに右大腿部切断の手術を受けた。ＸからY_1・Y_2に損害賠償を請求。その理由として、大腿部切断はＡの過失によるもので、①事故現場は埃ぽいし、患部組織が高度に挫滅血行障害がみられたのだから、ガス壊疽予防の処置を施すべきなのに、Ａは壊死部分除去、完全洗浄などをしないで創を密封縫合し、②臨床観察を怠り症状悪化を看過したなどと主張し、したがって、Y_2に使用者責任ありとし、また、Y_1も運転者として共同責任ありとした。これに対して、Y_2は、

(i)壊死部分の切除、洗浄をし、医学常識上最も一般的な予防処置をしたし、(ii)まず考えるべきは――道路上の受傷で汚染度も強くないし――嫌気性菌による感染症よりは好気性菌による感染症で、Aは最も適切な定位的に「粗」に部分縫合し、ガーゼドレナージも施しており、(iii)観察を怠ることなく、翌朝のY_2自身の診察でもガス壊疽の所見はなく、むしろ無断転院が悪化の原因である、などと反論した。裁判所は、ひとまず交通事故はY_1の過失（Xにも過失あり）と判断した後、Aの過失につき、(イ)当日夜は激痛・嘔吐が、翌朝は激痛・下肢のしびれ・チアノーゼがあったこと、K病院の担当医Bは直ちにガス壊疽悪化と診断し、レントゲン・顕微鏡検査でもそう診断されたこと、交通事故現場には泥の落下があり、砂塵の地帯であることなどの事情を挙げて、ガス壊疽感染を肯定し、Y_2の反論を斥けたのち、(ロ)交通事故の開放性骨折治療に大切なのは、破傷風、ガス壊疽の予防で、そのためには、第一に患部の外科的清掃、第二に創傷を開放的に処置することが必要であるのに、Aは、レントゲン室で消毒液をつけたガーゼで傷の内部を洗い、切断された前脛骨動脈の断端を結紮しただけで、右下腿前面部と後部の創腔を縫合密閉し金属副木で固定したと認定して、Y_2の反論(i)(ii)を否定し、(ハ)臨床観察についても、午後三時四五分に診察して吐気止め・鎮痛剤を注射、午後七時三〇分包帯交換鎮痛剤を指示しただけと認定してY_2の反論(iii)を斥け、最後に、(ニ)当初に徹底した感染防止があればかかる事態にはならなかったはずとのBの証言を引用しつつ、Aに過失ありと判断、したがってY_2に責任ありと判示。またY_1についても、共同責任ありと判示（AY_1の責任の割合は三対一とする）。なお、賠償額につき、Xの過失を考慮二割を減額（合計一、七〇〇万円）。

さて、この判決にも疑問が残る。そもそも交通事故に伴う治療の責任を正面から問いうるのは、医師のミスが余程明確に論証された場合に限るべく、そうでない場合には、少くとも第一次的責任は、交通事故の惹起者が負うべきであろう。こう考えないと救急医療は成り立ちえない。ところが、本判決は、医療過誤を中心に据え、運転責任を第二次的なものとするX側の主張（それは、運転責任を正面から問うと過失相殺になってしまうという配慮からの構成といえなくもない）を全面的に採用したという印象が強い。では、本件は、医師のミスが明確に論証されたケースといえるか。

そうではないように思われる。すなわち第一に、ガス壊疽罹患の有無、ガーゼドレナージ使用の有無などの事実関係の認定につきK病院側の証言をそのまま採用するが、Kは大腿部切断の当事者である以上、その担当医Bの治療の当否も究明しつつ、より客観的に認定すべきであったろうし、第二に、Aの過失を肯定するにあたって――はやり、Bの証言を採用しつつ――ガス壊疽を予見し防止すべしとするが、そもそもかかる症例でガス壊疽の予見、予防の可能性は医学常識かを徹底的に究明する必要があったように思われる。とにかく、前回紹介の判決も併せ考えると、救急医療事故の裁判では、とくに厳密で説得力のある過失判断が要求されるといえよう。そしてまた、これらの裁判から、救急医療で必要なのは、上からの機構作りではなくて、地域医療の一環として誰が引受けるべきか、搬送機関や後医との連携をいかにすべきかを考えていくことだと痛感される。

〔４〕インフルエンザ予防接種事故（最判昭和五一年九月三〇日の問題点）

Ⅰ　事故概要

(1)　旧法下（昭四二年）の事故
(2)　未熟児として生まれた（順調に生育）一歳児のインフルエンザの勧奨接種
(3)　実施者――保健所の職員である医師
(4)　間質性肺炎及び濾胞性大小腸炎に罹患中の接種↓死亡（ただし、この因果関係は殆ど論じられていない）
(5)　すでに、弔慰金、父母へそれぞれ二三五万円ずつ支給ずみ（事故後、父母離婚）
(6)　父五一〇万円、母四九〇万円都へあらためて損害賠償請求
(7)　一審・二審判決、都（医師）勝訴
予診義務――↓体温測定、視診、聴診、打診

これらは、たとえ行なっても病状の予見可能困難、したがって義務違反なし。
↓問診
接種の経験多い医師↓この事件でも身体の具合についての問診をしていると推認。
母親が身体に異常なしと考えていた以上、問診しても引き出しえないのだから、かりに問診していなくても問題になりえない。

II　最高裁の見解↓破棄差戻

(1)　予診方法→(第一次)問診、視診
→(第二次)体温測定、聴打診

(2)　問診が出発点、重要
問診の基本原則―概括的・抽象的質問では足りず、禁忌者を識別するための具体的質問必要

(3)　問診方法→医師の口頭質問
→補助手段可→問診票
→公示↓応答、申述
→看護婦などの代行

(4)　医師の口頭質問の当否
質問内容、表現、用語、補助手段の利用の仕方で綜合判断

(5)　問診不適切↓医師の過失推定↓市町村が損害賠償責任
市町村は、
(i)　現在の医学水準で副作用予知できず

(ii)　副作用なしといえないが、医学上、まず否定して可

(iii)　接種の必要性が危険性をうわまわる

以上三点のいずれかを立証しないかぎり、責任免れず。

(6)　本件の一審、二審の問診の扱い方に疑問、上述のような考え方で審理し直せ。

III　最高裁判決の問題点

〔汲むべき点〕

(1)　一審、二審が問診論を粗雑に扱いすぎたきらいがあり、最高裁にそこを突かれて再審理を命じられたもので、結論はどうなるか、まだ不明である。

(2)　また、判決は、個々のケースに対する具体的法判断なので、現在の処理に対する拘束力はない。当時は、被害者救済措置がなかったので、市町村長の賠償責任という形で救済せざるをえず、さらにそのためには、実施担当者に過失ありといわざるをえなかった、とも解せられる（判決は、医師の過失推定→不可抗力の反証のないかぎり市町村の責任、の二段構えで、市町村に無過失責任と同様の責任を課した結果となっている）。とはいっても、本件では、すでに数百万円の弔慰金が支給されているようであるのに、さらに、一、〇〇〇万円の賠償請求を出した原告の姿勢を、裁判所は、どう評価しているのであろうか？

〔批判〕

(3)　ともあれ、この判決の展開した問診論を不問に付することはできない。その影響は大きいであろう。一言でいえば、この判決の問診論は、観念的である。そもそも、問診は、接種という医療行為の全過程のひとこまであるのに、これだけを切り離して観念的基準で評価し、そこから過失を推定するのは疑問である。

また、問診の作業は、相手方の対応姿勢ができていないと実効が挙がらないが、この点を軽視している。

さらに、この判決は、同じく問診を論じた昭和三六年二月一六日の梅毒輸血事件判決に比すれば、問診方法にまで具体的に立ち入っているが、最高裁のいう「適切な問診」は、事故当時の実態に基礎をおかず、現在の水準で過去をはかっている感があり、現実と游離している。

問診に、これだけの重要性を与える以上は、医学に密着した議論でなければならない。したがって、医学の観点からの――マスコミペースの被害者集団による裁判批判などとは本質的に異なる――最高裁の問診論に対する冷静かつ厳しい批判が必要である。

〔今後の実務面での対応措置〕

(4)　最高裁判決への冷厳は批判が必要であると同時に、今後の実務上の対応措置の検討が必要。

現在では、問診票をはじめとする補助手段がこの事件当時に比して整備、したがって、一応最高裁の理論によっても不都合を生じないといえよう。

しかし、さらに進んで、最高裁批判も含めつつ、

(i)　最高裁のいう禁忌者を識別するに足りる具体的問診が可能なのか、可能とすれば、現在の問診（票）で足りるか、などの再検討

(ii)　最高裁のいう補助手段――とくに、問診票――の整備により、医師の口頭の問診は具体的にどの程度軽減されるのか、換言すれば、補助手段の妥当範囲いかんの検討

(iii)　問診における医師の義務と相手方の義務との比較検討

(iv)　一般の診療行為の場合の問診と集団接種の場合の問診との比較検討

以上のような作業を行い、それを通して医学上の観点からの問診水準の設定、その慣行化の促進が必要である。

22

昭和五三年版判例年鑑

判　例　一　覧　表

通し番号	事　件　の　種　別		判決裁判所・判決年月日
〔1〕	① **医療行為と民事責任** I　検査に関する事例	周期性四肢麻痺に関するインシュリン・ブドウ糖負荷試験による死亡	仙台地判　昭52.11.7
〔2〕	II　診断・処置に関する事例	釘による創傷と破傷風に対する予防措置	福岡地判　昭51.3.9
〔3〕		交通事故受傷者の手術時における破傷風感染と加害者並びに医師の責任	東京地判　昭51.6.21
〔4〕		身柄拘束中の暴行事件の被疑者の外傷性腸管破裂による死亡と医師の誤診	東京地判　昭51.6.30
〔5〕		血糖降下剤投与による低血糖症	大阪地判　昭52.2.25
〔6〕		胆のう癌の誤診	東京高判　昭52.3.28
〔7〕	III　手術に関する事例	球結膜腫瘤手術についての説明の誤り	京都地判　昭51.10.1
〔8〕		妊娠中絶手術後の死亡と患者管理	福岡地判　昭52.3.29
〔9〕		僧帽弁置換手術の際の虚偽の説明と承諾の効果	熊本地判　昭52.5.11
〔10〕	IV　分娩に関する事例	臍帯脱出による胎児の死亡	大阪地判　昭50.3.28
〔11〕		臍帯脱出による胎児の死亡	大阪高判　昭51.9.29
〔12〕		人工陣痛促進法の実施と死産	東京地判　昭51.7.12
〔13〕	V　注射に関する事例	カナマイシンの注射による難聴	山口地判　昭51.8.9
〔14〕	VI　麻酔に関する事例	局麻とショック死	広島高判　昭52.4.13
〔15〕	② **医療行為と刑事責任** I　手術に関する事例	開腹手術の際の鉗子遺残	釧路地判　昭52.2.28
〔16〕	II　麻酔に関する事例	ケタラールによる幼児の窒息死	福島簡判　昭52.2.18

① 医療行為と民事責任

Ⅰ 検査に関する事例

〔一〕周期性四肢麻痺に関するインシュリン・ブドウ糖負荷試験による死亡（仙台地判昭五二年一一月七日判例時報八八二号八三頁

（概　要）

A（四五歳の男子）は、昭和四五年三月、四肢麻痺のため国立大学附属病院へ入院、主治医は検査の結果、甲状腺機能亢進症と診断、アイソトープ治療を行うこととしたが、同時に、同疾患に伴う周期性四肢麻痺があるか否か、及びその四肢麻痺の際に低カリウム血症となるか高カリウム血症となるかを確かめるため四肢麻痺を誘発させるインシュリン・ブドウ糖負荷試験を行うこととした。そして、たまたまこの検査の経験もあり、周期性四肢麻痺の機序につき興味をもっていたB医師の申出を受けたので検査を依頼した。第一回目不成功ののち、再度検査を行ったが、その際、午前九時三〇分からインシュリン・ブドウ糖の点滴を開始し、一一時に終了した後、まず一一時四〇分頃に顔面蒼白、足硬直、全身の脱力感、胸苦しさなどの異常が現われ、Bが診察すると一応落着いたが、午後一時四〇分頃、再び異常が激しくなり、心電図をとった結果、カリウム低下による心臓機能の低下と判断されたので、いろいろの処置を講じたが、結局、午後五時五〇分、急性心停止により死亡した。

Aの妻及び二名の子供は、本件検査は不要であったし、人体実験の意図が含まれていた、また、検査にあたって監視を怠り、回復措置が遅れた、などと主張して、国に対して損害賠償を請求。国（医師側）敗訴（賠償額合計約三、五七〇万円）。

（判決理由）

医師には最善の注意義務が要求され、とくに大学病院では高度の注意義務が課せられるし、医師の処置は――自由裁量に委ねられるといっても――当時の医学の所産に従い、医学の認めた手段を尽したものでなければならない。

ところで、本件検査は四肢麻痺の対症療法決定のために必要であったし、その検査方法として当時是認されていた。また、たまたま興味をもっていたBが担当することになったからといって人体実験と非難するのは当らない。他方、この検査の危険性についても、当時から一部の文献で指摘されていたとはいえ、危険だから実施すべきでないというのではなく、実施に際して注意すべきだと指摘しているにすぎず、医局の医師らが危険性の認識をもっていたとしても、それは実施すべきではないという程のものではないから、Bが検査を実施したからといって過失とすることはできない。

しかし、第二回目の検査に関しては、Bは午前一一時四〇分頃の段階で――常に付き添って観察するという方法をとっていない以上――心電図をとって、自己の観察による判断のみによらず客観的状況を把握する必要があったし、これをしていればその段階で回復措置を講じ救命することも十分可能であったというべきである。この点でBには注意義務違反がある（なお、午後一時四〇分以後の処置には過失はない）。

そして、急性心停止の原因として推定しうるいずれをとっても本件検査がその引き金となっていると認められるのであるから、Bの注意義務違反とAの死の間には相当因果関係がある。

II　診断・処置に関する事例

〔2〕　釘による創傷と破傷風に対する予防措置（福岡地判昭和五一年三月九日判例時報八五〇号七五頁）

（概　要）

A（一一歳）は、昭和四六年二月一三日、雨あがりの建築工事現場で釘を踏みぬき負傷（傷の深さは皮下脂肪組織の一部に喰い込むほどであった）、一六日まで自家治療をしていたが、一七日にY外科医院で治療を受けた。Yは、創傷部の皮膚を十字型に四㎜ほど切り、辺縁切除をなし、オキシフルで消毒、ドレンを行い（創底まで切開しなかったため異物は出なかった）、サルファ剤を投与した。一八・一九日と通院。Aは、一八日の夕食時頃から口が開きにくいと訴えるようになったが、X_1・X_2（X_1は父、X_2は義母）は虫歯によるものと考え、一九日歯科治療を受けさせた。二〇日午前六時半頃から首が痛いと訴えるようになり、八時半頃には身体を反らせるような症状を呈しはじめた（足の傷口は、ほぼ治っていた）。B病院内科で受診したところ、破傷風と診断され手当を受けたが（患部を切開したところ、皮下脂肪阻止附近から砂様の異物が摘出された）、二四日午前六時過ぎ死亡。

X_1・X_2は、古釘による刺創は破傷風感染の危険が高いのに、Yは初診時に、受傷の具体的状況を確認し、破傷風罹患の可能性を考えるべき注意義務があるのにそれを怠り、したがってまた、予防のための各処置も怠った、と主張して約二、五八〇万円の損害賠償を請求。医師敗訴（賠償額約二七六万円）。

（判決理由）

まず一般論として、破傷風の病理・症状・予防・診断及び治療について述べたのち、それと関連させながらYの過失につき次のように判断している。すなわち第一に、Yが、破傷風感染の可能性について抽象的な可能性を考えたにとどまり具体的な危険性まで考慮しなかったことは――一見やむをえないことのようであるが――抽象的可能性の段階においても、外科医としては相応の予防処置を講ずべき注意義務があるのみならず、Aの刺創は雨あがりに工事現場で釘を踏んで生じたもので、深さも皮下脂肪組織に達するほどのものであったのだから、より具体的に破傷風感染のおそれを考えてしかるべきであった。

第二に、Yの治療・指導の内容を検討すると、Yの行った創傷処置は砂様の異物を残すという不完全なもので、抗生剤の投与もせず――当時の受動免疫療法には問題があったし、受傷後四日を経過していた時点で能動免疫療法をなすか否かはYの裁量の範囲というべく、トキソイドの大量接種療法も当然の措置とは考えられないから、これら諸療法を実施しなかった点に過失はないが――破傷風の前駆症状を教示し、それが現われた場合には直ちに医師の治療を受けるよう指示しなかったのである。

以上からみて、Yの治療・指導は、当時の一般開業医として要求される臨床医学上の知識・技術を駆使して適切になさなかったというべく、その過失は否定できない。

ただし、Aは受傷後四日目にYの初診を受けていることなどを考慮すると、Yの過失がAの死亡に全面的に関係し損害の全額を負担すべしとするのは妥当でなく、Yの過失は、損害額の四割の限度でAの死亡に関連したものと解すべきである。

〔3〕交通事故受傷者の手術時における破傷風感染と加害者並びに医師の責任（東京地判昭五一年六月二一日判例時報八四三号六三頁）

〔概　要〕

A（二一歳）は、昭和四六年九月二一日、交通事故で右下腿骨折等の受傷をし、B外科医院に入院、一〇月一日、骨折部の観血的手術が施行された。判決は、その手術の際に破傷風に感染したと推認しているが、六日から破傷風の症状が現われ、望みうるすべての治療が行われたが、一〇日に死亡した。

本件は、X_1・X_2（Aの父母）から——B医師に対してではなく——交通事故の加害者Yに対して、Aは受傷の際に破傷風菌に感染、死亡したものだと主張して損害賠償を請求。X_1ら勝訴。

以上のように、本件では加害者の責任のみが問われているが、判決の中ではB医師の責任についても論じられている。

〔判決理由〕

本件のような事故の被害者に対する治療行為は被害者の損害の拡大阻止を目的とするが、それは身体に対する侵襲行為でもあるから本来的に危険を包蔵していることは否定できず、したがって、治療過程でこのような危険が現実化して被害者の損害が拡大した場合には、それが医師の重大な過失に起因する等、事故の加害者（本件ではＹ）に責任を負担させるのを不相当とするような特段の事情のない限り、上記結果についても管理者に責任が及ぶものと解するのが相当である。

ところで、本件のように、まれではあるが手術の際に破傷風菌に感染する可能性はある。しかし、破傷風の予防接種を受けていない限り完全な予防は不可能であることが認められ（なお、予防接種を受けている成人は少く、また緊急手術の際に、事前に予防接種をしてから手術をすることは不可能である）、またＢ医師に重大な過失は認められない。したがって、Ａの死も交通事故による受傷に起因するものとして、やはり、加害者Ｙの責任を認めるのが相当である。

〔4〕身柄拘束中の暴行事件の被疑者の外傷性腸管破裂による死亡と医師の誤診（東京地判昭五一年六月三〇日判例時報八五〇号五七頁）

（概　要）

Ａ（四一歳）は、昭和四七年一一月二八日午前〇時過ぎ、酔ってY_3に喧嘩をしかけ、Y_3から上腹部を蹴り上げられるなどしたのちに逮捕され、都内の警察署に留置された。Y_3による暴行の事実についてはＡもY_3も申告しないまま、ただＡは嘔吐し、腹痛を訴えた。そこで、警察では午前二時頃、Ｂ外科医院で診察を受けさせた。Ｂ医師は――上腹部の腹直筋防禦が強いのに疑問は持ったが――一応、急性胃炎と診断、鎮静剤を静注した。しかし、その後もＡは腹痛を訴え続けたので、午前一〇時頃、警察官がＢ医師に薬をもらいに行った。Ｂは、精密検査が必要と考え、胃潰瘍か十二指腸潰瘍の穿孔が疑われるからすぐ入院させるよう指示した。しかし、警察では、もう一度、内科医に診察してもらうこととし、嘱託医Y_1が午後三時過ぎに診察した。Y_1は、Y_3から暴行を受けた事実は勿論、Ｂ医師が診察したことも知らされないまま、腹部を診たが、一般症状がかなり安定しているので――胃・十二指腸潰瘍、胆石症を疑ったが――経過観察をすることとし、ブスコパン一㏄を筋注して帰った。そして午後四時三〇分頃、Y_1医院に薬を取りに来た警察官の、その後楽になったようだとの報告を聞いて急性胃炎と診断、投薬した。ところが、Aは、夜半から痛みを訴え続ける状態となり、翌朝の起床時には力尽きており、七時三〇分頃、Aの異変に気付いた警察から連絡を受けてY_1が留置場に駈けつけたときには、既に死亡していた。死因は外傷性腸管破裂による汎発性化膿性腹膜炎であった。

X_1（Aの妻）とX_2（子）は、加害者Y_3のみならず、Y_1にも誤診の責任があるし、警察にも重大な過失があり、したがって、その管理者たるY_2（東京都）にも責任があるとして、三者に対して損害賠償を請求（請求額合計約二、七四〇万円）。Y_1医師勝訴、Y_2・Y_3敗訴。

〔判決理由〕

Y_1の治療行為上の問題点としては、それまで如何なる治療を受け、如何なる経過をとったかについて詳しい問診をしていないことが指摘されるが、診察前に説明に当った警察官が、従来は丁寧に説明を行ってくれた人であったため、その説明を信じ、しかも、Bの診察の顚末を知らされず、また、たまたま診察時には、容態がかなり安定しており、化膿性腹膜炎を否定する所見があったのであり、このような事情の下では、Y_1が問診を尽さなかったことをもって過失ということはできない（しかも、Y_1は、警察の嘱託医であり、公務員に準ずる者として公権力の行使を補助したものというべく、したがって、Y_1個人の賠償責任を追及することはできない）。

ただし、警察官らは、Bの指示に従わなかっただけでなく、Y_1にもBの診察の顚末を告げなかったなど、適切な救命処置をなすべき機会を逸した過失があり、したがって、Y_2には、Y_3と共にAの死亡事故についての賠償責任がある。

〔5〕　血糖降下剤投与による低血糖症（大阪地判昭五二年二月二五日判例時報八四四号三頁）

〔概　要〕

X男（二三歳、大学生）は、昭和四七年四月五日、Y医院を訪れ、糖尿病なので治療して欲しいと告げた。Yは問診（Xは就職試験を控えているので尿糖が出ないようにして欲しいと頼むとともに、自覚症状として口渇感・全身倦怠感を訴え、過去にインシュリン注射を受けたことがあると告げた）と尿糖検査（陽性プラス一）の結果から、血糖検査を行うことなく（一四日に行うと約束）重症の糖尿病と診断、就職試験のためと自覚症状軽減のため、直ちに経口糖尿病薬を与えることとし、一日朝食後二錠宛服用すべき旨を指示してデアメリンS三日分をタフマックEとともに投与し、かつ投薬に伴う低血糖症状について、冷汗が出たら飴をなめるよう指示した。ついで、八日と一一日にも、Yは、肩の痛みを訴えるXにデアメリンSの効果、低血糖症状の有無について問診をしないまま、五日と同様の投薬をした。Xは、一一日に、目まい・ふらつき・冷汗を感じていたが、一二日午前九時頃、下宿で口から泡を吹いたようになり昏睡状態に陥った。下宿の管理人の連絡で、Yは一〇時頃往診、デアメリンSを服用していたことを確めた後、てんかん発作か低血糖昏睡かのいずれかと診断し、ビタカンファーとブドウ糖を注射し、さらに、てんかん治療薬（フェノバール）を注射した。一〇分程して、Xは少し目を開き上体を起しかけたが、Yの問いかけには返事もせずそのまま寝かせられた。Yは、これで覚醒し危険はなくなったと判断、特に指示も与えないで一〇時三〇分頃帰った。午後になってXは再び泡を吹き始め、その旨の連絡があったが、Yは看護学院の講義に出かけて不在で、看護婦がYに電話連絡をして指示を受け、X方に赴きビタカンファーとブドウ糖を注射した。しかし意識を回復せず、看護婦は救急車を呼び午後三時頃A病院に入院させた。翌一三日になっても意識が回復しないため、夕方、県立B病院に転入院させられた。その後、七月末に実家のあるC市の市民病院に転入院、治療を受けたが、いわゆる失外套症候群と称される状態のままで、将来も入院を続けなければならない見通しである。

Xの法定代理人（父親）から、Yは血糖検査もしないままで作用の強いデアメリンSをいきなり大量に投与し、その後も投与量を調節せず、低血糖についての教育指導もしなかった、昏睡状態に陥った後も正しい診断ができず適切な処置をとらなかったと主張して損害賠償を請求（請求額一億三、〇〇〇万円）。医師敗訴（賠償額約六、七三五万円）。

（判決理由）

(1)　昭和四七年四月当時の一般医師の医療水準に則って考えても、デアメリンSの投与は重篤な低血糖症状を起す危険性が多分にあり、とくに最初からの投与は食事療法・運動療法だけではコントロールできない重症の糖尿病の場合にのみ許されるものであった。したがって、Yが、軽症にすぎなかったXにいきなりデアメリンSを三回に亘って投与したのはその適用を誤ったものである。

つぎに、Yは、自覚症状、尿糖検査ならびに過去にインシュリン注射を受けたという事実だけで重症の糖尿病と診断したが、糖尿病かどうか及びその程度を確診するためには血糖検査及び糖負荷試験が不可欠である。Yはこの――医師として当然なすべき――検査を怠った過失により診断を誤り、ひいては上記のデアメリンの適用の誤りを犯したのである。この点に第一の過失がある（Xが食事をしていたために四月五日には血糖検査ができなかったというのであれば、日を改めて検査を実施し、その後で診断を下し治療に当るべきであった）。

(2)　初診から昏睡発症までの投与方法、問診、指示などの欠陥については、かりに投与方法を変え、問診をし、十分な指示をしていたとしても、必ずしも低血糖症状を防ぎえたとはいえないので、この点は問題とならない。

(3)　また、Xが昏睡状態に陥った時、当時の医師の一般知識として、デアメリンSの作用による低血糖症状の発現であることを十分知りうるはずであったし、そう判断したならば、ブドウ糖を多量に注入し、一時覚醒しても引続き糖質の補給を続け、厳重に監視すべきであった。ところが、Yは、低血糖かてんかんの疑いという診断を下したに止まり、低血糖に対する徹底的な処置をとることを怠り、ブドウ糖も二〇ccを投与しただけで、さらに、Xが覚醒し危険なしと速断し適確な処置をとらなかった。したがって、この点についても過失がある。

〔6〕　胆のう癌の誤診（東京高判昭五二年三月二八日判例タイムズ三五五号三〇八頁）

（概　要）

A女（四三歳）は、上腹部痛等を訴え、昭和四五年一月二四日、内科医Yの診断を求めた。Yは、急性胃炎と診断して治療。三月四日黄疸が出現したが、Ｙは、胆石による閉塞性黄疸と信じながら内科的治療を施し、一九日に、はじめて癌の疑いを抱き、外科病院へ転院させた。癌と診断され、さらに他の病院で開腹手術を行ったが、胆のうに原発の癌があり転移していたため手術は中止された。五月八日死亡。

X_1（Ａの夫）とX_2・X_3（子二人）は、Ｙに対して、X_1の要請にも拘らず、Ｙは精密検査を実施せず、誤診により早期に癌を発見できなかったために死を回避できず、少くとも死期を早めた、と主張して慰藉料を請求。第一審で医師敗訴（この第一審判決については、本年鑑昭和五二年〔9〕事件参照）、医師から控訴、勝訴した。

（判決理由）

健保を利用して診療を受ける場合も、医師と患者の間には私法上の診療契約が成立しており、ＹはＡとの診療契約に基づき、その当時の医学水準に照らして適切な診療行為をすべき債務を負担する。

ところで、黄疸発現前の処置については、――原審の判断と同じ――Ｙに責任がないといえるが、黄疸発現後の処置については、転院するまでの一五日間――さほど長くはないし、胆汁分泌促進剤投与を続けたこと自体は誤った治療方法とは断じ難いが――X_1からの精密検査の要請も配慮せず、従前の治療をそのまま続けたことには問題があり、結果的には転院措置も遅きに失しており、Ｙの処置に不手際があったとの非難は免れない。しかし、そもそも、黄疸症状が出て胆のう癌の疑いをもつことができる段階では病状は相当進行しており、現代医学の水準では治癒させることは殆ど不可能であると認められるのであり、本件においても、黄疸が発現した時点で遅滞なく転院させ胆のう癌の発見が早くなったとしても、Ａが死の結果を免れたと断ずることはできず、したがって、上記Ｙの診療上の不手際とＡの死との間に相当因果関係は認められない。

また、黄疸発現後、遅滞なく転院措置をとっていれば、Ａの手術は最大限一五日は早く行われえたと考えられるが、Ａの胆のう癌は既に相当進行しており、手術の時期が一五日早められても、これによって相当期間の延命をもたらすような措置がとられえたと認めることも困難である。

結論として、Yの法律上の責任を問うことはできない。
（なお、さらにX側から上告したが、最判昭五二年九月二五日により、上告は棄却されている。）

III　手術に関する事例

〔7〕球結膜腫瘤手術についての説明の誤り（京都地判昭五一年一〇月一日判例時報八四八号九三頁）

（概　要）

X女（高校二年生）は、右眼瞥に先天性の腫瘤があったため――少し離れれば気づかない程度で、眼の活動にも支障はなかったが――手術が簡単で障害も残らないなら摘出したいと考え、まず開業医Aに診断を求めたところ、Aは、腫瘤がかなり奥深いところまであり自分では無理と考えて、国立B大学附属病院を紹介、その旨を記した依頼状も持参させた。昭和四五年八月二七日、B大学病院で眼科医Cに受診、Cは、結膜類皮腫で、手術には入院の必要もなく、費用も低額で、眼帯も一週間位でとれると比較的容易に切除手術ができる旨を答えた。X及び両親は摘出手術を依頼、昭和四六年三月二二日、D・E医師の担当で手術が行われた（なお、B病院では、治療方針の決定と手術担当者は別人であるのが通常である）。C医師のカルテで比較的簡単と考えて切開したが、腫瘍は意外に深部にまで達しており、D・Eは再発防止を考えて、奥は赤道部付近、上方は球結膜の円蓋部まで切除した。両医師は、術後の炎症として、眼球結膜の浮腫、一時的な眼球運動障害を予想した。手術後、眼球結膜に肉芽腫が生じ、眼瞼下垂も生じた。Xと両親は意外な結果に驚きAと相談、B大学病院と交渉、翌年七月に肉芽腫除去の手術をCが、一二月に眼瞼下垂手術を権威者Fがそれぞれ行い成功、右眼が二重瞼になり、睡眠時に、少し瞼が閉じていない状態になるが、生活上の支障も醜状もない状態になっている。

Xは、Xの承諾なしに眼球深部まで摘出し、その結果、肉芽腫や眼瞼下垂を惹起させ、その治療のため、さらに二度の手術を余儀なくさせ、後遺症も発生させたのはC・D・Eの責任である、と主張して、当該医師の使用者である

Y（国）に対し損害賠償を請求（請求額約三三八万円）。医師側敗訴（賠償額約四〇万円）。

（判決理由）

眼球結膜に癒着している腫瘤を除去する手術である以上、球結膜への侵襲を避けることはできないから、その侵襲個所に肉芽腫を生ずることもやむをえないし、それも原状に復しているので、D・Eが赤道附近まで手術したことに過失はない。また、眼瞼下垂も、上眼瞼挙筋と上直筋にはさまれていた腫瘍の切除であったため、上眼瞼挙筋に侵襲の影響が及んで生じたものと推測されるが、これまたやむをえなかったというべく、C・Dに過失はない。

そこで問題は、このような合併症を生じる手術なのにそれを予見できず、簡単だと安心させて手術を承諾させたCの態度をどうみるかである。この点、Aが、腫瘍の深部にまで達していることを知り治療してくれと依頼してきたのであるから、Cとしては、より慎重に診察し、あらゆる可能性を研究し、それでもXが手術を望むかどうかを確かめるべきであったし、また、Xの希望を手術実施者に十分伝えるべきであった。したがって、Cには診断上の過失と伝達を怠った過失があるというべきである。

手術を目的とする診療契約の実施に当っては、医師にある程度の自由裁量が許されており、細部にわたり患者の承諾を必要とするものではないが、簡単な手術ならば実施して欲しいということが明示されているのだから、Cは、それに相応しい診断をなし、患者の意図を伝達すべきであった。患者には合併症が生じてもなお手術を受けるか否かを決める自由があるのであり、――専門家たる医師は素人たる患者より適切な選択をなしうる場合が多いが、その場合でも――それを説明して承諾をえた上で手術を行うべきで、承諾なく手術をなしうるのは、患者が合理的理由なく手術を拒むとか緊急事態等で患者の承諾をえられない場合に限られる。とくに、本件のように美容に重点があり、是非必要という手術でない場合にはなおのこと患者の承諾が必要である。本件では、幸い、腫瘤摘出の目的を達したが、だからといってその過程における違法性は除去されるものではなく、Yは、Cの過失につき賠償責任を負うべきである。

〔8〕 妊娠中絶手術後の死亡と患者管理（福岡地判昭五二年三月二九日判例時報八六七号九〇頁）

（概　要）

A女（昭和二七年生れ）はB男と内縁関係をもち、私生児を妊娠、人工妊娠中絶手術を受けるため、昭和四八年一月一五日、Y医院に入院・妊娠五カ月の初期になっていたので、Yは、自然分娩に近い方法で胎児を娩出するのが安全と考え、ヘガール拡張器、ラミナリヤで子宮頸管を徐々に拡張し、プジーを挿入する一方、陣痛誘発剤を経口投与することとした。二〇日午前一〇時三〇分に胎児娩出を完了。その後、病室でAは腹痛を訴えたが、看護婦には異常がある痛みとはうつらず、出血状態にも異常はなく、午後五時三〇分婦長が丁字帯の中の綿花を確認したときにも異常はなかった。同九時三〇分頃宿直の准看護婦がAから寒気を訴えられ、同一〇時頃湯たんぽを入れかえたが、その際、Aの異常に気付きYに連絡、直ちにYが診察したところ、口唇・手足の爪・頬にチアノーゼを認めたが出血による汚れもなく、また、脈搏触知困難、血圧七〇－四〇であったが腹痛等の訴えはなく意識も明瞭であったので、血液の循環不全と診断、応急措置を施した。その結果、チアノーゼは存続したが、冷感・腹痛等の訴えはなく、意識も明瞭で、血圧も九〇－四〇と回復傾向にあったので経過観察をすることとし、翌二一日午前一時過ぎリンゲル液のびんを交換するとともに、付添いのBにリンゲル液がなくなったり、何かあったら連絡するように告げて病室から引き上げた。Aから休むように言われたBは、特別心配する状態にないと判断し寝込んでしまったが、午前三時すぎ目を覚ましたところAは呼吸を停止していた。Yと看護婦を呼び手当をしたが蘇生しなかった。Yは、死因を血液循環不全による心臓麻痺と判断したが、その原因はわからなかった。そこで、X_1・X_2（Aの両親）に解剖を申し出たが拒絶された。

X_1・X_2は、(i)術前の全身状態の検査を懈怠した、(ii)中絶のための薬剤として、危険性の高い塩酸キニーネ・ヒマシ油の併用方法をとり、また胎児を無理に娩出させたため頸管裂傷、子宮穿孔を生じ出血多量に陥らせた、(iii)塩酸キニーネ・ヒマシ油の副作用を配慮せず、手術直前に身体検査などをしなかった点で胎児娩出までの全身管理に懈怠があった、(iv)術後管理にも懈怠があった、などと主張して、約二、八六〇万円の損害賠償を請求。医師敗訴（慰藉料額一〇〇万円）。

〔判決理由〕

上記(i)については、問診・視診を行ったのみで、一般的な血圧・血液・脈搏・尿検査などを怠った過失があり、(ii)(iii)については問題はないが、(iv)については、娩出手術後、一月二〇日午後五時三〇分頃から四時間余り――その間に容体は急変したのであるが――患者をインタホーン利用にまかせきりにし看視体制を怠った過失があり、さらに、応急措置により一応危機を脱した翌二一日午前一時から三時頃までの約二時間についても――X側の主張する弛緩性出血の存在は疑問だとしても、チアノーゼが存在している以上、Bにまかせきりにすべきではなく――看視体制を怠った過失がある。

しかし、以上のYの過失とAの死亡の間の因果関係については、Yも原因につき見当がつかず、また、解剖拒否もあって、Aの死因を確定しえないのであり、したがって、因果関係を軽々しく推認すべきでもない（死因を明確にしえない不利益はX側が負うべきである）、とはいえ、このことは、X側の請求がすべて失当ということにもならない。積極的に因果関係を認定できなくとも、不行為さえなければ死亡しなかったかもしれないという蓋然性がある以上、十分な患者管理のもとに診療してもらえるものと期待した患者側は、その期待が裏切られたことにより予期せぬ結果が生じたのではないかという精神的打撃を受けるものというべく、かかる期待権の侵害を理由に慰藉料を請求することだけは可能となる理である。この点、本件では、(i)の過失さえなければ、危機状況に陥った後回復状況を示した際に病状の程度を把握でき、応急措置の程度・方法に役立ったのではないかと解されるのも当然であるし、また、(ii)(iv)の過失は患者側の期待を甚しく裏切るもので、――早期発見、早期治療という医学の鉄則からみても――急変を早期に発見し早期に措置すれば死という事態は避けえたのではないかとの蓋然性も一概に否定できない。勿論Aはインタホーンによる連絡を怠り、Bにも看護の落度があった点は患者側の過失として評価すべきである。以上を総合すれば、期待権侵害を理由とするAの慰藉料は一〇〇万円が相当である（X_1・X_2が二分の一ずつ相続したことになる）。

〔9〕 僧帽弁置換手術の際の虚偽の説明と承諾の効果（熊本地判昭五二年五月一一日判例時報八六三号六六頁）

（概　要）

A男（昭和二四年生れ）は、昭和四五年七月、国立B大学附属病院内科で心臓専門医の診察を受けたところ、僧帽弁狭窄兼閉鎖不全および大動脈弁閉鎖不全症で僧帽弁狭窄が主体をなしており、交連切開手術の適応と診断され、八月五日同病院外科で受診、手術日は一二月一七日、交連切開手術の危険性は交通事故に遭遇する程度の率と告げられた。その後、手術は一月に延期されたが、一二月二五日、Y_1医師からカテーテル検査の結果について患者側に説明があり、僧帽弁閉鎖不全が強いので僧帽弁置換手術となること、生命の危険率は一五％だが、Aには自覚症状がないので危険はより少いこと、手術は今が一番適当な時期で、人工弁も外国製の優秀なものであるから心配はいらないこと、執刀はY_1が担当すること等の説明を受けた。X_1・X_2（A及びAの両親）は、一旦はこれを承諾したが、Aの友人がC医大附属病院で困難な心臓手術を受けて成功したことを知り、次第にC医大病院に依頼したいと考えるようになり、一月初めに、Y_1に転院の希望を述べた。しかし、Y_1は、(1)C病院の人工弁置換手術を見学したが、不手際があり再手術したことがある、(2)C病院では若い人が手術をするが、ここでは熟練した自分達がやる、(3)C病院ではそこで開発した信用不明の人工弁を使用する、(4)ここで僧帽弁置換手術を受け成功してダンプ運転手や看護婦として働いている者がいる、(5)生命の危険率は一五％だが、Aの危険率はより少い、(6)手術をしないと、Aは三年位しか生存できない、(7)どこでやっても同じ結果で、C病院に負けることはないから信頼されたい、などと説明、Aらは、この説明を真実と信じて、結局、B大学病院で手術を受けることを承諾した。一月二一日、Y_1により僧帽弁置換手術を受けたが、手術後、殆ど意識が覚醒しないまま、二月七日死亡。死因は、手術後の心臓の血液拍出力の低下により腎臓が乏血状態となったための急性腎不全であった。

X_1・X_2からY_1およびその使用者であるY_2（国）に対して損害賠償を請求。X_1・X_2は、手術を承諾はしたが、それはY_1がB大学病院の過去の実績に関し虚偽の説明をし、また、僧帽弁置換手術のみでなく大動脈弁置換手術も予定していたのにそれについての説明をせず、転医を希望した病院につき不当な評価をするなど、X_1らを欺罔したためで、この欺罔行為がなければ、AはY_1の手術を受けることもなく死亡を免れた筈である。また仮に、欺罔行為だと認められないとしても、Y_1には、手術の成功率が乏しいのに、自らの技術を過信して、あえて手術を承諾させた過失があるなどと主張した（請求額約三、七七〇万円）。医師側敗訴（賠償額約四四〇万円）。

（判決理由）

医師は、僧帽弁置換手術など生命の危険を伴う手術を実施するに際しては、原則として患者あるいはその家族に対し、病状、手術の内容、手術により改善しうる程度、手術をしない場合の症状の程度、余命年数、手術の危険性について、危険を伴っても手術を受けるか否かを自由かつ真摯に選択できるように説明する義務があり、かつ手術に伴う生命の危険性については、単に一般的意味の危険性のみでなく、その施設における過去の実績についても判断の資料として説明する義務があると解すべきである。ところがY_1は、――僧帽弁置換手術はB大学病院では三例あり、そのうち二例はY_1が術者であったが、いずれも死亡の結果に終っているのに――上記(4)(5)のようにあたかも成功例があるかのような虚偽の事実を故意に述べて手術の承諾をえたのであり、このような承諾は真摯かつ有効なものとはいえないから、結局、Y_1がなした手術は承諾なく行われたことに帰する。Y_1は、故意に虚偽の事実を述べて手術をなしたことにつき不法行為責任を免れない。

なお、X_1・X_2の主張するB病院、C病院の不当評価の点、大動脈弁置換手術の予定を告知しなかったという点は問題とならない。

ところで損害については、AがC病院に転医していれば余命が延びたとは確定できないし、放置するならAの余命は二年ないし三年であったし、また、本件手術の適応ないし手技には過誤が認められないから、死亡による逸失利益は、Y_1の不法行為と相当因果関係にはなく、損害には算入できないのであり、手術をしないで余命を生きるか、あるいは他の病院で手術を受けるか等の選択の機会をY_1の不法行為により奪われたことについての慰藉料支払いのみが認められる。

Ⅳ　分娩に関する事例

〔10〕　臍帯脱出による胎児の死亡（大阪地判昭五〇年三月二八日判例時報八〇〇号八〇頁）

（概　要）

X_1女は、昭和四三年二月二三日出産予定で、国立A病院のB医師に診察を受けていたが、骨盤位のために早期破水及び臍帯脱出の可能性があるから、早期破水の場合には昼夜を問わず来院するよう指示されていた。昭和四三年二月一八日、午前四時頃、突然破水、直ちに病院に行き、当直のC助産婦に症状とBの指示を受けていたことを告げた。Cは診察したが、陣痛がないかぎり臍帯脱出の可能性はない症状と判断し、陣痛があればすぐ連絡するよう注意を与えて病室に待機させた。Cは午前六時と七時にX_1に様子を尋ねたところ、腹部が張り、羊水漏出が止まらないとの訴えはあったが、とくに異常はないと判断した。その後、Cが、午前八時二五分頃、引継ぎのD看護婦と共に内診したところ、臍帯脱出を確認、児心音は一〇〇前後の微弱なものとなっていたので、胎児のためX_1に酸素吸入を行うとともにBに連絡、Bが八時五〇分頃内診したが、すでに子宮内で胎児は死亡していた。

X_1及びX_2（X_1の夫）は、Cは、X_1の入院の際に——陣痛を待てばよいと軽信し——必要な処置をとらず、また、C・Dは、臍帯脱出発見の際に適切な処置をとらなかった、と主張、C・Dの使用者であるY（国）に対して慰藉料を請求した（請求額合計五〇〇万円）。医師側敗訴（慰藉料額合計三〇〇万円）。

（判決理由）

X_1は骨盤位で前期破水の状態であったから臍帯脱出の危険性があり、適切な処置をとらなければ胎児が死亡する危険性が大きかった。ところがCは、子宮口がやわらかく、開大し、陣痛を伴っていれば臍帯脱出のおそれがあるが、陣痛がなければ臍帯脱出の可能性はほとんどないと誤って思い込んでいたので、前記破水に対する処置もとらず、Bにも連絡しなかったもので、これはCの過失である。このCの過失がなければ臍帯脱出は防げたか、かりに脱出したとしても早期に発見して適切な処置をとり胎児の子宮内死亡を回避しえた高度の蓋然性を否定することはできない。したがって、YはCの使用者として、Cの過失により生じたX_1・X_2の損害を賠償しなければならない。

〔11〕臍帯脱出による胎児の死亡（大阪高判昭五一年九月二九日判例時報八四二号八三頁）

（概　要）

本件は〔10〕事件の控訴審である。第一審で敗訴した医師側（国）が控訴し、患者側も決定額を不服として付帯控訴した。第一審判決は取消され、医師側勝訴。

（判決理由）

臨床医学の水準によれば、次のことがいえる。すなわち、(i)妊娠末期の前期破水の場合の処置に関しては、通常、破水後一〇ないし二〇時間後に陣痛が発来するので、患者を側臥安静に保たせ待期的に処置する、(ii)臍帯脱出の予知・診断に関しては、陣痛が発来し子宮頸管が開大すると臍帯が脱出しやすくなるが、陣痛がないときは臍帯脱出も起りにくい、(iii)臍帯脱出に関する措置としては自然の陣痛を待ち経過観察してよい、以上のことがいえる。そうだとすれば、Cが、臍帯脱出の差し迫った危険はないと判断し、陣痛を待つため安静を命じたことは妥当な判断と措置であったというべきである。そして、A病院産婦人科の時間外医療体制としては、担当医へ連絡するかどうかは――生命に危険を及ぼすような異常所見を認めた場合を除き――当直の助産婦の判断に任されているのだから、Cの判断が妥当なものである以上、直ちにBに連絡しなかったことを非難することはできない。また、入院時に内診及び児心音聴取、午前六時と七時に問診、八時すぎに内診と児心音聴取の経過も産科の臨床水準からみて妥当であり、児心音の聴取を怠ったとはいえない。さらに、コルポイリンテル、臍帯還納器などの臍帯脱出予防器具を準備しなかった点についても――これらの使用は適切な処置といえないから――責められるべきではないし、臍帯脱出発見の際に除臍帯を還納しなかった点についても、帝王切開以外に胎児を救う道はなく、脱出確認後胎児の死亡までの一〇分間にC・Dが胎児の死を防止することは不可能であったと考えられる。結局、本件は、当時の産科の臨床水準からみて妥当な判断と措置がとられたにもかかわらず不測の結果をみるに至ったケースであるから、C・Dに責任を負わせることはできない。

〔12〕人工陣痛促進法の実施と死産（東京地判昭五一年七月一二日下級民集二七巻五〜八号四二四頁）

（概　要）

妊婦X_1は、財団法人Y開設の病院で診察を受けていたが、胎児の成育度は、問診結果に基づいて計算した妊娠月数における通常の胎児の成育度より一カ月ずつ遅れていた。そして、計算上の出産予定日は昭和四六年六月二日であるが、X_1の出産予定日は七月初めと推定された。担当医Aは、胎児の成育度、出産未経験のX_1の心理状態等を考慮し、人工陣痛促進法を試みることとした。すなわち、六月二五日、メトロイリーゼ及びアトニン点滴を行い、二六日には子宮口二指開大、児頭もスティション－二まで下降、午前中、アトニン点滴により一時陣痛が促進したが再び後退、午後六時頃ブスコパンを注射し、ついで人工破膜を実施、さらにブスコパンを注射したところ、午後七時頃、子宮三指開大、児頭スティション－一ないし〇まで下降、午後一〇時頃、子宮口三指半開大、陣痛間隔も約三分となったがそれ以上の進展はせず、二七日は休養、二八日朝、自然陣痛が起り、アトニン点滴、ブスコパン注射、午後二時五二分児頭排臨、胎児の心搏数は、午後三時三〇分には五秒間に一二であったが、同三八分には九〜一〇に減少したので、同四二分側切開を施行、同四三分児頭発露、同四五分吸引器により胎児は娩出された。ところが新生児の呼吸が停止しており、直ちにいろいろの処置が講じられたが、遂に蘇生しなかった。

胎児の死因は、児頭のこめかみ付近まで下垂していた臍帯が、分娩時に児頭と産道の間で圧迫されたため、胎児が産道内で独立呼吸を始め、両肺内に多量の羊水を吸込んで窒息死したものと推認されている。

X_1及びX_2（X_1の夫）は、Y病院の医師が、軽率に、適応でない人工破膜を実施して臍帯下垂を生じさせた、帝王切開をなすべきなのに強引に自然分娩を進めた、主治医Aの指示が適切になされなかった、蘇生措置・看護体制にも不備があった、などと主張して、Yに損害賠償を請求（請求額合計五、〇〇〇万円）。医師側勝訴。

（判決理由）

人工破膜を行うためには、(1)胎児が十分成熟していること、(2)子宮口が二指以上開大していること、(3)児頭が骨盤に固定または下降していること、(4)児頭と骨盤の不均衡が存在しないこと、以上の要件が満たされている必要があるが、本件では、これがすべて充足されていたから、人工破膜の施行に問題はない。また、帝王切開をしなかった点についても、(i)出産予定日前一週間以内の出産であるし、(ii)分娩過程でかなりの遷延があったとはいえ、経膣分娩の継続を困難とする特段の事情も認められず、(iii)分娩直前の胎児の心搏数の減少も、とくに異常というほどのものではなく、(iv)臍帯下降も、臍帯が児頭の先進部より先に出ていなければ予見は不可能であると判断されるから、帝王切開をすべき事情があったと認めることはできない。なお、Aの指示、蘇生術、看護体制などについても病院側に不備はない。

V　注射に関する事例

〔13〕カナマイシンの注射による難聴（山口地判昭五一年八月九日判例時報八五七号一〇二頁）

（概　要）

A（当時五八歳）は、昭和三九年九月二〇日、相当程度進行している糖尿病及び腎盂腎炎の治療のためY県立の大学附属病院へ入院、Ｂ医師が担当医として診療に当った。Ｂは、もはや、抗生物質の投与による治療のほかなしと判断、昭和三九年九月三〇日から――カナマイ難聴に対する処置を不満として退院した――昭和四〇年五月一〇日までの間（八日間中断）、連日、カナマイシンを一日一グラム筋注した。そして、この間、四〇年二月頃から難聴を惹起し進行したが、Ｂは、原疾患の治療上の必要を重視し、難聴については適切な処置を講じなかった。Ａは、退院時、両耳とも感音性難聴に陥り、聴力回復は困難な状態に至っていた。その後Ａは数カ所の病院で原疾患の治療を続けていたが、結局、昭和四六年八月二〇日、急性虫垂炎による尿毒症で死亡した。

Ａの死後、X_1・X_2（妻及び子）は、Ｂはカナマイシンの連続投与による副作用の発生を防止する措置を怠ったとして、Ｙに対して約一、〇五〇万円の損害賠償を請求。医師側敗訴（賠償額約二二〇万円）。

（判決理由）

Ｂは、相当程度進行していた糖尿病と腎盂腎炎の症状に対してカナマイシンを施用するに当り安易に一日当り一グラムずつ施用することとし（テストの結果、アミノベンゾールペニシリンも有効と判定されたのに、その使用は考慮していない）、しかも副作用の発生を承知の上で長期間継続施用したものであり、回復治療が可能な範囲での早期発見の努力をせず、さらに自覚症状が出て同病院の耳科での検査の結果神経性難聴と判明した後も、もはや、その治療は著しく困難で、かえって耳科外来への通院に伴う体動並びに同科での投薬等は原疾患を悪化させるとの判断から耳科への通院受診を制止し、積極的な難聴防止措置をとることなく放置し、引続きカナマイシン注射を続けたものである。以上から、Ｂは、副作用の発生防止についての注意義務に反したものというべきである。

Ⅵ　麻酔に関する事例

〔14〕　局麻とショック死（広島高判昭五二年四月一三日判例時報八六三号六二頁）

（概　要）

Ａ女（四三歳）は、Ｙ医院で副鼻腔炎の治療を受けていたが、長期間の保存的療法によっても治らなかったので、昭和四七年六月八日、手術を行うことになった。なお、Ｙは、それまでに、Ａから、薬疹、アレルギー、ショックが出たことはなく、かつて手術を受けた際にも異状はなかったことを聞いており、またサルファ剤注射、塩酸プロカインの塗布、噴霧の際にも異状はなかった。手術の前日に入院、血圧測定、視診、触診、聴診等により異状のないことを確認、前投薬などを行った。そして、手術に際しては、局所麻酔薬アドレナリン加〇・五％塩酸プロカインを一分間隔で三回合計約一〇㏄注射し、五分間容態を観察、さらに五㏄を注射した。ところが、この四度目の注射後間もなく、Ａは熱感・胸内苦悶感を訴え、顔面・四肢が痙攣、さらに顔面蒼白、口唇チアノーゼを呈し、呼吸困難に陥った。直ちにビタカンファー・ブドウ糖などを注射したり――備付の装置での酸素吸入には人出を要し、また患者の顔面を観察できないので断念し――非開胸心マッサージ、用手人工呼吸などを行ったが、蘇生するに至らなかった。死因は――上記の経緯と解剖所見とから――プロカインの相対的過量に基づく遅発性中毒反応と認定されている（なお、Ａは胸腺リンパ体質であった）。

Ｘ（Ａの夫）からＹ医師に対して損害賠償を請求。第一審の判決（内容不明）を不服としてＸが控訴したのが本件である。本判決は第一審を変更し、賠償額七七〇万円を認容した。

（判決理由）

医師が患者との診療契約に基づいて行う診療行為の内容については、医師の裁量に委ねられているとみるべき範囲は相当広汎であるが、患者に特別の危険・負担を伴なう診療行為については、原則として、個別の承諾を必要とする し、その承諾は、医師が診療行為の意味（危険性も含む）について説明をした上での承諾でなければ有効な承諾とはいえないと解される。では、本件医師は、有効な承諾をえたか。

本件手術の施行は医学上相当のものであり、胸腺リンパ体質であるかもしれないからといって――それをあらかじめ識別する方法は存しないから――手術を回避すべきいわれはない。しかし、稀には存在しうるところの胸腺リンパ体質の患者に麻酔薬を施用してショック症状が発生し死に至ることがあるという可能性については、医師たるYはこれを予見すべきである。さらに、そのような事故を生じた場合の生命維持の方策・可能性をみると、医師一般の能力・設備では死を防止することは困難であるが、麻酔医の立会い、その他緊急設備の完備した条件下でならば、ショックが発生しても死に至ることは皆無に近いのである。このようにみてくると、時機を争うような手術でもなかったし、危険につき認識すればAは手術を受けなかったかも分らないのであり、副作用の頻度は稀でも、その結果の重大性からいって、患者が手術を承諾するか否かを決する重要な要素というべく、したがってYは、事前に危険につき説明すべき義務があったというべく、この説明をしていない本件手術は有効な承諾を欠いたものといわざるをえない。

ただし、その他の点については医師に責任はない。すなわち、第一に、耳鼻咽喉科医が副鼻腔炎の手術を行う際、麻酔科医の関与が要求されるわけでもなく、また麻酔科専門医に要求される注意義務が存するともいえない。第二に、Yの行った術前措置や麻酔注射に関する使用薬剤・量、手技についても問題はない。第三に、ショック発生後、Yが行った救急蘇生術には――酸素吸入の与圧装置がなかったり、用手人工呼吸・心マッサージが有効適切になされていなかったり、点滴の確保もなされず、無意味な皮下注射をするなど――客観的には欠陥があるが、耳鼻咽喉科の臨床医がしばしば施行する副鼻腔炎根治手術及びその術前麻酔に、麻酔医や救急蘇生術に練達した補助者の関与を要求することはできないし、したがってまた、有効な救急措置をYに期待することは――たとえ救急器具が完備していても――困難である。

以上から、結局、本件手術、ひいては注射は、患者の有効な承諾をえなかったという点において違法であるということになる。

② 医療行為と刑事責任

I 手術に関する事例

〔15〕開腹手術の際の鉗子遺残（釧路地判昭和五二年二月二八日刑裁月報九巻一～二号八二頁）

（概　要）

A女（大正六年生れ）は、昭和四四年八月、B市立病院で外科医Yの執刀によりヘラー氏手術（食道下部狭窄筋層切開術）を受けた。しかし、その後も食道下部の狭窄状態の悪化が認められ再入院を勧められていたが、昭和四五年二月に激痛を訴え、直ちに近くのC町立病院に入院、二日後に死亡した。死因は、急性膵臓炎（膵臓壊死）と診断された。ところが、火葬の際に、焼骨の中に混ってケリー鉗子（全長約二〇・七㎝）が発見されたため、遺族側が警察に届け、結局、Yが、鉗子遺残につき業務上過失致死罪で起訴されることになった。しかし無罪。

（判決理由）

本件鉗子には、B病院と取引のある医療器械店の商標打刻印があったこと、退院後、手術部位の検査のため撮影したレントゲン写真上の二条の棒状陰影は本件鉗子と認められること、Aは、この手術の前にケリー鉗子を使用した手術を受けたこともなかったことなどから、鉗子は本件手術の際、腹腔内に遺残されたものというべきである。

ところで、Aの死因については、病理解剖がされていない上、C病院では血圧測定・心電図等の基本的諸検査もされていないし、臨床記録の記載も不十分で、判定が困難であるが、その症状は急性膵臓炎と一致しており、その担当医の診断結果は、臨床医としての判断に基づいたものとして一応尊重されるべきであり、また、鑑定人五名中四名が同様の判断をしていることからも、死因は急性膵臓炎による膵臓壊死であると認めるべきである。

そこで、この膵臓壊死は遺残された鉗子の機械的刺激により惹起されたのかが問題となる。この点、膵臓に外傷を加えると、膵臓狭窄又は閉塞、循環障害等が起り、さらには急性膵臓炎（膵臓壊死）が起ると認められるが、（前述の）レントゲン写真から判断される鉗子の位置からは膵臓に直接刺激を与えることが可能であったと認めるにはいささか疑問が残る。鉗子が腹部臓器に何らかの影響を及ぼしていた可能性を全く否定することはできないが、とくに鉗子の先端湾曲部がいずれの方向を向いていたかを確定しうる証拠もなく、また、上記レントゲン撮影後に鉗子の位置が移動したことを認めるに足る証拠もない（鉗子が膵臓を刺激しうる位置関係にあったとする三鑑定を推測するにすぎないとして採用せず）。したがって、鉗子遺残とAの死亡との間の因果関係を肯定するには、なお合理的疑問が残るというべく――民事責任を追求することはともかく――この疑問が合理的に払拭しきれない以上、疑わしきは被告人の利益に従うという刑事裁判の基本原則に照らし、因果関係を認定することはいささか躊躇せざるをえない。結局、犯罪の証明がないことに帰し無罪。

II　麻酔に関する事例

〔16〕ケタラールによる幼児の窒息死（福島簡判昭五二年二月一八日判例時報八五八号一三〇頁）

（概　要）

A女（昭和四七年一月生れ）は、昭和四八年一月、Y整形外科医院で両拇指バネ症の手術を受けることとなった。その手術のため、Y医師が准看護婦に指示して、全身麻酔剤ケタラール二cc、自律神経興奮剤アトロピン〇・三ccの混合注射を行ったところ、その直後、Aは嘔吐により窒息死した。

Yは業務上過失致死罪に問われた（有罪・罰金一五万円）。

（判決理由）

全身麻酔剤ケタラールは、副作用として嘔吐を伴い、嘔吐物逆流のため窒息死するなどの危険があるから、医師としては、その使用にあたって、飲食の有無を確認し、手術時までは絶食を保つよう具体的に指示・説明をすべき業務上の注意義務がある。ところが、Ｙは、診察した午後二時頃に、付添の母親に「子供は風邪をひいていないか、おひるはいつ食べさしたか」などを問診し、単に、ごはんを食べさせぬよう指示した程度で、手術時まで絶食させておくよう具体的な注意を与えずに待機させておき、午後三時三〇分頃、再度、飲食の有無を確認することもなく、漫然、ケタラールを注射したために、Ａは窒息死するに至った。したがって、Ｙには注意義務を怠った過失がある。

23

昭和五四年版判例年鑑

判　例　一　覧　表

通し番号	事　件　の　種　別		判決裁判所・判決年月日
〔1〕	①　医療行為と民事責任 Ⅰ　検査に関する事例	直腸鏡検査による両下肢機能障害	東京地判　昭52.8.29
〔2〕	Ⅱ　診断・処置に関する事例	未熟児網膜症	福岡地小倉支判　昭53.2.9
〔3〕		未熟児網膜症	那覇地判　昭53.3.27
〔4〕		未熟児網膜症	高松地丸亀支判　昭53.3.31
〔5〕		未熟児網膜症	浦和地判　昭53.4.20
〔6〕		未熟児網膜症	福岡地小倉支判　昭53.10.3
〔7〕		激症肝炎患者への点滴注射中の死亡事故	東京地判　昭53.2.1
〔8〕		乳幼児の下肢静脈切開点滴による壊死	岡山地判　昭53.3.29
〔9〕		ひとさし指断端形成術後の化膿	東京地判　昭53.4.27
〔10〕		骨折治療の際のフォルクマン拘縮	浦和地判　昭53.4.31
〔11〕		交通事故患者の股ヘルニアに対する処置の適否	鹿児島地判昭53.9.29
〔12〕		腎結核の誤診	大阪地判　昭53.10.24
〔13〕	Ⅲ　手術に関する事例	美容目的のシリコンの除去手術による眼瞼外翻	東京地判　昭52.9.26
〔14〕		腰椎分離症の固定手術と術後感染症	和歌山地判昭53.1.30
〔15〕		不完全包茎の手術	名古屋高金沢支判　昭53.1.30
〔16〕		胸腔に充填された合成樹脂球摘出手術後、麻痺を生じた事例	東京地判　昭53.5.29
〔17〕		ファロー四徴症の術後管理	東京地判　昭53.7.24
〔18〕		骨接合術の際の折損手術用ドリルの遺留	名古屋地判　昭53.9.22

〔19〕		ロボトミー施行の是非	札幌地判　昭53．9．29
〔20〕	Ⅳ　分娩に関する事例	前回帝切の妊婦に帝王切開を採用しなかったことの当否	大阪地判　昭53．3．30
〔21〕	Ⅴ　注射に関する事例	注射の際に侵入したガス壊疽菌による死亡事故	横浜地小田原支判　昭53．3．14
〔22〕		カネンドマイシンの注射による後遺症	福岡地小倉支判　昭53．5．9
〔23〕		クロマイ注射とカウザルギー	東京地判　昭53．5．25
〔24〕		ストマイ全聾	東京地判　昭53．9．25
〔25〕	Ⅵ　薬剤に関する事例	クロロキン網膜症	東京地判　昭53．9．7
〔26〕		イルガピリン等によるスチーブンス・ジョンソン症候群の惹起	広島地福山支判　昭53.11.15
〔27〕	Ⅶ　麻酔に関する事例	麻酔による悪性過高熱	神戸地判　昭50．5．30
〔28〕		麻酔による悪性過高熱	大阪高判　昭53．7．11
〔29〕		虫垂炎手術と腰麻ショック	東京地判　昭50．6．17
〔30〕		虫垂炎手術と腰麻ショック	東京高判　昭53．2．22
〔31〕		虫垂切除手術後の腰痛と腰麻との関係	横浜地判　昭52．4．19
〔32〕		腰麻と知覚障害	札幌地判　昭52．5．26
〔33〕	Ⅷ　救急医療に関する事例	交通事故患者の脳機能障害	札幌地判　昭52．4．27
〔34〕		交通事故患者の診断遅延と救急指定病院の診療体制	京都地判　昭52．8．5
〔35〕	Ⅸ　予防接種に関する事例	三種混合ワクチンによる死亡事故	東京地裁　昭53．3．30
〔36〕	Ⅹ　そ　の　他	入院患者による同室患者殺害と医師の責任	大阪地判　昭53．9．27
〔37〕	②　医療行為と刑事責任 Ⅰ　薬剤に関する事例	薬剤の誤投与	函館地判　昭53.12.26

① 医療行為と民事責任

I 検査に関する事例

〔一〕直腸鏡検査による両下肢機能障害（東京地判昭和五二年八月二九日判例時報八九五号九四頁）

（概要）

X女（六六歳）は、下痢症状が続いたため、昭和三八年八月二三日国立A病院内科で副院長Bの診察を受け、二七日入院、研究検査科長、Y_1が主治医となり各種検査をした結果、直腸鏡検査の必要を認め、外科のC医師にこれを依頼、Cは九月二日に同検査を行った。検査後、Xは、腹部膨満感・疲労感などを訴えていたが、六日午後から発熱、身体諸所の不規則な疼痛を訴え、同日深夜には腰部から下肢にかけての倦怠感を強く訴えた。一四日には左下肢のしびれ感、下肢痛を訴え、一八日には下肢が思うように動かないと訴え、二〇日には右足の不全麻痺様症状が発生、その後、麻痺は両下肢におよび、ついには寝ていても自力で両足とも動かすことができなくなり、下肢の知覚も鈍麻した。理学療法により椅子に掛けた位置から歩行器につかまり起立練習を行う程度にまで回復し、一〇月一七日退院した。退院後もA病院での理学療法を継続、数カ所の病院で治療を受けたが症状は改善・悪化をくり返し、昭和四二年一二月、身体障害者等級二級と認定され、現在も両下肢に脊髄性と考えられる痙性麻痺による機能障害がある。

Xは、Xの障害は、直腸鏡検査の際に生じた第一二胸椎圧迫骨折及び検査時の不安・恐怖感が原因となって発生し、さらに障害発生後脊髄液検査もせず処置が不適切であったため悪化した、と主張してY_1及びY_2（国）に対し損害賠償を請求（請求額約一、〇〇〇万円）。医師勝訴。

（判決理由）

昭和四〇年七月一四日撮影のレントゲン写真には第一二胸椎圧迫骨折の典型的所見が確かに認められる。しかし、本件検査では直腸鏡の先端が第一二胸椎にまで達することはあり得ず、しかも、通常、直腸鏡検査で第一二胸椎圧迫骨折が発生するとは考えられず、他方、Xには入院時より脊椎骨に骨が脆弱化する骨多孔症があり、検査前に撮影したレントゲン写真でも第一二胸椎圧迫骨折らしい所見が認められ、さらに、昭和五一年二月二四日撮影のレントゲン写真では第一一胸椎、第三腰椎にも骨折が認められること、しかも、検査当時六六歳であったことを合わせ考えると第一二胸椎圧迫骨折が本件検査以前に生じていたと推認しうる余地は十分あるのに対し、本件検査によって生じたものと認めることは困難である。更に、骨多孔症を原因とする圧迫骨折の場合は脊髄損傷を生じさせる可能性は殆んどなく、脊髄圧迫骨折により脊髄に損傷を生じた場合は運動系だけでなく知覚系にも障害を伴うことが通常で、しかも外傷の機転のあった時点から脊髄症状が起るが、Xが下肢の異常を訴えたのは検査の四日後であり、その後の九月一二日・一四日・一六日・一七日の膝蓋腱反射の検査結果は正常で、他の病院で行われた脊髄液所見も正常であり、昭和五一年二月二四日の鑑定時の症状も運動系を主とした脊髄症状とみられること、両下肢脊髄性機能障害が第一二胸椎圧迫骨折による脊髄損傷を原因として発生する可能性は医学常識上も極めて少ないことが認められる。したがって、たとえ本件検査によって第一二胸椎圧迫骨折が生じたとしても、これによりXの両下肢の機能障害が生じたものとも認め難い。要するに、本件検査とXの第一二胸椎圧迫骨折との間の因果関係及び同骨折と両下肢機能障害との間の因果関係はいずれも認めることはできない。

次に、検査時、X主張のように「逆立ち」状態で固定された事実はなく、また下痢症状が入院前一ヵ月間続いていたとはいえ検査に支障をきたすほど衰弱していたとはいえず、さらに、Xは以前に数回手術の経験があり、本件検査に限って恐怖を感じるような特段の事由もないのであり――Xが、かつてヒステリー症状を呈し自殺を図ったこともある神経質な性格であることなどを考慮しても――、本件検査による不安・恐怖感により機能障害が生じたものと認めることはできない。

さらにまた、Y_1は、膝蓋腱反射検査で病的反射のないことを確認し、脳圧亢進症状のないことも確認の上、Xの心因的反応が強度であることも考慮し脊髄液検査はしなかったこと、前述のようにXの両下肢機能障害は脊髄損傷によって起ったものとは考え難く、他の病院で行った脊髄液所見も正常であたこと、Y_1はXの訴えに対応する処置をしていることなどからみれば——たとえ脊髄液検査をしたとしてもXの機能障害の原因を発見し適切な処置をとり得たとは言い切れず——脊髄液検査をしなかったことと両下肢機能障害の悪化との間にも因果関係はない。

以上、Xの主張は理由がなく医師に責任はない。

II　診断・処置に関する事例

〔2〕　未熟児網膜症（福岡地小倉支判昭五三年二月九日判例時報八七八号五〇頁）

（概　要）

昭和四四年四月五日、産婦人科医院で出生の双生児、未熟児で、当日、国家公務員共済組合連合会開設の病院に入院、保育器に収容、六月五日退院。担当医の指示で毎月一回通院。二回目受診の八月七日、担当医は、両児の眼の異常に気付き、眼科開業医を紹介。受診の結果、後水晶体線維増殖症（未熟児網膜症）と診断され、その後受診した大学付属病院でも未熟児網膜症と判定された。

国家公務員共済組合連合会が訴えられたが勝訴。

（判決理由）

(1)「医師の注意義務懈怠の存否」　担当医は本症の早期発見のための定期的眼底検査の必要を知らなかった。しかし、眼底検査実施の義務ありとするには、それに基づく効果的治療法のあること、本件病院が総合病院で、しかも未熟児の保育施設を有していることに鑑み、全国的に一流と思われる診療機関が定期的眼底検査を実施し始めていること、が前提となる。

(2)「治療措置」　出生当時の昭和四四年四月には、光凝固法は二症例しか公にされていず、それも追試初期の段階であったから、この施行を期待することは無理であった。しかし、副腎皮質ホルモン、ACTH等の薬物療法はかねてから提唱されており、現段階では、より効果のはっきりした光凝固法の確立で顧みられなくなってはいるが、だからといって、その効果が完全に否定し去られたものとまでは認められないから、このことをもって、これらの治療措置を講じなかった医師の責任を否定することはできない。

(3)「眼底検査の実施状況」　先覚的医師を擁していた病院は格別、一流と目される診療機関でも、眼底検査に着手したのはおおむね昭和四五年以降であり、本件病院に尤も近い九州大学附属病院でも然りである。したがって、昭和四四年四月当時、担当医が、眼底検査の必要性を知らなかったとしても非難はできない。このことは、七月三日、退院後初の受診の際、母親から光に反応しない旨訴えられた際、格別の措置をとらなかった点についても同様である。

(4)その他、眼科を標榜しながら眼科医を常置させていなかったことも過失視すべきいわれはなく、また産科・小児科・眼科の協同診療体制が確立していなかった点も、(3)で述べたような知見の普及度であれば過失とすることはできない。

〔３〕未熟児網膜症（那覇地判昭五三年三月二七日判例時報九〇八号八二頁）

〔概　要〕

昭和四五年二月一一日、産婦人科医院で出生、極小未熟児で、翌日、N病院に入院、保育器に収容、五月一七日退院したが八月末までには両眼失明。

N病院が訴えられたが勝訴。

〔判決理由〕

(1)「酸素投与」　五月一日に投与を打ち切るまでの間、状態の悪化した二日間を除き、約三〇〜四〇％の濃度で投与しているが、これは一般に是認されている通常の濃度の範囲内であり、しかも、担当医は、症状に合わせて具体的指示をしていたから投与期間・方法とも医師の裁量の範囲内の適切なものといえる。

(2)「眼底検査」　光凝固法は追試の段階で、一般に承認され確立された治療法とはなっていなかったから、光凝固法の実施を目的としての眼底検査の義務はなかった。

他方、薬物療法については、当時一般に承認された方法はなかったものの、定期的眼底検査による早期発見で酸素投与を中止したり、ステロイドホルモンを投与することにより失明を免れ得た可能性は否定できないが、定期的眼底検査は、当時、未だ、眼科界に一般的に承認され、実施されるまでには至っていなかったので、産科医にはもちろん、眼科医にも、定期的眼底検査をしなかったことにつき過失はない。

(3)「保護者に対する説明・指導義務」　担当医に予見義務がない以上、問題となり得ない。

〔4〕未熟児網膜症（高松地丸亀支判昭五三年三月三一日判例時報九〇八号九〇頁）

（概　要）

昭和四五年一〇月二七日、産婦人科医院で出生、未熟児で、即日市立病院の未熟児センターに入院、保育器に収容、一二月二五日退院、退院当日、初めて行われた眼底検査で未熟児網膜症に罹患していることが判明――ただし、眼科医は、当日はその事実を父母にも告げていない――、翌四六年二月二三日の眼底検査時までには両眼とも失明していた。

市が訴えられたが勝訴。

（判決理由）

(1)「医師の過失」　当時の通常の医師における臨床医学の水準的知識を基準として判断、事実上の専門医に関しては、その専門分野及びその近傍分野における水準的知識が基準とされる。

(2)「酸素投与」　担当医は、小児科医の任務の一端として未熟児センターで養育医療に当っていたもので、小児科関係の医学雑誌により新知識の吸収にも努めていたが、未熟児網膜症について専攻したことはなく、特に深い関心ももっていなかった。しかし、酸素投与に当っては東大小児科治療指針を遵守し、濃度も四〇％を超えることなく、投与期間も一三日にとどめた。

(3)「定期的眼底検査」 昭和四五年一一月一二月当時、定期的眼底検査は一部の研究的・専門的又は先進的医療機関以外には普及度は低く、未熟児の養育医療に携わる通常の小児科医、眼科医にとって医療水準にまで達していたとはいえない。

さらにまた、定期的眼底検査の実施義務があるというためには、現時点では一応有効な治療法とされている光凝固法（冷凍凝固法を含む）が当時、未熟児の養育医療に携わる通常の小児科医、眼科医において有効と認識されていたことが前提要件となるが、冷凍凝固法は発表されていず、光凝固法もその有効性が明確に認識されていたとは考えられない。

(4)「酸素投与の加減、副腎皮質ホルモンの投与等治療義務・光凝固法の説明義務」 本症の発症が発見された時点では、既に、酸素投与は終っていたから、酸素の投与加減は問題とならず、また、症状も活動期第四期に到っており、治療の適期を過ぎていたから、治療義務及び光凝固法の説明義務についても問題にはならない。

(5)「病院長の指導・監督義務」 当時の定期的眼底検査の普及度、光凝固法の有効性の認識の程度に鑑み、義務違反の過失は認められない。

〔5〕未熟児網膜症（浦和地判昭五三年四月二〇日判例タイムズ三六四号一五一頁）

（概　要）

昭和四四年九月二二日、市民病院で出生、未熟児で直ちに保育器に収容、一一月二一日保育器内保育解除、一二月一五日退院。その後、未熟児網膜症に罹患していることが判明、市が訴えられたが勝訴。

（判決理由）

(1)「医師の過失」 一定時点において医師に期待できる医療行為は、その当時における医療水準に照して相応な措置にとどまり、医学の進歩したのちの時点において期待しうるようになった医療行為に照して、当時の医師の過失を論ずることはできない。

(2)「予見義務」 酸素療法が未熟児網膜症発生の重要因子であり、同療法を行うときは、酸素の供給量、供給期間をできる限り制限しなければならないということは、昭和四四年九・一〇月頃までには医学界一般に是認され広く知られていた。したがって、本件担当医の経歴・立場――小児科部長として、一ヵ月六〇～七〇名の未熟児及び疾患児の保育医療を行い、定期的眼底検査の体制は確立していなかったが、異常があれば、個別的に眼科診療を受けさせる体制にあった――からすれば、当然、前記事実は認識していなければならなかった。

(3)「酸素投与」 (2)は一般的指針に過ぎず、酸素供給に関する具体的基準は確立されていなかったし、酸素の供給量・供給期間が必要程度を下まわると生命や脳障害の危険が考えられるから、その判断には相当の裁量の範囲があり、必要量や期間を多少越えたとしても、その措置に一応の合理性が認められれば、過失責任は問えない。本件における最高濃度五四％の供給は、一・二分間にも及ぶ無呼吸状態の繰り返しに対する措置として合理性が認められ、さらに状態に応じて供給量を変え、減量に際して漸減措置もとっており、当時としては妥当な措置であった。

(4)「眼底検査」 眼底検査は、有効な予防法・治療法が存在してはじめて、その前提として意義をもつが、当時は、有効な予防法ないし治療法は確立していなかったから、臨床的意義はほとんどなく、一般臨床医には未だ普及もしていず、しかも高度な技術を要することから修得に相当期間を要することを考えると、当時、小児科医、産科医に自からないし眼科医を介して、眼底検査を実施すべき法的注意義務があったとはいえない。

(5)「結果回避義務」 当時、光凝固法は確立された治療法とはなっていなかったから、これを行う法的義務はなかった。また、眼底検査ないし光凝固法実施のための転医措置も、これらを実施する義務が一般臨床医にない以上、問題とはなり得ない。さらに、眼底検査、光凝固法につき両親に説明し、専門医の診断を受けるよう指示する義務も――当時、光凝固法の有効性が確認されていず、したがって眼底検査の意義もほとんど認められなかったのであるから――法的義務になっていたとは認められない。

〔6〕未熟児網膜症（福岡地小倉支判昭五三年一〇月三日判例タイムズ三六八号一五三頁）

（概　要）

昭和四七年一月三〇日、産婦人科医院で出生、未熟児で保育器に収容されたが、二月二日市立病院に転院、保育器に収容（翌三日まで、約二四時間だけ酸素投与）、五月一五日退院、七月二八日未熟児網膜症と診断された。市が訴えられ敗訴（賠償額約二、二二〇万円）。

（判決理由）

(1)「罹患原因」　網膜の未熟性を素因とし酸素療法により投与された酸素、大気中の酸素が誘因となったと考えられる。

(2)「医師の過失の判断基準」　治療行為時の医学水準――臨床医学における水準――を基準とし、その上で、医師の専門分野およびその隣接分野における水準的知識と医師の社会的・経済的・地理的環境とを相関的に考慮しなければならない。

(3)「眼科医の過失」　総合病院の眼科医として通常の研鑽努力をしていれば、昭和四七年四月当時、①未熟児網膜症は酸素を使用しなくとも発生することがあること、②生下時体重一、六〇〇グラム、在胎週数三二週以下の未熟児に発生重症化の傾向が強いこと、③光凝固は唯一の有効な治療法で、施行時期は活動期第Ⅲ期の初めが適期で、Ⅳ期になると功を奏しないこと、④早期発見には生後一カ月前後から定期的眼底検査を週一回程度の割合で、二カ月間行うことが不可欠であること、⑤早期発見にはまた倒像検眼鏡による検査が必要であること、程度の知識は修得することができ、かつ修得すべきであった。

しかるに、小児科担当医から、在胎三一週の未熟児である旨連絡を受けていたにもかかわらず、前記②⑤などを充分認識していなかったため、四月四日に小児科担当医から検査依頼を受けて以来、数回に亘り検診を行いながら、直像鏡による不充分な検眼しか行わなかったため、治療可能な時期に発見できず、瘢痕期まで進行した七月一一日、二五日になってようやく病気に気づいたもので、総合病院で未熟児保育医療に携わる眼科医の有すべき平均的知識に欠けていたといわざるを得ず、充分な眼底検査義務を怠った過失がある。

(4)「小児科医の過失」　総合病院における小児科医で未熟児管理の第一次的責任者たる医師としては、小児科関係の文献はもとより、未熟児網膜症に関し、隣接分野である眼科関係の文献にもできるだけ目を通し研鑽を積む努力が必要であり、そうすれば、(3)の①ないし④の知識は修得できたし、修得すべきであった。

しかるに、本件小児科医は、総合病院において未熟児保育医療に携わる小児科医の有すべき知識に欠けていたか、あるいは漫然と時期を失したかのいずれかにより生後六七日目にようやく眼底検査を依頼したもので、早期眼底検査実施依頼義務を怠った過失がある。

(5)「医師の過失と視覚障害との間の相当因果関係」　適期に光凝固法を施行したとしても、確実に治癒し得たとは断定し難いものの、奏功例が相当数報告されている以上、医師側で、光凝固を施行しても視覚障害は避けられなかったとの立証をしない限り、適期に光凝固を行えば治癒したものと推認するのが適当である。しかも、本件病院の所在地近辺の大学病院等では、光凝固を既に治療行為として行っており、転医させて治療を受けさせることもできる状況にあった。

したがって、本件視覚障害は医師らの過失により発生したもので、市は損害を賠償する義務がある（なお、網膜の未熟性が本件発生の素因ではあるが、医師の過失がなければ重篤な視覚障害をもたらすことはなかったと推認すべきである以上、この故をもって逸失利益の損害賠償額を減額することは法的根拠を欠き相当ではない。しかし、慰藉料認定にあたっては斟酌の余地がある)。

〔7〕激症肝炎患者への点滴注射中の死亡事故(東京地判昭五三年二月一日判例時報九〇五号八一頁)

(概　要)

Aは、内科開業医Bから急性肝炎と診断され入院の指示を受けていた矢先の昭和四八年七月二八日夜自宅で倒れ、B医師が不在だったため、救急車でY病院へ運ばれた。当直医も急性肝炎と診断し入院治療が行われていたが、三〇日、担当医Cの指示で主任看護婦が五%ブドウ糖液五〇〇ccを輸液セットに用意し、准看護婦Dがこれを使用して点滴を開始したところ、Aは「痛い」と叫び、全身痙攣を起こし、硬直状態となった。C医師らが直ちに蘇生術を施した結果、停止していた心臓も動きだし、呼吸も再開して、一旦は落着いたものの、やがて再び急変し死亡した。

X_1(妻)及びX_2・X_3(子)からY(Y病院の開設者)に対し損害賠償を請求(請求額約二、三六一万円)、静脈内点滴注射は医師自らが行うか、看護婦に行わせるときは立会って指導監督すべき義務があるのにこれを怠り准看護婦に単独で行わせ、また、異常事態発生にそなえて他の看護婦に立会わせることもしなかったなどと主張した。医師側勝訴。

(判決理由)

五%ブドウ糖液の静脈内点滴注射では、仮りに注射針の刺入場所を誤っても、また、いかなる速度で点滴をしたとしてもショック死は考えられない。またD准看護婦はC医師の指示で静注を行ったが、医師がその指示により看護婦に医療行為をさせ得ることは保健婦助産婦看護婦法も認めているし、Dは四年以上に亘る静脈内注射の経験があることからすれば、Yが、Dにこれを行わせたことに何ら問題はない。さらにAが、点滴注射の際、「痛い」と叫び全身痙攣を起したが、このことから、Dが点滴操作を誤ったともいえないし、また、痙攣を起した後、注射針を抜かず放置したわけでもない。

かえって、Aの起した全身痙攣は、激症肝炎の症状として見られる肝性脳症の発作であり、これによりAは死亡したものと判断される。

以上、Dには何ら責められるべき点はないので、Yには賠償責任はない。

〔8〕乳幼児の下肢静脈切開点滴による壊死（岡山地判昭五三年三月二九日判例時報九〇三号八一頁）

（概　要）

X_1女（昭和四八年二月二六日生れ、未熟児）は、昭和四八年四月二三日、下痢を主訴としてY_2病院に入院。担当医Y_1は、X_1の脱水・貧血症状、酸血症を改善するため点滴をすることとし、五月二日、右下肢内踝直上約〇・五cmの部位に切開手術をし静脈にチューブを挿入、右下肢には、副木に固定するため、全体に包帯が巻かれた。午後四時二〇分頃から点滴を開始したが、同八時頃から、数回に亘り輸液の漏れがあり、その都度、看護婦は観察結果（午後一〇時には足首に水疱が生じていた）をY_1に報告したが、Y_1は点滴の施行を指示した。翌三日、明方には大腿部が腫れ、午前九時二〇分頃、看護婦から電話報告を受けたY_1は、点滴の中止を指示、包帯も解かれたが、X_1の右下肢は全体に腫脹し、下腿部および足首部周辺には水疱ができ、足首から先は紫色に変色し冷感があり、Y_1の電話指示で温湿布、午後一時頃Y_1診察、直ちに整形外科医の診察を求め措置を施したが、四日には腫脹、水疱のほか腓腹筋に阻血性硬血が認められ、指足背部及び底部は壊死状態に陥っていた。六月五日に壊死部は自然脱落に近い状態となったので、リスフラン関節線で切断した。

X_1およびX_2・X_3（X_1の両親）からY_1・Y_2に対して損害賠償を請求（請求額一、〇〇〇万円）、切開部からの輸液の漏れの連絡に対し、Y_1には適切な処置をせず放置した過失があると主張、医師側敗訴（賠償額約七一〇万円）。

（判決理由）

X_1の右足先部の壊死は、右大腿動脈もしくは右膝窩動脈にできた血栓による血行障害によって生じたものと推認されるが、この血栓がY_1の行った点滴によって生じたものと認める証拠はない。しかし、右下肢の血行障害の発見とその処置の遅れによって壊死が生じ、もしくは少なくとも壊死部の範囲を拡大させたものと推認される。

一般に、医師は相当高度の専門的学術的注意義務を負うことは勿論であるが、とりわけ乳幼児の治療を担当する医師は、本人からの訴えを期待することが困難であるから、客観的症状に特に細心の注意を払うべきである。そして異常の発生を告げられた場合には、特段の事情がないかぎり、相当な時間内に自から診察するか、適任と思われる医師に診察させるかして適切な処置を施すべき注意義務がある。

ところが、Y_1は、看護婦から五月二日午後八時、一〇時、一二時頃輸液が漏れている旨の連絡を受け、また一〇時頃の時点では右足首に水疱が出来ている旨の報告をも受けていたにもかかわらず、看護婦に点滴の続行を指示したのみで、自からX_1の症状を確認しなかったのであるから、この点にY_1の過失がある。また、右下肢の異常症状の早期発見に不適当な固定方法を採ったこともY_1の過失といえる。そして、五月二日・三日は、Y_1は他の重篤患者の治療などに忙殺されていたこと、また、静脈切開法による輸液では、幼児の場合、血管が細く漏れることが珍しいことではないこと、などからみると、Y_1に過失ありとするには酷な感じがしないでもないが、自からが症状の確認ができなければ、看護婦に観察方法を指示し異常症候の発生を見逃さないようにさせるべきであったというべきである。

したがって、Y_1・Y_2には損害賠償の責任がある。

〔9〕ひとさし指断端形成術後の化膿（東京地判昭五三年四月二七日判例タイムズ三六八号三三八日）

（概　要）

Xは、昭和五〇年三月五日、勤務中事故で左ひとさし指先端約一cmのところを切断し、A外科医院で治療を受けた。裁判所の認定した治療内容は次のとおりである。すなわち、飛び出している指骨を第三指骨の一部だけを残して削り、汚染した肉などを切り取り、皮膚を合わせて縫合し（いわゆる断端形成術）、クロマイゾルを注射、ペンプリチン内服薬投与、安静にして患部を冷やすよう指示した。以後殆んど毎日ガーゼ交換や投薬処置を受け、一一日抜糸、一二日からもほぼ毎日通院していたが、Xは指示通り化膿防止薬を服用しなかったり、二一日には車を運転して旅行し安静を欠いたこともあって、二四日頃から化膿し始め、二六日には左ひとさし指腹部の第二骨髄面が発赤腫脹し波動が認められたので、Aは切開の上排膿し、その後も毎日処置を受けたが治癒しなかった。二九日、Xは、B労災病院で受診、三一日入院の上、手掌部切開、第二関節下部からの切断手術を受け、さらに四月一八日、左ひとさし指全部を切断、五月一〇日退院した。

以上のような事情の下で、Xは、A（昭和五一年一二月二八日死亡）の相続人Y_1・Y_2・Y_3（妻及び子供）に対し損害賠償を請求、Aは化膿防止措置を怠り、更に化膿悪化を見過したと主張（請求額約二四六万円）。医師側勝訴。

（判決理由）

裁判所は、手指の切断創の治療に関する原則論を述べたのち、AのXに対する治療処置はそれに合致しているとして、Xの主張を容れなかった。すなわち、次のように判示した。

Aは、Xの指の機能をできるだけ維持させるため指の長さを残すことに努力をし、手術前の消毒もマーキュロやアルコールを用いて行っており、術後の感染予防ないし化膿防止にクロマイゾルの注射やペンプリチン内服薬の投与をし、さらにはエリスロマイシン内服薬の投与やカネンドマイシン注射を行い、また、治療の度にガーゼ交換やマーキュロ消毒をし、左ひとさし指の第二指骨面が発赤腫脹し波動が認められるや、直ちに切開排膿しガーゼドレーンを挿入するなど適切な処置を講じており、Aは、医師として最善を尽して診療に当ったと認めるのが相当であり、Xの主張は採用できない。

〔10〕骨折治療の際のフォルクマン拘縮（浦和地判昭五三年四月三一日判例タイムズ三六六号三二一頁）

（概　要）

X_1（昭和四二年生れ）は、昭和四四年一二月五日、午後一時頃X_3（母）が自転車の補助椅子にX_1を乗せたままで忘れ物をとりに自宅へ戻った際に自転車が転倒して骨折し、二時過ぎ救急指定病院Ｙ整形外科病院に運び込まれた。Ｙ医師は、左上腕骨顆上骨折と診断、三時頃弾力包帯を巻きスピードトラックによる垂直牽引療法を開始、九日午後ギプス固定に切り換えられ、一六日ギプス固定のまま退院。翌四五年一月五日ギプスが外され、マッサージ、温熱療法が行われた。一〇日、X_3は、他の子供の診療のためX_1を同伴して赴いた病院で、X_1の左手は大変なことになっていると指摘され、一二日以降他の診療所・病院で受診したところ、X_1は重いフォルクマン拘縮と診断された。機能訓練や二度に亘る手術をしたが、現在も、左手首は自から動かすことができず、左手指は僅かに動かせる程度で、手の感覚も十分でなく、改善の見込みはない。

X_1・X_2（父）・X_3（母）は、(i)幼児の上腕骨顆上骨折にはフォルクマン拘縮併発のおそれがあり、これを避けるには阻血を発生させないように、まず徒手整復を行い、その後、牽引が必要ならば、スピードトラック牽引は避け直達牽引を行うべきであった、(ii)阻血は負傷後すぐ発生するから、入院後数時間は間断なく看視すべきであるのにこれを怠り、さらに六日、七日も全く診断が行われなかった、と主張してＹに対し損害賠償を請求（請求額約四、九七二万円）。医師敗訴（賠償額一、四九九万円）。

〔判決理由〕

(1)　X_1のフォルクマン拘縮の症状は事故日の牽引が開始された午後三時過ぎ頃始まり、翌年の、一月五日には拘縮が完成していたものと推認できる。

ところで、顆上伸展骨折のように治療方法が複数あり、そのいずれによるのが最も妥当かについて通説的見解が確立されていない場合には、医師は、臨床状況に応じ、自からの合理的判断に基づいて治療方法を選択する外ないのであり、本件においてスピードトラックによる垂直牽引法を採用したＹの判断も一応の合理性があったと考えられる。したがって、この点についてＹの注意義務違反はない。

(2)　フォルクマン拘縮は、しばしば上腕骨顆上骨折に引き続き発症し、完全な治療方法が確立していないため、予防と早期発見が肝要であるし、その前駆症状ないし初期症状の発現時期は、受傷後もしくは治療施行後二四時間以内、遅くも四八時間以内であり、しかも、幼児の場合には起る可能性も高いのであるから、とくに厳しい看視を必要とする。そして、このことは整形外科医には周知のことであるのに、Yは、事故当日、X_3からX_1が激痛を訴えている旨告げられ、たびたび診察を懇願されたのにこれを無視し、六日、七日も自からも、また他の医師をしても診察をしなかったのであり、――たとえ看護婦が様子を見に来たり、看護婦から家族に爪の色が変ったら知らせるよう指示がなされていたとしても――看視義務を怠ったものというべきである。

そして、Yが十分看視をしていれば、当然、フォルクマン拘縮発生の危険性は予見できたし、本件のような結果の発生を回避し得たというべく、したがって、Yには責任がある。

なお、X_1の骨折はX_3の過失により発生したものであるから、一応、本症の発症にはYとX_3の過失が競合しているものといえるが、両者の過失の大きさに応じて両者の責任を分担させるのは相当でなく、むしろ、医師の過失がなくとも発生したであろう損害の程度及び損害発生の蓋然性の大小に応じて責任の割合を決めるのが相当である。そして本件では、Yの看視義務の懈怠は極めて重大であるが、その懈怠がなくても、より軽いフォルクマン拘縮が発生し、より軽い損害を生じた蓋然性はあると推測される。したがって、損害のうち一割は被害者側の過失によるとして減額し、Yには九割を負担させるのが相当である。

〔二〕　交通事故患者の股ヘルニアに対する処置の適否（鹿児島地判昭五三年九月二九日判例タイムズ三七三号一三八頁）

（概　要）

A女は、交通事故で負傷し昭和四六年四月から入院治療を受けていたY_1整形外科病院で、同年九月五日、腹痛を起し、主治医Bの許諾を得て、最寄りの内科医Cの診察を求め、胃炎との診断で注射・投薬などを受けたが症状は改善しなかった。BおよびX_1（Aの夫）の希望で、Cは、念の為、D内科医の診察を求めたが、やはり、胃炎との診断であった。一五日午前一〇時頃から、Aは、一時おさまっていた腹痛をまたも訴えたので、午前一一時頃、Cの往診を求めたところ、Cは、腹部内臓に特別の異常はないが、右鼠蹊部に拇指頭大の腫瘤を認め鼠蹊ヘルニア（後に股ヘルニア）と診断、嵌頓はしていないが経過如何によっては手術の必要があると考え、Y_1に病院の看護婦にその旨指示、その後の再診時（午後四時頃）には、腹部に痛みがあり、右中腹部・右下腹部に腸雑音があったので、嵌頓ヘルニアが考えられるから外科医にも診察してもらうようBに指示、五時頃、外科医Eが往診の上、Aを自己の病院に移送し、Bほか二名の医師立会いの下で、腹膜炎兼ヘルニア嵌頓として手術を行った。しかし、手術後も、高熱、血圧低下、呼吸促迫、心動昂進の諸症状は改善せず、徐々に心臓衰弱の度を増し、手術後約三〇時間で死亡した。

X_1ほか四名の遺族から、Y_1及び加害自動車の保有者が自賠責保険に加入しているY_2（損保会社）に対し損害賠償を請求（請求額はY_1・Y_2連帯で約五〇〇万円、さらに、それと別個に、Y_1単独で約二五〇万円）、Y_1については、診断・治療上の過誤と適時適切な転医措置をとらなかった過失があると主張。医師勝訴。

〔判決理由〕

Aが腹痛を訴え始めた五日から一四日までの間のAの症状は胃炎と判断される程度以上のものではなく、ヘルニアの形成や、それに続くヘルニア嵌頓の前兆を疑わせるものは何もなく、この間の症状が直接Aの死を招いたと言えないことは勿論、死につながる病変があったとすることもできない。

そして、一五日午前一一時頃の診察でヘルニアの存在を認めたCは、進行すれば手術の要ありとし、午後四時頃の診察で手術適応と判断しBに連絡、外科医Eの診断を求めており、この時点における各医師の判断・相互連絡には特に欠けるところは認められない。

次いで、手術に当ったE医師の術前・術後の措置も妥当であり、手術過程も一般術式どおりで欠点はなく、手術時期に重大な遅延があったともいえず、また、術前に、意識混濁、血圧低下、脈搏細小等の所見があったとはいえ、へルニアがすでに嵌頓状態にある以上――放置すれば死に至ること必至であり――手術を敢行したこともやむを得なかった。そして、手術後の全身状態の悪化は、一五日朝からのヘルニアが嵌頓状態へと進行するに従い発現・進行した反応性の化膿性腹膜炎ならびにそれによる腹膜ショックによるものであるが、この腹膜炎は、Eが開腹手術の際認識するまではその兆候はなく、白血球数もその併発を疑わせる状態ではなかった。

以上、Y_1あるいはB医師は、専門外のAの症状については専門医に往診を求むるなどし積極的に診察を受けさせ、その診断を尊重し自己のなし得る適切な医療措置を講じ、各専門医の診断・治療措置もその時々の状態に応じて妥当なものであったから、Y_1には、Aの死につき責任はない（なお、Y_2への請求も斥けられている）。

〔12〕 腎結核の誤診 （大阪地判昭五三年一〇月二四日判例時報九一四号八一頁）

〔概　要〕

Xは、昭和四四年秋頃から尿路周辺の異常を感じ、診療を受けていた開業医Aの紹介で、昭和四六年一月、Y_1（国）開設のM病院泌尿器科のB医師の診察を受け、膀胱頸部硬化症との診断で一二月まで前立腺マッサージと投薬による治療を受けた。しかし、症状が好転しなかったので、Xは、昭和四七年一月、泌尿器外科の開業医Y_2の診察を受け、腎臓結石との診断で、同月一八日、右腎摘出手術を受けた。しかし、なお、症状は好転せず、六月、N大学附属病院で受診したところ、残っている左腎が結核に罹患していることが判明した。

Xは、M病院の開設者でB医師の使用者であるY_1と、開業医Y_2に対し損害賠償を請求（請求額約三四六万円）し、(i)Bは、右腎結核を膀胱頸部硬化症と誤診し病状を悪化させた、(ii)Y_2は、杜撰な検査でXの腎結核を発見できずに、安易に右腎摘出手術をし、手術後、腎結核に罹っていることを認識しながら、Xにその説明をせず、抗結核治療を十分に施さなかったため、左腎結核の進行をとめられなかった、と主張。Y_1のみ敗訴（賠償額約三三八万円）。

〔判決理由〕

Xの右腎は、B医師に診察を受けた当初から既に結核に冒されており、左腎も、B医師のもとで診察を受けている間に結核に罹患したものであるが、XがBに対し、腎臓炎、肋膜炎、痔瘻の既往歴があることを告げ、主訴として排尿痛、頻尿を訴え、腎臓疾患ではないかと尋ねたにも拘らず、Bはこれを聞き流し、腎臓の検査を行わなかったことが認められる。この点、Bとしては、当然腎結核の可能性を考えて診療に当るべきであったし、そうすれば、右腎結核を発見し得たはずである。したがって、Y_1には、Xの損害を賠償する責任がある。

他方、Y_2は、Xの右腎臓が結核に侵されていることを手術に着手して発見した点、手落ちがないとはいえないが、既に、末期症状であるセメント腎になっており、摘出手術が最善の治療法であったし、また、術後、左腎の結核罹患についての認識はなかったにせよ、Xの身体を侵食している結核そのものに対する治療の必要を感じ抗結核剤による治療を開始したなどからみて、Y_2には責任はないというべきである。

III　手術に関する事例

〔13〕美容目的のシリコンの除去手術による眼瞼外翻（東京地判昭五二年九月二六日判例タイムズ三六五号三八六頁）

（概　要）

芸能関係の仕事に従事していたX_1男（四八歳）は、昭和四二年頃、Y医師（整形外科医院開業）から目尻の小じわを除くためシリコン注入注射を受けたところ、目尻にしこりができたため、昭和四八年一〇月から翌年春にかけて八回に亘り、Yから眼瞼のしこり除去、その結果生じたたるみの切除、さらに生じた瘢痕性萎縮の修復などの手術を受けた。しかし、手術で左上眼瞼縁が外翻し、誤って手術部位の直近上部の皮膚を約一cm切開してしまうなど結果が思わしくなかった。そこで、X_1は転医を告知、Yは、A医師宛紹介状を交付するとともに、手術の失敗を認め責任をとる旨の書面を交付した。

X_1は、両眼瞼が外翻症状を呈し、眼瞼の周囲にかなり瘢痕があり、昭和四九年一一月以降他の整形外科でシリコン除去手術を受けており、これが終り次第、瘢痕修復の手術をする予定になっている。

以上のような事情の下でX_1およびX_2（X_1の妻）はYに対し損害賠償を請求（請求額はX_1に約七五〇万円、X_2に慰藉料として一〇〇万円）。医師敗訴（賠償額はX_1についてのみ約三二〇万円）。

〔判決理由〕

特に美容整形を担当する医師としては、美容整形手術は、一般に、緊急性及び必要性に乏しい場合が多いから、手術の要否及び適否を慎重に判断し、また、手術に当っては、患者の体質、患部の状態等について十分な検査を行い、医師としての高度の専門的見地から、手術の時期、方法、程度、範囲等を十分検討し手術を実施すべきであり、さらに手術を実施する際も、術後の状態にも十分慎重な配慮をしながら事後の手術の進行、治療方法等を選択すべき義務がある。

しかるにYは、X_1への手術を簡単だと安易に判断し、事前検査・診察もせず、手術の時期・方法について検討することもなく、さらに手術の奏功度合、患者の手術後の状態に対して特段の配慮をしなかった。とくに最後の左上眼瞼部手術の際には既に瘢痕性兎眼になっていることを認め得たのだから、さらに切開すれば当然その症状が著しくなることが予想されたのに、あえて切開手術をし、一層、外翻状態を顕著にしたのはYの責任である。

そして仮りに、Y主張のように、X_1の方が手術部位の範囲、手術日を指示していたとしても、これらの事項は医師が専門的見地から判断・決定すべきものであり、かえって、患者の指示に従っていたとすれば、医師の職責を放棄したものと言わざるを得ず、このことによりYの責任が免除されるものではない。

〔14〕　腰椎分離症の固定手術と術後感染症（和歌山地判昭五三年一月三〇日判例タイムズ三六二号三二二頁）

〔概　要〕

Xは、昭和四一年五月二〇日、Y_2県立A医大付属病院で、整形外科医長Y_1から、第二ないし第五腰椎分離症の固定術を受けたところ、術後、ブドウ状球菌による感染症を起した。再切開などの処置を講じた結果、七月末になって感染症は終息、抜釘術を残して九月一日退院した。

ところが、四三年一月頃に左腰部が腫れて痛みを感ずるようになったので受診したところ、左腰三角に膿瘍があり二月二三日Y_1から排膿手術を受け、同時に抜釘術も行った。さらに、四月と九月にも上記部位の排膿手術を受けたが、翌四四年三月にもまた同様の症状が起り、A医大病院で診察を受けたものの、四月以降は転医した。

XはY_1には完全に化膿菌を殺菌の上手術をするか、化膿菌による感染症等を併発させないように努める注意義務を怠った過失があるとしてY_1及びY_2に対し損害賠償を請求（請求額約二、五七〇万円）。医師側敗訴（賠償額五五万円）。

（判決理由）

Xのブドウ状球菌の感染は固定術施行の際と推認され、感染経路としては、①手術室の空気中のブドウ状球菌の付着、②手術器具、手術者の手等の消毒不完全、③Xの体内に保菌されていたブドウ状球菌の血行移転、などが考えられるが、②③については、これを認めるに足る十分な証拠はなく、同大学公衆衛生学のB教授が実施した環境調査の結果、Xの固定術が行われた手術室内に化膿菌を含む細菌が測定されており、しかも、当時の整形外科手術例一六例中Xを含む五例に感染例があったこと、しかもXの固定術には二時間四〇分もの時間を要した点を合わせ考えれば、①が感染経路になったと推認するのが相当である。

そしてさらに、この術後感染症と腰部膿瘍との因果関係については、腰部膿瘍の発病が四三年一月頃であるところ、ブドウ状球菌による感染症の発病は通常感染後五日前後であるが、Xの術後感染症は四一年七月末には終息していたこと、しかも、昭四三年二月二三日の手術時所見でも固定手術部には炎症もみられず、菌も存在していなかったし、ゾンデによる探索でも腰部膿瘍部と固定術部の交通路は発見できなかったし、腰部膿瘍部から検出したブドウ状球菌の感受性テストの結果、四一年当時、術後感染症の部位から検出のブドウ状球菌とは直系の関係がないこと、などから両者の関連は認め難く、従って、Y_1の行った固定術との間に因果関係はない。
そこで、術後感染症を起したことについてのY_1の責任の有無だけが問題となるが、空気中にはブドウ状球菌をはじめ化膿菌が浮遊していることは医学上の常識ともいうべきであるから、これが手術部に付着し感染症をひき起す危険性のあることは医師として当然予想していなければならないことであり、従って、手術をする医師は、空気中の化膿菌が付着しても感染症を起さないよう十分な予防処置をすべき注意義務があり、ことに大手術の場合には、一層十分な予防措置をすべき義務があるが、本件の場合、効果のある抗生物質の投与で術後感染症を防止し得たことが明らかであるから、Y_1には化膿予防措置を十分尽さなかった過失があるというべきである。

〔15〕　不完全包茎の手術（名古屋高金沢支判昭五三年一月三〇日判例時報八八九号五七頁）

（概　要）

Xは Y医師から不完全包茎の包皮環状切除手術を受けたところ、手術後二年以上経過した昭和四八年四月に至っても陰茎根部に疼痛があり、勃起時には牽引感が強く、性交の際挿入が十分にできない状態となった。尤もA大学付属病院で減張切開術を受け、現在では前記症状はほとんど解消している。

Xは Yに対し損害賠償を請求（請求額不明）。医師敗訴（賠償額六二万円）。

（判決理由）

Xの症状は、手術の際、誤って包皮を若干過度に切除したことに起因したものと推認するのが相当である。ところで、不完全包茎は生理的には何ら支障がなく、手術は主として外観的、心理的見地から必要性が認められるもので、緊急を要するものではない。従って、医師としては、手術施行前に直接勃起時の包皮の状態を視診し、あるいはそれが困難だとすれば詳細に問診する等して手術の必要性、手術を施行する場合の包皮切除の程度を判断し、包皮を過度に切除し生理的機能的障害を残すことのないように手術を施行すべき義務がある。ところが、Yは無資格者の不十分な報告だけで手術の施行を決定し、鎮静剤等の注射後の弛緩した陰茎を視診したのみで十分な問診も行わず手術をしたため、包皮切除の程度の判断を誤り過度に切除してしまったもので、Yの責任は免れない。

〔16〕胸腔に充填された合成樹脂球摘出手術後、麻痺を生じた事例（東京地判昭五三年五月二九日判例時報九〇五号七七頁）

（概　要）

X_1は、昭和四三年二月一七日、発熱、喀痰、咳の治療のため、Y_1共済組合連合会経営の病院に入院したが、その病状は、肺結核治療のため他で胸腔に充填された合成樹脂球に起因するものであり、外科的療法——合成樹脂球の摘出及び胸部成形術——が必要と診断された。そして、四月一九日、Y_2医師執刀、Y_3・Y_4医師などが助手となり手術を受けたが、同日夜半、両下肢の倦怠感を訴え、診察の結果、脊髄の循環障害に基づく体幹、両下肢対麻痺を来していることが判明した。この麻痺は回復の見込みがない。そこで、X_1・X_2（妻）らからY_1〜Y_4を相手に賠償請求をした。医師側勝訴。

（判決理由）

本件麻痺を生じた原因としては、①大量の出血のため——充分な輸血がなされても——循環不全ないし血液分布の不均衡を起しやすい状態にあり、手術後の血圧低下の際に脊髄に循環障害を来したこと、②手術中の肋間動脈の損傷又は結紮のため、脊髄根動脈の血液が阻害され、脊髄の循環障害を生じたこと、③手術の何らかの操作が刺激となって交感神経が緊張したため、脊髄根動脈が攣縮し脊髄の循環障害を来したこと、④蓋然性は最も低いが、気管支瘻部の縫合閉鎖の際に肺静脈内に血栓が生じ、これが血流により移動し脊髄根動脈の栓塞を惹起したため、脊髄に循環障害を生じたこと、以上の四つが一応考えられ、これらが単独ないし結合して麻痺を生じたと推認するほかない。

ところで、Y_1はわが国有数の高度の診療を行う病院であり、Y_2らは一般の医療水準より高度の注意義務を要求される。しかし、①は不可避といわざるを得ず、②③④については、いずれも当時としては、医学上、外科医に対して認識を期待し得ない。したがって、Y_2らに過失はない。

〔17〕 ファロー四徴症の術後管理（東京地判昭五三年七月二四日判例タイムズ三七一号一四二頁）

（概　要）

A（昭和二四年生れ）は、先天的ファロー四徴症患者であったが、昭和四七年六月一日、手術のために社会福祉法人Y病院へ入院。この手術は危険性が高く、Aの場合にも術後出血や急性心不全などを惹起し死亡する危険度が高いことが予想されたが、全身状態はかなり良好であり、また手術をしなければ余命は極めて短いと予想されたので、担当医らは手術が適当と判断、AとX（父）にその旨を説明、承諾を得て、同月一二日、午前九時四〇分から午後三時三〇分まで手術を実施、三時五〇分にICU室に入室させた。術後、翌日午前二時三〇分まで担当医らは術後管理に当たり、容態は安定した。その後も医師、看護婦が看護に当っていたが、午前三時過ぎ、心のうドレーンの洗滌中、心不全の徴候が現われたので監視をしていたところ、午前四時頃、突然、心室細動が起り、心停止の状態となった。直ちに手当をしたが意識は戻らず、昏睡状態のままで、一三日には、いわゆる脳死の状態となり、二五日に心搏も停止し死亡した。Yは解剖を希望したが、遺族は拒否した。Aの両親X_1・X_2から、ICU室へ入室後の術後管理が杜撰で、①一三日午前中の急変の発見と回復措置が遅れ、心停止後三分以内に脳への酸素投与経路を確保し得なかった、また、②二一日にも――面会に来た知人がAの頭を動かしたためであるが――一時酸素吸入管が外れ心停止となったのに、この場合も管理が杜撰であった、などと主張しYに対して損害賠償を請求（請求額約一、一四二万円）。医師側勝訴。

（判決理由）

X_1・X_2主張の①については、心不全の徴候を直ちに発見したし、心停止時の処置も適切で、心停止時間は一分〜二分、呼吸停止時間は二分〜三分であり、担当医に過失はない。②についても、吸入管の外れと死亡との間に因果関係はない。

〔18〕骨接合術の際の折損手術用ドリルの遺留（名古屋地判昭五三年九月二二日判例タイムズ三七二号一三三頁）

（概　要）

Xは、昭和四六年一月一二日左脛骨・腓骨複雑骨折で、医療法人Y_1開設の病院に入院、勤務医Aの執刀で骨接合術を受けた。その際、折損した手術用ドリルの先端約二㎝程は左下腿骨に遺留したままで手術を終了。爾後、機能訓練を行い、六月一一日退院。その後、Xは、住居地に近いB病院に通院し機能訓練を続け、翌四七年六月九日、同病院で抜釘術を受け、同時に、ドリルの折損残片の除去術も受けた。ところが、二五日になって左下腿皮膚面の手術創部分に帽針頭大の瘻孔が形成されたため、その治療として、二次縫合手術、植皮手術を受け、瘻孔の治癒をまって機能訓練を再開し、一一月一六日退院、以後、通院による機能訓練が続けられた。

XからY_1およびY_2（院長）、Y_3（Aとともに手術を担当した医師）に対し、Y_3及びA医師が善良な管理者の注意義務を怠り、ドリルの先端を折損し、これを遺留したまま手術を終了し、患部を病原菌に感染させたため、再手術を含む長期間の治療を余儀なくされ、かつ後遺症に悩まされることになった、として損害賠償を請求（請求額約三七六万円）。医師側勝訴。

（判決理由）

手術用ドリルは極めて折れ易く、十分注意しても折損する場合があり、それを防止することは不可能であること、折損して骨内に残った場合、骨に新たな障害を加えることなく容易に除去できるとき以外は遺留させるべきで、遺留により人体に悪影響を及ぼすことはなく、かえって除去することで骨に新たな障害を加え、細菌感染の機会を与えるおそれなどがあることが認められる。

そして、Xの経過は順調で、ドリル折損残片の遺留の影響も、細菌感染もなく、抜釘術を受ける程にまで治癒していたのであり、瘻孔形成は骨折により惹起された皮下組織及び皮膚の血行障害・栄養状態の不良に基づいて生じたものと推認されるから、傷害に基づく不可避的なものであり、Aの治療行為に手落ちがあったとはいえないから、Y_1らには責任はない。

〔19〕 ロボトミー施行の是非（札幌地判昭五三年九月二九日判例時報九一四号八五頁）

（概　要）

X_1（昭和一九年生）は、慢性肝炎、アルコール中毒症などで入院治療を受けていたが、同室患者と口論、顔面を殴打し負傷させたため病院側から入院の継続を拒絶された。X_1の妻X_2から相談を受けた福祉事務所の担当吏員は、かねてよりX_2からX_1は飲酒に耽り妻子に暴力を振うので精神病院への入院を希望する旨告げられていたこともあり、Y_1開設のA病院を選定、X_1にA病院への入院を勧め、X_1・X_2に対して、A病院への入院は内科的治療が目的であるが、病養態度・病状如何で精神科へ入院させることもあり得ることを告げ、その同意のもとに昭和四八年二月一四日、X_1を入院させた。Y_1は、入院当日、一次診断として精神病質と判定し、精神科閉鎖病棟に収容、昭和四八年四月一日、爆発型・意志薄弱型精神病質及び慢性アルコール中毒症と確定診断、同月一〇日頃、X_1に前頭葉白質切截術（ロボトミー）を実施することを決意し、B市立病院脳外科医Y_2にこれを依頼、同月一九日、B市立病院に転入院し、左開頭式左前頭葉白質切截術を施行、Y_1は、同月二七日から、再び、X_1をA病院に収容し診療を続けたが、やがてまた術前の状態に戻ったと判断し、六月五日、再度、Y_2医師による右開頭式右前頭葉白質切截術を施行、X_1は、同月二九日、B市立病院を退院したが、Y_1の勧めを拒絶し、他の精神病院に転入院し治療を受けているが、手術後、現在まで、情意面全般にわたる人格水準の低下が認められる。

X_1・X_2ならびにX_3・X_4（子）は、X_1は、本件手術後生じた諸症状のため独立生計を維持できず、日常生活全般の介護を要する状態になった、としてY_1・Y_2に対し損害賠償を請求（請求額約一億六七〇万円）、(i)Y_1は、治療目的ではなく、営利目的で手術を行った、(ii)ロボトミーは、精神医学界で禁止の趨勢にあったのに、Y_1らは漫然とこれを行った、(iii)ロボトミーの医療行為性が否定されないとしても、Y_1は、誤診により不要なロボトミー手術を行い、また、Y_2は、自から精神科的診断を行わなかったためY_1の誤診を看過した、(iv)仮にロボトミーが許されるとしても、これは最終的・例外的治療手段であるのに、Y_1は、当時の治療手段の根幹である精神療法・環境療法を十分に試みることもなくこれを実施した、(v)Y_2はロボトミーの術式を誤まり、人格低下の甚しいスタンダード式を選択した、(vi)X_1及びX_2のいずれの同意もなしに手術を行った、仮りにX_2が同意していたとしても、手術のマイナス面の説明はなかったから、その承諾は無効である、などと主張した。医師敗訴（賠償額は約四、一五〇万円）。

〔判決理由〕

Y_1のしたX_1に対する爆発型精神病質・慢性アルコール中毒症との診断は、カルテに書き換えがあることや、A病院の入院患者の約四分の一が、知事の審査で、入院不要と判定されたこと等からみて疑問の余地はあるものの、他方、X_1は、他の医師からも慢性アルコール中毒症と診断され、専門医の治療を勧められていたこと、Y_2（精神科医の経歴を有する）もY_1の診断に納得していたことが認められ、また、精神病質の概念自体が評価的・裁量的なもので、医師により判断にかなりの差が生ずるものであることなどから、一応、この診断を正しいと認めることができる。

そこで次に、この診断に基づく治療行為につきY_1らに過失があったかどうか検討する。

Y_1には、多額の借金がある上、不要入院や診療報酬の過大請求など営利的姿勢が窺われるが、だからといって、X_1に対し、図利などの目的で治療の意思なく手術を行ったとすることはできないし、また、当時の医学水準では、ロボトミーにより精神的諸機能の著しい低下があることは意識されていたが、一定の制約（適応症を新調に選択し、かつ、他の療法を十分試みた上で、最後の手段として用いる）の下では、標準式のものも含め、治療手段として用いることは許されていた。しかし、Y_1は、僅か二カ月間の薬物療法と何回かの電気ショック療法を試みただけで、精神病質療法の中心となるべき対話も全く顧慮せずロボトミーしかないと判断したのは、医師の裁量の限界を逸脱した違法な治療行為であり、また、本件のように専門医間で協力関係をとる場合、他の専門医の診療経過が明らかに相当性を欠いている場合には、自己の診療行為の追行につき、自からその適否を確認すべき注意義務があるのに、Y_2は、Y_1が他の療法を十分に尽していなかったことを容易に認識し得たにも拘らず、漫然とロボトミーの実施を引き受けた過失がある。そしてまた、手術に際しては、原則として、入院・治療の申込みとは別に患者自身の承諾――精神障害者・未成年者であっても、自己の状態、当該医療行為の意義・内容・危険性につき認識能力がある以上、本人の承諾を要する――を要するが、とりわけ、ロボトミーのように、適応性ないし必要性について医学上の見解が分れており、また重大な副作用を伴う場合には、患者の意思が一層尊重されねばならない。しかるにY_1は、X_1には承諾能力なしと考えてX_2の承諾のみを得ただけであり、Y_2は、Y_1がX_2の承諾をとる等すべて了しているとのY_1の話を信じ、自から承諾を得る手続をとらなかったもので、本件手術は、X_1の同意なく行われた違法なものである。

以上、Y_1・Y_2の治療行為には過失がある。

Ⅳ　分娩に関する事例

〔20〕　前回帝切の妊婦に帝王切開を採用しなかったことの当否（大阪地判昭和五三年三月三〇日訟務月報二四巻五号九四九頁）

〔概　要〕

X_1女（二五歳）は、出産のため予定日の前日の昭和四五年七月八日、国立A大学附属病院に入院、帝王切開の既往歴があるが、狭骨盤や児頭骨盤不適合の恐れなしと判断された。予定日を過ぎたが胎盤機能は良好であったので経腟分娩が可能と判断され、一七日、午後〇時四〇分頃からアトニン点滴を行ったところ陣痛が発現、胎児娩出までにはかなりの時間を要する見通しであったが母子ともに異常はなかったので、試験分娩を継続。担当医Ｂは、助産婦の監視体制をとりX_1を陣痛室におき、産直医Ｃ、当直医Ｄと交替した。分娩は順調に進行していたが、一八日、午前五時一五分頃、X_1は下腹部に疼痛を覚え、手掌大の膨瘤が発現したのでＤ医師は、子宮破裂の疑いがあり危険と診断、同六時二五分帝切手術を開始した。開腹の結果、前回の帝切瘢痕部に一致し、さらにそれより下方に正中線に沿って破裂口が認められ、胎盤が圧出されつつあることが認められた。六時四三分胎児が娩出され、子宮破裂口の縫合を試みたが子宮の収縮が悪く、出血が止らなかったため、子宮膣上部の切断手術も行われた。仮死状態の新生児は蘇生措置により生後二〇分で心搏動を開始したものの、午前一一時三〇分死亡した。

X_1及びX_2（X_1の夫）からＹ（国）に対して損害賠償を請求（請求額三九六万円）、病院はX_1に帝切の既往歴があり子宮破裂のおそれがあったのに安易に経膣分娩が可能と診断をし、かつ経過観察を怠ったし、さらに、子宮破裂という異常事態に対する万全の備えも怠ったため、手術開始までに長時間を要し、その結果、娩出児は死亡し、X_1は子宮切除を余儀なくされた、と主張した。医師側勝訴。

〔判決理由〕

従来は、前回帝切即反覆帝切という考え方が一般的であったが、最近では、以前と同一かもしくは新たな帝切適応症が存在するなど特段の事由がない限り、原則として経膣分娩を行うという考え方が広く受け入れられている。そして既往帝切妊婦に経膣分娩を採用するための条件としては、(1)前回帝切時の一時的適応症の不存在、(2)前回帝切および術後経過に異常のないこと、(3)妊娠経過に異常がなく、胎盤機能等も正常であること、(4)分娩経過に異常がないこと、があげられている。この点について、X_1らは、帝切瘢痕の性状を子宮内面触診法・子宮内視鏡検査・子宮造影法等の内診的方法で捉え、それによって子宮破裂のおそれの有無を判別した上で経膣分娩の採否を決定すべきであると主張するが、このような検査方法は、瘢痕の良否の決定的診断法ではなく、また検査時期についても一定の見解が得られていないため、一部の医療機関における実施結果が報告されているものの極めて少数であることが認められるから、X_1らの主張は認められない。

そして、X_1は、前記(1)ないし(4)の条件を満たしていたと判断できる。したがって試験分娩を採用したことに病院側の過失はない。

なお、X_1が帝切の希望を申し出ているが妊婦側の希望に応じてなされるべき医療行為とはいえず、希望に応じなかったからといって違法とはいえない。

また、陣痛監視室における監視上の措置も必要限度を満たしていたものと評価し得る。さらに子宮破裂から手術までに一時間一〇分を費していること自体も過失があったとはいえないし、たとえ手術準備時間を三〇分以内に早め得たとしても胎児の生命維持は不可能であったと認められるし、また、X_1の子宮摘除も、母体の生命維持のためやむを得ない措置と認められ過失はない。

V　注射に関する事例

〔21〕注射の際に侵入したガス壊疽菌による死亡事故（横浜地小田原支判昭和五三年三月一四日判例時報八九八号八六頁）

（概　要）

A（昭和四七年大学卒）は、昭和四八年二月二日Y医師の往診を受け、上気道感染との診断で、左上膊外側皮下にグレラン二ccを注射する等の処置を施されたが、翌日注射部位が腫れ、圧痛、発熱を生じた。四日、午前二時頃、Aは、左胸部の激痛を訴えて救急車でY医院に入院、その際、左上膊部の腫脹は肘関節付近にまで及んでいた。Yは、左上腕の腫脹に湿布、鎮痛剤注射をするとともに問診の結果などから狭心症を疑い、治療をしたが、心電図にも異常はなかった。午後八時過ぎ、チアノーゼが現われ、左上腕の切開をしたが化膿はしていなかった。Yは、県内の病院へ転院を依頼したが断わられ、東京のB医大病院にAを入院させた（午後二時三〇分頃）。午後八時頃、ガス壊疽とほぼ断定され、手術をしたが、ついに昏睡状態のまま死亡した。死因は、ガス壊疽菌による細菌内毒性中毒によるショック死と認定された。

Aの両親X_1・X_2からYに対して損害賠償を請求（請求額約二、二六五万円）、Yには、注射器具の消毒不完全か、注射後、その部位を消毒し、絆創膏を貼付して不純物の侵入を防止すべき措置を怠ったかの過失があると主張した。医師勝訴。

（判決理由）

Aの左上腕部から発見されたガス壊疽の起炎菌であるウエルシ菌の侵入経路は、①注射器の消毒が不完全であったか、②Yの手指もしくはAの皮膚の消毒が不完全であったか、③注射痕から侵入したか、のいずれかであること、さらに、グレラン注射が特異体質の場合に蕁麻疹、紫斑、皮膚壊死等の反応を生じる特性をもつことがAのガス壊疽の発病に重要な関係をもつことが推認される。

ところで、(i)YがAに使用した注射器は、石油ストーブの上に乗せた鍋で約一時間煮沸し、往診ケースはシンメルブッシュ煮沸消毒器で消毒をしたものであるが、ウエルシ菌の芽胞のうち、特に熱に強いものは、摂氏一〇〇度で六〇分間煮沸しても一％の生存率があり、同一時間では温度が低い程生存率が高いことが認められるので、Yの行った消毒方法ではウエルシ菌は残存し、注射によってAの皮下組織に入った可能性もある。しかし、Y医院と同規模の、同県下の外科医院での注射器の消毒は、一般的には、シンメルブッシュ煮沸消毒器で一〇～三〇分間煮沸する方法で行われており、鍋による消毒など奨励される方法ではないが、シンメルブッシュ煮沸消毒器と効果に殆ど差異がないこと、前述のウエルシ菌芽胞の熱に対する抵抗力も一部の細菌学者が知っている程度で、多くの医師は煮沸消毒でウエルシ菌を含め殆どの細菌が死滅すると考えており、また、Yは昭和四七年頃から鍋を利用した消毒をしているが事故はなかったこと、Aと同時に同じ寮の二名にもノバグレラン二㏄の皮下注射をしたが特に異常はなかったことなどを総合すると、注射器具の消毒につき、Yに過失があったということはできない。(ii)注射に際しては、Yは、自己の手指及びAの注射部位を消毒用アルコールを浸した脱脂綿で拭いてから注射をし、注射針を抜いたのちもアルコールを浸した脱脂綿をあてて注射部位を揉んでいる。しかし、消毒用アルコールの殺菌力は弱く、皮膚表面に付着している細菌が死滅するとは必ずしもいえないから、Yの手指もしくはAの皮膚に付着していたウエルシ菌が注射針によって皮下組織に押し込められた可能性もある。ところで、近年は、手術後の消毒には、クロールヘキシジン、イソジン、ヨードホール等が効果的とされているが、イソジン、ヨードホールは消毒後茶褐色になる上、ヨード過敏症者には使用できない旨指摘されており、また、往診では、逆性石鹼で手を洗うことなどが期待できないなど制約があること、さらに、注射部位に絆創膏を貼布することは、却って有害無益であること、アルコールによる消毒が一般的に行われていること、などを総合すると、たやすく、注射前後の注射部位ならびにYの手指の消毒に過失があったということはできない。

以上、ウエルシ菌の侵入につきYの過失は認められない。

〔22〕　カネンドマイシンの注射による後遺症（福岡地小倉支判昭五三年五月九日判例時報八九八号九三頁）

（概　要）

X女（昭和二三年生れ）は、眼科開業医Yの事務員として勤務するうち眼病に罹患、昭和四七年七月、Yからカネンドマイシンの注射を受けたところ、三〇分後に発疹が現われ、やがて発熱、全身に火脹れが生じ、口腔内の皮膚も剝離し、一時は呼吸困難で酸素吸入を必要とする危篤状態に陥り、他の病院で入院治療を続け昭和四八年五月に退院、以後、通院治療を行ってきたが、退院時に一応正常に戻っていた肝機能が再び悪化し、現在、慢性肝炎の疑いがあり、痰がたまりやすく、疲れやすい状態で、両眼のまつ毛は抜けたままであり、左眼の涙腺が閉塞しているため涙が顔面に出やすく、体・顔にシミが残っている。

XからYに対し、当時、カネンドマイシンにより副作用が発生することについては予見可能性があったにも拘らず、

Yは問診もせず漫然とこれを施用し、Xに被害を与えた、として損害賠償を請求（請求額二、三〇〇万円）。医師敗訴（賠償額約一、〇六八万円）。

（判決理由）

Xの症状は、その過敏体質にカネンドマイシンが作用して発生したものと認められる。

ところで、Yは、Xが眼の症状を訴えたのに対し、患者の流行性角結膜炎が伝染したものと考え、カルテも作成せず、問診もしないままカネンドマイシンを注射したものであるが、薬剤の特性に鑑み、事前に、使用禁忌者を識別するに足るだけの十分な問診をし、その結果、過敏症状の発現するおそれを否定できないと判断したときは他の副作用のない治療方法を選択すべき義務があり、この義務は医師に要求される医療行為の一般的水準内のものであると考えられる。

したがって問診を行う必要性がなかったとか、十分な問診をても事故が不可避であった等の特段の事情が認められないかぎり、Yは問診義務を怠りXに発疹等を生じさせたというべく、損害賠償の責任がある。

〔23〕クロマイ注射とカウザルギー（東京地判昭五三年五月二五日判例タイムズ三六八号三三〇頁）

（概　要）

X女（大正八年生れ）は、Y（国）経営のM大学附属病院第一外科で、昭和四五年一一月五日、人工肛門閉鎖及び腹腔内癒着剝離の手術を受けた後、感染防止のため、毎日、クロマイ注射を受けていたが、七日、A看護婦から注射を受けたところ、右下腿に疼痛を主とする知覚異常を生じるようになった。神経内科の診断では、一カ月位で痛みはとれるとのことであったが、一二月一二日退院の際、担当医Bから、XがM病院に入院前、間脳症候群様症状で治療を受けていたN大学附属病院脳神経内科C医師の診察を受けるよう指示された。C医師は、クロマイ注射により右伏在神経が障害されて発症したカウザルギーと診断。Xは、昭和四六年三月一七日、再び、M大病院第一外科に赴き、

C医師の診断結果を伝え、さらに「右伏在神経障害で、右大腿内側に行われたクロラムフェニコール注射によるものと考えられるので、O病院D医師にコルドトミー（脊髄前側索切截手術）を依頼したい」とのC医師からの書面を提出し、同手術を受けたい旨の希望を告げた。そこで、第一外科では、神経内科、麻酔科にXの診療依頼、両科とO病院D医師との相談の結果、コンドトミーの適応はないとされ、以後、M大病院の神経内科、麻酔科及び整形外科では、症状が主として伏在神経領域に存することから、一応、クロマイ注射による伏在神経障害と想定し処置した。昭和四八年七月頃、症状が固定、第六級身体障害者と認定されている。

XからYに対し、(i)A看護婦が注射部位を誤った、(ii)Xが疼痛を訴えたのに、A看護婦及び第一外科の医師らが迅速・適切な措置を講じなかった、として損害賠償を請求（請求額約は三、六五七万円）。医師側勝訴。

〔判決理由〕

注射部位、疼痛等の症状の発生と推移状況及びその訴えの経過に関するXの供述は不正確で、かなりの誇張を含むと考えられるし、C医師の診断も、注射後一カ月以上経てからXの愁訴のみに基づいて判断したもので、しかもC医師が神経内科が専門で神経外科領域については専門的知識経験がないことを考慮すると、その診断から、直ちに、注射による伏在神経障害と認めることはできない。

そこで、Xの主訴に基づき、一応注射による伏在神経障害があるものと想定して処置したM大病院での治療経過を見ると次のとおりである。すなわち、麻酔科で、硬膜外麻酔、局所麻酔剤浸潤を施し知覚テストをしたところ、検査用具及び方法により結果が異なる感覚分離の現象がみられ、また、腰部交感神経遮断を施行したところ、皮膚表面に触れても痛みを発しないのに、時々、発作的な激痛が自発する状態となったこと、整形外科の診察では、伏在神経の支配領域に高度の知覚鈍麻があり、その症状は浅腓骨神経の支配領域にまで及んでいたこと、大腿神経ブロックをそけい部で施行したところ、右下肢表面の痛みは完全に去り、冷水に浸しても発痛しなかったが、脛骨をたたくと深部にかなりの痛みを発するという状態になり、その三〇分後には、この施療効果はなくなったこと、神経ブロックを施した後に疼痛が出現したり、従来、痛くなかった部位に発痛した旨の訴えがあったこと、伏在神経切断手術の際の所見では、右大腿内側部の神経及び筋肉は正常であったこと、この手術の結果も、四日目から徐々に元の状態に戻り、一週間で元通りの症状になり、昭和四七年二月には一層激しい痛みを訴えるようになったこと、同年三月の神経内科での受診時には、伏在神経領域と浅腓骨神経領域との移行部に合致する下肢前面正中線に沿う部分に自発痛があり、その内側（伏在神経領域）に知覚低下があるほか、外側（浅腓骨神経領域）にも温冷に対する知覚低下が見られたこと、などの諸事実が認められる。そして、これらを総合すると、Xの訴える疼痛、知覚低下症状は伏在神経の障害によるものとは理解し難く、さらに、A看護婦が伏在神経に障害を生じるような大腿内側へ注射した事実自体も認めることは困難であり、また、整形外科における治療前すでに伏在神経障害によるカウザルギーの感覚が高位に形成されていたものとも認め難い。

他方、Xは勝気な性格で、離婚後は三人の子供を苦労して養育してきたこと、多彩の傷病歴、加療歴を有し、間脳症候群という難治性の頭痛を有し、事業不振による精神的緊張もあり、疼痛に対する恐怖心も過敏で、右下肢痛についてM大病院精神神経科ではヒステリーの疑いと診断していること、昭和四七年四月〜一二月までP大附属病院に入院し、プソイドバーター症候群の病名を付され、しばしば鎮痛剤の注射を受け、退院後も習慣的に常用し、次第に注射量・回数が多くなったことなどが認められ、また、C医師が精査もせず、本件注射による伏在神経障害と診断し、専門外のコルドトミーをすすめるなど安易な診療態度をとったため、コルドトミー手術希望に執着し、他の治療法に対する信頼感を薄れさせ、苦痛を増幅・持続させた面も窺われる。

結局、Xの右下腿の疼痛等知覚異常については、本件注射の過誤により伏在神経障害を生じた結果とは認められず、むしろ心因性の知覚異常と認めるのが相当である。なお、仮りに、本件注射による知覚刺戟が心因性知覚異常発生の契機となったとしても、注射自体が違法な侵襲とはいえないし、X主張の被害との間に相当因果関係があるとも認められない。したがって、Yには責任はない。

〔24〕 ストマイ全聾（東京地判昭五三年九月二五日訟務月報二四巻一一号二二六五頁）

（概　要）

X女（大正一三年生れ、主婦）は、肺結核の治療のため昭和四二年一〇月一日から昭和四三年八月二八日までの間に、結核予防法による指定医師である内科開業医Aから、計六七本のストマイ等の投与を受けた。ところが、その副作用で、両側性全聾、強度の耳鳴り、頭痛、三叉神経痛、平衡障害、自律神経失調症等の症状を惹起し、身体障害者手帳の交付を受けるに至り、労働能力の一〇〇分の九二が喪失したものと認められる。

Xは、Y_1（国）及びY_2～Y_5（製薬会社四社）に対し損害賠償を請求（A医師との間には裁判上の和解が成立している）、Y_1については、(i)厚生大臣は、ストマイの副作用を了知していながら、被害者の出ないよう予防措置を講じることなく、漫然と製造承認をし、また、被害者の救済措置も講じていない、(ii)厚生大臣は、医師法二四条の二の規定により、聴力障害の早期発見に必要なオーディオメーターの設置又は使用を義務づける義務があるのに、厚生省保険局長通知「結核の治療指針」において、オーディオメーターによる検査を要請しているに止まり、また、国の委任を受け、結核予防法に基づく治療の認可を行っているB市の保健所の結核診査協議会も上記行政指導をなさず、漫然とA医師に認可を与え、さらに、前述保険局長は、治療指針の医師等への伝達・遵守につき行政指導等を行っていない、(iii)結核治療の主体はY_1であり、指定医療機関の開設者または管理者等はその履行補助者として医療活動を行うに過ぎないから、Y_1は、その履行補助者であるA医師の注意義務違反により惹起したXの損害につき責任がある、(iv)結核予防法による指定医療機関が行う治療行為は公権力の行使に当り、指定医療機関の開設者ないし管理者は、国家賠償法一条にいう公務員であるから、その過失による損害については、Y_1に責任がある、(v)国家賠償法の適用がなくとも、A医師は、国の機関としての神奈川県知事から指定医療機関の指定を受けており、Y_1との間には――雇用関係はないが――委任関係があるから、このような場合にも、Y_1には、Aの使用者としての責任がある、とし、他方、製薬会社については、①副作用の発生状況につき、終始、追跡調査をし、副作用及びその防止方法を医師及び一般大衆に警告する義務があるのに、これを怠った、②ストマイは副作用の発生する蓋然性の高いことは、Y_2ないしY_5も十分知悉の上製造販売していたのであるから、たとえ、Y_2ないしY_5が無過失であっても賠償責任がある、などと主張した。Y_1勝訴、Y_3ないしY_5敗訴（賠償額約二、三七〇万円。なおY_2については、その製造によるストマイは使用されていなかったと認定された）。

（判決理由）

〈国の責任について〉

Xの主張(i)について

ストマイは、重篤な障害を生じさせることがあるため、厚生大臣は、これを要指示医薬品に指定し、添付文書等に副作用その他使用及び取扱い上の注意事項の記載を義務づけ、ストマイの医師等による適正な使用の確保を図り、また、通知をもって「結核の治療指針」を示して、定期的なオーディオメーター等による聴力検査を行うことを医師に要請しており、予防措置を怠ってはいない。また、救済措置は政治的判断で決められる事項であるから、救済措置を講じていなかったことを違法とすることはできない。

Xの主張(ii)について

医師法は医師の資格を厳しく限定する一方、医師行為に関しては医師の大幅な裁量を認め、国ないし厚生省は、原則として、個々の医療行為に介入しないこととし、公衆衛生上重大な危害を生ずるおそれがある場合に限り、厚生大臣が必要な指示をすることができるものとしているが（同法二四条の二）、この条項に基づいて医師に指示することが許されるのは、(イ)医師が充分な対策を講じていないため、公衆衛生上、広く人体に対する危害発生の危険性が著しく大きく、(ロ)その被害発生防止のため他に適当な措置が講じられていないなどのため特に必要があると認められる場合、に限られるものと解すべきである。しかし、この指示には法的拘束力はなく、また、指示をすべきかどうかは厚生大臣の裁量に委ねられているというべきである。

ところで、ストマイによる聴力障害は不可逆的で聴力を失う場合もあるが、必ず発現するとも限らず、聴力喪失に至る場合はさらに少ないから、前記(イ)の場合に当るとはいえず、また、「結核の治療指針」の通知をもってオーディオメーターの使用を要請しているから(ロ)の場合にも当らない。したがって、厚生大臣には、医師法二四条の二の義務違反はない。また、B市の保健所結核診査協議会及び厚生省保険局長についても行政指導義務の懈怠があったとすることはできない。

X の主張(iii)について

結核予防法は、国及び地方公共団体が結核患者の医療に直接関与することを予定してはいず、むしろ、同法の規定上、結核患者の医療の主体は指定医療機関というべきである。このことは、医師に大幅な裁量を認め、国ないし厚生省が個々の医療行為に干渉しないことを原則としていることからも明らかであり、結核予防法二条にいう「国及び地方公共団体は……結核患者の適正な医療につとめなければならない」という趣旨は、適正な医療の普及と医療水準の向上等につとめなければならないということで、国及び地方公共団体が医療の主体となるべきことを想定したものと解することはできない。

X の主張(iv)(v)について

結核患者の治療行為自体は Y_1 の事務とはいえないから、治療に当る医師は Y_1 のため公権力を行使する権限を委託された者には当らず、国家賠償法の適用の余地はない。また、Y_1 は結核医療の主体ではないから、治療に当る医師が Y_1 の被用者と解すべき余地もない。

以上、Y_1 には責任はない。

〈製薬会社の責任について〉

X の主張①について

Y_3ないしY_5がストマイの副作用について追跡的調査・研究等を行い、安全性の確保につとめたことを認める証拠はない。しかし、医学会、医療機関、研究団体等で調査・研究が遂げられて公表されていたし、厚生省も各都道府県及び関係団体にストマイ使用上の注意事項を通知しており、Y_3らが調査・研究を行っても、これらより優れた対応策が得られ、Xの症状の発現もしくは増悪を防止し得たとは認められないから、Y_3らが調査・研究の努力をしなかったこととXの損害との間には因果関係はない。

しかし、当時、ストマイの副作用として医学専門誌に発表されていた口唇部のしびれ感、蟻走感について、能書または容器もしくは被包に記載をしなかったことは薬事法上の義務違反であり――この副作用はさほど重篤な障害を生じさせるものではないとはいえ、ある程度の障害は与えるし、その発現により他の重篤な副作用の発現に対する警戒を抱かせるためにも記載すべきである――、もし、これらの記載があれば、昭和四二年一一月二四日、Xの顔面に発疹が現われ、一二月二四日には頬が引張られるような症状や口のあたりのしびれ、目のあたりの引き吊るような症状が発現したとき、A医師は疑念を抱き、副作用について検査をし、ストマイ投与を減量もしくは中止したであろうと推認できるから、Y_3ないしY_5の前記薬事法上の義務違反とXの後遺症発現の間には相当因果関係があるといえる。

よって、Y_3ないしY_5はA医師と共に連帯して損害賠償をすべき義務がある。

なお、Y_4製造のストマイの能書には副作用として皮膚発疹が記載されているにも拘らず、A医師はXの発疹を副作用と解せず投与を続けたことが認められるが、この事実から直ちに前記認定をくつがえすことはできない。

VI　薬剤に関する事例

〔25〕クロロキン網膜症（東京地判昭五三年九月七日判例時報九〇一号四三頁）

〔概　要〕

X_1（昭和二二年生れ、大学生）は、昭和四〇年一一月二日、帰省先の国立A大学附属病院第一内科で急性糸球体腎炎

と診断され治療を受け、復学に際しては、同内科から、治療薬キドラの処方を含む従前の診療経過を要約した紹介状の交付を受けて、開業医B（X_1の通学する大学の校医）のもとで加療を続け、その後も帰省時には、A大学病院で治療を受けていた。

ところが、昭和四四年三月、X_1は、A病院の医師に視力減退を訴えたので、同大病院眼科で診察したところ「クロロキン網膜症の疑い」と診断され、同月二二日を以ってキドラ錠の服用を中止した。そして他の二カ所の大学病院でも「クロロキン網膜症」と診断され、症状は漸次悪化、昭和五〇年七月の診断では、左右両眼とも〇・〇二（矯正視力〇・〇三）、周辺視野は正常であるが、中心部に約二〇度円形の絶体中心暗点が認められ、治療の見込みはなく、身体障害者第一種三級と認定されている。

X_1及びX_2・X_3（X_1の父母）からA大学の設置者であるY（国）に対して、当時のわが国における高度の医療水準に基づき治療を行うとともに、防止可能な治療行為による人体の損傷を避けるべき義務があるのにこれを怠った、として慰藉料等を請求（請求合計額三、〇〇〇万円。なお、そのうちX_1の慰藉料は、二、〇〇〇万円であるが、製薬会社との訴訟上の和解で、既に、財産上の損害二、〇〇〇万円に加えて慰藉料五〇〇万円を受けているから、この五〇〇万円を控除したとして、一、五〇〇万円の支払いを求めている）。医師側敗訴（請求額を全額認容）。

（判決理由）

医師が患者に薬剤を投与するに当っては、——A病院は、国立大学医学部附属病院であっても、日常の医療内容が一般の医療水準を超え特に高度の水準を保持しているものではなく、X_1の加療が特に高度の技術や格別厳重な注意を用いるべき特異な疾病事例として開始されたという事情も認められず、また、X_1・Y間に格別高度の医療を施すべき旨の合意があったとも認められないから、特に高度の医療水準に基づく治療を要求すべきではないけれども——当時のわが国の一般的医療水準に基づき最善を尽くし、予見しうべき副作用を把握し、特に重篤、不可逆的な障害をもたらすことが予想される場合には経過を十分に観察し、危険のある場合、時機を失うことなく服薬を中止させるなどして障害の発現を防止するよう努める注意義務がある。

ところで、X_1は、クロロキンを主成分とするキドラの継続服用によりクロロキン網膜症に罹患、回復不能の眼障害を受けたものと認められるが、クロロキンとオロチン酸の合成剤であるキドラは、急性・慢性の腎炎にかなりの治療効果があると臨床報告され、格別の治療方法のなかった腎炎の治療に広く用いられるようになったものである。初診時、X_1はかなりの急性所見で、中程度の腎炎と判断され、放置しておけば慢性への移行が考えられ、かつ家族歴からみて腎の虚弱性があると考えられ、また早期復学の希望があったので、キドラの投与が決定されたこと、投与後は、尿沈渣中の赤血球及び尿蛋白は半減し、退院後も服用中は安定した状態が継続していたことからみて、昭和四〇年一一月の時点で、第一内科の医師らがキドラの投与を決定し服用させたこと自体に過失はない。

では、クロロキン製剤の長期連用により網膜症を惹起する危険性についての予見可能性が当時あったか。この点わが国では、その危険性は、昭和四一年末までには、眼科学領域では広く知られるようになっており、内科領域でも、一部でよく知られ討論の対象となり警告が公表され一般に知られつつある段階にあり、昭和四二年代には内科領域においてもクロロキン網膜症の知見はかなり広まり、同年一〇月には、一般医師向けの雑誌にも掲載されて開業医レベルにまで認識が到達し、昭和四三年代半ばには家庭医学書にも採り上げられるようになっていたことが認められる。

そして、キドラの投与を有効とした症例報告の最長投与期間は六カ月程度であり、この有効報告例の投与期間を超えて長期投与した場合、重篤な副作用の発生がない旨の定説が確立していたという状況にもなかった。したがって、当時、一般の医師にも、キドラを含むクロロキン製剤の長期投与による網膜症発生の危険性は十分に認識が可能であったというべきである。そうだとすると、X_1が、復学後最初に第一内科に来診した昭和四一年一二月二二日の段階では、――B医師からの投与も含め、一年を超える投与を受けていたことに鑑み――直ちに副作用について調査検討をすべきであり、それによってクロロキン網膜症の危険を知ることができ、さらに、眼科的検査を受けさせて重篤な障害の発生を回避し得たというべきである。

しかるに、第一内科の医師らは、必要な調査を怠り、キドラが長期間、大量に投与されると重篤なクロロキン網膜症を惹起する医薬品であることに気付かず、同病院に入院中の昭和四〇年一一月二三日から、キドラを一日六錠宛毎日服用していることを知りながら、合計一〇回に亘る帰省時の来診の際も従前の処方を繰り返すのみで、漫然と投与継続を放置した結果、X_1は、三年四カ月もの間キドラを服用し、治療不能の障害を生じたのである。したがって、第一内科の医師らには過失があり、その使用者Yは、X_1らの損害を賠償する責任がある。

なお、Yは、X_1が眼の異状を最初に自覚したのは昭和四三年一〇月であるから、結果回避義務はB医師にあったと主張するが、Bにもその義務があるからといって第一内科の医師らが義務を免れるものではない。また、当時、眼科医一般がクロロキン網膜症の診断を適確になし得る知識・経験を有していたか否かは明らかではないが、眼底所見や反射等の異常を発見しさえすれば目的を達するのに十分であり、クロロキン網膜症の確定診断を得る必要はないのであるから、この点も、第一内科の医師らの義務違反の成否を左右するものではない。

なお、X_1の受けた被害の程度からみて、X_2・X_3も、X_1の生命が侵害された場合に比し劣らない精神的苦痛を受けたものと認められるから、X_2・X_3にも慰藉料を支払うべきである。

〔26〕 イルガピリン等によるスチーブンス・ジョンソン症候群の惹起（広島地福山支判昭五三年一一月一五日判例タイムズ三七三号一三二頁）

（概　要）

X女（失明同然の状態となった昭和四八年六月当時六二歳、主婦）は、昭和四八年二月一〇日農作業中に腰を痛め、Y医師開設の整形外科病院で受診、勤務医Aから変形脊椎症と診断され、二七日まで、イルガピリン、ブタゾリジン、ダンケルンなどを内服あるいは注射により投与された。ところが、その間の二月一五、六日頃から、Xは身体に異状を覚えるようになり、やがて顔に浮腫、頸部に掻痒性の紅色疹等が現われ、二七日には発疹、発熱、口腔内湿疹等が現われ、二八日、Y病院に入院、勤務医Bの指示でブタゾリジンの投与は中止されたが、発熱に対して、三月一日から三日までメチロンが投与された。しかし、発熱のほか、全身に発疹があり、眼の結膜にも爛れがあり眼が開きにくく瞼がジクジクしており、口腔内は湿疹で爛れ、臀部の紅斑発疹に水泡が形成されるようになり、三月二日には呼吸困難で酸素吸入を必要とするようになった。Yは、外部の内科医及び皮膚科医の往診を求めたが、確定診断はなされなかった。ただ、内科医の指示でピリン系薬剤の投与は中止された。三月六日頃から意識が回復、発疹も軽快しはじめたが、両眼の疼痛は深化し続けたので四月六日、大学附属病院に転院した。しかし、スチーブンス・ジョンソン症候群の眼症状の進行で左右両角膜ともに潰瘍が生じ、左眼は光を感じるだけ、右眼は〇・〇一という著しい視力減退を惹起した。

XからYに対して損害賠償を請求（請求額は約四、八〇〇万円）。医師側敗訴（賠償額は約三、〇〇一万円）。

（判決理由）

Y病院で投与したイルガピリン、ブタゾリジン、ダンケルンの各能書には、連用により浮腫があらわれることがあるので、観察を十分に行い、異常が認められた場合には休薬あるいは投与を中止する等適当な措置を講ずること、と明記されており、Yはこれを熟知していた上、検査結果から発疹が感染症に起因することが否定されたのであるから、Yは、二月二八日午前中にXを診察したときに、Xの症状が薬疹であることに思い致し、当該薬剤の投与を中止すべきであったし、さらにまたこれらの薬剤と同系のピラゾロン誘導体系薬剤であるメチロンを解熱剤として使用することは差し控えるべきであったにも拘らず、漫然とこれを投与したもので、これらの過失により、Xにスチーブンス・ジョンソン症候群に罹患させ、両眼を失明同然の状態にさせたものであるから、Yの診療内容は不完全な履行であり、Yには、Xの損害を賠償すべき義務がある。

Ⅶ　麻酔に関する事例

〔27〕　麻酔による悪性過高熱（神戸地判昭五〇年五月三〇日判例時報八〇〇号八四頁）

（概　要）

A男（七歳）は、右股関節ペルテス氏病の治療のため国立K大学附属病院に入院、まず昭和四五年一月一六日、全麻で関節造影術を受けたのち、同二〇日、ソルター式骨盤骨切術を受けることになった。この手術の麻酔指導医となったBは、研修医Cを担当医に指名した。Cは手術前日、全身状態を診察し、カルテ・前回の麻酔記録などを検討した結果、異常所見を認めなかったので「リスク1」と判定、看護婦に前投薬を指示した。午前一〇時三〇分の手術開始予定にあわせてアタラックスP、硫酸アトロピンを投与、手術開始が遅れたので、一一時四五分あらためて硫酸アトロピンを投与、午後〇時二〇分、Cは笑気、酸素、フローセンのマスク麻酔を開始し、数分後、脱分極性筋弛緩剤サクシニルコリン二〇mgを静注し挿管を試みたところ、全身性の筋強直を起し開口不能であったため、同量のサクシニルコリンの追加投与、さらに非脱分極性筋弛緩剤ディアルフェリン五mgを投与したところ開口可能となったので挿管し全身麻酔を維持した。〇時四五分、D医師の執刀で手術開始、血液がどす黒かったが間もなく改善、また一時五分頃、血圧が急に下降し筋強直が発現したが、Bの指示による措置で改善された。Bは、他の患者の巡回のため手術場を離れたが一時二五分頃、再度、血圧が下降、脈搏も減少したため、Cは麻酔剤の吸入を一切止め、一〇分後、Aの体が熱いのに気づき冷却などの処置を講じるとともにBに連絡、一時四五分頃B来診、悪性過高熱の疑いがあると判断、皮膚縫合を残すだけとなっていた手術を中止させ、全身の冷却を始めたが（体温四二度）、同五五分心停止、蘇生措置により心搏は再開し、体温も下降、三時五五分残っていた皮膚縫合を完了した。しかし、意識は回復せず、翌日午前一一時三五分、死亡した。

Aの両親X_1（父）X_2（母）は、麻酔適応検査・問診を怠った（とくにAの父方の叔父が一年五カ月余前に同様の事故で死亡したという特異な事実があったのに、正しい問診をせずその事実を知りえなかった）。手術前に高熱が続いていたのに手術を行った。輸血に際し交差適合検査を怠った、二度目の血圧低下あるいは体温上昇のあった時点で直ちに手術を中止し適切な措置を講ずべきであった。などと主張して、Ｋ病院の設置者であるＹ（国）に対し損害賠償を請求、医師側敗訴（賠償額は合計約五九四万円）。

〔判決理由〕

Ａの死因は、サクシニルコリンがその先天的体質に反応して生じた悪性過高熱に基づくものと推認される。ところで、現代医学の最高水準の医療技術が要求される国立大学附属病院の麻酔担当医は、全麻により、患者の身体に重大なショック・副作用が発現し、生命に危険のあることが予知できる事態が生じた場合においては、かかる危険を未然に防止するため万全の措置を講ずべき高度の注意義務を負うべきである。そこで、本件の場合どうかといえば、悪性過高熱について、昭和四五年当時、異常反応体質に対する術前の科学的麻酔適応検査をすべき注意義務があったとはいえないが、患者ないし付添人に相当な問診をし、患者及びその血縁者のアレルギー体質、既往の異常反応、麻酔施用の有無など、危険性の判断資料を蒐集した上で、適切な麻酔計画をたてる義務があるというべきである。ところが主治医Ｄが、付添のX_2に、血縁者の外科疾患の既往歴を尋ね、母方の兄弟には該当者なしとの結果をえたが、父方の親族については特記事項なしとして、とくにカルテに記載しなかったところ、Ｃはそのカルテを参考にして、X_2に対して、ごく簡単な質問をしただけで、父方・母方の各血縁者毎に個別的・具体的に発問をすることなく前述のように「リスク１」と判定し、麻酔方針を決定してしまった。しかし、もし具体的・個別的に発問しておりさえすれば、前述のＡの父方の叔父の事故の告知は容易になされたと推認されるから、Ｃは麻酔担当医に要求される義務に違反したことになる。かりに、Ｃのような発問方法が行われている慣行があるとしても、注意義務の内容の存否は法的判断により決すべく、医師は、被問診者の個人差を正しく把握した上で、それに応じた方法をとるべきである。

では、Ｃが相当の問診をし、Ａの叔父の事故を確知したならば、本件事故を予見し、それを回避しえたか、当時、医学生用の教科書には悪性過高熱についての記述はなく、臨床研修医であったCも症例そのものの知見がなかったが、叔父の事故が判明していれば指導医Bに相談し、叔父のカルテを取り寄せて検討したであろうし、Bは症例の経験をもっており、文献に発表された研究成果もその都度吸収していたので――本件事故についても、いち早く悪性過高熱の疑診を下しているが――適切な指示をなしえたであろう。したがって、Cが注意義務を尽していたならば結果の発生を予見しそれを回避しえたというべきであり、Bの過失は暫らく措くとして、Cには過失があるというべきである。

なお付言すれば、Dが手術を実行したこと自体は適切であるし、蘇生措置の際の血液型の判定にも誤りはない。また二回目の血圧下降、体温上昇の直後に悪性過高熱と診断し処置をとっていれば一層適切であったとしても、当時としては、早期発見と適切な処置がとられたといえる。

Cは国家公務員ではないが、国から研修手当の支給を受けている研修医で、国家公務員であるBの指導監督下で本件手術に関与したもので、事実上、Yと実質的な使用関係にあり、かつ、Yの設置するK大病院における医療業務の執行にあたり過失でAを死亡させたのであるから、YにはAの死により生じた損害を賠償する責任がある。

〔28〕　麻酔による悪性過高熱（大阪高判昭五三年七月一一日判例タイムズ三六四号一六三頁）

〔概　要〕

本件は〔27〕事件の控訴審判決である。第一審で敗訴した医師側（国）が控訴したものであるが、医師側が逆転勝訴した。

〔判決理由〕

Aの手術経過・死因に関する第一審の認定、麻酔医の一般的注意義務に関する第一審の見解はそのまま維持されているが、第一審が医師の過失を認める理由として挙げた麻酔担当医Cの問診の仕方の不相当という点について、問診と回答の具体的内容を掘り下げて検討した上で、第一審の判断を覆えし、Cの過失を否定した。その判示は次のとおりである。

まず、本件手術に先立つ関節造影の麻酔担当医Ｅは、麻酔にあたり、母親X_2に一〇分ないし一五分問診、家族歴につき、兄弟、父母、祖父母等身内の人に喘息の人、ペニシリンにまける人、アレルギー性疾患、高血圧、癌、糖尿病、肝臓病の人、手術をして異常のあった人はいないかと質問したが、とくに注意を要するような応答はなく問題はないと判断しており、また、本件手術に際しては、Ｃは、やはり、X_2に一〇分位問診、家族歴につき――とくに麻酔のときに事故のあった人はいないかとは質問していないが――兄弟、父母、祖父母等血縁者がどんな病気をしたか、血縁者のなかにピリン系の薬やペニシリンなどにまいる人、じんま疹・湿疹の出る人、喘息、糖尿病、腎臓病、肝臓病、性病、高血圧の人はいないかと質問し、そういうことはないとの返事を受け取っている。そして、Ｂ・Ｃは、本件事故後、X_1から、自分には喘息、湿疹の気があり、弟が手術中ショック死したと聞かされたが、X_2も問診された当時、それらを知っていたのに、これを積極的に告知しようとはしなかった（法廷でのX_2の供述も一貫性がない）。そこでＣの問診の当否を検討すると、麻酔医の、家族歴に関する問診は、当時、麻酔医の立場から必要と考えられる事項に限定してなされていたし、現在でも、家族・親戚に麻酔をかけた人があるか、異常はなかったかというような質問だけで、個別的に詳細に聞くことはしていないのが一般であり、したがって、Ｃが行った家族歴に関する問診は、当時、一般に行われていた問診と比べて欠けたところはないし、また、悪性過高熱を特別に意識して血縁者の麻酔手術中の事故の有無を問わなかったのは、当時としては無理からぬことというべきである。もとより具体的な場合の被質問者の応答との関連性を無視して、一般に行われている程度の質問がなされているから注意義務が尽されたとはいえないし、また、個々の質問は被質問者の理解能力、表現能力、性格等に応じて適確な応答を可能ならしめるように適切になされるべきである。しかし、Ｃの質問は、血縁者がどのような病気をしたとか、具体的な病名・薬品名をあげて特定の病気、体質を持つ者はいないかを聞く単純なもので、被質問者に的確な応答を困難ならしめるような性質のものではない。血縁者がどのような病気をしたかの簡単な質問に素直に応答していれば、これを端緒とする問答の発展により、自然に、事実は明らかになったであろう。ところが、X_2の応答は、皆健康というだけであり、それ以上に問答の発展する余地をなくするものであった。それは質問事項の重要性の認識不足から、知ってはいても具体的詳細に語りえないことについては、すべてこれをないことにして問答の発展を回避してしまったX_2の判断の甘さによるものであり、質問の不十分さによるものではない。この場合の手掛りの提供は被質問者の守備範囲に属する事柄で、X_2としては、折角与えられたところのわが子の死亡事故を防止し得るほとんど唯一ともいうべきチャンスを生かし得なかったわけであるが、これは他人の責任に帰すべき筋合のものではない。

以上から、Cに麻酔医としての問診義務違背があったと認めることはできない。

〔29〕虫垂炎手術と腰麻ショック（東京地判昭五〇年六月一七日判例タイムズ三二三号一二五頁）

（概　要）

A（一〇歳）は、昭和四五年九月九日医療法人Y開設の病院で、副院長兼外科医長B及び外科医Cから虫垂摘出手術を受けたが、手術後、病室に戻されて間もなく、呼吸停止・心停止に近い状態に陥り、蘇生術も効なく、術後三時間足らずで死亡した。

Aの両親からYに対し損害賠償を請求（請求額約一、六七八万円）、Aの死は、手術及びその術前・術中・術後の医療措置が不適切かつ不完全であったことにより惹起されたものであると主張した。医師側敗訴（賠償額は請求額全額認容）。

（判決理由）

Aの死因は、解剖所見等からみて腰椎麻酔を含む手術後のショックであると認められる。そして、Aは胸腺リンパ体質ではあったが、最近では、胸腺リンパ体質とショックないし胸腺死との関係を否定する学説も少なくなく、また、Aのショックが胸腺リンパ体質であったことのみによって生じたことを確認することもできない。さらに、腰椎麻酔は呼吸麻痺、血圧下降、心停止などの偶発症を生じショック死を起し得るが、現在では、腰麻に伴うショック死は麻酔管理を十分に行えば避けられるのであり、したがって、もし、ショック死が起きたとすれば、術前・術中・術後における医療措置に不適切、不完全な点のあったことが主要原因と解されている。そこで、本件手術における一連の医療措置について不備な点がなかったかどうかを検討する。

①現在では、前投薬を使用せずに麻酔を行うことは殆どなく、とくに、Aは小児で、気管支喘息の既往歴もあったのであるから、前投薬をせずに腰麻を行ったのは不適切である。②麻酔の穿刺部位は第一腰椎・第二腰椎間であり高過ぎたというべく、これが呼吸麻痺、血圧下降の一原因となった可能性がある。③手術中盲腸を引張られた際、Aが上腹部不快感を訴えたのに、腸間膜に浸潤麻酔をするなど、神経反射を予防または軽減する処置をとらなかった。④麻酔に伴う血圧下降は、普通、麻酔開始後一五分から三〇分までの間に生ずるが、それ以後に生ずる場合も稀ではなく、とくに、Aに使用したネオペルカミンSは作用時間が長く、麻酔の範囲が固定するまでにかなり長時間かかる薬剤であるのに、手術の経緯（午後二時一四分麻酔開始、同二〇分手術開始、同三七分手術終了、同四〇分手術室退室）からみて、手術後の血圧・脈搏の測定が十分であったとはいえない。⑤手術後わずか三分間で手術室から退室させたこと、胸壁部をつねり痛覚のあることを確認し深呼吸をさせる程度の安全確認法しかとらなかったこと、術後酸素吸入を中止してしまったこと、などいずれも安全確認上慎重を欠いていた。⑥看護婦が、Aを手術室から病室へ搬送中、点滴針を取り外したこと、Aが、苦しい、声が出ないなどと訴えたにもかかわらず、医師の指示を求めることなく、そのまま病室まで搬送してしまったことなども適切な措置ではなかった。⑦呼吸停止・心停止に近い状態になった際、看護婦らが気道閉塞の有無を確認せず、気道確保をしないまま、最も効果の少ない胸壁外人工呼吸を行い、さらに、医師が気管内チューブの挿入、人工蘇生器、閉鎖循環式全身麻酔器の使用等による気道の確保及び人工呼吸が成功しなかったのに、気管切開を行わなかった。⑧心マッサージと人工呼吸を同時に行わなかったこと、心電図検査を直ちに開始しなかったこと、非開胸マッサージの効果がなかったのに開胸マッサージを行わなかった。

以上、Aに対する一連の医療措置には、当時の医学水準に照して、適切でなく不完全な点のあったことは否定できず、これはB・C医師及び看護婦らの過失によるものというべきである。そして、この過失とAの死亡との間の因果関係を否定する反証のない以上、Yには損害賠償の義務がある。

〔30〕 虫垂炎手術と腰麻ショック（東京高判昭五三年二月二二日判例タイムズ三六九号三六四頁）

（概　要）

本件は〔29〕事件の控訴審である。第一審で敗訴した医師側が控訴し、逆転勝訴。

（判決理由）

Aの死因は腰椎麻酔を含む術後ショックと推定される。そこで、Aの死が、医療措置の不適切・不完全によるものか、胸腺リンパ体質というAの特異体質によるものかを検討する。

① 前投薬については、短時間の小手術の場合には必ずしも必要としないとする見解もあるし、また、Aはここ二、三年喘息発作を起したことがない上に、C医師がそれまで取扱った三〇〇例中、同様の既往症の患者に対しても、大手術でない限り前投薬は使用したことはなく、したがってAに対しても前投薬は必要なしと判断したものであり、Cに措置に不適切・不完全な点があったとすることはできない。② 麻酔剤注入の穿刺部位は高位であったといえるが、――Aが盲腸を引張られ上腹部不快感を訴えたことをみても――麻酔は高い部位にまで及んではいなかった。③ 盲腸を引張られた場合の不快感の訴えはどの患者についてもみられる一時的現象であり、手術が短時間で終る場合や腰麻が効いている場合には、神経ブロックのために腸間膜に浸潤麻酔を行うことは殆どなく、この点についても不完全な措置とはいえない。④ 麻酔記録には、四回の血圧測定の記録があるが、これ以外にも手術中はもとより術前・術後も血圧・脈搏数の測定は行われていたと認められ不備はない。⑤ 手術後、手術室退室までの安全確認の点についても、Cは意識障害のないことなどを確認し、特別変わったところが認められなかったので術後三分で退室させたので

あり、酸素吸入の中止もAに特別の影響は与えなかったのであり、いずれの点でも安全確認上慎重を欠いたとはいえない。⑥Aを搬送中、看護婦が、点滴針を取り外したのは、Aが体を動かしたため内出血を生じ、また、点滴液が漏れて腕が腫れたためで、さらに、Aの、苦しい、声が出ないとの訴えに対し医師の指示を求めなかったのも、長い看護経験に徴し、麻酔のため通常起きる症状で、特別変ったものではないと判断したからで、適切を欠いたものとはいえない。⑦麻酔ショックは麻酔剤注入後一〇分ないし一五分以内に起るものであるのに、本件では注入後退室までに二六分が経過しているのであるが、Aは病室のベッドに移されたのち、突然、断末魔の終末呼吸の状態となったのであり、その段階で応急措置を行っても殆ど効果はないのであるから、蘇生措置の適否を論ずる余地もない。

結局、本件手術は平常どおり行われ、Aの死亡を麻酔ショックと考えるには時間的矛盾もあるのに対し、Aは胸腺リンパ体質であり、胸腺リンパ体質と急死の間には有因的関係が存在するのであり、これらを合わせて考えると、Aの死はその特異体質により起きたもので、医療措置が不適切ないし不完全であったために起きたものではなく、しかも、胸腺リンパ体質であるか否かは診察しても知ることはできず、これによる急死を防止するための医療措置は現在のところないのである。したがって、Aの死は不可抗力によるもので、Yには損害賠償責任はない。

〔31〕 虫垂切除手術後の腰痛と腰麻との関係（横浜地判昭五二年四月一九日判例タイムズ三六一号二九四頁）

（概　要）

X女（二〇歳、看護婦）は、Y外科病院で慢性虫垂炎と診断され、昭和四四年九月三〇日、Yの執刀で虫垂切除手術を受けた。この際、腰椎麻酔施行時にXは左足親指にかけて電撃痛を感じた。そして、さらに、昭和四五年二月一七日からは腰痛を訴えて通院、治療を受けた。

ところがその後、XからYに対して、腰痛は坐骨神経痛で回復せず、起床も困難で安静を必要とする状態であるが、これはYが前記腰椎麻酔を実施した際、注射針で馬尾神経根を損傷し、麻酔薬を同神経叢付近に滞留させたことに起因すると主張して損害賠償を請求（請求額約二、九〇〇万円）。医師勝訴。

（判決理由）

腰椎麻酔に際しては、Yは、一般に行われることの多い第四・第五腰椎間を選び、ルンバール針も小児用の細いものを使用し、針先が完全に髄液腔内に達するよう所定の角度で穿刺し、脊髄液が逆流滴下してくる量及び速度により注射針の設置が適正であることを確認の上、ネオ・ペルカミンS2cc入り注射筒を接合し通常の速度で注入したこと、第四、第五椎間付近の髄液腔内には馬尾様の神経根が脊髄内に浮遊する状態で存するため、注射針を穿刺した場合に、技術の巧拙にかかわりなく上記神経根に触れることがあり、その場合、その神経根の支配領域に電撃痛が生じることがあり、Xの電撃痛もこうして生じたものであること、注射針の先端が上記神経根に触れた程度では神経根を損傷する可能性は極めて低く、仮りに損傷すれば運動麻痺ないしは知覚麻痺が生じ、施術者に容易に感知できること、また、脊椎外にある神経叢に麻酔薬を注入するということはまず起り得ないが、仮りに起ると麻酔薬は髄液腔内に注入されないから麻酔効果は発揮されないこと、さらに、本件のような目的の穿刺では注射針が椎間板を損傷する可能性はより低く、しかも椎間板の損傷は、ただちには椎間板ヘルニア、椎間板変形の原因とはなり得ないこと、Xが、昭和四五年二月一七日、Y外科病院で行ったX線検査では、すでに第四・第五腰椎側彎の所見があったこと、A市立大学整形外科では、昭和五一年七月一七日現在のXの現症を、慢性期の椎間板ヘルニアで、腰椎椎間板変性症との見方もできると診断していること、などが認定できる。したがって、腰椎麻酔の際、Xの左足親指にかけて電撃痛を与えたのは、施術の方法如何にかかわりなく、ときに生じることのある不可避的現象であり、医療過誤とすることはできないし、Xの腰痛などは第四・第五腰椎間及び第五腰椎・第一仙椎間の椎間板ヘルニア乃至椎間板変性によるもので、Yの行った腰椎麻酔を原因とするものとも到底なしがたい。よって、Xの請求は理由がない。

〔32〕 腰麻と知覚障害 （札幌地判昭五二年五月二六日判例時報八七七号八六頁）

（概　要）

Xは腸癒着障害があると診断され、昭和四三年九月二四日、A医大病院で腸癒着障害除去手術を受けた。手術の結果、腸癒着障害は治癒し、昭和四三年一〇月九日退院したが、手術の際の腰椎麻酔が原因となって生じた知覚障害は完治せず、身体障害者福祉法上の障害程度第四級と診断されている。

Xは、Xの後遺症は、A病院の担当医が腰椎麻酔を施行した際、Xが電撃痛を訴えたのにとりあわず、漫然と麻酔を続行し、穿刺針で馬尾神経を切損したために発現したものであるとし、仮にそうでないとしても、使用器具・術者および患者の消毒を怠り、かつ変質したり細菌に汚染された麻酔薬液を注入したことに起因する、などと主張し、医師らの使用者であるY（北海道）に対し損害賠償を請求（請求額は約九一〇万円）。医師勝訴。

（判決理由）

Xの後遺症は、腰椎麻酔の施行によって発現した馬尾神経の機械的又は化学的損傷によるものであると認められるが、医療契約に基づく医師の具体的診療債務は、患者の具体的病状に対応して当時の医学上の水準に基づいて選択・決定され、またその選択された治療行為の技術も当時の医学水準にしたがってなされるべきものであるから、医療契約上の医師の不完全履行をいうためには、その患者の具体的症状と医師がその時選択すべきであった治療行為が特定され、医師のなしたその選択について当時の医学水準において医師に非があったこと、または、その選択された治療行為の施術について当時の医学水準に基づいて医師に非があったことが必要である。

ところで、本件麻酔の施術の際、Xは電撃痛を感じ苦痛を訴えたにもかかわらず、医師は「黙っていてください」とXをたしなめ麻酔技術を続行したことが認められるが、電撃痛は、必ずしもそのとき馬尾神経の切損があったことを意味するものではなく、穿刺針が馬尾神経に触れただけでも生ずるのであり、細い穿刺針が使用された場合（本件は二二番ゲージの穿刺針）には注射針刺入だけで切損が生じることは診療に当り殆んど考慮に入れなくてよいとされている。また、穿刺針が馬尾神経に接触し電撃痛が走ることはかなりの程度で起ること、下肢への電撃痛を認めた場合後遺症が発生していることが多いので、その限りで電撃痛を起さないよう処置すべきであるということはできるが、穿刺針を馬尾神経に接触させないようにする具体的方法が医学上存在していると認めることはできない。したがって、穿刺針を馬尾神経に接触させたことを以って医師の注意義務違反とすることはできない。なお、Xの馬尾神経が化学的に侵害されたものと推認し得る余地もあるが、これまた、防止方法は確立されていないから、この点についても医師に責任があるとはいえない。さらに、この外のX主張についても医師の責任は認められない。

Ⅷ　救急医療に関する事例

〔33〕　交通事故患者の脳機能障害（札幌地判昭五二年四月二七日判例タイムズ三六二号三一〇頁）

（概　要）

X（大正一一年生れ）は、昭和四七年一二月一日、歩行中にY_1運転の車に衝突され転倒、Y_2外科病院に運ばれた。頭頂部の鶏卵大皮下血腫のほか軽度の意識障害があり、これが翌日以後も続いたため、四日目、脳挫傷による脳浮腫状態と診断、全身状態、局所症状の検査でも格別の異常はなかった。7日頃から症状は一時好転したが、一一日頃から次第に悪化、一四日未明には半昏睡状態となり、上下肢に運動麻痺発現、右側腱反射の鈍化も生じた。Y_2は頭蓋内出血で意識の清明期の終えんであり手術が必要と判断、A医大病院へ転院させた。亜急性硬膜下血腫兼脳挫傷と診断され、即日開頭手術が行われたが好転せず、脳機能全般が著しく障害されており、今後も改善を期待できない。

Xから、Y_1のみならずY_2に対しても損害賠償を請求（請求額約三、九一〇万円）、硬膜外ないし硬膜下の血腫を疑い脳血管撮影をすべきなのにこれを怠ったため硬膜下血腫の診断ができず、開頭手術が遅れ重篤な状態になったものであるからY_2にも責任があると主張。

（判決理由）

Xの硬膜下血腫は衝突事故に基因するものと推認できるから、Y_1はXの損害を賠償する義務がある。

他方、Y_2については、Y_2が正確に診断し得ず、開頭手術が遷延しXの被害につながったとしながらも、診療債務は手段債務と解すべく、診断が診療時に一般的に是認された医学上の原則に準拠し、症状発現の程度と認識の手段との相関において合理的で、かつ療法についても症状に応じた対症療法を講じつつ経過を観察する措置が医学・医療の水準上相当である場合には、医師に帰責事由はない。ところでY_2は、Xには全身状態、局所症状の諸検査に異常がなく、Xへの問診、Y_1の事故状況の説明等も含めて、単なる打撲との診断に傾きかけたが、ただ逆行性健忘が認められたので、一応入院させることにしたもので、意識障害は頭蓋内出血の定型的症状とはいえないし、出血の特徴の清明期も判断し難く脳挫傷による脳浮腫との診断は医学水準上合理性があり、頭蓋内出血を疑わせる症状の発現に留意しつつ経過を観察することとした処置も相当であったし、さらに脳血管撮影も、その危険性は無視し得るほど少なくはないし、Y_2は、必要なときは脳外科へまわすようにしており、本件のように頭蓋内出血の症状が定型的に発現していない場合に、直ちにこれを行うべきか否かは高度に医学的な判断に属するものというべきである。したがって、Y_2の判断が現代医学の水準上、医師としての裁量の限界を逸脱したものとは認め難いし、その後も診断を修正すべき状況はなく、平均的医師に要求される事項は履践され、転院措置にも懈怠はなかったからY_2には責任はない。

〔34〕 交通事故患者の診断遅延と救急指定病院の診療体制（京都地判昭五二年八月五日判例時報八九二号九一頁）

（概　要）

A（昭和二一年生れ）は、昭和四四年九月二日、交通事故で負傷、午後七時二〇分頃、救急指定病院であるY病院に運ばれた。そして、まず最初にB医師（前年一一月医師免許取得、週一回の当直医）が診察したところ、大きな切創はなかったが、下顎骨骨折、左肋骨骨折があり、口から咽頭部分には肺からと思われる出血があり、胸腔内にも出血が予想され、上腕から側胸部、前胸部にかけて皮下気腫が認められた。意識は混濁していたがショック状態ではなく、一方の瞳孔が少し大きく頭部の障害が予想された。院長であるYに、外科医に来てもらうよう電話連絡をするとともに、神経学的検査、呼吸・循環の管理に努め、午前八時五〇分、気管切開術を行った。次いで、B医師の引き継ぎを受けたC医師（約三カ月前に医師資格取得のパートタイム医師）は輸血・輸液を行うとともに、皮下気腫が気胸か血胸かを判断するためレントゲン写真を撮影、また、頭部外傷II型からIII型へ移行と判断したが、脳圧検査や脳挫傷について特別の治療はしなかった。夕刻、Yの依頼で来院したD医師の診察により緊張性気胸が起っていることが判明、午前一〇時頃、ドレナージによる持続吸引を施行した。しかし、Aは、翌三日午前八時三八分死亡。

Aの父親Xから、Yに対し損害賠償を請求し（請求額約一、五〇〇万円）、(i)不要の気管切開を行った、(ii)入院時に、直ちに、持続吸引によって排気すべきであったのに午後一〇時まで放置した、(iii)不必要な大量輸血、大量輸液を行った、(iv)Y病院には常勤の外科医がいず、診療体制に不備があった、などと主張した。医師敗訴（賠償額はXの慰藉料及び弁護士費用三三〇万円）。

〔判決理由〕

(1)　気管切開は、Aの一般状態が重篤で、出血・体液等が咽頭・口腔内に存在しており、呼吸困難による窒息死や酸素の供給不足による頭部・胸部等への悪影響を防止するため当然行うべき必要な処置であった。しかし、(2)　輸血・輸液は、過量になると血圧・脳圧を上昇させるから慎重に行うべきものであるのに、その点に余り注意を払った形跡がなく、約二四時間内の輸液量は一、六〇〇cc、輸液量は四、五〇〇cc（うち脱水剤一、〇〇〇cc）に達しており、特に、二日午前九時三〇分頃から、時間をかけず一挙に、輸血一、六〇〇cc、輸液一、〇五〇ccを投与し、これによって血圧・脳圧の上昇を促進したと認められることは適切な処置であったとはいえない。また、(3)　緊張性気胸が起っているとき持続吸引法をとるのが遅れると、強い循環障害が起って血圧が下り、呼吸困難、酸素不足からのチアノーゼが現われ生命に危険をもたらすが、二日午後撮影の最初のレントゲン写真によれば、既に緊張性気胸が判明しているから、この時点で持続吸引を開始すべきであった。しかるに、C医師はこの判断ができず——判断できたとしても持続吸引法を行う技術・経験がなかったと推測されるが——、夕刻、D医師を招いて漸くこれを行ったのは少なくとも早い処置ではなく、カルテによると、二日午後三時頃、一時呼吸停止があったことが認められるので、より早くこれを施行した方がよかったと判断される。したがって、(2)(3)の点でY及びYの履行補助者の処置が適切であったとは認められないが、Aの意識混濁は当初から続いていて、かなり強い脳挫傷を受けていたことが推定され、救命は所詮難しかったと認められるので、叙上の不手際とAの死亡との間に直接の因果関係があったとみることは難しい。しかしながら、(4)救急病院の指定について定めた昭和三九年二月二〇日の厚生省令八号第一条一号が、「事故による傷病者に関する医療について相当の知識及び経験を有する医師が常時診療に従事していること」と定めているにもかかわらず、Yは免許取得後日の浅いパートタイムの医師に診療に当らせたのみで、責任の所在の明確な常勤の医師に診療させず、Y自身外科医でありながら、Xの強い要請にも拘らず最後まで診療に当らなかった点に債務不履行がある。もっとも、救急病院といえども常に完璧な診療が行えるとは限らないが、救急病院を以って任じている以上、それにふさわしい診療体制で診療を行い、自己の体制で手に負えぬ患者かどうかを見きわめ、手に負えない患者と判断した場合には、即刻、然るべき医師を招くなり、処理のできる病院へ送って適切な処置を仰ぐべきであり、本件ではそれが可能であったのにその配慮をした形跡が少なく、結局、患者に対する責任を尽したとはいえないから、Yには責任がある。

IX　予防接種に関する事例

〔35〕三種混合ワクチンによる死亡事故（東京地判昭五三年三月三〇日訟務月報二四巻五号九一三頁）

〔概　要〕

A（昭和四三年生れ）は、昭和四五年二月三日、Y_1（市）の実施する予防接種（百日咳、ジフテリヤ、破傷風の三種混合ワクチン）を受けたが、翌四日、発熱、けいれん等を起し、かかりつけのB医師の手当も効なく、意識障害を起したままけいれんを繰り返して、午後九時前死亡した。

Aの両親X_1・X_2はY_1、Y_2（県）、Y_3（国）に対して損害賠償を請求（請求額約一、四四〇万円）。Y_1・Y_3のみ敗訴（賠償額約九四〇万円）。

（判決理由）

百日咳ワクチンは毒性が強く副反応を起すことがあり、特に、けいれん性体質者の場合には強い発熱やけいれんを誘発するおそれがあり、この副反応は接種後四八時間以内に多発しているが、Aの症状がこれらの特徴と一致している上に、けいれん性体質であったことを考慮すると、本件予防接種とAの死亡との間には因果関係が認められる（B医師はAの死因を流行性感冒による脳炎としているが、これは認められない）。

そして、このような危険な副反応を起すことのある予防接種を行う医師は、接種対象者の健康状態を調べ、禁忌者を識別すべき注意義務があるが、Aのような幼児のけいれん性体質については保護者に問診する以外識別の方法はないので、問診義務が問題となる。この点、医師は概括的・抽象的に異常の有無を質問するだけでは足りず、予防接種実施規則（昭三三厚生省令第二七号、昭四五厚生省令第四四号による改正前のもの）第四条所定の症状、疾病、体質的素因の有無およびそれらを外部的に徴表する諸事由の有無を、具体的に、かつ被質問者に的確な応答を可能ならしめるよう適切な質問をする義務がある。ただし、集団接種の場合には制約があるから、問診票、質問事項等の公示、看護婦等による質問などの方法を補助手段として併用することは許される。

ところで、本件接種会場では、受付係と医師の席の背後に、禁忌者を記載し、該当者は申し出るよう呼びかけた掲示が張出され、係員がときどき掲示を読むよう注意を喚起していたほか、各家庭に配布されていた広報にも禁忌者の記載はされていたが、そのいずれにも「けいれん性体質」とあるのみで、その平易な説明がなく、それのみでは、医療の専門分野に属する特異な体質的素因について、その趣旨を一般人が正確に理解することは困難と考えられる上、接種会場は混雑しており、掲示を注意して読む者は少なく、また広報中の禁忌者の記載も特に注意を惹くような表示はなされていない上、担当医への申述を促す趣旨の記載はなかったことなどを総合し考えると、この問診の補助方法は医師による口頭の質問を補助するに足る機能を果していたものとは解されない。もし接種に当ったC医師が「ひきつけ、けいれんの症状を起したことはないか」など具体的かつ平易な質問をしていれば、Aの保護者（祖母）からAがけいれん性体質であることを聞き出せたと認められるから、禁忌症状の有無につき特段の問診を行わせなかったC医師には問診義務を怠った過失がある。

そして、本件予防接種はY_3の機関委任事務としてY_1市長が実施したもので、C医師はY_1市長の委託を受けY_3の公権力の行使に当る公務員として接種を行ったものであるから、Y_1・Y_3は、いずれも、国家賠償法に基づき、損害賠償責任がある。

なお、Y_2は、その公務員である銚子保健所長がY_1市長に適切な指示をすることを怠ったとして賠償責任を追求されているが、具体的な指示の内容、注意義務懈怠の事実について主張立証がないから、X_1らの主張は採用できない。

X　そ　の　他

〔36〕入院患者による同室患者殺害と医師の責任（大阪地判昭五三年九月二七日判例タイムズ三七五号一一〇頁）

（概　要）

Aは、Y市開設のM市民病院に入院中の昭和四八年六月二八日、午前一〇時四五分頃、同室の患者Bに、突然、ペティナイフで心臓部を刺され死亡した。なお、B自身も自殺を図ったが未遂に終っている。

Aの遺族は、M病院の医師の、(i)Bの入院時の問診不十分、(ii)犯行前の不審な挙動に対する処置の懈怠などを理由に、医師の使用者であるY市に対し損害賠償を請求（請求額不明）、医師側勝訴。

（判決理由）

(i)については、Bは、かつて、精神分裂病で二回入院したことがあるが、腎臓病等でM市民病院に入院当時は完全緩解に近い不完全緩解状態で正常な意見の疎通が行われており、入院に際しての医師らの問診に対しても、Bは精神病の既往症のあることを申告しなかったのであり、内科の医師が細心の問診をしたとしても、精神分裂病の既往症を識別し得たとは到底いえず、医師らに過失はない。

(ii)については、Bが、殺害事件に先立つ六月二〇日頃、夜中にベッドの上に座り、口をもぐもぐさせて念仏を唱えるような様子を示したのを目撃した同室患者がいるが、このことは医師や看護婦には告げられなかったこと。二七日昼頃、奇声を発したのを同室患者らが医師等に告げたので、早速医師・看護婦長らが、Bに、変ったことがないかなどと尋ねたが、平静で、異常はないと答えたこと（Bには、殺傷時に、「Aが、自分を、かつて精神分裂病で入院していたN病院に強制的に入院させるといっている」との幻聴があったことが認められ、これがいつからあったか分らないが、この時点では、幻聴・幻覚があったことを本人から告げられていない）、病棟看護婦はBに注意していたが、翌二八日朝までには変った行動がなかったことなどが認められるのであり、以上から医師・看護婦の措置は適切であったといえる。

要するに、一度の奇声をもって、直ちに、精神病者の異常行動と結びつけて考えることは無理で、この点についての医師・看護婦の処置にも手落ちはない。

②　医療行為と刑事責任

I　薬剤に関する事例

〔37〕　薬剤の誤投与（函館地判昭五三年一二月二六日判例タイムズ三七五号一五七頁）

（概　要）

内科開業医Y_1の事務員として勤務していたY_2は、注文を聞き違えた医師会の臨床検査センターの配達員が届けたフッ化ナトリウムとエチレンジアミン四、酢酸二、カリウム二、水塩〇・五gの混合粉末を、自己の注文したブドウ糖であると軽信して受領し、患者Ａ（三六歳）の糖負荷検査に際して使用したため、昭和五一年三月、Ａをフッ化ナトリウムの急性中毒により死亡させた。

Y_1・Y_2は業務上過失致死罪に問われた（有罪、Y_1罰金二〇万円、Y_2罰金一五万円）。

〔判決理由〕

医療品の受領にあたって、注文と異なる品が届けられたことを看過すれば、患者に死傷を生じさせる危険があるから、Y_2には、その確認に万全を期すべき業務上の注意義務があったのにこれを怠り、受領した医薬品の分量が、従前、自己が使用していたブドウ糖より著しく少なかったのに確認をすることなく注文のブドウ糖と軽信した過失がある。Y_2は事務員で、いわゆる見習看護婦でもないけれども、医薬品を注文・受領する行為を社会生活上の地位に基づいて反復継続していたもので、また、誤配を看過すれば、患者を死傷させる危険性があるから、Y_2の行為は刑法二一一条前段にいう業務に当るというべきであり、業務上過失致死罪を構成する。

また、Y_1は、医薬品の注文、受領を看護婦・薬剤師の資格のないY_2に任せており、したがって、誤配を受けたり、患者に指示と違う医薬品を服用させてしまう危険があったのであるから、自から調合をするか、自己の直接の指揮下で調合させるか、事後に調合に誤りがないかを確認すべき業務上の注意義務があるにも拘らずこれを怠った過失がある。たとえY_2が、ブドウ糖の注文、受領、調合を五年間も続けていたとしても、看護婦・薬剤師の資格がなく医薬品に関する基礎的知識の不十分なY_2の行為を信頼することは医師として許されない。

なお、Y_1らの過失は最も初歩的なミスであり、またＡが働きざかりで一家の支柱であったことを考えると、その責任は重い。しかし他面、本件の発端をなした検査センター側の落度が問われていない状況の下で、Y_1らにだけ責任を負わせることは酷であること、新聞等の報道で社会的制裁を受けていること、遺族との間で示談が成立しＡの妻もY_1

らの処罰をあえて望んでいないこと等の事情からみて、罰金刑を選択するのが相当である。

24

昭和五五年版判例年鑑

判　例　一　覧　表

通し番号	事件の種別		判決裁判所・判決年月日
〔1〕	①　医療行為と民事責任	乳児の腸重積症の誤診——医師側敗訴	大阪高判　昭53.12.25
〔2〕		消化管麻痺に対する治療——医師側勝訴	大阪地判　昭54.2.16
〔3〕		虫垂炎の診断の遅れ——医師側勝訴	東京地判　昭54.6.25
〔4〕		救急患者に対する開腹手術の不実施——医師側勝訴	横浜地判　昭53.10.19
〔5〕		釘による創傷と破傷風に対する措置——医師側勝訴	福岡高判　昭53.6.25
〔6〕	I　診断・処置に関する事例	皮膚線維肉腫に対する放射線療法による障害——医師側勝訴	東京地判　昭54.3.26
〔7〕		集団検診におけるX線フィルムの読影ミス——医師側勝訴	佐賀地判　昭54.1.26
〔8〕		緑内障の診断・処置——医師側勝訴	大阪地判　昭54.3.23
〔9〕		眼科医の初診時の処置の当否——医師側勝訴	東京地判　昭54.4.23
〔10〕		初老期うつ病患者の自殺——医師側勝訴	福岡高判　昭54.3.27
〔11〕		勾留中の被告人の喘息発作による死亡と嘱託医の過失——医師側勝訴	東京地判　昭54.8.27
〔12〕	II　注射に関する事例	化膿性髄膜炎の治療のためのルンバールによる後遺症——医師側敗訴	東京高判　昭54.4.16
〔13〕		鉄剤フェジンの過剰投与による副作用——医師側敗訴	大阪高判　昭54.2.16
〔14〕	III　薬剤に関する事例	交通事故の負傷者に対するステロイドホルモンの過剰投与——医師の重過失を認めた事例	東京地判　昭54.7.3

〔15〕		クロロキン網膜症——医師側敗訴	横浜地判	昭54．9．26
〔16〕		両親に承諾なく幼児に植皮手術を行った際に抗生剤を投与しショック死を生じた事例——医師側敗訴	横浜地判	昭54．2．8
〔17〕	IV　手術に関する事例	脳手術——医師側敗訴	東京地判	昭53．9．18
〔18〕		胃潰瘍手術後の腸管麻痺——医師側勝訴	仙台高判	昭54．1．31
〔19〕		虫垂切除手術の際のガーゼ遺残の主張——医師側勝訴	大阪地判	昭54．9．10
〔20〕		手術後の患者の病室移動中の死亡——医師側敗訴	東京地判	昭54．3．27
〔21〕		腎剔出手術後の出血性ショック死——医師側敗訴	横浜地判	昭54．4．13
〔22〕		小児癌の手術——医師側勝訴	札幌地判	昭53．4．18
〔23〕	V　整形外科に関する事例	整形外科手術と医師の責任——医師側敗訴	東京地判	昭53．9．28
〔24〕		交通事故による外傷と脊椎カリエスとの関係——医師側勝訴	東京高判	昭54．10．30
〔25〕		交通事故による大腿部の壊死・後遺症の惹起——医師側勝訴	東京地判	昭53．7．27
〔26〕		交通事故の被害者の左足壊死と診断上の過失——医師側勝訴	大阪地判	昭54．8．9
〔27〕		電撃傷による壊死の治療——医師側勝訴	札幌地判	昭53．12．22
〔28〕		眼瞼の美容整形手術——医師側勝訴	東京地判	昭54．2．21
〔29〕		美容整形手術としての重瞼術と後遺症——医師側敗訴	京都地判	昭54．6．1
〔30〕	VI　麻酔に関する事例	腰麻ショック——医師側敗訴	東京地判	昭53．10．27

〔31〕		麻酔注射の際の消毒不完全――医師側敗訴	東京地判　昭54.7.30
〔32〕	Ⅶ　産婦人科に関する事例	妊娠中絶術に関する再度搔爬の必要性――医師側勝訴	東京地判　昭54.4.16
〔33〕		吸引分娩と狭頭症による新生児の脳性麻痺との関係――医師側勝訴	大阪地判　昭54.4.20
〔34〕		鉗子分娩による胎児損傷――医師側勝訴	東京地判　昭54.4.24
〔35〕		新生児の右上腕神経叢麻痺――医師側勝訴	旭川地判　昭54.2.27
〔36〕		風疹に罹患した妊婦に対する出産の危険の説明の必要――医師側敗訴	東京地判　昭54.9.18
〔37〕		核黄疸と脳膜炎の競合による脳性麻痺と交換輸血の遅れ――医師側敗訴	神戸地尼崎支判　昭54.3.30
〔38〕		新生児の核黄疸の治療――医師側敗訴	東京地判　昭54.12.25
〔39〕		未熟児網膜症――医師側敗訴	釧路地網走支判　昭54.1.19
〔40〕		未熟児網膜症――医師側勝訴	名古屋高判昭54.9.21
〔41〕		未熟児網膜症――医師側勝訴	最判　昭54.11.13
〔42〕		未熟児網膜症――医師側敗訴	神戸地判　昭54.3.28
〔43〕		新生児取り違え――医師側敗訴	沖縄地那覇支判　昭54.9.20
〔44〕	Ⅷ　検査に関する事例	腎バイオプシーの施行と血尿――医師側勝訴	東京高判　昭54.12.26
〔45〕	②医療行為と刑事責任 Ⅰ　整形外科に関する事例	骨折治療とフォルクマン阻血性拘縮――医師側無罪	東京高判　昭53.11.15
〔46〕	Ⅱ　麻酔に関する事例	局麻ショック――医師側有罪	大津地判　昭53.7.18

① 医療行為と民事責任

Ⅰ　診断・処置に関する事例

〔一〕乳児の腸重積症の誤診――医師側敗訴（大阪高判昭五三年一二月二五日判例タイムズ三八九号一三三頁）

（概　要）

A（昭和四六年三月一二生れ）は、昭和四六年九月一九日、午前〇時頃、急に激しく泣き出し、嘔吐、発熱を催した。X_1・X_2（父母）は、出産からのかかりつけ医であるY_1医師に連絡、〇時三〇分頃、診察を受け、風邪気味と診断され、経過をみて昼頃また来院するように指示された。午前一一時三〇分頃、再びY_1の診察を求めたが、休診日で診察室を掃除中のためY_1は待合室で視診・問診をしただけで、――Aがその場で茶を吐き出したことから、X_2が腸が悪いのではないか、と質問したりしたが――はっきりしないから様子をみるといい、消化器機能昂進剤を投薬しただけで、帰宅後、浣腸をするように指示した。X_1・X_2は、Y_1の診察に不安を抱き、帰途、Y_2医師の診察を求めた。Y_2は、経過説明を聞き、聴・打診の上、風邪らしく、そのため腸も弱っているものと診断した。Aの嘔吐は夜まで続き、午後八時頃、X_2は、家庭医学書でAの症状が腸重積症に似ていることを知り、また、Y_1の指示を思い出したので浣腸をしたところ血便が出た。X_2は、直ちにY_1に連絡、これによって、Y_1は、Aが腸重積症であることに気付き、B市立大病院に行くよう指示。午後一〇時頃、同病院で腸重積症と診断され、高圧浣腸による整復が試みられ、また開腹手術をしたが全身状態が悪化、急性心不全で死亡した。

X_1・X_2は、Y_1・Y_2ともに腸重積症を風邪と誤診し、重積整復の時期を失わせた、と主張し、Y_1・Y_2に対して連帯して損害を賠償するよう求めた（請求額約一、〇七〇万円）。

第一審（大阪地判昭和五〇年一〇月三日）で医師側敗訴（賠償額約七五一万円）。Y_1・Y_2控訴。第二審でも医師側が敗

訴したが、X_1・X_2らにもY_1の指示に従わず浣腸を延引した点に過失があるとして過失相殺をしている（賠償額不明）。

〔判決理由〕

腸重積症は、通常腹痛・嘔吐をもって始まるが、早期に確定診断をすることは容易でなく、腹部腫瘤の形成も相当時間経過後で、しかも乳児の場合、触診によって確知することは困難なことが多く、したがって、確定診断のためには血便の証明が不可欠であるが、これもまた相当時間経過しないと現われない。そこで、確定診断のためにはある程度の経過観察が不可欠なのであるが、乳児が激しく泣き、嘔吐症状が続くときには腸重積を疑い、浣腸等により血便の検出に努めるべきである。この点Y_1の第一回診察の時点では、一応、感冒と診断したことに注意義務違反はないというべきであるが、Y_1の二回目診察の時点及びY_2の診察した時点では腸重積症の可能性を疑い、浣腸による血便検査を行い、仮りに血便が検出されなくても、その後のAの症状に注意を払い、X_1・X_2に経過報告を指示するとともに、引き続き血便検査を行うべき注意義務があったというべきである。そしてこのことは、当時の医学水準に照して開業の小児科医にも期待できる事柄である（現に、X_1・X_2は、家庭医学書を見て腸重積を疑い浣腸している）。したがって、Y_1・Y_2が前述の時点で腸重積を疑わなかったのは、小児科医としての注意義務に欠けていたといわざるをえず、損害賠償の義務がある。

ただし、Y_1の指示が的確でなかったとはいえ、X_1もY_1の指示に従わず浣腸を延引し、これがY_1・Y_2の損害賠償義務発生の一因となったものと認められるから、賠償額の算定に当っては、Y_1・Y_2とX_1・X_2の過失割合を四対一の割合として過失相殺する。

〔2〕　消化管麻痺に対する治療――医師側勝訴（大阪地判昭五四年二月一六日判例タイムズ三八三号一三三頁）

〔概　要〕

A女（昭和三三年一〇月生れ）は、昭和四六年九月一〇日、午前、胸のむかつき等を訴えY病院内科で受診。B医師は虫垂炎、消化不良の疑いを念頭におき投薬。しかし、吐気・嘔吐が続いたため、夕刻、再び受診。代ってC医師が診察。腸管の蠕動運動がやや減弱を示すのみで異常はなかったが、やはり虫垂炎又は初期消化不良を考え高位浣腸と吐気止め等を注射。翌一一日、午前、やはり症状持続で受診。腹部単純レントゲン撮影でも特に異常は認められず、C医師は、一応、中毒性の消化不良による腸管の運動不全麻痺を考え、念のため、外科医Dの対診を依頼したが、内科的に治療をし経過をみる方がよいとの意見であった。C医師は、入院を勧め、同日、午前一〇時入院、白血球が異常に増加していた。午後二時以降は、当直医E（産婦人科医）が治療に当ったが、一二日午前、Cは、病院に電話連絡し、水や食物が入るなら少し入れてよいと指示。午後二時二〇分頃、Aは腹部膨満感を訴え、Eの指示でガス抜きが行われたがガスは出ず、さらに午後二時五〇分、ワゴス、熱気、高圧浣腸の処置がとられた。ところが、午後八時過ぎには妊娠八カ月位の腹部のように膨満、父親X_1が医師を呼びに行ったが、E医師・看護婦ともに他の患者の診療や処置に当っていた。そして午後九時頃、看護婦が熱気、浣腸を行おうとしたがX_1はこれを断り、開業医GにY病院に来てくれるよう依頼。この頃、Aは、腹腔内圧上昇による胸苦しさも訴えていた。G医師の来院した午後一〇時頃は腹部はパンパンに張り、呼吸も苦しそうで、唇はチアノーゼ状態となっていた。連絡により午後一〇時三〇分頃、主治医Cが来院、Aの腹部は非常に膨満し循環不全の状態で、その後、ガス抜き、高圧浣腸などの諸処置がなされ、一三日午前一時四〇分D医師らにより開腹手術が行われた。その結果、腸管運動が不全となり胃に影響し胃が急激に膨満したものと考えられたが、腸管運動不全麻痺の原因は解明されなかった（なお、この際、虫垂に多少癒着が認められたので、X_1の了解をえて、虫垂摘除を行った）。手術後は、次第に状態の改善がみられたが、一八日午前から悪化、一九日午前五時消化管から出血、ショック症状を起し容態悪化、二〇日午前五時過ぎ死亡。

Aの両親X_1・X_2からYに対して、①機能的急性胃拡張を麻痺性腸閉塞と誤診した、②急性胃拡張に移行したとみられる一二日午後一時ころからの処置が不適切だった、③急性胃拡張に対する配慮を怠り、虫垂摘除をしたし、胃管の中止時期・経口摂取の開始時期を誤った、④治療を専門外のEに任せた、等と主張し損害賠償を請求（請求額不明）。

医師側勝訴。

（判決理由）

①一二日午後までのAの症状には急性胃拡張の症状と合致する点もあるが、合致しない点もあり、急性胃拡張だけに推定するのは合理的ではなく、むしろAの急性胃拡張症状は、腸管の運動不全を基盤にして起った消化管麻痺の部分的症状と推定するのが妥当で誤診とはいえない。

②そして、手術に先立っては、急性胃拡張に有効とされている胃内容物の吸引等保存的処置も試みているし、術中・術後の処置にも過失はない。

③また、虫垂摘除手術の施行により急性胃拡張又は麻痺性腸閉塞を起す可能性があることは認められるが、Aの虫垂には多少癒着があり、そのような場合には、開腹手術後癒着して炎症を起す場合もあり、そのようなときには再手術が困難であること、しかも、虫垂摘除による侵襲の影響は極く微かなものであるから虫垂摘除を行ったことは誤りではないし、さらに、急性胃拡張の場合、経口摂取は禁忌で胃管留置による胃内容物の吸引が有効な治療法ではあるが、ある程度回復した段階では経口摂取による方が腸管運動の回復にも効果があるから、全身状態の改善がみられていた一六日午後の胃管留置の中止及び一七日からの経口摂取の開始が誤りであったとはいえない。

④なおまた、医師経験二年余りの産婦人科医が当直医として診察に当ったが、その間のAの症状や主治医Cとの病院との連絡状況からみても問題になるところはない。

以上、いずれの点においても、Y側に責任はない。

〔3〕　虫垂炎の診断の遅れ――医師側勝訴（東京地判昭五四年六月二五日判例タイムズ三九七号一二九頁）

（概　要）

虫垂炎の診断遷延が問題とされた損害賠償請求事件である。医師側勝訴。

〔判決理由〕

Y医師（内科医）は、腹痛患者で特に激しい痛みを訴える場合は急性腹症を念頭におき、急性虫垂炎の診断については、問診及び触診により、虫垂炎の一般的症状として挙げられている自然痛、圧痛、筋性防衛等を証明することによっていたことが認められ、この方針は急性虫垂炎の診療に関し一般に採られているところである。ところが、Xの場合、虫垂突起が腹腔後壁近くに位置し、炎症を起した虫垂突起は後腹膜の裏側に埋没して穿孔し膿瘍を形成するという稀有の例であって、そのために虫垂炎特有の症状は殆ど認められなかったし、加えて、感冒、気管支炎、腎盂炎などを思わせる症状もあったのであるから、Yが、初診時以降、約一週間後に虫垂炎の徴候が発現するまで虫垂炎と診断できず、それに応じた処置をとらなかったことについて、Yに責任はない。

なお、Yは、末梢血液の白血球数の検査をしなかったけれども、白血球数の増加は炎症の存在を示すに止まり、虫垂炎診断に決定的意味を持つものではなく、――Xには気管支炎、腎盂炎等を疑わせる症状もあったのであるから――この検査の不実施を本件診療上の過誤とまではなし得ない。また、腹部レントゲン撮影の不実施も、虫垂炎診断の際に通常なすべき検査とはされていないから、問題にならない。

〔4〕救急患者に対する開腹手術の不実施――医師側勝訴（横浜地判昭五三年一〇月一九日判例タイムズ三七七号一五四頁）

〔概　要〕

詳細は不明であるが、Aは、昭和四四年一〇月一四日、午後一一時五〇分頃、裁ちばさみで左腹部を刺され、左腎動脈切截等の障害を負い、直ちにB外科病院に運ばれ、Y医師から左腹部刺創の縫合を受け、クロマイ筋注点滴などの処置を施されたが、一五日午前二時五分頃、左腎動脈切截に基づく失血により死亡。

Yは遺族から慰藉料を請求されたが（請求額不明）勝訴。

（判決理由）

一般に、血管内臓損傷の疑いが濃厚で放置しえない状態にあると判断された場合、医師は、患者が手術に堪え得るとみれば、直ちに開腹手術等積極的治療に着手すべきであると認められるが、本件の場合、複数個所の動脈切断ないし損害部位に対する止血、胃貫通創の縫合もしくは部分切除と吻合、膵切截部の処置と切截部から左方尾部の剔出、後腹膜下血腫内からの左腎剔出等の手術処置が必要とみられ、これらの処置を完全に遂行することは通常極めて困難である上、上記手術の終了までAが生存しうる可能性は極めて少いことが認められるから、Yが開腹手術をしなかったこととAの死亡との間には因果関係は認められない。

〔5〕　釘による創傷と破傷風に対する措置——医師側勝訴（福岡高判昭五三年六月二五日判例タイムズ三七七号一四二頁）

（概　要）

本件第一審判決（福岡地判昭五一年三月九日）は、本年鑑昭和五三年版〔2〕事件に既に紹介したので、それを参照されたいが、その事実関係ならびに判決内容を要約すれば次のとおりである。

A（一一歳）は、昭和四六年二月一三日、雨あがりの建築工事現場で釘を踏みぬき負傷（傷の深さは皮下脂肪組織の一部に喰い込むほどであった）、一六日まで自家治療をしていたが、一七日にY外科医院で治療を受けた。Yは、創傷部の皮膚を十字型に四mmほど切り、辺縁切除をなし、オキシフルで消毒、ドレンを行い（創底まで切開しなかったため か異物は出なかった）、サルファ剤を投与した。一八・一九日と通院。Aは、一八日の夕食時頃から口が開きにくいと訴えるようになったが、X_1・X_2（X_1は父、X_2は義母）は虫歯によるものと考え、一九日歯科治療を受けさせた。二〇日午前六時半頃から首が痛いと訴えるようになり、八時半頃には身体を反らせるような症状を呈しはじめた（足の傷口は、ほぼ治っていた）。B病院内科で受診したところ、破傷風と診断され手当を受けたが（患部を切開したところ、皮下脂肪組織附近から砂様な異物が摘出された)、二四日午前六時過ぎ死亡。

X_1・X_2は、古釘による刺創は破傷風感染の危険が高いのに、Yは初診時に、受傷の具体的状況を確認し、破傷風罹患の可能性を考えるべき注意義務があるのにそれを怠り、したがってまた予防のための各処置も怠った、と主張して約二、五八〇万円の損害賠償を請求。

第一審判決は、当時の受動免疫療法には問題があったし、能動免疫療法をなすか否かはYの裁量の範囲というべく、トキソイドの大量接種療法も当然の措置とは考えられないから、これら諸療法を実施しなかった点に過失はないが、①Yの行った創傷処置は砂様の異物を残すという不完全なもので、②抗生剤の投与もせず、③破傷風の前駆症状を教示し、それが現われた場合には直ちに医師の治療を受けるよう指示しなかった、などの点でYの過失は否定できないとし、ただし、Aは受傷後四日目にYの初診を受けていることなどを考慮すると、損害の全額をYに負担させるのは妥当でなく、Yの過失は、損害額の四割の限度でAの死亡に関連したものと解すべきであるとし、約二七六万円の賠償を命じた。

以上の判決に対して医師が控訴し、患者側も付帯控訴したのが本件であるが、第一審判決は取消され、医師側勝訴。

〔判決理由〕

第一審がYの過失とした三点のうち②については、化学療法をなすか否かは医師の裁量の範囲内としてYの過失を否定し、①③については、やはりYに過失があるとした上で、しかし、Aの罹患・死亡の最大の原因としては、むしろ、予防注射を受けていなかったこと、治療を受けるまでに三日と二〇時間も経過していたこと、感染した破傷風菌が強毒菌で電撃性破傷風に罹患したこと、加えて、人的・物的設備の整った病院で適切な治療がなされたときにのみ救助しうる可能性があるがB病院ではそれが十分なかったこと等が挙げられる。したがって、Yに①③の過失があったとしても、それとAの破傷風罹患ならびに死との間には相当因果関係があるとはいえず、Yには法律上の責任はない。

〔6〕　皮膚線維肉腫に対する放射線療法による障害――医師側勝訴（東京地判昭五四年三月二六日判例タイムズ三八八号一五〇頁）

（概　要）

詳細は不明であるが、Xは、腰部の皮膚線維肉腫摘出手術後、その再発予防のために受けた放射線照射療法（皮下深度〇・五cmにおける組織吸収線量七、六〇〇ラドとなる程度の照射で、照射距離一cm、照射時間各一八時間とした）により、浅い潰瘍を伴った放射性皮膚炎を惹起、長期に亙る療養期間を必要とした。

Xは、放射線照射療法に関与した医師Yに対し、照射距離・照射時間につき適切な指示をすべき注意義務を怠った、として損害賠償を請求（請求額不明）。医師側勝訴。

（判決理由）

Xの隆起性皮膚線維肉腫は、手術によって摘出しても再発しやすい腫瘍で、拡大手術の普及が不十分であった昭和四五年頃の医学水準では、術後に放射線照射を行うべきものとされており、六、〇〇〇以上八、〇〇〇ラド以下の線量を照射することが必要と考えられていた。そして、放射線照射による皮膚反応は必ず生ずるが、この反応が慢性障害に移行せず、軟膏療法等によって治癒する程度の最高線量は、部位やストレスを加えられたことの有無などの条件によって一概には決まらないのであって、本件照射線量を一回等価線量に換算すると、腫瘍への効果三、三三〇ラド、皮膚への効果二、四四〇ラドとなり、本件照射線量以上の線量を皮膚に照射した場合の慢性障害発生率は約一八・五%との推定が可能であり、本件照射線量は特に過剰な線量とはいえない。しかも、Xの皮膚障害は、二～三カ月後には九〇%程度の範囲が治癒しえたはずであるのに、長期療養期間を要した原因は、放射線照射療法施行前の数回に亙る腫瘍摘出手術の影響、腰部という治療に不利な部位であること、軟膏療法を行うべき時期に不完全な切除手術が行われたことなどにあると考えられる。以上からみて、本件放射線量は医学的に許容さるべきものと解するのが相当であり、したがって、照射距離・照射時間の措置も医学上不適切であったとはいえない。

〔7〕集団検診におけるX線フィルムの読影ミス——医師側勝訴（佐賀地判昭五四年一月二六日訟務月報二五巻五号一三〇二頁）

（概　要）

Xは、昭和四八年七月一一日、Y_1県A村長が結核予防法に基づき実施した定期健康診断の一環としてのX線間接撮影を受け、異常なしとされた。ところが、その後、発熱・咳・全身倦怠等の異常を覚え、昭和四九年三月三日診察を受けたところ、肺結核兼糖尿病と診断され、入院治療を続けたがなかなか好転せず、昭五二年九月現在、ようやく治癒に向いつつあるという状態である。

Xは、前記X線間接撮影の際、フィルムの読影に当ったY_2医師（保健所嘱託医でY_1県の非常勤職員）が、Xの陰影を発見していれば、早期治療により症状の悪化をみなかったとして、Y_1・Y_2に対し損害賠償を請求（請求額約九七四万円）。医師側勝訴。

（判決理由）

Y_1・Y_2は、そもそも本件健康診断は、A村長への国の機関委任事務であるから、県には賠償義務はないし、また、Y_2のフィルム読影は国家賠償法の公権力の行使に該当し、しかも読影ミスも過失とはいえない程度のものであるから、Y_2個人に賠償義務はない、と主張するが、県も指導監督義務を有するし、Y_2も県の職員としての職務上の行為をなしたというべきであるから、やはり、①Y_2に過失があったか、②それとXの症状悪化との間に因果関係があったかをまずとり上げる。

①Y_2の過失については、X線間接撮影による診断の正確性には一定の限界のあることが指摘されていること、昭和四八年当時には、新規結核患者の絶対数減少の結果、集団フィルムの読影に見落しを生じ易いという、いわゆる非効

率化の進んだ状況にあったこと、などを考えると、Y_2の読影ミスが過失に該当するとしても、その程度は相当軽いと評価して差支えない。

そして、②この読影ミスとXの症状悪化との因果関係については、Xは、昭和四四年当時から、肺結核・糖尿病などの治療を受けていたが、その症状悪化の主たる原因は、本件健康診断当時、すでに通常用いられるすべての抗結核罪に耐性を備えていたこと、いわゆる難治結核に移行していたことにあると推認されるのであり、かりに集団検診時に陰影が発見されていたとしても、早期治癒はもはや困難であったというべく、したがって、Y_2の読影ミスとXの症状悪化・難治化との間には因果関係を認めることはできない。

以上、①②の理由により、Y_1・Y_2の賠償責任は否定される。

〔8〕　緑内障の診断・処置——医師側勝訴（大阪地判昭五四年三月二三日判例タイムズ三九一号一一六頁）

（概　要）

Xは、一月二五日（昭和四二年以降であるが年不明）、M病院で、右眼は網膜剥離の、左目は緑内障の疑いがあると診断され、次回診察日の指示を受けていたがこれに従わず、二月一四日、N病院で右眼視野狭窄を主訴として——M病院での診断処置については告げずに——受診。A医師は、右眼網膜剥離で手術の要ありと診断。二月二一日入院、B医師が主治医となったが、右眼は硝子体混濁と角膜混濁で眼底の透見が困難であったため混濁を除く処方を継続。三月三日からY医師が主治医となり、Bと同様の処置を継続。三月一三日、Y執刀で右眼網膜剥離の手術を施行、経過は良好であった。ところが、四月一一日に突然、左眼の求心性視野狭窄の訴えがあり診察したところ、刺激症状はなく、角膜の陳旧性混濁と硝子体混濁のため眼底の状況は不明であったが、眼圧は指圧法では正常であったので経過観察をすることとし、眼内出血や炎症の疑いも持ち、それに対する薬剤投与を行った。五月一一日、左眼の症状に特に急激な変化はないこととXの精神状態などを考慮し、ひとまず退院させ、以後、通院治療を行うこととした。五月一五日、Ｘは、再びＭ病院で、左眼の視力障害につき受診。右眼網膜剝離はＮ病院の手術では治っていず、左眼は続発性緑内障で手遅れと診断され、経過観察のため再来院を指示されたがこれに従わず、五月一九日、さらにＯ病院で受診したが、Ｍ病院と同様の診断であった。そして、わずかに残っている視力維持と眼圧降下のための緑内障手術を受けついで右眼網膜剝離の手術も受け、八月一日退院。しかし、Ｘの両眼は、現在、失明状態にある。

ＸからＹに対し、左眼緑内障の診断・処置の不適切を理由に損害賠償を請求。医師側勝訴。

（判決理由）

Ｘの左眼は緑内障により失明したと認められる。

そこで、Ｙの診療行為が適切であったかどうかを検討する。Ｎ病院での初診時にＸが左眼の異常も、Ｍ病院で緑内障の疑いがあると診断されたことも告知しなかったこと、入院中、眼圧は正常であったこと、左眼に中等度の求心性視野狭窄はあったが、視力は良好であったこと、Ｙが主治医となったとき左眼についての引き継ぎ事項はなかったこと、左眼の眼底は終始透見不能であったこと、四月一一日に至るまで、Ｘから異常の訴えはなかったこと、などを勘案すると、Ｙが緑内障の疑いを持たなかったことは、当時の一般的医療水準に照らし過失とは認められない。

ただし、Ｘから視野狭窄の訴えがあった後の四月二二日の検査結果では、強度の視野狭窄と視力低下が認められており、この段階で、当時の医療水準に照し、どの眼科医にも期待できるはずの緑内障を疑い、眼圧計による測定を行うという治療をしなかったことは過失といえる。

しかし、すでに、Ｙが診療した当時、末期症状で手遅れの状態になっており、たとえ、Ｙが早期に発見し投薬・手術などをしたとしても失明回避は不可能であった。したがって、上記のＹの過失とＸの失明との間の相当因果関係はなく、結局、損害賠償の責任はない。

〔9〕　眼科医の初診時の処置の当否――医師側勝訴（東京地判昭五四年四月二三日判例タイムズ三九六号一三三頁）

（概　要）

事件の内容ははっきりしないが、眼科医の診断・処置の適否が争われた損害賠償請求事件であり、医師側勝訴。

（判決理由）

医師は、当時の医学水準に基づいて適切な治療方法を選択し施行すべく、各時点の症状に対応した何段階かの予備的診断を重ねて判断資料を収集し、その後初めて最終的判断を下せるようになることも多く、このような場合には、医師は、各段階における患者の具体的症状及びその他の事情を総合して、その段階に相応する的確な判断を下し、適切な処置を講じて次の段階に進むように努めるべきであるとともに、最終的判断に達するまでの各時点における義務としては、上述の程度で足りるものというべきである。

この点、Y医師は、Xを診察し、角膜顕微鏡による検査及びXの応答から異物飛入の疑いを抱き、これをXに告げた上、前房出血による異物見落しの危険性に鑑みて、その時点での眼底検査を控え、翌日にこれを予定したが、Xが来院を拒絶したので他医の診察を受けるよう指示し、かつ、その際受けるべき検査内容を説明し、眼底検査を容易にするため止血剤ペニシリン複合剤を投与し、患部を冷やすよう指示し、さらに、Xの症状について問合わせてきたその妻に対しても同様の注意をしており、Yの判断・処置は、本件の状況下では適切であり、Yに過失はない。

〔10〕　初老期うつ病患者の自殺――医師側勝訴（福岡高判昭五四年三月二七日判例タイムズ三八八号一四三頁）

（概　要）

A（五一歳）は初老期うつ病で、昭和四五年一一月二一日、Y経営の病院（精神科専門病院）へ入院。かなり重篤の昏迷状態にあったので、Yはまず、抗うつ剤・睡眠剤等を注射して症状緩和に努め、自殺の危険性を考え看護上の

「要注意者」に指定したが、次第に症状は好転し、二七日には表情も応答も明朗となり、医師に対し「もう死にたいとは思わない」と答え、二九日には娯楽室まで行ってテレビを見るなど症状緩和を思わせる行動を示していた。ところが、三〇日午前五時過ぎ、便所の窓の鉄格子に寝巻き用の帯を結び縊死を遂げた。

X_1（妻）、X_2（子）からYに対して損害賠償を請求（請求額約一、二三〇万円）。第一審（福岡地小倉支判昭四九年一〇月二二日本年鑑昭和五〇年版〔12〕事件）は医師敗訴、YがAの帯を取り上げなかったこと、自殺直前に巡回した看護婦Bが、起床の遅いはずのAが午前五時頃、ベッドに座っているのを見ていながら疑問を抱くことなく立ち去ったこと、に過失があるとし、医師側敗訴（ただし、Aは自らの手で損害を発生させたのであるから、YとしてはAの損害額のうち四割を賠償するのが妥当とした。賠償額は約三六九万円）。Yが控訴し、X_1らも付帯控訴したが、第二審では医師側勝訴。

〔判決理由〕

うつ病患者の看護治療に当る医師・看護婦は、患者の自殺念慮・企図の有無を確認する努力を怠らず、自殺念慮の察知された患者に対しては、特に厳重な監視と周到な看護を続け、自殺を防止すべき義務があるが、しかしながら、精神病患者の治療の最終目的は社会復帰にあるから、自殺念慮・企図が認められない限り、社会生活への適応準備をさせることが重要で、これらの患者についても自殺念慮等の察知された患者に対するのと同程度に厳重な看護措置を講ずることは不必要であるばかりでなく有害でさえあるので、自殺を遂行しがたい環境と条件とを確保すると共に、その前兆の発見に努めるをもって足りる。そして、患者が前記いずれの看護体制の対象者であるかを判定するに当っては、直接治療に当る精神科医の判断を尊重すべく、看護診療契約の本旨に照し、その裁量を逸脱した、著しく不適切な措置と認められる特段の事情が見当らない限り、精神科医の判断に落度はなかったと認めるのが相当である。

この点、本件では、Aは入院当時は、看護上の「要注意者」と指定されていたが、その後、Yは、自殺の危険なしと判断し、睡眠薬等薬剤投与を軽減し、帯の着用を許可したもので、Yの措置が著しく適切を欠いたと認められる特段の事情はない。なるほど、結果的には自殺念慮の有無をより的確に確認するための問診などをしていれば、自殺防止の有効な手段をとり得たかもしれないが、こうした不作為が看護診療行為上不適切なものともいえないし、帯の着用許可もYの裁量の範囲に属するというべきである。

また、巡回に当ったB看護婦についても、患者の不自然な挙動に注目し、臨機応変の措置を講ずるのが望ましいが、Aは、自殺の危険性を予測しえない程度に回復していたし、午前五時頃に便所のため起床する患者は少なく、Aには自殺企図を窺わせる異常な行動はなかったし、うつ病患者の自殺の危険性は早朝が多いともいえない。また、標準的精神病院では、限られた人数で多数の患者の巡回看護に当らなければならないのが現実で、Y病院も例外ではなく、夜間の巡回は一時間おきに実施されていた。これらの事情からみれば、Bに臨機応変の措置を期待するのは過大の期待という外ない。

以上、いずれの点からもYに責任はない。

〔二〕勾留中の被告人の喘息発作による死亡と嘱託医の過失――医師側勝訴（東京地判昭五四年八月二七日判例時報九五三号八三頁）

（概　要）

Aは、昭和四七年九月一日、窃盗刑事被告人として拘置所に入所した。その直後、子供の頃からの持病である気管支喘息の発作を起し――拘置所の嘱託医Bは出張中で来診は得られなかったが――携帯してきた常用のメジヘラーを使用、その後とくに異常はなかった。翌二日、Bが診察、中等度以下の喘息と判断、メジヘラーとイソパールP錠とを併用して治療することにした。六日、一三日のBの診察時には特に変化は認められず、むしろ症状は良くなっているように見受けられた。Aは、一六日にはたまたま、拘置所に来ていたBに対し発作が遠のいた旨話していた。ところが、一七日午後一時五〇分頃、看守に苦痛を訴えたので、看守は直ちに保健助手に連絡、保健助手はBに連絡するとともに、心臓マッサージ・人工呼吸を行ったが、Bが到着した午後二時二〇分頃には、既に死亡していた。死因は気管支喘息による窒息で、死亡時刻は午後二時五分頃と推定された。

X_1・X_2（Aの両親）はY（国）に対し、拘置所の医療体制の不備、嘱託医Bが適切な治療を怠ったこと等を理由に損害賠償を請求（請求額は約二、六五三万円）。Y勝訴。

〔判決理由〕

（嘱託医Bの過失についての裁判所の判断だけを紹介する。）

Aは、予期し得ない突然の大発作で、発作発生後わずか一五分という短時間で急死したものと考えざるを得ない。すなわち、Aは入所当初、発作に苦しんだが、次第に環境にも順応、症状も落ちつき、二週間余りの間、気管支拡張剤メジヘラー、アロテックの使用で発作が治っており、重症発作の発生もなく、むしろ症状は好転していたと考えられるのであり、したがってまた、入院治療の必要性は考慮の範囲外と解される。Bの治療方針・治療方法には誤りはなく、入院の指示をしなかったことに過失があるともいえず、また、保健助手に、Aが呼吸困難になり唇が蒼くなったら直ちに連絡するよう指示もしていたのであり、BはAの死亡に関し責任はない。

II　注射に関する事例

〔12〕化膿性髄膜炎の治療のためのルンバールによる後遺症――医師側敗訴（東京高判昭五四年四月一六日判例時報九二四号二七頁）

〔概　要〕

X（昭和二七年生れ）は、化膿性髄膜炎のため、昭和三〇年九月六日、Y（国）経営のM大学付属病院小児科に入院、治療を受けていたが、一七日、A医師がルンバール（腰椎穿刺による髄液採取とペニシリン髄腔内注入）を実施したところ、一五～二〇分後に嘔吐・けいれん発作を起し、以後、治療を続けたが、右半身けいれん性不全麻痺、性格障害、知能障害、運動障害等を残した欠損治癒の状態で一一月二日退院。以後、諸種の治療を行うも知能・運動障害等が残っており、二〇歳になっても赤ちゃん言葉が抜けず、日常語がどうやら家族に分る程度で、文字も、ひらがなでも文章になったものはほとんど読み・理解することはできず、また、理由もなく粗暴な振舞に出たりするといった状態にある。

Xから Yに対して、ルンバール施行上の過失、看護上の過失を理由に損害賠償を請求（請求額約三、八九四万円）。

第一審（東京地判昭四五年二月二八日）は、Xの発作とその後の病変はルンバールに起因する脳出血が原因と推定されるが、医師には過失はないとし、第二審（東京高裁、判決年月日不明）は、そもそも脳出血によるか、化膿性髄膜炎自体の病変の再燃によるか、そのいずれかは判定し難いし、したがってまた、Xの発作と病変がルンバールの実施が原因とは断定できないとし、いずれも、Xの請求を棄却し、医師側が勝訴した。しかし、最高裁（昭五〇年一〇月二四日判決）は、訴訟上の因果関係の立証は、一点の疑いもない自然科学的証明ではなく、高度の蓋然性を証明することであり、通常人が疑いを差し挟まない程度に真実性の確信を持ちうるものであることを必要とし、かつ、それで足りるという前提の下に、本件のXの発作と病変の原因は脳出血であり、それはルンバールにより発生したものというべく、因果関係を肯定するのが相当であるとし、したがって、医師の過失の有無などにつき審理すべきであるとして、東京高裁に差し戻した。本件は、この差戻審であり、結局、医師側敗訴（賠償額約二、四六六万円）。

〔判決理由〕

Xの発作とその後の病変の原因は脳出血によるものであり、この脳出血は本件ルンバールにより生じたものと考えられる。ところで、治療上、本件ルンバールを中止すべきであったと断ずることはできないが、本件ルンバールは、Xに異常に大きなショックを与えたものと推測できるのであり、Xの全身状態から、そのショックを程度を判断するのは容易であったというべく、局麻等を考慮してショック軽減処置を施すか、それが相当でなければ悪条件下でのルンバールを中止すべきであったというべきであり、Aには過失があったと断ぜざるをえない。

したがって、Yは、Aの使用者として損害を賠償する義務がある。

III　薬剤に関する事例

〔13〕鉄剤フェジンの過剰投与による副作用――医師側敗訴（大阪高判昭五四年二月一六日判例時報九四七号五〇頁）

（概　要）

X女（大正八年生れ、ダンス教師）は、全身倦怠感があり、昭和四三年五月頃、内科医Aの診察を受け、貧血症との診断で、一二月末頃までほぼ毎日、含糖酸化鉄剤フェジンの静脈注射を受けていた。

ところが、一二月頃から足底部・腰部に痛みを覚えるようになった。しかし、Aは鎮静剤を投与したのみでフェジンの投与を継続、やがて、歩行困難に陥った。そこで、外科医Bの治療を受けたが改善せず、翌四四年二月頃にXは顔面・手指の皮膚が黒ずんできた。同年四月、C厚生年金病院整形外科で受診、色素沈着の点から代謝異常の疑いがあるとされ、五月に同病院内科に入院。Xは、全身の皮膚に色素沈着が顕著で、肝臓腫大、肝臓・筋肉の圧痛が著明で、歩行不能に近い状態であった。昭和四五年三月退院、以後も通院しているが――歩行は可能となり、起居動作も容易になったものの――他の症状はほとんど軽快せず、昭和四七年四月には回復の見込なしと診断され、肝機能障害、易疲労感、背部・腰部痛、たちくらみ、動悸、肝腫大、肝部疼・圧痛、肝部圧迫感、筋力低下、副腎皮質機能低下、心筋障害、軽度の糖尿病が現われるに至っている。

Xは、A（昭四七年六月死亡）の相続人Y_1（妻）・Y_2・Y_3・Y_4（子）に対して損害賠償を請求（請求額は不明）。第一審で敗訴した医師側が控訴したのが本件であるが、やはり医師側敗訴（賠償額約一、五五一万円）。

（判決理由）

Xの倦怠感が鉄欠乏性貧血症によるものであっても、最大限二・五gの鉄含有薬剤を投与すれば足り、それ以上の投与は不要であるばかりでなく、身体各組織に沈着し、あるいは他の疾患と合併して鉄沈着症状等を惹起することが確実であったのに、Aは、約八カ月間に、フェジン注射約三〇〇本、合計約一二gの鉄をXに投与し、医原性鉄沈着症に罹患させたことが認められる。

そしてこのことは、Aには、当時、内科医一般が保持すべき水準の内科医学上の知識・技術・経験則を用いて有効・適切な治療をなすべき診療契約上の債務につき不完全履行があったことを意味する。Y_1らは、鉄の体内組織細胞への沈着は、細胞の障害をもたらすことはなく、Xの諸症状はフェジン投与と因果関係がないと反論する。この点、なるほど、前記鉄の沈着は細胞の機能障害をもたらすことなく、アルコール常用者、肝炎患者などの場合に限ってヘモクロマトージスを発現させるおそれがあると過ぎないとの見解もあるけれども、ヘモクロマトージスの発生原因は解明されていないし、加えて、鉄剤の過剰投与によりXと同じ症状を生じた症例報告もあるので、Y_1らの反論は認められない。

〔14〕交通事故の負傷者に対するステロイドホルモンの過剰投与――医師の重過失を認めた事例（東京地判昭五四年七月三日判例時報九四七号六三頁）

〔概　要〕

Aは、昭和四七年八月二五日、電車の扉にはさまれて転倒し引きずられて左鎖骨骨折、胸部・腰部・左側頭部の打撲などの傷害を負い、救急車でB病院に運ばれた。治療の経過は良好で、九月一二日には、二日後に退院できる見通しとなっていた。ところが、一二日中に容態が急変、血圧降下・嘔吐・吐血が起り、一五日死亡。死因は胃潰瘍による失血死であった。

Aの遺族は、電鉄会社（Y_1）・運転手（Y_2）・車掌（Y_3）に対し損害賠償を請求。

この事件では、医師は損害賠償を請求されていないが、Y_1らが、Aの死亡は、B病院の医師らのステロイドホルモンの過剰投与により惹起された胃潰瘍による失血が原因であり、電車事故とAの死亡との間には相当因果関係はないと主張したため、訴外B病院の医師らの治療上の過失の有無が問題となっているので、参考までに紹介する。

〔判決理由〕

Aの死因は胃潰瘍による失血死で、この胃潰瘍はB病院で投与したオルガドロンの副作用によって発症したものであることが認められる。B病院で、Aに対し、ステロイドホルモン合成剤のオルガドロンを入院後九月一日までに合計七九・八mg投与したことは誤った治療とまで断ずることはできないが、遅くとも九月一二日の吐血の時点では、輸血とか潰瘍部の手術とかの措置を講ずべきであった。ところが、これらの措置を講じないで、行ってはならないオルガドロンの投与を再開し、しかも増量して投与したのであり、Aの死亡は医師の重過失によるものである。

したがって、電車事故による受傷とAの死亡との間には法的因果関係はなく、――Y_2・Y_3は受傷による障害の範囲については賠償責任があるが――Y_1には、死亡による損害につき賠償する義務はない。

〔15〕クロロキン網膜症――医師側敗訴（横浜地判昭五四年九月二六日判例時報九四四号八頁）

〔概　要〕

X_1女（大正一二年生れ、主婦）は、昭和三八年九月一二日、Y_1市大病院第一内科で腎炎と診断され、キドラ、CQCなどの投与を受けていたが、昭和四四年秋頃から電燈が暗く感じられるようになり、昭和四五年二月には視覚異常に気付いたため、同大学病院眼科で検診を受けたところクロロキン網膜症と診断され、その後、数カ所の大学病院でも同様に診断された。X_1は、昭和四七年に、身体障害者第一種第二級と認定され、昭和五一年一二月には、全盲として、同第一級に変更されており、昭和五二年二月～三月の検査では、視野の広範な中心部絶対暗点が認められ、視力は、両眼とも三〇cm手動弁であった。

X_1及びX_2（夫）・X_3（子）からY_1（市）、Y_2（第一内科部長・教授）に対して、投薬に際しては、回復不能な障害が発生しないよう万全の回避措置をとる義務があり、特に大学病院の場合には最高度の医療水準が要求されているにもかかわらずこれを怠った、として損害賠償を請求（請求額約七、五八六万円）、Y_1のみ敗訴（賠償額五、八六〇万円）。

（判決理由）

患者に医薬品を投与する医師は、その副作用について注意を払い、副作用発生の可能性の疑いがあるときは、副作用の有無・内容・程度を確認する義務があり、その結果、重篤な副作用の発現の可能性があるときは投与を中止するなどして、障害の発生を防止する注意義務があり、とくに大学病院の場合には、一般開業医に比べ、医薬品の副作用に関する情報を容易に入手できるのであるから、大学病院の医師は一般開業医などよりも高度の予見義務があるというべく、従って、第一内科の医師には、能書、薬務行政上の措置などだけでなく、医学雑誌、学会の動向などを通じて、投与している医薬品の副作用について常時注意を払う義務がある。

そこで、第一内科の医師らにクロロキン製剤の長期連用により網膜症を惹起する危険性について予見可能性があったかどうかを検討すると、昭和四〇年までには、外国の一般的な臨床総合雑誌にクロロキン眼障害の論文が登載されているし、国内の雑誌では、昭和三七年ないし四一年までに発行された眼科関係の専門雑誌に多数の論文・報告があり、昭和三九年末ないし四一年までに発行された内科関係の雑誌にも掲載されており、昭三九年・四〇年の日本内科学会地方会、日本リウマチ学会総会においてもクロロキン眼障害について討論が行われており、昭和四二年三月には、キドラは、眼障害の発現を理由に、劇薬・要指示医薬品に指定され、同年五月には、能書にも「長期使用の際は定期的な眼症状の検査を行うことが望ましい」という事項が加えられており、クロロキン剤の危険性の認識が医療関係者間に相当浸透していたことが推測されるし、昭和四三年六月頃からは家庭医学の知識にさえ普及するに至っていることが認められる。したがって、第一内科の医師らは、昭和四二年三月頃には、キドラの長期大量服用で重篤な眼障害の発生することを予見することが可能であったし、したがってまた、障害の発生を防止すべき義務があったというべきである。ところが第一内科の医師らは、予見義務の履行を怠り、昭和四二年三月の時点でXに昭和三八年一〇月からクロロキン剤の継続投与（一日三〇〇ないし六〇〇mg）が行われていることをカルテにより知りながら、その後も眼科から投与中止の勧告を受けた昭和四五年二月まで投与を継続していたのであるから、医薬品投与にあたり要求される注意義務を怠った過失があるというべきである。

したがって、Y_1は、第一内科の医師らの使用者としてX_1らの損害を賠償する義務を負う。ただしY_2は、昭和四二年三月以降の時期にX_1の治療を担当していないし、医学部教授で第一内科部長の地位にあっても、診療を担当していない医師が担当医の治療行為につき指揮監督することは許されないものと解すべく（医師法二〇条参照）、実際問題としても不可能であって、法がそのようなことを要求しているとは解し難い。

したがって、Y_2には責任はない。

〔16〕両親に承諾なく幼児に植皮手術を行った際に抗生剤を投与しショック死を生じた事例――医師側敗訴（横浜地判昭五四年二月八日判例時報九四一号八一頁）

〔概　要〕

A（昭四一年八月生れ）は、昭和四八年六月七日、バスに接触、右下腿挫創等でY_1法人開設の病院に入院、二七日、Y_2医師から右下腿部に植皮手術を受けたが、その際、化膿防止のために点滴投与されたクロロマイセチンサクシネートによるショックで死亡。

X_1・X_2（Aの父母）からY_1・Y_2に対し、植皮手術は緊急性がないのにX_1・X_2両人の承諾をえないまま手術をした、などと主張し損害賠償を請求（請求額約三、〇三六万円）。医師側敗訴（賠償額一、八八〇万円）。

〔判決理由〕

診療行為については、医師の裁量に委ねられたものと認めるべき範囲が相当程度あるが、患者の身体に対する侵襲を伴うものであるから、診療行為の中には患者の承諾を得ないかぎり許容されないものがあると解される。

この点、本件手術は、これを行うべき緊急性がなく、かつAの父親が手術の要否に疑問を持ち詳細な説明を求めていたのであるから、特段の事情のないかぎりX_1ら両親の承諾を得た上でなされるべきであったのにこれを怠り手術を行ったのは違法というべきである。

尤も、母親が、手術の直前に看護婦に対し手術の承諾をしているが、これは医療行為の性質と危険性を十分認識した上でなされたものとは到底解されないから、これを以って手術につき親権者の承諾があったものとはいえない。

よって、その他のX_1らの主張につき判断するまでもなく、Y_1・Y_2には損害賠償の責任がある。

Ⅳ　手術に関する事例

〔17〕　脳手術——医師側敗訴（東京地判昭五三年九月一八日判例タイムズ三七七号一五〇頁）

（概　要）

X（昭和九年生れ）は、目まい、耳鳴り、右耳難聴、吐き気、頭痛の症状で治療を受けていた診療所の耳鼻科医の指示で、昭和四一年三月、Y病院の耳鼻科で検査を受け、さらに、同科の医師の指示で、同病院第二外科でも検査を受けた。その結果、聴神経腫瘍（小脳橋角部腫瘍）の疑いがあるとされ、同年、六月三日、第二外科部長A教授及び同科B医師らの担当で腫瘍摘出を目的とする開頭手術が行われた。しかし、腫瘍は発見されなかった。

ところが、この手術後、Xは意識不明状態が続き、人工呼吸器に全面的に頼る状態で、一時は危篤状態となった。やがて回復したが、手術後生じた右半身不全麻痺は回復しないままで、同年一〇月一八日退院、その後、他の病院で診断を受けたが、脳手術後遺症として右片不全麻痺、小脳性失調、右前庭機能障害、迷路障害があると診断された（昭和四三年、身体障害者手帳の交付を受けたほか、厚生年金保険法別表第一の二級一三号に該当するとの認定を受けている）。

Xは、①第二外科への入院は精密検査のためであったから、本件手術をするには改めて医療契約を結ばねばならなかったのに、これをしなかった、②故意又は過失により不必要な手術を行った、と主張してＹに対し損害賠償を請求。医師側敗訴。

〔判決理由〕

まず、裁判所は、Ｘの後遺症のうち右半身不全麻痺・小脳性運動失調は本件手術の後遺症であるが、前庭機能障害・迷路機能障害は手術によって生じたものとは認められない、とした上で、Ｘの主張①については、Ｘは脳血管撮影ないし脳神経外科的検査を受けることを主たる目的として第二外科に入院したものと認められるが、日本の大学病院では、診断・治療を一貫して実施するのを建前としており、特段の事情がない限り、検査の結果、治療の必要性が認められれば治療をするのが一般的であるし、また、第二外科への入院に際しても、検査・診断のみに限定したとは認められず、しかも、手術に先立って、Ｘや家族に説明をしているし、同意なく手術をしたものとは認められない、とし、②については、第二外科において検査の結果聴神経腫瘍の存在を強く疑い、手術の必要性を検討したのは脳外科医として当然といえなくはないが、手術の結果腫瘍は発見されなかったし、第二外科での検査に先立ち耳鼻科で行った聴力検査の結果では感音性難聴を伴う聴神経腫瘍の可能性は一応否定されており、もし第二外科の医師がこの聴力検査の結果を知って検討していたならば（耳鼻科ではなお、「脳腫瘍の疑い」もあるので第二外科に検査を依頼したもので、診断・治療を完全に委ねる趣旨ではなく、したがって、耳鼻科での検査結果についての十分な説明を第二外科の医師にしていない）、さらに十分な資料の収集・検討により手術の要否が決定されていたものと考えられるのであり、Ａ及びＢが耳鼻科での聴力検査の結果を看過し、あるいは誤解して、総合的診断を誤って行った不必要な手術であったと認められるので、Ａ・Ｂに過失があったというべきだとし、Ｙの損害賠償責任を認めた。

〔18〕胃潰瘍手術後の腸管麻痺――医師側勝訴（仙台高判昭五四年一月三一日判例タイムズ三七八号一四二頁）

〔概　要〕

A（大正七年生れ）は、開業医Yから胃潰瘍との診断を受け、昭和四一年一二月一九日、胃の幽門部三分の二を切除する手術を受けた。手術後の経過は良好であったが、二六日、抜糸後、嘔吐、腹部膨満感、腹痛などを訴えるようになり、二九日、腸管膜静脈血栓症による腸管麻痺により死亡。

X_1（Aの妻）、X_2・X_3（子）からYに対して、損害賠償を請求（請求額約一、一二〇万円）。第一審では医師側勝訴。X_1〜X_3から控訴。①Aの症状は胃炎程度で胃潰瘍ではなかったのに手術をした、②手術の適応につき術前調査をせず、安易に手術をした、③Aの容態急変後、自ら診察しないで、無資格の看護婦に注射させるなど、適切な処置をしなかった、などと主張したが、第二審も医師側勝訴。

（判決理由）

まず、X_1らの主張①については、Yの診断に誤りはないとし、X_1らの主張②についても、X線胃バリウム透視、胃カメラ検査など必要な術前諸検査を実施した結果、手術適応性ありと診断しており、X_1らの主張は認められないとし、また、X_1らの主張③については、Aの腸管膜静脈血栓症は急性に発生したものであり、Yが腸管麻痺の原因を確認できなかったとしても過失があるとはいえないし、その段階で救命率も極めて低い手術を控えて保存的治療に止めることは外科医として通例のことで、処置に適切を欠いたとはいえない（無資格の看護婦のした注射も、そこに過失があったとは認められない）とした。

なお、本件については、昭和四八年版本年鑑掲載の第一審判決を参照されたい。

〔19〕　虫垂切除手術の際のガーゼ遺残の主張――医師側勝訴（大阪地判昭五四年九月一〇日判例タイムズ四〇一号一四二頁）

（概　要）

事件の内容は必ずしも明らかでないが、Xは、昭和三五年二月一日頃、Y_1診療所でY_2医師から子宮外妊娠のため開腹手術を受け、その際、虫垂切除も行なった。Xは、その後、虫垂切除手術部位の慢性的激痛などがあり、Y_1診療所のほか多数の医療機関で診療を受けたが治らなかったところ、昭和四七年一月三一日、大便とともにガーゼ片を排出したとし、右下腹部の激痛は、Y_2が手術時に遺留したガーゼによるものであったとして、Y_1・Y_2に損害賠償を請求（請求額二、〇〇〇万円）。医師側勝訴。

〔判決理由〕

Xは、昭和四七年三月一八日、A内科医院で、一年三カ月前に手術の傷口からガーゼが出たと述べ、同年七月には、B府立病院で肛門からガーゼが出たと述べているが、①Xの体内から出たとするガーゼは二・五センチメートルの正方形で四枚重ねとなっており、一面が黒褐色、他面が淡黄褐色で、血液成分・動物体組織・体液中の蛋白成分の付着はなかったがA血液型と同様の反応を示す物質は付着していた、②Xの血液型はOM型で唾液型はO型の分泌型である、③一般に開腹手術に用いられるガーゼは一辺三〇センチメートルの正方形のもので、本件ガーゼのように小さく切ったものを使用することは極めて異例であり、微細な出血をふき取るため小さなガーゼを用いても、ピンセットではさんで使用し、ピンセットごと体外に捨てるから、体内に置き忘れる可能性はないし、さらに万一、置き忘れられても、本件ガーゼ程度で異物反応が長く遺ることは稀有なことである、④もし、一二年間もガーゼ片が腹腔中にあれば、血液・体液は勿論、細胞や線維組織などがガーゼ片中に入り込み、容易に剝離し難い塊を形成するし、腹腔内にあるいは腹壁創内に遺留されたガーゼが腸管壁を穿破して腹管腔内に入ることは極めて稀である。以上から、Y_2が、手術の際、Xの体内にガーゼを遺留したと推認することはできない。

〔20〕手術後の患者の病室移動中の死亡――医師側敗訴（東京地判昭五四年三月二七日判例タイムズ三八三号一三〇頁）

〔概　要〕

A（三〇歳）は、十二指腸穿孔と診断され、昭和四八年八月一八日、Y_1医療法人経営の病院でY_2医師により胃・十二指腸切除手術を受けたが、二七日、Y_2の指示で、病室を二階から三階に変更することとなり、歩いて階段を上っていたところ、突然、意識を喪失、死亡した。

X_1（Aの妻）・X_2（子）・X_3（母）からY_1・Y_2に対して損害賠償を請求・医師側敗訴（賠償額約三、三三一万円）。

（判決理由）

Aの死因は、罹患していた亜急性汎腹膜炎が心臓に波及し心筋炎を招来、これに急激な体動が誘因となって心臓に加重の負担が加わって起った急性心不全であると推認できる。

ところで、一般に、医師は開腹手術等を行った患者の離床指導をなす際には、患者の体力回復の程度を正確に把握し、その時期・方法等を指示すべきで、急激な体動を与え患者に悪影響を及ぼすことを厳に回避すべき注意義務を負うものであり、なるべく早期に離床させるようにすべきであるといわれてはいるけれども、やはり、段階的指導を行うべく、早急な離床指導はショックを誘発する危険があるとされている。

この点、二階から三階への病室移動を指示したY_2の措置については、Aは八月二五日に抜糸をし、二、三分間、ベット上に起床、二六日に五、六分間起床、二七日当日、Y_2の回診時に歩行を許可され、病室及び廊下を付添人の肩につかまり一五メートル程度歩行しただけで、まだ十分な食事もできず、洗面所へも自ら行っていなかった状態にあり、体力の回復は十分ではなかったのであるから、Y_2が夕方、再び病室を訪れ――とくに必要でもないのに――いきなり階段を登っての病室移動を指示したことは急激な体動を行わせたというべく、時期尚早の非難を免れず、前記注意義務違反の過失があったと認められる。

したがて、Y_1・Y_2はX_1らに対し損害賠償をする義務がある。

〔21〕 腎剔出手術後の出血性ショック死――医師側敗訴（横浜地判昭五四年四月一三日判例時報九四〇号八七頁）

（概　要）

A（四九歳）は、腎腫瘍の疑いがあると診断され、昭和四〇年四月五日、国立M病院でY_1医師から右腎全剔手術を受けた（手術開始は午後四時過ぎ）。手術後（午後五時過ぎ）、病室に移される頃からショック状態に陥ったため輸血・胃ゾンデ挿入による排気措置などが続けられたが、翌六日午前一〇時過ぎ、突然、危篤状態に陥り、死亡した（なお四本目の輸血を看護婦が異型輸血し、約三〇cc輸血した時点で気付き、輸血を中止するというミスがあったが、この点について、判決は何ら言及していない。）。

X_1（妻）及びX_2・X_3・X_4（Aの兄弟）からY_1及びY_2（国）に対して損害賠償を請求（請求額約一、〇〇〇万円）、①右腎動脈切断部の結紮が不完全であった、②輸血に際し、医師自ら行わず、看護婦に行わせ、不適合輸血により溶血反応を生ぜしめた、③出血性ショックを手術侵襲によるショックと速断した、④ショック症状発現の場合の管理体制が確立していなかった、などと主張した。医師側敗訴（賠償額は約七〇三万円）。

（判決理由）

Aの死因は右腎全剔後の右腎動脈付近からの出血による失血死であるが、大量出血は、腎剔出後の腎動脈中膜欠損部に――手術で行った腎動脈結紮が原因で動脈内の血圧が変化するなど何らかの理由で――死体解剖時の剖見によっては肉眼的に発見不能な程度の破綻孔を生じ、そこから発生したものと推認される。そして、その出血の発生時機は、手術が終了したころで、ショック症状が発現したが、直ちに、昇圧剤の投与・輸血などの諸措置により、血圧及び一般状態は早期に改善され、ほぼ安定した経過を辿ったものの、出血が持続していた結果、容態は悪化し、六日午前一〇時頃、一挙に危篤状態に陥り死亡したと認めるのが合理的である。

そこで、Y_1の過失の有無について判断する。本件では、手術終了直後に血圧が急降下し、一般状態が著しく悪化したのであるから、医師としては、当然、ショック状態が出血に基づいて発生したものかどうかを迅速に究明すべく、初期段階では出血の把握が困難なため看過することもありうるから、適宜ドレーンの吸引措置、単純レントゲン写真撮影、腹腔穿刺、縫合糸をはずしての内部観察などの直接的な鑑別措置を講じて出血を的確に発見し、適切な治療を行うべき注意義務がある。ところが、Y_1は、Aの血圧・一般状態が改善したことから、Aのショックは出血に起因するものではなく、手術侵襲によるものに過ぎないと速断、前記鑑別措置を講ずることなく、その後も、血圧・一般状態が安定し、当布・ガーゼへの出血量も手術後出血の通常量にとどまっていたころから、前記診断に疑いを挟まず、結局、出血を把握するに至らなかったのであり、Y_1には注意義務懈怠の過失がある。そして、Y_1がこの注意義務に従い、前記鑑別措置を遅滞なく実施していれば、容易に出血を把握し、適切な止血措置を講じることができ、ひいてはAの死を回避し得たというべく、Y_1の過失とAの死との間には因果関係があるといえる。

結論として、Y_1・Y_2には、賠償責任がある。

〔22〕 小児癌の手術——医師側勝訴（札幌地判昭五三年四月一八日判例時報九一六号六一頁）

（概　要）

A（昭和三三年生れ）は、昭和四三年四月二〇日夜、腹痛・嘔吐を訴えB病院に入院、翌二一日開腹手術を受けた。肝腫瘍の破裂があるものと認められたがこれを切除できないまま、一応、止血処置をするに止め、ドレーンを挿入した。症状は緩和せず、同月三〇日、Y（国）開設のC大学附属病院に転院。肝腫瘍と診断され、五月一〇日開腹手術を施行。B病院で行った手術創は一部感染した肉芽創となっており、上腹部には凝血があり、肝臓全体に腫瘤が拡がり、左葉部に超拳大の腫瘍が破裂・出血しており、肝血管腫兼肝破裂と診断、腹腔内の凝血は除いたが腫瘤は拡がりすぎ、全身状態も良くないので切除を断念、破裂部を縫合、血液等排除のためドレーン、シリコン管を挿入した。術後の一般状態は悪く、やがてドレーンからも化膿性分泌液を排出するようになったため抗生物質を投与、術創の縫合を二、三糸はずし排膿しやすい状態とした。その後一時、症状がやや軽減したものの、出血は続き、肝腫瘤が急速に著しく増大、六月に入り悪化、腸管機能の麻痺は高度となり、創部汚染も強く、下腹部の腸が自然に穿孔した。全身衰弱が著名となり、二八日死亡。

解剖の結果と病状経過から、Aの死因は肝左葉部の悪性間葉腫の増大・破裂によるものと推認される。

Aの両親X_1・X_2からYに対して損害賠償を請求（請求額一、〇〇〇万円）、①手術器具・手術室の消毒が不十分であったため化膿、腹膜炎を併発、死亡した、②回診や看護の懈怠があった。③病状についての説明をせず、六月五日には「生きる希望が出た」と虚偽の説明をした、④心理的圧迫を加えて、学用患者の承諾書に押印させた上、学問的興味の材料として解剖した、などと主張した。医師側勝訴。

〔判決理由〕

①Aの化膿は、C病院での手術が原因であると認める高度の蓋然性はなく、むしろ、手術は汚染創を介して十分な消毒の下に行われており、手術が不適切だったとはいえない、

また、②回診についても、回数・内容が不適切であったとする事情は見当たらないし、看護についても――X_1らは術創に紙オムツを当てる処置を自分達に行わせたと主張するが、末期に至り汚れがひどくなったために、X_1らも了承して手伝ったものであり――看護を怠ったとはいえない、

さらに、③医師の説明義務については、一般論として、医師は最低限の義務として現在の症状と、その原因ならびに患者やその保護者らの予期し得ない結果を生ずる可能性がある処置を選択する場合にはその処置内容の概要を説明する義務があるが、こうした説明を行うことが医療効果に悪影響を及ぼす場合には説明を省略したり、悪影響を与えない範囲で虚偽の説明を行うことも許されるというべく、また以上の範囲を越えた事項についての説明を行うか否か、行なうとして、その時期・内容・相手方の選択は医師の自由裁量に属するものというべきである。ところで、本件のC病院では、前述の最低限度の説明は行っているし、X_1らが虚偽の説明だと主張する「これで生きる望みが出て

来た」との説明もその時点でのAの状態からみて、誤った説明ともいえず虚偽と主張するのは当を得ない。

④ 学用患者の扱いについては、X_1らからの治療代についての相談に対し、学用患者の認定を受ければ無料になる旨説明したが、強迫に及ぶものではなかったし、解剖もX_1らの自由意思に基づく承諾をえて行われたものである。

以上、X_1らの主張はいずれも理由がなく、Yには責任がない。

V　整形外科に関する事例

〔23〕 整形外科手術と医師の責任──医師側敗訴（東京地判昭五三年九月二八日判例タイムズ三七七号一五〇頁）

（概　要）

詳細は不明であるが、Xは交通事故で右橈骨神経の上膊部挫滅損傷等の障害を受け、Y病院で治療を受けたが、右手指の運動障害、右手関節・右肘関節の機能障害などを残した、というものである。

XからYに対して損害賠償を請求。医師側敗訴。

（判決理由）

A労災病院で再手術の際、橈骨神経の挫滅損傷とされた末梢端は骨折部の内側の瘢痕内に埋没され、中枢端は骨折上端に陥入し、小さく細くなっていたのであるから橈骨神経に二次的損傷が加えられたことが推認できるが、これは、Y病院の医師が観血的整腹術を施すに当って、橈骨神経が骨折間に介入することのないよう十分な注意を尽すべきであるのにこれを怠ったことによるものと認められる。そして、この橈骨神経の二次的損傷は、交通事故による橈骨神経の挫滅損傷という直接原因と相俟って、Xの後遺症招来の一因をなしたものと推認するのが相当である。

〔24〕交通事故による外傷と脊椎カリエスとの関係――医師側勝訴（東京高判昭五四年一〇月三〇日判例時報九四七号四三頁）

（概　要）

事件の内容は明らかではないが、Xは、交通事故で頸部捻挫・左臀部筋打撲挫傷等の傷害を受け、やがて、脊椎変形・両下肢不全麻痺を生じた。

Xは、Y_1・Y_2（交通事故の加害者）のみならず、治療に当ったY_3（柔道整腹師）、Y_4（医師）及びY_5（医療法人）に対しても、治療上の過失を主張して損害賠償を請求。Y_1・Y_2のみ敗訴。

（判決理由）

Xの脊椎変形・両下肢不全麻痺は結核菌の第二次感染症である脊椎カリエスの罹患によるものと推認され、交通事故との間には相当因果関係を欠くから、Y_1・Y_2は、脊椎カリエス罹患以前の交通事故と因果関係の認められる範囲においてのみ損害賠償の責任がある。

他方、Y_3・Y_4・Y_5には過失は認められず、損害賠償の責任はない。

〔25〕交通事故による大腿部の壊死・後遺症の惹起――医師側勝訴（東京地判昭五三年七月二七日判例タイムズ三八一号一四五頁）

（概　要）

X（一七歳）は、昭和四七年一〇月九日、自動二輪車で走行中乗用車に激突、左下腿開放骨折・左股関節脱臼骨折でY病院に運ばれ、左脛骨開放骨折部の縫合手術を受け、一七日までブラウン氏台に左下肢を載せ水平牽引を受けるとともに、転医する一九日まで、抗生物質・抗腫脹剤・血管拡張剤等の投与や補液・輸血が行われた。しかし、この間に、Xの左下腿に循環障害が発現、悪化し、組織の壊死、細菌感染を生じ、左大腿切断もやむなしと考えられるに至った。

一九日、XはB厚生年金病院に転院、二回に亘り壊死筋等のデブリードマンを実施したが改善を見ず、二七日、左膝離断術を、さらに一一月一三日、左大腿部切断術を受け、その結果、症状も安定し、昭和四八年一月八日退院した。しかし後遺症の変形性股関節症は進行性に悪化、義肢装着による歩行は困難で、松葉杖による歩行・佇立を余儀なくされ、長時間の座位も不可能な状態にある。

XからYに対し、①大腿切断の原因は、股関節脱臼の整復が遅れたため股関節部が腫脹し、大腿動・静脈が圧迫されたことと、開放骨折部の細菌感染による出血腫脹とによって血行障害を起したことによる、また②後遺症の変形性股関節症は、股関節脱臼の整復遅延が原因となったものである、として損害賠償を請求（請求額不明）。医師側勝訴。

〔判決理由〕

①左大腿切断に至らしめた左下腿の広範な壊死は、むしろ交通事故の衝撃による左大腿部の中枢主幹動脈の損傷又は血栓形成に起因するものと推定するのが相当である。そして、この壊死を免れるためには、血管撮影をして障害個所の血管手術をすることが必要であるが、Y病院程度の規模の一般病院にこれを期待することは困難であり、しかも、この措置は、いささかの遅延も許されないことから、一般に手遅れになる場合が非常に多く、かつ手術の成功率も低いこと、これに血管撮影設備があるB病院がY病院から、五〇キロメートル離れていることと、事故発生時刻等を勘案すると、本件ではY病院で初診時に循環障害を発見し、直ちにB病院に転送したとしても手遅れになる可能性が大きく、また手術に成功した可能性は低いから、Xに転医させなかったことにつきYの責任を問うことはできない。

さらに、②変形性股関節症の後遺症も、股関節脱臼整復後、寛骨臼後縁の転位骨片が未処理のまま経過しているため、股関節面に不適合を起し関節が荒廃したためで、股関節の整復の遅速とは直接因果関係がない。

以上から、Xに生じた障害について、Yに責任はない。

〔26〕交通事故の被害者の左足壊死と診断上の過失――医師側勝訴（大阪地判昭五四年八月九日判例時報九四七号七八頁）

（概　要）

X_1（六歳）は、昭和四三年四月一七日、Y_1運転のダンプカーにはねられ、Y_2市が開設する病院に運ばれた。Y_3医師が診察したところ、骨盤骨折、左脛骨骨折などのほか腹部内臓損傷の疑いもあったため、骨折治療は全身状態の回復を待ち二三日から開始、左脛骨骨折部につき転位整復と左下腿部牽引処置がなされ、五月一日からは、ゴム帯による圧迫処置をとり、牽引重量も一kgから二kgに増加、さらに、四日午前一一時過ぎ頃、二〇〇gの砂のうを置き圧迫を強化した。ところが、同日午後三時頃から、X_1は左下肢全体の激痛・しびれを訴え、足尖部が一部変色、午後八時頃、当直医がゴム帯圧迫を緩めた。五日午前一〇時頃、当日の当直の外科医長が診察したところ、左足全体に強い腫脹があり、皮膚温低下、足趾末端部にチアノーゼ、第三ないし第五趾の一部は変色・壊死状に進行していたのでゴム帯・砂のうを除去した。その後、末梢血流改善剤・組織賦活剤・止血剤等が投与されたが壊死は進行、七月二七日、第四趾中節より脱落、八月一日、労災病院へ転院のため退院。その後一五日までの間に、左足趾五本、左足膝下背部の筋肉は壊死脱落し、結局、X_1は、左足の第一～第五指切断、左足関節一五〇度屈位強直のほか左大腿部醜状瘢痕・左下腿知覚純麻などの後遺症を残すに至った。

X_1及びX_2・X_3（父母）は、Y_1のみならずY_2・Y_3に対しても損害賠償を請求（請求額約六三四万円）。Y_3については、血行障害を看過し、さらに圧迫処置を施してこれを助長し、チアノーゼ発現後も適切な処置を講じなかったと主張。交通事故の加害者Y_1は敗訴したが、医師側（Y_2・Y_3）は勝訴。

（判決理由）

X_1の壊死は、事故の衝撃で左総腸骨動脈の内膜が一部損傷し、そのために徐々に形成された血栓により生じた亜急性の動脈血行障害を原因とするものと推認するのが相当であり、交通事故の加害者Y_1には損害賠償の義務がある。これに対して、医師Y_3については、交通事故による骨折を伴う傷害の治療にあたる医師として、当然、血行障害を疑い、その症状発現の有無に注意を払い、詳細な観察と厳密な検査を実施すべく、この注意義務を尽していれば、少なくとも五月四日午前一一時過ぎの時点で、X_1に血行障害を窺わせる臨床症状が発現していることを確認できたと考えられるが、これを看過し、X_1の左足趾にチアノーゼが発現し壊死状に進行するまで血行障害について気付かなかったのであり、この点、Y_3には過失がある。

しかし、このY_3の過失と壊死との間に因果関係があるか、すなわち、五月四日午前中に血行障害を窺わせる症状を確認していれば、壊死を防止ないし小範囲にとめることができたかというと――圧迫処置と壊死との間には確定的な因果関係を認めることはできないし、整復方法や止血剤の使用も誤りともいえないから――、Y_3が、もし血管撮影と血行再建術を行っていれば壊死の発生を防止しえたかという点のみが問題となるが、やはり因果関係を肯定することはできない。

その理由は次のとおりである。

医師は、自己のみで適切な診療をなしえないときは、専門医の協力を求めたり、設備の整った病院に患者を送ったりすべきであると解されるけれども、診断を誤ったために特定の治療行為が施行されなかったという場合に、この過失と患者の現症状との間に因果関係を肯定し、医師の責任を問うためには、当時における当該分野の疾病の診療に携わる医師としての水準に達した知識技術を有する者ならば、一般に、症状を正確に認識した場合には、さしたる躊躇を感じることなく当該治療行為を実施したであろうと認める場合でなければならない。この点、本件では――血管撮影は実施できたと考えられるが、血管撮影自体は診断の手段であり、治療方法ではないから、これを怠ったということだけでは問題にならないし――血管再建術は、当時、成功率は良好とはいえず、特に、受傷後長時間経過した場合の成功率は不良であったこと、血栓の血管壁への付着も強固であったと推測され、血行再建の方法としては人工血管の移植しかないが、人工血管には難点があり、小児での成功例もみられないこと、X_1の場合、チアノーゼが左足趾部分以上に拡大する徴候のないことが比較的早期に認められたと推測されること、転院先の労災病院で血管造影を実施した医師も血行再建術を施行しなかったこと、などの事情を考慮すると、血管外科の診療に携わる医師として当時の水準に達した知識技術を有する者でも、――血管撮影と経過観察により症状を正確に認識した場合に――躊躇なくX_1に血行再建術を実施したとは認め難い。

以上の理由で、Y_3の過失とX_1の壊死との間の因果関係は肯定できず、したがって、Y_2・Y_3に損害賠償責任はない。

〔27〕電撃傷による壊死の治療――医師側勝訴（札幌地判昭五三年一二月二二日判例タイムズ三八〇号一四六頁）

（概　要）

高圧線張替工事に従事していたXは、昭和四四年一一月二〇日、感電により電撃傷を負い、Y病院に入院。とくに右手四指が根本から深くやけ込み、右腕全体に電紋がみられ、右の前腕・肘・腋の下に黒くこげた個所があり、生命の危険も感じられる状態であった。

Yは、Xの安静を保ち、体力の回復、気力の維持を中心に経過観察しながら治療に当った。二週間を経過した頃には回復してきたが、右腕の肘から先の部分は回復の徴候なく、四本の指の根本部分から壊死が始まって次第に拡大し、右上腕に蜂窩織炎が惹起。

一二月二四日、XはA病院へ転院、その時点では、右腕を切断しなければならないが、どの部分から切断すべきか判断がつきかねたが、その後一週間の間に切断すべき部位は明確となり、同三〇日、手術を受けた。

XはYに対し、当時の医学水準に依拠した的確な診断と適切な治療を行ない、かつその実態を告知すべき義務を怠った、として損害賠償を請求（請求額六〇〇万円）。医師側勝訴。

〔判決理由〕

電撃傷により壊死を起す範囲は受傷の際にほぼ定まっており、時間の経過とともに顕在化するものであって、その壊死の防止ないし範囲縮小の治療方法は、当時の医学水準では見出されておらず、生体と壊死部分の分界線が形成されてから、これに沿って壊死部分を切除するしかないのであるから、Yの、化膿についての判断の誤りの有無及び化膿防止措置の適否は、そもそもXの右腕切断とは因果関係はない。また、Yは、Xに病状を説明すべき義務を負ってはいるが、その説明は、患者の病状と治療の進み具合を考慮し、相当な時期に相当な方法で為せば足りるのであり、本件のように生命に危険があるときや、分界線形成を待ちつつ激痛に耐え気力をふりしぼっている時期に、その気力喪失につながる危険の大きい事実を説明しなかったことは、むしろ正当である。

以上から、Yには損害賠償の責任はない。

〔28〕　眼瞼の美容整形手術——医師側勝訴（東京地判昭五四年二月二一日判例タイムズ三八七号一二六頁）

〔概　要〕

Xは、昭和五〇年一二月三〇日、Y医師から両眼の二重瞼の線を二㎜上に上げる等の美容整形手術を受けたところ角膜が糜爛、眼の下が腫れあがる等の症状が発生した。

XからYに対し手術により兎眼症に陥ったと主張して、損害賠償を請求（請求額不明）。医師側勝訴。

〔判決理由〕

兎眼症による閉瞼不全は半恒久的なもので治療方法はなく、自然治癒も生じないのであるから、仮りに、Xが、Yの行なった眼瞼の皮膚及び脂肪の過剰切除により兎眼症に陥ったものとすれば、現在もその状態にあるはずである。ところが、昭和五二年六月現在、Xには兎眼症も角膜糜爛症状もなく、昭和五三年一〇月現在、眼瞼異常もない。したがって、一部の医師に兎眼症と診断されはしたが、現実には兎眼症に陥らなかったものというほかなく、したがって、Yには手術についての注意義務違反はない。

なお、Xが角膜糜爛になったのは上眼瞼の睫毛内反症によるもので、これは、手術に伴い通常不可避的に生ずる一過性の症状であるから、Xは、これを受忍すべきである。

〔29〕美容整形手術としての重瞼術と後遺症――医師側敗訴（京都地判昭五四年六月一日判例時報九五七号九〇頁）

（概　要）

X女は、かつて他の医師から受けた重瞼術の後、手直しをY医師に依頼。Yは、昭和五〇年七月一一日、左上眼瞼の皮膚を切り皮下組織を剥離していき絹糸で縫合する術式の手術を施行、一八日抜糸した。ところが、Xは左まぶたの中央からやや鼻側寄りの部分が引張られてへこみ、外側がめくれる感じがし、目脂が出、異物感・痛みも残っていたのでこの旨をYに訴えたが、Yは左眼瞼の腫れのひきが遅いのは膵臓・心臓機能が悪いためだとし、眼脂が出るのは目が悪いためでもあると説明した（そこで、Xは眼科へ通院）。Xは、一〇月にYを訪れ治らないことを告げたが、Yが再び切開しようとするので断った。その後、数カ所の病院・診療所で受診したところ、縫合糸残存、左上眼瞼の過剰な瘢痕形成による溝の歪みなどがあることが判明、残糸の除去手術を行った結果、痛み・目脂はとまり、また、右まぶたの溝を深くする手術を受けて左右不均衡も解消した。

Xは Yに対し、左上眼瞼に瘢痕を生じさせたこと、術後処置が不適切であったこと、手術用絹糸を残したこと、を理由に損害賠償を請求（請求額一〇〇万円）。医師側敗訴（賠償額三〇万円）。

（判決理由）

左上眼瞼の瘢痕はYの手術前からあったと認められるから、瘢痕形成については、Yに責任はない。なお、Xは、瘢痕があったのであれば、Yが手術をしたのは治療として不適切だと主張するが、瘢痕に対し直接治療行為をすることなく、眼瞼全体に重瞼術を施したことが不適切とはいえないし、手術により瘢痕が拡大したり、増悪したことも認められない。

しかし、目の痛み、眼瞼の腫脹は本件手術後に生じたのであり、これは、Yが、術後消炎剤や抗腫脹剤、抗生物質を投与する等適切な処置をとらなかったために起きたもので、この点にはYの過失がある。

また、Yが、手術用絹糸の一部を眼瞼部に残したために、Xに痛み・異物感・目やに等の傷害を生じさせたと推認されるのであり、この点においても、Yには過失がある。

VI　麻酔に関する事例

〔30〕　腰麻ショック――医師側敗訴（東京地判昭五三年一〇月二七日判例タイムズ三七八号一四五頁）

（概　要）

Aは、昭和四九年八月七日、Y医院において虫垂摘出手術を受け、手術自体は無事終了し病室に戻されたが、間もなく、腰麻剤（ペルカミンエス）によるショックで死亡。

Yは、Y自身及び看護婦の術前・術中・術後措置に不完全な点があったとして損害賠償を請求され、医師側敗訴。

（判決理由）

①　Yは、とくに、使用薬剤に対する禁忌の有無について注意を払うことなく、また、Aの心肥大・扁桃腫脹を把握していなかった。Aにはペルカミンエス注射液の使用説明書の事項に該当するような所見はなかったのであるから、この点については、Aの死との関係で不適切・不完全な措置とはいえないし、また、心肥大・扁桃腫脹を把握していなかったことも、Aの死との関連で不適切・不完全な措置とはいえない。

②　しかし、腰麻の際には、血圧・脈搏及び呼吸管理は極めて重要で、頻回に検査し、異常を認めた場合は適切な医療措置を施す必要があるのに、Yは、麻酔剤注入前に一回血圧を測定しただけであり――全身状態を観察していた

というけれども――遅くも手術終了時には呼吸抑制に陥っていたAの症状を初期の段階で把握し、適切な処置を講ずることができなかったのであり、この点で過失といわざるを得ないし、

③　術後管理についても、看護婦に、患者側から呼吸抑制の症状を窺わせる訴えがあったのに、看護婦は慎重な配慮をせず、適切な処置をとらなかったのであり、過失があり、この看護婦の過失は、とりもなおさず、Yの責任であると同時に、Y自身にも、術後の管理の大部分を患者側に委ねてしまっていたという過失がある。

④　Yは、Aの死因は胸腺リンパ体質による不可抗力のものであると主張するが、Aが胸腺リンパ体質であったと推認することは困難であり、したがって、不可抗力によるものとはいえない。

むしろ、腰麻ショックは適切な医療措置により回復が可能であるとし、Aのショック状態は突発的でなく徐々に進行したものと推認されるので、もしYらが②③で指摘した麻酔管理及び術後管理を十分に尽していたならば、Aの症状の変化を早期に発見し、適切な措置を講ずることができたというべきであり、したがって、Yには損害を賠償する義務がある。

〔31〕　麻酔注射の際の消毒不完全――医師側敗訴（東京地判昭五四年七月三〇日判例時報九四八号七二頁）

（概　要）

A（昭和二六年生れ、大学生）は、昭和四七年一一月六日、Y_1医療法人開設の病院でY_2医師から虫垂切除手術を受けたが、術後約一時間ほどして、悪感・頭痛を訴えはじめ、翌七日には劇しい頭痛と高熱が出た。八日、Y_2は、感染症脳脊髄膜炎の疑いを持ち、デカドロン・クロマイなどを注射、経過観察をしていたが、一一日になってケルニッヒその他の病的反射、項部強直などが加わったので、抗生剤セファメジン・リンコシンなどの化学療法を施した。一二日、髄液の軽度混濁が認められ、髄膜炎感染症をほぼ確認、抗生剤とともにデカドロンが大量に投与された。一三日、髄液培養の結果、グラム陰性桿菌が発見され、一四日には、これが緑膿菌らしいことが判明した。そこで、同日、Y_2は

Aを M医大病院に転院させた。同病院の担当医Bが、一五日、Aの髄液を採取したところ白濁し、白い浮遊物が認められた。一六日には髄液より緑膿菌が検出され、耐性検査の結果を待つ間、抗生剤ケンタマイシン・グリペニン等の注射、鎮痛剤等の投与がなされた。二〇日以降、担当医がCに代り、二一日、D内科教授が診察の上、抗生剤髄腔内注入の指示をしたので、同日以降数回、腰椎穿刺による抗生剤の髄腔内注入が試みられたが、すべて失敗、二七日、遂に、Aは緑膿菌感染症による急性脳脊髄膜炎で死亡。

Aの両親X_1・X_2はY_1・Y_2・Y_3（Y_1法人病院長）に対して、虫垂炎手術のための腰椎麻酔に際しての注射器具・手指・注射部位等の消毒不完全、髄膜炎に対する適切な治療の懈怠などを理由に損害賠償を請求（請求額約六、二二四万円）。医師側敗訴（賠償額約一、八九七万円）。

〔判決理由〕

Aの緑膿菌感染は、Y_2が施行した麻酔注射の際にAの髄液内に侵入したものと推認され、その原因としては一応、①手指・注射器具・注射部位のいずれかの消毒・滅菌の不完全、②麻酔薬のアンプル内汚染、③皮膚表面の緑膿菌の穿刺針による髄膜内への押し込み、のいずれかが考えられるが、②③が原因とは考えられず、①が本件感染の原因で、Y_2には、過失があったと推認するほかない。髄膜炎に対する診断と治療についてはY_2に過失があったとは認められないが、Aの死亡と緑膿菌の侵入に関するY_2の過失との間には相当因果関係があるから、Y_1・Y_2・Y_3には損害賠償責任がある。ただ、Aの死亡に関しては、M医大病院の担当医の経験不足による技術の未熟さにも原因の一端があるから、Y_2の過失のAの死亡に対する起因力は一〇分の六と評価し、その限度で損害賠償責任を負うべきものとする。

Ⅶ　産婦人科に関する事例

〔32〕妊娠中絶術に関する再度掻爬の必要性――医師側勝訴（東京地判昭五四年四月一六日判例タイムズ三八八号一四九頁）

（概　要）

Xは、昭和五一年一〇月一九日、Y産婦人科医院で妊娠中絶手術を受けた。翌日の診察では異常がなく、二六日、多少の出血があったので来院したXを診察したが、格別異常はなかった。一一月一日、相当の出血があり受診した際、Yは、出血は子宮の収縮不全、子宮内膜の再生能力不全によるものと考え、さらに様子を見ることとし、さらに、出血が続く場合には来院するよう注意した。Xは、その後も、吐き気、目まいがあり、同月一〇日、M病院で受診、再掻爬の必要ありとされ、翌日手術を受けた。

XからYに対し、M病院で、一一月一〇日に再手術の必要ありと診断されたことを根拠にして、一一月一日の段階でのYの措置は医学上の水準に適合せず、善良な管理者の注意に欠けていたと主張して損害賠償を請求（請求額不明）。医師勝訴。

（判決理由）

Yは再手術を不要と誤診していたわけではなく、かえって、一一月一日には、Xの出血は子宮の収縮不全、子宮内膜の再生能力不全によることが考えられるので様子を見ることにするけれども、三日分の子宮収縮剤の投与や卵胞ホルモンの注射によっても出血が続く場合には、再手術を行わなければならないだろうと判断していたのであり、のみならず、術後出血が長引いても直ちに再掻爬はせず、子宮収縮剤、卵胞ホルモンの投与により子宮内膜の再生を促し様子を見るのが婦人科医の常識であり、たとえ、遺残があっても、中絶術後二週間程度放置したからといって母体に重大な影響はない。したがって、Xの主張は認められない。

〔33〕吸引分娩と狭頭症による新生児の脳性麻痺との関係——医師側勝訴（大阪地判昭五四年四月二〇日判例タイムズ三九四号一五六頁）

（概　要）

X_1は、昭和四五年一一月五日、午後一時四五分、M船員病院で、吸引分娩により出生。第二度仮死の状態であったが、五、六分後に蘇生、保育器に収容されたが、翌六日以降痙攣様発作が出現、担当医Y_1は脳内出血を疑い止血剤・強心剤を投与し、酸素吸入をしたところ、発作は徐々に減少し、一一月末には発作はなくなったので一二月一二日退院した。X_1は狭頭症に基づく脳性小児麻痺であるが、X_1及びX_2・X_3（父母）は、帝王切開を行うべきであったのに、吸引分娩により頭蓋内出血を生じさせたとして、Y_1及びY_2（病院長）に対し損害賠償を請求（請求額不明）。医師側勝訴。

（判決理由）

X_1の脳性小児麻痺は狭頭症に基づくものであり、この障害の発生原因・発生時期は多様であって、X_1の生下時の医師の過失との因果関係を窺知することはできない。

X_1らは、脳性小児麻痺の原因が吸引分娩による頭蓋内出血であると主張するが、——医師の施術後、脳性小児麻痺などの病状が結果的に発現した場合、医師の手落ち、不手際と認むべき事実が立証されるならばともかく——施術上いかなる不手際が存在したかを確認することなく、結果の発生と医師の施術との間に条件関係が存することから、直ちに、医師の過失を肯認して因果関係を認めることはできない。そして、本件の場合、吸引分娩によって頭蓋内出血が生じたかどうかは明らかではないし、仮に脳内出血があったとしても、これが直ちに狭頭症ないし小頭症に結びつくとは考えにくいこと、退院直前の脳波検査では異常がなかったこと、吸引分娩は鉗子分娩に比べ比較的安全な方法であること、帝王切開は胎児が骨盤を通過しうる限り、徒に施行すべき方法ではないことなどからみて、Y_1が、吸引分娩以外の方法を採らなかったことに過失を認められない。

〔34〕 鉗子分娩による胎児損傷——医師側勝訴（東京地判昭五四年四月二四日判例タイムズ三八八号一四七頁）

（概　要）

事件の内容は必ずしも明らかでないが、X_1は、昭和四三年八月三日、Y産婦人科医院で出生したが、分娩時に使用された鉗子により顔面・眼球角膜に損傷を受けたとして、X_1及びX_2・X_3（父母）からYに対し損害賠償を請求（請求額不明）。医師側勝訴。

（判決理由）

出産に際して、陣痛微弱のままで正常位の胎児の児頭が仙骨中端まで降りてきたところで、仮死に近い状態になったため、Yは、胎児の生命を救うため、鉗子分娩術を採用しX_1を娩出させたものであり、その経過からみれば、Yの行った分娩促進術は性急なものとはいえず、また、帝王切開を行わず自然分娩の方法を選択し、さらに鉗子分娩術を採用したことは、いずれも産婦人科医の裁量の範囲内の行為というべきで、この点、Yに過失はない。

また、鉗子狭圧によるX_1の顔面の損傷は通常より強度で後遺障害も残っているが、鉗子操作に当りYに課せられた義務は、鉗子操作により胎児に何らの損傷も負わせず、あるいは軽微な損傷にとどめて娩出させることではなく、母体と胎児の生命・身体の安全を図ることであり、このために細心の注意をもって鉗子を操作することである。そして、鉗子操作は手探り状態で行わざるをえず、鉗子をかけるには勘に頼らざるをえず、牽引に当り児頭に狭圧力が加わることも不可避なのであり、X_1程度の損傷が残ったとしても、Yの過失とは認められない。

〔35〕 新生児の右上腕神経叢麻痺——医師側勝訴（旭川地判昭五四年二月二七日判例時報九四七号一〇六頁）

（概　要）

X_1は、昭和四七年九月八日、Y産婦人科医院で出生したが、出生直後から右上腕神経叢麻痺がある。

X_1・X_2（父）・X_3（母）の三名は、①Yは、帝切など適切な処置をとらず通常（経膣）分娩の方法をとった、②出産介助に際しX_1の頸部を過度に伸展した、③X_1の傷害に対しドイツ式敬礼固定法を行わなかった、などと主張し、Yに対し損害賠償を請求（請求額約二、〇二七万円）。医師側勝訴。

〔判決理由〕

① 帝切には麻酔死、出血、輸血による肝炎の感染など危険があり、予後も種々の病症が起きやすくなるため、前置胎盤などの異常な症状が認められる場合か、高年初産で、かつ難産が予測される場合にはじめて行うべきものであり、既に経膣分娩の経験ある妊婦の場合には、巨大児であることが予測されても、まず経膣分娩を試行し、異常分娩の傾向を認める段階で初めて帝切を実施するのが相当と考えられている。そして、X_3には帝切適応症があったとは認められないから、Yが、経膣分娩の方法によったことは不適当とはいえない。

② Yの出産介助には粗暴な方法をとったと認める証拠はなく、かえって、Yの行った吸引分娩の方法は弊害が少く、適切な処置であったと認められる。

③ 本件傷害に対するドイツ式敬礼固定法の効果については、説が分れており、また、効果ありとする立場でも、長時間この方法をとることはかえって危険と考えられているのであり、この治療法が必ずしも医学上一般化していたものとは認められないから、これを行わなかったからといってYが相当な治療行為をしなかったということにはならない。のみならず、YはX_1の出生直後、上肢に麻痺のあることを発見し、翌日、外科医の診察を受けさせ、その外科医の指示をX_2らに伝え、また、退院の際にも、時々X_1の様子を見せに来るように指示し、さらにX_1の症状が好転しなかったため、二回に亙り紹介状を渡し専門医による診察を勧めているのであり、Yの措置に非難されるところはない。

結局、Yには過失はない。

〔36〕風疹に罹患した妊婦に対する出産の危険の説明の必要――医師側敗訴（東京地判昭五四年九月一八日判例時報九四五号六五頁）

（概　要）

X_1は、昭和五一年一一月一六日、Y産婦人科医院でAを出産したが、二年以上経過しても、Aは立つこともできず、高度の知能障害があり、先天性風疹症候群と診断されている。

X_1・X_2（X_1の夫）はYに対し、慰謝料等を請求（請求額一、一〇〇万円）、Yは風疹罹患による先天性異常児出産の可能性につき十分な説明をせず、かえって、生んでも大丈夫であると告げたと主張。医師側敗訴（賠償額六六〇万円）。

（判決理由）

およそ産科医として、妊婦と極めて接近した時期に風疹に罹患したと疑われる妊婦から出産の可否につき判断を求められた場合には、適切な方法で風疹罹患の有無及び時期を究明し、その結果を妊婦らに報告するとともに、先天性異常児の出産の可能性について十分に説明し、妊婦らに、出産するか否かを判断するための適切な助言を与えるべき注意義務がある。

ところが、Yは、昭和五一年四月七日の初診時に、X_1から、同年二月末頃、風疹に罹患したと思われる旨の申告を受けたが、危険性については説明しないまま血清検査を行い、HI抗体価が五一二倍と判明し、妊婦初期に風疹に罹患したことを認めたにもかかわらず、先天性異常児出産の可能性などについて説明をせず、かえってHI抗体価五一二倍という数値は先天性異常児出産の危険はないと誤って判断し、出産しても大丈夫であると返答したことが認められる。Yには、医学的知識のないX_1らが出産すべきかどうかを判断することができるように具体的に説明し、教示する義務があったにもかかわらず、これを怠り、かえって、産んでも大丈夫と指示した過失がある。

〔37〕 核黄疸と脳膜炎の競合による脳性麻痺と交換輸血の遅れ――医師側敗訴（神戸地尼崎支判昭五四年三月三〇日判例時報九三七号七七頁）

（概　要）

X_1は、昭和四五年四月一〇日、午前〇時過ぎ、Y_1産婦人科医院で出生。出生当初は異常がなかったが、翌一一日午前一時三〇分、黄疸が可視状態に達し、哺乳量減少、血清ビリルビン値は、同日午後四時三〇分に八・八、一二日午前一〇時三〇分に一八、午後六時三〇分に二二・五、と増高していき、午後七時三〇分からは哺乳が不可能となり、一三日午前八時には、ビ値が二八・六に達した。そこで、Y_1は、X_1をY_2小児病院に転院させた。Y_2は、直ちに哺育器に収容、痙攣状態がやや軽快したので、午後四時二〇分頃交換輸血を行った（なお、X_1が脳膜炎を起していることも判明した）。X_1は、その後、七月まで入院していたが、後遺症状としてアテトーゼ型脳性麻痺により知能の発達が阻害され、起座不能、言語能力なく、日常生活は全面介助を要する重度の精神障害を残し、昭和四六年、身体障害者一級に認定された。

X_1・X_2（父）・X_3（母）からY_1・Y_2に対し損害賠償を請求（請求額約六、一四〇万円）、その理由として、Y_1が速やかに交換輸血を行っていれば核黄疸の後遺症たる脳性麻痺を防止できたのに、その時期を失した、仮りに、脳性麻痺の原因がY_1らの主張するように敗血症であったとしても――新生児重症黄疸であったことは否定できないし――その適切治療を怠ったものであり、Y_2もまた、相当な手術をなすべき義務を懈怠し、交換輸血に失敗した、などと主張した。

Y_1のみ敗訴（賠償額は約二、六二四万円）。

（判決理由）

(1)　Y_1について

X_1の後遺症状（アテトーゼ型脳性麻痺）は、核黄疸と、脳膜炎が競合してその原因となったものと認めるのが相当である。

ところで、間接ビリルビン性重症黄疸に続く核黄疸の発生防止策としては、当時から交換輸血がすべてであるとされており、Y_1としては、四月一二日午前一〇時三〇分の段階で、高ビリルビン血症の進行を予想し、同日午後六時三〇分の段階か、同七時三〇分の段階で交換輸血の実施を計り、遅くも一三日早朝までにこれを完了すべきであった。にもかかわらずこれを怠ったため、Y_2病院へ転院した時には、脳の病変が不可逆性となる核黄疸の第二期症状になっていたものであるから、その後遺症である脳性麻痺につき、Y_1には責任がある。

また、Y_1は、X_1の脳性麻痺の原因の一つである脳膜炎（ないし敗血症）を診断できなかったが、――一般の開業産婦人科医にこの点についての確定的診断を期待し難いとしても――一二日夕方の症状に照らし、検査、そのための転医措置などの原因解明のための努力をなすべきであったのにこれを怠り、その結果、併発していた脳膜炎を亢進させたのであり、この点についても、過失がある。

ただし、脳膜炎の治癒率、診断の困難さ、先天的感染であったこと、後遺症の多様性及び本件症状の経過等の諸事情を考慮すると、Y_1の負担すべき賠償責任は全損害の五割と認めるのが相当である。

(2)　Y_2について

Y_2の治療経過によれば、Y_2には賠償責任はない。

〔38〕　新生児の核黄疸の治療――医師側敗訴（東京地判昭五四年一二月二五日判例タイムズ四〇四号一一七頁）

（概　要）

X_1は、昭和四六年二月三日、Y医院で出生し、経過は良好であったが、五日、ミルクの飲み方・顔色がやや悪くなり、六日、可視黄疸が発現、七日、黄疸増強、イクテロメーター値は三ないし三・五であった。八日、Yは午前八時頃に診察し、核黄疸発生の危険性を認め、直ちに交換輸血の設備のあるA産院に転院させた。同病院では、同日及び翌九日の二回に亙り交換輸血が行われ、症状の固定した二四日に退院した。退院時の診断によれば、ＡＢＯ式母子血液型不適合又は特発性高ビリルビン血症による核黄疸であった。

X_1は、現在、脳性麻痺による四肢体幹機能障害で身体障害者等級表による一級の認定を受けている。

X_1及びX_2・X_3（父母）はYに対し、交換輸血のための転医措置などを怠った、として損害賠償を請求（請求額約九、六八一万円）。医師側敗訴（賠償額約三、五八四万円）。

（判決理由）

X_1の脳性麻痺の原因は核黄疸によるものであるが、核黄疸の原因が母子血液型不適合に伴う新生児溶血性疾患か、特発性高ビリルビン血症の、いずれであるにせよ、二月七日には、黄疸の増強、哺乳力低下、元気のなさを認め、イ値は上限三・五を示したものであるから、核黄疸第一期症状の発症を疑い、血清ビリルビン値を測定するための措置を講ずるとともに、X_1の容態を監視し、核黄疸を初期の段階で発見し、機を失せず交換輸血のための措置をとるべき注意義務があった。

しかるに、Yは、Xの黄疸は生理的黄疸で核黄疸発生の危険はないと即断し、八日朝、看護婦から通報を受けるまでX_1を放置し、黄疸の進行状況を注意深く観察することを怠ったため核黄疸を早期に発見し得なかったのであるから、Yは、医師として十分な診療義務を尽さなかったものと認めるほかはない。

（なお、A産院に転院し交換輸血が行われた頃には、既に、核黄疸性第二期に進行しており、A産院での治療にも手落はなかったことが認められる）。

〔39〕　未熟児網膜症——医師側敗訴（釧路地網走支判昭五四年一月一九日判例時報九二四号九二頁）

（概　要）

X_1は、昭和四六年九月二八日、北海道のY町立国保病院で出生、未熟児で、直ちに保育器に収容された。一二月一四日退院したが、遅くも、昭和四七年二月七日までには両眼失明。X_1とX_2・X_3（X_1の両親）からY（町）に対して損

害賠償を請求（賠償額約二、二四七万円）。

（判決理由）

(1)「全身管理」　栄養補給及び保温の面で疑問は否定できないが、全身管理と本症の発症・増悪との間の因果関係を認めることはできない。

(2)「酸素管理」　通算三四日間、合計三七、〇〇〇ℓを下らない投与が行われたが、このうち出生後暫くの間の投与は濃度も四〇％以下であり是認できるが、生後二、三日目以内から二九日頃までルーティンに毎分平均一ないし〇・五ℓの投与を続けたこと、及び、自力哺乳を始め、診療録に「経過非常によい」との記載がある時期――投与を中止する直前の生後四二日目から五日間――に約九、〇〇〇ℓを投与したことは、酸素投与の指針に反し、不必要で過剰な投与であり、医師の過失といえる。

(3)「薬物療法」　本症の予防法ないし治療法として有効性の確認された薬物療法は存在しなかったから、これを行わなかったことに過失はない。

(4)「早期転医措置」　生後間もない未熟児を安全に移送できる範囲内には適当な未熟児保育施設はなかったから、転医をさせなかったことにつき過失はない。

(5)「眼底検査及び光凝固治療のための転医措置並びに説明義務」　眼底検査は光凝固法の登場によって初めて臨床的意義を有するが、昭和四六年秋の時点では、光凝固法は本症の確立した治療法となっていたとまでは認め難く、しかも、当時の北海道内では、光凝固法の存在は産婦人科医の平均的認識となっていなかった。したがって本件医師に眼底検査及び光凝固法を受けさせる義務も、光凝固法の存在及び眼底検査の必要性につき説明する義務も負わすことはできない。

しかし、医師は、専門外の患者を診察し診療方法につき十分な知見・技能を有しないときは、患者に専門医への転医を、また、自己の治療行為により副作用を生ずるおそれがあり、かつそれにつき十分な知見を有しないときは、患者に、専門医への受診をそれぞれ勧告・教示すべき義務がある。本件についても、眼科医に受診していれば、光凝固法についての説明を受け、かつ、それを受けて失明を免れえた蓋然性が高い。

以上のように、医師の酸素管理上の過失により本症に罹患し、さらに、その眼科医受診勧告義務の懈怠により光凝固治療の機会を失わせたのであり、したがって、Yは、その使用者として損害賠償の責任を負うべきである。ただし、前述の光凝固法については、その適期を逸していた蓋然性やその治療法が奏功しなかった可能性もあり、この点は、損害額の算定に当って考慮すべく、医師の失明に対する寄与率は六割とするのが相当である。

〔40〕　未熟児網膜症——医師側勝訴（名古屋高判昭五四年九月二一日判例時報九四二号二二頁）

（概　要）

昭和四四年一二月二二日、N病院で出生、未熟児で保育器に収容、入院中に未熟児網膜症と判明したが失明。N病院が訴えられ、第一審（岐阜地判昭四九年三月二五日）では、担当医の眼底検査の実施時期が遅れた上、オーエンスII期をI期と誤診し、ステロイドホルモンの投与が遅れ、光凝固法を受けさせる措置を懈怠したなどの理由で敗訴した（本年鑑昭和五二年版〔3〕事件参照）。本件はその控訴審で医師側が逆転勝訴したものである。

（判決理由）

(1)「薬物治療について」　担当眼科医は、本症発生を確認するや、直ちに当時としては普通の治療法ともいうべきステロイドホルモン投与をしており、問題はない（まして、薬物投与による療法が殆ど無効と評価されている現時点では、投与指示の時期の遅延を問題とする意味がない）。

(2)「光凝固法のための転医措置について」　本療法は、当時は、先駆的研究者による研究が緒についた段階に過ぎず、広く眼科学会・臨床医家の間に治療法として認められていたわけではなく、本件眼科医の知見程度が不十分であったことはやむをえないし、しかも、本療法を念頭において診療に当っていたのでもないから、適期に光凝固法を受けさせるための転医の指示・勧奨をしなかったとしても責められるところはない。尤も、本件医師は転医を奨めてはいるが、それは治療の一貫として決定したというよりは、失明回避策についての患者側からの懇願に対し、窮余の一策として奨めたということであり、医師としての立場を超えた半ば個人としての同情心に促されてなした行為ではないかと考えられる（したがってまた、転医の指示に際して説明が不十分だったとしても非難すべきいわれはない）。

そもそも、臨床医家・医療機関に対して、一部先駆者的研究者の開発したばかりの新規治療法の実施を求めること自体に無理があるのであり——新規治療法について専門知識も技術も有しない医師が、その治療法を受けるよう指示することは、その軽率さが非難の対象とはなりえても——指示により新規療法を受けたが効果がなかったとして医師を非難すべきいわれはない。

(3)「眼底検査の際の誤診について」　本件眼科医は、光凝固治療を目的としてではなく、副腎皮質ホルモン投与の時期を見はからうために眼底検査を実施したこと、その技術水準は本症の専門研究者には及ばないものであったこと、患者の病変が専門家にも未知な複雑な臨床経過を示したこと、光凝固を適時に実施しない限り失明は避けられなかったこと等を総合すると、担当医師の眼底所見に一部誤診があったとしても、それは失明とは直接結びつかず、誤診を理由に法的責任を問うことは相当でない。

(4)「療養方法等の指導義務について」　本症の病変の進行したものにあっては、当時、眼科医ですら臨床経験に乏しく、治療方法も限られていて奏功性の薄い難病とされていたから、担当医が、病変の進行しつつある本件患者の症状、療養方法について具体的に説明できなかったことは無理からぬことで、担当医師らに医師法二三条の義務違反があったとはいえない。また、当時の総合病院においては、一般的に、光凝固治療を採用していたとは認められないから、この治療法を前提として、本件病院が有機的な協力体制をとるべき義務があったかどうかを問題にすること自体相当ではない。

〔41〕　未熟児網膜症――医師側勝訴（最判昭五四年一一月一三日判例時報九五二号四九頁）

（概　要）

昭和四二年四月六日、助産所で出生、未熟児で、翌日、私立病院小児科に入院、保育器に収容、七月六日退院。一一月に未熟児網膜症と判明。市及び担当小児科医が訴えられたが、第一審（長崎地判昭四九年六月二六日）・第二審（福岡高判昭五二年五月一七日）とも医師側勝訴（第一・二審判決については、本年鑑昭和五二年版参照）。

患者側は、原判決には医師の注意義務設定にあたり医学水準を明確にしていない理由不備の違法があるか、または、医師の過失を否定した原判決の認定には法令違背があるとして上告したが棄却され、医師側勝訴。

（判決理由）

原審の行った事実認定は是認できる。

そして、その事実関係のもとでは、医師の行った予防ないし治療方法は当時の医学水準に適合したもので、特に異常ないし不相当と思われる処置が採られたことは認められないから、小児科医としての裁量の範囲を超えた不相当なものであったとえいえない。したがって、医師の酸素供給管理上の措置に過失があったとは認められないとした原審の判断、並びに、酸素投与による本症の発症を予見し得なかったこと、及び、眼科医に依頼して定期的眼底検査をしなかったことをもって医師に過失があったとは認められないとした原審の判断は正当であり、違法はない。

〔42〕　未熟児網膜症――医師側敗訴（神戸地判昭五四年三月二八日判例時報九三八号九八頁）

（概　要）

昭和四七年三月六日、産婦人科医院で出生、極小未熟児で、即日、市立病院に入院、保育器に収容、八月一六日退院、四八年一月初旬まで週一、二回通院、その間の昭和四七年一二月一一日、母親が眼の異常に気付き、同病院眼科で受診、両眼先天性白内障と診断されたが、昭和四八年一月二四日、大学付属病院で未熟児網膜症による両眼失明と判定された。市が訴えられ敗訴（賠償額二、〇九〇万円）。

（判決理由）

(1)「医師の過失の判断基準」　医師が従うべき医学知識は、当時の一般的医学水準に基づくものであることを必要とし、かつ、それで足りる（ただし、その医学水準は、当該医師の専門分野及び隣接分野の水準で足り、専門外の一般的医学水準に従うことまで要求されるものではない）。この一般的医療水準に従った適切な医療行為をなすに必要な施設を持たないときは、転医させてその医療行為を受けさせる機会を与える義務がある。（なお、医師に要求される注意義務の程度はその医師の置かれている諸環境をも総合して決定されるべきである）。

(2)「昭和四七年当時の小児科医の医学水準」　昭和四七年三月当時までには、眼科関係の文献のみならず小児科関係の文献の中にも、①本症は、一般に、酸素投与により発生すること、②生下時体重一、五〇〇g、在胎期間三二週以下の網膜の未熟な児に発生しやすいこと、③治療法としては光凝固法が有効であること、④光凝固法を適期に実施するためには定期的眼底検査が必要であること、が掲載されていたから、本件担当医も、以上の知識を研さん修得した。

(3)「担当医の注意義務の内容」　①未熟児の最大の死因であるＩＲＤＳ等の罹患予防のため適切な処置をとること、②常例的な酸素投与を避け、チアノーゼ・呼吸障害を指標としてこれを行い、濃度もできるだけ低くおさえること、③光凝固法による治療の適期を失しないよう、眼科医の協力を求め定期的眼底検査をすること、④定期的眼底検査の結果、失明の危険あるときは、保護者に光凝固法の説明をし、しかるべき医療機関に転医させてこれを受けさせること、である。

(4)「担当医（未熟児センターの小児科医）の過失」　在胎期間二九週、生下時体重一、〇五〇gという本件極小未熟児に対し、四五日間の長期に亙り酸素を投与しながら、酸素濃度が四〇％以下であることから本症発生の危険を認識せず、そのため眼科医の協力を求めて定期的眼底検査をすることもしなかったのは、昭和四七年三月当時、未熟児保育医療を担当する小児科医として有すべき一般的医療水準の知識を欠き、定期的眼底検査の実施義務を怠った過失がある。

(5)「医師の過失と本症罹患との間の因果関係」　担当医が定期的眼底検査を眼科医に依頼し、本症を早期に発見して、適期に光凝固術を受けさせる措置をとっていれば、失明は免れたというべきであり、担当医の過失と失明との間には因果関係がある。

したがって、市は損害を賠償する義務がある。

〔43〕　新生児取り違え――医師側敗訴（沖縄地那覇支判昭五四年九月二〇日判例時報九四九号一一一頁）

（概　要）

X_1はX_2・X_3夫妻の子として昭和四六年八月一六日に、X_4はX_5・X_6夫妻の子として同月一八日にY産婦人科医院で出生したが、退院の際、誤って引き渡され、X_1はX_5・X_6の実子として、X_4はX_2・X_3の実子として六年間養育されていた。昭和五二年六月頃、X_2・X_3がX_4の血液型から親子関係の存否に疑念をもち、Yに調査を委託、その結果、取り違えの事実が判明。その後、双方の家族ぐるみでの交流を深めたのち戸籍の訂正手続をし、昭和五三年三月三〇日、X_1・X_4を交換、以来、各実子を養育している。ただし、X_1・X_4ともに新たな環境になじまず、状況改善についての見通しは立っていない。

X_1～X_6の六名はYに対し慰謝料を請求（請求額は約五、八五一万円）。医師側敗訴（賠償額は合計約一、五五五万円）。

（判決理由）

Yは、自己に損害賠償責任のあることは自認しているものの、授乳を通じ子供の体形や体重を知っていた母親が、少し注意をすれば取り違えに気づいた筈であるから、事故の発生・発見の遅延については、X_2・X_3及びX_5・X_6夫妻にもいくばくかの責任があると主張するが、同人らにそのようなことを期待するのは不可能である。

X_1らは、本件事故のため、六年間、親が実子に対し監護教育を行い、子が実の親からこれを受けるという相互の権利を侵害されたのみならず、X_1・X_4は新たな家庭の一員として養育されるという環境の激変に戸惑い、適応に苦しんでおり、X_2・X_3及びX_5・X_6夫妻も円滑な親子関係の形成に苦闘しており、各親子の心痛は察するに余りある上、本件事故がYの初歩的・基本的注意義務懈怠の重大な過失により発生したことをも考慮すれば、慰謝されるべきX_1ら各親子の損害は多大であるといわざるを得ない。しかし、他方、約六年間、両児は心身ともに健康に生育しており――両夫妻が各実子と円滑な親子関係が形成されるには困難が伴わざるを得ないとしても――親の愛情と子の順応性とにより、それが形成されることが十分期待できるから、これらの事情を斟酌すると慰謝料金額は、X_1・X_4については各三〇〇万円、その余の四名については各二〇〇万円が相当である。

Ⅷ 検査に関する事例

〔44〕腎バイオプシーの施行と血尿――医師側勝訴（東京高判昭五四年一二月二六日判例時報九五七号四四頁）

〔概　要〕

X_1（昭和二三年生れ）は、慢性腎炎の疑いで、昭和三七年一一月五日、Y_1（国）経営のA大学付属病院小児科に入院、一六日、腎病態解明のため、Y_2医師により、腎バイオプシーが行われたが成功せず、腎組織が採取できなかったため、二四日、再度、実施された。

ところが、この第二回目の施術後、X_1は、血尿状態が続き、出血が腎周囲に浸潤、付近の癒着を起すおそれがあると判断されたため同年一二月一五日、同病院外科で、右腎全剔手術が行われた。この手術自体は無事終了したが、やがて、癒着性腸閉塞を併発、二三日、小腸の癒着部分の切除手術が行われ、翌三八年二月二二日退院した。

X_1及びX_2・X_3（父母）はY_1・Y_2に対して、①腎生検の適応判断を誤り、②患者側の承諾なく実施した、③手技上の誤りがあり、④術後の経過観察ないし医療措置にも誤りがあった、などと主張して損害賠償を請求（請求額六六五万円）。第一審（東京地判昭四九年一一月一一日）では、医師側勝訴。控訴審である本件でも医師側勝訴。

（判決理由）

「X_1側の主張①について」　X_1には急性腎炎の既往歴があり、扁桃剔出手術も受けており、現に、高血圧の持続、尿蛋白の出没症状があり、慢性腎炎の疑いがあったのであるから、腎生検の適応症であり、しかも、各種検査で確定診断が下し得なかった以上、禁忌症のないことを確めた上で腎生検を必要と判断し、当時、腎疾患の診断方法としてかなり一般化していた腎生検を行ったことは医学上相当である。

「X_1側の主張②について」　Y_2（腎臓専門医）は、自ら又はB医師（主治医）を通じて、X_1及びX_2（母親）に腎生検の方法・必要性の説明をしているし、危険性については、〝出血はすることもあるが、やがて治まる〟との程度の説明ではあったが、当時、腎生検は特に危険ではなく、むしろ、安全であることを患者に理解させておくことが大切とされていたのであるから、これで十分とはいえない。

「X_1側の主張③について」　腎は出血しやすい臓器であり、出血するのは必ずしも太い血管を穿刺した場合に限られないこと、腎の血管に異常のあることもあり、その分布・走行状態には個人差があり、腎の皮質部分しか穿刺しないのに出血することもあり、腎の異常出血から、直ちに、穿刺が深過ぎた等の手技上の過誤を推認することはできないから、X_1の腎出血をY_2の手技上の誤りによるものとすることはできない。むしろ、細心の注意をしてもある程度の偶発症・合併症の起ることは避けられないこと、Y_2は、既に、七〇数例の小児に対する腎生検の臨床経験を有し、一回も失敗していないこと、一方、X_1の右腎には血管異常のあった可能性も窺われること、などを合わせ考えると、本件の腎出血は、腎生検における手技上の誤りに起因するのか、他の原因によるのか、因果関係を明らかにすることはできない。尤も、医療事故においては、因果関係の存否が不明であっても、医師側で、過誤が権利侵害を生じさせた原因でないことを証明しなければならないとする挙証責任の転換の見解が有力なので、この点も検討すると、穿刺部位については、当時、定説はなかったところ、Y_2は、安全性を配慮し右腎外側に穿刺したのであって、腎下極にするという比較的多数の例に従わなかったからといって過誤と断ずることはできないし、また、穿刺に先立ち腎位置を確定するための腎盂撮影の時と施術時の体位の違いについても、同じ体位が理想的ではあるが、小児の場合、腰掛位での撮影は体動が大きく困難であるため、当時、撮影は臥位で行い、穿刺の際、多少加減することとされていたことが認められるから、この点でもY_2に過失はないし、その他、針の刺入及び操作上の過誤も認められないのであって（なお、本件腎生検では、二・三回程度の穿刺のしなおしがあったと認められるが、これは異例なことではなくY_2の過誤とすることはできない）、結局、Y_2には手技操作上の過失を認めることはできない。

「X_1側の主張④について」　腎生検後の経過観察ないし医療措置に関しても、Y_2その他の関係医師に過失があったとは認められず、かえって最善を尽したものと認められる。

以上、X_1らの請求は理由がない。

②　医療行為と刑事責任

Ｉ　整形外科に関する事例

〔45〕骨折治療とフォルクマン阻血性拘縮——医師側無罪（東京高判昭五三年一一月一五日刑事裁判月報一〇巻一一・一二号一三九〇頁）

（概　要）

整形外科開業医Ｙは、昭和四四年一二月五日以降、Ａ（昭和四二年生れ）の上腕骨顆上骨折の治療に当ったが、この治療過程で、Ａにフォルクマン阻血性拘縮が生じ、左手指・左前腕等の成長および機能障害を遺した。

Ｙは、フォルクマン拘縮の前駆症状ないし初期症状に気付かず、適切な治療を怠った、として業務上過失傷害罪に問われた（第一審は有罪、罰金五万円。第二審は無罪）。

（なお、本件の民事事件、判決（浦和地判昭五三年四月三一日）については、本年鑑昭和五四年版〔10〕事件参照）。

（判決理由）

Yは、担当医として当然なすべき、症状とその推移に対する監視を怠ったとはいえず、Aの拘縮発生を予見すべき明白な症状があったことも確定し難い。結果的に拘縮の発生したことから逆推すれば、一応、前駆症状ともいうべき状況があったことは否定し難いとしても、Yとしては、平均的整形外科医としてとるべき医療手段を怠ったとはいえないから、それ以上に、幼児患者に予想される多くの危険と困難を排しても、拘縮予防のための特別の処置をとるべき法的義務があったと解することも相当でない。仮に、Yの判断や処置に多少の遺憾な点があったとしても、なお、医師としての裁量と技術の範囲内のことである。したがって、Yの業務上過失の事実は認定しえないから無罪とする。

II　麻酔に関する事例

〔46〕局麻ショック――医師側有罪（大津地判昭五三年七月一八日判例時報九二一号一四〇頁）

（概　要）

Y（国立M病院整形外科医長）は、交通事故による頸椎鞭打損傷患者A（昭和一八年生れ）に対し、昭和四四年七月一〇日、看護婦三名介助の下に、一％キシロカイン一〇cc・生食水五cc・リンデロン二・五㎎の混合液を頸部硬膜外注射した（これは第三回目の注射に当る）。注射終了後、Aは意識不明に陥り、脈搏も杜絶、血圧測定も不能となった。これに対し、看護婦が麻酔器使用による人工呼吸に着手はしたが、他の医師Bの応援を求めるためにバッグ操作を中止し、また、Yは、心臓マッサージやバッグ操作を行ったが、看護婦らに適切な指示も与えなかった。B医師が駆けつけてはじめて適切な処置がなされ、心搏拍は戻ったものの、自発呼吸・意識は回復せず、同月二四日、死亡。

Yは業務過失致死罪に問われた（有罪、罰金五万円）。

（判決理由）

キシロカイン液の頸部硬膜外注射は、往々にして局麻剤反応を発現させるおそれがあり、この反応が発現した場合には発現後約三分ないし五分間のうちに、すみやかに蘇生処置を講じ、患者を無酸素状態に陥らせないような措置をとらなければ死亡させる危険が予測できていたのであるから、あらかじめ介助の看護婦に、局麻剤反応が発現する場合があること、その場合の対処方法を教示しておくとともに、直ちに救急蘇生措置をとりうる用意を整えておき、局麻剤反応が発現した場合には介助看護婦に適切な指示を与え、直ちに救急蘇生措置を講じて脳死に至る危険を未然に防止すべき業務上の注意義務があるというべきであるが、Ｙはこれを怠り、適切な処置を講じなかった過失がある。

（附　記）

以上の判示は予備的訴因に従ったものであり、本件の本意的訴因は、医師として、自ら局麻剤反応に対する回復蘇生の適切な処置をなし得る十分な知識・経験を有しないときは、注射を避止するか、豊富な知識・経験を有する医師の助力を求めた上で実施すべき業務上の注意義務があったのにこれを怠った、というものであったが、しかし、この点については、判決は、Ｙは昭和三八年頃から麻酔法の修得に志し、専門医に師事し研究を重ね、麻酔学全般に関し担当程度の知識・技術を修得していたのであり、Ｙが単独でキシロカイン液の頸部硬膜外注射をなしえないわけではないとして、検察官の主張を排斥している。

25

昭和五六年版判例年鑑

判 例 一 覧 表

通し番号	事件の種別（本年版は民事責任に限る）		裁判所名・判決年月日
〔1〕	I　診断・処置に関する事例	幼児のけいれんに対する処置（フェノバルビタールの注射）――医師側勝訴	東京高判　昭55.2.18
〔2〕		ふぐ中毒の処置――医師側敗訴	大阪地判　昭55.6.26
〔3〕		結核性髄膜炎患者の死亡とゲンタシン、メチロン投与の関係――医師側勝訴	神戸地判　昭55.5.29
〔4〕		乳腺線維腺腫を乳癌と誤診して乳房を切除――医師側敗訴	京都地判　昭55.4.25
〔5〕		機械的腸閉塞の誤診――医師側敗訴	名古屋地半田支判　昭55.6.18
〔6〕		交通事故後の失語症の治療――医師側勝訴	京都地判　昭55.8.22
〔7〕		破傷風の診断・治療――医師側勝訴	東京地判　昭55.6.9
〔8〕		末端肥大症に対する放射線療法――医師側勝訴	東京地判　昭55.9.29
〔9〕		眼窩蜂巣織炎と耳鼻咽喉科医の転医勧告義務――医師側敗訴	福岡地小倉支判　昭55.6.5
〔10〕	II　手術に関する事例	白内障、網膜剝離の手術と失明――医師側勝訴	京都地判　昭55.3.28
〔11〕		副鼻腔炎根治手術と失明――医師側敗訴	東京地判　昭55.3.31
〔12〕		一側性腸空置術後の根治手術の必要性についての説明――医師側敗訴	札幌地判　昭55.4.17
〔13〕		診断的開腹術（及びその際なした治療的手術）の当否――医師側勝訴	大阪地判　昭54.12.20
〔14〕		足指切断後の瘢痕切除及び断端形成手術の当否――医師側勝訴	東京地判　昭54.12.24

〔15〕		手術後の肺炎による死亡——医師側勝訴	東京地判　昭55. 3 .17
〔16〕		手術の際のガーゼ遺残——医師側敗訴	金沢地判　昭55. 2 . 8
〔17〕	III　麻酔に関する事例	キシロカイン中毒による死亡——医師側勝訴	東京地判　昭55. 3 .31
〔18〕	IV　輸血に関する事例	異型輸血——医師側敗訴	大阪地判　昭54.12.24
〔19〕		子宮内容除去手術と誤診——医師側勝訴	神戸地判　昭55. 3 .25
〔20〕		出産の際の肺塞栓によるショック死——医師側勝訴	東京地判　昭54.10.29
〔21〕		産婦の細菌性ショック死——医師側敗訴	福岡地判　昭55. 5 .13
〔22〕		帝王切開手術後の産婦の出血死——医師側敗訴	広島地判　昭55.10.20
〔23〕		子宮破裂による胎児死亡と担当医・助産婦の責任——医師側勝訴	東京地判　昭55. 6 .24
〔24〕	V　産婦人科に関する事例	新生児の脳性小児麻痺——医師側勝訴	東京地判　昭55. 5 .26
〔25〕		未熟児の低血糖症による死亡——医師側敗訴	横浜地判　昭55.10.30
〔26〕		未熟児網膜症——医師側敗訴	高松地判　昭55. 3 .27
〔27〕		未熟児網膜症——医師側勝訴	福岡高判　昭55. 5 .28
〔28〕		未熟児網膜症——医師側勝訴	名古屋地判　昭55. 6 .25
〔29〕		未熟児網膜症——医師側勝訴	福岡地小倉支判　昭55. 9 . 1
〔30〕		未熟児網膜症——医師側敗訴	大阪地判　昭55.12.20
〔31〕		気脳撮影検査と下垂体卒中——医師側勝訴	東京地判　昭55. 1 .30
〔32〕	IV　検査に関する事例	縦隔鏡検査と声帯麻痺——医師側敗訴	岐阜地判　昭55. 5 .28

判例一覧表

〔33〕		組織検査のための摘出術と神経切断——医師側敗訴	東京地判　昭55.9.30
〔34〕	Ⅶ　そ　の　他	診察台の事故——医師側敗訴	名古屋地判　昭55.9.1

Ⅰ　診断・処置に関する事例

〔一〕　幼児のけいれんに対する処置（フェノバルビタールの注射）——医師側勝訴

（東京高判昭五五年二月一八日判例時報九六〇号四七頁）

〔概　要〕

X_1（昭和四七年一〇月二一日生）は、昭和四九年一月二一日、けいれんを起し、K病院でフェノバルビタール注射を受けて止まったが、ついで、二三日急性上気道炎にかかり近くのY病院で診療を受けていた（K病院での処置はY医院のカルテに記載されている）。二月四日午後四時半頃、母親X_2はX_1が発熱していることを知り、Y医院に赴いたが、待合室で待つうち、ひきつけを起した。直ちにYが診察し熱性けいれんと診断、午後五時一五分頃、一〇％フェノバルビタール〇・五ccと下熱剤メチロン・クロロマイセチン混合液を筋注の上様子を見たが、注射後二〇分を経過した時点で一時落ち着いたもののさらに強いけいれんがあったので、再度、フェノバルビタールを注射した。しかしなお、けいれんが止まらなかった。Yは、転医が必要となるかもしれないと告げX_2は救急車の手配を依頼したが、Yが自家用車があるならそれを使用するよう指示したので、父親X_3が自家用車に乗って来院した。第二回目の注射後二〇分を経過したのにけいれんが止まらないので、Yは——小児科があると思い——近距離にある救急指定のS総合病院への転医を指示した。そこで午後六時頃、X_3運転の車でS病院へ行ったが、小児科がなかったため、さらに車で一分程の至近距離にあるK病院に赴き、六時三〇分頃同病院でディアゼパム（セルシン）静注の治療を受け、けいれんは治まった。しかしX_1は、そのまま七月末まで入院、けいれんの重積による急性脳症の後遺症のため知能障害、脳性麻痺に陥り、体幹保持・歩行・言語などが不可能な状態にある。

X_1・X_2・X_3はYに対し、けいれんを長時間放置した上、救急車の手配もせず、電話連絡もせずに小児科のないS病院への転医を勧めたため、K病院で治療を受けるまでに長時間が経過し、急性脳症に陥らせた、と主張して損害賠償を請求（請求額約八、八九九万円）。医師側勝訴。

（判決理由）

けいれんを抑制するための治療法として、けいれんが持続している場合にはディアゼパムの使用を推奨している文献はあるものの、先ず、フェノバルビタールを使用すべきだとする考え方も有力で、更に、一度フェノバルビタールを使用し、なお、けいれんが持続する場合、再度、フェノバルビタールの筋注を反覆する方法もよいとする説もあり、また、フェノバルビタール筋注の効果が現われるためには二〇分程度を必要とすること、が認められる。そうだとすれば、気道確保等の対応措置の設備が完備していない個人病院を営むYが、乳児であるX_1に呼吸抑制等の副作用のあるディアゼパムを使用することなく、前述のような治療方法を採ったからといって医学的に不相当な措置であったとはいえないし、したがってYが二回目のフェノバルビタールの効果を見極めるまで、転医指示をしなかったことも過失とはいえない。

次に、X_2の求めた救急車の手配をしなかった点についても、X_3運転の自家用車を使用する方が早く、便宜であると考えたもので、この措置も失当とはいえない。

さらに、S病院に小児科がなかった点についても、当時、S病院発行の診療券に小児科があるもののように記載されていたため、Yは、小児科が廃止されていたことを知らずに、S病院への転医を指示したものである。そして、もしYが予めS病院に電話連絡をしていれば、K病院で診療を受けるまでの一〇数分間の空費は避けられたではあろうが、電話連絡が医師の当然の義務とまではいえないし、この遅れが、X_1の急性脳症発生の決定的要因となったともいえない。

以上の理由でYの賠償責任を認めることはできない。

〔2〕 ふぐ中毒の処置――医師側敗訴（大阪地判昭五五年六月二六日判例時報九九〇号二一七頁）

（概　要）

Ａ（四七歳、歯科医師）は、昭和五〇年二月一三日、午後八時頃、Ｚホテルで「とらふぐ」の肝を出すよう強く要求して、これを食べたところ、口唇や手指等の麻痺を自覚するようになり、午後一〇時頃、Ｂ病院で診察を受けたが、歩行不能となり、膝腱反射の低下を来したため、Ｂ医師の紹介で、一四日午前〇時頃Ｙ県立のＣ病院に行き、内科医Ｄ及び麻酔科医Ｅの診療を受けた。午前一時過ぎに帰宅したが、三〇分位で症状が悪化し、遂に死亡した。解剖の結果、Ａの死因はテトロドトキシンの中毒（ふぐ中毒）による呼吸麻痺と認められる。

Ａの妻子X_1・X_2・X_3からＹに対して、Ｄ・Ｅ医師は、Ａを入院させ、症状・経過を観察し、レスピレーター（人工呼吸器）による呼吸管理をすべき義務があるのにこれを怠ったと主張し損害賠償を請求（請求額約一億円。なお、Z_1とその社長Z_2も原告補助参加人となっている）。医師側敗訴（賠償額約六、二〇四万円）。

（判決理由）

現在、ふぐ毒に対する選択的解毒薬は発見されておらず、治療法は呼吸麻痺に対する呼吸管理と低血圧に対する循環系の管理を主とした対症療法になる。ふぐ中毒による死亡例の大多数は呼吸麻痺によるもので、かなり急速に発現し、通常、摂取後四時間以内に発現するので――テトロドトキシンの解毒排泄時期（通常八～九時間）を経過し、かつ呼吸麻痺がない場合は別として――、ふぐ中毒患者は軽症と思われても必ず入院させ、終日厳重な監視を行ない、呼吸障害の発生した場合にはレスピレーターによる調節呼吸を行なう必要があり、また、心運動の抑制防止のために中枢性に血圧上昇を来す薬剤の使用にも留意すべきで、このような措置がとられた場合には、多くは救命される。

ところで、Ａは、Ｃ病院に来院時、テトロドトキシン摂取後、すでに約四時間を経過していたが、ふぐ中毒としては第II度（ふぐ中毒の程度は四段階に分けられ、第I度から第IV度へと進行する）位で、適切な措置を施すことによって十分救命しえたのであり、D・E医師には、十分な呼吸管理をする等してAの死亡を防止すべき義務があったと認められる。

しかるに、D・Eは、一四日午前〇時三〇分頃Aを診察、フグ中毒第II度と診断したが、ふぐ中毒の極期は、通常、摂取後二時間位であるから回復に向う筈だと誤診して、Aを帰宅させたものであり、D・E双方に過失があったことは明らかである。

したがって、Y県はX_1らに対して、損害を賠償する義務がある。なお、Aは、Zホテルに提供を強要してふぐ中毒に罹患したもので、損害の発生につき重大な過失があり——それはYの医療過誤とつながりはないけれども——、YとZホテルとは共同不法行為の関係にあり、ZとAとの間に過失相殺関係が認められる以上——過失相殺のもつ公平維持の調停的機能に照らし——、YとAの間にも過失相殺関係を認めるべきであり、そして、Aの過失割合は六割と認められる。

〔3〕結核性髄膜炎患者の死亡とゲンタシン、メチロン投与の関係——医師側勝訴（神戸地判昭五五年五月二九日判例タイムズ四二二号一五四頁）

（概　要）

A女（二二歳）は、昭四八・九・二八、発熱、悪寒、頻尿があり、近所の医院で腎盂腎炎と診断されたが、経過が思わしくなく、一〇月八日、Y経営のN病院で受診したが、熱が下らないので二九日に入院した。その後、主治医Bは血液、尿などの各種検査を行い発熱原因の究明に努め、一一月八日には、髄液を採取し、各検査の結果から髄膜炎と診断した（一一月八日）。この間、治療のため、一一月一日からセファメジンが、同七日からはゲンタシン・S_4ナリンコシンが投与されていた。

ところで、九日午前六時、ゲンタシン四〇mgの筋注を受けたのち、ついで八時四〇分に二五％メチロン一mlの筋注を受けたところ、一〇分後の八時五〇分に発汗多量・全身性痙攣を起して意識不明に陥った。応急処置を施したが、午前一一時四〇分には軽度の後頸部硬直が認められ、さらに午後一〇時三〇分には、全身痙攣が起き、翌一〇日午前六時五分、突然、呼吸が停止し、気管内挿管・人工呼吸などの措置を講じたが、結局一一日午後二時過ぎ死亡した。

X_1・X_2（Aの父母）はYに対して、①Aの死因は、一一月九日のゲンタシン及びメチロン注射によるショックであり、また、②Aは、結核性髄膜炎の早期発見と適切な治療を行う義務を怠った、として、損害賠償を請求（請求額約一、四六五万円）。医師側勝訴。

〔判決理由〕

①　について――ゲンタシン注射液は、一般に、安全な薬剤として取扱われており、ショック例は一例も報告されていないし、薬剤ショックは、通常、投与後数分ないし三〇分以内に現われ、Aには、ゲンタシン注射後ショック症状は認められなかったのであるから、ゲンタシン注射によるショック死とは認められない。また、メチロン注射も、一一月九日以前に数回行い、何らのショック症状もなかったばかりか、かえって、本件注射後四〇分に二五％メチロン二mlを静注したところ痙攣が緩和していることなどを考えると、Aの全身痙攣・意識不明の症状はメチロン筋注によるものともいえない。むしろ、Aは、結核性髄膜炎に罹患していたために、その症状として全身痙攣を起して意識不明に陥り、死亡したものと認めるのが相当である。

②　について――B医師は、頭痛・発熱のみで、神経症状・頸部硬直等髄膜炎症状のなかった八日午後二時の段階でAに対し腰椎穿刺を行い、髄膜炎と診断し、ゲンタマイシン・S_4ナリンコシンを投与し、九日、結核性髄膜炎と診断後はストレプトマイシンも投与しており、B医師に診断・治療上の義務違反は認められない。

以上、X_1ら主張の①②ともに理由がなく、Yには、賠償責任はない。

〔4〕乳腺線維腺腫を乳癌と誤診して乳房を切除──医師側敗訴（京都地判昭五五年四月二五日判例時報九七九号九七頁）

（概　要）

X女（昭和一九年四月生）は、昭和三七、八年頃から気付いていた右乳房のしこりが少しずつ大きくなっているように感じたため、昭四八年八月一日、Y経営の外科病院で受診、A医師（昭和四五年一一月医師免許取得、研修中）の予診の後、B医師（昭和三八年五月医師免許取得）の診察を受け癌と診断された（Bは問診により癌と診断、腫瘤が大きくなっているので組織検査はできないと説明している）。Yや副院長Cによる問診、視診、触診などはなされないままで、Aが主治医となり、八月三日、Cの立会い・指導の下に、Aの執刀で右乳房切断術が行われたが、摘出した腫瘤は、病理検査の結果、癌ではなく線維腺腫であることが判明した。なお、Xは術後感染症にかかり、八日、排膿のための手術が行われたが、九月二二日に退院した。

現在、Xの右胸には皮膚縫合痕及び白色の皮膚欠損痕が残り、又、腋窩及び右背部には排膿術の際の切開痕が残って醜状を呈している。

Xは Yに対し、①簡単な診察のみで乳癌と誤診した。②術中・術後の衛生管理の不手際により手術痕を化膿させ、しかも、それを容易に診断できず病状を増悪させた、として損害賠償を請求（請求額五五〇万円）。医師側敗訴（賠償額四七〇万円）。

（判決理由）

乳腺線維腺腫であるとの、正しい診断がなされていれば、乳房を切断することなく、皮膚を切開し腫瘤を摘出するだけの簡単な手術で済み、創痕もさして残らなかった筈である。B医師が、安易に「癌なるべし」との診断を下し、加えて、補助診断法を用いない診断に強い自信をもち、且つ、強力な最終決定権をもつYが、回診時に一瞥しただけで触診もしないで若いAに手術を実施させたのは失当といわざるをえない。乳癌の診断方法としては、問診・視診・

触診・聴診は重要不可欠であるが、限界があるので、現在では、補助診断法（X線診断法（マンモグラフィー及びゼロラジオグラフィー）、超音波診断法、サーモグラフィー、シンチグラフィー、細胞診検査）が重視されており（補助的診断法の有効性については、厚生省支援の癌研究班の昭和四五年の研究報告があり、昭和四八年当時には、Yのような開業医でも、補助的診断法の有用性を知る機会は十分あったと認められる）、最終的な決め手としては生検が行われている。したがって、Yとしては、補助診断法を試みるべきであったし、たとえ自分の病院でそれを実施できなくとも、少くともマンモグラフィーを他の診療機関に委嘱するなどして、診断の正確性を図るべきであった。またかりに、補助診断法を委嘱する適切な病院・施設がなかったというのならば、当然、生検を行うべきであった。

次に、Xの術後感染症は、手術の際の消毒不足によると推認するのが合理的で、術後の創面の管理観察も不十分であったと認められる。したがって、Yは責任を免れない。

〔5〕 機械的腸閉塞の誤診——医師側敗訴（名古屋地半田支判昭五五年六月一八日判例タイムズ四二五号一二一頁）

（概　要）

A女（昭和三八年一〇月生）は、昭和和五一年四月一二日夜、嘔吐・悪心・腹痛を訴えY医師（外科開業医）の診察を受け、翌一三日、再びYの診察を受けたところ、虫垂炎の可能性が高いとの診断で、同日正午過ぎ虫垂切除手術が行われた。虫垂自体には著明な炎症性変化はなく軽度の赤化がみられる程度であったので、Yは術前の症状からみて意外に感じた。一五日には、Aは、腹痛を訴え、腹部膨隆が認められるようになり、腹部X線撮影の結果、腸閉塞症状を示すガス像が認められた。Yは、これを手術後の麻痺性腸閉塞と診断、高位浣腸、胃吸引等の処置をしたが、その後も症状は継続、一八日正午過ぎ、再開腹手術を施行したところ、小腸は回腸末端部で捻転し機械的腸閉塞を起しており、腸管は既に壊死状態に陥り、汎発性腹膜炎を併発していた。そこで、壊死した腸管を切除し、腸管の両断端にタバコ嚢縫合を施すなどして（その断端を横行結腸と吻合しようとしたが困難であったので、その吻合は二次的に行うこととした。）手術を終え、同日、Ｂ病院へ転院させた、二二日に、腸の内容物が腹腔内に漏出・滞留していることが判明、これを排出するための誘導管挿入手術が施行され、さらに、二四日、開腹手術を施行（小腸は癒着し、三ヵ所で破裂していた。）、しかし、Ａの腸管の状態は改善されず、腹腔内の細菌汚染が進行、敗血症を生じ、七月三〇日死亡。

Ａの両親X_1・X_2からＹに対し損害賠償を請求（請求額約三、一二七万円）。医師側敗訴（賠償額約二、五二八万円）。

（判決理由）

機械的複雑性腸閉塞は症状の進行が早く、緊急開腹手術で腸閉塞の原因を早急に除去する必要があり、その時機を逸してはならないとされているが、四月一八日の開腹手術の時点では、手遅れになっていたことが明らかである。Ａは、虫垂切除手術以前の発症当初から機械的腸閉塞に罹患していたとは推認し難いが、一四日の腸雑音の聴取、一五日撮影のＸ線写真の所見に着目すれば、一五日には、Ｙは、機械的腸閉塞の可能性を十分考慮し、手術の時機を逸しないよう慎重な検討を行うべきであったというべきである。また、一層考慮をすべき所見があらわれた一六日夜の段階で検討を怠らず、開腹手術が行われていれば、手遅れになることを回避することが可能であったと推認できる。

以上から、Ｙには損害賠償の責任がある。

〔６〕交通事故後の失語症の治療――医師側勝訴（京都地判昭五五年八月二二日判例タイムズ四三〇号一二五頁）

（概　要）

Ｘ（昭和二九年九月生）は、昭和四七年四月一四日、交通事故で左側頭部の大脳皮質を含む重篤な脳挫傷を負い、救急車で、医療法人Ｙ開設のＡ病院へ搬入され、七月一六日に退院、以後、九月一九日まで通院により頸椎捻挫の治療を受けていたが、この間、頭痛はなく、瞳光対光反応、膝蓋腱反射には異常が認められず、食欲もあり、全身運動も正常となり、項部痛及び頸部後屈運動制限も次第に消失し、失語症も遅々としてではあるが改善の傾向がみられた。しかし、失語症の回復が思わしくなかったので、九月二八日、B医大で受診、その結果、失語症のみが認められた。脳波検査及び脳血管造影術などの結果から、一応、両側生慢性硬膜下血腫と診断され、さらに、その後の検査で、右側頭部については薄い硬膜下血腫の存在が疑われるにすぎないと診断され、一〇月九日、左硬膜下血腫剔出手術を受けた。手術直後、一時的に、言語発声が多くなったが、一一日には、手術前と同様になった。しかし、徐々に、言語機能の回復傾向がみられた。退院後の一一月から約二年間、さらに、言語治療士のいるC病院に通院、現在では、日常会話に不自由はないが、負傷前程の言語機能の回復は認められない、という状態にある。

Xは Yに対し、A医師が、慢性硬膜下血腫罹患の疑いをもたず、その発見・剔出措置を怠った過失がある、と主張し、損害賠償を請求（請求額不明）。医師側勝訴。

（判決理由）

Xの失語症はブローカー中枢の損傷を主体とするもので、意識回復後既に認められ、徐々に言語機能を回復していったが、血腫剔出手術後にその回復促進があったとは認められないこと、Xの慢性硬膜下血腫は頭部外傷によって発生の契機が作られたことは否定できないが、血腫剔出時においてもその量が三〇mlと少く、頭蓋内圧亢進症状すら発症させるに足りないものであったことなどを総合するとXの失語症は重篤な脳挫傷によるもので、慢性硬膜下血腫が失語症の原因となり又は影響を与えたものとは認められない。また意識回復後の頭痛又は頭重は昭和四七年五月中旬以降消失し再発しなかったこと、失語症を除いて慢性硬膜下血腫を疑わせるに足りる臨床症状が全く見られず、言語機能も遅々たるものではあったが改善傾向がみられた。このような事実に照らすと、A医師に、X主張のような過失があったとすることはできない。したがって、Yには責任はない。

〔7〕破傷風の診断・治療──医師側勝訴（東京地判昭五五年六月九日判例時報九八七号六四頁）

（概　要）

Ａ（昭和二六年四生）は、昭和四九年五月一〇日、左手第三指をプレス機械に挟み、第二関節付近の三分の二程度が引きちぎれたような挫滅創を負い、直ちに、外科開業医Y_1の治療を受けた。Y_1は、創傷部位をオキシフルで洗滌消毒し、Ａらの希望もあったので、挫滅部分を除去せず指形成術を行い様子をみることとし、助かりそうな筋・腱をつなぎ皮膚縫合を行い（血管縫合は行っていない）、抗生物質クロロマイセチンを投与、翌一一日から通院治療が続けられたが、指先に生じた壊死部分が一五日には受傷部位にまで及び化膿を起したので、同日、Y_1医院の勤務医により、第二関節付近からの切断手術が行われた。Ａは、翌一六日から食欲がなく、だるそうで、一七日朝には首がまわらないと訴えるようになり、同日午前一〇時半ないし一一時頃診察したY_1は、破傷風と診断、午後一時頃、Y_2病院に運んだ。Y_3医師（Y_2病院副院長・外科医）が診察、破傷風初期症状を認めたが、全身けいれんはまだ発現していなかった。Y_2病院では引き続きY_3とY_4医師が治療に当っていたが、一八日午前八時過ぎ容態が急変、強度の全身けいれんを起し、同八時四〇分、窒息死した。

Ａの両親X_1・X_2からY_1並びにY_2・Y_3・Y_4に対して、Y_1は、破傷風感染の虞があったのに不完全な治療でＡを破傷風に罹患させたし、Y_2・Y_3・Y_4は破傷風に対する不完全な治療しか行わなかった、などと主張して、損害賠償を請求（請求額約二、二四二万円）。医師側勝訴。

（判決理由）

(1)　Y_1について

Y_1は、破傷風トキソイドの注射を行わず、抗生物質の投与量も不十分であり、ＴＩＧ（破傷風抗毒素）の投与もしなかったが、これらを実施していても破傷風の発症、死亡は回避できなかったし、また、Y_1は挫滅組織の除去及び辺縁切除などの創傷処置を施していないが、診療の第一目的は、亜切断部の接合と原状回復であるし、土壌や動物の糞便等の異物による汚染はなかったこと、破傷風の発症率が非常に低いことに照らすと、A本人の希望する創傷の接合を一層困難にするような創面切除などを行うべきであったともいい難い。さらに、Y_1は血管縫合を行わなかったが、その当時、一般外科医のY_1がこれを行わなかったからといって不完全な履行とはいえない。なお、壊死部分の切断手術についても、数日間、これを保留して切断場所を検討することは無理からぬことであるし、破傷風と診断後、一時間以上放置した結果になった点も、たとえ、速やかにY_2病院に搬送していたとしても死亡は避けられなかったものといわざるをえない。要するに、Y_1の治療とAの死亡との間に因果関係は認められない。

(2)　Y_2・Y_3・Y_4について

Y_2病院で、Y_2・Y_3は当直医及び看護婦に全身けいれん発作の早期発見のための見まわりや気管切開、人工呼吸などの指示をしなかったが、破傷風は今日でも最も治療困難な部類の疾患で、しかもAの場合は、いわゆる電撃型で、最善の治療がなされたとしても、死亡を回避することは困難であったというべきである。したがって、Y_2・Y_3・Y_4にも責任はない。

〔8〕　末端肥大症に対する放射線療法——医師側勝訴（東京地判昭五五年九月二九日判例タイムズ四三〇号一一四頁）

（概　要）

X（昭和六年九月生）は、昭和三四年頃から顔貌に変化が生じ、やがて体格や身体に異常を来すようになり、近くの病院で末端肥大症ではないかと指摘され、昭和四一年六月一日、Y_1（国）が設置するT大学病院Y_2内科でY_3医師の診察を受け二七日入院、活動性の末端肥大症と診断され、診察したY_2・Y_4（Y_2内科講師）、放射線科のY_5などの意見で放射線照射を実施することが決定された。Y_5から放射線照射による治療を受けた後、八月六日退院、その後も通院による放射線照射の治療が続けられた。しかし、退院の頃から、入院時からの主訴であった頭痛に加えて耳鳴り、嘔気、食欲不振等が発生、嗜眠傾向も現われた。九月中旬頃には、これらの症状は軽快したものの、新たに、めまいや起床時の左眼のかすみが生じ、一一月初旬頃には、再び激しい頭痛が出現したので、同月九日、A大学病院へ再入院、放射線再照射の適応があると判断されたが、Xは経済的理由から二二日退院、二六日頃から、生活保護を受けてN大学病院で治療を受けることになった。受持医Aが、XとともにY₃を訪ね末端肥大症の治療法を相談の上、その意見を容れて、昭和四二年三月一七日からコバルト六〇を照射したが、Xに頭痛、食欲不振、嘔気、易疲労感等が現われたので五月四日照射を中止、Xは、一〇日N大病院を退院した。その後も、N大学病院へ断続的に通院しているが、身長は伸び、体重は増加し、顔貌も一層「ごつく」なった。そして、昭和四九年一〇月からは、Xは再びT大学病院へ通院、治療を受けている（末端肥大症は依然活動性であるが、トルコ鞍には若干の改善が認められている）。

XはY_1・Y_2・Y_3・Y_4・Y_5に対し、末端肥大症が治癒しなかったばかりでなく、放射線障害で就労不能になった、と主張して、損害賠償を請求。医師側勝訴。

〔判決理由〕

Xのような症状の末端肥大症に対する治療法としては、下垂体腫瘍を切除する手術療法と腫瘍の発育を停止させ、成長ホルモンの過剰分秘を抑える放射線療法があるが、昭和四一年当時は、放射線療法が一般的治療法であったし、現在でも有効な治療法とされている。ただ超高圧X線の普及によって大線量の照射が可能になるに従い、種々の障害が報告されるに至っているが（障害は、急性障害と晩発性障害とがある）、有効かつ安全な照射術式は一般的に、３×３cm～６×６cmの照射野で、一日一五〇～二〇〇ラド、総線量四、五〇〇～五、〇〇〇ラドの放射線を三五～五〇日間に照射することと考えられている。この点、本件のT大学病院では、５×５cmの照射野で、一日一四三ラド、総線量四、四三四ラドを四〇日間に照射し、N大学病院では、２×２cmの照射野で、一日九五～一九〇ラド、総線量二、二八〇ラドを四九日間に照射したもので、いずれも安全とされる範囲内であるし（総線量を単純に加算すると安全範囲をこえるが、全照射期間が約一〇カ月と長く、その間に約七カ月間の休止期間があることを考慮すれば過大照射とは考えられない）、また、放射線照射開始後のＸの症状は、放射線による急性障害のようにみえるが、急性障害であれば、通常、一過性であるのに、Ｘの症状は長期間にわたって持続しており、同障害の決定的診断法である眼底検査でも異常は認められないから、いわゆる急性障害とは考えられず、さらに、諸検査の結果から晩発性障害とも考えられないのである。要するにＸの症状は末端肥大症の症状そのものであって、それに、末端肥大症患者特有の感情不安定が加わっているものと考えられる。Y_1〜Y_5には責任はない。

〔９〕 眼窩蜂巣織炎と耳鼻咽喉科医の転医勧告義務——医師側敗訴（福岡地小倉支判昭五五年六月五日判例タイムズ四一七号一三九頁）

（概　要）

Ｘ（三三歳）は、両慢性副鼻腔炎・肥厚性鼻炎急性増悪症・両慢性中耳炎のため、昭和四六年八月二一日から耳鼻咽喉科医院の治療を受けていた。ところが、昭和四七年五月二日、左眼の充血に気づき、三日には痛みを感ずるようになったので、四日、眼科医院Ａで受診、六日に再度受診した時には痛みが増強、左眼内嘴部の球結膜に軽度の浮腫ができていた。Ａ医師は、鼻の疾患によるものではないかと疑い、直ちにその旨をＹに連絡、診察を依頼した。Ｙは、同日はレントゲン撮影を施行。八日には、右眼の球結膜にも浮腫を生じ、また、六日のレントゲン写真から、両側篩骨洞と上顎洞に強い炎症が認められたので、入院させ、即日、副鼻腔手術を行った。ところが翌日朝には両眼が異常に腫れあがり、自力開瞼が不能となった。一〇日頃に、ＸはＹに対して、近くの総合病院で受診したいと申し出たが、Ｙは眼窩蜂巣織炎ではないかと疑いながらも、「面子があるからなあ」といってこれを拒絶し治療を続けた。そこでやむなく、Ｘは、一二日にＡの診察を受けたが、顔全体が腫脹し、両上下眼瞼は極度に発赤腫脹・緊張し、眼痛激しく、結膜浮腫が瞼裂にはみ出して開瞼不能の状態で、根本療法を施しようもなく対症療法を施しただけであった。その後も増悪傾向を辿り、Ａの勧めで、一九日になって、Ｂ病院で受診するに至った。しかし、既に両眼とも失明しており、失明原因は眼窩蜂巣織炎と診断された。

Xから Yに対して、①手術の際の、副鼻腔と眼窩の境にある紙状板の損傷ないしは消毒不完全の過失により眼窩蜂巣織炎に罹患させた、②五月一八日まで専門的な治療を受けさせず失明させたなどと主張して損害賠償を請求（請求額不明）。医師側敗訴（賠償額約五〇五万円）。

（判決理由）

X主張の①については、Yの過失を認めるに足る証拠はなく、かえって、Xの両側副鼻腔に原発する炎症性疾患が手術前に既に両眼窩内に波及し眼窩蜂巣織炎が生じており、その増悪過程で手術が行われたものと認めるのが相当である。

また、X主張の②については、一般に、医師が自己の専門外の治療を必要とすると判断した場合には専門医の協力を求め、あるいは転医を勧めることを検討すべき注意義務があり、これを怠って、専門医に要求される程度の適切な治療をしないならば、治療上の過失があるものというべきである。この点、本症は、治療法如何によっては失明や死亡をもたらす恐れが大きく、Yは、Xのような症状を呈する患者を扱うのは初めてであったのであるから、耳鼻咽喉科の開業医としては、遅くとも、本症ではないかとの疑いを抱いた一〇日頃の時点で、人的・物的設備の充実した総合病院への転医を勧めるべき注意義務があったというべきである。ところが、Yは、自己の面子を理由にXの転医の申出を拒絶し、Xがやむなく受診したA眼科でも根本治療を施すことができなかったことを知りながら、引き続き、約一週間もXを自院に入院させていたのであるから、Yには注意義務を怠った過失があると認めるべきである。

ただし、Xの本症は稀に見る激症型である疑いが強く、早期に適切な治療を施しても失明を免れ得たとは断定し難いことが認められるから、Yの過失とXの両眼失明との間に高度の蓋然性をもって相当因果関係を認めることはできず、早期に適切な治療をすれば、両眼視力を〇・〇一程度にとどめることは——高度といえないまでも——相当な蓋然性をもって期待できたと認められるにとどまる。したがって、Xが失明により被った損害のうち或る程度はYの過失に起因するものとしてYがこれを賠償すべき義務を負うと解するのが相当であり、その程度については一〇%と認定するのが妥当である。

II　手術に関する事例

〔10〕白内障、網膜剝離の手術と失明——医師側勝訴（京都地判昭五五年三月二八日判例時報九七八号八六頁）

（概　要）

X（明四四生）は、昭和三六年五月頃から右眼に霧視を来たし、三八年五月三一日、Y（国）の設置するK大学医学部付属病院眼科で受診、主任教授Aから、両眼未熟白内障、両眼網膜動脈硬化症と診断され、経過観察をすることになったが、さらに、六月二四日の受診で、右眼網膜剝離が認められ、七月一三日入院、両眼に老人性白内障があるほか、右眼には重症あるいは悪性の特発性網膜剝離があり、左眼には軽度の網膜剝離と広範囲に亙る網膜の類嚢胞性変性があると診断された。そこで、同月一九日にジアテルミー凝固術及びポリビオールプロンベ縫付術がAによって実施され、同二六日にAにより左眼のジアテルミー凝固術が行われ、九月二〇日退院、以後、白内障の進行の程度、網膜剝離術後の経過観察を受けるために通院を続けた。そして昭和四一年六月七日再入院し、右眼については同月一〇日、Aにより嚢外法で白内障の手術が行われ、手術後、網膜の中心部が再剝離していることが判明したが、虹彩が癒着していたので、七月二七日、海外出張のAの指示を受けB助教授により虹彩全幅切除術を受け、さらにAによって、網膜剝離の手術が、一〇月七日、一一月一六日、一二月一六日、翌四二年一月二〇日、四月七日の五回に亙って行われた。しかし、視力は得られなかった。また左眼については、昭和四一年七月六日、Aにより、嚢内法による白内障の手術を受けたが、瞳孔が上方に偏位したので、Bが——海外出張中のAの許可を得て——、八月二四日、瞳孔括約筋切開術を施行、その直後に眼底の約半分が剝離していることが認められたので、その治療として、さらに、九月二一日、Aにより赤道部輪状締結術が行われたが、前回の手術創が溌開したため中止された。その後、網膜剥離が急速に進行、数回に亙る手術の効もなく、翌四二年五月からは眼球癆の傾向を呈するようになった。Xは、昭和四三年八月二一日退院し、昭和四六年五月一日まで通院したが、現在でも、強い色視症に悩まされ、視力は光覚もわからず、両眼とも失明である。

XはYに対し、①Aは手術は勿論のこと的確な診断すらできない心身の状況にあった②術前検査が不備であった③白内障等の術式選択に誤りがあったなどを理由に損害賠償を請求（請求額約五、二七三万円）。医師側勝訴。

〔判決理由〕

K大眼科は我国網膜剥離研究のメッカと言われており、我国の最高水準の診療が要求されるが、診療契約は準委任契約であるから、医師として誠実真摯に義務を尽せばよく、治癒しないときは直ちに義務違反があるということはできない。

ところで、まず、Xの主張するAの心身状態については、Aは年齢（昭和四一年当時六二歳）相応の健康及び体力を有しており手術に堪えられないような状態ではなかった、と認められる。

また、Xの右眼失明の原因となった網膜剥離は、第二回入院前に既に生じていたと認めるのが相当で、昭和四一年六月一〇日の嚢外摘出手術、同二九日の後発白内障に対する切嚢術、七月二七日の虹彩切除術が網膜剥離の原因でないことは明らかであるし、また、既に生じていた網膜剥離の増悪要因となったとも認められず、かえって嚢外法及び切嚢術自体は適切になされていることが認められる。もっとも、Xの場合、切嚢術後も眼底の透見が十分できない程の後発白内障が残ったことが推認され、嚢外摘出術の際の残留皮質が多かったと認められるが、これは水晶体の摘出後も透明な皮質が後嚢に付着して残り洗浄によっても洗い出すことができなかったか、Xの後発白内障の吸収力が弱かったことなどが考えられ、直ちにBの手術の手落ちとすることはできない。なお、Xは、Bは前置縫合糸三本中二本を締めてから洗い出し、洗い出すための液としてアセチルコリン（縮瞳剤）を用いたために洗い出しが困難となったと主張するが、これはBが常に用いる方法であって、手術方法として不適切なものとはいえない。また、昭和四一年一〇月七日に赤道部輪状締結術を施行しなかった点も、医師の裁量の範囲内のことであるのみならず、これを採用しなかったために X の網膜剝離が治癒しなかったということはできない。要するに、X の右眼が治癒しなかった原因はK大病院における手術及びその他の処置の不適切によるものではなく、X の網膜剝離自体が X の体質的素因を基底とする悪性のものであったためと認められる。なおまた、白内障手術前に眼圧測定をしなかったこと、右眼手術に嚢外法を採用したこと、虹彩全幅切除術を行ったこと、硝子体内シリコン注入術が行われたこと、多孔性ゼラチン製剤ビオゲラチンを使用したこと、などの点にも医師の過失はない。

次に、X の左眼の視力障害については、昭和四一年七月六日に行われた嚢内法による手術の際の硝子体脱出が、少なくとも自然的因果関係を有する疑いがある。そこで、硝子体脱出を招いたK大病院医師ことにA教授の過失の有無が問題となる。この点、X の左眼白内障は未熟白内障で、かつ網膜剝離はなかったから、術式としては嚢内法が適応であり、これを選択したことはAの裁量の範囲内のものである。X の左眼にはウイガー靱帯があったため、嚢内法により水晶体を嚢ごと取り出したため硝子体脱出を招いたのであり、もし嚢外法を採用していたとすれば硝子体脱出は避けられたかもしれないが、ウイガー靱帯は一五歳を過ぎるとなくなるのが普通であるし、細隙灯検査によってもウイガー靱帯の存在を予見することは不可能であったから、嚢内法を選択したことを非難することはできない。また、白内障手術に際し眼圧降下剤を投与しなかったこと、フリーリンガー氏輪を使用しなかったこと、強角膜切開創が狭過ぎたこと、ネオシネジンによる散瞳時間の事前検査をしなかったことなどは硝子体脱出との間に因果関係が認められない。そして、硝子体脱出後の処置として虹彩を整復し、アセチルコリンによる前房洗浄、前房内空気注入、縮瞳剤の点眼も行われており、脱出した硝子体が少量であったことを勘案すると、瞳孔偏位を防止する処置は――万全ではなくとも――上記程度で足りる。その他、光凝固及び液体シリコン注入術の施行、ビオゲラチンの使用などの処置にも過ちはない。以上、X の左眼の硝子体脱出を招いたことについてK大病院の処置に過失はなく、創口の⣻開はX

の体質が大きく影響しているものと認められる。

さらに、Xは、K大病院の診療体制につき不満を述べているが、いずれも、手術や処置の適切さとの間に因果関係は認められない。

結局、K大病院の医師らは、その体得した知見・経験を駆使して治療に当ったにも拘らず不満足な結果となったもので、細い点で不十分な点があるものの、K大病院に受任義務違反があったとすることはできない。

〔二〕副鼻腔炎根治手術と失明——医師側敗訴（東京地判昭和五五年三月三一日判例時報九七九号九一頁）

〔概　要〕

X女（昭二五生）は、昭和四七年一〇月九日、Y_1（国）の設置するA大学病院耳鼻咽喉科でY_2医師の診察を受け、両側慢性副鼻腔炎等との診断で薬物療法を行っていたが効果が思わしくなく、Xの希望も強かったので、Y_2は、根治手術をすることにした。まず、右側の手術をし、次いで、五日後の昭和四八年八月一三日、左側についても上顎洞経由篩骨洞開放手術を行ったが、この手術後、Xは正常であった左眼の視力を喪失し、同年一二月まで、同大病院眼科で治療を受けたが視力は回復しなかった。

XからY_1・Y_2に対して損害賠償を請求し（請求額約六、〇三六万円）、Y_2は、前篩骨洞の蜂巣を掻爬中に紙状板を損傷した結果、視神経を損傷し失明させた、と主張した。医師側敗訴（賠償額約三、一三五万円）。

〔判決理由〕

Y_2が紙状板を縦横10㎜×15㎜の範囲で損傷したことは当事者間に争いはないが、篩骨洞開放手術の過程で発生する視力障害の副損傷の原因としては、視神経に対する直接損傷と間接的損傷とがあり、本件では、Y_2が、手術器具を眼窩内に侵入させたか、あるいは、掻爬した蜂巣と一緒にこれと結合している紙状板を剝離し、これにより篩骨洞内の出血あるいは損傷された紙状板の骨片等を眼窩内へ侵入させるなどして間接的に視神経に影響を及ぼし、視力障害等の副損傷を併発させた蓋然性が高く（Xの所見から視器等の直接損傷を原因とする失明とは考え難い）、そして、耳鼻咽喉科の専門医としては、視神経を損傷することのないよう注意し手術をすべき義務があるというべきであるから、Y_2には、過失によりXの左眼を失明するに至らしめた責任があり、したがってY_1もY_2の使用者としての責任を負わねばならない。

〔12〕一側性腸空置術後の根治手術の必要性についての説明——医師側敗訴（札幌地判昭五五年四月一七日判例時報九八四号一一四頁）

〔概　要〕

Xは、昭和三〇年に、Y_1経営の診療所でY_1（産婦人科医）から、穿孔性虫垂炎及び化膿性腹膜炎と診断され、手術を受け全快した（以下、第一回手術という）。またXは、昭和三八年九月頃、腸閉塞症でY_1から手術を受け（以下、第二回手術という）、一旦症状は寛解したが、再び発現したため、同年一〇月七日、たまたま帰省中のY_2（Y_1の子で外科医）の執刀、Y_1の補助で再手術（以下、第三回手術という）を受けた。手術後、重篤であった腸閉塞症状及び一般状態は改善され、四、五〇日間の入院の後、退院した。しかし、退院後、Xは、盲のう症の下痢などの諸症状に悩まされ、昭四六年二月一二日には、O病院で手術（以下、第四回手術という）を受けなければならなかった。

XからY_1・Y_2及びY_3（Y_1病院事務長）に対し損害賠償を請求し（請求額約五、四八七万円）、①第一回手術の際にY_1は誤診をして不要な手術を行い、そのため腸閉塞に罹患させた。②第三回手術の処置も適切ではなかったし、その後も根治手術をせず、その必要性をXに知らせることもしなかった。③Y_3は医師の資格がないのに第三回手術に加担した、などと主張した。医師側敗訴（賠償額二二〇万円）。

〔判決理由〕

第一回手術当時Xは、少なくとも、虫垂炎に罹患しており、腹腔内に滲出液や膿が貯留していたため腹痛を起していたもので、これは、手術により治癒したと推認されるから、第一回手術は正当な医療行為として是認し得る。

つぎに、第三回手術の際のXの一般状態はかなり悪化していたため、手術は短時間に行い、早急に腸閉塞症状の解消を図る必要があったので、Y_2は、まず小腸部の癒着を剝離し、通過障害を起している小腸管は側々吻合によって通過障害を除去し、一〇cmの壊死している腸管を切除し端々吻合し、閉塞していた回盲部は回腸端の閉塞部分で切断し、その断端を盲管とした上で、中枢端をその盲端から約一〇cm余らせて横行結腸中央部に側々吻合し、一方、末梢端はそのまま留置した。Xの上行結腸は異常がなかったのであるから、回盲部の閉塞部を切除し、これを上行結腸に吻合することが、より適切な処置ではあるけれども、Xの回盲部の癒着はひどくこの癒着を剝離する作業は、Xの一般状態が重篤であることに鑑み、最も吻合が容易かつ速やかにできる横行結腸中央部に吻合したのであり、この手術によるXの腸閉塞症状及び一般状態は改善されたのであるから、第三回手術も、緊急の治療行為としては、適切妥当であったといえる。なお、この第三回手術に関しては、その手術方法すなわち一側性腸空置術においては、病巣から吻合部に至る部分に腸内容が逆流し、それが原因で盲のう症が起ることがあるので、患者の全身状態が良好となったり、回盲部の癒着が軽快した後に、上行結腸に回腸中枢端を吻合し直す根治手術の必要性がない訳ではないが、この点も、Y_1・Y_2は、Xが退院後転居したため、盲のう症の各種症状に悩まされていることを知らなかったのであるから、Y_1・Y_2が根治手術をしなかったことについても相当の事由があったというべきである。しかし、Y_1・Y_2は一側性腸空置術に伴い盲のう症が生じる可能性があることを予見し得たのであるから、根治手術の必要をX又はその近親者等に説明すべき注意義務を負うと解すべきであり、この説明を怠った点において、Y_1・Y_2には賠償責任がある。

なお、XのY_3に対する主張は手術自体が適切であった以上は問題とならない。

〔13〕　診断的開腹術（及びその際なした治療的手術）の当否——医師側勝訴（大阪地判昭五四年一二月二〇日判例時報九六四号九〇頁）

（概　要）

A（一一歳七ヵ月）は、幼稚園の頃から肥満傾向で、小学校二年の時に単純性肥満と診断されていたが、勧められて、昭和四五年二月一三日、Y_1市立小児保健センターで内科医Bの診察を受けた。諸検査の結果、フレーリッヒ症候群及び下垂体性クッシング症候群の疑いは否定されたが、副腎腫瘍または副腎の過形成によるクッシング症候群については判断できなかったので、Bは、放射線科のC医師に依頼してレントゲン検査を行ったところ、左腎上部に塊が認められ、左副腎腺腫の疑いがあった。そこでAは、さらに、入院の上、腹部大動脈造影によるレントゲン撮影を受けたところ、副腎腺腫または褐色細胞腫の疑いがあるとされた。そのため、Bは、内科的諸検査では単純性肥満を否定しクッシング症候群を積極的に肯定する所見はないが、放射線科の検査結果から、クッシング症候群を全く否定することもできないと判断した。そこで、Bは、さらに、腺腫を専門とする外科医の診断を求めることとした。外科ではD医師が診察をしたが、手術の要否については、外科医Y_2の指示で、同保健センターで慣行的に開催されている症例検討会で検討の結果——左副腎の位置にある陰影については判断がつかなかったため——診断的開腹術を実施することに決定した。こうして、七月二二日、午前一〇時五分、まず、D医師の執刀で手術が開始され、途中からY_2が執刀して手術が進められ、午後三時五〇分、左副腎を摘出し手術を終了した（摘出した副腎について直ちに病理検査をしたが、クッシング症候群の所見を示す異常はなかった）。しかし、Aは、翌二三日午後一一時五〇分、左副腎摘出手術によるショックのため死亡した。

X_1・X_2（Aの実父母）及びX_3（養母）はY_1及びY_2に対し、クッシング症候群と安易に疑い開腹手術を実施した過失があると主張して損害賠償を請求（請求額二、七〇一万円）。医師側勝訴。

（判決理由）

(1)　B医師の責任について

　Bが小児内科医として、副腎腫瘍によるクッシング症候群の疑いを全く否定できないと判断したことはやむを得なかったし、自己の専門外の放射線科の諸検査結果の検討を症例検討会に委ねた措置にも責められるべき点はない。

(2)　C医師の責任について

　X_1らは、Cがレントゲン検査から腫瘍を認めなかったのに、副腎腺腫の疑いとか褐色細胞腫の疑いなどと記載した点に過失があり、それが手術を決定する原因になった、と主張するが、症例検討会で、放射線医学ではCより知識・経験ともに豊富なE医師がレントゲン写真を慎重に検討し異常陰影を確認した上で、診断的開腹術を実施することで出席者の意見が一致したのであって、Cの検査記録の記載だけでAの手術が決定されたものとはいえないから、X_1らの主張は失当である。

(3)　Y_2医師の責任について

　放射線医学ではCよりも知識・経験の豊富なE医師が症例検討会に出席し異常陰影を確認したのだから、Y_2には――Cの出席を求め説明を求めなかったからといって――症例検討会の主宰者としての落度があったということはできないし、また、討議不十分のまま安易に手術の実施を決定したともいえない。さらに、診断的開腹術として開腹手術をしたところ、Aの左副腎の周囲の脂肪が異常に硬かったので、副腎に異常があると疑い、左副腎の一部を周囲の脂肪の塊とともに切除したものであり、その段階で組織だけを取って手術をやめるか、治療のため左副腎を摘出するかはY_2の裁量の範囲内というべきである。

(4)　E医師の責任について

　X_1らは、レントゲン検査を担当していなかったEが、Cの作成した検査記録を中心に安易な判断を示したのは過失だと主張するが、EはCより知識・経験が豊富であったから、直接レントゲン検査を担当していなかったからといって、レントゲン写真の読影をして自分の判断を示すことが許されないとする理由はないし、Eは検査記録を鵜呑みにして安易な判断をしたわけでもない。

(5)　さらに、X_1らは、Y_2らはクッシング症候群を特に専門にしているものではないから、これを専門に研究する者の所見を徴するなど手術の決定について万全を尽すべき義務があるのにこれを怠った、と主張するが、Bは小児肥満を研究しており、クッシング症候群の患者を診察したこともあるし、小児保健センターでは、過去に、クッシング症候群患者を手術により軽快させてもいるからX_1らの主張は理由がない。

以上から、Y_1・Y_2には損害賠償の責任はない。

〔14〕　足指切断後の瘢痕切除及び断端形成手術の当否――医師側勝訴（東京地判昭五四年一二月二四日判例タイムズ四〇九号一四〇頁）

（概　要）

詳細は不明であるが、Xは、昭和四四年一月一〇日、右足第一指に第四度の火傷を負い、同年七月、M県立病院で右足第一指中足指節関節離断手術を受けたが、その後も、依然、切断端に痛みがあり歩行が困難であるとして、昭和四六年六月一六日、N大学附属病院整形外科でY医師の診察を受け、右足底内側圧痛の原因は、断端の瘢痕部に末梢神経切断により生じた神経腫があるためと判断された。Xが激痛を訴え、その摘除を求めたので、Yは早期に入院可能なO病院に入院させ、瘢痕切除及び断端形成手術を行った。さらに、Xは昭和五〇年五月にも、P大学附属病院でA医師により瘢痕組織除去手術を受けているが、現在なお、断端部に疼痛があり、歩行障害がある。

XはYに対し、手術の際、屈筋腱の先端にあった種子骨二個を摘出したのは違法であるとして損害賠償を請求した。医師側勝訴。

（判決理由）

Yが摘出した種子骨は、Xの右足第一指中足指節関節にあったもので――その機能については諸説があるが、必ずしも定説はなく――、Yは、既に中足指節関節は切断されていてその作用の大半が失われており、他方、Xの疼痛の原因の一端が瘢痕形成による皮膚の緊張にあると考えられたので、皮膚の下にある種子骨を除去することで緊張が緩和され、痛みが軽減すると判断し、種子骨を摘出したものと認められるのであり、治療目的に合致した適切な処置というべきである（なお、A医師がXの求めに応じて、「種子骨は原則として温存すべきで、切除は理由がない」との意見書を書いているが、これは、Xから、種子骨はあった方がよいか否か、の質問があり、その摘出の必要性について執刀医から全く聞いていないという話があったので、XがYから種子骨摘出の必要性について説明を受けるための便宜を考えて作成されたものので、かつ摘出が右足第一指中足指関節離断手術の際同時にされているとの前提で作成されたものであるから、Yの手術の相当性を左右するに足るものではない）。またそもそも、種子骨の除去が歩行上の機能障害をもたらしたと認めることもできない。

したがって、Yには賠償責任はない。

〔15〕手術後の肺炎による死亡――医師側勝訴（東京地判昭五五年三月一七日判例時報九七九号八三頁）

〔概　要〕

A（明治三五年生）は、両側陰のう水瘤のため、昭和四四年から、Y医科大学付属病院泌尿器科で穿刺により漿液を抜き取る対症治療を受けていたが、昭和四七年二月一四日入院、二一日、B医師（泌尿器科助教授）の執刀で、腰髄麻酔を施し手術を開始、途中で全身麻酔に切り換えたが、無事終了した。そして、術後、肺炎等の感染症を疑わせる所見もなく、傾眠状態にあったが、特に異常所見はなかった。ところが、二七日午前一〇時頃、容態が尋常でないことに気付き、肺炎の疑いが生じ、また、電解質異常の可能性もあったので、早速点滴処置などがとられ、落着いた。しかし、翌二八日、再び異常となり、午前五時頃には血圧が異常低下し、無呼吸状態となり、午前五時五五分死亡した。

X_1・X_2（妻子）はYに対し損害賠償を請求し（請求額約五、一三八万円）、①全身麻酔による手術ではなく対症療法を行うべきであった、②手術時期を誤った、③術後の診療が不適切であった、④適正薬剤を投与しなかった、⑤手術についての説明義務違反があった、などと主張した。医師側勝訴。

〔判決理由〕

Aは、当時七〇歳の老人で高血圧症及び糖尿病の疾患があり、肺炎などの感染症に罹患し易いともいえるが、他方、Aに対する全麻は軽度で手術侵襲は少なく、通常、肺炎に罹患する可能性が強いとはいえず、X_1らの主張①は認められない。

また、術前には、泌尿器科及び内科の医師が極めて慎重に検査を行い、簡単な陰のう水瘤の根治手術を行うには障害はないと判断し手術日を決定しており、X_1らの主張②も認められない。

さらに、肺炎罹患の予防対策としての、(イ)体位変換による喀痰排出、(ロ)気道内分泌の乾燥防止、(ハ)術前からある合併症のコントロールの3点は行われており、(ニ)強い咳をすることによる喀痰排出は行われていないが、(ニ)の処置を欠いたからといって注意義務を懈怠したとはいえない。したがって、X_1らの主張③も理由がない。

また、X_1らの主張④に関しても、アミノグリコシッド系抗生物質を投与しなかったこととAの死亡との間には相当因果関係が存在しない蓋然性が高い。最後に、X_1らの主張⑤についても、手術は簡単なもので、全麻も軽度なものであり、局麻の場合に比べて特に肺炎罹患の可能性が高いものではないから、Aが手術に同意している以上、あらためて説明しなければならないものではない。

以上、X_1らの主張はすべて理由がないからYには賠償責任はない。

〔16〕手術の際のガーゼ遺残——医師側敗訴（金沢地判昭五五年二月八日判例時報九八七号一〇二頁）

〔概　要〕

X（昭和一二年生、捕鯨船乗組員）は、Y病院で第一二胸椎陣旧姓圧迫骨折と診断され、昭和三八年五月二九日、Y医師の執刀で、第一二胸椎・第一腰椎部分に対する脊椎固定術を受けた。ところが、昭和三九年末頃から、右手術創瘢痕部に痛みを伴った腫れが生じたり、足のしびれや、倦怠感を覚えるようになり、昭和四一年四月頃から数カ所の病院で診療を受け、同年九月二六日には、A外科病院で切開処置を受けたが、手術創瘢痕部に小児拳大の腫脹がみられ、切開によって多量の排膿があった。その後も症状の改善はなく、昭和四五年六月一五日には再び、Y病院に赴き単純性瘻孔の一種と診断されたが、翌一六日には、B病院でも受診し、異物反応による瘻孔形成の疑いがあり手術が必要との診断も受けたのち、結局同月二四日、C整形外科病院で、本件手術創部分の切開手術を受けた。その際、第一・第二腰椎付近の椎弓付近からガーゼ二片が発見され剔出された。この手術後は瘻孔は治癒し、足のしびれ感なども消失した。

Xは Yに対し、Xの障害は、Yが手術の際Xの体内にガーゼを遺留したために生じたとして損害賠償を請求した（請求額五四〇万円）。医師側敗訴（賠償額二〇〇万円）。

〔判決理由〕

本件手術の内容、本件手術後及びガーゼ剔出後のXの症状の経緯、ガーゼの形状・発見部位及びその組織学的所見などに加え、Xが本件手術後ガーゼの剔出までの間に背部の手術を受けた形跡の窺われないことなどを合わせ考えると、本件ガーゼ二片は、Yが本件手術に際し遺留したものと推認するのが最も自然で、また、Xの瘻孔等の症状は、遺留されたガーゼによって生じたものと推認するのが相当である。

したがって、Yは、手術に際して医師としての通常の注意を怠ったものというべく賠償責任がある。

III　麻酔に関する事例

〔17〕キシロカイン中毒による死亡――医師側勝訴（東京地判昭五五年三月三一日判例時報九八四号八三頁）

（概　要）

A女は、昭和四四年六月三〇日、社団法人Y_1経営の病院で、Y_2医師から、左右腋臭治療のための手術を受けることとなった。まず、左側腋窩につき、午後一時四〇分頃、〇・五％キシロカイン溶液を少量注入してスキンテストを行った上で、テスト分を含めて二〇ccを注入し局所麻酔を施し、手術は三〇分程で終了、次いで、五ないし一〇分程間を置いて、右側腋窩についても左側と同様、キシロカインを注入の上手術を行ったが、創縁縫合を終え、ガーゼドレインを挿入し、腋窩にガーゼを当てた途端、Aは激しい間代性痙攣を起して意識不明となった。Y_2は、キシロカイン中毒と判断し措置を講じたが意識は不明のままであった。そして、七月二日には急性腎不全との診断がされるに至り、Aの縁故でM大学医学部付属病院に人工腎臓装置装着の要請をしたが、尿素窒素が五〇程度では人工腎臓の装着はできないと断わられた。同日午後になってAの容態はさらに悪化、再度、M大病院に人工腎臓装置装着の要請をし、許可を得たが、Aの父X_1もこのまま診てほしいとの意向だったので転院を見合わせた。Aの容態は悪化を続け、七月三日、午前五時三〇分、急性腎不全で死亡した（急性腎不全の原因はキシロカイン中毒と推定される）。

X_1及びX_2（Aの夫）からY_1・Y_2に対して損害賠償を請求し（請求額二、六六〇万円）、Y_2には、①麻酔施行上過失があった、②Aは特異体質ではないし、特異体質だとしても術前検査を懈怠した、③キシロカイン中毒発生後の措置に過失があった、と主張した。医師側勝訴。

（判決理由）

Y_2の麻酔剤の選択、その使用量・施用法のいずれも異常な点はなく、また、Aの体力にも問題はなかったと認められるのであり、麻酔施行上の過失はない。さらに、Y_2の術前の措置も十分であったと認められる。むしろ、本件キシロカイン中毒は、Aの体質的要素に起因する異常反応と認めるのが相当である。そして、現在の医学においては、これを予見する唯一の手がかりは、問診によりキシロカイン中毒の既往症があることをつかむことであるが、Aにはこの既往症がないから、適切な問診がなされたとしても予見することは不可能であった。

つぎに、中毒発生後の処置についても、Y_2は、Aの急性腎不全を適期に診断し、その原因である血圧の低下を抑制し昇圧のための医療装置を適切に行うとともに、人工腎臓装置の装着の必要を考え、血糖・尿素窒素の検査を2回実施し、M病院へ装置要請を行っており、急性腎不全に対する措置にも欠けるところがなかった。

以上、Y_2に過失は認められないから、Y_1・Y_2に賠償責任はない。

Ⅳ　輸血に関する事例

〔18〕異型輸血――医師側敗訴（大阪地判昭五四年一二月二四日判例タイムズ四〇九号一四二頁）

（概　要）

A（昭和四二年一一月二〇日生）は、昭和四七年二月一三日、首の痛みを訴え、発熱・耳下腺部腫脹を来したが、X_1・X_2（Aの両親）はお多福風と考え自宅療養をさせたのち、一五日にH診療所で診察を受け、やはりお多福風との診断を受け、一旦は下熱した。しかし、一九日になって高熱を出したので、同診療所で診察を受け、二〇日午前中にはT病院で診察を受け、ついで同日午後K医院で診察を受けた。そして、さらにK医師の夫Y_2（Y_1医科大学に勤務）の診察を受けたのち、同夜Y_1の付属病院に入院した。Y_2は入院当日の髄液検査で髄液中に出血が認められたので、翌日脳血管撮影を行ったが、その結果、右中大脳動脈の欠損と一部血管径の縮少が認められ、脳炎による右中大脳血栓症の疑いがあった。重篤な状態が続いていたが、三月一五日、Y_2がAに輸血を実施し終え病室を出て間もなくAの容態が急変、蘇生術の効なく死亡した。直接死因は不適合輸血（給血者の血液型がAB型であるのにO型と即断し輸血）による急性循環心不全であるが、Aの全身高度羸痩状、栄養不良などに加えて、全身状態が重篤であったことも死因に影響を与えたと認定されている。

X_1・X_2からY_1・Y_2に対し損害賠償を請求（請求額約五、五六六万円）。Y_2には、①不要の脳血管撮影を行い、しかも施行にも適切さを欠いた。②脳血管撮影後、必要な検査・治療を行わなかった。③異型輸血を行った、など重大な過失があると主張、医師側敗訴（賠償額一、三五〇万円）。

〔判決理由〕

①　Aの症状及び髄液検査の結果からみて、脳疾患に罹患している疑いが十分あったし、脳血管撮影の結果でも、脳内の右中大脳動脈の欠損及び一部血管等の縮少があったのであるから、Y_2が脳血管撮影を実施したことについて、医学上、責められる点はなく、また、脳血管撮影によってAの症状が重くなったということもないから、この点につきY_2に過失はない。

②　また、Y_2は、諸検査を実施しつつ病態を適宜観察して一般状態を把握し、適切な診察を実施しており、診療上の過誤もない。

③　しかし、異型輸血の点については、Y_2は供給者の血液型を慎重に調べることなく、有効期限の経過した抗血清を漫然と用い、ABO式検査及び交差適合試験ともに、わずか一分程度の間に凝集反応なしと軽信し、またABO式検査では全血法という不完全な検査方法でおもて試験のみしか実施しなかったのであり、Y_2には過失があるというべきである。

したがって、Y_2及びその使用者Y_1には損害賠償の責任がある。ただし、Aは異型輸血が行われなかったとしても命をとりとめ得たか否かは疑問で、仮りに命をとりとめ得たとしても、ただ植物人間として生き続けることができるに過ぎなかったと認められるから、Aの逸失利益についての賠償義務はなく、X_1・X_2に対する慰藉料等についてのみ賠償義務を負う。

V　産婦人科に関する事例

〔19〕子宮内容除去手術と誤診――医師側勝訴（神戸地判昭五五年三月二五日判例タイムズ四二二号一五九頁）

（概　要）

詳細は不明であるが、X女（経産婦）は、昭和四七年三月以降、Y_1開設の病院でY_2（産婦人科医師）から妊娠指導を受けていた。昭和四七年五月一五日、Y_2は妊娠と診断したが、切迫流産のおそれがあったため流産防止のための薬剤の投与をした。しかし、その後も流産が進行していると判断され、入院を勧告していたが、五月二五日の診察で流産開始と判断されたため、急拠子宮内容除去術を実施した。

この手術に関して、Xは、内診もせず、流産であることも告げないままに手術したし、流産開始の判断も誤診であった、と主張し、Y_1・Y_2に対して損害賠償を請求、医師側勝訴。

（判決理由）

内診もせず、流産であることも告げずに子宮内容除去術をすることは、既に中絶術を予定している患者と取り違えた場合の外、およそ考えられないところであるが、本件の場合、患者取り違えの可能性はない。

また、Y_2は術後、脱落膜及び絨毛の排出を確認しており、術後も妊娠反応が陽性を示したのは絨毛遺残のためと認められるから、誤診もなかった。

Y_2の診断・処置に過誤はない。

〔20〕出産の際の肺塞栓によるショック死――医師側勝訴（東京地判昭五四年一〇月二九日判例時報九六七号八三頁）

（概　要）

A女（三七歳、初産婦）は、昭和四九年二月一一日、午前三時四五分、Y産婦人科医院で吸引分娩によりX_1を出産した。Yは、直ちに、胎盤を出すため臍帯を軽く引いたが、胎盤は癒着し剝離せず子宮収縮剤を注射したりしたが効果はなかった。そこで、Yは、不慮の大出血の際の輸血の前準備のためにリンゲルの点滴を開始し、また、止血のため、オキシトチン1ccを皮下注射し、スパルティン1ccを点滴のゴム管内に注入した後、胎盤の用手剝離を試みたが、剝離する部分が判らなかった（この段階までの出血量は約五〇〇ccで、暗赤色の血が継続的に少しづつ出ていた）。Yは、H病院に子宮摘出手術を依頼しようとしたが、なかなか電話がつながらず、その間も、Yは、胎盤鉗子による剝離を試みが全面剝離はしなかった（この時点までに、出血量は約七〇〇〜八〇〇ccに達した）。午前四時四五分頃、Aは、突然、胸内苦悶、呼吸困難を起し、間もなく全身けいれんは鎮まったものの、血圧が四〇／〇に下降し、やがて自発呼吸もなくなった。午前五時頃、救急車の手配をし、Yも同乗して心臓マッサージ、人工呼吸を続けたが、H病院に到着した五時二九分前後に、Aは死亡した。

X_1及びX_2（Aの夫）はYに対し、Aの死因は出血性ショックであり、Yの止血及び輸血処置が不適切であったと主張して損害賠償を請求（請求額約一、七三八万円）。医師側勝訴。

〔判決理由〕

Aの出血量、出血状態、ショック前後の状況等を併せ考えると、Aの死因は出血性ショックではなく、むしろ肺塞栓によるショックと認められる。

ところで、Yは、止血処置としてオキシトチン（アトニンO）およびスパルティンの注射を行っているが——分娩時の異常出血に対しては子宮収縮を図ることが適切であり——、Yの処置は産科医として妥当な処置であるから、止血処置に過失はない（X側の主張するようにフィブリノーゲンなどを投与することは不要である）。

また、一般に、産婦人科においては、出血量が五〇〇ccを越えれば輸液を行って輸血準備をし、一、〇〇〇ccを上回れば輸血処置をとることが多いが、この点に関しても、Yのなした処置はいずれも適切であり、胎盤癒着を予見するのは困難であるのみならず、Ａの死因は肺塞栓によるショックなので、むしろ、輸血は禁忌であり、不適当である。したがって、Ｙの輸血処置にも過失はない。

しかも、本症は、きわめて稀な疾患であるから、患者が突然胸内苦悶を訴えた時点において確診することは困難であり、しかも、激症であったから、適当な処置をとっても救命の可能性は少ないし、仮に帝王切開手術をしても死亡を避け得たかどうか不明である。要するに、Ｙの医療行為には何ら適切を欠く点は認められない。

〔21〕産婦の細菌性ショック死――医師側敗訴（福岡地判昭五五年五月一三日判例時報九八〇号九三頁）

（概　要）

Ａ女（三四歳）は、Ｙ産婦人科医院で定期的に妊娠検診を受けていたが、昭和四七年四月一三日、前期破水と診断され入院。Ｙは、胎児が未熟児であったため、１日でも長く子宮内に留めるべく、流早産防止剤・止血剤を投与するとともに、膣内にハーフメトロを挿入して、コルポイリーゼ法を施した。一四日午後、発熱があり解熱剤・抗生物質（ピプラマイシン）を投与したが、一五日には、細菌感染の一応の疑いを持ち、ハーフメトロを抜去し、悪露の顕微鏡検査をしたが有害細菌は発見できなかった。Ｙは、同日午後、近隣の産婦人科医Ｂに緊急時の診療を委嘱して、泊り掛けで碁会に出掛けた。Ｂ医師は、同日夜、Ｙ医師の看護婦に電話で容態を尋ね、クロロマイセチン五〇〇mgの筋注を指示した。一六日朝看護婦が内診したところ、軽度陣痛が生じていたためＢに電話で報告、その指示でクロロマイセチン二五〇mgと外出前にＹから指示されていたベストン五〇・新プロゲデポーを注射した。午後には約三分毎の陣痛が生じ、帰院したＹはクロロマイセチン・ベストン五〇を注射し、パラキシン錠を投与、ついで、一七日朝、カネンドマイシン・アドナＡＣ一七・ベストン五〇などを注射し、子宮口が全開大したので、吸引分娩により、午前九時五五分、X_1を娩出した。ところが、Ａは、一一時一五分頃、悪寒を訴え高熱を発し、チアノーゼ症状が出て、夕方には、心臓衰弱の傾向を生じ、全身症状が悪化、午後九時頃、死亡した。死因は細菌性ショックで前期破水に伴う羊水感染、分娩に伴う感染羊水の母体血中への流入、その結果としての敗血症により惹起されたものと認められる。

X_1及びX_2（Aの夫）からYに対し、細菌感染予防上の過失、感染症の診断・治療上の過失、ショックにおける救命措置についての過失、報告説明義務違反などを理由に、損害賠償を請求（請求額三、六〇〇万円）。医師側敗訴（賠償額約一、九八五万円）。

〔判決理由〕

妊娠週数三六週を経過したところで前期破水が生じると羊水感染の危険があるから、胎児をできるだけ長く母胎内に留めておく方法を選択した場合には、子宮収縮抑制剤を使用する時点から、羊水感染の予防のために、合成ペニシリン系やセファロスポリン系などの抗生物質を相当量使用し、さらに、発熱した場合には、羊水感染による発症を疑い、分娩を早く終了させるべき注意義務がある。ところが、Yは、Aが入院の約1カ月前に膀胱炎を発症し、四月八日の診察まで継続していた上に、ハーフメトロを膣内に挿入したにもかかわらず、破水後三四時間を経過した一四日午後に発熱するまで抗生剤を投与せず、この時点でも、抗生剤としてはわずかにビブラマイシン一〇〇mgを経口投与しただけで、一五日には一退性発熱と判断し、その後も抗生物質を投与をしなかったのであり、このことは、的確な診断を欠いたといわざるをえない。また、本件のような状況下で外泊する場合には、他の産婦人科医に、患者の症状の経過等を詳細に説明して診療を依頼するか、転医させるかすべき注意義務があるというべきであるが、YはB医師に対し、Aの症状の経過等を具体的に説明せず、留守中の責任ある診療を依頼していなかったと認められる。さらに、一五日夜から一六日朝の体温からみて一過性の発熱ではなく、羊水感染を疑ってしかるべきで、分娩の進行状況からみても、分娩を極力早期に終了させるべきであったのに、Yが外出中であったため症状の変化に即応した処置を欠いたといわざるをえない。もし、Yが注意義務を尽し、感染侵襲を阻止するための適切な処置を講じ、分娩を遷延させていなければ、Aは一命を取り止めえた蓋然性が高く、Yの過失とAの死亡との間には相当因果関係があるというべきである。したがって、Yには賠償責任がある。

〔22〕帝王切開手術後の産婦の出血死――医師側敗訴（広島地判昭五五年一〇月二〇日判例タイムズ四二七号一三八頁）

（概　要）

A女は、昭和五一年一〇月一八日夜、破水したため、通院中のY産婦人科医院に入院、陣痛が微弱であったため、翌一九日午後一〇時過ぎに、帝切手術により、X_1を出産した。ところがAは午後一二時近くになった頃、出血と苦しみを訴え、連絡を受けたYは、病室にかけつけ手当をしたが、Aは午前三時死亡した。

X_1及びX_2（Aの夫）はYに対して損害賠償を請求、医師側敗訴（賠償額約二、二〇三万円）。

（判決理由）

分娩に関する医療契約は、特段の事情の存しないかぎり嬰児を健康体で出産させ、且つ出産後は母体を健康体で退院させることを内容とする準委任契約であると解すべきであるから、本件のように出産後間もなく産婦が死亡したような場合には、診療過程に過誤があれば勿論のこと、過誤の存否が不明であっても、医師側から産婦の体質の異常など特段の事情の存在について立証がないかぎり、医師は、債務不履行の責任を免れない。

ところで、出血性ショックの治療法としては、①止血、②輸血（血液代用剤では効果はなく、代用血漿では出血傾向が起き易い）、③酸素補給、④昇圧剤禁止、などが挙げられており、また、帝切前には出血に備えて輸血の準備をしておき、術後二ないし三時間は、血圧・脈搏などを一五分おきくらいに観察すること、帝切手術の所要時間は三〇ないし六〇分であること、などが認められ、これらのことは産婦人科専門医のYは当然知っているべきことであると認められる。

ところが、Yは、術前に輸血準備をせず、手術の所要時間は通常の約二倍の一時間五〇分を費し、術後も、血圧・脈搏等を観察しておらず、容態急変後もAの出血状態を確めないで、血圧を上昇させることのみに専念し、昇圧剤・

血液代用剤を点滴しただけで、輸血をせず、酸素ボンベの準備も十分でなかった（Aの死亡一時間前には酸素が切れ、酸素吸入ができなくなっている）というのであるから、Yは術前術後に医師として現代医学上当然とるべき適切な処置をとったとは到底いえず、過誤があったことは明白である。

〔23〕子宮破裂による胎児死亡と担当医・助産婦の責任——医師側勝訴（東京地判昭五五年六月二四日判例時報九七二号五〇頁）

（概　要）

二ヵ年を経過してはいるが、前回の出産のときに帝王切開を受けたX_1女は、国立O病院の担当医Aから、妊娠経過も順調なので、再帝切の適応症の認められない限り経膣分娩を試みるとの方針を告げられていたが、出産予定日より三日早い昭和四九年一月四日、午後八時頃、血性分泌を見、同一一時頃には一〇分間隔の陣痛が発生したので、翌五日午前〇時過ぎ、国立O病院に入院した。しかし、一旦、陣痛は全く消失した。そこで、本人は退院を希望したが、午前中にAが内診した結果、分娩進行の可能性ありと判断し入院継続が指示された。同日午後八時三〇分頃、再び陣痛が発来、助産婦Bが内診し、分娩第一期の初期と判断（X_1は腹部にしぶる感じの痛みを覚え、嘔吐、出血もあったため、子宮破裂の惧れにつき尋ねたが、Bは、前回の帝切から二年七カ月も経っているから大丈夫だと答えている）。ついで、同九時三〇分頃にも嘔吐したが、Bの外診では異常は認められず、さらに、同一一時頃、Bが外診したときも——X_1は、吐気と触診の際に強い痛みを訴えたが——胎児心音は正常であったため、特に異常を認めなかった。翌六日、午前〇時過ぎ、Bが交替前に外診に訪れた際にも、腹痛を訴え、少量の血性分泌があり、不規則腹緊が認められ、触診をしようとすると強い疼痛を訴えて拒絶し、胎児の動きの激しいことを訴えたが、胎児心音も正常であったことから、Bは、特に異常な事態とは認めなかった。そのBの回診後間もなく、X_1は痛みが殆どない、虚脱状態に陥り、睡眠した。ところが、Bと交替したC助産婦が、午前一時五五分頃外診したところ、胎児心音が聴取できず、触診の際、激しい疼痛を訴え、出血様分泌物も中等量認められたため、Cは胎児切迫仮死を疑い、酸素吸入を施すとともに、直ちに、当直していたX_1の担当医Aに連絡した。Aは同二時頃診察治療したが胎児心音は回復しなかったので、直ちに、開腹手術をしたところ、前回の帝切瘢痕部と思われる子宮下部前壁に横裂した哆開創が認められ胎児は既に死亡し、その大部分は羊膜に包まれたまま子宮外腹腔内にあった。

以上のような事情の下で、X_1及びX_2（X_1の夫）はY（国）に対して、①A医師は、帝切の既往歴のあるX_1と漫然と経膣分娩を試み、監視義務を怠って適時に帝切手術をなさなかった、②B助産婦は、漫然とX_1の訴えを聞き、その症状をみるにとどまり、子宮破裂の切迫を看過して医師への連絡を怠ったなどと主張して、損害賠償を請求（請求額一、六七〇万円）、医師側勝訴。

（判決理由）

①　Aの注意義務違反について。

帝切既往歴のある妊婦の場合、従来は、反復帝切を行うべきであるとの考え方が一般的であったが、最近では、特段の事由がない限り、原則として、経膣分娩を試み、分娩経過いかんによって帝切に切替える方針をとるべし、との考え方が広く受け入れられており、X_1は、前回の帝切から二年を経過しており、格別の異常もなく、再帝切適応症の存在は認められなかったし、分娩の進行にも異常がなかったから、Aの、経膣分娩可能との判断に誤りがあるとはいえない。また、O病院の看護体制は、当時の大学病院及びO病院程度の規模の国立病院の産科の一般的な水準に見合うものであるから、医師は、そのような看護体制を前提として診療を行えば足りるものというべく、分娩の介助は、助産婦に委ね、定期回診以外には直接診察しなかったとしても、監視義務を怠ったとはいえない。

②　Bの注意義務違反について。

X_1の子宮破裂は、前回帝切の癒合不全により子宮壁に菲薄化もしくは裂開部分が存在し、これが分娩の進行に伴い徐々に破裂するに至ったものと推定され、いわゆるサイレント・ラプチャー（無症状破裂）と呼ばれるものに該当するが、昭和四九年一月五日のX_1の症状は正常分娩でもしばしばみられることとして、格別異常を認めなかったBの判断には問題はない。また、翌日午前〇時過ぎの所見として、Bが、看護記録に「疼痛過敏」と記載した痛みは、回顧的に考察すれば、緊急帝切へ切替えるべき指標に当るともいえるが、緊急帝切への切替えの指標となる症状についての知識は、広く産科医及び助産婦の末端まで周知徹底されているとはいえない実情にあり、また、子宮破裂といえば、一般に、劇的な典型的切迫症状を伴うものが反射的に連想されるよう習慣づけられ、又は常識として通念化されているし、加えて、X_1の状態を過強陣痛とみることは困難であり、下腹部の疼痛も持続的疼痛であった様子もみられず、全身状態にも特別異常はなかったことなども考慮すると、この時点においても、Bの注意義務違反を問うことはできない。

以上、X_1らの主張はいずれも認められず、Yには賠償責任はない。

〔24〕 新生児の脳性小児麻痺――医師側勝訴（東京地判昭五五年五月二六日判例タイムズ四二二号一四三頁）

（概　要）

X_2は、A医師から妊娠中の診察を受けていたが、妊娠中毒症状が増加し、子癇発作の発生が予測されるようになり、出産予定日を三週間経過した昭和二九年三月一五日、午前一時頃、子癇発作を起した。帝切による娩出のほかなしと判断、設備・技術等の整ったY病院へ転送した。

Y病院に入院後もX_2は意識不明で、全身浮腫が強度で、尿検査からも妊娠子癇と診断された。そこで、かねてから子癇の研究に携わってきたYは、まず、待機療法により母体の回復を計ることとし、マグネゾール静注し、さらに、ブドウ糖・強心剤を注射し、頭痛抑制のための脊髄穿刺や自己の研究による蛭吸着等の治療を行ったが効果がなく、次第に心臓が衰弱してきたため、同日午前七時三〇分頃腹式帝王切開手術を開始、八時頃X_1を娩出、八時三〇分無事手術を終了した。しかし、X_1は二度の仮死状態であったので、Yは、直ちに、内蔵への吸引物を抽出し酸素吸入を行い、呼吸促進剤・強心剤などを注射し、かねて研究し世間の評価を得ていた活法による人工蘇生術を施したところ、間もなく蘇生した。Yは、X_2の横にX_1を寝かせ、心音・呼吸状態等に注意をした上、強心剤の注射をして病室に移し、付添看護婦にも厳重な注意を与え、自らもX_1の様子を見に行き異常のないことを確認した。そして、退院までの二週間、X_1は不穏な状態はなかった。そして、退院後の四月及び五月の診察時にも異常は認められなかった。ところが、生後七・八カ月しても発音をせず、目で物を負うこともしなかったので、X_2・X_3（X_1の父母）は、他で受診したところ、重症の脳性小児麻痺と診断された。

Yは、X_1が脳性小児麻痺に罹患したことを知って、善意から、X_1を病院又は施設に入所させることが最善と考え、努力した結果、X_1の指定育成医療機関R会への入所が実現し、R会での診断で、X_1には先天性右股関節脱臼があることが判明し、手術を受け、その手術は成功した。

以上のような事実の下で、X_1・X_2・X_3からYに対し、①X_1が脳性小児麻痺に罹患したのは、Yが、出生後2時間、X_1を仮死状態のまま放置したためである、②Yは、X_2らを欺き、X_1をR会に入所させ、無断で右下肢切開手術をさせ、X_1の身体機能を悪化させた、などと主張して損害賠償を請求（請求額約三、〇〇五万円＋X_1の生存中月額二万円）。医師側勝訴。

（判決理由）

前記認定事実からみて、X_1・X_2に対するYの処置に誤りがあったと認めることはできず、したがって、Yの処置などが原因でX_1の先天性股関節完全脱臼を、X_1がR会への入所後に知ったのであり、また、YとR会の手術担当医とは知り合いでもなく、R会の治療方針・内容についても全く知らず、それに関与できる立場にもなかったことが認められる。

以上、X_1らの主張は認められない。

〔25〕　未熟児の低血糖症による死亡――医師側敗訴（横浜地判昭五五年一〇月三〇日判例時報九八五号六四頁）

（概　要）

X_1は、昭和五〇年八月二二日、午前一〇時三〇分頃、Y産婦人科医院で出生したが、仮死第一度でチアノーゼがあり、未熟児で、しかも在胎期間に比して体重の少ない small for dates infant（以下S・F・D・と略称）児であったので、直ちに保育器に収容し酸素供給などの措置を講じたところ、七、八分後に産声をあげ、手足を動かすようになった。その後は元気でチアノーゼも改善されたので、午後一一時過ぎ酸素供給を打ち切った。ところが翌二三日にはチアノーゼが多少増加し、夕方頃から黄疸が出現、二四日にはチアノーゼが強くなり、呼吸がうまくできず、けいれんが起き、ミルクを飲まず、全身の筋の弛緩が見られ、夕方頃には虚脱状態を呈するようになった。そこでYは、低血糖を疑い、アトムカテーテルを挿入、五％ブドウ糖溶液を五ないし一〇ml注入したが改善しなかったので、二五日午前〇時二〇分頃、国立S病院に転院させた。転院した時のX_1の症状は、呼吸・心拍とも停止し、著しい低血糖状態にあったが、人工呼吸、心臓マッサージ、ブドウ糖静注を行ったところ、いずれも正常になった。しかし、その後、X_1は、肺から出血し、心搏停止や低血糖状態が現われるなどして、ついに二七日午前七時二〇分死亡した。

X_2・X_3（X_1の父母）からYに対し損害賠償を請求し（請求額は、X_1の死亡に対し、Yの債務不履行又は不法行為が寄与した割合を三通りに分けて算出し、一、二七二万円ないし七一三万円と幅がある）、Yは、①X_3（母）の妊娠中毒症の治療を怠り、X_1をS・F・D・児として出生させた、②S・F・D・児であるX_1に対し適切な措置を講じなかった、などと主張した。医師側敗訴（賠償額六三六万円）。

（判決理由）

S・F・D・児は、母体が妊娠中毒症にかかり、尿蛋白、高血圧症状がある場合に発生するのではないかと推測されているが、X_3の最高血圧は一三八で、しかも、この高さが持続してはいないし、尿蛋白も二回検出されたが、利尿剤の投与によって次の診察時には検出されなくなっていたから、X_3が妊娠中毒症にかかっていたとは認められず、したがって、X_1がS・F・D・児として出生した原因が、X_3の妊娠中毒症にあるとするのは困難であり、X_2らの主張①は理由がない。

次に、X_1の死因は、解剖の結果、肺出血と脳障害（脳浮腫）によるものとする以外にないところ、肺出血の発生原因は明らかではないが、S・F・D・児の死亡原因としては比較的高率で、特に低血糖症、低体温等を併発しているものに多いとされており、また、S・F・D・児が前記症状を併発すると新陳代謝障害が発生し、脳への酸素補給が減少し、脳障害を起す場合があるとされている。以上のことから、X_1の死因となった障害の発生原因は、X_1がS・F・D・児であったこと、しかも、膵臓のランゲルハンス氏島が発達していたために糖の分解作用を有するインシュリンが過剰分泌されたことにより生じた低血糖症によるものと認められる。そして、S・F・D・児は特殊看護の必要な高危険新生児であるから、一般的に、開業医の場合、直ちに設備の整った病院へ転院させる必要があり、開業医の手元に置く場合も、経時的に、体温・脈搏・呼吸を測定し、血糖検査を必ず行い、血糖値が下った場合には適正な栄養補給をし保温に留意する必要がある。ところで、Y医院は人的、物的設備も一応整っており、X_1は出生第一日目は元気であったから、この時点でYが転院措置を講じなかったことは誤りとはいえない。しかし、体温・脈搏・呼吸の経時的測定をしたか否かは診療録に記載がなく不明であるが、血糖検査は行っておらず、二三日には無欲求、無呼吸発作、けいれんなどの症状を示しているのに適正な栄養補給の方法をとらず、近所の小児科医の応援を求めず、転院措置も講じず、低血糖がかなり悪化した二四日夕方になって初めて、しかもわずか五％のブドウ糖液を五ないし一〇ml注入しただけで、国立S病院から転院の了承を得られたのちも数時間たってから搬送していることが認められ、Yは、十分な診療義務を尽さずX_1を低血糖症に陥れたものというべきである。そして、低血糖症とX_1の死亡との間には相当因果関係があるから、Yには賠償責任がある。

〔26〕未熟児網膜症――医師側敗訴（高松地判昭五五年三月二七日判例時報九七五号八四頁）

（概　要）

X_1は、昭和四六年七月六日、Y_1経営のM病院で出生、極小未熟児で、直ちに保育器に収容、八月三日頃から眼肪が出始め、九月三日までカナマイ点眼が続けられた。翌四日、X_2（X_1の母親・M病院の看護婦）は担当医Y_2（小児科部長）から眼科医の診察を受けるよう指示され、紹介状をもらって（M病院には眼科がない）退院した。しかし、眼科医の診察を受けないままに過していたところ、同月二六日頃、X_2はX_1の眼の異常に気付いたので同月二七日、Y_2にその旨訴えた。そして、Y_2から、早期に眼科医の診察を受けるよう指示され、翌二八日、県立病院で受診したが、両眼とも未熟児網膜症と診断され、その後、数カ所の病院で受診したものの、既に、治療不能で、障害等級一級と診断されている。

X_1・X_2及びX_3（X_1の父親）からY_1・Y_2に対して損害賠償を請求（請求額四、四〇〇万円）。医師側敗訴（賠償額六六〇万円）。

（判決理由）

(1)「予見可能性」

Y_2は、その経験などからみて、本症発生の危険を予見しえたし、また、本件当時、本症の研究者から小児科医に対して警告・報告がなされていたのであるから、Y_2には、専門医として予見義務があった。

(2)「眼底検査実施義務違反の存否」

Y_2に眼底検査を実施すべき注意義務を課することは、当時の地域的環境の制約を無視するもので相当でない。なお、Y_2は前の勤務先の病院では、未熟児の眼底検査を眼科医に依頼していたが、同病院とM病院とでは規模・能力を異にしているから、両者を同一に論ずることはできず、この事実を理由に、Y_2の眼底検査実施義務を認めることはできない。

(3)「説明義務違反の存否」

Y_2には予見義務があり、また、本症発見のためには眼科医による眼底検査の必要性を認識していたのであるから、X_2らに、本症発生について説明をし、退院後、速やかに、眼底医の診察を受けるよう勧告すべき義務があったのに、X_2らに本症罹患の危険があるから早期に眼底検査を受ける必要がある、とまでは説明しなかったため、X_2らは、Y_2の眼科受診の指示を、単に、眼脂の治療程度にしか受け止めなかったもので、Y_2が説明義務を十分尽したとは認め難い。

(4)「医師の説明義務違反と失明との間の因果関係」

Y_2が説明義務を尽していれば、両眼失明という最悪の結果を防止し得た蓋然性があるが、他方、説明義務を尽していても、X_2がX_1を必ず受診させたとは限らず、また、X_1が光凝固のための搬送や手術に耐えられたとの確証はなく、既に、手術の適期を失していたかもしれないことなどを考慮すると、Y_2の説明義務違反とX_1の両眼失明との間の因果関係を肯定した上で、不確定要素の存在を損害額の縮少事由として考慮するのが公平の理念に副うものというべきである。

〔27〕未熟児網膜症——医師側勝訴（福岡高判昭五五年五月二八日判例タイムズ四二三号一四〇頁）

（概　要）

昭和四四年四月五日、産婦人科医院で出生の双生児、未熟児で、即日、国家公務員共済組合連合会開設の病院に入院、保育器に収容、六月五日退院、担当医の指示で毎月一回通院、八月七日、担当医は両児の眼の異常に気付き、眼科開業医を紹介。受診の結果、後水晶体線維増殖症（未熟児網膜症）と診断され、その後受診した大学付属病院でも、未熟児網膜症と判定された。国家公務員共済組合連合会が訴えられたが、第一審（福岡地小倉支判昭五三年二月九日）で医師勝訴。患者側から控訴したが棄却され、再び、医師側勝訴。（第一審判決については、本年鑑昭和五四年版〔2〕事件参照）

（判決理由）

⑴「医師の注意義務懈怠の存否」

担当医は、本症の早期発見のための定期的眼底検査の必要性を知らなかった。しかし、眼底検査は効果的な治療法があって、初めて意味がある。

⑵「治療措置」

両児の住所地に最も近いところで早期に光凝固法と取り組んだ九州大学医学部でも、光凝固法が試みられたのは昭和四五年以降であったし、昭和四四年四月当時には、我国では、光凝固法は二症例しか公にされていず、それも追試初期の段階であったから、転医措置などによって、光凝固法の施行を期待することは無理であった。また、ホルモン剤による治療効果は、完全に否定されたわけではないにしろ、積極的に肯定する評価も殆ど与えられていないことが認められるから、担当医に、薬物療法の施行を期待することも無理であった。

⑶「眼底検査の実施状況」

昭和四四年四月当時、眼科学会においても、本症に対する有効な治療法として確実に認識されたものはなく、したがって、治療を目的とする定期的眼底検査は、本症研究の先駆的病院を除いて、未だ、一流の診療機関においても実施されるには至っていなかった。

以上の状況においては、担当医が眼底検査の必要性を知らなかったためこれを実施せず、その結果、本症発症を看過し、何らの治療も施さなかったからといって非難はできない。

〔28〕　未熟児網膜症——医師側勝訴（名古屋地判昭五五年六月二五日判例タイムズ四一九号五二頁）

（概　要）

昭和四六年二月四日、社団法人経営の総合病院で出生（双胎児で、一方は、出生翌日死亡）、未熟児で、直ちに保育器に収容、四月二八日保育器から出されたが、五月六日未熟児網膜症と判明、直ちに転院し、光凝固手術を受けたが、両眼とも失明、病院の開設者である社団法人が訴えられたが、医師側勝訴。

（判決理由）

(1)「医師の過失の判断基準」

医師の過失の有無は、当時の医療水準に照して判断される。そして具体的事案における医師の過失の判断基準としての医療水準は、医療行為の時期、医師の置かれた社会的・地理的その他具体的環境等諸般の事情を考慮し、判断されなければならない。

(2)「未熟児網膜症の発生原因」

児の未熟性を素因とし、酸素の投与が誘因となると考えられているが、酸素以外の因子による可能性も否定されていない。

(3)「酸素投与と担当産婦人科医の過失」

酸素投与は医学上の定説に従ったもので過失は認められない。

(4)「眼底検査義務」

眼底検査義務が成立するためには、有効な治療法の存在が必要であるが、ステロイドホルモン等の薬物療法はもともと有効ではなかったから、これと結びつけた眼底検査義務はなかった。他方、現在有効と認められている光凝固法については、昭和四六年二月当時においては、一般眼科医の間では、その存在と有効であるらしいことが次第に認識されつつある段階にあったが、その情報量に照らせば、この程度の知見すら有しない眼科医も少なからずいたものと推認され、他方、一般産科医では、このような知見を有するものは、むしろ少数であったと推認される。したがって、光凝固法を前提とする定期的眼底検査義務が、当時、一般的医療水準となっていたと認めることは困難であり、定期的眼底検査を行わなかったことに過失はない。

(5)「担当医らの過失の存否」

担当産婦人科医は光凝固手術のための早期における眼底検査の必要性は認識していたものの、光凝固手術の適期についての認識はなかったため、従来の慣行に従い保育器から取り出した時点で眼科医に眼底検査を依頼したものであるが、この担当医の知見程度は、当時の産婦人科医師の医療水準に照らし、平均的知見をこえていると認められこそすれ下回っているとは認められない。したがって、本件産婦人科医師には注意義務に欠けるところはない。また、眼科医が担当婦人科医に定期的眼底検査の実施を勧告しなかった点も、同医師の所属する名古屋大学附属病院でもこれを実施していなかったのであるから、過失ありとは言えない。

〔29〕　未熟児網膜症――医師側勝訴（福岡地小倉支判昭五五年九月一日判例タイムズ四二二号六二頁）

（概　要）

昭和四九年三月九日、国立病院で出生、極小未熟児で、直ちに保育器に収容、三月二七日を第一回目として（眼科医は三月二〇日を予定したが全身状態が良好でなくとりやめた）四月一五日まで七回に亙り眼底検査を実施。四月一六日市立病院に転院、光凝固を行ったが効果がなく、四月一八日さらに大学病院へ転送、再度、光凝固を行った。しかし、五月頃には両眼とも完全に失明。国が訴えられたが、医師側勝訴。

（判決理由）

(1)「失明原因」

眼底検査で典型的な病像とはやや異なるものとは気付きながら、激症型と診断できず、光凝固の適期を徒過するまで治療を受けさせなかったことに原因する。

(2)「医師の過失の判断基準」

医療水準を基準として決定されるが、それは一義的なものではなく、当該医師の属する医療施設の規模、地域的特性、医学的知見の普及程度を具体的に検討して定められるべきである。

(3)「眼科医の過失」

本件眼科医は、昭和四九年三月当時、医療水準に達していたと認められる通常型網膜症に関しては、総合病院に勤務する眼科専門医としての一般水準に達していたことが明らかである。しかし、激症型網膜症については、先進的研究者による唯一の研究論文が医学雑誌に掲載されたのが昭和四九年二月であったから、その直後の本件当時、これが医療水準に達していたとは認め難い。したがって、本件眼科医がこの論文を読んでいず、激症型に対する正しい知識を有していなかったからといって非難はできないし、激症型についての知識を有する医師の教示を受け正しい処置をとることを要求することも酷といわねばならず、その他、本件眼科医に非難すべき点はない。

〔30〕未熟児網膜症——医師側敗訴（大阪地判昭五五年一二月二〇日判例タイムズ四二九号七二頁）

（概　要）

昭和五一年二月八日、医療法人Y_1経営の総合病院で出生。一卵性双生児の第二子で極小未熟児であったため、直ちに保育器に収容（四月一二日まで六五日間）。三月一〇日、小児科担当医A（昭四九・五国家試験合格）の依頼を受け眼科医B（昭五〇・五国家試験合格、O医大病院研修医で週一回の嘱託医）が第一回の眼底検査を実施、オーエンス一期と考えて経過観察をすることとした。そして、同月一七日の第二回検査の際おかしいと感じ、指導医C（O医大病院眼科勤務で月一回の嘱託医）に診察を依頼、同月二四日、Cが検査し、早期に光凝固等外科的治療を行う必要があると判断し転医させることにした。同月二六日、Y_2市立大で受診、診察したD医師は、光凝固が適応かどうかが難しい段階であるとし、一週間後にE教授の診察を受けるよう指示した。そして、四月一日のE教授の診察の結果は、既に末期で治療不可能と診断された。そこで、さらに五月一日、T病院でも受診したが、同じく手遅れと診断され、悪化防止の目的で冷凍凝固を行ったが効果はみられず、両眼とも失明した（なお、第一子は、B医師から異常なしと診断され、四月一五日に退院したが、両親が、第二子と共に念のためT病院で診察を受けさせたところ、両眼とも未熟児網膜症と診断され、光凝固により治癒した)。Y_1及びY_2が訴えられ、医師側敗訴（賠償額二、七五〇万円)。

〔判決理由〕

(1)「失明原因」

網膜の未熟性を素因とし、Y_1病院における酸素投与が原因として本症に罹患し、それが進行して網膜剝離を来し失明したものと推認できる。

(2)「酸素投与」

A医師の行った酸素投与に過失はない。

(3)「眼科的管理」

B医師は、生後三二日目の三月一〇日に眼底検査をして、網膜血管が両側蛇行し、左側には極めて小さい出血らしいものを認めた段階で本症発症を判断すべきであったし、さらに同月一七日の検査で網膜血管は非常に強く蛇行拡張し、全体にオレンジ色を呈し、一部は透見できたが他はヘイジメディアのため透見できない状態で、左眼には大きな出血すらあったという時点では、手術実施の適否をも考えるべき段階に達していた。したがって、Bには過失がある。

また、C医師は、即刻手術の必要なことを認めながら、A医師に患者の取扱いをゆだね、またE教授の診断を受けさせるのを目的として転院させたのに、Eの診察を受けられるよう手配をせず、手術の適期を逸する結果となり、またD医師の診断結果の報告を受けながら、適切な善後策を講じなかったことなどの点で過失がある。

さらに、D医師は、曖昧な診断を示したため治療の適期を逸したもので、過失がある。

したがって、Y_1はB及びCの、Y_2はDの使用者として賠償責任がある。

VI　検査に関する事例

〔31〕気脳撮影検査と下垂体卒中——医師側勝訴（東京地判昭五五年一月三〇日判例時報九六六号七二頁）

（概　要）

Xは、昭和四九年九月二一日、国立T大学付属病院脳神経外科で、下垂体腺腫で早期手術が必要と診断され、入院の上諸検査を受けていたが、担当医Aは、手術に当り、腫瘍の存在場所・大きさ等を正確に把握するため気脳撮影検査が必要であるとし、拒否するXを説得し、一〇月二日午後一時過ぎにこれを実施した。ところが、注入した酸素の所在が不明となったり、追加注入した酸素が目的のクモ膜下腔に入らなかったりしたため、午後三時頃に検査は中止された。この検査後、Xは体を動かすと頭痛がしたが、午後一一時過ぎには嘔吐が始まった。そして、翌日午前六時頃眼を覚ましたXは、両眼の視力が消失していることに気付いた。Aは、下垂体卒中と判断して手術を行ったところ、腫瘍が視交叉・視神経を圧迫しており、腫瘍内出血がみられたので、腫瘍及び血腫の除去をして視神経の減圧を行った（止血が極めて困難で、手術は一一時間を要した）。Xの経過は視覚を除いては順調であったが、視覚については回復の見込みがないまま、同年一二月七日退院し、以後、昭和五〇年一一月初旬まで、月一、二回通院していたが回復はしなかった。

Xの失明原因が下垂体卒中による視交叉神経の傷害によるものであることは当事者間に争いがないが、Xは、下垂体卒中はAが行った気脳撮影検査により惹き起されたものであると主張して、病院の設置者でAの使用者であるY（国）に対して損害賠償を請求（請求額三、〇〇〇万円）。医師側勝訴。

（判決理由）

訴訟上の因果関係の立証は、一点の疑義も許されない自然科学的証明ではなく、経験則に照して、特定の事実が特定の結果発生を招来した関係を是認しうる高度の蓋然性を証明することであり、その判定は、通常人が疑いを差し挾まない程度に真実性の確信を持ちうるものであれば足りると解するのが相当である。そこで、本件についてみるに、下垂体卒中の原因は現代医学上まだ未解決であり、そのためAの行った気脳撮影とXの下垂体卒中との関連性については鑑定意見も不明確となっているが、気脳撮影検査によって下垂体卒中が起った例は、国の内外を問わずこれまで報告されたことがないというのであり、しかも、下垂体卒中は「特発性」疾病と名付けられているというのであるから、Xの下垂体卒中が気脳撮影後約一五時間以内に起ったからといって、直ちに両者を安易に結びつけて考えることは疑問であり、偶然に発生した可能性があり、Xの下垂体卒中が気脳撮影によって起ったことにつき、いまだ、通常人が疑いを差し挟まない程度に真実性の確信に達したということはできない。

したがって、Aの責任は問えないから、Yには賠償責任はない。

〔32〕 縦隔鏡検査と声帯麻痺——医師側敗訴（岐阜地判昭五五年五月二八日判例時報九八七号九八頁）

〔概　要〕

X（昭和一四年生）は、レントゲン写真で縦隔に陰影が認められ、悪性腫瘍等の疑いがもたれたため、昭和四七年五月三〇日、国立G病院でY_1医師から縦隔鏡検査を受けたが、手術後、声が出せなくなった。翌三一日退院し、同日から六月二日まで、検査目的でG病院に入院する前の入院先である県立病院に再入院したが、満足な発声ができず嗄声の状態が継続、六月二六日、左反回神経麻痺と診断され、現在も、左側声帯は呼吸時・発声時ともに全く動かない状態であり、これに対する有効な治療法はない現状にある。

このような事情の下で、XからY_1・Y_2（国）に対し、Y_1の粗暴な施術で左反回神経の損傷を受け声帯麻痺が生じた、として損害賠償を請求（請求額七、〇〇〇万円）。医師側敗訴（賠償額約四、〇五一万円）。

〔判決理由〕

Xの嗄声は声帯麻痺によるものであるが、声帯麻痺の原因としては、(1)サルコイドーシスによる反回神経圧迫、(2)

胸腺腫瘍による筋無力症、(3)縦隔腫瘍に伴う反回神経の侵蝕病変、(4)手術等の際の物理的外力による反回神経の損傷、(5)精神的原因、がある。そして、Xの場合には、(1)(2)(3)及び(5)が原因とは考えられず、また、Xが本件検査前に受けた診察所見では嗄声はなかったから、Xの声帯麻痺の原因は(4)であり、Y_1の行った検査によって招来されたものと推認される。

ところで、縦隔鏡検査の合併症として反回神経麻痺の起ることがあること、しかし、慎重に器具を操作すれば神経損傷を回避することは可能であること、は本件検査時以前から、縦隔疾患の診療に携わる医師の常識となっていたことが認められるから、Y_1には、慎重に検査を施行し、反回神経の損傷を避止すべき注意義務があった。しかるにY_1は、――施術上の不手際を具体的に推定することはできないが――検査の内容・方法に照らし、鉗子等により神経組織を破壊するような物理的外力をXの左反回神経に加えて損傷したものと推認される。

したがって、Y_1には、前記注意義務を怠った過失があるから、Y_1・Y_2には賠償責任がある。

〔33〕組織検査のための摘出術と神経切断――医師側敗訴（東京地判昭五五年九月三〇日判例タイムズ四三〇号一一一頁）

（概　要）

Xは、昭和五一年五月七日、国立C大学医学部付属病院第二外科のA医師から、左頸部の腫瘤の組織検査のために組織片を摘出する手術を受けたところ、Aが、誤って、神経線維まで切断してしまったため、左上肢の運動障害が生じたとして、C大学病院の設置者であるY（国）に対して損害賠償を請求。医師側敗訴（賠償額約一、五八二万円）。

（判決理由）

Aは、腫瘤のある場所が腕神経叢などがある場所であるから、神経を傷害することのないよう注意して執刀すべき注意義務があるのにこれを怠り、第五・第六頸椎神経を切断したものであるから、Yには、Aの使用者として、損害賠償の義務がある。

なお、Yは、Aが、腫瘤が悪性化し神経鞘腫になる疑いを強くもったが、腫瘤が神経軸索に癒着していて神経鞘の一部だけを切除することが不可能であったため、腫瘤全部を摘出したところ、たまたま第五・第六頸椎神経の一部を含んでいたために起きた欠落症状であると主張するが、手術所見から悪性と疑うようものであったとは認められないし、手術はあくまで組織検査のための一部組織片摘出手術として予定されていたと認められること、腫瘤全部を摘出しなければならない特別の緊急性は認められないこと、さらに、Xの左腕機能麻痺発見後のC大学病院の対応のしかたからみても、病院が全く事故の発生を予測していなかったと認められるから、Yの主張は認められない。

Ⅶ　そ　の　他

〔34〕診察台の事故――医師側敗訴（名古屋地判昭五五年九月一日判例タイムズ四三〇号一三〇頁）

（概　要）

Xは、昭和五二年一二月二日、Y_1開設の皮膚・泌尿器科医院で受診、Y_2医師から診察台（高さ約〇・八m、幅約〇・五m、床部分の腰部のあたる個所から頭部のあたる個所にかけて約一〇度の上勾配となっている）に休むよう指示され、診察台上に伏臥位になったが、Y_2から仰臥位になるよういわれて体位を転換しようとしたところ、診察台の床部分を支える支柱の留め具がはずれて床部分が落下し、その際、左環指挫創、左環指末節骨骨折の傷害を負った。現在、傷は治癒したと診断されているが、左環指が若干短縮し、指先端部にしびれ、冷感などの感覚異常がある。

XからY_1・Y_2に対して損害賠償を請求（請求額約五三五万円）。医師側敗訴（賠償額二六四万円）。

（判決理由）

Xの傷害は、Y_2医師の診療行為の過程で生じたことは明らかであり、Y_1・Y_2に賠償責任を免れる特段の事情が認められない以上賠償義務がある。

ところで、Y_1らは、Ｘが乱暴に体位を転換しようとしたために落下したと主張するが、その程度で診察台の床が落下したとすれば、診察台が安全性に欠けていたといわねばならず、そのような器具を使用したY_2は責任を免れない。さらにまた、Y_2は、Ｘに診察台上でとるべき体位の指示をしていないし、診察台の構造から台上での体位変換には転落の危険があるのに、一旦降りて体位を変えるよう指示をしなかったのは安全確保に欠けていたといえる。

〈著者紹介〉
三 藤 邦 彦（みつふじ くにひこ）
昭和３年　愛媛県に生まれる。
昭和26年　東京大学法学部卒業
旧制大学院特別研究生を経て、
昭和30年　学習院大学に奉職。
平成11年　学習院大学退職。
現　在　学習院大学名誉教授

医事法制と医療事故

2003年（平成15年）５月30日　第１版第１刷発行
1790-0101

著　者　三　藤　邦　彦
発行者　今　井　　貴
発行所　信山社出版株式会社
〒113-0033　東京都文京区本郷6-2-9-102
電　話 03（3818）1019
F A X 03（3818）0344
製　作　株式会社　信 山 社

Printed in Japan

印刷・製本／東洋印刷・和田製本工業
ISBN-7972-1790-1 C3332
1790-120-030-0150
分類328.701